Stevens y Lowe

HISTOLOGÍA HUMANA

Imágenes de la cubierta: diagrama del túbulo contorneado proximal del riñón, histología de un cáncer derivado de las células epiteliales, histología del aparato yuxtaglomerular del riñón e histología del conducto epididimario con espermatozoides en su interior.

QUINTA EDICIÓN

Stevens y Lowe

HISTOLOGÍA HUMANA

James S. Lowe, BMedSci, BMBS, DM, FRCPath
Emeritus Professor of Neuropathology
School of Medicine
University of Nottingham
Nottingham, UK

Peter G. Anderson, DVM, PhD
Professor, Department of Pathology
University of Alabama at Birmingham, School of Medicine
Birmingham, AL, USA

Susan I. Anderson, BSc, MMedSci, PhD
Professor of Pathology
Deputy Head and Director of Teaching and Learning
Division of Medical Sciences & Graduate Entry Medicine
School of Medicine Faculty of Medicine & Health Sciences
University of Nottingham Royal Derby Hospital Centre
Nottingham, UK

ELSEVIER

ELSEVIER

Avda. Josep Tarradellas, 20-30, 1.°, 08029, Barcelona, España

Stevens & Lowe's Human Histology, 5th edition

ISBN: 978-0-323-61279-1

This translation of *Stevens & Lowe's Human Histology*, 5th edition by James S. Lowe, Peter G. Anderson and Susan I. Anderson was undertaken by Elsevier España, S.L.U. and is published by arrangement with Elsevier Limited.

Esta traducción de *Stevens & Lowe's Human Histology*, 5.ª edición, de James S. Lowe, Peter G. Anderson y Susan I. Anderson, ha sido llevada a cabo por Elsevier España, S.L.U. y se publica con el permiso de Elsevier, Limited.

Stevens y Lowe. Histología humana, 5.ª edición, de James S. Lowe, Peter G. Anderson y Susan I. Anderson

ISBN: 978-84-9113-627-9
eISBN: 978-84-9113-737-5

Revisión científica:
Dr. Andrés Castell Rodríguez
Jefe del Departamento de Biología Celular y Tisular
Facultad de Medicina
Universidad Nacional Autónoma de México
Ciudad de México, México

Servicios editoriales: DRK Edición
Depósito legal: B. 2.316-2020
Impreso en Italia

ÍNDICE DE CAPÍTULOS

ACERCA DE ESTE LIBRO

Hemos dedicado mucho tiempo a planificar esta obra para que cumpla las expectativas de los estudiantes, que disponen de un tiempo limitado para asimilar la información, pero que necesitan conocer los máximos detalles sin tener que volver atrás en el texto ni cansarse demasiado. Muchos de los elementos de esta obra se han diseñado para facilitar su lectura y su comprensión, y poner de relieve la importancia clínica, lo que esperamos que mejore la comprensión y facilite que el alumno recuerde los detalles. Un dicho dice que la «Memorización es lo que hacemos cuando tratamos de aprender algo que no tiene sentido» (anónimo). Nuestro objetivo es que la versión revisada de esta obra facilite la comprensión de la histología a los alumnos de forma que no sea preciso recurrir a la memorización.

Destacados

Los destacados (enunciados en negrita incluidos en cuadros a lo largo de toda la obra) sirven como resumen del texto siguiente y proporcionan un rápido repaso del contenido de los distintos apartados de los capítulos. Han demostrado ser del agrado de los estudiantes para repasar cada apartado.

Pies de las figuras

Los pies de las figuras tratan, en general, de no repetir lo que se dice en el texto principal y están diseñados para leerlos cuando se los menciona dentro de este. Su finalidad es doble: mantener el flujo de la información y permitir interrumpir la lectura del texto para tomar un descanso. Por eso, muchas de las figuras sirven para explicar información compleja, sobre todo la relacionada con estructuras tridimensionales.

CUADROS DE EJEMPLOS CLÍNICOS

Hemos elegido muchos ejemplos clínicos para subrayar la importancia del conocimiento de la estructura histológica en los estudios posteriores sobre la biología humana, la enfermedad y la práctica clínica.

CUADROS DE HISTOLOGÍA PRÁCTICA

Muchos estudiantes abandonan la microscopia porque no pueden ver lo que acaban de leer. Estos cuadros están diseñados para afrontar la histología desde la perspectiva de un aula y esperamos que reduzcan la ansiedad que experimentan los estudiantes cuando no pueden emplear un microscopio.

CUADROS DE CONCEPTOS AVANZADOS

En estos cuadros se incluyen conocimientos más avanzados que los estrictamente necesarios para comprender los principios básicos. Contienen con frecuencia resultados de las últimas investigaciones, incluidos algunos de los avances más importantes en biología celular.

CUADROS DE ASPECTOS CLAVE

En ellos se recoge la información clave más importante relacionada con el contenido que se acaba de cubrir. Son ideales para los momentos de pánico previos al examen con el fin de ordenar las ideas y centrar los conceptos fundamentales.

En toda la obra se pueden observar pequeñas partes del texto en negrita. Se trata de *anzuelos* basados en problemas que resultarán de especial utilidad para los lectores que hacen uso de esta obra para el estudio basado en problemas o en casos.

EVALUACIÓN

Hemos incluido una sección de preguntas de autoevaluación al final del libro para ayudar a comprobar tus conocimientos. También hemos incluido estudios de casos clínicos con sus respuestas.

PÁGINA WEB DE STUDENT CONSULT

Sabemos que a muchos estudiantes les resulta útil tener acceso en línea al texto y las imágenes de sus libros para poder consultarlos cuando deseen. La página web de Student Consult proporciona esto y otros magníficos recursos de aprendizaje, como un laboratorio de histología virtual. Se pueden consultar más imágenes para explorar, así como tutoriales en vídeo sobre histología práctica de cada uno de los capítulos. (Todo el contenido de Student Consult acompaña la obra original, por lo que se encuentra en lengua inglesa.)

RETROALIMENTACIÓN

Muchos de los cambios en esta obra se han introducido gracias a los comentarios sobre las ediciones anteriores por parte de los profesores y los estudiantes que las han utilizado para sus cursos y como fuente de estudio. Hemos tenido tanto éxito con esta comunicación que también ahora queremos recoger los comentarios de los usuarios de esta quinta edición para poder mejorar las futuras. Esperamos que los profesores y los alumnos nos aporten su opinión para desarrollar esta útil herramienta de enseñanza, y estaremos encantados de recibir todas las sugerencias sobre nuevo material e ilustraciones que podrían incluirse.

Se puede contactar con nosotros a través de esta dirección electrónica: HH5e@histology.org.uk.

PRÓLOGO

Estamos encantados de presentar esta quinta edición de *Stevens y Lowe. Histología humana,* que cuenta por primera vez con la profesora Susan Anderson en el equipo de autores. Susan aporta numerosos conocimientos en microscopia y docencia de histología, patología y ultraestructura, además de ser Honorary Secretary for Education and Outreach de la Royal Microscopical Society.

A la hora de redactar este prólogo, hemos echado la vista hacia la idea original que dio lugar a la elaboración de la primera edición, hace veinticinco años. Nuestro ideario es el siguiente:

- El estudio de la histología proporciona a los estudiantes vocabulario, conocimientos y datos que mejoran su aprendizaje y su comprensión de la biología celular, la anatomía, la fisiología, la patología y la medicina.
- A los estudiantes les resulta útil emplear un libro que sea fácil de usar y que esté bien organizado e ilustrado (a pesar de la amplia disponibilidad de recursos de aprendizaje en internet).
- El contenido que puede incluirse en un libro es muy abundante, por lo que es fácil sobrecargar al lector. Ante el dilema de escoger entre elaborar un libro exhaustivo o comprensible, hemos optado por lo segundo.
- Nos hemos mantenido fieles a nuestros principios de utilizar solo material humano y de adaptar el texto a lo que sucede en el ser humano. El libro no está dirigido a quienes quieran aprender sobre roedores, peces o moscas.

Los descubrimientos biológicos y la aparición de nuevos conceptos provocan cambios constantes. El uso más amplio de la microscopia confocal, la microscopia computarizada y las imágenes de material vivo ha supuesto grandes aportaciones a los conocimientos de la estructura y la función de las células y los tejidos. El objetivo principal de esta revisión, al igual que el de las ediciones previas, ha sido actualizar el texto y las imágenes en consonancia.

El papel de la histología en los planes de estudio también está cambiando. Hemos revisado el texto para que se adapte a los cambios acaecidos en los cursos de Medicina, Odontología, Ciencias Biomédicas y Enfermería. Hemos incluido una mayor vinculación con contextos clínicos, en los que el conocimiento de la histología ayuda a comprender la situación clínica. En nuestra experiencia, los estudiantes que cuentan con unos conocimientos adecuados de histología destacan por una comprensión más amplia y contextualizada en sus estudios. Esperamos que su excelente diseño, relacionado con su perfecta legibilidad y su clara estructura, hagan que este libro siga siendo uno de los favoritos tanto de los estudiantes como de los profesores. Deseamos que los recursos de aprendizaje en línea ayuden a los profesores a presentar un material humano interesante para sus clases (este contenido acompaña la edición digital de la obra original, por lo que se encuentra en lengua inglesa), y que, por su parte, los estudios de casos clínicos y la autoevaluación ayuden a los estudiantes en su aprendizaje.

Estamos encantados de constatar la aparición de cursos que tienen un componente importante de histología. Hemos tratado de asegurar que este libro sea idóneo para ellos gracias a una cobertura sistemática del tema. La aplicación rutinaria en la investigación biomédica de las imágenes computarizadas y de los sistemas de alto rendimiento en la histología requiere personas que sepan lo que están viendo. Una competencia básica en histología cada vez es más necesaria.

Nos ha encantado revisar el libro y esperamos que los lectores disfruten con él. Entre las numerosas actualizaciones y modificaciones que hemos incluido, se encuentran novedades que, en nuestra opinión, serán fundamentales en el conocimiento de la salud y las enfermedades en el futuro. Estad atentos...

AGRADECIMIENTOS

Una vez más, aprovechamos la oportunidad de expresar nuestro agradecimiento a los numerosos colegas que han colaborado en las primeras ediciones del libro.

Queremos agradecer a las siguientes personas su generosa ayuda a la hora de preparar esta quinta edición:

El Dr. Ian Todd trabaja en inmunopatología celular en la University of Nottingham, donde es un experto en enfermedades autoinmunes y en el fascinante campo de las enfermedades autoinflamatorias. Agradecemos a Ian su generosidad al revisar el capítulo relacionado con el sistema inmunitario. Su experiencia como inmunopatólogo profesional y profesor ha sido de incalculable valor.

El Dr. Jan Kosinski y el Dr. Martin Beck trabajan en la Computational Biology Unit del European Molecular Biology Laboratory, Heidelberg, Alemania. Esta unidad está realizando avances asombrosos para dilucidar la estructura de sistemas biológicos complejos. Ellos han proporcionado las fabulosas imágenes del complejo del poro nuclear, procedentes de sus trabajos.

La Dra. Laura Antón-Sánchez, del Departamento de Inteligencia Artificial de la Universidad Politécnica de Madrid, es una de los profesionales de *última generación* que están aplicando la inteligencia artificial al análisis informático de las imágenes en histología. Laura ha ayudado amablemente con las magníficas imágenes en 3D de las células nerviosas en el capítulo sobre el sistema nervioso.

El profesor Wolfgang Jakob Streit, del Department of Neuroscience, University of Florida, investiga el papel de las células microgliales durante el envejecimiento cerebral y en el desarrollo de la enfermedad de Alzheimer. Jake proporcionó generosamente las imágenes de las células microgliales humanas que aparecen en el capítulo sobre el sistema nervioso.

La Dra. Kate Keller trabaja en el Casey Eye Institute, Oregon Health & Science University, Portland. Kate ha estudiado la nueva estructura de nanotubos de tunelización en su trabajo sobre el glaucoma ocular. Estamos muy agradecidos a Kate por proporcionar las imágenes del capítulo 2 en las que una célula envía materiales a otra a lo largo de un túnel.

El profesor Vishnu V. B. Reddy, MD, hemopatólogo del Department of Pathology en la University of Alabama, Birmingham, aportó generosamente sugerencias sobre contenido e imágenes para el capítulo 7, sobre células sanguíneas.

Queremos expresar nuestra gratitud al Human Protein Atlas (www.proteinatlas.org) por la posibilidad de utilizar su material bajo una versión de una licencia Creative Commons (v. Uhlén M y cols., 2015. Tissue-based map of the human proteome. Science PubMed: 25613900 DOI: 10.1126/science.1260419).

Varias imágenes del libro se han reproducido de sus publicaciones originales, que se citan en los capítulos correspondientes. Agradecemos a los autores y sus editores por la autorización para reproducir estas imágenes utilizando el servicio RightsLink del Copyright Clearance Centre (http://www.copyright.com).

Queremos hacer llegar especialmente nuestro sincero agradecimiento al equipo de Elsevier, sobre todo a Alexandra Mortimer, Trinity Hutton y Umarani Natarajan, que han sido de gran ayuda para nuestro trabajo y que han mostrado una gran paciencia con los retrasos.

Por último, nunca se insistirá lo suficiente en la contribución del Dr. Alan Stevens a este libro. A lo largo de los años, Steve ha colaborado en muchos libros de histología, patología, dermopatología e histotecnología. Aunque no pertenece al equipo de autores de esta edición, ha seguido mostrado un gran interés. En respuesta a una pregunta que planteó hace un mes: sí, aún sigue siendo muy divertido. Estamos muy agradecidos a Steve por su colaboración como profesor, autor, amigo y asesor de vinos.

Es fácil dejarse arrastrar por completo por proyectos interesantes que surgen en nuestro trabajo. Lo que nos salva son la familia, los amigos y otros, que toleran nuestras ausencias mentales, nos soportan y completan nuestras vidas. Este libro está dedicado a todos ellos, con amor y gratitud.

A Peter e Ita Anderson por una fe y un apoyo inquebrantables a su hija, Susan.

A nuestros seres queridos: Joan Anderson, Susana Sainz García y Brendan Devaney

A nuestros hijos: Nicholas y William Lowe, Robert y Lindsey Anderson, Matthew Anderson, y Katherine y Emily Devaney

Y a los propietarios y el personal de varios establecimientos de Cambados, Galicia, que proporcionaron sustento a uno de los autores (JL) durante la revisión de este libro sirviéndole albariño, un marisco local magnífico y algún vermú rojo cuando más necesitaba un refrigerio.

JL PA SA

Histología

INTRODUCCIÓN

La **histología** es el estudio de la estructura microscópica del material biológico y de la forma en la que se relacionan tanto estructural y funcionalmente los distintos componentes individuales.

La histología resulta clave para la biología y para la medicina porque se encuentra en las intersecciones entre las diversas disciplinas

- Anatomía: denominada en ocasiones anatomía microscópica o microanatomía, la histología coloca dentro de su contexto a la anatomía macroscópica, permitiendo el entendimiento de la microestructura de los tejidos y las células y su relación con la función.
- Ciencias fisiológicas y de la vida: fisiología, farmacología, biología celular y bioquímica, entre otras; la histología las relaciona a todas ellas proveyendo un punto de referencia entre la anatomía macroscópica y estas disciplinas y explica la estructura que permite comprender la función y el tratamiento.
- Anatomía patológica: los conocimientos sobre la histología facilitan la predicción, comprensión y tratamiento de las deficiencias funcionales que se asocian a las alteraciones estructurales derivadas de las adaptaciones fisiológicas o la enfermedad.

Resulta esencial conocer el aspecto histológico normal cuando se quieren identificar las estructuras enfermas y comprender cómo los procesos bioquímicos y fisiológicos producen la enfermedad. Las muestras del material biológico humano se pueden obtener de muchas zonas del cuerpo mediante técnicas de biopsia seguras y rápidas (fig. 1.1), utilizando instrumentos tales como:

- Bisturíes para acceder directamente a tejidos accesibles como la piel, boca y nariz.
- Agujas para los órganos sólidos.
- Endoscopios para el tracto digestivo o para las distintas cavidades corporales.
- Catéteres especialmente flexibles que se introducen dentro de los vasos sanguíneos.

En la medicina moderna y a pesar de las sofisticadas técnicas de imagen y pruebas genéticas, el diagnóstico histológico sigue siendo la clave o «estándar de oro» para la práctica clínica. Esto se ilustra en los dos casos estudiados en la figura 1.2.

La histología es una ciencia dinámica en evolución

Las modernas técnicas de investigación han revolucionado nuestros conocimientos sobre las células y los tejidos. Las técnicas de microscopia electrónica y confocal, la clonación de las células en cultivo, la secuenciación de proteínas y la genética molecular han aportado una visión nunca conocida antes sobre la función de las células. Estas investigaciones se han traducido a la práctica, permitiendo significativos avances en la patología diagnóstica y en el desarrollo de tratamientos nuevos y dirigidos. Un ejemplo de ello son los estudios sobre microarreglos de tejidos (TMA por sus siglas en inglés), que permiten investigar marcadores celulares sobre diminutos fragmentos de tejido tumoral de muchos pacientes. Estos estudios están aportando nuevos conocimientos sobre la biología de los tumores. La medicina personalizada reconoce que incluso tumores parecidos son únicos; así, dos tumores de mama pueden expresar oncogenes distintos y tener una expresión de receptores marcadamente diferente (v. fig. 18.23). Saber más sobre las características de un tumor en concreto permite el tratamiento dirigido de cada paciente de una manera específica, adecuada para la biología de su tumor, evitando el tratamiento de todos los tumores de un órgano como si fueran una enfermedad única.

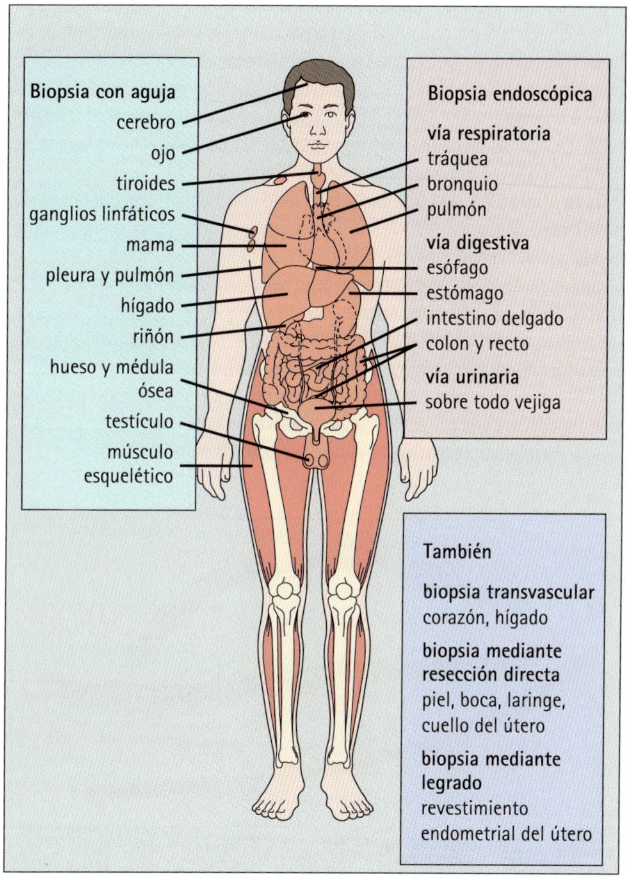

Fig. 1.1 **Histología en la medicina diagnóstica.** En la actualidad se pueden obtener muestras pequeñas de muchas regiones corporales con diversas técnicas. El estudio histológico de estas muestras cada vez tiene más importancia y es una forma directa de diagnosticar enfermedades.

EJEMPLO CLÍNICO
La histología en el diagnóstico de las enfermedades

Caso clínico 1 Un estudiante de 20 años desarrolla una insuficiencia renal y no se puede determinar la causa ni con pruebas sanguíneas ni con radiografías. El nefrólogo obtiene un fragmento de riñón mediante una biopsia con aguja de tal forma que se puede establecer el diagnóstico gracias al examen histológico, la microscopia electrónica y la inmunofluorescencia. Los distintos métodos especiales de tinción ponen de manifiesto las sutiles alteraciones estructurales bajo el microscopio óptico (v. fig. 1.2), mientras que con el microscopio electrónico se obtiene una información valiosa sobre las alteraciones que existen a nivel subcelular y la microscopia de fluorescencia permite detectar los depósitos de inmunocomplejos que participan en la patogenia de la enfermedad. En función de las alteraciones observadas, se establece un diagnóstico histológico preciso y el nefrólogo puede instaurar el tratamiento apropiado. El tratamiento clínico de este paciente requiere el conocimiento de la microanatomía del riñón. La realización de biopsias repetidas servirá para valorar el progreso de la enfermedad así como la eficacia del tratamiento.

Caso clínico 2 A una niña de 15 años se le inflaman los ganglios linfáticos en el cuello. El cirujano extirpa uno y se examina su histología. La microscopia revela que la inflamación está causada por un determinado tipo de cáncer. La clasificación de los tumores depende de la histología y la inmunohistoquímica. Una correcta valoración histológica de los tumores es la base del tratamiento oncológico moderno, dado que el tratamiento que se debe administrar a esta niña depende del tipo histológico de tumor (es decir, si se origina en el músculo, las células linfoides o las células endocrinas). Por tanto, el informe del patólogo, que depende de una correcta valoración histológica del tumor, determinará el tipo de quimioterapia más eficaz para el protocolo terapéutico de cada cáncer.

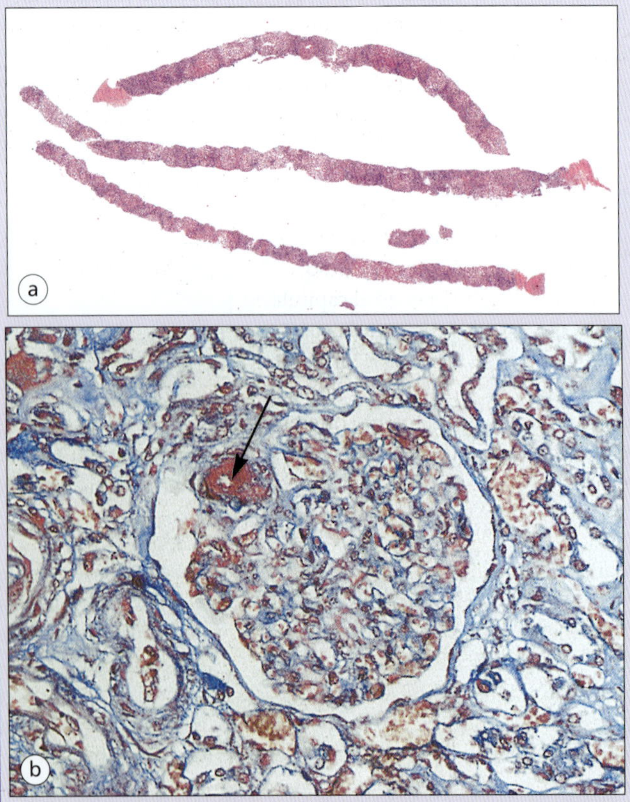

Fig. 1.2 Riñón. **(a)** Secciones de una biopsia percutánea con aguja de un caso diagnóstico. **(b)** Imagen a gran aumento de estas muestras de riñón obtenidas por biopsia con aguja (corte de parafina, tinción de tricrómico *azul escarlata*). Esta técnica especial muestra la naturaleza y la localización de la principal alteración, que es la destrucción de la arteriola aferente del glomérulo por un proceso patológico denominado «necrosis fibrinoide» *(flecha)*.

Persiste parte de la terminología histológica de una época previa a nuestros conocimientos sobre la función celular y tisular

Los primeros estudios microscópicos sobre el material biológico fueron realizados por Robert Hooke con su publicación de referencia, *Micrographia*, hace ya más de 300 años. El estudio de la histología comenzó con el desarrollo de microscopios ópticos sencillos y con técnicas para preparar secciones finas de material biológico para examinarlas posteriormente.

Estudios como estos son los que hicieron que Virchow propusiera su teoría celular sobre la estructura de los organismos vivos, que proponía la **célula** como la unidad básica estructural de la mayor parte del material biológico. Cada célula se consideraba como una unidad individual rodeada de una pared denominada **membrana celular** y en cuyo interior se encontraba toda la maquinaria necesaria para su funcionamiento. Los primeros microscopistas tenían conocimientos limitados sobre la fisiología y la función y denominaron a las estructuras por su aspecto o mediante epónimos; por ejemplo, los pequeños conductos que unen a los osteocitos dentro del hueso se llaman canalículos y las células parecidas a los macrófagos del hígado se llaman células de Kupffer hepáticas. Esto puede resultar frustrante porque obliga a aprender mucho vocabulario y el sistema no se ajusta con facilidad a la información nueva; a pesar de todo, está evolucionando lentamente.

LAS CÉLULAS SON UNIDADES FUNCIONALES BÁSICAS

La célula es la unidad básica de la estructura de los organismos vivos y son muy variadas. Aunque todas las células del cuerpo humano derivan en última instancia de un único óvulo fertilizado, cada célula desarrolla atributos estructurales para adecuarse a su función gracias a un proceso de diferenciación. La biología molecular ha demostrado que células de diferentes aspectos morfológicos se pueden agrupar porque tienen atributos o interacciones funcionales comunes.

En el capítulo 2 se analizan las propiedades estructurales y biológicas generales de las células.

Algunas células son adaptables. También se ha hecho evidente que incluso en la persona adulta hay poblaciones de células progenitoras no comprometidas muy adaptables, que pueden modificar tanto su estructura como su actividad funcional con el fin de adaptarse a las demandas provocadas por las situaciones ambientales cambiantes. Esta capacidad cobra gran importancia en la adaptación al estrés interno o externo y se observa a menudo en condiciones normales y patológicas, como por ejemplo el aumento de tamaño (hipertrofia) de una célula muscular esquelética en respuesta al ejercicio, la reducción de tamaño (atrofia) por inactividad o el aumento del número de células (hiperplasia) de una glándula por estimulación excesiva. Algunas células se sustituyen constantemente por la población de células progenitoras, que consiguen repoblar los tejidos tras una lesión, como ocurre en las capas externas de la piel. Sin embargo, otras no se pueden regenerar de forma adecuada; la pérdida de este tipo celular determinará la formación de un tejido de sustitución que rellena el defecto, pero no es funcional (p. ej., la sustitución del músculo cardíaco lesionado por un tejido fibroso resistente tras un ataque al corazón).

Grupo celular	Células epiteliales	Células de sostén	Células contráctiles	Células nerviosas	Células germinales	Células sanguíneas	Células inmunitarias	Células productoras de hormonas
Ejemplo	revestimiento intestinal y de los vasos sanguíneos, piel	tejidos de sostén fibrosos, cartílago, hueso	músculo	cerebro	espermatozoides	eritrocitos y leucocitos circulantes	tejidos linfoides y leucocitos (ganglios y bazo)	tiroides y suprarrenal
Función	barrera, absorción, secreción	organizan y mantienen la estructura corporal	movimiento	comunicación directa entre células	reproducción	transporte de oxígeno, defensa	defensa	comunicación celular indirecta
Características especiales	unidas de forma estrecha entre sí por uniones intercelulares (v. cap. 3)	producen e interaccionan con el material de la matriz extracelular (v. cap. 4)	las proteínas filamentosas producen la contracción (v. cap. 5)	liberan mensajeros químicos sobre la superficie de otras células (v. cap. 6)	la mitad del complemento normal de cromosomas (v. caps. 16 y 17)	las proteínas se unen al oxígeno, las proteínas destruyen las bacterias (v. cap. 7)	reconocen y destruyen el material extraño (v. cap. 8)	secretan mensajeros químicos (v. cap. 14)

Fig. 1.3 Clasificación celular funcional.

Las células se clasifican de acuerdo con su función principal

Los grupos que se utilizarán en este libro son: células epiteliales, células de sostén, células contráctiles, células nerviosas, células germinales, células sanguíneas, células inmunitarias y células secretoras de hormonas (fig. 1.3). Sin embargo, es importante reconocer que una célula puede desempeñar varias funciones y puede formar parte de más de un grupo de células. Por ejemplo:

- Muchas de las células productoras de hormonas también son del tipo epitelial, y se unen íntimamente gracias a uniones especializadas para formar una glándula.
- Muchas células inmunitarias también son células sanguíneas.
- Algunas células de sostén también son contráctiles.

Las especializaciones estructurales y funcionales que perfilan cada grupo celular aparecen ampliamente descritas en los capítulos 3-8 y se estudiarán más detalladamente a lo largo de este libro.

Los tejidos son organizaciones funcionales de células

Las células que tienen características morfológicas similares se describieron como tejidos**.** Se dividieron tradicionalmente en cuatro tipos:

- Tejidos epiteliales o células que cubren superficies, cavidades corporales, o forman glándulas sólidas, como las glándulas salivales.
- Tejidos musculares o células con propiedades contráctiles.
- Tejidos nerviosos en referencia a las células que forman el encéfalo, la médula espinal y los nervios.
- Tejido conjuntivo, término que se usa de forma amplia para describir a una variada gama de estructuras vivas caracterizadas por el predominio de un componente de matriz extracelular y las células asociadas que la elaboran. En teoría su función es como tejido de soporte, que sirve a otros tipos de células más especializadas.

En el grupo original de «tejidos conjuntivos» se incluyen las combinaciones célula/matriz, como el hueso, el cartílago, el tendón, el tejido fibroso, el tejido adiposo, la médula ósea y la sangre. Se ha empleado de forma tradicional el término «tejido conjuntivo areolar laxo» para describir el tejido constituido parcialmente por células de soporte que elaboran una matriz extracelular, pero que también contiene células del sistema inmune (p. ej., linfocitos y macrófagos), células nerviosas y vasos sanguíneos.

En esta obra se ha evitado el término «tejido conjuntivo» porque infravalora la organización estructural implicada en este grupo de tejidos altamente desarrollados. En su lugar se emplea el término **células de soporte**, que pone de manifiesto la importancia de las interacciones entre las células y la matriz extracelular.

En el capítulo 4 se analizan las células de soporte y sus especializaciones, mientras que el hueso, el cartílago, los tendones y los ligamentos se comentan en el capítulo 13.

En algunos casos las células que constituyen un tejido tienen todas la misma estructura y forman **tejidos simples.** Por ejemplo, las células grasas forman el tejido adiposo. Sin embargo, muchos de los tejidos aparentemente diferentes contienen una mezcla de células con diferentes funciones, que se pueden denominar **tejidos complejos** (fig. 1.4). Por ejemplo, el «tejido nervioso» contiene células nerviosas (neuronas), células de sostén (astrocitos), células inmunitarias (microglía) y células epiteliales (epéndimo).

El concepto de tejido simple y complejo es útil en la histología descriptiva, pero por simplificar se emplea el término sin calificar de «tejido» para ambos tipos.

Los tejidos forman órganos y sistemas

Un **órgano**, por ejemplo el corazón, el hígado o el riñón, es un grupo definido a nivel anatómico de tejidos, en general de distintos tipos, que realizan funciones específicas. Por ejemplo, en el órgano denominado piel, los tipos de tejido implicados son el epitelio externo o epidermis, que recubre la dermis, constituida por tejido conjuntivo de soporte y que alberga el soporte mecánico, inmunológico y de nutrientes y las terminaciones nerviosas, además de los anejos cutáneos. En profundidad a la dermis se encuentra

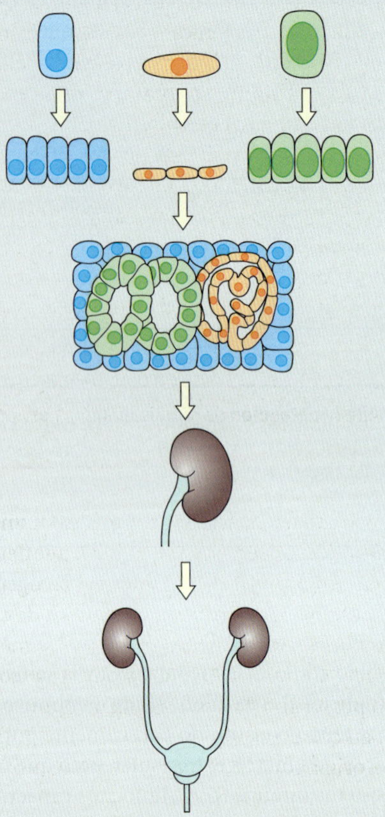

Fig. 1.4 Células, tejidos, órganos y sistemas.

el tejido subcutáneo, constituido fundamentalmente por tejido adiposo. En el intestino del tubo digestivo existen capas de tejido, que desde la luz hacia afuera incluyen un epitelio de revestimiento, capas de tejido de soporte subyacente seguidas de músculo liso externo organizado para favorecer el peristaltismo. El peristaltismo (contracciones musculares coordinadas que empujan el alimento por el intestino) y las secreciones glandulares se controlan por una serie de plexos nerviosos.

El término «**sistema**» se puede utilizar para:

- Describir células con una función similar pero que se distribuyen de forma amplia por distintos sitios anatómicos.
- Describir un grupo de órganos con funciones similares o relacionadas.

Las células especializadas en la producción de hormonas dispersas por el intestino y por el pulmón (sistema endocrino difuso) no pueden ser un órgano, puesto que no forman una masa anatómicamente diferenciada, mientras que la lengua, el esófago, el estómago, el intestino, el páncreas exocrino y el recto son componentes del «sistema digestivo», y el riñón, el sistema pielocalicial, los uréteres y la vejiga son parte del «sistema urinario».

En la figura 1.4 aparecen las relaciones entre las células, tejidos, órganos y sistemas.

TÉCNICAS EMPLEADAS EN HISTOLOGÍA Y BIOLOGÍA CELULAR

La forma más frecuente de estudiar las células es mediante un microscopio óptico. Los tejidos se montan como preparaciones finas sobre portaobjetos, se tiñen con colorantes apropiados, se iluminan con luz y se observan utilizando lentes de vidrio. Esta técnica se llama histología o histopatología cuando se analiza una muestra de biopsia de tejido enfermo. El análisis con microscopio óptico de la estructura fina de las células, por ejemplo, las células de la sangre o las obtenidas por frotis cervicovaginal se denomina **citología.**

Hay un límite en el detalle que se puede resolver utilizando el microscopio óptico, siendo invisibles las estructuras muy pequeñas del interior de las células. El microscopio electrónico utiliza un haz de electrones en lugar de la luz, lo que aumenta de forma importante la resolución y permite definir la composición subcelular de las células.

Estas técnicas se complementan en la actualidad con el creciente uso de los métodos inmunohistoquímicos. Los anticuerpos se unen a constituyentes específicos de las células para poder visualizar con el microscopio óptico los detalles de las células que no son visibles con otras técnicas. Por ejemplo, la localización de proteínas específicas o componentes subcelulares se puede definir hoy en día con preparaciones para microscopia óptica teñidos con determinadas tinciones inmunohistoquímicas. De forma complementaria, las técnicas de inmunofluorescencia permiten visualizar moléculas con anticuerpos unidos a sondas fluorescentes. El uso de un microscopio de fluorescencia con los filtros adecuados para generar una longitud de onda de la luz que excite el anticuerpo marcado con fluorescencia permite visualizar distintos colorantes; y la introducción de la microscopia confocal ha mejorado de forma notable la resolución que permite el microscopio óptico (fig. 1.6). También es posible hoy en día mostrar las secuencias específicas de ADN y ARN gracias al empleo de la técnica de hibridación *in situ*, lo que permite comprender los mecanismos moleculares de las células.

La microscopia óptica

La microscopia óptica empleando un corte incluido en parafina es la técnica más importante que se utiliza en histología

La microscopia óptica de rutina utiliza cortes finos de tejido para estudiar la morfología celular. La resolución de las estructuras observadas a través del microscopio óptico es del orden de 0,2 μm, pero en la práctica diaria con cortes de parafina rara vez se consiguen resoluciones mejores de 0,6 μm. Se suelen obtener cortes de tejidos incluidos en parafina (v. detalles en el recuadro de la pág. 5) con un microtomo. Los cortes se colocan encima de un portaobjetos para teñirlos. En la práctica rutinaria de un laboratorio se suele tardar unas 24 horas en conseguir un corte en parafina para su estudio histológico.

En algunos casos (p. ej., biopsias quirúrgicas) es necesario observar los tejidos frescos que no han estado expuestos al entrecruzamiento de las proteínas propio de la fijación. En esta situación el tejido se endurece para su corte mediante congelación, una técnica que hace referencia a la preparación de un corte histológico intraoperatorio (v. detalles en el recuadro de la pág. 5).

Tinción tisular

Para observar detalles de las células, es necesario teñir los componentes tisulares en un corte histológico

Las células son prácticamente incoloras y por tanto los cortes se deben teñir para poder ser examinados bajo el microscopio óptico. Para poder teñir el tejido se debe retirar la parafina de los cortes con un disolvente orgánico antes de rehidratar el corte con diluciones crecientes de alcohol en agua. Tras completar la rehidratación, se debe teñir el corte con algunas de las tinciones, de las cuales a continuación se comentan algunas. Existen cuatro tipos fundamentales de tinciones:

- Empíricas.
- Histoquímicas.
- Histoquímicas de tipo enzimático.
- Inmunohistoquímicas.

Las tinciones empíricas se emplean mucho y forman la base de la mayoría de las tinciones rutinarias en histología e histopatología

Muchas de las tinciones empleadas se han descubierto por mecanismo de ensayo-error en los últimos 100 años o más; y muchas de estas técnicas utilizan tintes y sustancias (p. ej., uso de mordientes para que el colorante se fije sobre el material) que fueron desarrollados por la industria textil. En la mayoría de los casos no se comprenden bien los principios subyacentes a la unión específica entre el colorante y el tejido. En ocasiones parece relacionarse con el tamaño de la molécula de colorante utilizada, mientras que otras veces parece secundario a las cargas iónicas en la molécula utilizada. La tinción empírica más empleada es la hematoxilina-eosina (H&E), un método fiable, sencillo y barato para obtener cortes en los que los núcleos aparecen en azul y los citoplasmas en rosa/rojo. La mayor parte de las fotomicrografías de esta obra están teñidas con esta tinción. Otras tinciones empíricas incluyen los métodos de van Gieson y tricrómicos (v. «Conceptos avanzados» en el recuadro de la pág. 6). En ocasiones la tinción es resultado de una reacción específica de tipo químico entre un determinado componente del tejido y otro de la solución colorante; estos métodos se denominan histoquímicos.

La histoquímica permite la detección de grupos químicos específicos en los tejidos

Un ejemplo mencionado con frecuencia de tinción histoquímica sencilla es la reacción de PAS (ácido peryódico de Schiff), que demuestra muchos hidratos de carbono tisulares, incluidos el glucógeno citoplasmático y algunas sustancias que contienen hidratos de carbono complejos, como las mucinas epiteliales. La base de este método es la ruptura de los enlaces carbono-carbono de los 1,2-glicoles con un oxidante, el ácido peryódico. Esta reacción genera dialdehídos, que después reaccionan con el reactivo incoloro de Schiff (fucsina-ácido sulfuroso) para originar un compuesto de color rojo intenso.

CONCEPTOS AVANZADOS

Cortes en congelación

El proceso de fijación y de inclusión del material biológico en parafina y en otros medios puede destruir ciertos componentes, en particular enzimas y algunos sitios antigénicos. Si se emplea agua congelada como medio de soporte, se conservarán mejor las muestras y se pueden mostrar con técnicas adecuadas. El material fresco (no fijado) se congela rápidamente entre –150 °C y –170 °C por inmersión, por ejemplo en nitrógeno líquido, y se forma una masa sólida por la congelación del agua tisular. Se corta entonces en finas secciones (5-10 μm) con un micrótomo especial albergado en una cámara refrigerada (un criostato) y se tiñe sin exponerlo al alcohol ni a ningún otro disolvente orgánico.

Los cortes en congelación se emplean para mostrar la localización celular de enzimas y de lípidos solubles y para la identificación de sustancias que se utilizan en técnicas de inmunofluorescencia e inmunocitoquímicas. Existen evidentes ventajas del uso de cortes en congelación, como la velocidad y la conservación de la antigenicidad, aunque sin una consideración adecuada, las lesiones generadas por los cristales pueden alterar los tejidos, lo que reduciría la resolución.

En histopatología diagnóstica se usan también los cortes en congelación cuando se necesita un diagnóstico urgente, por ejemplo, si se sospecha de un tumor mientras el paciente sigue en el quirófano. En manos expertas, un corte congelado de una muestra de tejido humano teñido con hematoxilina y eosina (H-E) se puede tener preparado para su examen microscópico a los 5 min de haberlo extraído del cuerpo. De esta forma se consigue un diagnóstico histológico rápido y preciso mientras el paciente sigue en el quirófano, permitiendo de esta forma realizar el procedimiento quirúrgico más adecuado.

CONCEPTOS AVANZADOS

Inclusión en parafina

La inclusión en parafina es el método estándar para preparar cortes delgados de material biológico para su estudio histológico con microscopio óptico. Es barato, relativamente sencillo y susceptible de automatización.

La muestra se fija normalmente mediante inmersión en una solución de fijación acuosa basada en formol, que genera enlaces cruzados o precipitación de las proteínas, evitando que el tejido degenere. Después se deshidrata progresivamente pasándola por una serie de soluciones alcohólicas (p. ej., 60%, 70%, 90%, 100%) hasta que se haya eliminado toda el agua (agua del propio tejido y agua de la fijación) y la muestra esté completamente impregnada de alcohol absoluto. El alcohol se reemplaza entonces por un disolvente orgánico que tiene la capacidad de mezclarse tanto con el alcohol como con la parafina en solución (el alcohol no se mezcla con la parafina). La muestra resultante se sumerge en parafina a una temperatura ligeramente superior al punto de fusión de la misma, que es sólida a la temperatura normal de una habitación. Cuando el material biológico está completamente impregnado por la parafina líquida se deja enfriar para que solidifique la parafina. La parafina actúa como un soporte físico para la muestra, permitiendo que se puedan cortar las secciones finas (2-8 μm) sin deformar su estructura celular ni su arquitectura.

CONCEPTOS AVANZADOS

Tinciones histológicas más utilizadas

Hematoxilina y eosina (H&E)

La combinación de estos dos colorantes, hematoxilina (azul) y la eosina (rojo) es la tinción más útil para el estudio de material biológico; es fácil de realizar, fiable, barata e informativa. El núcleo celular se tiñe de azul (dependiendo del grosor del corte y de la fórmula de la hematoxilina empleada) y la mayor parte de los componentes del citoplasma se tiñen de rosa/rojo.

Método de van Gieson

El método simple de Van Gieson tiñe el colágeno de un color rosado-rojo y el músculo de amarillo (v. fig. 10.21); se suele utilizar frecuentemente en combinación con una tinción para fibras elásticas. La tinción para fibras elásticas de van Gieson (EVG) sirve para mostrar y diferenciar las fibras más comunes de las células de sostén, en concreto las fibras elásticas que se tiñen de marrón-negro y las fibras de colágeno que se tiñen de un color rosado-rojo; el músculo se tiñe de amarillo (v. fig. 10.21).

Métodos tricrómicos

Los métodos tricrómicos emplean una mezcla de tres colorantes para teñir diferentes componentes en diferentes colores. Hay muchos métodos tricrómicos y se pueden utilizar para demostrar la arquitectura general, resaltar las fibras de sostén o distinguir las fibras de sostén de las fibras musculares. Una utilización importante del método tricrómico es la demostración de los componentes celular, osteoide y mineralizado del hueso en el hueso descalcificado incluido en resina acrílica (v. figs.13.17a y 13.19b).

Métodos de plata

Bajo condiciones adecuadas, ciertos componentes biológicos, tanto del interior de las células como material intercelular, reducen el nitrato de plata y forman depósitos negros de plata metálica en el lugar de la reducción química. Al modificar las condiciones de la solución de nitrato de plata utilizada, estos métodos se pueden emplear para demostrar un gran número de estructuras entre las que se incluyen las fibras reticulares (v. fig. 4.5).

Método del ácido peryódico de Schiff (PAS)

El universalmente empleado método de PAS tiene muchas aplicaciones, particularmente en la demostración de distintos hidratos de carbono, solos (p. ej., glucógeno; fig. 1.5) o combinados con otras moléculas, como proteínas (p. ej., glucoproteínas), que se tiñen de magenta. Se pueden utilizar por tanto para definir las membranas basales (v. fig. 4.12a) y algunas mucinas neutras segregadas por distintas células epiteliales secretorias. Las células mucosas del estómago son muy positivas al PAS.

Método del azul alcián

El método del colorante azul alcián se emplea fundamentalmente para mostrar las mucinas ácidas segregadas por algunas células epiteliales (v. fig. 11.44b) y se puede combinar con la reacción del PAS para diferenciar entre las mucinas epiteliales ácidas y neutras. Con el control del pH y de otras variables de la solución de tinción, se puede utilizar el método del azul alcián para demostrar la matriz extracelular de glucosaminoglucanos (v. fig. 4.14d) de las células de sostén.

Método de May-Grünwald-Giemsa

El método de May-Grünwald-Giemsa ha quedado relegado principalmente al estudio de frotis de sangre y de médula ósea. La mayoría de las fotomicrografías del capítulo 7 muestran las células sanguíneas de las series roja y blanca teñidas con este método.

Métodos de mielina

Para demostrar la mielina normal se pueden utilizar distintas técnicas de tinción. El colorante solocromo de cianina es el que se emplea con más frecuencia para demostrar la mielina en los cortes de parafina (v. fig. 6.24b). Otros métodos emplean hematoxilina modificada o tetraóxido de osmio.

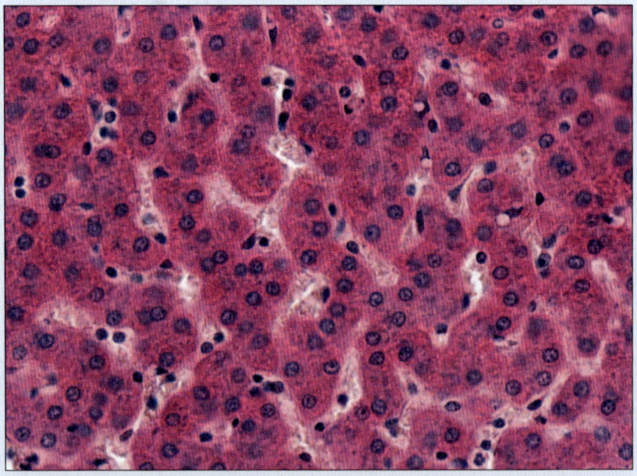

Fig. 1.5 Hígado: corte de parafina (tinción de PAS). Esta fotomicrografía a gran aumento muestra una intensa coloración roja del citoplasma de los hepatocitos con PAS. Se produce por la existencia de gran cantidad de glucógeno.

Las técnicas histoquímicas enzimáticas identifican y localizan los sitios de actividad de enzimas concretas

Dado que la mayor parte de los sistemas enzimáticos biológicos son lábiles, pueden destruirse por la fijación y el procesamiento del tejido; por eso, la mayoría de las reacciones histoquímicas se realizan en cortes por congelación.

Para observar la distribución tisular de enzimas específicas, los cortes de tejido fresco preparados en un criostato se deben colocar en una solución de incubación que contenga el sustrato específico para la enzima o el grupo de enzimas que se quieran mostrar junto con los cofactores o inhibidores necesarios. La enzima del tejido reacciona con el sustrato y forma un producto primario insoluble de la reacción. Entonces se puede visualizar éste gracias a su reacción con un agente visualizador, que puede incluirse con el medio de incubación o aplicarse en un segundo paso separado.

Esta técnica se puede utilizar para mostrar la localización de un gran número de enzimas, entre las que se incluyen las fosfatasas ácidas y alcalinas, las deshidrogenasas y ATPasas; y de forma rutinaria para detectar alteraciones en ciertas enfermedades de los tejidos, en particular en el músculo (v. fig. 13.4).

La inmunocitoquímica utiliza anticuerpos para localizar proteínas específicas en los cortes de tejido

La inmunocitoquímica es una de las más importantes innovaciones en histología. Los anticuerpos contra moléculas específicas de la célula se emplean para detectar su presencia en cortes de tejidos.

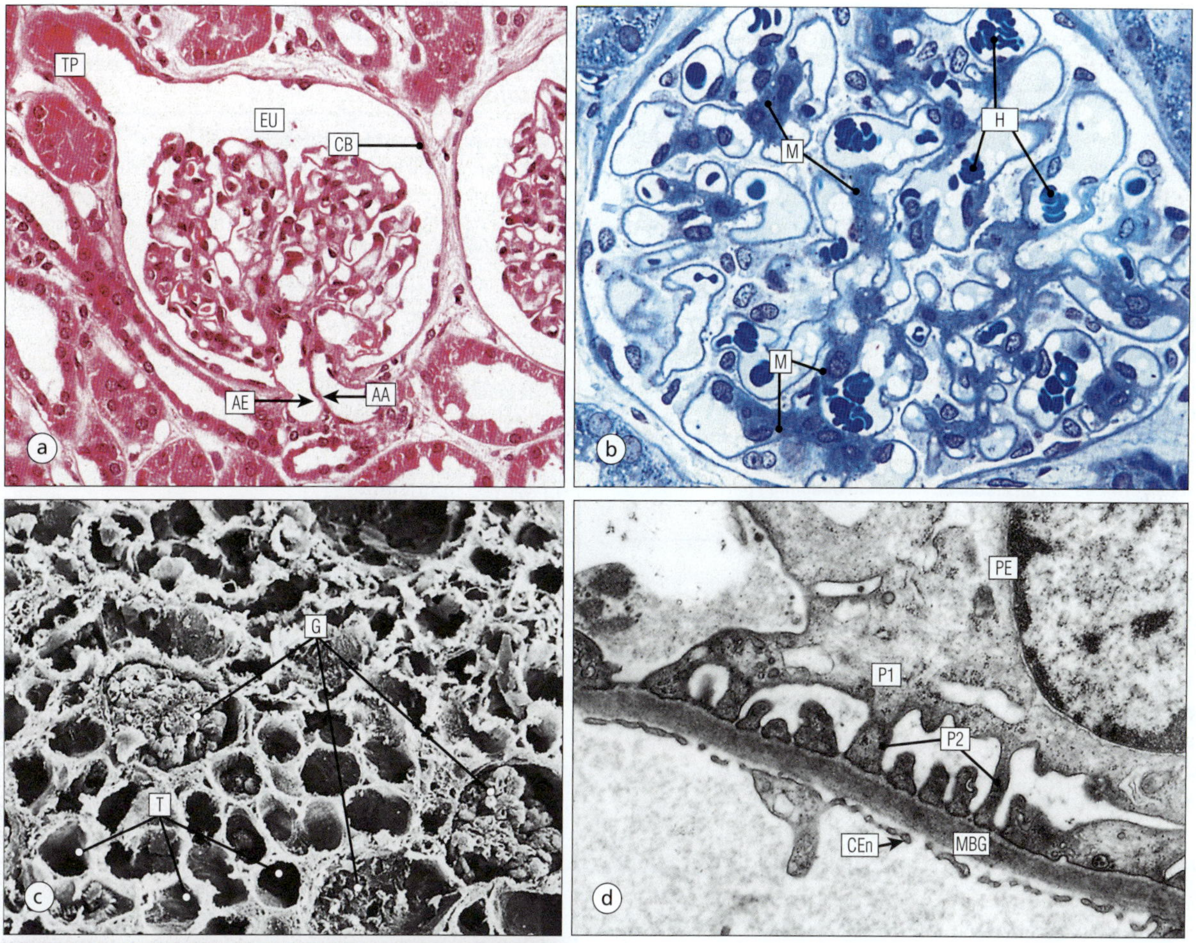

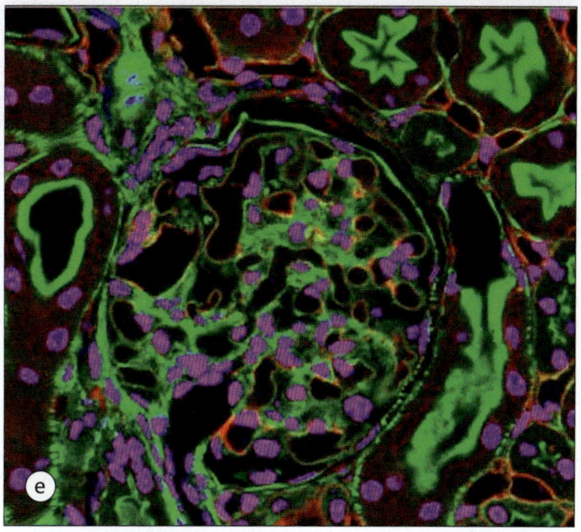

Fig. 1.6 Comparación de las técnicas microscópicas para visualizar un glomérulo renal con distintos métodos: **(a)** histología en parafina, **(b)** histología en resina, **(c)** y **(d)** microscopia electrónica de barrido y transmisión y **(e)** microscopia confocal. Los distintos métodos muestran distintos grados de detalles. En el corte en parafina se pueden ver las arteriolas (AA y AE), la cápsula de Bowman revestida por epitelio (CB), el espacio por el que fluye la orina (EU) y el túbulo a través del cual sale del glomérulo (TP). El corte en resina de b muestra un mayor nivel de detalle con presencia de hematíes (H) en los capilares glomerulares y detalles de las células mesangiales (M), difíciles de apreciar en el corte en parafina. La fotomicrografía electrónica de barrido de **c** muestra la forma en 3D de los glomérulos (G) y túbulos (T) de la corteza renal, pero no consigue mucho detalle fino. La ME de transmisión en **d** muestra una resolución muy alta y detalles adicionales que permiten valorar la estructura de los podocitos (PE), con sus pedicelos (P1 y P2) apoyados sobre una membrana basal (MBG) con células endoteliales muy delgadas (CEn) al otro lado. La imagen confocal de **e**, que ha sido teñida con inmunofluorescencia, revela los componentes de la membrana basal en verde y los núcleos de las células en púrpura.

Estos anticuerpos se marcan de forma directa o indirecta con un producto que permite visualizar las moléculas marcadas. En el caso de la microscopia óptica se trata de un producto coloreado, como la 3-3’-diaminobencidina (DAB), mientras que para el microscopio de fluorescencia el marcador emite fluorescencia cuando se excita con una longitud de onda de la luz adecuada. En el caso del microscopio electrónico se emplean partículas electrodensas de oro. Los anticuerpos primarios pueden ser policlonales o monoclonales.

Los anticuerpos policlonales contra una molécula se obtienen inoculando una proteína purificada a un animal (frecuentemente un conejo o una oveja) y obteniendo después el suero, del cual se puede extraer el anticuerpo específico. Como alternativa, el anticuerpo monoclonal se puede conseguir inoculando un ratón y fusionando las células productoras de anticuerpos con células inmortales de mieloma de ratón para producir de forma continua anticuerpos en el cultivo tisular.

La microscopia óptica de alta resolución se puede realizar en tejidos incluidos en resinas

La resolución de las estructuras con microscopia óptica utilizando cortes en parafina rara vez es inferior a los 0,6 µm, ya que la resolución viene limitada por el espesor del corte, que no suele ser menor de 3 µm. Es posible obtener una resolución mucho mejor utilizando cortes más finos, de 0,5-2 µm, pero estos no se pueden conseguir de forma consistente con parafina como método de inclusión y con el microtomo convencional. El uso de resinas acrílicas y epoxi más duras como medios de inclusión permite obtener cortes más finos, con los que se obtiene un mayor detalle celular por su mayor resolución (v. figs. 15.7 b y c).

Las resinas acrílicas son un medio de inclusión adecuado para obtener cortes histológicos de hueso sin decalcificar

El hueso, salvo que sufra una enfermedad grave, suele estar demasiado duro para conseguir cortes histológicos utilizando la parafina como sistema de inclusión y cuchillas normales de microtomo. Esto se explica por la diferencia en la dureza entre el hueso y la parafina en la que está incluido, que resulta demasiado grande de forma que el hueso se rompe en surcos cuando la cuchilla lo atraviesa y genera cortes que no se pueden interpretar. El hueso sólo se puede estudiar con este procedimiento de inclusión si antes se ablanda mediante la eliminación completa de las sales de calcio tras la inmersión de la muestra de hueso fijado en un ácido diluido hasta que desaparezca por completo todo el calcio; después se podrán obtener cortes del tejido, aunque será inevitable que la estructura histológica se altere por el tratamiento con el ácido. Además, la decalcificación con ácido impide distinguir el hueso mineralizado del osteoide no mineralizado, algo que puede resultar importante para el diagnóstico de algunas enfermedades óseas importantes.

Es posible superar este problema incluyendo el hueso en un medio de tipo resina acrílica (como metilmetacrilato) que, cuando está polimerizado, presenta una dureza similar al hueso calcificado y permite conseguir buenos cortes sin artefactos ni distorsiones. Se pueden encontrar ejemplos en muchas de las fotomicrografías que se recogen en el capítulo 13, como por ejemplo las figuras 13.19b y 13.22.

CONCEPTOS AVANZADOS

Resinas y medios de inclusión para el estudio histológico

Inclusión en una resina acrílica

Ciertas resinas acrílicas se emplean de la misma forma que la parafina como medio de inclusión. Cuando fraguan, son más duras que la parafina y ofrecen más soporte al tejido que ésta. Presentan dos grandes ventajas respecto a la parafina cuando se emplean con el microscopio óptico:

- Si se utiliza un micrótomo especial, se consiguen cortes mucho más finos (p. ej., de 1 a 2 µm de grosor) que con la parafina, obteniendo una resolución mejor con el microscopio óptico y ofreciendo un mayor detalle.
- Producen un encogimiento menor del tejido y facilitan una calidad aceptable de los cortes cuando el material a cortar es muy duro, por lo que se suelen emplear en el estudio histológico del hueso mineralizado (v. figs. 13.17a y 13.19b).

Inclusión en resina epoxi

Las resinas epoxi son los medios de soporte más duros para el material biológico. Con máquinas de corte especiales se consiguen cortes tan finos como 0,5 a 1 µm para su estudio bajo microscopia óptica y se pueden preparar cortes ultrafinos, que típicamente miden unos 70-90 nm, para la microscopia electrónica de transmisión.

Las fotomicrografías electrónicas de transmisión de este libro se han preparado a partir de cortes ultrafinos de resina epoxi. Estas resinas son resistentes a los efectos deletéreos del haz de electrones en el microscopio electrónico y siguen sirviendo de soporte al material biológico, mientras que otros medios de inclusión se volatilizan en el haz de electrones.

La mayor parte de los métodos de tinción que se emplean con cortes de parafina y de resinas acrílicas no consiguen penetrar las resinas epoxi. Afortunadamente, el azul de toluidina es una excepción y tiñe de forma diferenciada diferentes componentes biológicos en varios tonos de azul. El mejor detalle celular que se puede obtener con un microscopio óptico convencional es cuando se emplean cortes de resina epoxi de 0,5-1 µm y se tiñen con azul de toluidina (v. fig. 15.7b, c).

Tinción con azul de toluidina

El azul de toluidina se emplea para mostrar las células y fibras en cortes de resina epoxi muy finos. El azul de toluidina es uno de los pocos colorantes que penetran la densa resina epoxi y logran teñir los cortes de tejidos. Con esta tinción se obtiene un considerable detalle celular, tiñendo los distintos componentes de las células y fibras en distintos tonos de azul, de acuerdo con su relativa densidad electrónica. Por tanto, los tonos de azul resultantes se parecen mucho a una fotomicrografía electrónica a pequeño aumento, pero teñida en azul en lugar de negro. Antes de la preparación de los cortes ultrafinos para microscopia electrónica, se obtiene un corte de control teñido con azul de toluidina del bloque incluido en resina epoxi para que el microscopista pueda elegir bien el área adecuada del tejido para los cortes ultrafinos.

MICROSCOPIA ELECTRÓNICA

Un microscopio electrónico utiliza haces paralelos de electrones en lugar de las ondas luminosas

El grado de amplificación y la resolución de un microscopio óptico vienen limitados por la longitud de onda de la luz. Los haces de electrones paralelos tienen una longitud de onda muy inferior y si se emplean en lugar de la luz, se podrá conseguir un aumento mucho mayor y una mejor resolución de estructuras de tan solo 1 nm, lo que permitirá el estudio de estructuras subcelulares. Se utilizan dos tipos fundamentales de microscopio electrónico para el estudio del material biológico, el **microscopio electrónico de transmisión** (MET) y el **microscopio electrónico de barrido** (MEB).

Para conseguir los mejores resultados con ambos tipos de microscopio electrónico se debe conseguir la fijación más perfecta posible, lo que obliga a emplear un fijador distinto (glutaraldehído). Este debe actuar sobre los tejidos lo más pronto posible después de su obtención, porque las estructuras subcelulares sufren alteraciones estructurales en cuanto empiezan a presentar anoxia. Para el MET esto se consigue usando fragmentos de tejido muy pequeños (<2 mm^3), que permiten al fijador penetrar en todas las zonas del tejido con la máxima rapidez posible.

La microscopia electrónica de transmisión permite la resolución de detalles de estructuras subcelulares en cortes muy finos de tejido

En el MET los electrones de una cámara de vacío atraviesan un corte muy fino de tejido fijado y algunos de sus componentes absorben todos los electrones («electrodensos»), mientras que otros permiten el paso de todos los electrones hasta el otro lado del corte tisular («electrolúcidos»). Algunos elementos tisulares sólo permiten el paso de un porcentaje de los electrones, mientras que el resto se absorben por el tejido. Los electrones que consiguen atravesar el tejido golpean contra una pantalla fosforescente, lo que permite la visión directa de la imagen o en una memoria fotográfica, que realiza un registro permanente de la imagen en blanco y negro con distintas tonalidades de grises.

El fragmento fijado se incluye en una resina epoxi, que es más dura que la parafina y por eso permite preparar cortes más finos (típicamente de 70-90 nm) con un dispositivo especial, el «ultramicrotomo», que emplea cuchillas de diamante o cuchillas de cristal especiales. Estos cortes ultrafinos especiales en resina epoxi se colocan luego dentro del microscopio electrónico empleando una gradilla reticulada de cobre. Los cortes ultrafinos permiten el paso del haz de electrones a través del corte de tejido (salvo en el lugar en que contacta con la retícula de cobre que le sirve de soporte).

Las variaciones naturales de la densidad o translucidez electrónica de los componentes tisulares se ponen más de relieve con el uso de «tinciones», como el tetróxido de osmio, que muestra afinidad por los componentes lipídicos, y también con otras sales de metales pesados, que aumentan su densidad electrónica y generan contraste.

La microscopia electrónica de barrido permite una vista tridimensional de la superficie de la muestra

La MEB utiliza una fuente de electrones en movimiento, que barre la superficie de un fragmento de tejido sólido en un patrón de rastreo de cuadrados. Los electrones secundarios de baja energía rebotan por la interacción entre los electrones incidentes y los átomos de la capa superficial de la muestra. El sistema de detección convierte estos electrones secundarios de baja energía en una imagen tridimensional de la superficie.

La MEB utiliza piezas sólidas de tejido en lugar de cortes de tejido ultrafinos. El tejido se fija, deshidrata y seca para eliminar todo el líquido. Se cubre de una capa delgada y regular de un metal, como el oro, para evitar que se generen cargas en la superficie. La MEB genera excelentes detalles de las células aisladas o de componentes subcelulares, como las vellosidades, y en las células fracturadas, también de los elementos y orgánulos del citoesqueleto. Dado que también se detectan los rayos X liberados por el tejido, puede obtener información sobre la composición elemental de las estructuras y así puede emplearse para localizar e identificar fibras de asbesto en el tejido pulmonar (v. figs. 7.2b, 7.14b, 11.11, 11.12b y 11.39d).

Los microscopios electrónicos y de luz están constituidos por componentes similares, con funciones parecidas

Ambos tipos de microscopio muestran 4 sistemas principales:

- Un **sistema de iluminación,** que incluye una fuente de radiación.
- Un sistema de soporte para la muestra en el haz de radiación.
- Un **sistema óptico,** que consiste en una serie de lentes que elaboran al final una imagen ampliada de la muestra.
- Un **sistema de traducción de las imágenes,** que permite visualizar la imagen amplificada y registrarla.

La figura 1.7 ilustra los parecidos entre los dos tipos de microscopios.

En el **microscopio óptico** el sistema de iluminación incluye una lámpara eléctrica de bajo voltaje, con una **lente condensadora** ajustable, que enfoca y concentra la luz en el plano del objeto. Cuando la luz atraviesa la muestra, llega a la **lente objetivo,** cuya función es recoger los rayos de luz y formar una imagen ampliada intermedia dentro del tubo situado encima del objetivo. La **lente proyectora** del ocular del microscopio amplifica todavía más la imagen intermedia y la presenta a la retina del ojo como una imagen virtual ampliada, que al microscopista le parece localizada en el plano de la muestra tisular.

En el **microscopio electrónico** el sistema de «iluminación» incluye una fuente de radiación (una pistola de electrones) y un sistema de lentes condensadoras, que enfocan los electrones sobre la muestra. Igual que todas las lentes del microscopio electrónico, la lente condensadora es una bobina electromagnética que crea un campo magnético, cuya potencia se puede controlar para la emisión de electrones. Para enfocar un haz de electrones sobre un determinado plano (p. ej., la muestra) la corriente que atraviesa la bobina electromagnética se modifica. La mayoría de los microscopios electrónicos disponen de dos sistemas de lentes condenadoras, el primero de los cuales reduce el haz de electrones de 50 μm a 1 μm y posteriormente este estrecho haz es enfocado sobre la muestra por la segunda lente condensadora. Cuando los electrones enfocados golpean la muestra, muchos de ellos la atraviesan sin desviarse, pero otros son dispersados por los átomos pesados presentes en la muestra teñida y son sacados del haz. Este fenómeno determina un patrón del haz emergente, que se convierte en una imagen por la lente objetivo, que consigue que este haz emergente se enfoque unos pocos milímetros por debajo del plano de corte. Por debajo del punto de foco se forma una imagen intermedia ampliada, que posteriormente se amplifica más por la lente o lentes proyectoras (con frecuencia existen 2 o 3, una después de otra). El aumento final se controla por la cantidad de corriente que atraviesa las lentes proyectoras. La imagen amplificada se produce por los electrones que llegan a una pantalla fluorescente, en la que se pueden visualizar con un microscopio binocular o usando una placa de fotomicrografía para conseguir un registro permanente (v. fig. 1.7).

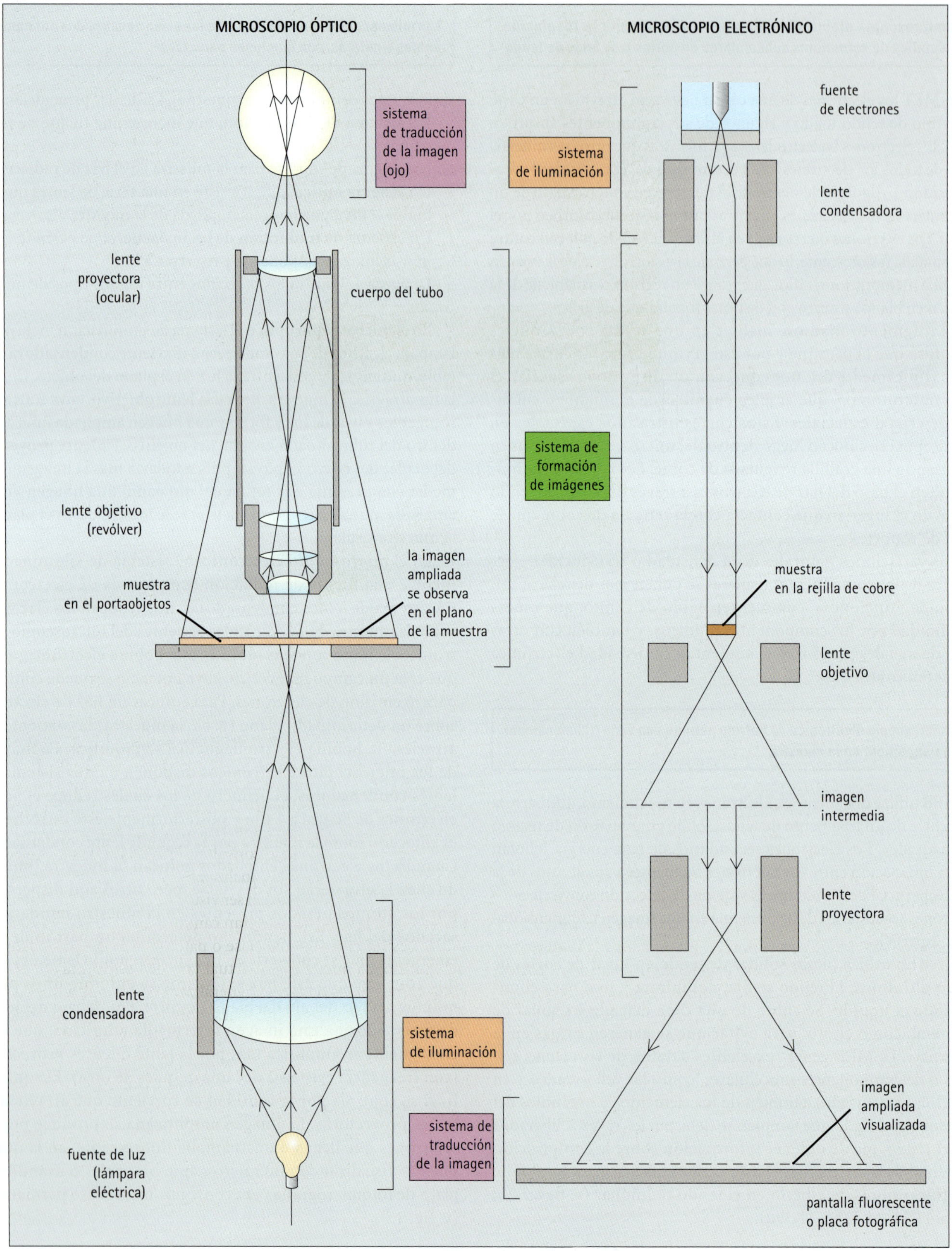

Fig. 1.7 Comparación entre los microscopios óptico y electrónico.

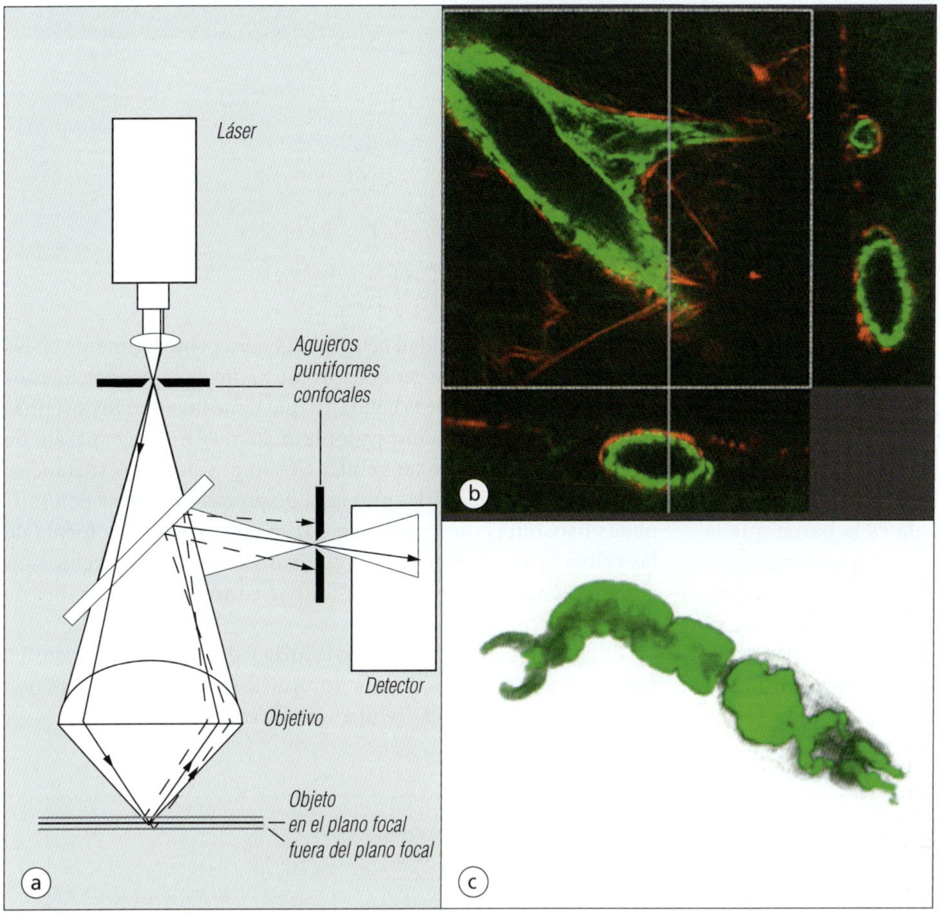

Fig. 1.8 **(a)** Principio del microscopio de barrido con láser confocal (MBLC). El MBLC utiliza láseres de una longitud de onda específica para generar fluorescencia. Se barren los tejidos con estos láseres y se genera una imagen. Unos agujeros puntiformes alineados de forma confocal en el trayecto de la luz excluyen la información desenfocada de la imagen. La fluorescencia emitida se recoge con tubos fotomultiplicadores y cada canal se optimiza por separado (es decir, cada color). Mediante el cambio del plano de foco es posible generar secciones ópticas (b) y reconstruirlas en tres dimensiones (c). **(b)** Sección óptica única del encéfalo que muestra la interacción de las prolongaciones de los astrocitos *(rojo)* con los vasos *(verde)*. **(c)** Reconstrucción tridimensional de un esquistosoma vivo.

MICROSCOPIA CONFOCAL

La microscopia de fluorescencia permite visualizar receptores específicos en una célula o tejido; sin embargo, tiene la desventaja de incorporar la señal de fluorescencia procedente de encima o debajo del plano de foco con debilidad en la imagen, lo que afecta a la resolución y determina el denominado borramiento por falta de foco. Mediante la incorporación de una serie de agujeros puntiformes en la vía óptica, el microscopio confocal permite eliminar este fenómeno de desenfoque y mejorar en gran medida la resolución. La adquisición de una imagen tan delgada permite generar cortes ópticos sencillamente modificando el plano de foco. Los cortes ópticos finos permiten localizar o colocalizar múltiples dianas en la membrana celular o los orgánulos, incluso en células vivas, de forma que permite medir la respuesta de las dianas en longitudinal. Por ejemplo, es posible así medir el movimiento de los receptores en respuesta a dosis crecientes de un tratamiento. Estos datos pueden luego reconstruirse para generar una imagen tridimensional e incluso es posible desarrollar técnicas correlativas cuando la sonda tiene un marcador fluorescente y otro de inmunooro, que permiten visualizar la muestra (fig. 1.8).

LA MICROSCOPIA DIGITAL EMPLEA SECCIONES DE MICROSCOPIO ÓPTICO DIGITALIZADAS

Para la microscopia virtual que permite revisar las imágenes en una pantalla de ordenador o un teléfono inteligente, se pueden procesar los portaobjetos de cristal con unos escáneres especiales, que permiten un barrido rápido a gran aumento (en general con el objetivo de ×20 o ×40) y luego emplean algoritmos de compresión y fragmentación para generar imágenes de alta resolución, que suelen archivarse en un servidor de alta capacidad para poder acceder a ellas a través de Internet. La microscopia virtual tiene la ventaja de permitir el análisis, la reconsulta y la revisión de las imágenes virtuales del tejido que están analizando desde cualquier lugar. Estas imágenes digitalizadas pueden ser visualizadas de forma simultánea con una alta resolución por gran cantidad de personas, por ejemplo, los estudiantes de una clase o patólogos de distintos centros del mundo. La microscopia virtual también posibilita compartir casos infrecuentes de forma generalizada, sin temor a que sufran daños y también generar imágenes sobre las que se pueden realizar anotaciones y guardarlas para el aprendizaje.

Para acceder a las preguntas de revisión en línea, visita, por favor, https://studentconsult.inkling.com.

2

La célula

INTRODUCCIÓN

Las células vivas, de todo tipo, tienen ciertos atributos comunes que las definen. Están compuestas de elementos más pequeños, denominados «estructuras subcelulares», que son el soporte de las distintas actividades de la célula.

Un componente importante de la célula es la pared que la envuelve, que es la membrana celular. Existen adaptaciones especializadas de la membrana celular que rodean pequeñas partículas en el interior de la célula y que se denominan **organelas.** El líquido del interior de la célula, el citosol, contiene muchas de las enzimas y metabolitos esenciales. El material genético, en forma de cromosomas, está contenido dentro del núcleo y la energía necesaria para la actividad celular se genera principalmente en las mitocondrias. Hay una generación constante de nuevos elementos estructurales dentro de la célula, lo que tiene lugar en los sistemas membranosos del retículo endoplasmático (RE) y del aparato de Golgi. De igual forma, las células tienen que adquirir sustancias del exterior y degradarlas gracias a pequeñas organelas denominadas **lisosomas** que contienen enzimas digestivas. La forma de las células y gran parte del movimiento se organiza gracias a un andamiaje interno de proteínas que se conoce con el nombre de **citoesqueleto.**

El ciclo celular de la división celular y del crecimiento coordinados se consigue gracias a la duplicación del material genético (mitosis) y del contenido celular (citocinesis).

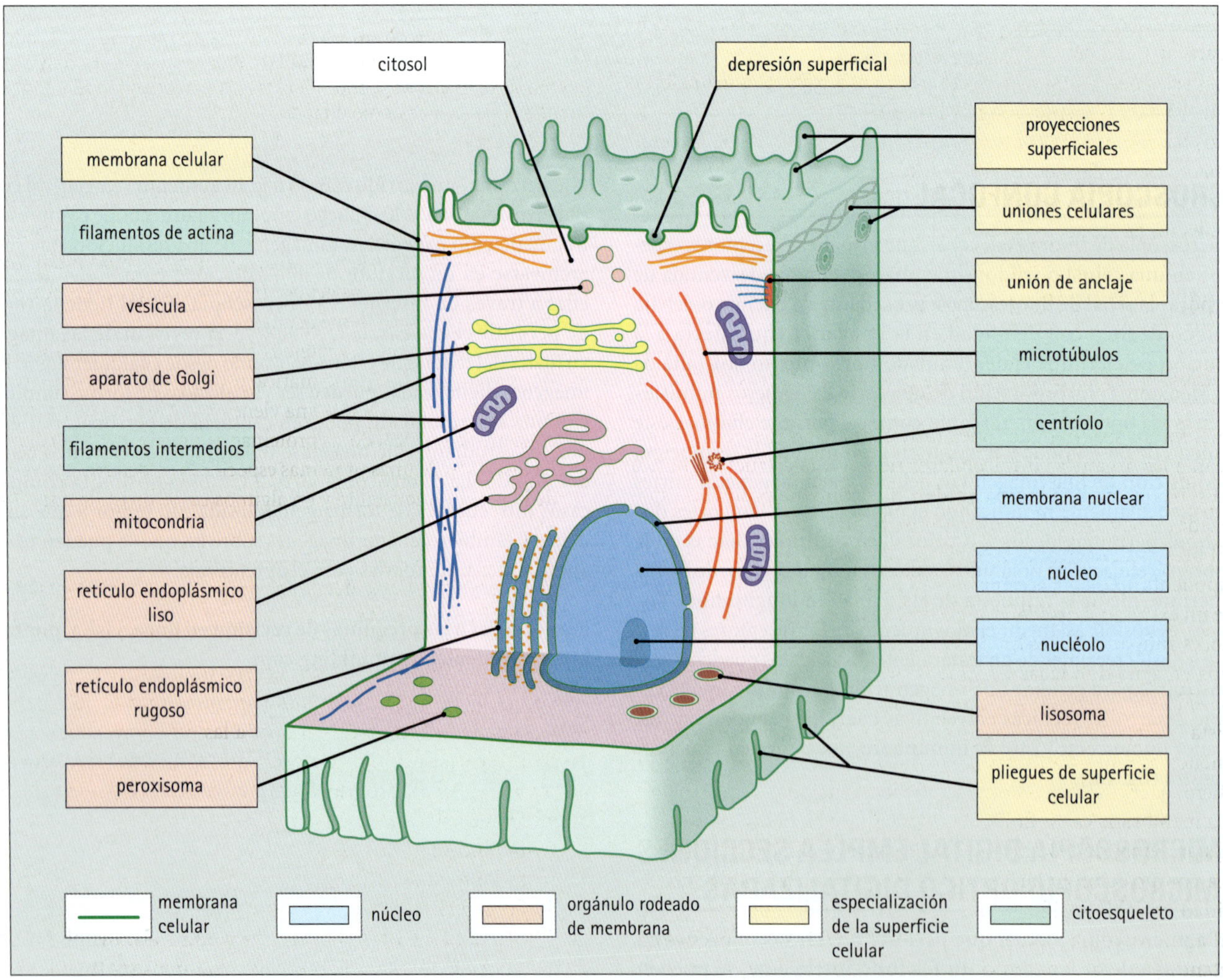

Fig. 2.1 **Estructura de la célula.** Principales constituyentes de una célula y su distribución.

En este capítulo se describen los principales bloques constituyentes de las células y las relaciones funcionales que existen entre ellas.

Las células comparten una estructura básica común

Las células tienen muchas características comunes que son independientes de cualquier función especializada (fig. 2.1):

- Una membrana externa rodea cada célula y la separa de su entorno y de otras células.
- Están compuestas de una solución de proteínas, electrólitos y carbohidratos (citosol), divididas en compartimentos funcionales especializados (organelas) gracias a sistemas de membranas interiores.
- Su forma y fluidez están parcialmente determinadas por la organización de unas proteínas internas filamentosas (filamentos intermedios, actina y microtúbulos) que forman el citoesqueleto.

Las membranas celulares delimitan varios compartimentos en el interior de la célula, cada uno con una función especializada.

Los principales compartimentos rodeados por una membrana son:

- El núcleo, que contiene el ADN celular.
- Las mitocondrias, que proporcionan energía y se comportan como sensores de la salud de la célula.
- El retículo endoplasmático (RE), que participa en la biosíntesis de proteínas y de algunos lípidos.
- El aparato de Golgi, que está implicado en el procesamiento biosintético de productos para su incorporación en la célula o para su secreción.
- Las vesículas, que actúan como paquetes temporales de material que va a ser transportado por la célula.
- Los lisosomas, que contienen enzimas hidrolíticas que digieren macromoléculas dentro de las células.
- Los peroxisomas, que contienen enzimas implicadas en el metabolismo de los ácidos grasos.

MEMBRANAS CELULARES

La estructura de la membrana celular es una bicapa lipídica

La membrana externa que rodea cada célula y las membranas que rodean a las organelas intracelulares tienen una estructura básica común basada en una bicapa lipídica que contiene proteínas especializadas asociadas a carbohidratos de la superficie.

El principal determinante de la estructura de la membrana es el componente lipídico. Cada tipo de molécula lipídica de la membrana tiene un extremo hidrofílico y un extremo hidrofóbico (fig. 2.2), por tanto, es anfipática. Estos lípidos forman de manera espontánea una bicapa en agua donde las terminaciones hidrofóbicas se disponen hacia el interior y los grupos hidrofílicos miran hacia fuera.

Esta estructura básica de la membrana celular, en cuyo interior se encuentran insertadas las proteínas de la membrana (fig. 2.3), confiere a la membrana unas características funcionales importantes:

- La membrana es un fluido, lo que permite la difusión lateral de las proteínas de membrana y facilita la movilidad celular.
- La composición polar lipídica hace que exista una permeabilidad variable a diferentes sustancias, siendo muy permeable al agua, oxígeno y pequeñas moléculas hidrofóbicas como el etanol, pero prácticamente impermeable a iones cargados como el Na^+ y el K^+.

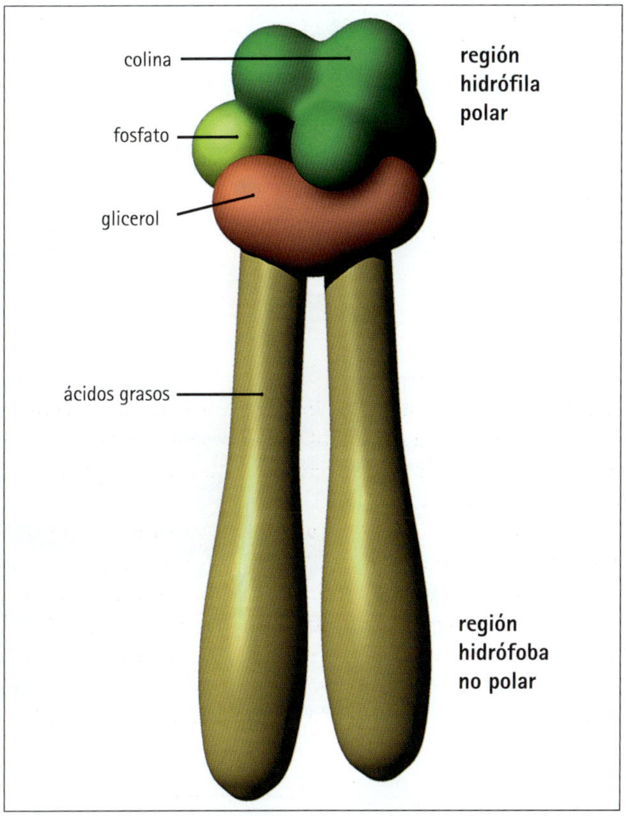

Fig. 2.2 Molécula de un fosfolípido de membrana. Una molécula de fosfolípido de membrana, que es el principal componente de las membranas celulares y determina las propiedades fundamentales de la membrana celular como un todo.

- Las rupturas y desgarros de la membrana se sellan espontáneamente debido a que la naturaleza polar de los lípidos elimina los bordes libres donde los grupos hidrofóbicos podrían ponerse en contacto con el ambiente acuoso.
- La localización de las proteínas facilita su papel funcional en el transporte, actividad enzimática, unión y comunicación celular. La curvatura de la membrana viene condicionada en parte por la concentración local de las proteínas de membrana especializadas. La inserción de unas proteínas específicas en determinadas partes de la membrana facilita y en algunos casos dirige la curvatura o plegado.

Existen tres tipos principales de lípidos de membrana: fosfoglicéridos, colesterol y glucolípidos

Los lípidos constituyen el 50% de la masa de las membranas celulares.

Los **fosfoglicéridos (fosfolípidos)** representan el 50% del componente lipídico y tienden a rodear a las proteínas de membrana, frecuentemente proteínas específicas de anclaje con funciones enzimáticas o de transporte. Hay tres fosfolípidos principales en la membrana celular:

- Fosfatidilcolina.
- Fosfatidilserina.
- Fosfatidiletanolamina.

El **colesterol** de la membrana celular limita el movimiento de los fosfolípidos adyacentes, y hace que la membrana sea menos fluida y mecánicamente más estable.

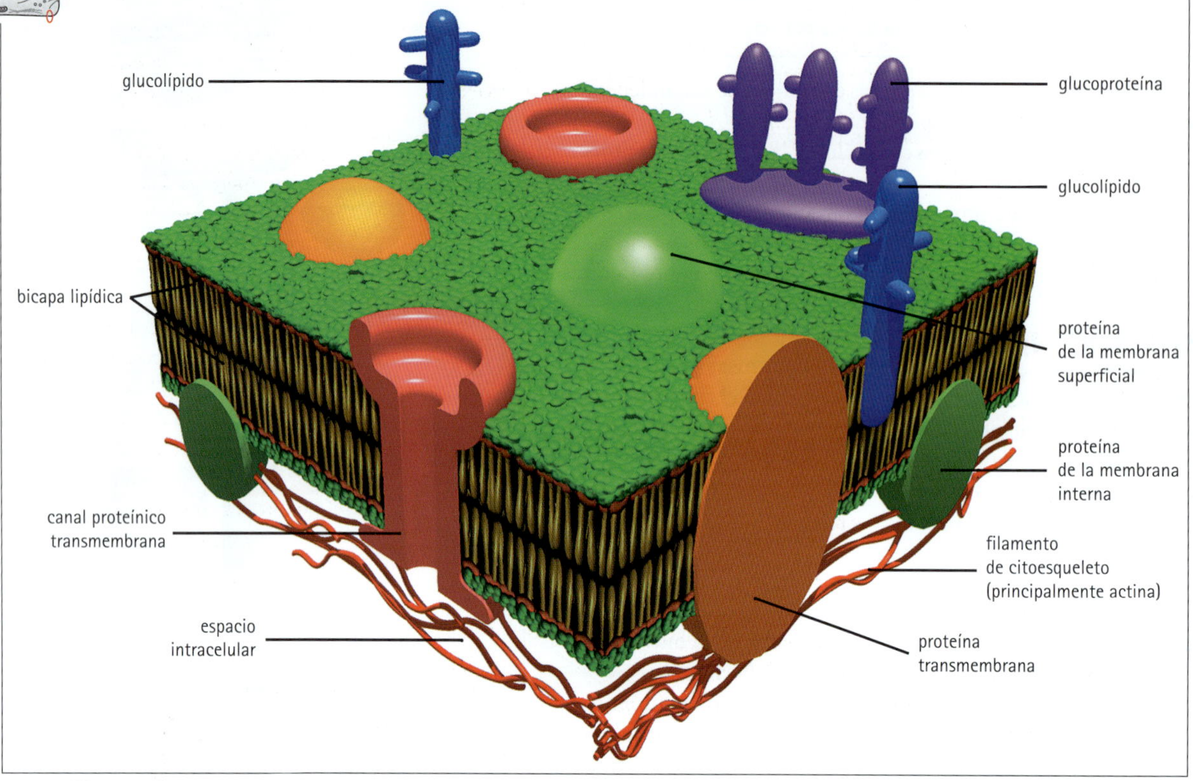

Fig. 2.3 Estructura de la membrana celular. La membrana celular está constituida por una bicapa lipídica de fosfolípidos con sus grupos hidrofóbicos que miran hacia dentro y sus grupos hidrofílicos que miran hacia fuera. Las moléculas de proteínas flotan en el interior de esta estructura básica y los grupos de carbohidratos unidos a glucolípidos o proteínas se proyectan hacia el espacio extracelular.

Los **glucolípidos** se encuentran sólo en la cara externa de las membranas celulares, con sus azúcares asociados expuestos al espacio extracelular, donde pueden estar implicados en la comunicación intercelular.

Los esfingolípidos son el principal tipo de glucolípido en las membranas celulares. Uno de los glucolípidos de membrana más importantes es el galactocerebrósido, que es el principal componente de la mielina, la capa grasa aislante que rodea a los nervios (v. cap. 6). Otro importante grupo de glucolípidos es el de los gangliósidos, que constituyen hasta el 10% de los lípidos de las membranas celulares de las células nerviosas.

La composición de las capas interna y externa de las membranas no es la misma. Por ejemplo, pueden ser necesarias grandes concentraciones de ciertos fosfolípidos en la cara interna para complementar la presencia de una proteína de membrana interna, debido a que ciertas proteínas tienen que estar unidas a fosfolípidos específicos. En la membrana se pueden formar islotes con una alta concentración de esfingolípidos y colesterol que se denominan **balsas lipídicas.** Estas estructuras miden típicamente 50 nm de diámetro, y pueden transportar proteínas o moléculas transmisoras de señales específicas y comportarse como un dominio de membrana especializado. Es posible modificar la rigidez o fluidez de la membrana modificando de forma dinámica los lípidos en las distintas capas de la membrana celular, algo que resulta clave para permitir la formación de distintas estructuras derivadas de la membrana celular dentro de la célula.

Las proteínas de membrana son las responsables de la mayor parte de las funciones especializadas de las células

Los tipos de proteínas de membrana varían en función del tipo de célula. Las proteínas de membrana integrales atraviesan toda la capa bilipídica de la membrana celular, mientras que las proteínas periféricas se asocian a la mitad interna o externa de la bicapa. Las proteínas de membrana llevan a cabo distintas funciones:

- Unen los filamentos del citoesqueleto a la membrana celular.
- Unen las células a la matriz extracelular (p. ej., moléculas de adhesión).
- Inducen que la membrana se curve o pliegue para formar estructuras especializadas subcelulares.
- Transportan moléculas hacia el interior o el exterior de la célula (p. ej., proteínas transportadoras, bombas proteicas membranales, canales proteicos).
- Actúan como receptores para señales químicas (p. ej., receptores hormonales).
- Poseen una actividad enzimática específica.

Algunas proteínas de membrana son capaces de difundir lateralmente sobre la superficie de la célula, mientras que otras parecen fijas.

Los carbohidratos de membrana se localizan principalmente en las superficies de las membranas que no están en contacto con el citosol

Las membranas poseen residuos de carbohidratos asociados que fundamentalmente están confinados en la superficie de la membrana contraria a la que mira al citosol. Por tanto, se encuentran en el lado luminal de las membranas internas y en la superficie celular, donde se han denominado **glucocáliz.**

Los carbohidratos de membrana se pueden demostrar mediante tinción con lectinas, proteínas extraídas de plantas con capacidad para unirse a grupos de carbohidratos específicos.

TRANSPORTE INTERNO Y EXTERNO DE LA CÉLULA

El transporte de material hacia el interior y el exterior de la célula se produce gracias a los procesos de difusión, transporte activo, endocitosis y exocitosis, y también en vesículas extracelulares

Las sustancias pueden difundirse a través de las membranas celulares o transportarse gracias a sistemas de transporte especiales de proteínas de membrana (bombas, transportadores o canales). Otros materiales procedentes del espacio extracelular, así como la membrana de superficie, pueden incorporarse en las células mediante la invaginación de la superficie celular, en un proceso conocido como **endocitosis** (fig. 2.4a). La membrana invaginada se fusiona y forma una **vesícula endocítica** o **endosoma,** que es un pequeño cuerpo esférico hermético limitado por una membrana. La membrana y el material incorporado en el interior de dicha vesícula pueden procesarse entonces en el interior de la célula.

Los términos **pinocitosis** (fig. 2.4b) o **potocitosis** se utilizan cuando las células capturan líquidos y pequeñas moléculas para formar pequeñas vesículas de unos 50 nm de diámetro. Los términos **endocitosis** y **fagocitosis** (fig. 2.4c) se emplean cuando la célula ingiere grandes partículas y se forman endosomas de un diámetro mayor de 250 nm.

La **exocitosis** es el proceso inverso a la endocitosis, y describe la fusión de una vesícula limitada por una membrana con la superficie celular para descargar su contenido en el espacio extracelular (fig. 2.4d). Este mecanismo permite la secreción de productos procesados en el interior de la célula. La fusión de vesículas con la membrana celular también permite incorporar membrana nueva a la superficie celular.

Se reconoce cada vez más que algunas gemaciones de la membrana celular pueden desprenderse para generar vesículas esféricas rodeadas de membrana, que contienen citosol y que se separan de la superficie celular formando vesículas extracelulares (VE). Se han descrito tres clases principales de VE, pero la relación funcional entre ellas sigue siendo objeto de estudio:

- Exosomas (40-120 nm).
- Ectosomas (100-1000 nm).
- Oncosomas grandes (1-10 μm de diámetro).

Tras formarse, las VE se comportan como vesículas de transporte que pueden desplazarse entre las células en el espacio extracelular. Las VE pueden transportar distintas cargas (sobre todo proteínas, lípidos y otros metabolitos), además de ácidos nucleicos, incluidos distintos tipos de ARN y ADN. Las VE pueden fusionarse e internalizar su contenido en la célula diana. Se cree que la carga transportada hacia las otras células puede influir en la transmisión de señales celulares, la regulación del crecimiento, la movilidad celular y el reconocimiento celular. Los exosomas permiten eliminar productos tóxicos y de desecho de la célula, expulsando el material en vesículas rodeadas por membrana hacia el espacio extracelular, donde parece que son captadas y procesadas por células fagocíticas «profesionales», como los macrófagos. Existe un gran interés en estas estructuras implicadas en la transmisión de señales intracelulares en el estudio de la inmunidad y la biología del cáncer.

Las dos vesículas principales implicadas en el transporte de sustancias hacia el interior de las células derivan de invaginaciones de la membrana superficial que se denominan depresiones revestidas y caveolas

Constantemente se están formando pequeñas invaginaciones en la membrana superficial en la mayor parte de las células para ingerir material extracelular para su ulterior procesamiento. Las invaginaciones formarán posteriormente vesículas. Una vez que los contenidos han sido procesados, la membrana de la vesícula retorna a la superficie celular. Por tanto, existe un intercambio constante de membrana entre la superficie celular y el interior de la célula (tráfico de membrana). Estas vesículas se originan en dos tipos de áreas especializadas de la membrana celular denominadas **depresiones revestidas** y **caveolas.**

Las **depresiones revestidas** son invaginaciones que se sostienen gracias a proteínas de membrana especiales y se utilizan para introducir material dentro de la célula para su ulterior procesamiento (fig. 2.5). En muchos casos existen proteínas receptoras especiales en la membrana celular que pueden unirse a sustancias específicas del exterior de la célula y meterlas dentro gracias a un proceso denominado **endocitosis mediada por receptor.** Las vesículas recubiertas también se pueden desarrollar a partir de otros sistemas de membrana interna dentro de la célula.

Las **caveolas** son también invaginaciones de la membrana celular superficial, pero, a diferencia de las depresiones revestidas, se sostienen gracias a una serie de proteínas llamadas cavinas, entre las cuales se encuentra la proteína caveolina. Las caveolas tienen tres importantes funciones celulares (fig. 2.6):

- La superficie de las caveolas puede transportar proteínas receptoras que se unen a ciertas moléculas del espacio extracelular. Pueden concentrar sustancias procedentes del espacio extracelular y transportarlas al interior de la célula gracias a un proceso que se llama **potocitosis.**
- Se usan para transportar material desde el espacio extracelular en un lado de la célula al espacio extracelular en otro lado de la célula en un proceso que se denomina **transcitosis.** Esto sucede en células como las células planas que tapizan los vasos sanguíneos (células endoteliales).
- También se cree que desempeñan cierto papel en la **señalización intracelular.** La membrana celular asociada a las caveolas se enriquece con muchas de las proteínas de la superficie celular cuya función es la de servir de receptores. Se cree que las caveolas permiten que ciertos acontecimientos extracelulares desencadenen sistemas intracelulares de segundo mensajero.

La macropinocitosis y la fagocitosis internalizan partículas grandes dentro de las células

Las células internalizan material desde el entorno extracelular por otros dos procesos más.

En la **macropinocitosis** las células extienden un fino repliegue de membrana en forma de semiluna hacia el exterior para rodear una cantidad de líquido extracelular, que posteriormente se incorpora

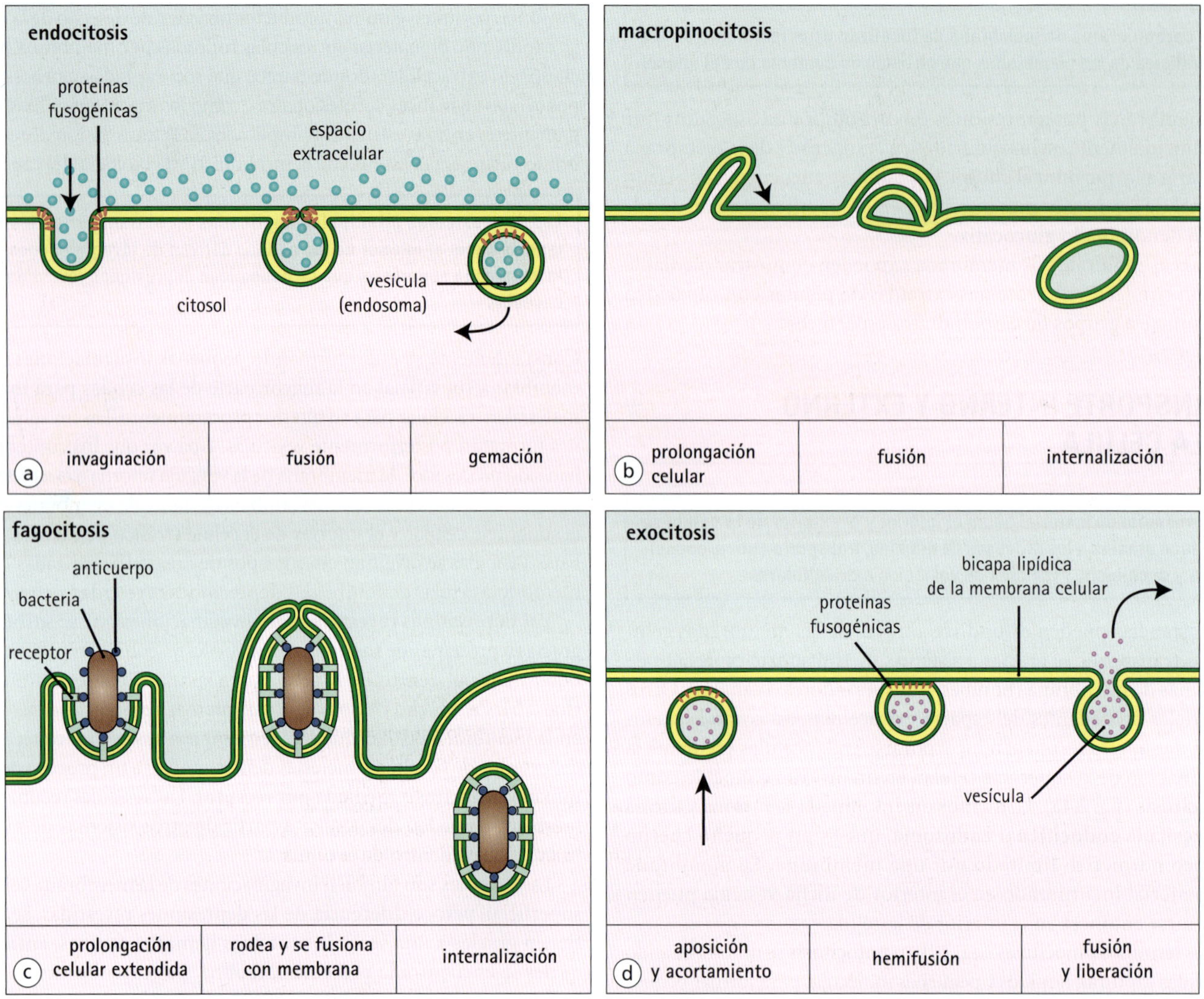

Fig. 2.4 Endocitosis, macropinocitosis, fagocitosis y exocitosis. Unas proteínas especiales median el proceso de la integración de la membrana en la endocitosis y la exocitosis. **(a) Endocitosis.** La membrana celular invaginada se fusiona para formar una vesícula endocitótica (endosoma), que es un cuerpo pequeño, hermético, esférico y rodeado de membrana. La membrana y cualquier material que se incorpore a este tipo de vesícula pueden ser procesados posteriormente en la célula. **(b) Macropinocitosis.** En este proceso la célula se extiende como una lámina para rodear e incorporar una gran cantidad de líquido extracelular. La fusión de la membrana internaliza este contenido en la célula. **(c) Fagocitosis.** En la fagocitosis una partícula externa a la célula tiene proteínas en su superficie, que son reconocidas por receptores en la superficie celular. En el caso de una partícula extraña, como una bacteria, la proteína puede ser un anticuerpo ligado a su superficie y el receptor reconoce la porción Fc del anticuerpo. La unión del receptor determina la activación de sistemas de transmisión de señales que inducen la aparición de prolongaciones que se extienden de forma progresiva desde la célula para rodear a la partícula. La posterior fusión de la membrana celular determina la internalización de la partícula en la célula, dentro de una vesícula rodeada de membrana. **(d) Exocitosis.** Se trata de la fusión de una vesícula rodeada por membrana con la superficie celular para liberar su contenido hacia el espacio extracelular. Así se produce la secreción de productos fabricados en la célula. La fusión de vesículas con la membrana celular permite la incorporación de membrana nueva a la superficie celular.

CONCEPTOS AVANZADOS

Hay dos tipos de mecanismos de secreción. En algunas células la secreción se produce gracias a una fusión constante de vesículas con la membrana de superficie, denominada **vía secretora constitutiva.** En otras células, se necesita que una señal dispare la fusión de las vesículas secretoras con la superficie y se habla de **vía secretora regulada.**

Se han definido varias proteínas que median en el proceso de la fusión de la membrana. La familia Rab de GTPasas controla la especificidad del tráfico y anclaje, y recluta los factores de anclaje y fusión. Las denominas proteínas «SNARE» (de receptor SNAp) son responsables del anclaje y fijación de las vesículas a la membrana. Distintos miembros de la familia SNARE son específicos de los distintos sistemas de vesículas y compartimentos celulares, lo que permite la especificidad en los procesos de fusión.

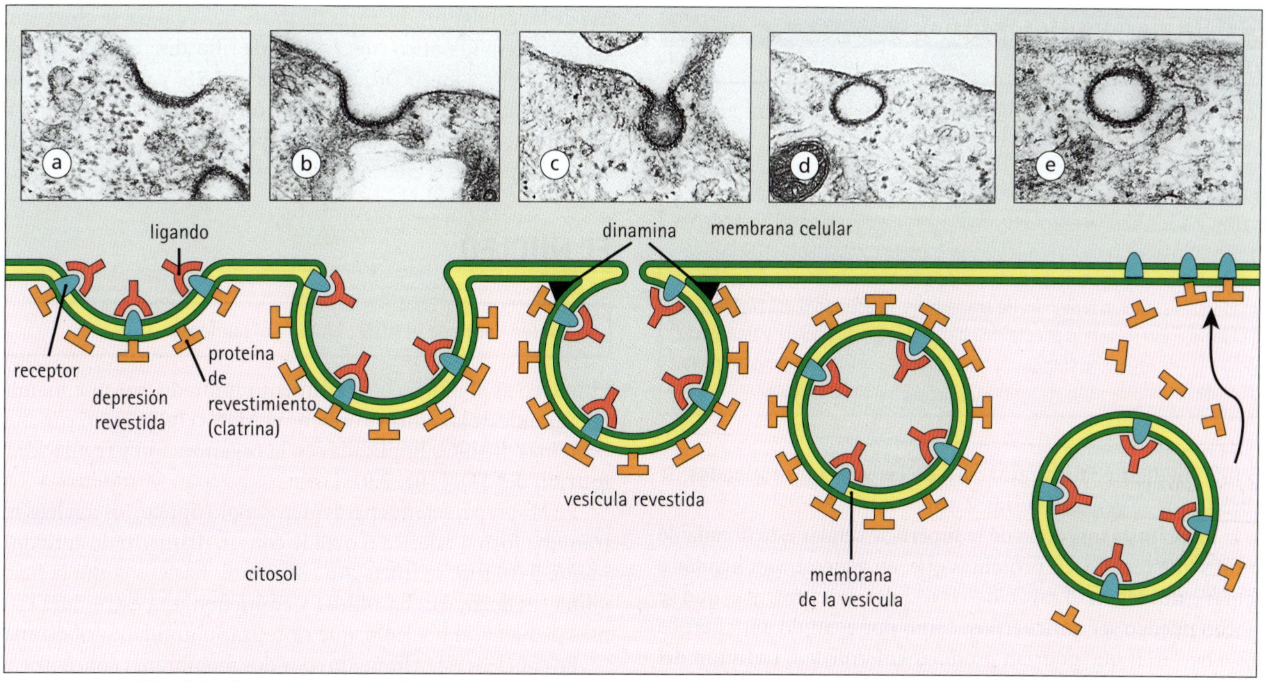

Fig. 2.5 Ultraestructura y formación de depresiones revestidas. **(a)** Una depresión revestida se apoya en una cubierta de moléculas de proteína *(naranja)* y contiene receptores de superficie *(azul)* que se unen a ligandos extracelulares específicos *(rojo)*, por ejemplo, una sustancia que necesita entrar en la célula, como el hierro. En la mayoría de los casos la proteína de revestimiento (visible estructuralmente como un engrosamiento difuso de la membrana) es la clatrina, que forma una retícula hexagonal alrededor de la membrana de la depresión. **(b, c y d)** El ensamblaje de la retícula de revestimiento da lugar a una invaginación progresiva de la depresión para formar una vesícula revestida. La proteína dinamina forma un collar alrededor del cuello de la vesícula y ayuda a su gemación. **(e)** Una vez internalizada, se desprende la proteína de revestimiento y retorna a la superficie celular para formar nuevas depresiones revestidas. Esta forma de transporte al interior de las células se denomina endocitosis mediada por receptor y es una característica de la internalización de hierro, lipoproteínas de baja densidad y de algunos factores de crecimiento.

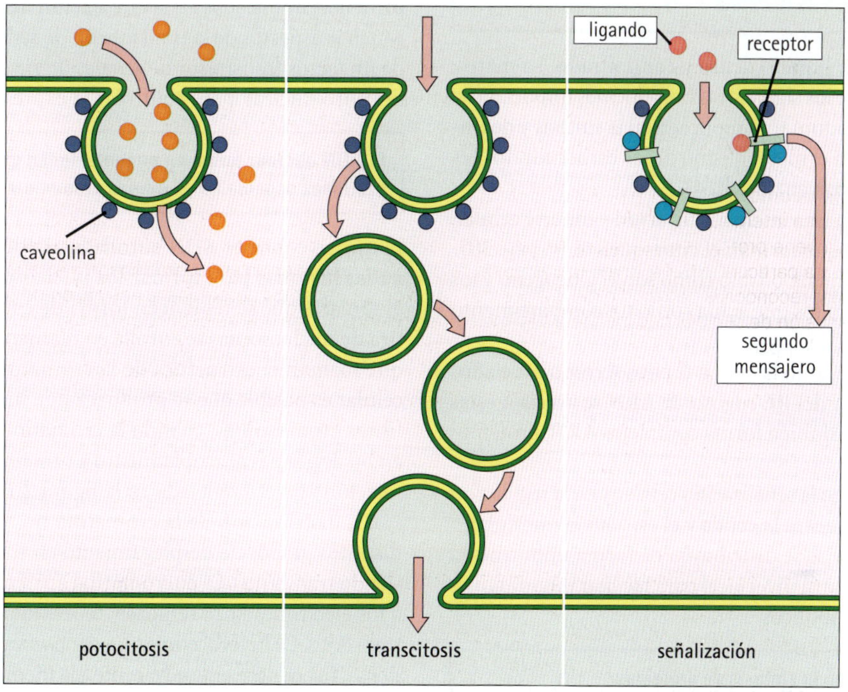

Fig. 2.6 Caveolas. Las caveolas cumplen tres funciones. En primer lugar, los receptores de las caveolas pueden concentrar sustancias procedentes del espacio extracelular y estas pueden pasar después al citosol. Esto se denomina «potocitosis», y dichas caveolas permanecen como invaginaciones y no forman vesículas. En segundo lugar, algunas caveolas forman vesículas e internalizan material que después se transporta a través de la célula y se libera en el otro lado en un proceso que se denomina «transcitosis». En tercer lugar, algunas caveolas son el lugar de concentración de receptores de superficie que influyen en los sistemas de señal del segundo mensajero intracelular, haciendo de este modo que las caveolas sean una estructura importante en la transducción de señales.

CONCEPTOS AVANZADOS

Clatrina

La clatrina es una proteína que sirve de soporte a la membrana. Forma una rejilla hexagonal alrededor de la parte externa de la vesícula y es la responsable del revestimiento borroso que aparece cuando se observa ultraestructuralmente.

Se cree que la formación de esta rejilla determina la invaginación de la membrana de superficie. Una proteína denominada dinamina forma un collar alrededor del cuello de la vesícula en invaginación y se considera importante en la facilitación de la gemación y separación de la vesícula formada de la superficie. Varios adaptadores distintos o proteínas de ensamblaje se asocian a esta cubierta y dirigen la vesícula revestida por clatrina hacia el lugar de anclaje y transporte correctos. El andamiaje de clatrina se rompe por una serie de proteínas en una reacción de pérdida de la cubierta cuando se internaliza la vesícula.

a la célula mediante la invaginación de las vesículas rodeadas de membrana que se generan (v. fig. 2.4b).

En la **fagocitosis** una zona de la superficie celular está dotada de receptores que reconocen proteínas que, en general, van ligadas a partículas extrañas en el espacio extracelular. Las proteínas que se reconocen pueden ser anticuerpos, como por ejemplo anticuerpos unidos a bacterias que podrían producir enfermedad. La unión del receptor y la proteína desencadena la extensión de la membrana celular para rodear a la partícula, tras la cual se produce la fusión de la membrana para internalizar la partícula dentro de la célula, para que se fusione con otras vesículas (v. fig. 2.4c). Parece que este mecanismo también participa en la internalización de las vesículas extracelulares implicadas en el transporte de mercancías entre los tipos celulares.

CITOSOL

El citosol es la matriz líquida de la célula

El citosol de la célula es un líquido denso y concentrado. La matriz líquida de la célula contiene los siguientes componentes importantes:

- La mayor parte de la maquinaria implicada en la síntesis y degradación de proteínas y en el metabolismo de los carbohidratos (es por tanto rico en sistemas enzimáticos).
- Proteínas implicadas en las vías de señalización y muerte celular.
- Proteínas filamentosas que forman el citoesqueleto (v. pág. 30).
- Algunos productos del metabolismo como son el glucógeno y los ácidos grasos libres, para los que actúa como un compartimento de almacenamiento.
- Numerosos ribosomas, tanto libres en el citosol como asociados a la superficie citosólica del RE rugoso. El ARN se asocia a estas estructuras. El ARNm también forma complejos ARN-proteínas llamados **cuerpos P.**
- Iones libres implicados en la señalización celular y en la regulación del equilibrio oncótico entre la célula y el espacio extracelular.

Aunque muchas proteínas se distribuyen de forma uniforme en el citosol, otras se concentran a nivel local para facilitar interacciones específicas y procesos metabólicos.

Los ribosomas participan en la síntesis de proteínas

Los ribosomas sincronizan el alineamiento del ARN mensajero (ARNm) y el ARN de transferencia en la producción de cadenas de péptidos durante la síntesis de proteínas. Los ribosomas son pequeñas partículas electrodensas que dan un color azul (basófilo) al citoplasma de las células productoras de proteínas cuando se observan bajo un microscopio óptico (fig. 2.8). Cada ribosoma está compuesto de una pequeña subunidad que se une al ARN y por una subunidad más grande, que cataliza la formación de enlaces peptídicos. Están constituidos por ARN ribosomal específico, así como por proteínas específicas. El ARN ribosomal se fabrica en el nucléolo (v. pág. 21).

EL NÚCLEO

El núcleo contiene el ADN celular y el nucléolo

El núcleo es el único compartimento limitado por una membrana más grande de la célula y contiene el ADN celular, junto con muchas proteínas distintas implicadas en la organización y regulación de la función del ADN (fig. 2.9).

En las preparaciones para microscopio óptico, los núcleos muestran una forma esférica u ovoide con un diámetro de aproximadamente 5-10 μm, se tiñen con colorantes básicos como la hematoxilina (es decir, son basófilos) y contienen una estructura esférica más pequeña, el nucléolo, que sintetiza subunidades ribosomales.

Los núcleos están limitados por dos membranas concéntricas con diferentes funciones. La membrana nuclear interna contiene proteínas específicas de membrana que actúan como puntos de anclaje para las proteínas filamentosas, denominadas **laminas,** que forman un armazón para mantener la forma esférica. La membrana nuclear externa limita el espacio perinuclear, que se continúa con la luz del RE, y puede asociarse a ribosomas de la misma forma que lo hace el RE.

La membrana nuclear está perforada por numerosos poros que establecen una continuidad entre el citosol y la luz nuclear que contiene la cromatina (fig. 2.10). El poro nuclear es una de las estructuras más complejas de la célula y se rodea por anillos de muchas proteínas implicadas en la circulación de entrada y salida al núcleo. Muchos aspectos de la transmisión de señales implican el transporte de un factor transmisor de señales desde el citosol al núcleo a través del poro nuclear, para controlar la expresión de genes específicos.

El ADN nuclear forma un paquete denso gracias a la asociación con proteínas especiales y forma la cromatina

El núcleo contiene ADN enrollado alrededor de proteínas denominadas histonas para formar los nucleosomas, que son estructuras globulares que se repiten en forma de cuentas sobre una cuerda. La tira de nucleosomas se enrolla en filamentos de 30 nm de diámetro, que forman la estructura de la cromatina. Durante la replicación celular es posible que se produzca una mayor condensación en distintos cromosomas, cuando la cromatina forma grandes dominios en bucle gracias al acoplamiento a proteínas de unión del ADN. Esta relación aparece reflejada en la figura 2.11.

La distribución de la cromatina no es uniforme, lo que refleja distintos grados de desplegamiento en función de si los genes están siendo transcritos. La **eucromatina** aparece como áreas transparentes a los electrones poco teñidas y representa ADN celular activamente transcrito. La **heterocromatina** se observa como una zona de tinción densa, frecuentemente adyacente a la membrana nuclear, y es la forma altamente condensada y transcripcionalmente inactiva. Una posible función de la conversión entre eucromatina y heterocromatina es regular la expresión génica. Las células con una alta proporción de eucromatina, que se suele encontrar en un núcleo grande, pueden interpretarse como células con un procesamiento de ADN activo, es

CONCEPTOS AVANZADOS

Los nanotubos permiten la comunicación y transferencia directa de material entre las células.

La comunicación intercelular directa puede producirse a través de unos tubos de membrana extremadamente finos, que se denominan nanotubos de tunelización (TNT). Estas protrusiones pueden conectar células que están a una distancia importante entre sí, incluso hasta varios diámetros celulares (fig. 2.7). La formación de estos nanotubos se ve facilitada por los filamentos de actina. La membrana celular de los mismos puede incluir estructuras especializadas, como los complejos de comunicación de la unión en hendidura. Cuando se forman, parece que los TNT transportan una serie de mercancías de una célula a otra, como mitocondrias, ADN y una serie de tipos de ARN, incluidos los miARN (microARN). La importancia del reciente reconocimiento de este modo de comunicación intercelular es que posiblemente participa en la diseminación de algunos patógenos, la modulación de la inmunidad y el control del crecimiento celular, incluido en la Biología celular.

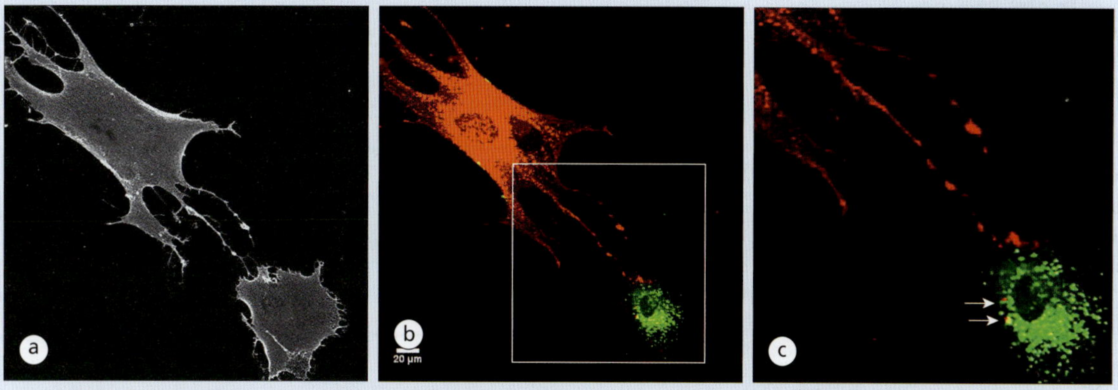

Fig. 2.7 **Nanotubos de tunelización.** Estas estructuras permiten la comunicación directa y el intercambio de material entre las células. **(a)** Para mostrar el transporte entre las células a través de estos nanotubos, se cultivaron células de la red trabecular. **(b)** La mitad fueron marcadas con DiD *(rojo)* y la otra mitad con DiO *(verde)* para posteriormente mezclarlas 1:1. Tras realizar un cultivo durante toda la noche, una elongada prolongación celular se ha extendido desde la célula roja a la verde, que corresponde a un nanotubo **(c)** a mayor aumento. Es posible observar vesículas marcadas en *rojo* con Did en una célula marcada en *verde* con DiO *(flechas)*, lo que confirma que se ha producido comunicación directa y transporte de sustancias entre las células a través del nanotubo. (Imagen por cortesía de Kate Keller, PhD, Casey Eye Institute, Oregon Health and Science University, Portland, OR 97219 EE.UU.) (Se puede encontrar más información en Keller, KE et al. (2017) Tunneling nanotubes are novel cellular structures that communicate signals between trabecular meshwork cells. *Invest. Ophthalmol. Vis. Sci.* 58:5298-5307.)

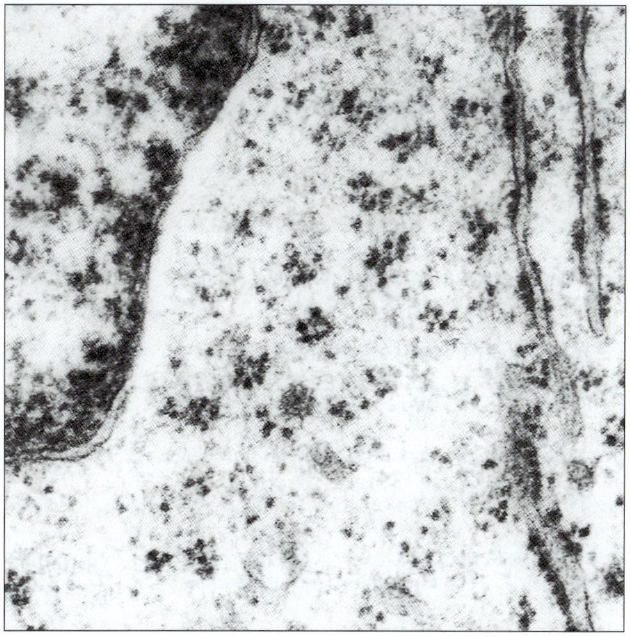

Fig. 2.8 **Ribosomas.** Fotomicrografía electrónica que muestra los ribosomas libres en el citosol. Son pequeñas partículas electrodensas de 20 a 30 nm de diámetro que se presentan de forma individual o en cadenas denominadas polirribosomas.

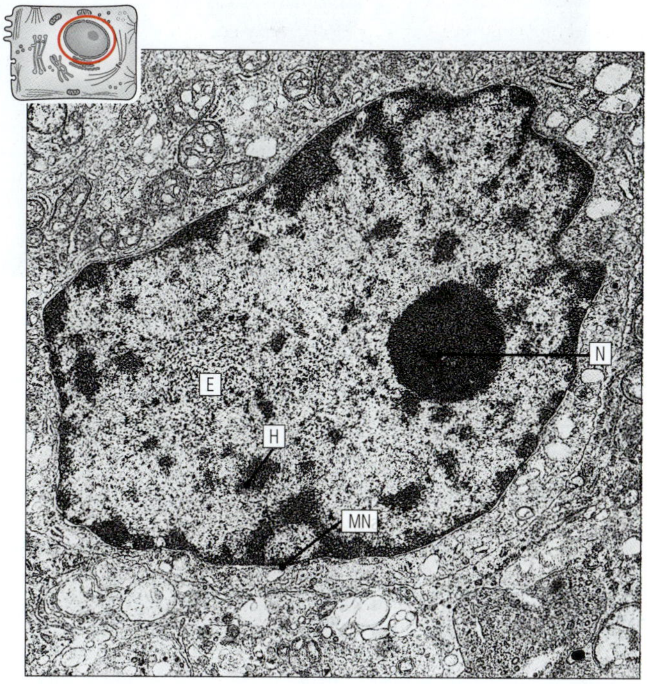

Fig. 2.9 **Núcleo.** Fotomicrografía electrónica que muestra el núcleo celular típico. Está rodeado por una doble membrana nuclear (MN). El nucléolo (N) se observa claramente como un área circular electrodensa. La cromatina del núcleo se divide en dos tipos: heterocromatina (H) que presenta una tinción densa, mientras que la eucromatina (E) presenta una tinción clara.

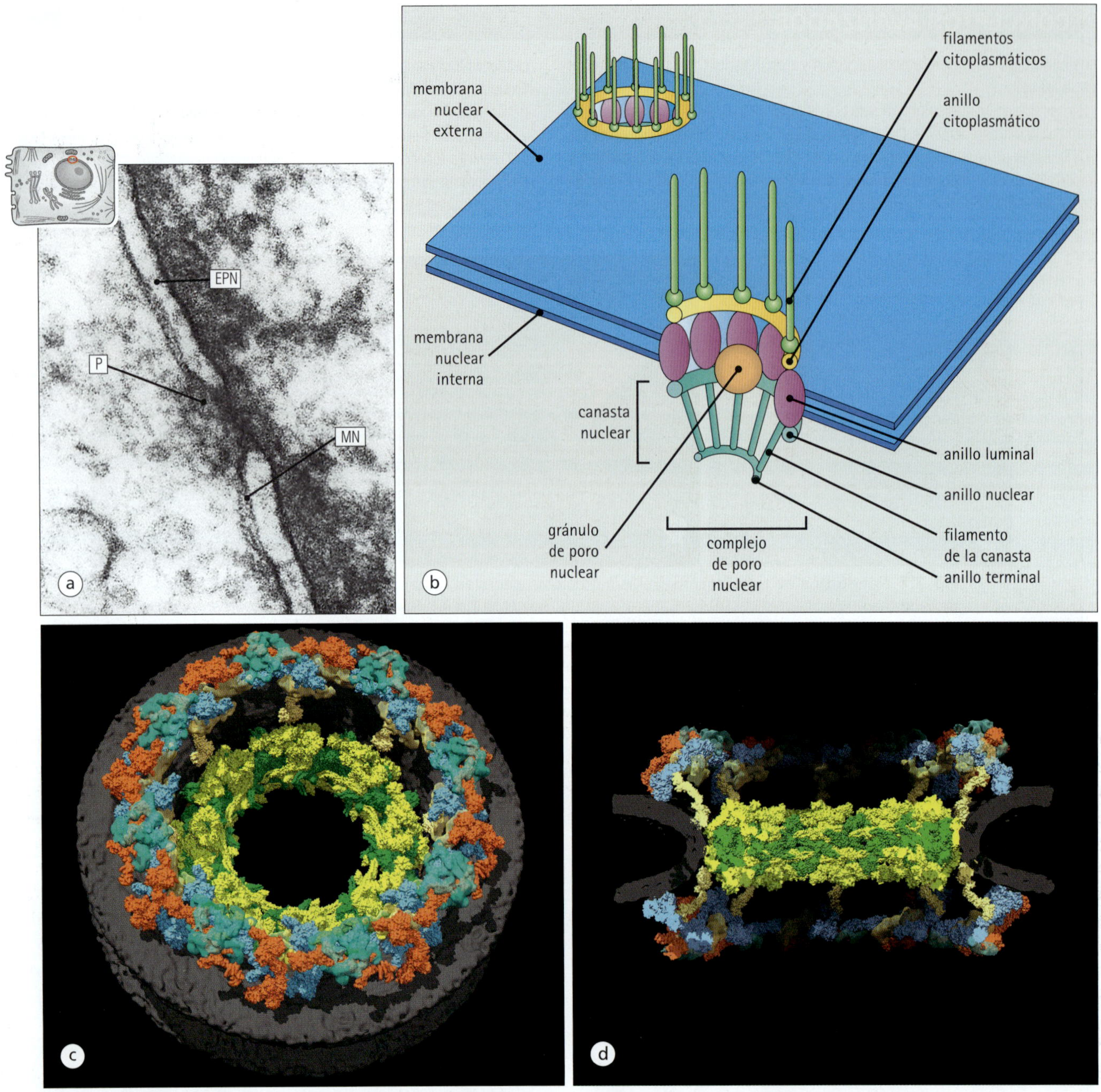

Fig. 2.10 Poro nuclear. **(a)** La doble membrana nuclear (MN) que rodea al espacio perinuclear (EPN) está perforada por poros nucleares (P) que aparecen como hendiduras en las fotomicrografías electrónicas de transmisión. **(b)** Desde el punto de vista estructural los poros están bordeados por anillos concéntricos de subunidades que forman el complejo del poro nuclear, que se muestra en este diagrama. Por encima y por debajo de estas grandes unidades de proteínas se encuentran anillos a partir de los cuales los filamentos se irradian hacia los espacios nuclear y citoplasmático. La estructura formada por anillos y filamentos en el espacio nuclear se denomina «canasta nuclear». **(c y d)** Se ha determinado con alta resolución la estructura de las subunidades proteicas del poro nuclear, lo que ha permitido generar un modelo preciso de su estructura (imagen por cortesía de Jan Kosinski y Martin Beck Structural and Computational Biology Unit European Molecular Biology Laboratory, Heidelberg, Alemania). Los poros forman canales que permiten el transporte de pequeñas moléculas, pero restringen el movimiento de grandes moléculas entre el citosol y el núcleo. Sin embargo, lo ideal es que se produzca el movimiento de algunas proteínas hacia el interior del núcleo, y en la actualidad se piensa que el complejo de poro nuclear reconoce y transporta de forma activa secuencias de péptidos específicas de proteínas destinadas al núcleo. De manera similar, grandes subunidades ribosomales producidas en el núcleo se transportan activamente hacia el citosol. Se cree que los gránulos centrales reconocidos mediante ME en el complejo del poro son proteínas grandes o componentes de ribosomas en tránsito entre diferentes áreas de la célula.

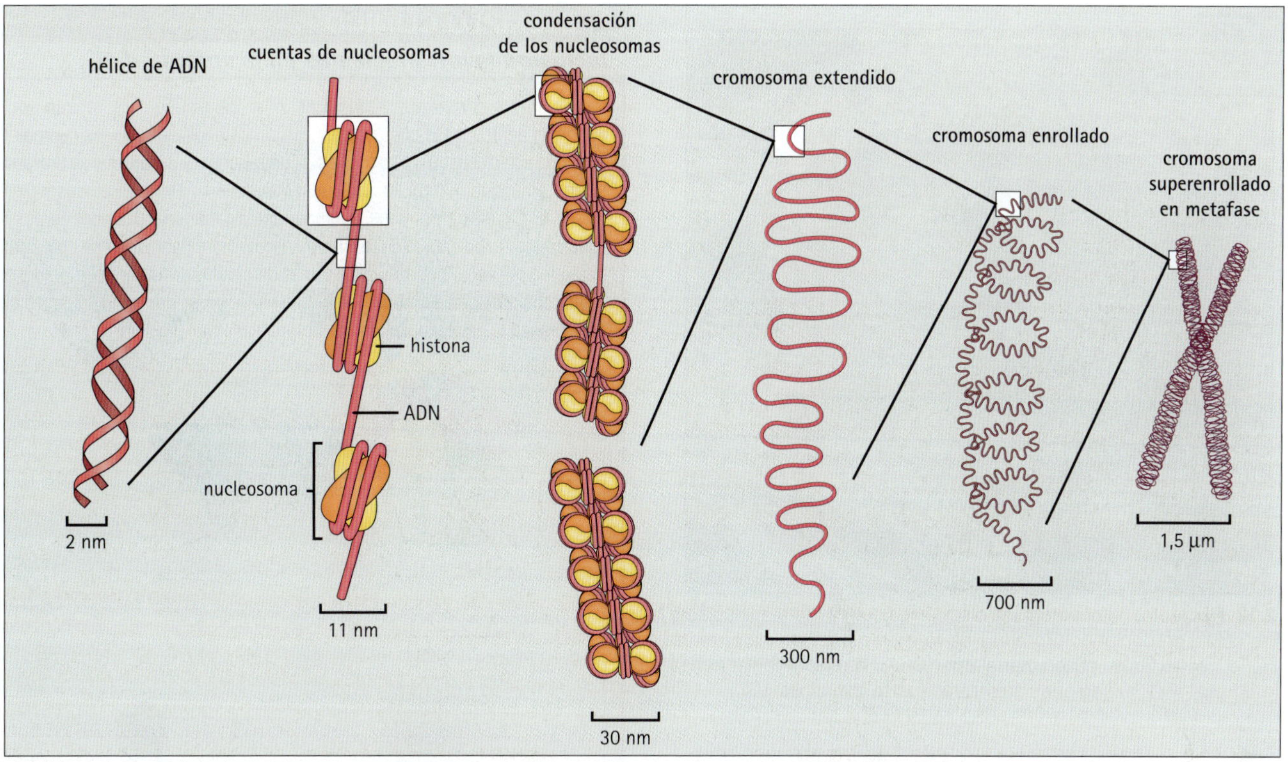

Fig. 2.11 Estructura de la cromatina. El ADN se organiza alrededor de las histonas en forma de nucleosomas. Los nucleosomas están enrollados como una hélice y forman la cromatina. En los cromosomas se vuelve a enrollar de nuevo a una estructura superenrollada.

decir con un funcionamiento activo. Puede interpretarse que las células con un núcleo pequeño compacto y de tinción densa uniforme con un alto porcentaje de heterocromatina tienen un escaso procesamiento activo del ADN, por lo que son inactivas a nivel funcional. Sin embargo, en todas las células, aunque sean inactivas a nivel funcional, una pequeña parte de la cromatina se estará transcribiendo como parte del mantenimiento esencial de la célula. Estos genes se han denominado genes guardianes. En algunas patologías los genes guardianes pueden apagarse y un sistema de genes de estrés celular comienza a transcribirse, lo que permite que la célula sea protegida y el daño se limite.

El nucléolo es el lugar de formación del ARN ribosomal en el núcleo

El nucléolo es un ejemplo de cuerpo celular no rodeado por membrana que se auto-ensambla y se forma para maximizar las interacciones entre ADN específicos, ARN y proteínas implicados en los procesos habituales dentro del espacio nuclear. El nucléolo es una estructura aproximadamente esférica dentro del núcleo, que mide alrededor de 1-3 µm de diámetro. Esta región se forma para contener y organizar las áreas de ADN que codifican los elementos del ribosoma llamados regiones organizadoras del nucléolo. La unión al ADNr de las proteínas cohesinas es importante para la formación del nucléolo. Durante el ciclo celular el nucléolo se desensambla y luego vuelve a ensamblarse, algo que se asocia a la transcripción mediada por ARN polimerasa I en la célula. El nucléolo aumenta su tamaño cuando se produce una transcripción activa de los genes, de forma que las células inactivas tienen nucléolos poco definidos, mientras que las células metabólicamente activas tienen nucléolos grandes o múltiples. En las preparaciones teñidas con H-E los nucléolos se tiñen de azul-rosa debido a su doble afinidad por los colorantes acidófilos y basófilos.

La función más conocida del nucléolo es la producción del ARN ribosomal, que se une a proteínas para formar subunidades ribosomales, que posteriormente son transportadas al citosol a través de los complejos de poro nuclear. El nucléolo también produce partículas de reconocimiento de señales implicadas en el trenzado de las proteínas nuevas, conforme se forman en los ribosomas del retículo endoplasmático. También se sabe que el nucléolo participa en el procesamiento de las distintas formas de ARN, la regulación del ciclo celular y como sensor de algunos tipos de lesiones del ADN.

Con el microscopio electrónico se pueden distinguir tres regiones en el nucléolo (fig. 2.12):

- **Parte amorfa** (centros fibrilares pálidos), que corresponden a grandes bucles de ADN de transcripción que contiene los genes del ARN ribosomal asociados a los factores de transcripción de la ARN polimerasa I (Pol I).
- **Parte fibrosa** (regiones fibrilares densas), que corresponde a los factores de procesamiento pre-ARN tempranos y los transcritos de genes de ARN ribosomal que comienzan a formar ribosomas.
- **Parte granulosa** (regiones granulosas), que corresponde a ARN que contiene partículas de subunidades ribosómicas en maduración y también partículas de reconocimiento de señales.

La lamina nuclear es un armazón que mantiene la forma del núcleo

La lamina nuclear es una red de filamentos proteicos de 20 nm de grosor que reviste la membrana nuclear interna. Se compone de tres proteínas denominadas «laminas nucleares A, B y C», que se organizan en filamentos y forman una retícula cuadrada regular que sirve de armazón por debajo de la membrana nuclear.

Se cree que esta red de la lamina nuclear interactúa con las proteínas de la membrana nuclear y sirve como un citoesqueleto nuclear, posiblemente interactuando con la cromatina en la organización espacial del núcleo.

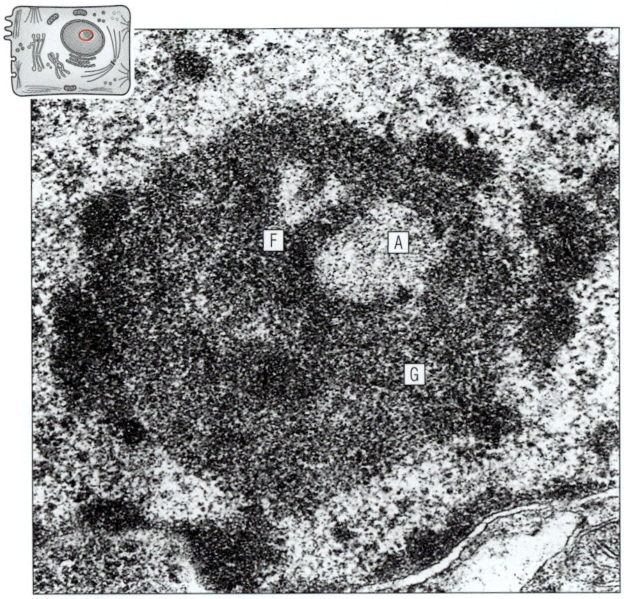

Fig. 2.12 Nucléolo. Fotomicrografía electrónica que muestra el nucléolo de una célula produciendo proteínas de forma activa. Son claramente visibles el centro fibrilar pálido (parte amorfa) (A), la región fibrilar densa (parte fibrosa) (F) y las regiones granulares (parte granulosa) (G).

EJEMPLO CLÍNICO

Tamaño del nucléolo: importancia en Histología

En el diagnóstico histológico, los cambios de la forma, tamaño y morfología del núcleo se emplean para facilitar el diagnóstico de malignidad (cambio canceroso). Entre otros rasgos, las células malignas suelen tener un nucléolo más prominente que las células normales o una célula puede contener varios nucléolos grandes (fig. 2.13). En las células malignas se ha identificado una zona definida alrededor del nucléolo, que se llama cubierta perinucleolar, que se ha vinculado con las formas más agresivas del tumor.

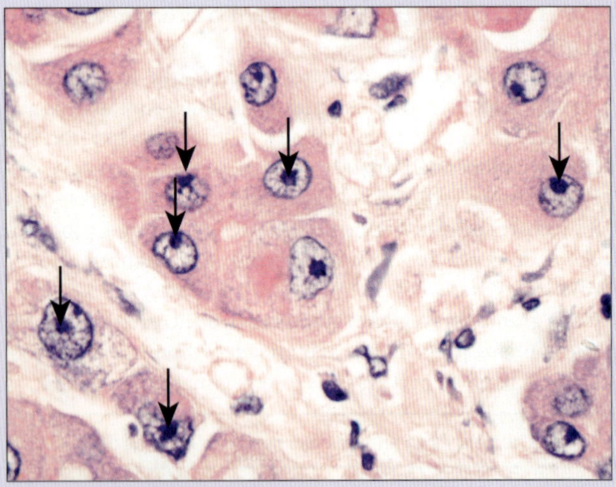

Fig. 2.13 Nucléolos en las células cancerosas. Los nucléolos de estas células cancerosas son grandes e irregulares y algunas tienen múltiples que se reconocen como muchos gránulos.

EJEMPLO CLÍNICO

Inclusiones intranucleares en la enfermedad

Varias enfermedades del sistema nervioso central se caracterizan por la aparición de pequeños cuerpos de inclusión intranucleares. Estos cuerpos de inclusión están constituidos por una proteína anormal y parece que su presencia altera la función normal, con frecuencia porque se altera el procesamiento del ARN. Algunas enfermedades importantes caracterizadas por cuerpos de inclusión intranucleares son la enfermedad de Huntington, que es un proceso neurodegenerativo hereditario, además de distintas variantes de demencia frontotemporal, que se producen por una mutación en una serie de genes que condicionan la acumulación de una proteína anormal (fig. 2.14).

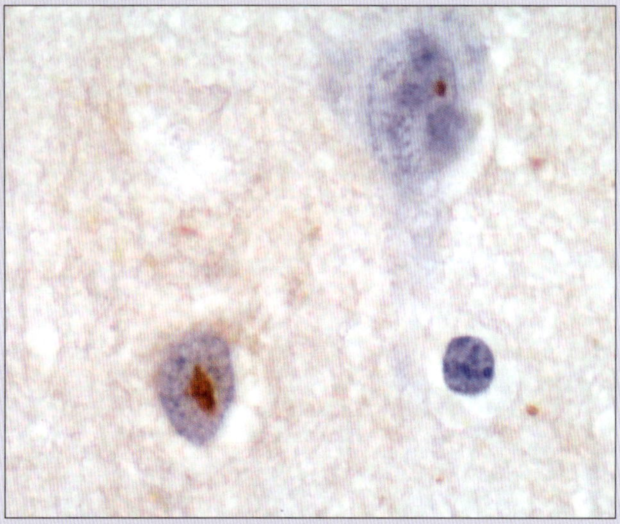

Fig. 2.14 Inclusión nuclear en la demencia. Esta imagen muestra los núcleos de neuronas del encéfalo de un paciente con una demencia frontotemporal. Dentro de los núcleos se encuentran inclusiones anormales teñidas en marrón, que están constituidas por una proteína derivada de un gen mutado vinculado causalmente con la enfermedad (inmunotinción contra la ubicuitina).

LA MITOCONDRIA

Las mitocondrias son los lugares más importantes de producción de energía mediante la fosforilación oxidativa y la producción de ATP en las células, aunque tienen varias funciones importantes más.

- Metabolismo de los aminoácidos y los lípidos.
- Biosíntesis del hemo y los cúmulos de hierro-azufre.
- Sensores de la salud celular, capaces de desencadenar la muerte de la célula por apoptosis.

Las mitocondrias son organelas rodeadas de membrana (fig. 2.15) que suelen medir del orden de 0,5 a 2 µm de longitud. Aunque se suelen representar como estructuras con forma de judía, pueden adoptar distintas formas de acuerdo con las células, que van desde esféricas y digitiformes a irregulares globulares o con forma de judía.

Se cree que las mitocondrias han evolucionado en la célula humana como organismos procariotas simbióticos similares a las bacterias. Como apoyo a esta hipótesis, cada mitocondria tiene su propio ADN y sistemas para la síntesis de proteínas independientes del núcleo. Aunque menos de un 1% de las proteínas mitocondriales se codifican por los genes mitocondriales, las que se forman dentro de las mitocondrias son principalmente subunidades de la maquinaria de la fosforilación oxidativa y se importan a la membrana interna por proteínas translocadoras específicas.

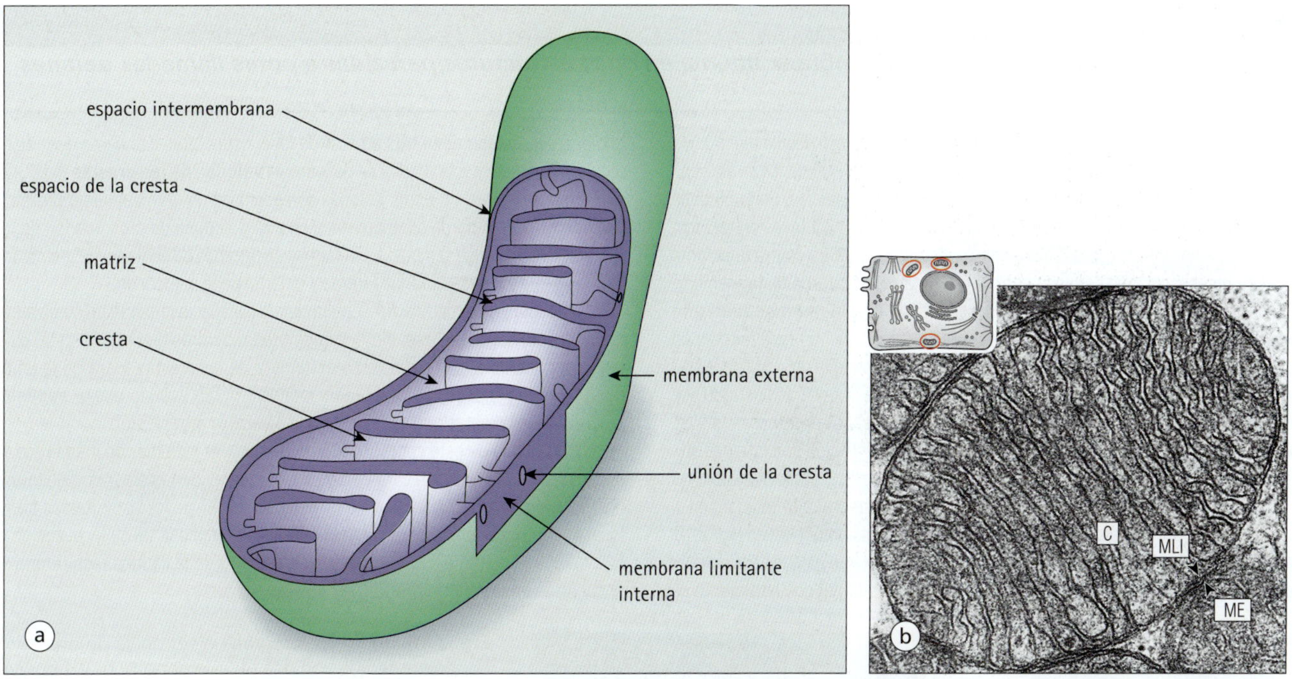

Fig. 2.15 Mitocondria. **(a)** Organización estructural de una mitocondria que muestra sus distintos componentes. Las crestas se unen con la membrana limitante interna en unos poros circulares llamados uniones de la cresta. **(b)** Fotomicrografía electrónica de una mitocondria. Obsérvense las *puntas de flecha* que señalan la membrana externa (ME), la membrana limitante interna (MLI) y las crestas (C).

Cada mitocondria tiene dos membranas, una externa y otra interna, que definen dos espacios mitocondriales internos, el espacio intermembranoso y el espacio de la matriz. El espacio intermembranoso contiene los sustratos metabólicos, que difunden a través de la membrana externa.

La membrana externa contiene proteínas específicas de transporte, como son la porina, que permite la permeabilidad libre a moléculas de un peso molecular de hasta 10 kDa aproximadamente, desde el citosol hasta el espacio intermembranoso. En la membrana externa se localizan también proteínas cuya función es transportar las proteínas codificadas por los genes nucleares hacia la mitocondria, desde el lugar en que se sintetizan en el citosol. Se ha estimado que aproximadamente 1000 proteínas estructurales codificadas por los genes nucleares se reclutan hacia las mitocondrias por este mecanismo.

La membrana mitocondrial externa contiene también poros transmembrana, que se pueden ensamblar y posteriormente abrir para liberar grandes proteínas mitocondriales hacia el citosol por la acción de unos factores desencadenantes especiales. Esta acción se desencadena por diversos estímulos celulares y conlleva la activación de los mecanismos de muerte celular (apoptosis). Por eso, la mitocondria se comporta como un importante transductor de determinados estímulos que culminan con la muerte celular.

La membrana interna es muy impermeable a pequeños iones debido a su alto contenido del fosfolípido cardiolipina. Esta característica es esencial para la función de la mitocondria, ya que permite que se establezcan gradientes electroquímicos durante la producción de metabolitos de alto contenido energético. En la membrana interna se localizan las enzimas de la cadena respiratoria y también de la ATP sintetasa, que es responsable de producir energía.

La membrana interna está plegada formando repliegues y unas estructuras tubulares (crestas), por lo que consigue aumentar su superficie. El plegamiento de la membrana interna define otro espacio en la mitocondria, llamado espacio intracrestal, Este espacio se comunica con el espacio intermembranoso en las uniones de la cresta y contiene:

- ATP generado en la mitocondria.
- Iones bombeados al exterior del espacio matricial durante la fosforilación oxidativa.

El espacio de la matriz rodea al espacio intracrestal limitado por las estructuras de la membrana de las crestas y contiene enzimas para oxidar los ácidos grasos, el piruvato y enzimas participantes en el ciclo del ácido cítrico (o ácidos tricarboxílicos, ATC). También contiene ADN mitocondrial y enzimas mitocondriales específicas para la transcripción del ADN mitocondrial, incluidas estructuras ribosómicas y ARN mitocondrial.

Como se comentó antes, la morfología de las mitocondrias varía en función del tipo celular. En las células con un metabolismo fundamentalmente oxidativo, las mitocondrias suelen ser grandes y serpiginosas. En las células secretoras de hormonas esteroideas, como son las de la corteza suprarrenal, las crestas son estructuras tubulares más que láminas planas.

Resulta muy útil considerar a la mitocondria celular como un compartimento fluido dinámico, más que como una organela individual. Las mitocondrias actúan como un compartimento integrado rodeado por membrana que de forma continua se remodela por fusión y fisión. Las mitocondrias se replican dentro de cada célula por un proceso de división mediante fisión (biogénesis mitocondrial). Se sabe también que las mitocondrias pueden fusionarse para generar estructuras de mayor tamaño. Estos procesos

CONCEPTOS AVANZADOS

Las crestas se forman a partir de la membrana interna en unas estructuras parecidas a poros llamadas uniones de las crestas

Las mitocondrias de los tejidos normales visualizadas con microscopio electrónico presentan diferencias de estructura en comparación con las mitocondrias aisladas con las que se realizaron muchas de las descripciones originales. En los tejidos se observa que las mitocondrias tienen una matriz de gran volumen con relación a otros espacios y este espacio comprime la membrana interna contra la externa dejando un espacio muy pequeño entre ellas. Esta parte externa de la membrana interna que sigue el contorno de la mitocondria se llama **membrana limitante interna (MLI).** Por tanto, existe un mínimo espacio intermembrana alrededor de los márgenes de la organela. En algunos lugares alrededor de la periferia de la MLI se produce contacto entre la membrana interna y externa, y se ha demostrado que estos sitios se caracterizan por la presencia de unos complejos proteicos definidos, algunos de los cuales participan en los sistemas de traslocación de proteínas. Inicialmente se propuso que la disposición tridimensional de las crestas eran sábanas planas de repliegues de membrana originados en la membrana interna, como si fueran obleas. Sin embargo, un reciente estudio sobre las mitocondrias (fig. 2.16) ha demostrado que la membrana interna no está simplemente plegada para formar las crestas. Se ha demostrado que las crestas, que dividen el compartimento de la matriz, se forman en la MLI a partir de unas estructuras circulares de tamaño regular, que recuerdan a poros y se denominan **uniones de las crestas** (fig. 2.17), sin formar pliegues. En estas uniones se encuentra un gran complejo proteico, llamado MICOS (sitio de contacto mitocondrial y sistema de organización de las crestas), que participa también en la formación de sitios de contacto de membrana definidos entre las membranas interna y externa de la mitocondria.

Este modelo de estructura de la cresta define el espacio intracrestal como aquel que se continúa con el espacio intermembrana, pero es distinto de este, cuyo límite son las uniones cristales. La estructura de las crestas fuera de la unión cristal puede ser digitiforme, plana o menos regular. Pueden existir múltiples uniones de las crestas asociadas a un único espacio intracrestal.

La importancia de este concepto es que la MLI y los sistemas de membrana de las crestas, aunque están conectados a las uniones de las crestas, tienen una composición de proteínas y funciones distintas. Por ejemplo, las proteínas translocasas y los componentes del sistema de fusión mitocondrial se localizan en la MLI, mientras que la ATP sintetasa y los complejos de la cadena respiratoria se encuentran en las membranas de las crestas.

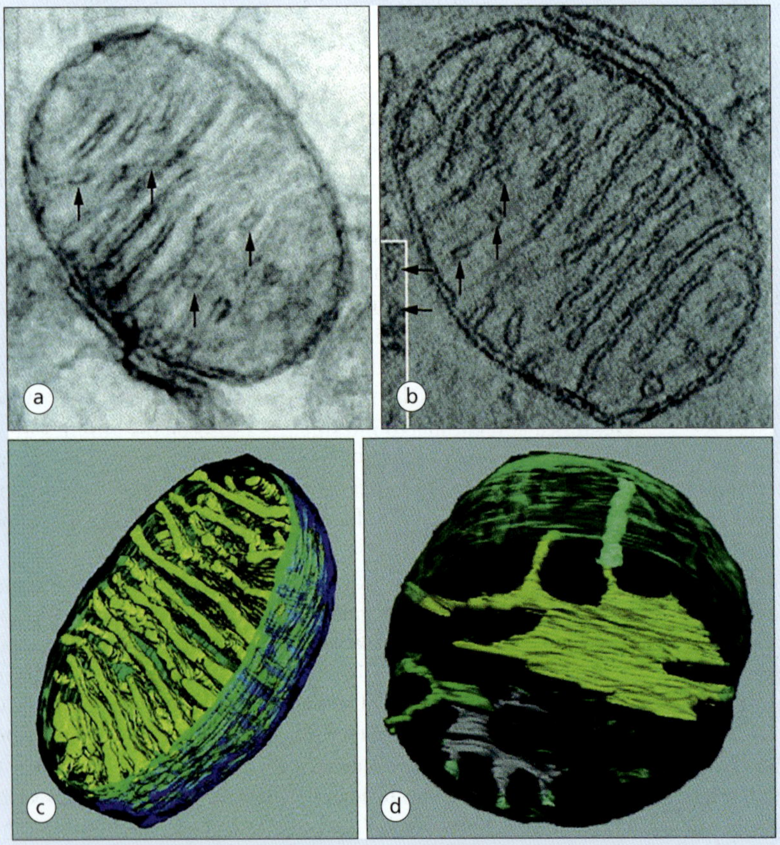

Fig. 2.16 **(a)** Fotomicrografía electrónica de una mitocondria obtenida con una técnica de tomografía por ME especial, que permite realizar reconstrucciones tridimensionales. Las *flechas* señalan los perfiles circulares correspondientes a las uniones de las crestas en donde se forman las crestas a partir de la membrana limitante interna. **(b)** Un corte de una tomografía electrónica de la mitocondria de la figura a; las *flechas verticales* indican cortes transversales de las uniones de la cresta. El recuadro inferior izquierdo es un corte vertical en el cual las *flechas horizontales* marcan dos uniones de la cresta circulares. **(c)** Modelo tridimensional construido a partir de cortes seriados. La membrana externa aparece en color *azul oscuro* traslúcido, la MLI en *azul claro* traslúcido y las crestas en *amarillo.* **(d)** Modelo tridimensional de la tomografía de b que muestra solo cuatro crestas separadas y cada una de ellas en un color distinto para resaltar la gama de formas posibles. La cresta *amarilla* es la más típica y muestra un compartimento laminar con múltiples uniones de crestas, que la conectan con la membrana limitante interna. (Reproducido con modificaciones de la imagen de Frey, TG., Renken, CW., Perkins, GA., [2002]. Insight into mitochondrial structure and function from electron tomography. Biochimica et Biophysica Acta [BBA] – Bioenergetics. 1555;196–203, Copyright [2002] con autorización de Elsevier.)

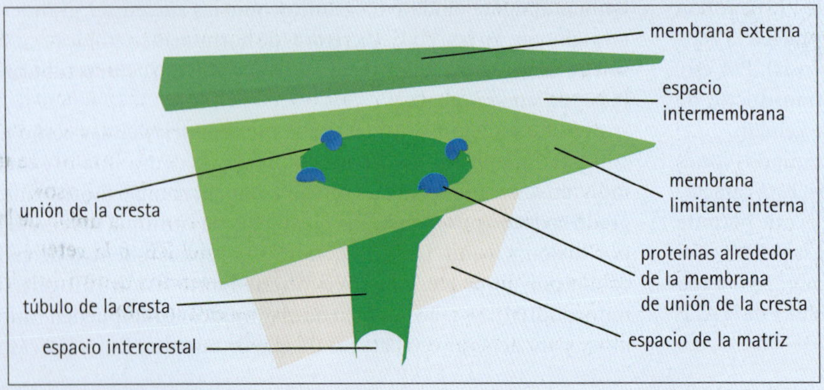

Fig. 2.17 **Unión de la cresta.** La unión de la cresta se origina en un orificio circular similar a un poro en la membrana limitante interna. Las proteínas de MICOS se localizan en esta región. El espacio intercrestal está en continuidad con el espacio intermembrana, aunque es distinto del mismo. El túbulo de la cresta conduce a las crestas.

CONCEPTOS AVANZADOS

Las mitocondrias están estrechamente relacionadas con el retículo endoplásmico (RE) en regiones especializadas denominadas **membranas asociadas a mitocondrias-RE (MAM).** Estas regiones del RE tienen proteínas asociadas específicas y poseen funciones especializadas que incluyen la regulación de la transferencia de calcio como parte de la señalización celular, la mediación de la reproducción mitocondrial a través de la fisión y la creación de membrana, que envuelven estructuras en el proceso de eliminación de desechos de la autofagia. Es evidente que la asociación íntima de las regiones especializadas de RE con la membrana mitocondrial sirve para coordinar varias funciones celulares esenciales.

EJEMPLO CLÍNICO

Síndromes de citopatía mitocondrial

El ADN mitocondrial no se hereda de la misma forma que el ADN celular y en el hombre toda la dotación mitocondrial de un embrión en desarrollo deriva de las mitocondrias presentes en el óvulo (es decir, derivan de la madre), no hay contribución paterna. Los genes nucleares también contribuyen a la estructura y función mitocondrial, de forma que la mayor parte de las proteínas mitocondriales vienen determinadas por genes nucleares.

Un ADN mitocondrial anormal puede alterar la función mitocondrial y dar lugar a una función celular defectuosa, que principalmente determina alteraciones estructurales del músculo y del sistema nervioso, y trastornos metabólicos secundarios debido a un fracaso del metabolismo oxidativo. Las personas afectadas poseen mosaicos de mitocondrias genéticamente diferentes, un concepto que se denomina «heteroplasmia». Si se hereda un gran número de mitocondrias anormales es probable que se desarrolle una enfermedad grave. Si solamente es anormal una determinada proporción, la enfermedad resultante puede ser menos grave.

Los patrones más frecuentes de enfermedad clínica son los siguientes:

- Debilidad muscular, que afecta en particular a los músculos extraoculares.
- Enfermedad degenerativa del sistema nervioso central (p. ej., pérdida de las fibras del nervio óptico, pérdida de tejido cerebeloso o degeneración de la sustancia blanca del cerebro).
- Trastornos metabólicos, caracterizados particularmente por el desarrollo de concentraciones anormalmente elevadas de ácido láctico.

Estas enfermedades pueden manifestarse a cualquier edad desde la infancia hasta la edad adulta, y la biopsia muscular puede ayudar a su diagnóstico (fig. 2.18); en ella se apreciarán las mitocondrias anormales en un porcentaje de casos. El análisis de mutaciones del ADN mitocondrial es el principal método empleado para el diagnóstico clínico.

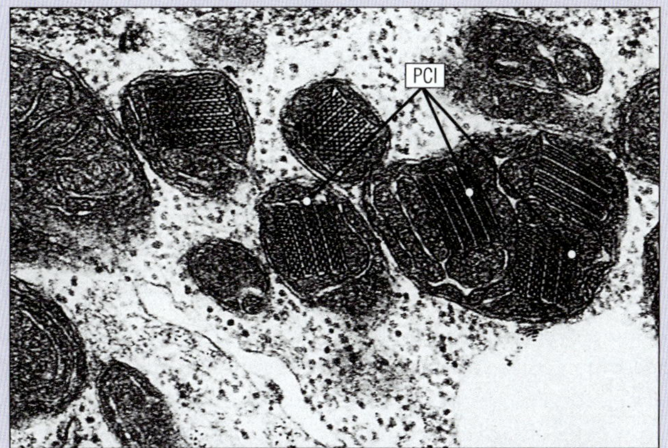

Fig. 2.18 Citopatía mitocondrial. Fotomicrografía electrónica de una mitocondria anormal en una célula muscular de una persona con debilidad muscular. Se observan las inclusiones paracristalinas (IPC) características y se cree que están compuestas por un exceso de proteína mitocondrial que se acumula como resultado de una anomalía genética (compárese con fig. 2.15b).

se regulan por genes específicos y están mediados por una serie de proteínas definidas en un sistema, que está caracterizado en gran parte.

El recambio de las mitocondrias es importante para la célula y las que están lesionadas o envejecidas son degradadas mediante un proceso llamado **mitofagia.** En este proceso, las mitocondrias agotadas se rodean por membranas procedentes del retículo endoplasmático y entran en el sistema autofágico (v. pág. 29). Los defectos de este sistema se han vinculado con enfermedades neurodegenerativas, como la enfermedad de Parkinson o el envejecimiento.

RETÍCULO ENDOPLASMÁTICO (RE) Y GOLGI

Los retículos endoplasmáticos rugoso y liso participan en la biosíntesis de proteínas y lípidos

El RE rugoso y el RE liso son dos regiones independientes intercomunicadas de un mismo compartimento rodeado por una membrana, que participan en la biosíntesis y transporte de proteínas y lípidos celulares (fig. 2.19). Además de sus funciones en la biosíntesis, el RE desempeña otras funciones fundamentales:

- Detoxificación o activación de compuestos extraños, incluidos varios fármacos, por unas proteínas del RE denominadas proteínas del citocromo P-450.
- Almacenamiento de calcio intracelular.
- Interacción con las mitocondrias en los procesos de mitogénesis y transporte lipídico.
- Envoltura de membrana para dirigir material hacia el sistema autofágico para la «eliminación de los desechos».

El RE rugoso y el RE liso se organizan como capas de membrana muy plegadas y aplanadas o adquieren perfiles tubulares elongados y su organización depende de las necesidades metabólicas de la célula. En la mayoría de las células metabólicamente inactivas existe poco RE, pero en las células que sintetizan y segregan moléculas que contienen proteínas está muy desarrollado. La mayor parte de las células tiene sólo una cantidad relativamente pequeña de RE liso, exceptuando las células que segregan o procesan lípidos.

La síntesis de proteínas se produce mediante la interacción de ribosomas, ARN y el retículo endoplasmático rugoso

La síntesis proteica comienza en el citosol, donde el ARN mensajero se une a los ribosomas libres y mediante la traducción se produce un nuevo péptido. La primera porción del ARN forma una secuencia señal peptídica. Las proteínas destinadas a permanecer en el citosol tienen unas secuencias señal diferentes a las destinadas a entrar en las membranas o destinadas a su secreción.

Los ribosomas que producen péptidos con la secuencia señal para una proteína de membrana o de una proteína segregada se unen a la superficie del RE en un proceso mediado por las partículas de reconocimiento de señales y el resto del péptido se traduce en este espacio (fig. 2.20). La unión de los ribosomas al RE le confiere un aspecto tachonado, del cual recibe su nombre de «RE rugoso».

La síntesis de proteínas por el RE rugoso provoca la unión de las proteínas de membrana a la membrana del RE, o la retención de proteínas destinadas a su secreción o a la retención dentro de la luz del RE. Estas proteínas recién sintetizadas entran entonces en el RE liso para su transporte al aparato de Golgi.

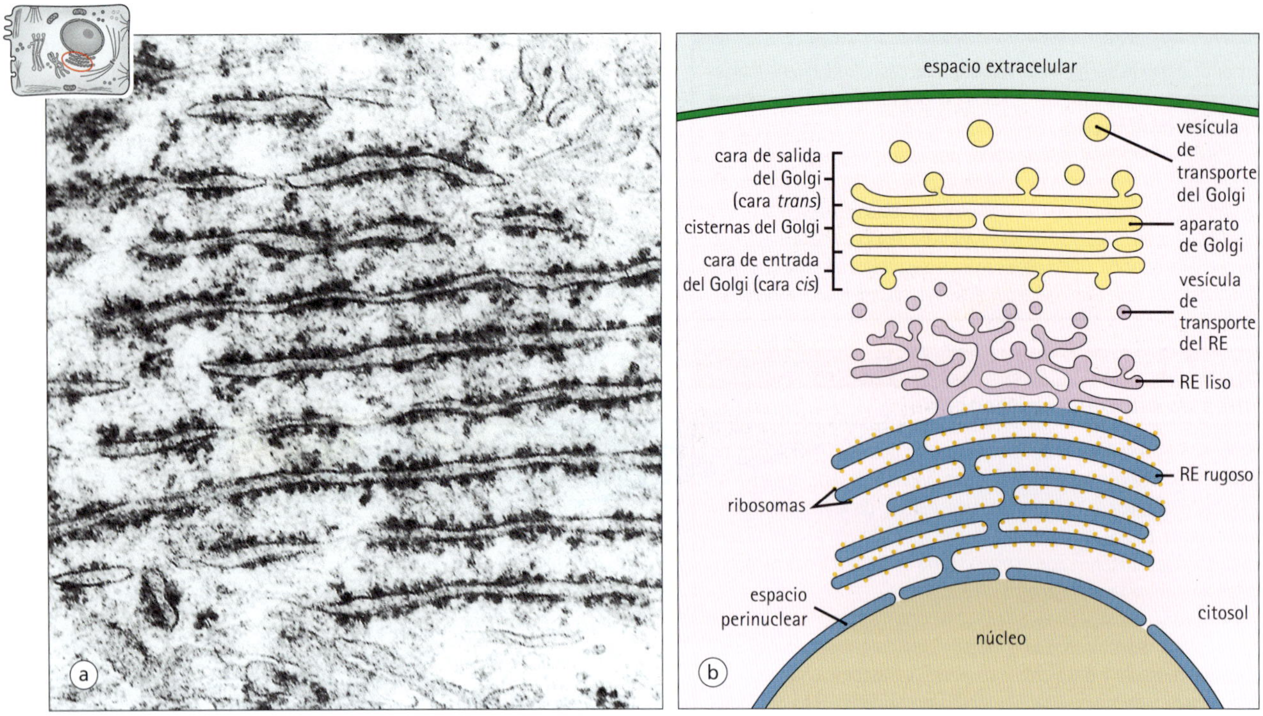

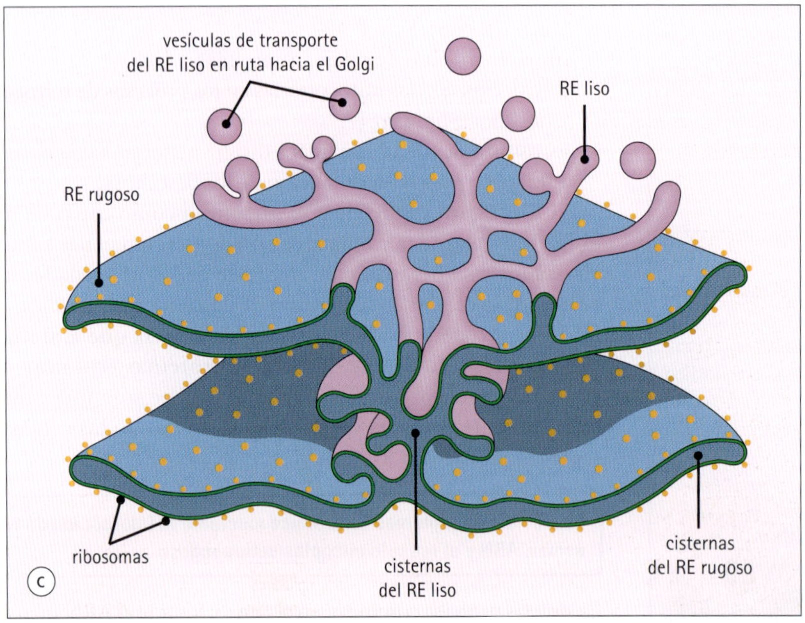

Fig. 2.19 Retículo endoplasmático. **(a)** Fotomicrografía electrónica del RE rugoso compuesto por capas de membrana con ribosomas sobre sus superficies citosólicas. **(b)** Relación entre el RE y el aparato de Golgi. La luz del RE rugoso (RER) se continúa con el espacio perinuclear y con la luz del RE liso, mientras que el aparato de Golgi forma un sistema de membrana separado. La comunicación entre el RE y el aparato de Golgi está mediada por pequeñas vesículas del RE, que se rompen, se mueven por el citosol y se fusionan con la membrana del aparato de Golgi. Las vesículas derivadas del RER están revestidas por una proteína específica, COPII, que las lleva a fusionarse con el Golgi. **(c)** Relación espacial entre el RE rugoso y el RE liso. Las cisternas del RE liso son tubulares.

El retículo endoplasmático liso es el lugar donde se produce la síntesis de lípidos de membrana y el procesamiento de las proteínas

El RE liso es un sistema vital de membrana celular. Además de ser el lugar de procesamiento de las proteínas sintetizadas, es el lugar donde se sintetizan los lípidos celulares, en concreto los fosfolípidos de membrana. Las enzimas que intervienen en la síntesis de lípidos se localizan en su cara externa (citosólica), con un acceso rápido a los precursores lipídicos.

Una vez sintetizados e incorporados en la parte externa de la membrana de la bicapa lipídica del RE liso, los fosfolípidos son dirigidos hacia la parte interna gracias a unas proteínas de transporte específico que coloquialmente se llaman «flipasas».

El aparato de Golgi es un sistema de membranas implicado en la clasificación, empaquetado y transporte de productos celulares

Desde el RE liso, el siguiente paso en el procesamiento de las macromoléculas sintetizadas tiene lugar en el aparato de Golgi. Para alcanzar el aparato de Golgi, las vesículas brotan del RE liso y viajan por el citosol hasta fundirse con su cara interna. Las proteínas de membrana se incorporan a la membrana del aparato de Golgi mientras que las proteínas luminales entran en el espacio del aparato de Golgi (fig. 2.21a).

El aparato de Golgi tiene tres funciones principales:

- **Modificación** de las macromoléculas gracias a la adición de azúcares para formar oligosacáridos.

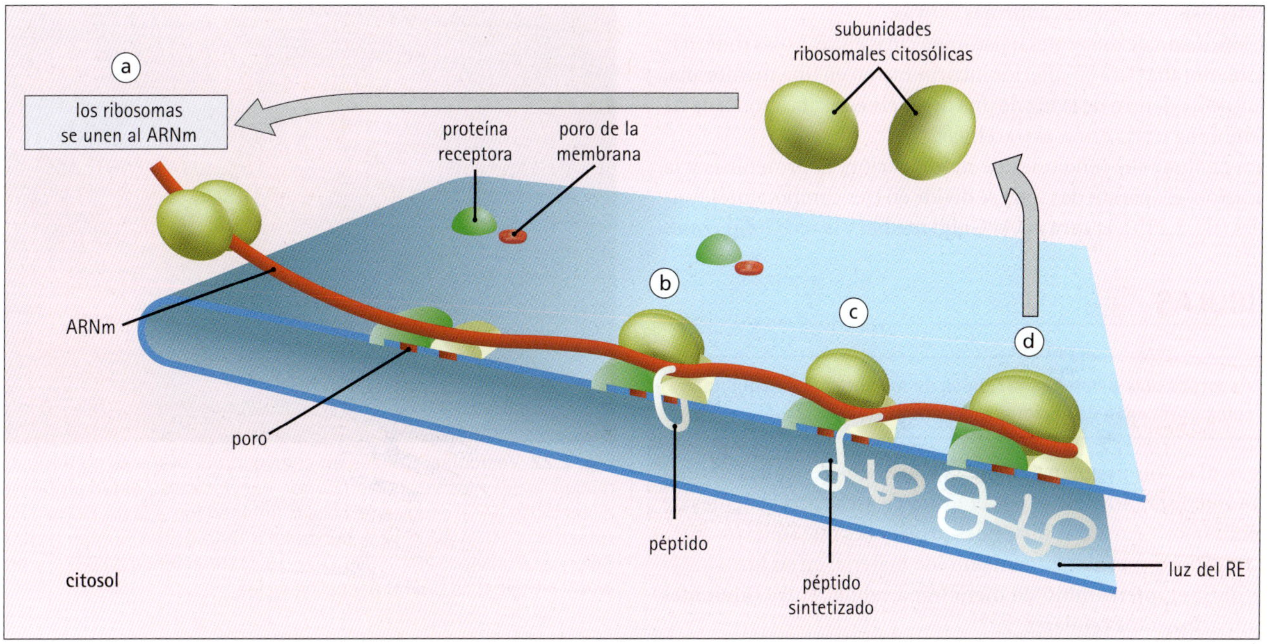

Fig. 2.20 **Síntesis de proteínas en el retículo endoplasmático rugoso. (a)** Los ribosomas citosólicos libres se unen al ARN mensajero y comienzan a producir un péptido. **(b)** El ribosoma se une a un receptor en la membrana del RE a través de una partícula de reconocimiento de señal y el péptido se hace pasar a la luz del RE gracias a un pequeño poro revestido por proteínas. En un momento dado varios ribosomas pueden estar transcribiendo la misma cadena de ARN mensajero. **(c)** La secuencia señal original que introduce el péptido dentro de la luz del RE es escindida y según se va fabricando el péptido se va formando en la luz. Algunas proteínas (p. ej., las destinadas a ser proteínas integradas de membrana) se pueden formar también directamente en la membrana del RE. **(d)** Una vez completada la síntesis del péptido, el ribosoma se desacopla de la proteína receptora y vuelve al reservorio de ribosomas citosólicos libres.

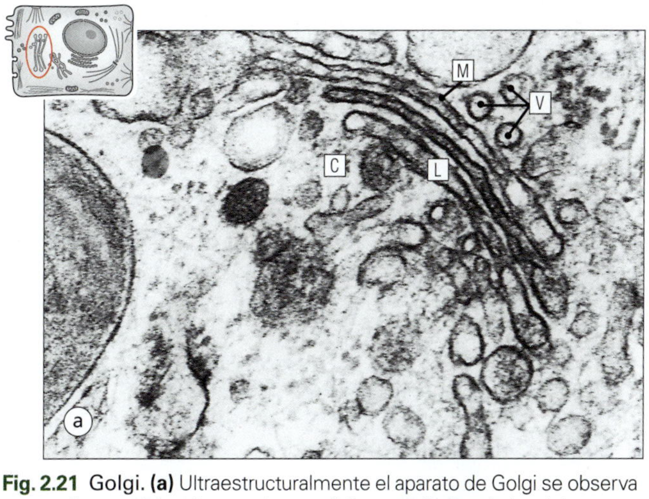

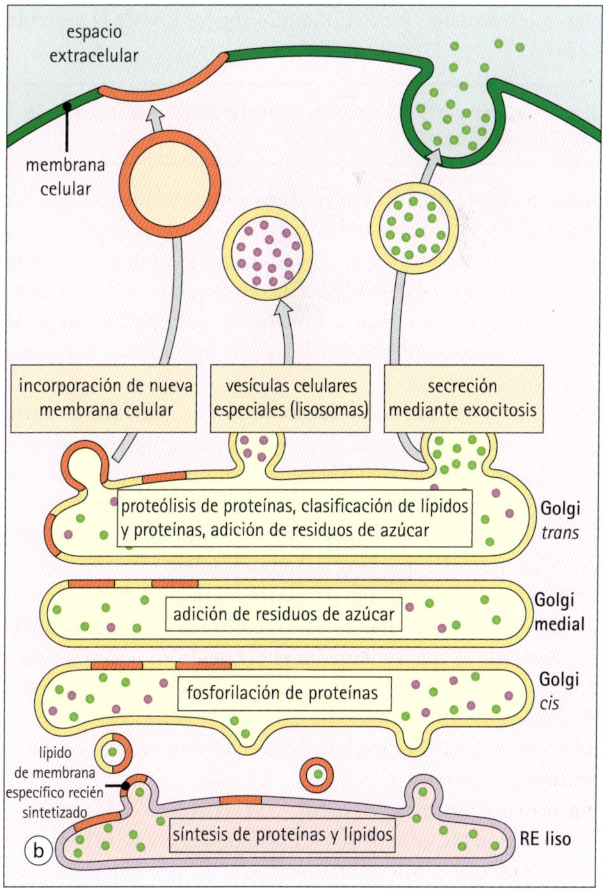

Fig. 2.21 **Golgi. (a)** Ultraestructuralmente el aparato de Golgi se observa como pilas paralelas de membranas (M) que delimitan la luz del aparato de Golgi (L) del citosol (C). Se puede ver el transporte de vesículas (V) en camino desde el RE. **(b)** El aparato de Golgi se divide funcionalmente en tres partes funcionales: la cara que mira al núcleo, cara *cis,* recibe las vesículas de transporte procedentes del RE liso y fosforila ciertas proteínas; el Golgi medial central, que añade residuos de azúcar a los lípidos y a los péptidos para formar oligosacáridos complejos; y la red *trans* del Golgi, que tiene actividad proteolítica, añade residuos de azúcar y clasifica diferentes macromoléculas en vesículas específicas que brotan de la cara *trans.* Las vesículas del Golgi tienen unas proteínas de revestimiento específicas, que llevan las vesículas hacia el compartimento correcto. Los complejos de proteínas de revestimiento (COPI) recubren las vesículas que se desplazan entre los compartimentos del Golgi. La clasificación la realizan proteínas receptoras específicas de membrana, que reconocen grupos señal en las macromoléculas y los dirigen hacia las vesículas correctas. Los nuevos lípidos de membrana sintetizados en el RE liso llegan a la membrana celular a través del aparato de Golgi.

- **Proteólisis** de péptidos a formas activas.
- **Clasificación** de diferentes macromoléculas en vesículas rodeadas de membrana para su ulterior incorporación en una membrana, transporte dentro de la luz de una organela específica rodeada de membrana o secreción extracelular.

Para facilitar sus funciones de modificación, la proteólisis y la clasificación, el aparato de Golgi se divide en tres componentes funcionales (fig. 2.21b): la **cara *cis,*** el **Golgi medial** y la **red Golgi *trans.***

VESÍCULAS

Unos cuerpos muy pequeños rodeados de membrana se denominan vesículas y proceden de distintos compartimentos

Las vesículas son pequeñas organelas esféricas rodeadas de una membrana. Están formadas por el brote de áreas preexistentes de la membrana y tienen dos funciones principales que son:

- El transporte o el almacenamiento de material en su luz.
- Permitir el intercambio de membrana celular entre diferentes compartimentos celulares.

Los tipos principales de vesículas son:

- Vesícula endocítica (pino o fagocítica) que deriva de la superficie de la célula.
- Vesículas secretoras y de transporte que derivan del Golgi.
- Vesículas de transporte derivadas del RE.
- Lisosomas (v. más abajo).
- Peroxisomas (v. pág. 30).

La distribución celular de estas vesículas puede determinarse mediante tinción inmunohistoquímica de proteínas específicas asociadas a las vesículas o de contenidos específicos de la vesícula (fig. 2.22).

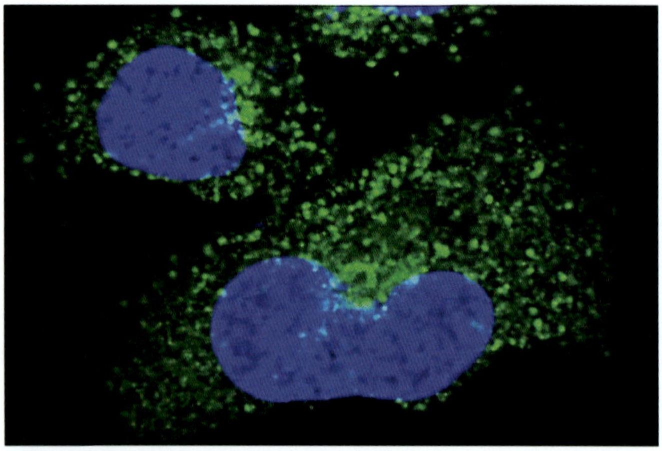

Fig. 2.22 Vesículas. Células en cultivo inmunoteñidas para mostrar el núcleo *(azul)* y las vesículas *(verde).* Las vesículas están ampliamente distribuidas por el citoplasma celular. (Imagen tomada del Human Protein Atlas. Thul PJ et al, 2017. A subcellular map of the human proteome. Science. PubMed: 28495876 DOI: 10.1126/ science.aal3321 y https://www.proteinatlas.org/humancell/vesicles.)

Los lisosomas son parte del sistema vesicular ácido implicado en la degradación de proteínas

Un lisosoma es una organela rodeada por una membrana con un alto contenido de enzimas hidrolíticas que actúan en un pH ácido. Por tanto, funciona como un sistema de digestión intracelular que procesa tanto el material ingerido por la célula como los componentes celulares desgastados. Esta definición incluye gran número de organelas membranosas derivadas de fuentes ligeramente diferentes y con funciones distintas.

En la actualidad se considera que los lisosomas sólo forman parte del sistema ácido vesicular, que no es más que un grupo de vesículas denominadas así por tener una ATPasa-H^+ común de membrana, denominada **ATPasa vacuolar,** capaz de reducir el pH luminal a 5. Este pH bajo activa las poderosas enzimas hidrolasas ácidas que derivan de las vesículas que se originan del Golgi.

Las proteínas de membrana necesarias para cumplir la función lisosómica (en particular la bomba de membrana que incrementa la concentración de H^+ para mantener el pH ácido) no existen en las vesículas iniciales de hidrolasas del aparato de Golgi (antes denominadas lisosomas primarios), que adquieren aspecto de vesículas limitadas por una membrana con un núcleo denso de unos 200 a 400 nm de diámetro (fig. 2.23a).

Un lisosoma funcional, de acuerdo con la definición de ambiente ácido más hidrolasas, resulta de la fusión de vesículas de hidrolasa con endosomas que contienen las proteínas de membrana adecuadas para formar un endolisosoma (denominado también lisosoma

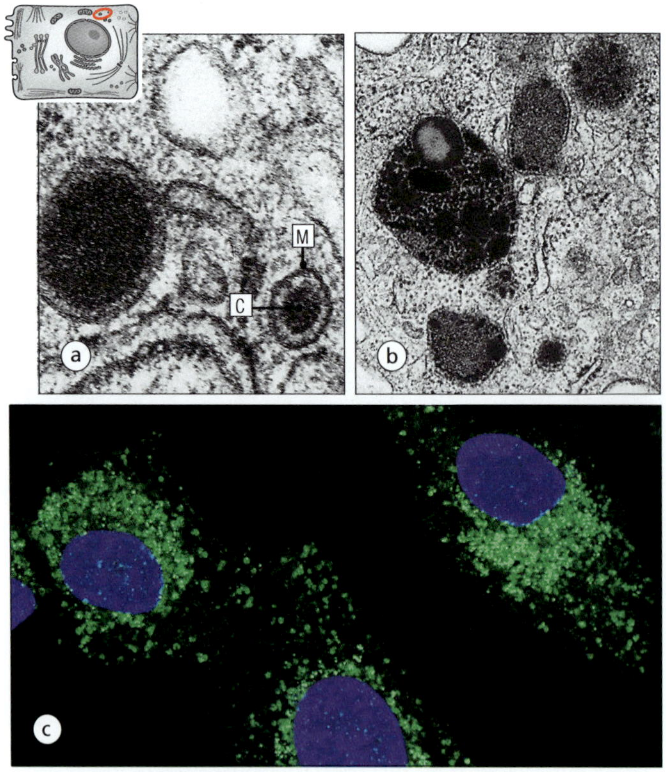

Fig. 2.23 Lisosomas. (a) Fotomicrografía electrónica de vesículas de hidrolasas del aparato de Golgi que están rodeadas de membrana (M) y tienen un centro electrodenso (C) compuesto por los precursores de las enzimas hidrolasas ácidas. La membrana de este tipo de vesículas no contiene ATPasa-H^+. **(b)** Fotomicrografía electrónica que muestra varios endolisosomas, que se han generado después de la fusión de vesículas de hidrolasas del Golgi con endosomas. Los endolisosomas tienen una membrana que contiene ATPasa-H^+, que puede bajar el pH para activar las hidrolasas. **(c)** Células en cultivo inmunoteñidas para mostrar los núcleos *(azul)* y los lisosomas *(verde).* (Imagen tomada del Human Protein Atlas. Thul, PJ., et al., [2017]. A subcellular map of the human proteome. Science. PubMed: 28495876 DOI: 10.1126/science.aal3321 y https://www. proteinatlas.org/ENSG00000106460-TMEM106B/cell#img Immunostain for antibody HPA058342.)

secundario). Los endolisosomas son más grandes que las vesículas de hidrolasas del aparato de Golgi, de 600 a 800 nm de diámetro y también contienen una parte central electrodensa (fig. 2.23b). Pueden fundirse con otros endosomas procedentes de la fagocitosis para formar fagolisosomas. De esta forma se digiere la materia particulada que penetra en la célula. Las células con una función fagocítica específica, como ciertos leucocitos, tienen un sistema de vesículas ácidas bien desarrollado.

Es posible demostrar la presencia de lisosomas mediante tinción histoquímica para hidrolasas ácidas, siendo la demostración más fiable la de las fosfatasas ácidas. También se pueden emplear reactivos immunohistoquímicos para detectar hidrolasas específicas, por ejemplo, la catepsina-B y la β-glucuronidasa (fig. 2.23c).

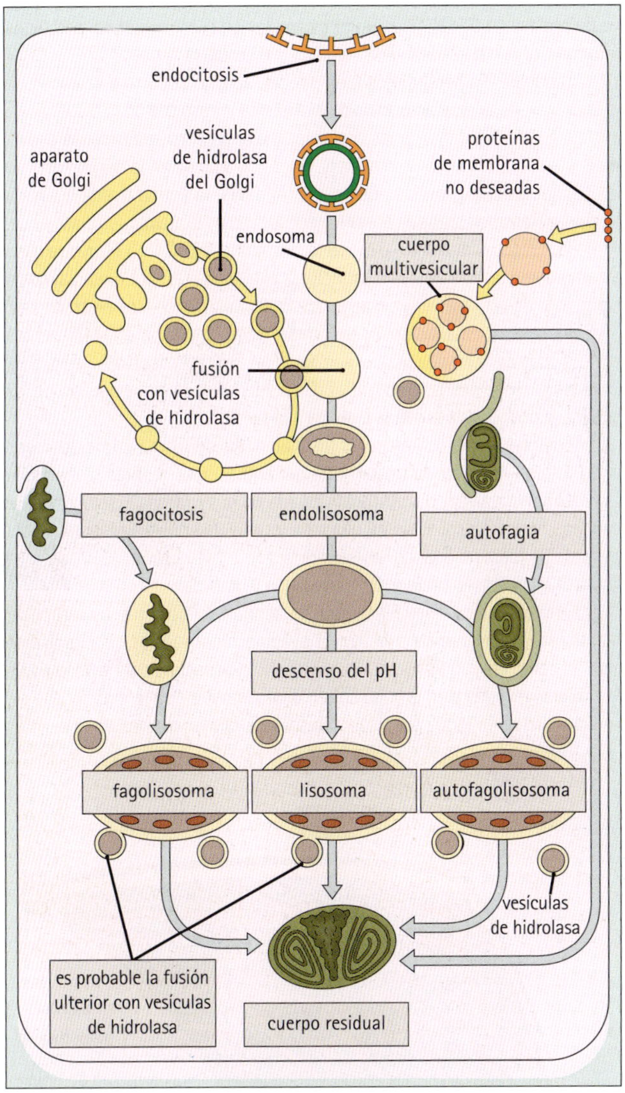

Fig. 2.24 **Sistema de vesículas ácidas.** Relaciones existentes entre las organelas «digestivas» del sistema de vesículas ácidas. El endosoma se forma a partir de la membrana celular y se funde con las vesículas que contienen hidrolasas procedentes del aparato de Golgi para formar los endolisosomas. La membrana especial del aparato de Golgi que forma las vesículas con hidrolasas se recicla de nuevo al aparato de Golgi. La autofagia elimina las organelas no deseadas. Las proteínas de membrana celular no deseadas son internalizadas para su destrucción mediante la formación de cuerpos multivesiculares.

La autofagia es un proceso empleado para eliminar los constituyentes celulares

Todas las células tienen necesidad de eliminar sus proteínas y organelas. Las organelas destruidas son eliminadas de las células tras quedar rodeadas en primer lugar por una membrana derivada del RE. Estos cuerpos se fusionan posteriormente con un endolisosoma para formar un autofagolisosoma. Este mecanismo permite reciclar las organelas viejas o dañadas en un proceso denominado **autofagia.**

Las proteínas de la membrana celular también se deben eliminar, algo que sucede mediante la formación de cuerpos multivesiculares. En este proceso la membrana celular que contiene las proteínas no deseadas se internaliza en un cuerpo que contiene múltiples vesículas a modo de burbujas y que se denomina cuerpo multivesicular. Estos cuerpos se fusionan después con vesículas que contienen hidrolasas lisosómicas, para culminar en la degradación de las proteínas.

Tras la digestión del material por las hidrolasas ácidas es posible reconocer los restos membranosos y amorfos no digeribles dentro de unas grandes vesículas rodeadas de membrana, que se denominan cuerpos residuales. En la figura 2.24 se muestran las relaciones entre los miembros del sistema de vesículas ácidas.

EJEMPLO CLÍNICO

Enfermedades por depósito lisosomal

En el sistema de vesículas ácidas existen más de 30 hidrolasas ácidas definidas y específicas, que no solo degradan las moléculas grandes anormales, sino que también reciclan o procesan los elementos celulares normales.

Los defectos genéticos en la producción de hidrolasas ácidas específicas determinan la incapacidad de degradar algunos tipos de moléculas específicos, que se acumulan en el sistema de vesículas ácidas. La mayoría de estos defectos se heredan como rasgo autosómico recesivo monogénico.

Las enfermedades por depósito de glucógeno lisosomal (deficiencia de maltasa ácida) determinan la acumulación de glucógeno, que no se puede degradar (fig. 2.25). La enfermedad de Tay-Sachs es consecuencia de la deficiencia de una enzima que degrada uno de los esfingolípidos (deficiencia de hexosaminidasa A). Se acumulan enormes cantidades de lípidos en los lisosomas, con una degeneración neuronal grave.

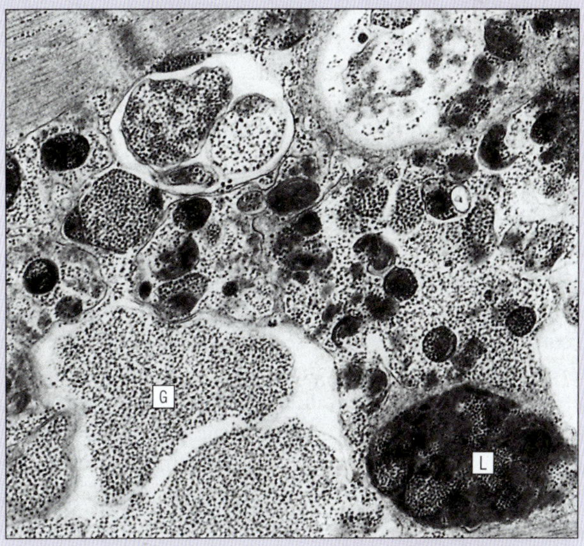

Fig. 2.25 **Deficiencia de maltasa ácida.** Fotomicrografía electrónica que muestra el depósito de glucógeno (G) en el citoplasma de una célula muscular y también dentro de los cuerpos lisosómicos (L).

Los peroxisomas son vesículas rodeadas de membrana importantes en el metabolismo de los ácidos grasos de cadena larga

Los peroxisomas son pequeñas organelas membranosas que contienen enzimas implicadas en la oxidación de distintos sustratos, en particular en la β-oxidación de ácidos grasos de cadena muy larga (C18 y superiores). Los peroxisomas pueden replicarse mediante fisión.

Ultraestructuralmente, los peroxisomas son pequeños cuerpos esféricos de 0,5 a 1 μm de diámetro con un cuerpo central electrodenso. En algunos animales, pero no en el hombre, hay un cuerpo paracristalino central que se denomina «nucleoide».

Varias enzimas de los peroxisomas oxidan su sustrato y reducen su O_2 a H_2O_2, mientras que la catalasa, que también está presente, descompone el H_2O_2 en O_2 y H_2O.

EJEMPLO CLÍNICO

Trastornos peroxisómicos

Varias enfermedades infrecuentes son consecuencia de defectos en las enzimas peroxisómicas responsables del procesamiento de los ácidos grasos de cadena muy larga, y se manifiestan por trastornos metabólicos asociados a acidosis o con el almacenamiento de lípidos anormales en células susceptibles, sobre todo en células del sistema nervioso central.

El ejemplo más común es el de la adrenoleucodistrofia, en la que la alteración de la β-oxidación de los ácidos grasos provoca un almacenamiento anormal de lípidos en el encéfalo, la médula espinal y las glándulas suprarrenales, lo que resulta en deterioro intelectual (demencia) y fallo suprarrenal.

CITOESQUELETO

Las proteínas del citoesqueleto forman filamentos que aseguran la estructura interna de la célula

Varias funciones de la célula se mantienen gracias a un grupo de proteínas filamentosas citosólicas, las proteínas citoesqueléticas, de las cuales existen tres clases principales (dependiendo del tamaño de sus filamentos):

- **Microfilamentos** (5 nm de diámetro), formados por la proteína actina.
- **Filamentos intermedios** (10 nm de diámetro), formados por seis proteínas principales, que varían según el tipo de célula que se trate.
- **Microtúbulos** (25 nm de diámetro), formados por dos proteínas con **tubulina.**

Estas proteínas filamentosas se unen a las membranas celulares y entre sí gracias a proteínas de unión y fijación, forman do un armazón tridimensional dinámico interno en la célula. Este entramado está en continuo ensamblaje y desensamblaje, pero los períodos de estabilidad contribuyen a determinados papeles funcionales: mantenimiento de la arquitectura celular, facilitación de la motilidad celular, anclaje de células, facilitación del transporte de material por el citosol y división del citosol en distintas áreas funcionalmente distintas.

Los microfilamentos se basan en ensamblajes de la proteína actina

La actina representa aproximadamente el 5% del total de proteínas que existen en la mayor parte de las células. Es una proteína globular (actina-G), que se polimeriza para formar filamentos (actina-F) de tal forma que todas las subunidades de actina miran en la misma dirección (filamentos polares).

Existen distintas variedades moleculares (isoformas) de la actina, que se distribuyen de forma específica en diferentes tipos celulares, por ejemplo, isoformas restringidas al músculo liso o al músculo esquelético.

CONCEPTOS AVANZADOS

Actina

En asociación con otras proteínas, los filamentos de actina forman una capa (la corteza celular, fig. 2.26) por debajo de la membrana celular. La actina se dispone en una red entrecruzada rígida unida por proteínas de unión, entre las que destaca la filamina por ser la más abundante. Esta trama resiste las fuerzas de deformación súbitas, pero permite cambios en la forma celular porque se reforman, algo que facilitan las proteínas que cortan la actina.

Las redes de filamentos de actina pueden aportar soporte mecánico a la membrana celular mediante su unión a la misma a través de unas proteínas de anclaje en la membrana, de las cuales las mejor caracterizadas son la espectrina y la anquirina en los hematíes (v. fig. 7.2c), aunque en la mayor parte de las células existen proteínas parecidas. Además, la actina puede ligarse a proteínas transmembrana en áreas especializadas de la membrana plasmática, llamadas uniones adherentes o contactos focales (v. figs. 3.4 y 3.6), que se unen externamente a otras células o estructuras extracelulares; por tanto, la red de filamentos de actina de una célula puede ligarse a otras células o estructuras.

Los filamentos de actina pueden formar haces rígidos para estabilizar las protrusiones de la membrana celular, llamadas microvellosidades (v. fig. 3.9). En estos haces la actina se asocia a unas proteínas de unión pequeñas, de las que las más abundantes son la fimbrina y la fascina.

En todas las células contráctiles los filamentos de actina interactúan con una proteína llamada «miosina» para generar fuerzas motiles. La miosina es una ATPasa activada por actina constituida por dos cadenas pesadas y cuatro cadenas ligeras, dispuestas en una cola larga y una cabeza globular. Estas cabezas de miosina pueden unirse a la actina e hidrolizar el ATP a ADP. La figura 5.3 muestra la interacción entre actina y miosina.

La polimerización de los filamentos de actina posiblemente es responsable de las fuerzas que determinan las evaginaciones locales del citoplasma celular, como las espigas y ondas, que resultan especialmente evidentes en las células móviles y en las que sufren migración durante la embriogénesis. La actina también rodea a los nanotúbulos que forman túneles intercelulares (pág. 19).

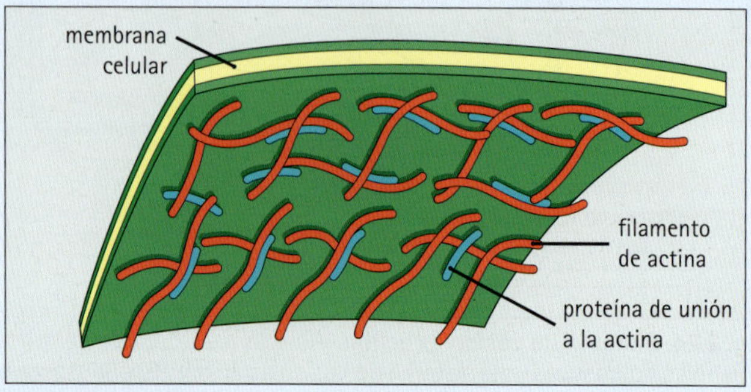

Fig. 2.26 Corteza celular. La corteza celular está compuesta de una malla rígida entrecruzada de actina y proteínas de unión a la actina, siendo la más abundante la filamina, aunque también se incluye la espectrina. Se forma una capa que reviste la cara citosólica de la membrana celular. El remodelado dinámico de esta estructura permite que la membrana se pliegue y adquiera movilidad.

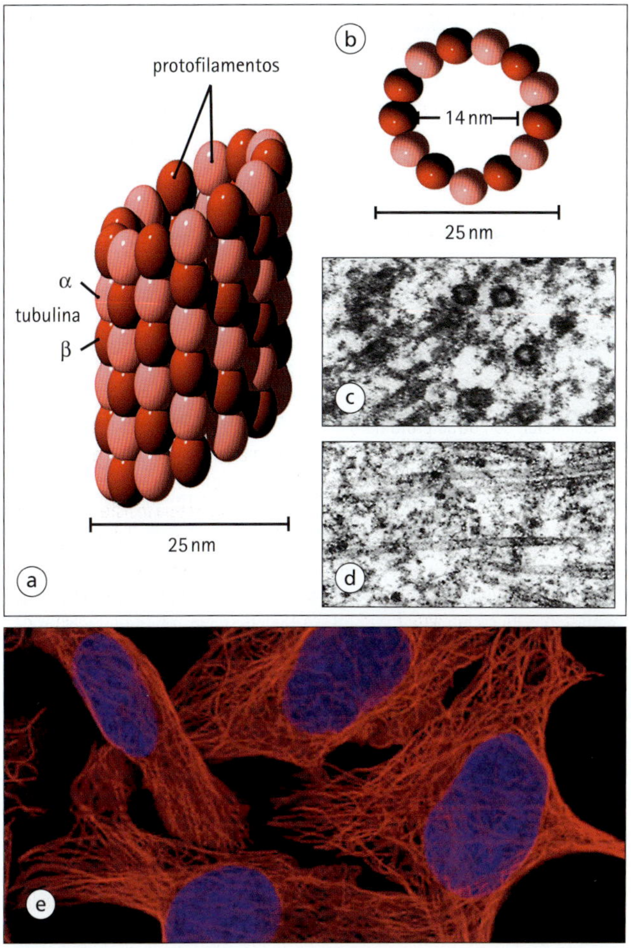

Fig. 2.27 Microtúbulos. **(a)** Cada microtúbulo está compuesto por 13 protofilamentos con subunidades alternantes de α y β tubulina. Los microtúbulos son polares y la polimerización se produce en un polo y la despolimerización en el otro. **(b)** En un corte transversal cada microtúbulo mide 25 nm de diámetro. **(c)** Fotomicrografía electrónica que muestra los perfiles circulares de los microtúbulos en un corte transversal. **(d)** Fotomicrografía electrónica que muestra las tenues líneas paralelas de los microtúbulos en un corte longitudinal. **(e)** Célula en cultivo inmunoteñida para mostrar los microtúbulos *(rojo)* y el núcleo *(azul)*. (Imagen utilizada con autorización del Human Protein Atlas HPA029712 antibody https://www.proteinatlas.org/Thul, PJ., et al., [2017]. A subcellular map of the human proteome. Science. PubMed: 28495876 DOI: 10.1126/science.aal3321.)

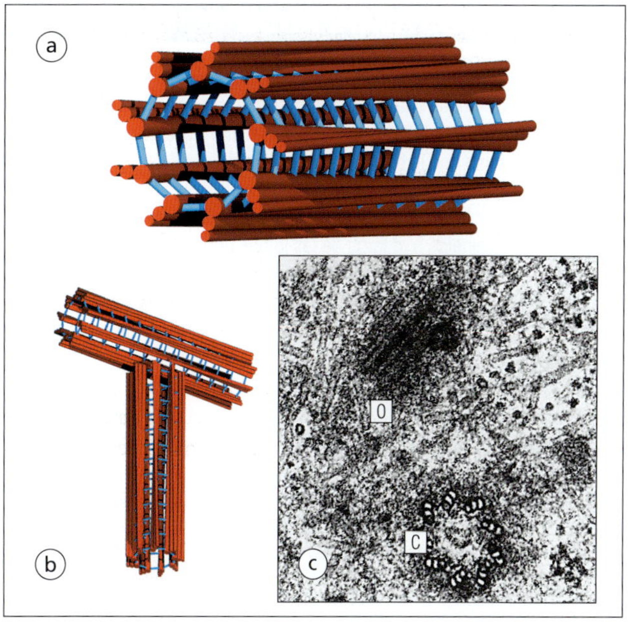

Fig. 2.28 Centriolo. **(a)** Un centriolo está compuesto por un haz cilíndrico que mide 200 × 400 nm y está compuesto por 9 tripletes de microtúbulos unidos unos con otros mediante proteínas de unión. **(b)** En la mayoría de las células, los centriolos se disponen por pares unidos en ángulo recto. **(c)** En las preparaciones para microscopio electrónico, un centriolo suele ser visible en un corte transversal, poniendo de manifiesto la organización circular (C) de los túbulos, mientras que su pareja queda cortada longitudinalmente o ligeramente oblicua (O).

Los microtúbulos sostienen a las organelas internas y guían el movimiento en el transporte intracelular

Los microtúbulos están presentes en todas las células excepto en los eritrocitos sanguíneos. Se forman a partir de dos subunidades proteicas, la α y la β **tubulina,** que se polimerizan siguiendo el esquema de cabeza-cola para formar protofilamentos. Estos se organizan en grupos de 13 y forman tubos huecos de 25 nm de diámetro (fig. 2.27).

Otros elementos celulares, como los centriolos y los cilios, también están constituidos por tubulina a modo de túbulos en doblete o triplete (v. más abajo).

Los microtúbulos están constantemente polimerizándose y despolimerizándose en la célula y se originan a partir del centro organizador de microtúbulos. Se estabilizan gracias a la asociación con otras proteínas (proteínas asociadas a microtúbulos o PAM; p. ej., la proteína tau), que convierten la red de microtúbulos inestable en un armazón relativamente permanente. Los microtúbulos también se estabilizan mediante proteínas que cubren el extremo en crecimiento y evitan la despolimerización.

El centriolo actúa como una región que organiza la distribución de los microtúbulos

Los microtúbulos se originan en el centro organizador de los microtúbulos. Esta región especial de la célula, conocida como el «centrosoma», es una organela que contiene un par de centriolos (el centriolo, fig. 2.28).

El centrosoma está constituido por dos centríolos. El primero de ellos (denominado **centríolo madre**) se forma en una célula cuando termina la división celular y en este momento se convierte en un **cuerpo basal,** que inicia el desarrollo de una estructura conocida como cilio primario en el proceso denominado ciliogénesis. Durante el mismo se forma un segundo centríolo, llamado **centríolo hijo.** El centríolo madre se asocia a proteínas específicas para formar apéndices, que son responsables del anclaje del cuerpo basal y la organización de las estructuras de los microtúbulos.

Cada centrosoma con su pareja de centriolos rodeados por un área electrondensa del citoplasma actúa como el centro de nucleación para la polimerización de los microtúbulos. Estos se irradian desde el centrosoma siguiendo un patrón estrellado que se denomina «áster». La proteína que forma el área amorfa se ha conservado notablemente a lo largo de la evolución y está presente tanto en animales como en plantas. Cada centrosoma puede actuar como el centro de unos 250 microtúbulos.

El centriolo desempeña varios papeles en la célula:

- Organiza la red citoplasmática microtubular tanto en las células normales como en las que están en división.

CONCEPTOS AVANZADOS
Función de los microtúbulos

Los microtúbulos forman una red que permite el transporte intracelular merced a las proteínas de unión dineína, que desplaza un microtúbulo hacia el centro de la célula, y cinesina que lo desplaza hacia la periferia celular. Estas proteínas de unión se asocian con las membranas de las vesículas y organelas y facilitan su movimiento por la célula. Este proceso es particularmente importante en el transporte de organelas a lo largo de las largas prolongaciones celulares de las neuronas (v. cap. 6).

Los microtúbulos también forman una red (citoesqueleto) para los compartimentos celulares rodeados de membrana (p. ej., mantienen la organización tubular del RE).

Los cromosomas se organizan durante la división celular a lo largo del huso microtubular de la célula (v. fig. 2.33).

Los componentes móviles especializados de la célula, los cilios (v. fig. 3.11), están formados por microtúbulos que se unen a otras proteínas.

Los cilios primarios, que son estructuras sensoriales y transmisoras de señales ubicuas presentes en todas las células, están también centrados sobre un núcleo de microtúbulos (v. fig. 2.30).

- Organiza el desarrollo de microtúbulos especializados hacia cilios móviles (v. fig. 3.11).
- Forma el cuerpo basal en las estructuras señalizadoras importantes, llamadas cilios primarios (no móviles) (v. pág. 32 y fig. 2.30).
- Organiza el huso durante la división celular (v. pág. 36).
- Actúa como centro para la reorganización celular en la respuesta de los agreosomas (v. «Conceptos avanzados» del recuadro de la derecha).

Las proteínas de los filamentos intermedios varían entre las distintas clases funcionales de células

Los filamentos intermedios son un grupo de proteínas filamentosas del citoesqueleto que comprenden seis tipos principales, que tienen una distribución específica en diferentes tipos de células (fig. 2.29). Ultraestructuralmente forman unos haces o masas relativamente mal definidos en el citosol de las células.

ASPECTOS CLAVE

Citoesqueleto

- Los microfilamentos están constituidos por actina y desempeñan una función en el movimiento y estabilización de la membrana.
- Los microtúbulos están constituidos por tubulina y su papel es el de transporte intracelular, así como el de servir de armazón de las membranas internas.
- Los filamentos intermedios están constituidos por proteínas que son diferentes en función de los distintos tipos celulares existentes, y su función es la de unir células separadas en unidades estructurales.

Existen cilios primarios en la mayor parte de las células y actúan como una estructura clave en las vías de señalización, como sensores mecánicos y en la regulación de la división celular

El cilio primario es una extensión parecida a un pelo de la membrana celular, que mide 1-10 μm de longitud y 0,2-0,3 μm de anchura y se mantiene gracias a un núcleo de microtúbulos y las proteínas asociadas. Aunque este tipo de estructura ciliar es menos conocida que los cilios móviles (pág. 49), juega un papel vital en la función

Filamento intermedio	Localización
queratina	células epiteliales
desmina	músculo (liso y estriado)
proteína ácida fibrilar glial (PAFG)	astrocitos
proteína de neurofilamento	neuronas
láminas nucleares	núcleo de todas las células
vimentina	células de origen mesenquimal

Fig. 2.29 Filamentos intermedios. Localización de los diferentes tipos de filamentos intermedios.

CONCEPTOS AVANZADOS
Filamentos intermedios

Los filamentos intermedios se anclan a proteínas transmembrana en lugares especiales de la membrana celular (desmosomas y hemidesmosomas, v. figs. 3.5, 3.6 y 3.8) y dispersan fuerzas de tensión uniformemente por un tejido, de tal forma que las células individuales no se disgregan.

Aunque los filamentos intermedios tienen varias funciones definidas en las células, como se detalla más adelante, los mecanismos íntimos de su funcionamiento no han sido aclarados del todo, a diferencia de los mecanismos de actuación de otras proteínas del citoesqueleto.

En las **células epiteliales de la piel,** los filamentos intermedios de queratina llegan a unirse estrechamente a otras proteínas de unión para formar una capa externa resistente (v. fig. 18.3), y por tanto desempeñan un papel estructural importante como barrera impermeable, además de ser la principal proteína constituyente del pelo y las uñas.

En las **neuronas,** los neurofilamentos tienen unas ramas laterales muy largas, que probablemente colaboran en el mantenimiento de la arquitectura cilíndrica de las prolongaciones nerviosas cuando quedan expuestas a fuerzas laterales de flexión. También sirven de anclaje a proteínas que son canales iónicos gracias a una proteína de unión denominada «anquirina», facilitándose de esta forma la conducción nerviosa.

Cuando las células se lesionan, la red de filamentos intermedios se colapsa alrededor del centríolo para formar una masa perinuclear esférica asociada a proteínas celulares anormales o lesionadas y elementos del sistema ubicuitina-proteasoma, utilizados en la degradación de las proteínas. Esta respuesta se denomina **respuesta del agresoma.** Es posible que en esta situación los filamentos intermedios actúen aislando los componentes celulares dañados en un punto, para eliminarlos posteriormente mediante proteólisis y autofagia. Después de la recuperación celular, la red de filamentos intermedios se reexpande. Este fenómeno se produce en las células hepáticas como respuesta a un exceso persistente de alcohol, cuando se acumulan los haces colapsados de filamentos intermedios de queratina (hialina de Mallory). Se cree que esta respuesta también sucede en las neuronas del cerebro en la enfermedad de Parkinson, en la que las acumulaciones de material se denominan cuerpos de Lewy.

En el **núcleo,** las láminas nucleares forman un enrejado cuadrado en el lado interno de la membrana nuclear, que probablemente actúe con otras proteínas de unión en la organización del núcleo.

La restricción en la distribución de las proteínas de los filamentos intermedios en función de la especificidad celular se puede emplear para la valoración histológica de los distintos tipos celulares, utilizando tinciones inmunohistoquímicas para los distintos filamentos. Esto es particularmente útil cuando se tienen que examinar muestras muy pequeñas de un tumor maligno con el fin de establecer su posible lugar de origen.

La detección de citoqueratina habla muy a favor de un origen epitelial, mientras que la presencia de desmina sugeriría un origen muscular, y una proteína ácida fibrilar glial (PAFG) sólo se observa en tumores específicos del sistema nervioso central.

celular, según demuestran algunas enfermedades vinculadas en este momento con las proteínas presentes en el cilio primario y llamadas **ciliopatías.** Cada vez parece más evidente que el cilio primario es un compartimento celular muy definido que resulta esencial para la señalización en la célula. Estas estructuras aparecen en la mayor parte de las células, incluidos los leucocitos y se han comparado con una «antena y unidad de control» de la célula, con distintas funciones:

- Ser un punto de control estructural en la progresión del ciclo celular. Es preciso que se desensamble para formar el huso mitótico.
- Mediador esencial en algunas formas de transmisión de señales intracelulares, sobre todo las implicadas en el desarrollo con participación de las vías Hedgehog (HH) y Wnt (sitio de integración relacionado con Wingless).
- Servir como lugar para la localización de receptores responsables de percibir la información ambiental incluida la luz (fotorreceptores), el movimiento (mecanorreceptores incluidas las células sensitivas del oído), el olfato (percepción del olor) y el flujo de líquido en las células epiteliales, incluido el túbulo renal.

La estructura del cilio primario incluye una membrana ciliar especializada que lo recubre, caracterizada por una serie de receptores, proteínas y lípidos distintos de los existentes en el resto de la membrana celular; un sistema de transporte basado en los microtúbulos, llamado axonema; una zona de transición que separa el cilio del resto de la célula; y una zona en el interior de la célula llamada cuerpo basal y bbsoma (un complejo de proteínas en el cuerpo basal), responsables de mantener y organizar su estructura (fig. 2.30).

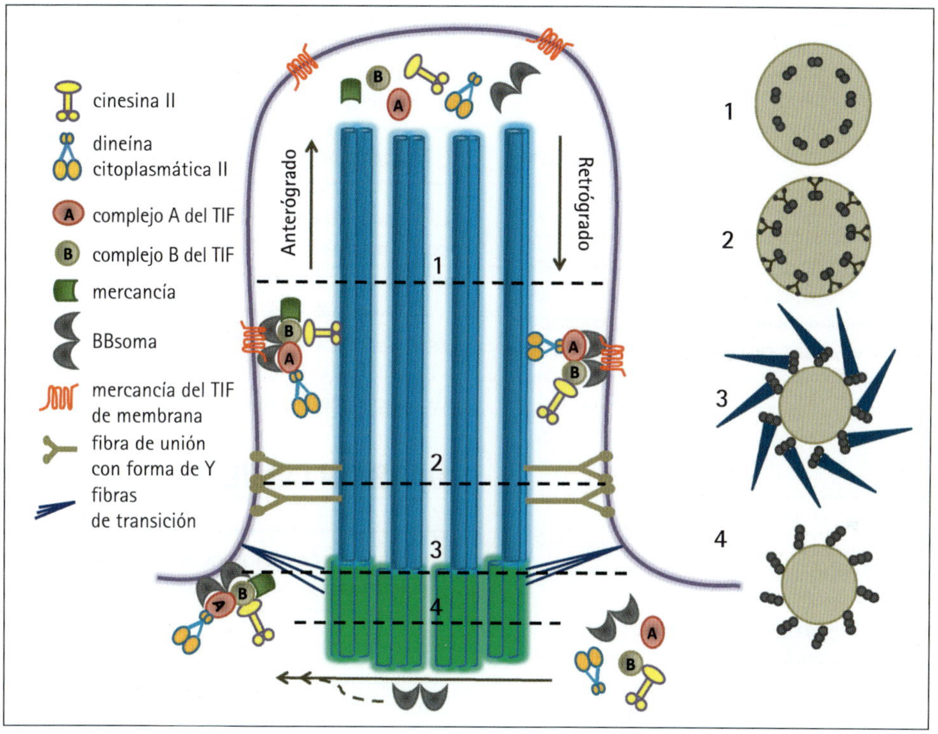

Fig. 2.30 Estructura de los cilios primarios. El diagrama muestra la estructura del cilio primario. A la *derecha* se dibujan cortes transversales del cilio a distintos niveles que están indicados con *líneas discontinuas:* axonema del cilio (1), zona de transición (2), extremo distal del cuerpo basal con fibras de transición (3) y cuerpo basal (4). En el centro de esta estructura se encuentra un anillo de nueve dobletes de microtúbulos (con una organización 9 + 0), denominado **axonema,** que ocupa toda su longitud. Por el contrario, los cilios móviles contienen un par adicional de microtúbulos centrales y tienen una estructura 9 + 2 del axonema (v. fig. 3.11). El axonema crece a partir del cuerpo basal. Las proteínas están unidas a este núcleo de microtúbulos donde actúan como motores moleculares parte del **sistema de transporte intraflagelar (TIF).** En estos motores participan las proteínas dineína y cinesina, que se unen a las moléculas transportadas a través de estructuras llamadas **partículas de TIF** constituidas por complejos multiproteína. El sistema de transporte resulta esencial para conducir las moléculas de transmisión de señales hacia la célula. La membrana celular del cilio primario es el lugar de concentración de proteínas receptoras y de los canales especializados implicados en la transmisión de señales. En la base de la organela se encuentra una estructura llamada **bbsoma,** una concentración de proteínas implicadas en la organización de la transferencia de material hacia la estructura del cilio primario y su mantenimiento. El extremo proximal del cilio por encima del cuerpo basal se llama zona de transición y se caracteriza por unas fibras de unión en forma de Y, que conectan el axonema con la membrana del cilio. La zona de transmisión forma una barrera funcional en el cilio, que regula la circulación de los componentes del mismo. La barrera ciliar, las TIF y el BBsoma controlan de forma activa la circulación dentro del cilio, permitiendo establecer y mantener dentro del mismo un compartimento con elementos diferentes del resto de la célula. (Reproducido y adaptado de Yong, HY., Young-Goo, H. [2018]. Primary cilia in brain development and diseases. Am J Pathol. 188[1]:11–22., ISSN 0002-9440, https://doi.org/10.1016/j.ajpath.2017.08.031. Derechos de reproducción [2018] con autorización de Elsevier.)

EJEMPLO CLÍNICO

Un amplio grupo de enfermedades hereditarias que afectan al cerebro, el ojo, el riñón, el hígado, el corazón o el hueso se deben a defectos en el cilio primario

Las **ciliopatías** son un amplio grupo de trastornos vinculados con mutaciones en genes que codifican las proteínas presentes en las estructuras del cilio primario, entre las que se incluyen las proteínas del cuerpo basal, las fibras de transición, la zona de transición, el transporte intraflagelar y el bbsoma, cuya anomalía altera la función ciliar.

Dada la presencia ubicua de cilios primarios en la mayor parte de los tipos celulares, las enfermedades clínicas incluyen síndromes de trastornos neurológicos, degeneración retiniana, cardiopatía, enfermedad quística renal y hepática y malformaciones esqueléticas.

Entre las ciliopatías más frecuentes se encuentra la **enfermedad poliquística renal del adulto,** que afecta aproximadamente a 1:1000 personas en todo el mundo. Es un trastorno autosómico dominante en el que se desarrolla una insuficiencia renal en la edad adulta, asociada a la destrucción de los riñones por la formación de quistes grandes, derivados de las células de los túbulos renales normales. Otros rasgos asociados a este cuadro son los quistes hepáticos, los aneurismas (tumefacción) de las arterias que rodean al cerebro e hipertensión. Dos genes vinculados con la enfermedad codifican las proteínas denominadas policistina 1 (PC1) y policistina 2 (PC2, llamada también TRPP1). Estas dos proteínas juntas forman un complejo localizado en la membrana del cilio primario del epitelio tubular renal, y que mira hacia la luz de los túbulos. Se ha propuesto que PC1 es un receptor mecanosensible que modula la transmisión de señales de calcio a través de PC2, que se comporta como una proteína de los canales para la transmisión de señales mediante el calcio. En sistemas experimentales, la alteración del cilio primario retrasa el crecimiento de los quistes asociado a la pérdida de las policistinas, lo que sugiere que se necesita la transmisión de señales procedentes del cilio primario para que aparezcan los quistes y se desarrolle la enfermedad. Se cree que la ausencia de policistina impide al cilio primario percibir el estrés de cizallamiento (mecanosensibilidad) en el flujo de líquido dentro del túbulo. Dado que se carece de señal que indique el nivel de flujo de líquido verdadero, las señales que genera el cilio primario tratan de aumentar la secreción de líquido en la célula epitelial tubular de forma excesiva. A lo largo de muchos años, esta secreción excesiva de líquido en los túbulos renales condiciona la formación de los quistes.

Se ha vinculado la hipertensión en este cuadro a la incapacidad de los cilios primarios de las células endoteliales vasculares de percibir el estrés por cizallamiento y el flujo en los vasos.

Una búsqueda en internet del término ciliopatía permitirá obtener los nombres de las enfermedades que guardan una relación clara o posible con las alteraciones funcionales del cilio primario.

INCLUSIONES CELULARES Y PRODUCTOS DE ALMACENAMIENTO

La acumulación de productos en el interior de ciertas células puede adquirir la forma de inclusiones citoplasmáticas.

El pigmento lipofuscina está compuesto principalmente de fosfolípidos y es el resultado del desgaste

La lipofuscina se muestra como un material granular de color naranja-marrón rodeado de membrana dentro del citoplasma. Deriva de los cuerpos residuales que contienen una mezcla de fosfolípidos procedentes de la degradación celular y se suele denominar pigmento de «desgaste», ya que se hace más manifiesto en las células viejas. Es particularmente frecuente en los tejidos de personas ancianas y es más evidente en las células nerviosas, musculares cardíacas y hepáticas.

EJEMPLO CLÍNICO

Se pueden producir acumulaciones de proteínas en algunos cuadros patológicos, con desarrollo de cuerpos de inclusión, algunos de los cuales definen algunas enfermedades. Los ejemplos más frecuentes se encuentran en el cerebro en un grupo de trastornos neurodegenerativos. En la enfermedad de Alzheimer se desarrollan los denominados **ovillos neurofibrilares** en las células nerviosas, que contienen la proteína tau (una proteína de unión a los microtúbulos). En la enfermedad de Parkinson, se forman inclusiones esféricas llamadas cuerpos de Lewy en las células nerviosas de la sustancia negra, compuestas por la proteína alfa sinucleína.

Los lípidos se almacenan en las células como vacuolas sin membrana

Los lípidos pueden acumularse como vacuolas sin membrana que se ven como grandes espacios claros en el citoplasma debido a que el procesamiento con parafina disuelve la grasa. Si los tejidos se congelan y se cortan en un microtomo de congelación, se puede teñir la grasa con ciertos colorantes. Las grandes vacuolas de grasa son una característica especial de las células que almacenan grasa y que se llaman «adipocitos» (v. fig. 4.20).

El glucógeno puede conferir un aspecto vacuolado pálido a las células

El glucógeno forma gránulos en el citoplasma celular y sólo es visible con el microscopio electrónico. Las demandas de energía se satisfacen gracias a la conversión de glucógeno en glucosa.

En algunas células, la presencia de grandes cantidades de glucógeno provoca una tinción pálida o una aparente vacuolización del citoplasma celular. El glucógeno se puede teñir con el método del ácido peryódico de Schiff (PAS).

DIVISIÓN CELULAR

La división celular para el crecimiento y renovación se consigue gracias al proceso de la mitosis

Una característica esencial del desarrollo es la capacidad de las células de dividirse y reproducirse. Además, la muerte de células maduras en el adulto debe ser compensada mediante la producción de nuevas células.

Las células se reproducen mediante la duplicación de sus contenidos y la división en dos células hijas. Las fases implicadas en la replicación celular se engloban en el denominado ciclo celular (fig. 2.31). Las fases de la división celular son visibles desde el punto

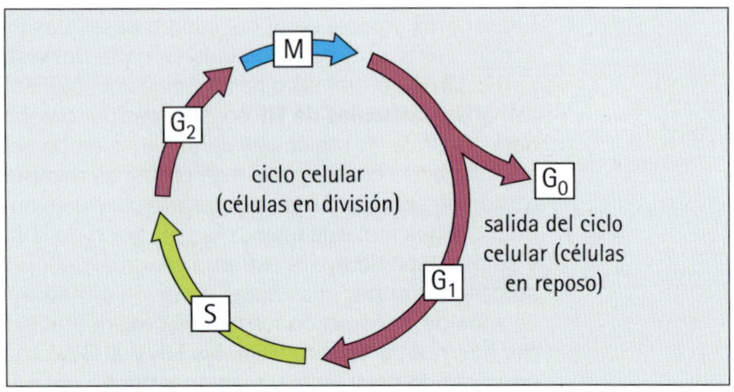

Fig. 2.31 Fases del ciclo celular. Las células pueden entrar en una fase de proliferación en la cual se dividen. Las células que abandonan el ciclo se dice que están «en fase G_0».

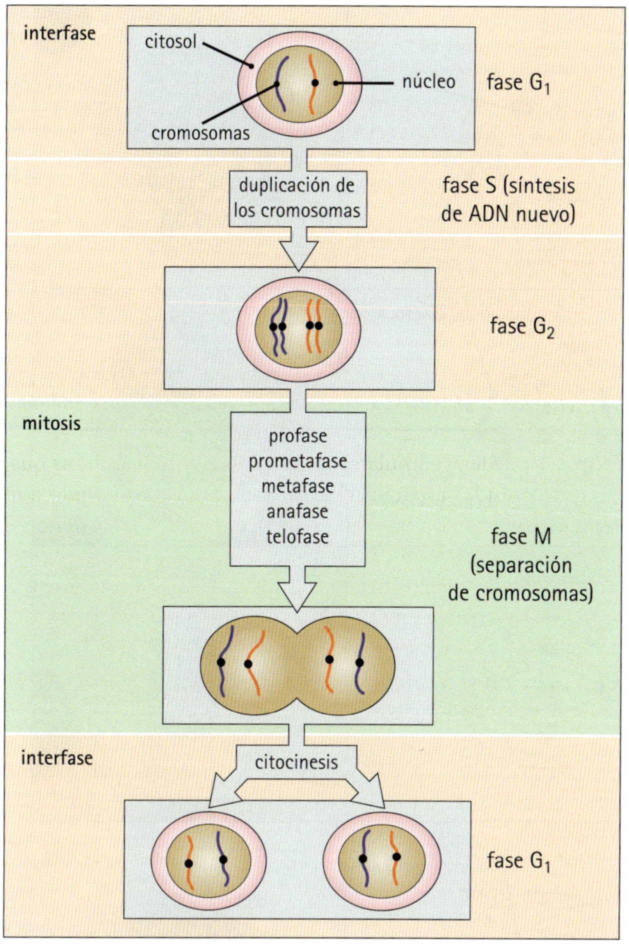

Fig. 2.32 El ciclo celular. El ADN de las células sólo se replica durante ciertas fases del crecimiento celular, lo que sucede en diversos pasos. El ciclo celular se divide en dos grandes períodos: mitosis e interfase, que incluyen las fases G_1, S y G_2. Las células que no se están dividiendo son células que no están en ciclo o que están en fase G_0, mientras que las células G_1 acaban de entrar en una fase de crecimiento celular. Las células en fase S sintetizan de forma activa ADN, las células G_2 tienen una dotación doble de ADN celular y están en reposo antes de la división celular, y las células en fase M están en mitosis, que se compone de 5 estadios. En la mayoría de los tejidos sólo una pequeña proporción de células está en ciclo celular, siendo la mayoría células diferenciadas o en fase G_0. Las células troncales pueden estar en fase G_0 y sólo llegan a reentrar en el ciclo celular si hay una demanda, por ejemplo, después de la muerte celular. La progresión en el ciclo celular viene regulada de forma estrecha por proteínas, como las ciclinas, que funcionan como puntos de control.

de vista histológico e implican la duplicación de los contenidos citoplasmáticos de la célula, duplicación del ADN, separación del ADN celular en dos áreas separadas de la célula (mitosis, figs. 2.32 y 2.33) y finalmente la división celular (citocinesis).

Se pueden definir diferentes poblaciones celulares en función de su patrón de crecimiento

En los adultos, no todas las células son capaces de dividirse. Diversas poblaciones diferentes de células se pueden definir en función de su capacidad para replicarse:

- Las poblaciones de células estáticas son células que no se dividen en el tejido desarrollado.
- Las poblaciones celulares estables normalmente no se dividen.
- Las poblaciones celulares en renovación normalmente se dividen constantemente.

Las células nerviosas y las células musculares cardíacas, por ejemplo, se dividen y forman tejidos durante la embriogénesis, pero una vez formados los tejidos, las células no se dividen de nuevo en la vida postnatal y no se pueden reemplazar si se pierden por una enfermedad. Las poblaciones de células estables, por ejemplo, las células hepáticas, no se suelen dividir en la vida postnatal, pero pueden proliferar con el fin de reemplazar a las células que se han perdido durante alguna enfermedad. La piel y las células que revisten el intestino son poblaciones de células en constante renovación que se están dividiendo constantemente con el fin de reemplazar las células desprendidas. Las células sanguíneas tienen una vida corta y se están renovando constantemente.

Recientemente se ha demostrado que tejidos considerados tradicionalmente constituidos por células estáticas (p. ej., el encéfalo) muestran un nivel de proliferación muy bajo en la vida postnatal. Sin embargo, en este momento no se considera que este fenómeno contribuya a la renovación funcional en la vida postnatal y, desde un punto de vista práctico, cuando una enfermedad determina la pérdida de células de estos tejidos, no se sustituyen en la vida adulta. Se están realizando ensayos clínicos para tratar de valorar si la estimulación de las células madre locales puede emplearse como tratamiento de algunas enfermedades. También, se están realizando ensayos para ver si la inyección de células troncales cultivadas *in vitro* puede usarse con fines terapéuticos.

Las células troncales son células parcialmente comprometidas que funcionan como poblaciones en división con el fin de producir una gama de células especializadas

Todas las células de un adulto se deben haber originado a partir de una sola célula fertilizada producida como consecuencia de la fusión entre el óvulo y el espermatozoide. Esta célula se considera **totipotencial,** dado que no sólo da origen a todas las células del adulto, sino que también forma los tejidos extraembrionarios de la placenta.

En el embrión en desarrollo existe una población de células denominadas **células troncales embrionarias** (células TE), que son **pluripotenciales** y tienen capacidad de desarrollarse hacia cualquier tipo funcional. Estas células se han aislado de la masa celular interna del blastocisto en desarrollo durante el desarrollo embrionario o en las gónadas fetales, y se han establecido líneas celulares en cultivo, que conservan la capacidad de diferenciarse en cualquier tipo celular.

La identificación y caracterización de las células TE han llevado a sugerir un posible uso terapéutico de las mismas para el trasplante, para tratar una serie de enfermedades en las que se pierden células permanentes, como las células nerviosas. Sin embargo, como estas células se originan y cultivan a partir de un embrión, este tipo de trabajos han generado un gran debate moral y ético, de forma que algunos países limitan o no permiten el desarrollo de estas aplicaciones terapéuticas.

En la vida postnatal existen una serie de poblaciones celulares que pueden desarrollar una serie limitada de tipos celulares y se consideran **multipotenciales.** Estas células se comportan como un depósito de células en división que sirven para reponer las poblaciones celulares más especializadas. Estas células comprometidas de forma parcial se denominan **células troncales multipotenciales** y se sabe que forman la base para la renovación continuada de muchas de las células que se dividen de forma constante.

Se cree que varios tipos de poblaciones celulares que se renuevan se originan en estas células troncales multipotenciales, como por ejemplo las diferentes células de la sangre se originan a partir de una célula troncal hematopoyética común, y los enterocitos madre probablemente dan lugar a las diferentes células que tapizan el intestino.

Profase. La cromatina duplicada se condensa en forma de cromosomas hermanos paralelos que dan un aspecto punteado burdo a la región nuclear, lo cual se asocia con desaparición del nucléolo. El centríolo se duplica para formar dos centros de organización de microtúbulos en polos opuestos de la célula (el huso mitótico), los cuales no son visibles al microscopio óptico.

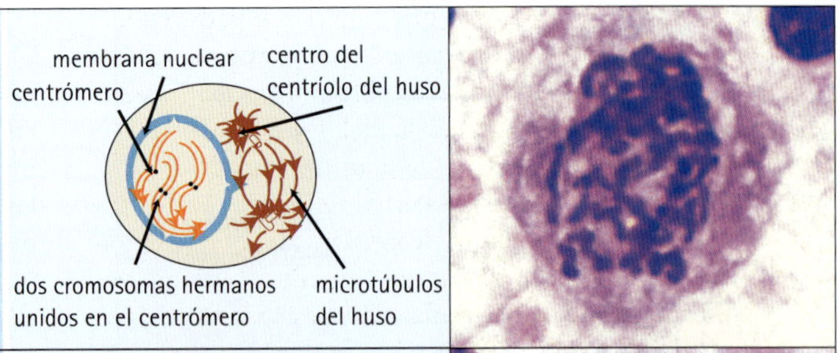

Prometafase. La membrana nuclear se desintegra formando pequeñas vesículas, haciendo posible que los microtúbulos del huso interaccionen con los cromosomas. Cada par de cromosomas tiene un sitio de inserción (cinetocoro) que se une a los microtúbulos del huso desde cada polo del huso (túbulos del cinetocoro). El par de cromosomas se desplaza hacia el centro del huso.

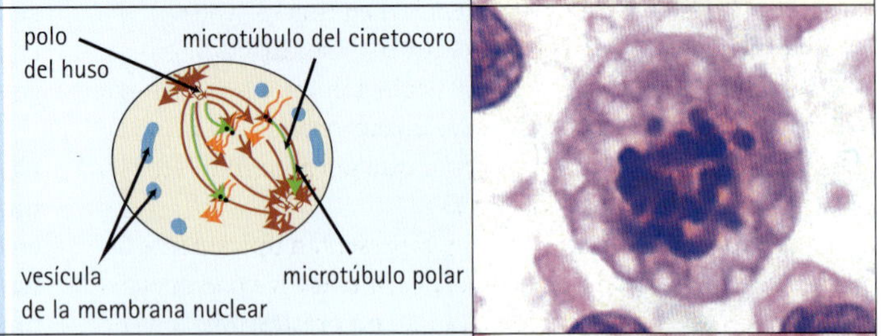

Metafase. El movimiento de los cromosomas a lo largo de los microtúbulos lleva al alineamiento de los cromosomas en el ecuador de la célula entre los polos del huso.

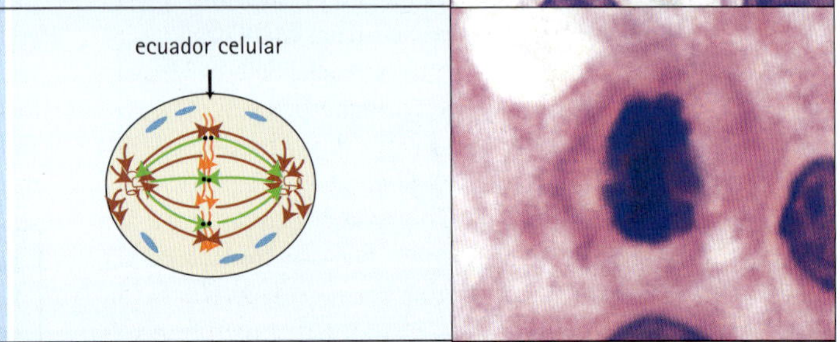

Anafase. Las inserciones del cinetocoro en los cromosomas emparejados se separan y los cromosomas se desplazan a los polos opuestos del huso. En la anafase tardía, los microtúbulos del huso se alargan, causando la elongación de la célula y la ulterior separación de los polos del huso.

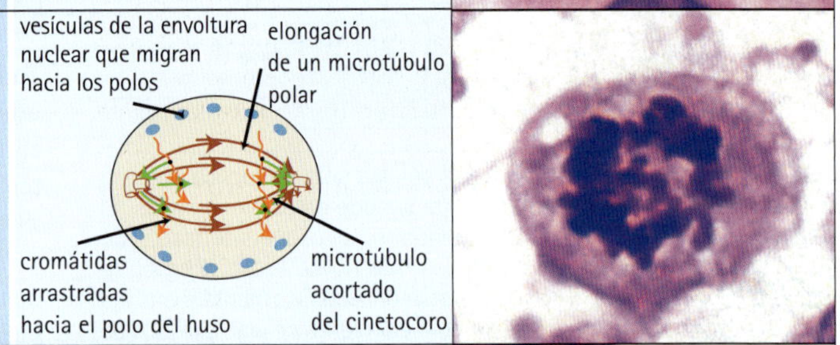

Telofase. Las cromátidas independientes se separan de los microtúbulos del cinetocoro y la membrana nuclear se reconstituye alrededor de cada grupo de cromosomas. La célula continúa alargándose mediante la elongación de los microtúbulos del huso. Esta fase señala el final de la mitosis.

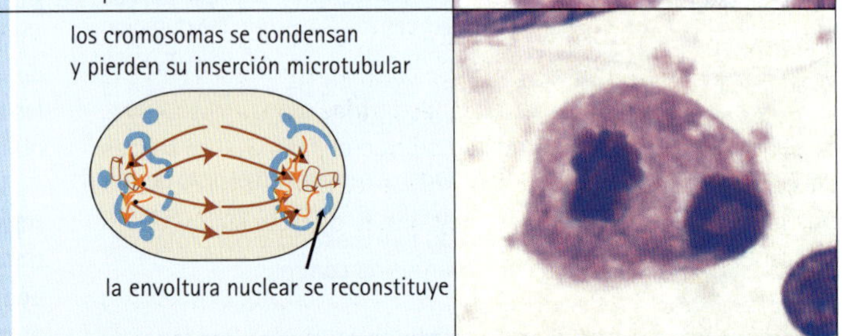

Citocinesis. La escisión en dos células independientes se produce mediante la agregación de un cinturón de actina-miosina inmediatamente por debajo del ecuador de la célula en telofase. La región de conexión se separa finalmente, con fusión de las membranas celulares para formar dos células hijas. En esta etapa aparece un nucléolo en una masa de cromatina densa en el núcleo recién formado. La célula entra ahora en la fase G_1 del ciclo celular.

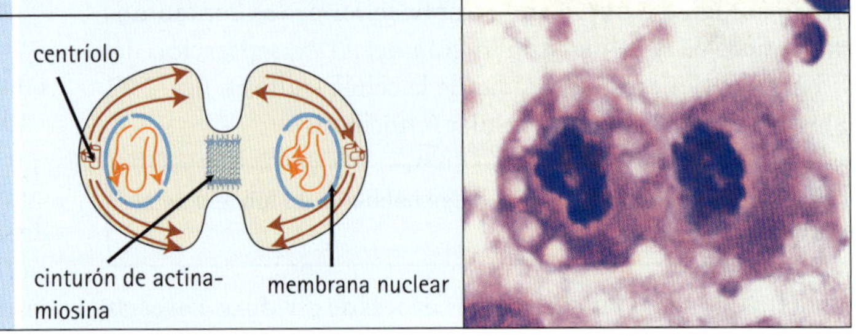

Fig. 2.33 Mitosis.

En algunos tejidos existen células que sólo sirven para generar un tipo celular, denominadas **células troncales comprometidas.** Un ejemplo de este tipo es la «célula madre epidérmica», que es capaz de formar nuevas células epiteliales en la piel. Estas células se han clasificado también como **células troncales unipotenciales.**

Una célula troncal debe reproducirse cada vez que se divide para mantener una población de células troncales. Después de la división de la célula troncal se pueden originar dos tipos de células: nuevas células troncales que mantienen la población de células troncales, y células comprometidas que se diferencian en una estirpe celular, pero que todavía pueden dividirse en lo que se denominan divisiones de amplificación. Aunque las células troncales tienen una frecuencia de división típicamente baja, las células comprometidas muestran una elevada frecuencia de amplificación que permite mantener la dinámica de estas poblaciones celulares.

Las células troncales multipotenciales representan típicamente un porcentaje muy pequeño de las células de un tejido y en el estudio histológico resulta muy difícil verlas, ya que no presentan rasgos de diferenciación y aparecen como células pequeñas mal definidas. Su anonimato morfológico disimula su importancia. Se han identificado algunos marcadores especiales con anticuerpos y microscopia confocal para muchos tipos de células troncales, y ha sido posible aislarlas y estudiarlas. Parece que el ambiente de una célula troncal y sus uniones con la matriz extracelular condicionan la capacidad de las mismas de dividirse y la formación de células troncales comprometidas específicas. El concepto de que el ambiente local controla la diferenciación de las células troncales se pone de manifiesto en la descripción del **nicho de las células troncales,** que es el medio ambiente local que determina su crecimiento y diferenciación.

Por último, los estudios sobre el destino de los trasplantes de células troncales medulares en humanos y roedores han puesto en duda el dogma de que las células troncales multipotenciales pueden originar sólo un grupo limitado de tipos celulares. Es evidente que las células de los trasplantes medulares pueden diferenciarse en hepatocitos, células musculares cardíacas y neuronas en el cerebro. Estos hallazgos no se han explicado por completo, pero plantean la posibilidad de que en un ambiente adecuado determinadas células multipotenciales vuelvan a comportarse como pluripotenciales. Este concepto se denomina **plasticidad de las células troncales adultas.** Las vías que permiten esta plasticidad adulta están siendo objeto de intensos estudios para tratar de determinar los estímulos concretos de unos nichos determinados, que regulan la diferenciación de las células resultantes.

La división celular que produce gametos para la reproducción se consigue gracias al proceso de meiosis

Las células normales tienen dos juegos de cromosomas complementarios (homólogos) derivados de las células germinales paternas y maternas durante la fertilización, y por tanto se denominan **diploides** o células **2n.**

Las células germinales (óvulos y espermatozoides), que están destinadas a fusionarse durante la fertilización para producir un embrión, tienen la mitad de la dotación normal de cromosomas (es decir, son **haploides,** células **n**). Son el producto de una forma modificada de división celular, la **meiosis.** Cuando se prepara para la división celular, en la célula se debe formar la estructura denominada huso. El huso aparece por el desensamblaje del cilio primario (v. pág. 32), a partir del cual el cuerpo basal se convierte en el centríolo del centrosoma que organiza el huso mitótico.

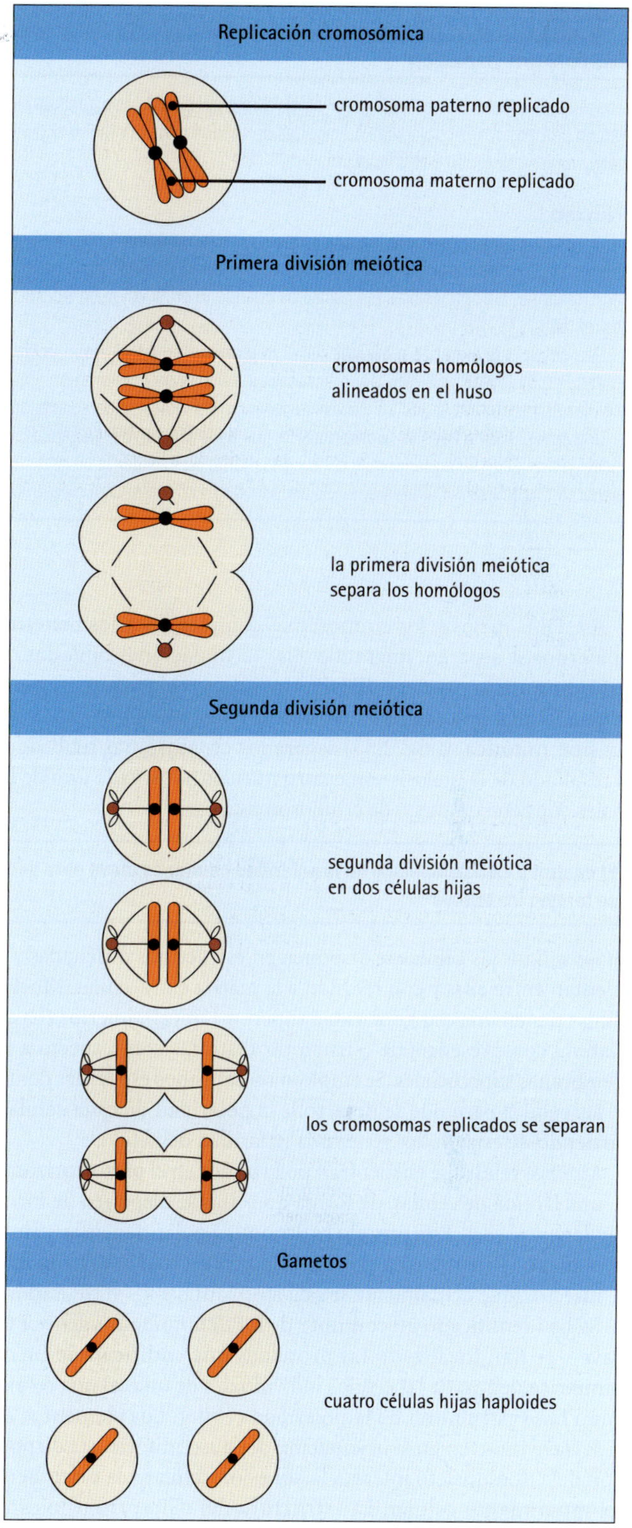

Fig. 2.34 Meiosis. La meiosis da lugar a la formación de cuatro células hijas, cada una con la mitad de la dotación cromosómica (es decir, n-haploides).

En la meiosis (fig. 2.34), los cromosomas complementarios se emparejan en el huso mitótico después de la fase S del ciclo celular (v. fig. 2.32), y el juego materno se une a uno de los polos mientras que el paterno se une al polo opuesto; el polo al que se fijan los cromosomas derivados de la madre o del padre es aleatorio para cada cromosoma. Esto es diferente a la mitosis, donde los cromosomas complementarios no se alinean en el huso.

CONCEPTOS AVANZADOS

Histología práctica

Los principios generales se pueden aplicar de forma útil cuando se examinan células en preparaciones citológicas o en cortes de tejidos para valorar su actividad tal y como se describe a continuación.

Núcleo

Una célula metabólicamente inactiva tiene un núcleo redondo compacto, que típicamente se tiñe intensamente cuando se está transcribiendo poca cantidad de cromatina. No son visibles los nucléolos cuando la producción de ribosomas es mínima.

Una célula que sintetiza proteínas tiene un gran núcleo pálido con nucléolos grandes o múltiples, que reflejan la transcripción activa de la cromatina. En las células en fase activa de multiplicación se observan cambios nucleares similares.

Una célula muerta tiene un núcleo retraído, que da el aspecto de una masa compacta amorfa con un material muy teñido. Más tarde se fragmenta en partículas separadas y se lisa completamente, dejando la célula sin un núcleo discernible.

Citoplasma

El estudio del citoplasma celular se debe concentrar en la intensidad y distribución de los elementos acidófilos (rosa) y basófilos (azul).

Un citoplasma granular con una tinción rosa intensa contiene acumulaciones de organelas que captan el colorante ácido, que normalmente son mitocondrias o gránulos de secreción (p. ej., gránulos de neurosecreción o gránulos especializados, como los que se observan en los leucocitos).

Un tinte azulado difuso en el citoplasma indica la presencia de ARN citoplasmático en los ribosomas y por tanto es sinónimo de producción activa de proteínas.

Las grandes áreas no teñidas son generalmente grandes vacuolas secretoras, como las que se observan en las células secretoras de mucina. En algunos tipos de células pueden representar grasa.

Así, en la meiosis, los cromosomas complementarios maternos y paternos se separan, migrando a las terminaciones opuestas del huso durante la primera división meiótica. Una vez segregados de esta forma, una segunda división (prácticamente idéntica a la división mitótica, v. fig. 2.33) separa los cromosomas replicados. El resultado de la meiosis son cuatro núcleos hijos, cada uno de los cuales contiene un juego de cromosomas.

El control y establecimiento de la polaridad celular es clave para que se formen los tejidos

En los tejidos las células se disponen en estructuras ordenadas y se orientan entre ellas y con relación a la matriz extracelular. Muchas células tienen una clara polaridad superior (apical), inferior (basal) y lateral con presencia de estructuras distintas con respecto a las membranas superficiales. Se emplean mecanismos especiales dentro de las células para que se desarrolle la polaridad de cada célula y, partiendo de esta, poder generar la polaridad del tejido.

Muchos tejidos se encuentran polarizados en el plazo horizontal de una lámina de células, de forma que estas se disponen de forma regular entre ellas. Este proceso se denomina polaridad de las células en el plano (PCP) y se ha caracterizado en un sistema de modelos de insectos, que actualmente se está ampliando a los vertebrados.

Se ha identificado un conjunto de los denominados genes PCP clave y se han localizado las proteínas que codifican de forma asimétrica dentro de las células individuales de una sábana celular, como base estructural de la polaridad celular. Los elementos del PCP clave influyen en la orientación del huso mitótico, la disposición del citoesqueleto interno, la adhesión celular y la orientación del movimiento celular. La estructura del cilio primario es un componente señalizador importante en la polaridad de las células en el plano. En los sistemas vertebrados existen buenas evidencias de la implicación de los genes PCP clave en la orientación de los cilios móviles (pág. 49), el desarrollo del sistema nervioso central en el embrión y la formación de elementos sensores especializados en el oído interno.

Sin embargo, aunque se han descubierto sistemas fundamentales, como los que controlan los PCP, todavía no se comprende bien la base molecular del control de la distribución de las células individuales en las tres dimensiones de un tejido, para que este adquiera una orientación específica.

MUERTE CELULAR

La muerte celular programada es un medio normal de controlar las poblaciones celulares en división

En muchos tejidos en replicación, y en particular durante la embriogénesis, el control de la población celular se consigue gracias al control de la tasa de muerte celular. Las células normales requieren un equilibrio de las señales que mantienen su viabilidad. En ausencia de un patrón correcto de señales, se activan ciertos genes que provocan una disolución bien controlada de la célula. Debido al control genético de este proceso, se habla de «muerte celular programada», que contrasta con la muerte celular que se produce en muchas enfermedades o que deriva de estímulos nocivos.

La forma más importante de muerte celular programada es la **apoptosis.** En este proceso la célula se retrae, se fragmenta y es ingerida por las células adyacentes (fig. 2.35).

Las células normales están ordenadas en estrecho contacto entre sí y están unidas por uniones celulares. Al principio del proceso de la apoptosis hay una síntesis de las enzimas necesarias para causar la lisis celular, pero no está asociada con cambios estructurales. Esto se denomina **cebamiento.** Durante el desarrollo, muchas células son cebadas para la apoptosis y sobreviven solo si son rescatadas por medio de un factor trófico específico.

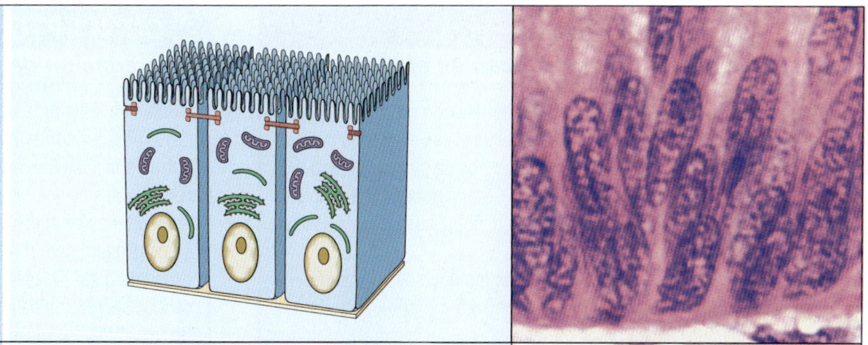

Las células apoptósicas pierden las especializaciones y las uniones superficiales, reduciéndose su tamaño. La cromatina nuclear se condensa bajo la membrana nuclear. En contraste con la necrosis, los orgánulos celulares siguen siendo normales. Las enzimas endonucleasas escinden los cromosomas a fragmentos de nucleosomas individuales.

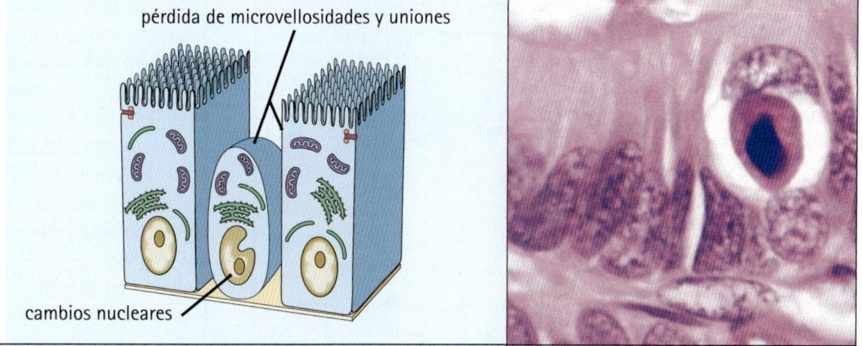

Hay una disgregación de la célula en varios fragmentos conocidos como **cuerpos apoptósicos.** También se produce la fragmentación del núcleo. Cada fragmento contiene mitocondrias viables y orgánulos intactos. El proceso tiene lugar en unos minutos solo.

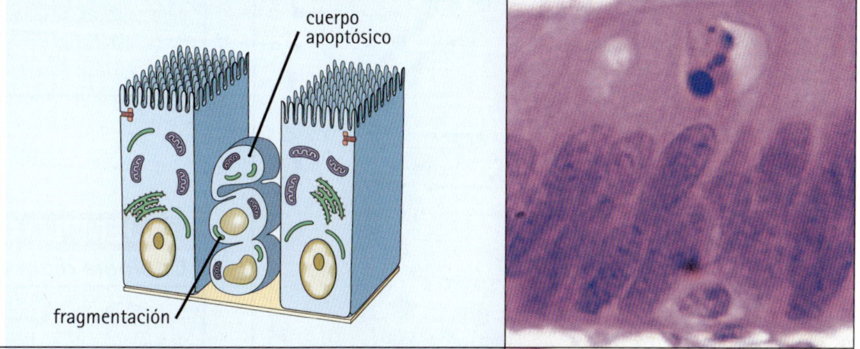

Los fragmentos apoptósicos son reconocidos por las células adyacentes, las cuales los ingieren para su destrucción mediante fagocitosis. Algunos fragmentos degeneran fuera de la célula, mientras que otros son ingeridos por células fagocíticas locales (no se muestra en este esquema).

Aunque la apoptosis es un proceso fisiológico, puede ser también inducida por estados patológicos.

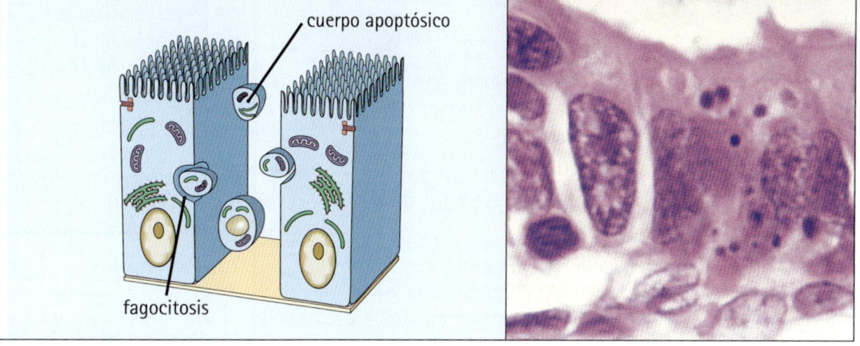

Fig. 2.35 Apoptosis. La apoptosis es un proceso programado dependiente de energía diseñado específicamente para eliminar células. Este proceso controlado de muerte celular, denominado «muerte celular programada», es muy diferente del que se produce como resultado directo de un estímulo dañino grave dirigido contra las células (denominado «necrosis»).

EJEMPLO CLÍNICO

Cambios nucleares que se producen en el cáncer

Una célula que contiene un núcleo muy grande en relación con su citoplasma se encuentra generalmente en fase de división celular. Las células con núcleos inapropiadamente grandes plantean la sospecha de un cambio canceroso. Por ejemplo, las células de la superficie del cuello uterino deben tener núcleos pequeños salvo que exista un crecimiento celular anormal que se suele asociar al desarrollo de una neoplasia maligna.

En cualquier tipo celular especializado, todos los núcleos de las células adyacentes deben tener aproximadamente el mismo tamaño y las mismas características de tinción. Sin embargo, en el cáncer los núcleos son de diferente tamaño y forma **(pleomorfismo nuclear)** y comúnmente muestran una cromatina densamente teñida siguiendo un patrón tosco aglomerado (**hipercromatismo nuclear,** fig. 2.36).

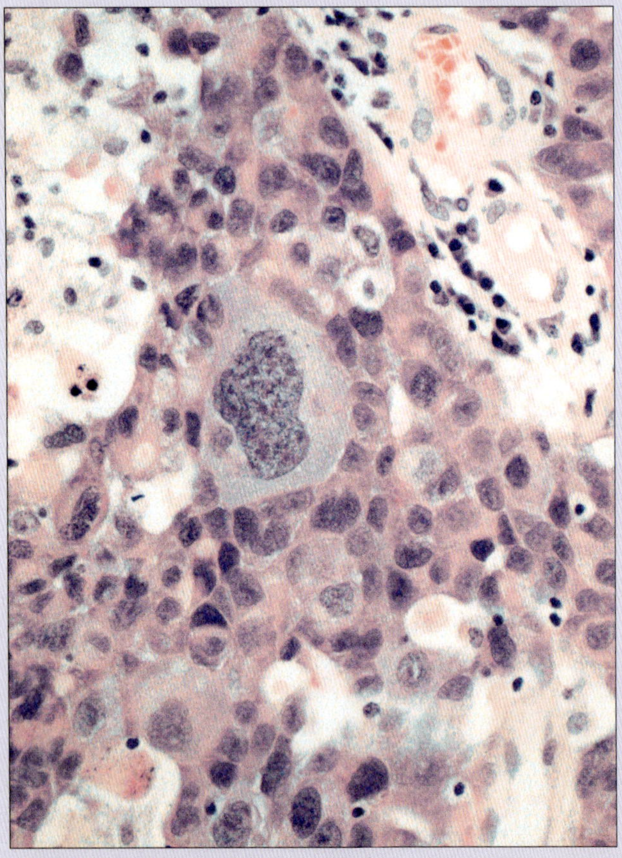

Fig. 2.36 Cambios nucleares en el cáncer. Imagen de un tumor maligno que muestra variabilidad del tamaño nuclear (pleomorfismo nuclear) y varios núcleos teñidos muy oscuros (hipercromasia nuclear).

CONCEPTOS AVANZADOS

Degradación de proteínas en las células

Existe una constante necesidad de recambio de proteínas en las células. Las proteínas de la membrana, las organelas no deseadas y las proteínas que entran a las células desde el espacio extracelular se degradan por el sistema de vesículas ácidas, usando las hidrolasas lisosomales.

En algunas células los productos no deseados de las vesículas de secreción se destruyen mediante la fusión directa de dichas vesículas secretoras y el lisosoma. Este proceso se conoce como **crinofagia.** Por ejemplo, cuando las células secretoras de hormonas de la hipófisis dejan de secretar su producto, las vesículas secretoras llenas de hormona se fusionan con los lisosomas y se degrada la hormona.

Las proteínas del citosol se degradan principalmente por un mecanismo definido, que se denomina sistema de ubicuitina-proteasoma. En este sistema las proteínas no deseadas son reconocidas por enzimas específicas y posteriormente marcadas por la proteína ubicuitina. La proteína ubicuitinada que se genera es reconocida por grandes proteasas multicatalíticas, conocidas como «proteasomas», y degradada. En algunas células este proceso de «limpieza de desechos» implica la reorganización de la célula para formar una estructura llamada **agregasoma,** que se localiza alrededor del centríolo.

Es clave que la célula disponga de un sistema muy eficiente para eliminar de forma regulada las proteínas para mantener una función normal. Algunas proteínas, como las que controlan el ciclo celular, las que activan la transcripción de los genes o las intermediarias en los sistemas de transmisión de señales intracelulares, se eliminan con rapidez por el sistema ubicuitina-proteasoma. Si no se eliminaran, sus actividades persistirían y ocasionarían efectos adversos en la célula.

EJEMPLO CLÍNICO

Citología diagnóstica

La citología es el estudio de la forma celular y hace referencia a una especialidad importante en la medicina de laboratorio, que se concentra en el diagnóstico de enfermedades mediante el examen de un pequeño número de células.

Las células a examinar se obtienen mediante el raspado de la superficie epitelial (p. ej., el cuello uterino o el revestimiento gástrico), aspiración de tejidos sólidos con una aguja o mediante la recolección de células procedentes de líquidos corporales como son el esputo o la orina.

El objetivo final es la detección de alteraciones en la estructura celular que apuntan hacia la presencia de enfermedad. En la medicina clínica lo más importante es reconocer los cambios precursores de un cáncer (cambios neoplásicos).

Para acceder a las preguntas de revisión en línea, visita, por favor, https://studentconsult.inkling.com.

3

Células epiteliales

INTRODUCCIÓN

Las células epiteliales son láminas de células especializadas que recubren o revisten las superficies internas y externas del cuerpo, como las capas externas de la piel y la superficie luminal interna del tubo digestivo. Realizan funciones distintas, como secreción, absorción y protección (barrera), gracias a muchas modificaciones internas y superficiales especializadas. Las células están unidas entre ellas por varios tipos de unión celular. Las células pueden adaptarse a la elaboración y secreción de un producto y la secreción de una gran cantidad del mismo se ve facilitada por el plegamiento y la invaginación de las láminas de epitelio para generar las glándulas. Algunos órganos sólidos están compuestos por una compleja organización de células epiteliales, como por ejemplo el páncreas, el riñón y el hígado.

Las células epiteliales están especializadas para la absorción, secreción o para actuar como una barrera

Las células epiteliales forman unas capas de células muy cohesivas que se denominan «epitelios» y que funcionan principalmente como:

- Cobertura o revestimiento de las superficies corporales, por ejemplo, la piel, el intestino y diferentes conductos.
- Unidades funcionales de las glándulas de secreción y los órganos sólidos, como las glándulas salivales y el hígado.

Las células epiteliales están firmemente unidas entre sí con otras mediante adhesiones especializadas. Estas estructuras especiales sirven como anclaje del citoesqueleto de cada célula epitelial con sus vecinas y para anclar el epitelio a los componentes de la matriz extracelular. Los epitelios se separan de los tejidos de soporte por una capa de matriz extracelular, que se llama membrana basal. Los epitelios no tienen vasos y se nutren gracias a la difusión de los capilares localizados en el tejido de soporte al cual se unen.

La clasificación de las células epiteliales se basa en su forma y en su manera de apilarse

Los primeros microscopistas describieron las células de una forma sencilla a partir de su forma, dado que todavía no se comprendía la función. Esta nomenclatura ha persistido hasta nuestros días.

Tradicionalmente las células se han clasificado en tres grandes grupos de acuerdo con su forma. Estos grupos son: **plano** (escamoso, fig. 3.1a y b), **cúbico** (altura y anchura similares, fig. 3.1c y d) y **cilíndrico** o columnar (altura 2-5 veces mayor que la anchura, fig. 3.1e y f).

Las células epiteliales forman una capa única en la que todas las células están en contacto con la matriz extracelular subyacente (**epitelio simple**) o bien varias capas donde sólo la capa más inferior de células es la que está en contacto con la matriz extracelular (epitelio estratificado, fig. 3.2a y b). Los epitelios estratificados se describen en función de la forma de las capas de células más altas, de forma que un epitelio cuyas células superficiales son planas a modo de láminas se llama **escamoso estratificado**.

Un **epitelio transicional** es un tipo de epitelio estratificado especial que suele estar restringido al revestimiento del tracto urinario (fig. 3.2c y d) y que varía entre cúbico y escamoso dependiendo del grado de distensión. El **epitelio seudoestratificado** (fig. 3.1g y h) contiene células epiteliales que aparentan estar dispuestas en capas, pero en realidad todas contactan con la matriz extracelular.

Los epitelios también se agrupan de acuerdo a si forman parte de una superficie o de una glándula.

La clasificación morfológica tradicional tiene limitaciones. Aunque se describan dos epitelios como cúbicos, su función y biología pueden ser tan distintas que resulte confuso llamarlos igual. Sin embargo, el uso de la clasificación morfológica de los epitelios sigue teniendo utilidad descriptiva y aporta cierta información útil sobre la función. Por ejemplo, el epitelio escamoso simple suele encontrarse en áreas que realizan transporte mediante difusión, mientras que las capas múltiples de un epitelio escamoso estratificado suelen localizarse en áreas de desgaste como la piel y el revestimiento del esófago, el canal anal y la vagina. Las células epiteliales cilíndricas con su abundante citoplasma suelen asociarse a la absorción y la secreción, dado que ambos requieren una amplia dotación de organelas.

En este libro aparecerán los términos tradicionales utilizados para describir los epitelios, pero siempre con un calificativo en relación con su función.

UNIONES DE LAS CÉLULAS EPITELIALES

En los epitelios existen estructuras especializadas que unen las células para formar una unidad funcional.

La integridad estructural del epitelio se mantiene gracias a la adhesión de las células constituyentes entre sí y con la matriz extracelular (v. cap. 4). Estas adhesiones están mediadas por dos sistemas principales:

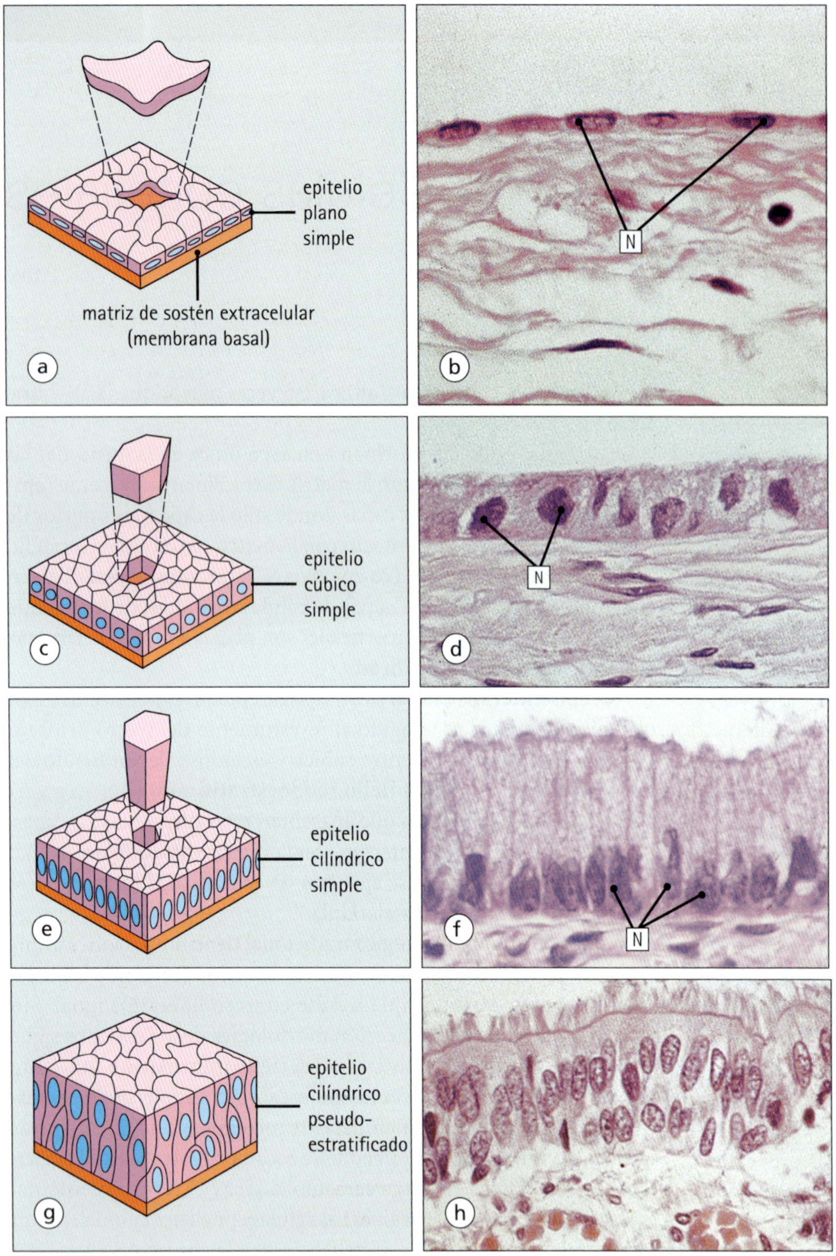

Fig. 3.1 Epitelio simple.
Epitelio (escamoso) simple plano. (a) Un epitelio plano simple está compuesto por una única capa de células que son planas. **(b)** En cortes histológicos, los núcleos (N) aparecen aplanados y el citoplasma no está definido. Aunque la palabra «escamoso» hace referencia a cualquier epitelio plano, su empleo es restringido y muchos epitelios planos reciben nombres más específicos; así el epitelio que tapiza los vasos sanguíneos se denomina «endotelio» y el que recubre las cavidades abdominal y pleural se llama «mesotelio».

Epitelio cúbico simple. (c) Un epitelio cúbico simple está compuesto por una única capa de células cuya altura, anchura y profundidad son parecidas. Obsérvese que no son estrictamente cúbicas. **(d)** En un corte histológico, dichas células suelen tener un núcleo de localización central (N).

Epitelio cilíndrico o columnar simple. (e) Un epitelio cilíndrico simple está compuesto por células cuya altura es 2 a 3 veces mayor que su anchura. **(f)** Los núcleos (N) de las células cilíndricas son basales y se organizan en una capa ordenada.

Epitelio cilíndrico seudoestratificado. (g) En un epitelio cilíndrico seudoestratificado, las varias capas de núcleos sugieren la existencia de varias capas de células en contacto con la matriz extracelular subyacente. **(h)** Las preparaciones histológicas de rutina muestran varias capas de núcleos.

- Las proteínas de la membrana celular que actúan como moléculas especializadas de adhesión celular.
- Áreas especializadas de la membrana celular incorporadas a las uniones celulares.

Hay tres tipos de uniones celulares: **uniones oclusivas,** que forman una barrera impermeable; **uniones de anclaje,** que ofrecen cierta tensión mecánica, y **uniones comunicantes,** que permiten el movimiento de las moléculas entre las células.

Las uniones oclusivas unen las células unas con otras y mantienen la integridad de las células epiteliales como una barrera

Las uniones oclusivas tienen dos grandes funciones:

- Prevención de la difusión de moléculas entre células adyacentes, contribuyendo de esta forma a la función de barrera de las células epiteliales en las que existen.
- Prevención de la migración lateral de las proteínas especializadas de membrana, delineando y manteniendo las propiedades especializadas de la membrana celular.

La función de oclusión se consigue gracias a proteínas intramembrana (fig. 3.3) que median en la adhesión de células adyacentes.

Ultraestructuralmente una unión oclusiva se observa como un área focal en la que existe una aposición estrecha de la membrana celular adyacente. Esto ha dado lugar al empleo del nombre alternativo de **unión estrecha.**

Las uniones oclusivas están particularmente bien desarrolladas en el epitelio que reviste el intestino delgado, donde:

- Evitan que las macromoléculas digeridas pasen entre las células.
- Confinan áreas especializadas de la membrana celular implicadas en la absorción o secreción en la cara luminal de la célula.

Las uniones oclusivas también son importantes en las células encargadas del transporte activo de sustancias, por ejemplo, en el

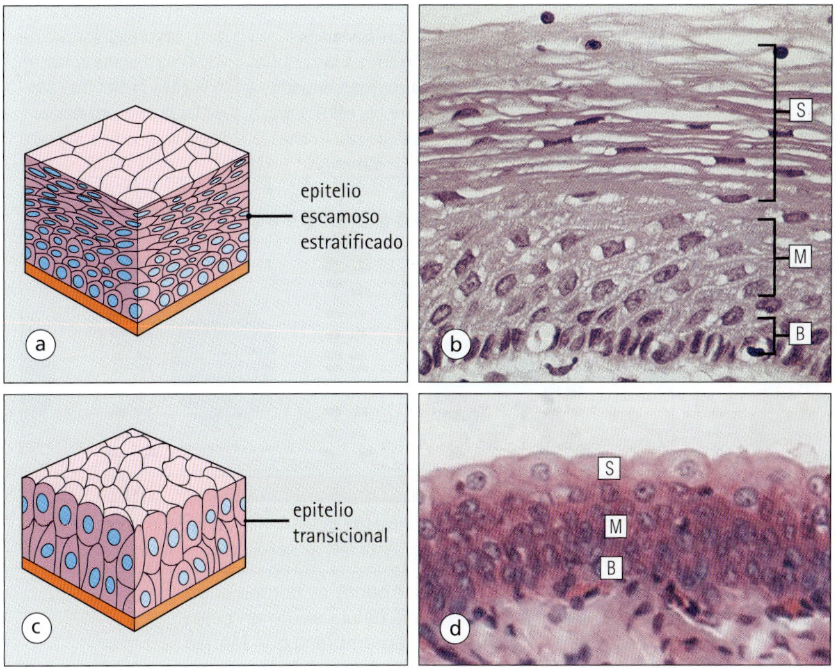

Fig. 3.2 Epitelio estratificado
(a) Epitelio escamoso estratificado. Este epitelio está compuesto por varias capas de tal forma que las células más altas del epitelio no están en contacto con la matriz extracelular subyacente. **(b)** El epitelio escamoso estratificado deriva su nombre del aspecto aplanado (escamoso) de las células de la parte superficial del epitelio (S). Las células de las capas basal (B) y media (M) de este tipo de epitelio son, de hecho, piramidales o poligonales y no planas. **(c) Epitelio transicional.** Un epitelio transicional tiene múltiples capas con una capa basal y media de células cúbicas/poliédricas y una capa superficial que solo se encuentra en la vía urinaria baja y la vejiga (v. pág. 290). Este epitelio recibe su nombre de la capa superficial, que transiciona de cupuliforme a escamosa en función del grado de distensión de la vejiga. La capa de superficie tiene forma de cúpula y en estado no distendido tiene una forma casi cilíndrica, mientras que cuando la vejiga se distiende adquiere una forma aplanada escamosa. **(d)** Epitelio transicional no distendido que muestra las capas basal (B), media (M) y superficial (S). La membrana apical está muy plegada y especializada, lo que explica el aspecto desflecado en los cortes histológicos.

transporte activo de un ion, en contra de un gradiente de concentración. En esta situación las uniones oclusivas previenen la retrodifusión de la sustancia transportada (fig. 3.3b).

Las uniones de anclaje unen el citoesqueleto de unas células con otras y con los tejidos subyacentes

Las uniones de anclaje (fig. 3.4) dan una estabilidad mecánica a los grupos de células epiteliales y consiguen de este modo que funcionen como una unidad cohesiva.

La red de actina interacciona con dos tipos distintos de unión:

- Las uniones adherentes unen la red de filamentos de actina entre células adyacentes (fig. 3.5a).
- Los contactos focales unen la red de filamentos de actina de una célula con la matriz extracelular (fig. 3.5b).

La red de filamentos intermedios interacciona con dos tipos de uniones:

- Los desmosomas conectan la red de filamentos intermedios de las células adyacentes (fig. 3.5c y 3.6b).
- Los hemidesmosomas conectan la red de filamentos intermedios con la matriz extracelular (fig. 3.5d y 3.8).

Las uniones adherentes son las más comunes en dirección al ápex de las células epiteliales cilíndricas y cúbicas, donde unen los haces de actina submembranosos en lo que se denomina **cinturón de adhesión.** Son muy prominentes en las células que revisten el intestino delgado donde forman una zona visible al microscopio óptico a modo de banda eosinofílica (la **barra terminal**). Desde un punto de vista ultraestructural las uniones adherentes son una placa desflecada de material eletrodenso adyacente a la membrana celular, que se corresponde con la localización de la α – actinina y la vinculina, en las que se insertan los filamentos de actina. El componente de unión intercelular (es decir, el componente extracelular de moléculas de E-cadherina adyacentes y Ca^{2+}) no es visible, pero resulta evidente como un área lúcida entre las membranas adyacentes.

Durante la embriogénesis, las uniones de tipo adherente transmiten fuerzas motrices generadas en los filamentos de actina por capas completas de células. Por tanto, son esenciales en el proceso de plegamiento de las capas epiteliales para la formación precoz de los órganos en el embrión.

Los **desmosomas** proporcionan estabilidad mecánica a las células epiteliales expuestas a estrés de tensión y a fuerzas de cizallamiento y están particularmente bien desarrolladas en el epitelio escamoso estratificado que cubre la piel.

Los desmosomas son tan característicos de las células epiteliales que su detección en los tumores malignos de naturaleza desconocida es indicativa de un origen epitelial, en vez de un origen linfoide o procedente de tejidos de sostén.

Un **complejo de unión** describe la estrecha asociación de distintos tipos de unión entre células adyacentes epiteliales, y es una manifestación de la necesidad de distintos tipos de unión celular para mantener la integridad estructural y funcional (fig. 3.6).

Las uniones comunicantes permiten la comunicación directa célula con célula

Las uniones comunicantes permiten la difusión selectiva de moléculas entre células adyacentes y facilitan la comunicación directa célula con célula (fig. 3.7).

Las uniones comunicantes suelen estar presentes con una densidad pequeña en la mayoría de los epitelios adultos, pero se encuentran en gran número durante la embriogénesis, cuando probablemente desempeñan un papel en la organización espacial de las células en desarrollo. Las uniones comunicantes también son importantes en las células del músculo cardíaco y liso, donde pasan señales implicadas en la contracción desde una célula a otra.

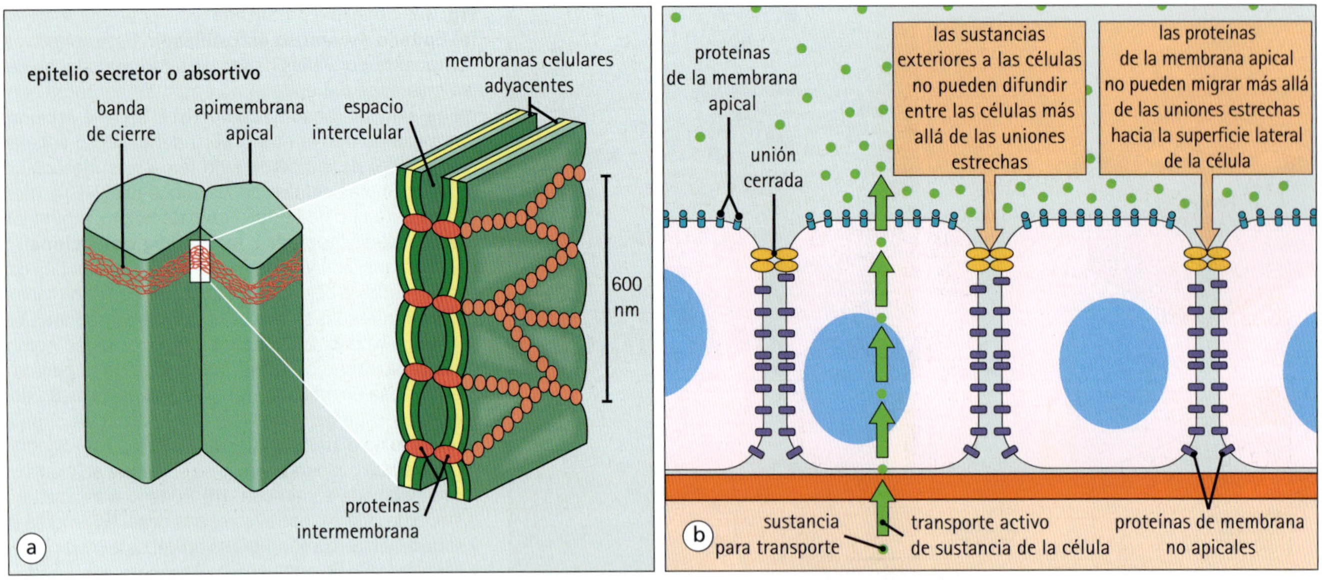

Fig. 3.3 Unión oclusiva (unión estrecha). **(a)** Las uniones oclusivas son particularmente evidentes entre las células epiteliales que tienen funciones de secreción o de absorción. Entre cada célula existe un collar de uniones oclusivas, sellando las células en una barrera estrecha. Las proteínas intramembrana que forman estas uniones se disponen como líneas serpiginosas (bandas de cierre), que sellan la membrana de las células adyacentes. Las proteínas implicadas se denominan ocludina y claudina. **(b)** Unión oclusiva (unión estrecha). Las células que transportan moléculas en contra de un gradiente de concentración disponen de uniones oclusivas que evitan la retrodifusión de la sustancia transportada. La proteína claudina es la principal responsable de esta barrera para la difusión. Además, es deseable concentrar componentes especializados de la membrana celular en ciertas áreas de la célula, por ejemplo, una proteína de transporte en la membrana celular apical. Las células emplean uniones oclusivas para evitar la migración lateral de proteínas especializadas de membrana, estableciendo así unos dominios especializados de membrana.

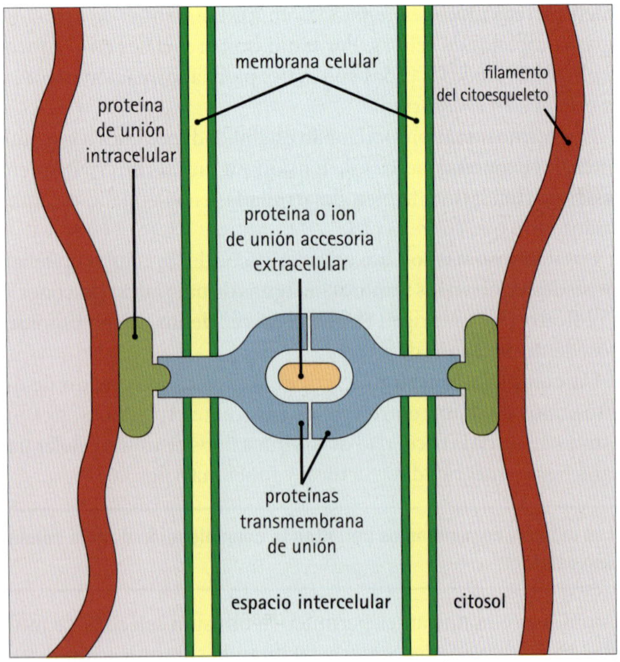

Fig. 3.4 Unión de anclaje (estructura general). Los filamentos del citoesqueleto de células adyacentes se unen por medio de proteínas de unión intracelular, que unen los filamentos a las proteínas de unión transmembrana. Estas pueden entonces interaccionar con proteínas similares de las células adyacentes. La interacción extracelular puede estar mediada por proteínas o iones extracelulares adicionales, como por ejemplo el Ca^{2+}. En las diferentes clases de uniones actúan distintas (o múltiples) proteínas de unión y transmembrana. Una clase importante de proteínas de este grupo son las cadherinas, que unen células adyacentes empleando Ca^{2+}.

EJEMPLO CLÍNICO

Enfermedad de las uniones celulares: pénfigo y penfigoide

En el pénfigo, el cuerpo produce anticuerpos anormales contra las proteínas que forman los desmosomas en la piel (desmogleína 1 y 3) y esto impide que se produzca una adhesión normal entre los desmosomas (enfermedad autoinmune). Las personas afectadas desarrollan ampollas generalizadas en las mucosas y la piel, que aparecen al separarse las uniones por desmosomas entre las células planas adyacentes. Se puede emplear la tinción inmunohistoquímica para demostrar la presencia de anticuerpos anormales adheridos al espacio intercelular entre las células epidérmicas enfermas. Las ampollas aparecen dentro de las capas celulares de la epidermis (ampollas intraepidérmicas), dado que las uniones afectadas son los desmosomas.

El penfigoide ampolloso es una enfermedad ampollosa en la que se forman autoanticuerpos dirigidos frente a las proteínas de los hemidesmosomas. Estas proteínas se han denominado bp180 y bp230, aunque antes se llamaban «antígenos del penfigoide ampolloso 1 y 2» (BPAG1 y BPAG2). Estas proteínas unen en condiciones normales los filamentos intermedios de citoqueratina con las proteínas de tipo integrina que unen la célula a la lámina basal. En el penfigoide ampolloso la unión del anticuerpo con estas proteínas normales causa inflamación con separación del epitelio de la lámina basal, con la consiguiente formación de ampollas. El plano de separación determina las ampollas subepidérmicas, dado que el problema afecta a los hemidesmosomas, que anclan la epidermis con la lámina basal.

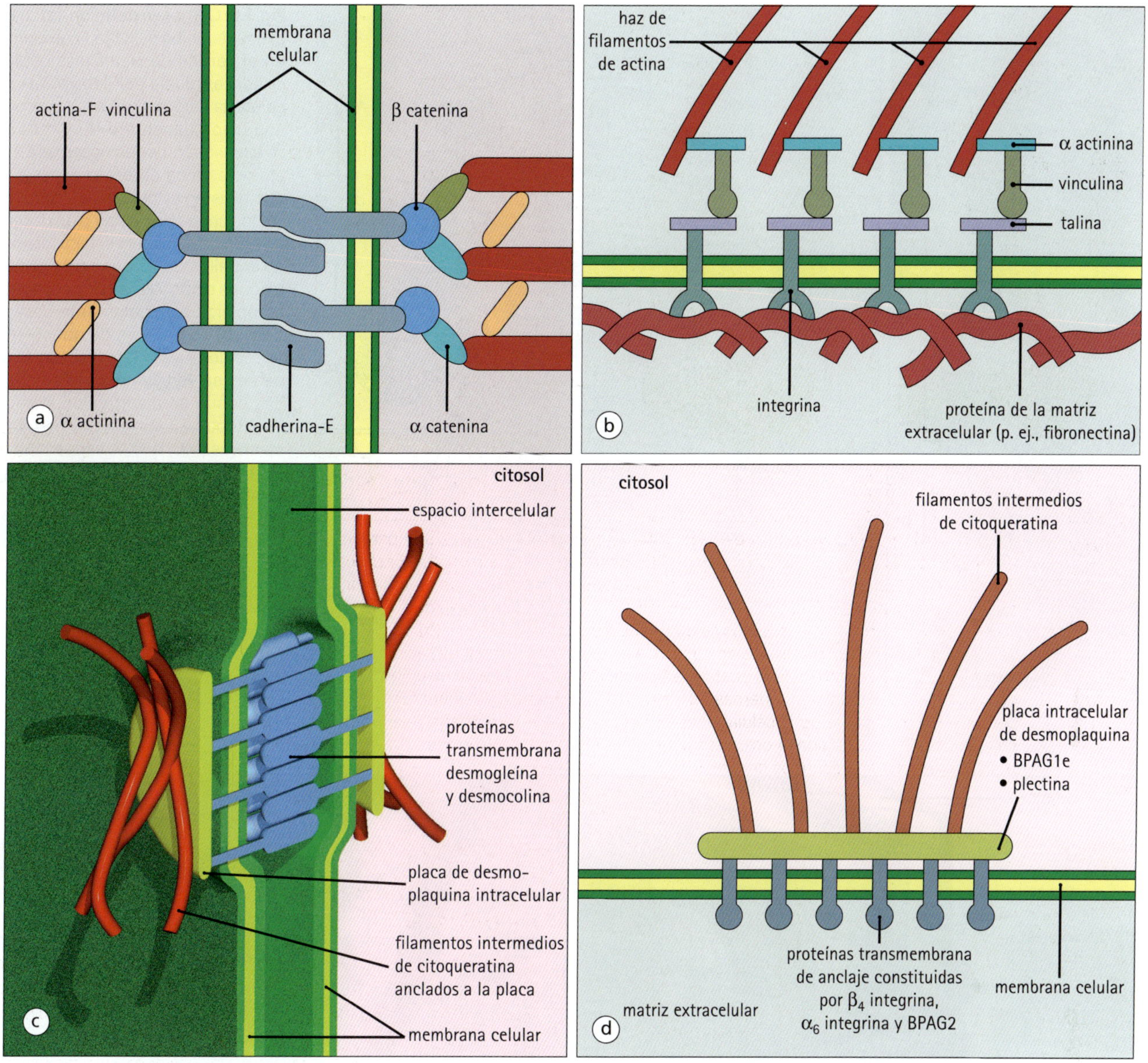

Fig. 3.5 Tipos de uniones de anclaje. Cuatro tipos de uniones de anclaje aportan estabilidad mecánica en las capas epiteliales; las uniones adherentes (a) y los contactos focales (b) interactúan con la red de actina, mientras que los desmosomas (c) y los hemidesmosomas (d) lo hacen con la red de filamentos intermedios. **(a) Unión adherente.** En este tipo de unión las fibras de actina-F de células adyacentes se unen mediante proteínas de unión a la actina (incluidas las α y β cateninas, la α-actinina y vinculina) a una proteína transmembrana, que pertenece al grupo de la familia de las cadherinas de glucoproteínas de superficie (cadherina-E), que unen células en presencia de Ca^{2+}. **(b) Contacto focal.** Los haces de filamentos de actina interaccionan con proteínas con capacidad de unirse a la actina (α-actinina, vinculina y talina) para unirse a una proteína de unión transmembrana, que es una clase de molécula de adhesión celular que se denomina «integrina» (v. también fig. 4.10). **(c) Desmosoma.** Cada desmosoma consta de una placa intracelular compuesta por varias proteínas de unión (los tipos principales son las desmoplaquinas asociadas a placoglobina y placofilina), dentro de las cuales se insertan los filamentos intermedios de citoqueratina (tonofilamentos). La adhesión celular es mediada por las proteínas transmembrana denominadas desmogleínas y desmocolina, que son miembros de la familia de cadherinas de moléculas de adhesión celular. **(d) Hemidesmosoma.** Un hemidesmosoma es similar a un desmosoma salvo porque interacciona con la matriz extracelular en vez de con un desmosoma adyacente de otra célula. Al contrario de un desmosoma, los filamentos de citoqueratina (tonofilamentos) comúnmente tienen una terminación libre en vez de formar un bucle. Las proteínas de un hemidesmosoma son diferentes de las de los desmosomas. La placa intracelular contiene las proteínas plectina y BPAG1e. Las proteínas de anclaje transmembrana incluyen integrina $β_4$, integrina $α_6$ y BPAG2 (BPAG = antígeno del penfigoide ampolloso).

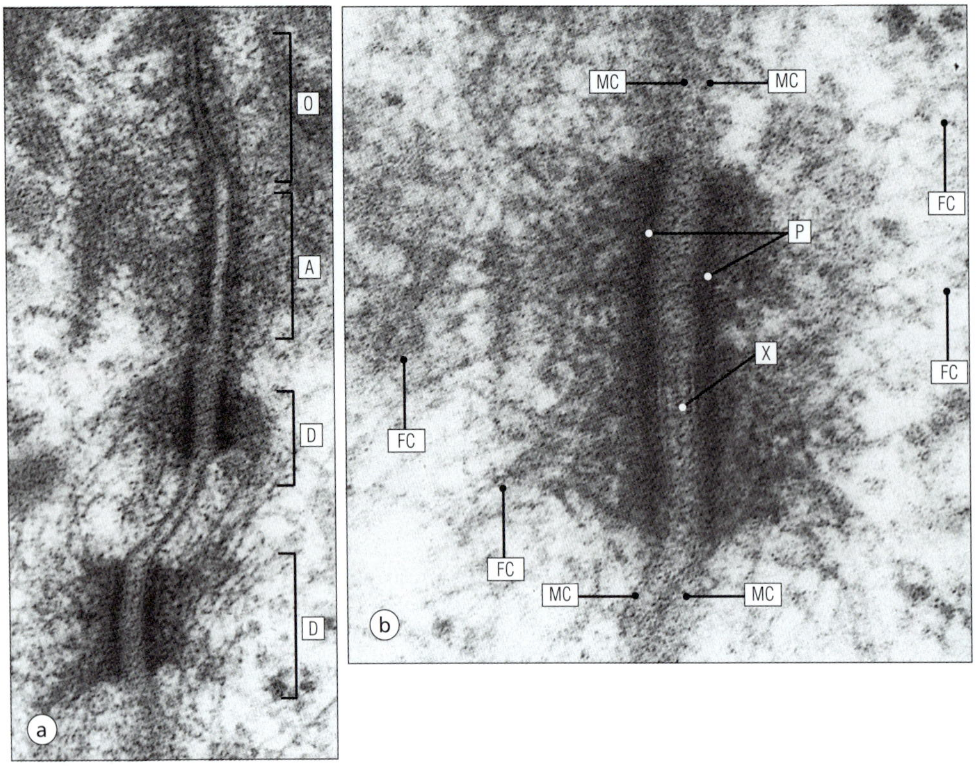

Fig. 3.6 Complejo de unión. (a) Los complejos de unión se sitúan comúnmente en el vértice de las células cúbicas y cilíndricas. Justo por debajo del vértice celular la unión oclusiva (O) se sigue de una unión adherente (A) y más abajo se encuentran los desmosomas (D). Este ejemplo se ha obtenido de las células que revisten el intestino delgado donde dichos complejos están bien desarrollados. En otros epitelios, particularmente en aquellos en los que no se necesitan uniones oclusivas, son infrecuentes los complejos completamente desarrollados. **(b)** Las placas de adhesión con forma de disco (P) de las células adyacentes se ven como áreas electrodensas donde se insertan los filamentos de citoqueratina (FC). Las membranas celulares (MC) que se encuentran entre las placas de adhesión mantienen una separación de unos 30 nm y puede haber una banda electrodensa entre las células de algunos desmosomas (X).

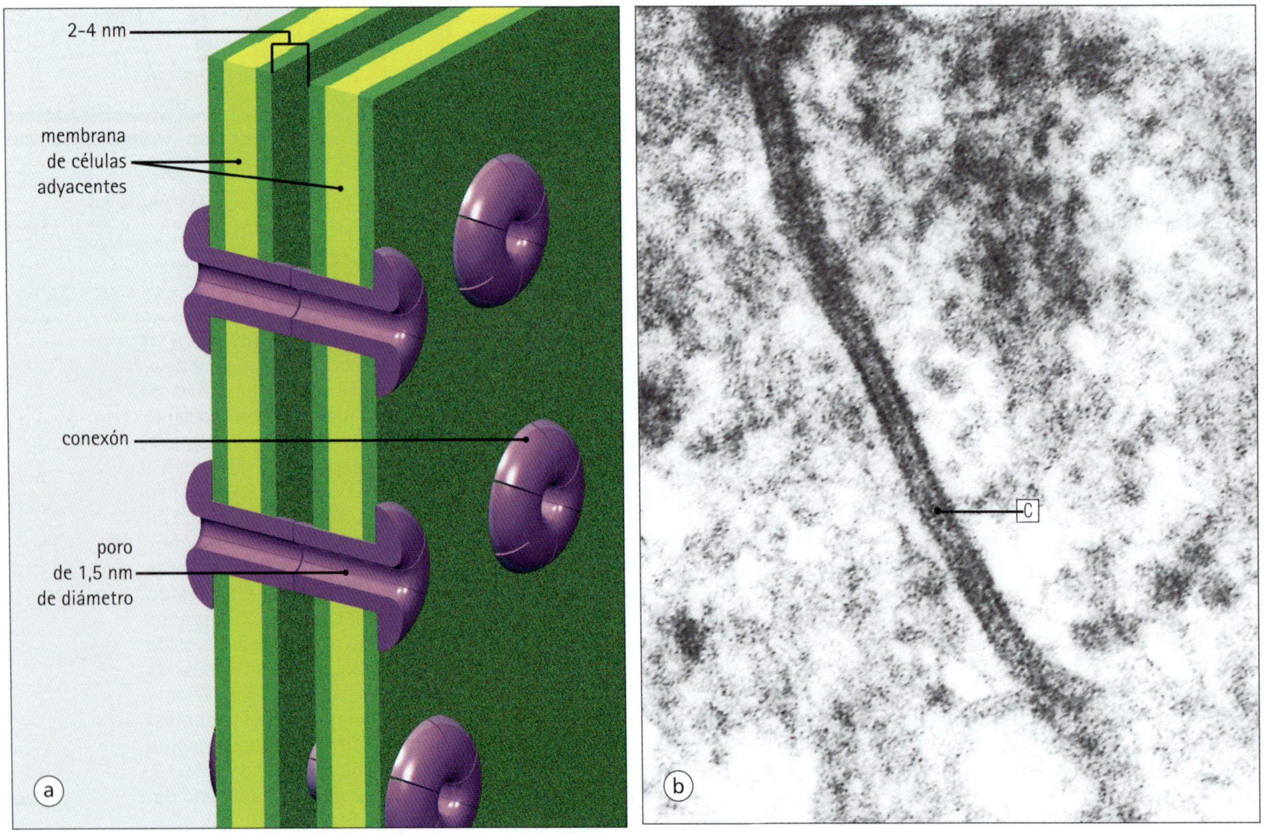

Fig. 3.7 Unión comunicante. (a) Una pequeña parte de una unión comunicante. Cada unión es un parche circular con varios centenares de poros, cada uno formado por seis subunidades proteicas que atraviesan las membranas celulares, denominándose «conexón». Los poros de las células adyacentes están alineados, permitiendo que las moléculas pequeñas se muevan entre las células. **(b)** Ultraestructuralmente, un corte transversal de una unión comunicante se observa como una zona plana en la que se yuxtaponen estrechamente las membranas celulares, entre las cuales se pueden ver los conexones (C) como gránulos puntiformes.

La membrana basal sirve de anclaje a las células epiteliales con los tejidos subyacentes

La unión de las células epiteliales con los tejidos subyacentes de sostén en los hemidesmosomas y contactos focales está mediada por una capa especializada de materiales de la matriz extracelular, la membrana basal (fig. 3.8 y v. fig. 4.11). La membrana basal contiene una forma especial de proteína de matriz denominada colágeno tipo IV, que es sintetizado por las células epiteliales. También contiene elementos (p. ej., fibronectina) elaborados por la capa de tejido conjuntivo subyacente; en el capítulo 4 se analizan en detalle la estructura y función de la membrana basal. Al microscopio óptico, la membrana basal se observa como una estructura lineal en la base del epitelio. Se puede teñir con la técnica del ácido peryódico de Schiff (PAS) (v. fig. 4.12a), pero se puede observar en las fotomicrografías electrónicas (fig. 3.8). La función de la membrana basal es anclar el epitelio al tejido subyacente, comportarse como una barrera y organizar la polaridad de las células epiteliales de forma que las superficies especializadas en la absorción o la secreción se orienten en la dirección correcta.

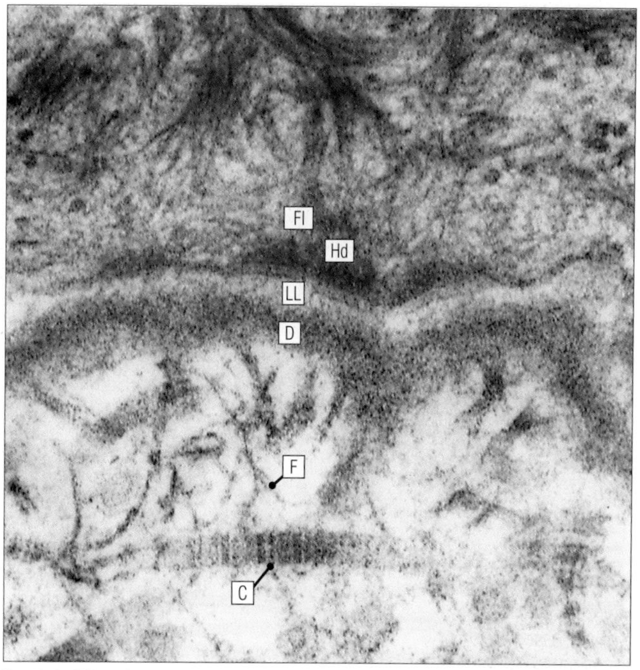

Fig. 3.8 **Membrana basal.** Fotomicrografía electrónica de la membrana basal entre una célula epitelial de la piel y el tejido de soporte subyacente. Puede identificarse un hemidesmosoma (Hd), que consiste en una placa densa constituida por proteínas de unión intracelular en la que se insertan los filamentos intermedios de citoqueratina (FI) de la célula. A nivel ultraestructural la membrana basal contiene dos capas: lámina lúcida (LL) y lámina densa (D), con una lámina fibroreticular externa mal delimitada. Unas fibrillas de anclaje delgadas (F), constituidas por colágeno de tipo VII, anclan la lámina densa con las fibras de colágeno externas (C).

ESPECIALIZACIONES DE LA SUPERFICIE DE LA CÉLULA EPITELIAL

La superficie de las células epiteliales se puede adaptar para permitir una función especializada

La superficie de las células epiteliales está muy desarrollada para cumplir funciones especializadas:

- La principal adaptación es el aumentar la superficie, que en diferentes tipos celulares se logra mediante microvellosidades, pliegues basolaterales y placas de membrana.
- La necesidad de mover sustancias por la superficie se logra gracias a las proyecciones móviles de la célula denominadas cilios.

Las microvellosidades son especializaciones de la superficie cuyo fin es aumentar la superficie de las células

Las microvellosidades son proyecciones con forma de dedo de la superficie apical de la célula (fig. 3.9). En la superficie de la mayoría de las células epiteliales se encuentran microvellosidades, pero generalmente están más desarrolladas en las células de absorción, como las células tubulares del riñón y en el epitelio del intestino delgado.

La forma de las microvellosidades se mantiene gracias a un haz de filamentos de actina que forman un eje central a lo largo de cada microvellosidad, que se ancla a la corteza de actina de la célula. En las células epiteliales del intestino delgado, el centro de actina también está ligado a la red de actina de las uniones adherentes que se encuentran entre células adyacentes.

La membrana celular que cubre las microvellosidades contiene glucoproteínas específicas de la superficie celular y enzimas implicadas en el proceso de absorción. Esta especialización de la superficie celular se observa desde el punto de vista ultraestructural como una cubierta desflecada, pero es mucho más evidente cuando se emplea la histoquímica o la inmunohistoquímica para detectar proteínas específicas tales como la lactasa y la fosfatasa alcalina (v. fig. 3.13).

Los estereocilios son formas extremadamente alargadas de las microvellosidades y, a pesar de su nombre, no tienen nada que ver con los verdaderos cilios. Se encuentran en las células epiteliales que revisten el epidídimo y son los sensores de las células ciliadas de la cóclea (v. cap. 19).

Los pliegues basolaterales aumentan el área de la superficie

Los pliegues basolaterales son invaginaciones profundas de la superficie basal o lateral de las células (fig. 3.10). Los pliegues basales son particularmente evidentes en las células implicadas en el transporte de líquidos o de iones y se suelen asociar a altas concentraciones de mitocondrias, que aportan la energía necesaria para el transporte iónico o líquido. La presencia de pliegues basales y de mitocondrias da un aspecto rayado al citoplasma basal de dichas células, por lo que se utiliza el término descriptivo «células epiteliales estriadas».

Los pliegues basales se observan en las células tubulares renales (v. figs. 3.10a y 15.19) y en los conductos de muchas glándulas secretoras.

El área de la superficie celular puede aumentar de forma similar si se forman pliegues en la membrana lateral de la célula, lo que se puede observar en algunas células epiteliales, en particular en las células de absorción que tapizan el intestino.

Las placas de membrana son una estructura especializada que se observa en el urotelio

Las placas de membrana son áreas rígidas de la membrana celular apical que se encuentran sólo en el epitelio que tapiza el tracto urinario. Pueden replegarse hacia el interior de la célula cuando la vejiga está vacía y desplegarse con el fin de aumentar el área luminal cuando la vejiga está llena (v. fig. 15.33).

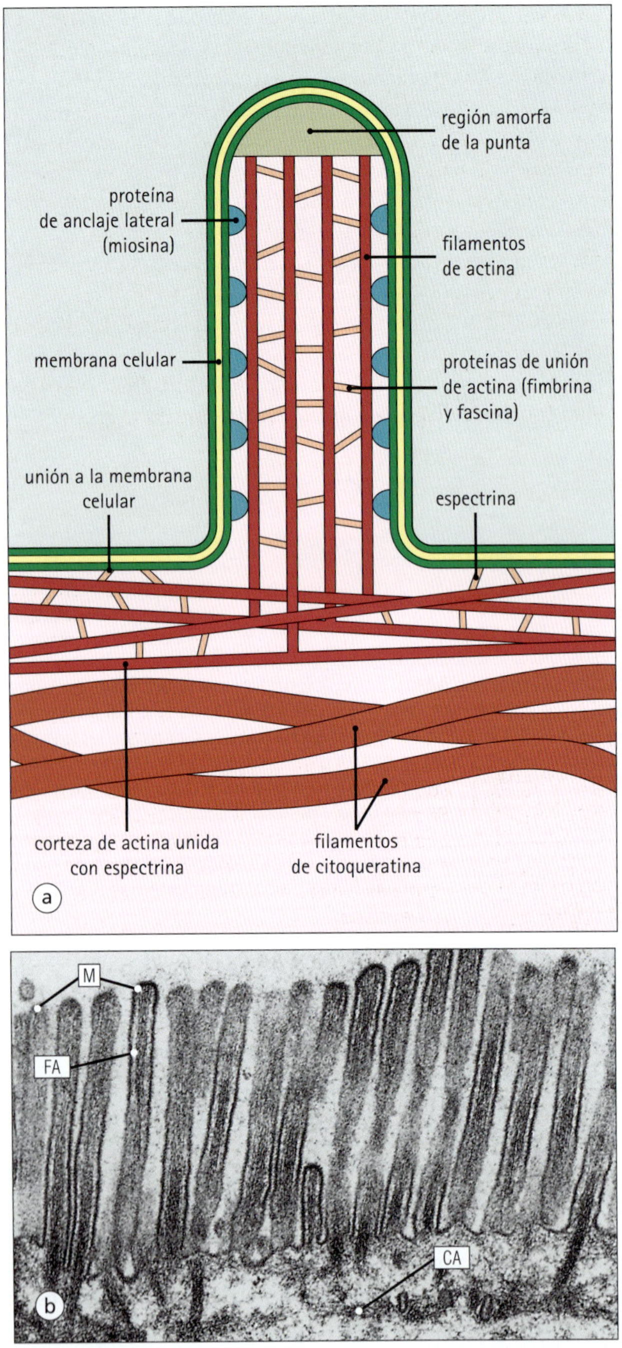

Fig. 3.9 **Microvellosidades.** **(a)** Cada microvellosidad es una extensión digitiforme de la membrana celular, que se estabiliza mediante un haz de filamentos de actina que se mantienen con una separación de 10 nm mediante proteínas de unión a la actina. El haz de actina se une a la superficie lateral de las microvellosidades gracias a una disposición helicoidal de moléculas de miosina, que se unen por un lado con la actina y por el otro con la superficie interna de la membrana celular. El haz también se adhiere al vértice de las microvellosidades en una zona amorfa de proteínas de anclaje que puede representar proteínas que coronan los filamentos de actina para prevenir su despolimerización. En la base de las microvellosidades el haz de actina entrante está estabilizado gracias a la corteza celular de actina/espectrina, bajo la cual se encuentran los filamentos intermedios de citoqueratina. **(b)** La fotomicrografía electrónica muestra la superficie de una célula que tapiza el intestino delgado. Las microvellosidades (M) forman proyecciones digitiformes, cada una de las cuales tiene un núcleo de filamento de actina (FA) que entra en la célula y que se mezcla con la corteza de actina (CA), que también se conoce con el nombre de red terminal.

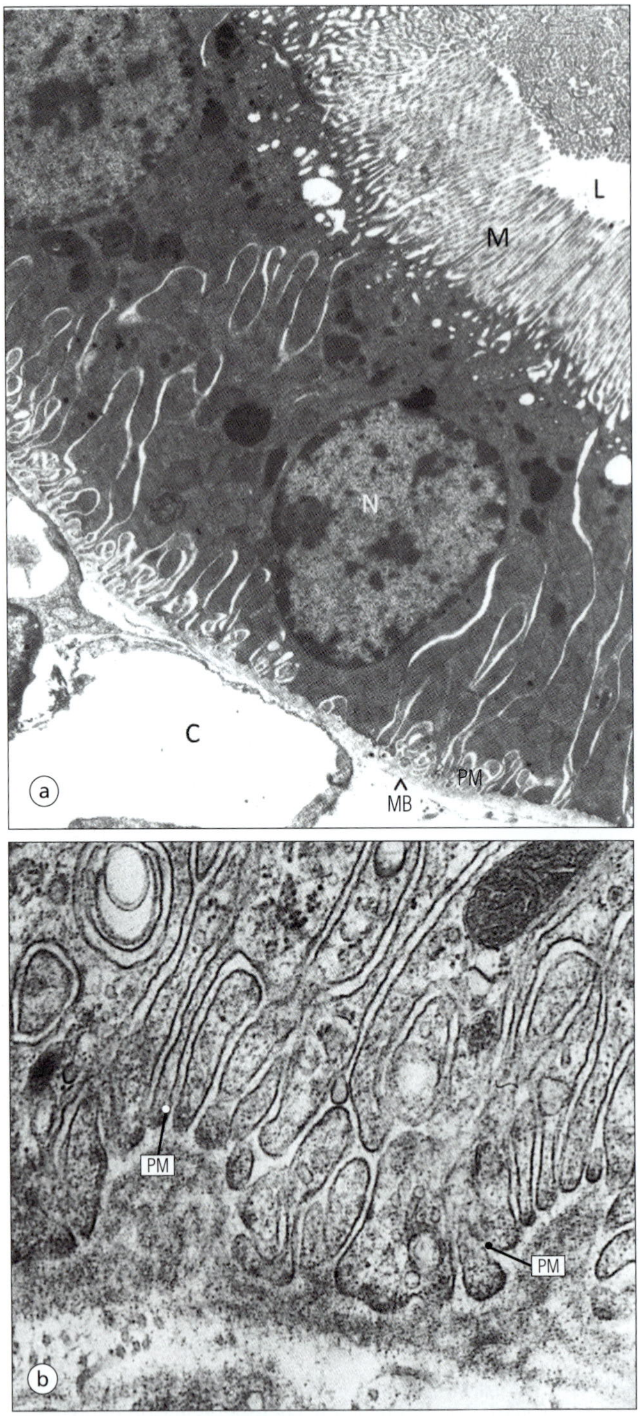

Fig. 3.10 **Pliegues basales.** **(a)** Fotomicrografía electrónica que muestra una célula epitelial cúbica del túbulo contorneado proximal del riñón. Se distingue un núcleo central (N) y abundantes microvellosidades (M) que se proyectan hacia la luz (L). En la base de la célula se observa claramente la membrana basal (MB) y pliegues de membrana (PM) en las membranas basal y lateral. Se reconoce un capilar (C) en el tejido de soporte subyacente. **(b)** Fotomicrografía electrónica que muestra las invaginaciones profundas de la membrana basal celular (PB) de una célula del túbulo distal renal. Esto facilita el transporte en la membrana celular de iones merced al marcado aumento del área de superficie celular.

Los cilios son proyecciones móviles superficiales de las células que participan en el transporte

Los cilios son proyecciones de aspecto similar al de los pelos, con un diámetro de 0,2 μm, que nacen de la superficie de algunas células especializadas y que desempeñan un papel en el movimiento de líquidos por la superficie de la célula o la dotan de movilidad. Este tipo se denomina **cilio móvil** para distinguirlo del cilio primario, que se encuentra en la mayor parte de las células y participa en una serie de funciones de señalización celular (v. pág. 32). Sin embargo, cuando se emplea el término cilio sin más especificación, siempre alude al cilio móvil.

Cada cilio es una extensión muy especializada del citoesqueleto y está compuesto por un centro organizado de microtúbulos dispuestos en paralelo (el axonema). Estos microtúbulos se unen a otras proteínas y generan de este modo el movimiento energía-dependiente de los filamentos, que resulta en un batido lateral (fig. 3.11).

Los cilios son particularmente evidentes en:

- El epitelio que reviste el tracto respiratorio, donde mueven el moco por las superficies celulares (v. fig. 10.2).
- El epitelio que tapiza la trompa de Falopio, donde se encargan de desplazar el óvulo hacia la cavidad uterina (v. fig. 17.12).
- Células epiteliales que revisten los ventrículos cerebrales llamadas células ependimarias.
- Una estructura axonémica similar a la de los cilios es la que se encuentra en el flagelo de los espermatozoides (v. fig. 16.8).

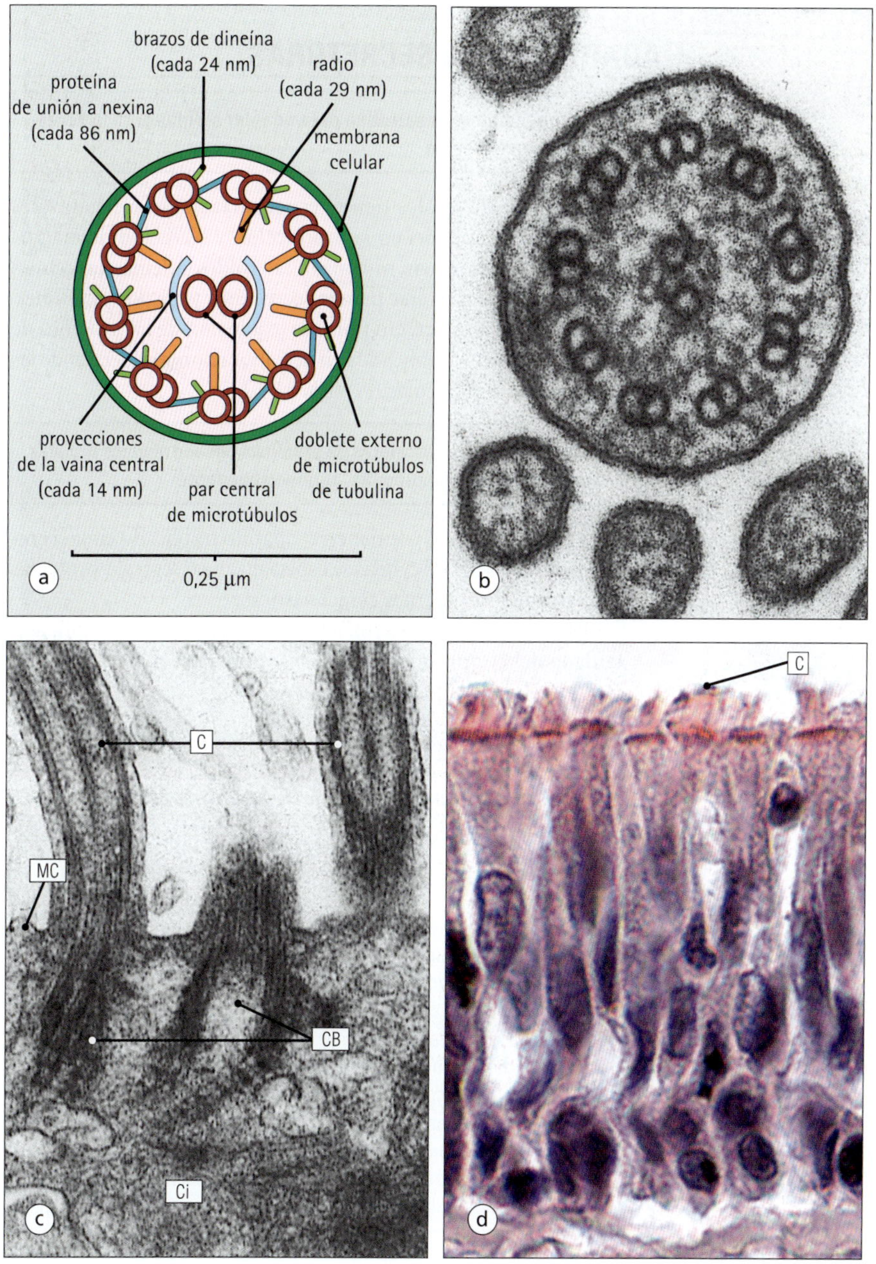

Fig. 3.11 Cilios móviles. **(a)** Corte transversal de un cilio móvil. Los nueve dobletes de túbulos externos están formados por tubulina, mientras que los brazos, compuestos por la proteína dineína, se localizan cada 24 nm a lo largo de la longitud del cilio e interaccionan con los dobletes adyacentes como un «motor molecular» para producir su flexión. Las uniones compuestas de otra proteína, la nexina, adquieren una disposición más espaciada (cada 86 nm) y mantienen los microtúbulos en posición. Los radios se extienden desde cada uno de los nueve dobletes externos hasta un par de túbulos centrales a intervalos de 29 nm, mientras que las proyecciones de las vainas centrales lo hacen cada 14 nm. **(b)** Aspecto ultraestructural de un cilio en un corte transversal. Como las diferentes proteínas constituyentes se espacian de forma periódica a diferentes intervalos a lo largo de la longitud del axonema, no todas son visibles en un solo plano de corte. **(c)** En un corte longitudinal, la base de cada cilio (C) se identifica originándose como un derivado especializado del centriolo (el cuerpo basal, CB). Aquí, los dobletes externos del cilio parten directamente del triplete externo del centriolo. (MC, membrana celular; Ci, citoplasma.) **(d)** Fotomicrografía de un epitelio ciliado. Los cilios (C) forman una capa de aspecto velloso en la superficie apical de la célula. Como son muy frágiles, no se preservan bien en un tejido escasamente fijado o procesado.

Las proteínas de la superficie celular pueden actuar como enzimas o como moléculas de adhesión o pueden servir para el reconocimiento celular

La superficie de los epitelios está revestida por una capa de proteínas, glucoproteínas y residuos de azúcares, que en muchas células se puede observar ultraestructuralmente como un engrosamiento amorfo difuso de la membrana celular. Gracias a su contenido en azúcares, se puede teñir mediante técnicas como la del método de PAS (v. pág. 6). Esta capa se denomina **glucocáliz.**

Pueden emplearse métodos histoquímicos e inmunohistoquímicos enzimáticos para detectar enzimas específicas en esta cubierta de superficie (fig. 3.13) y resulta evidente que las células epiteliales de diferentes lugares muestran diferentes atributos funcionales en términos de actividad enzimática a pesar de las similitudes en su morfología.

Las proteínas de superficie también se emplean en diferentes mecanismos de reconocimiento y adherencia celular, a menudo de gran importancia dentro de lo que es la función del sistema inmunitario (v. cap. 8 y moléculas CD).

EJEMPLO CLÍNICO

Defectos ciliares y enfermedades

Los defectos genéticos en los genes que codifican las proteínas ciliares determinan que el movimiento de batido de los cilios sean incoordinados o falten por completo **(síndrome del cilio inmóvil).**

A nivel ultraestructural los elementos de los cilios pueden estar ausentes o ser anormales (fig. 3.12):

- En la embriogénesis los cilios defectuosos no mueven las capas celulares y los órganos no consiguen colocarse en su lugar anatómico normal, lo que produce, por ejemplo, un corazón derecho.
- Se altera el desarrollo de los senos aéreos del cráneo.
- La incapacidad de eliminar el moco del pulmón condiciona infecciones recidivantes y graves en el tórax, lo que se traduce en una dilatación permanente de las vías aéreas de mayor calibre (bronquiectasias).
- La infertilidad es frecuente porque el transporte del óvulo por la trompa de Falopio depende de la función ciliar normal y las proteínas ciliares constituyen la cola móvil del espermatozoide.

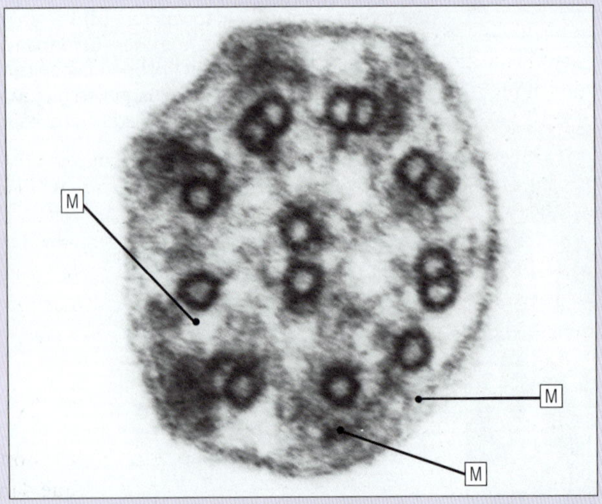

Fig. 3.12 Síndrome de los cilios inmóviles. Fotomicrografía electrónica de los cilios en una persona con infecciones respiratorias recidivantes desde la infancia. No existen los brazos externos de dineína y hay unos microtúbulos (M) aislados anormales, que impiden una motilidad normal. Compárese con la figura 3.11b.

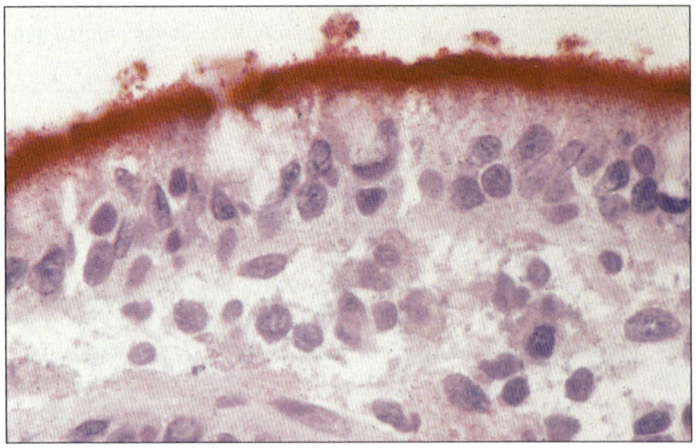

Fig. 3.13 Actividad de la fosfatasa alcalina del intestino delgado. Se muestra la localización de la fosfatasa alcalina asociada a la membrana celular de la superficie de las células epiteliales que tapizan el intestino delgado. Obsérvese que la actividad enzimática (que aparece como un depósito teñido de *rojo*) está confinada a la superficie apical de las superficies celulares.

ADAPTACIONES SECRETORAS

Algunas organelas se desarrollan para adaptar células para la secreción de macromoléculas

Algunas células epiteliales tienen especializaciones estructurales relacionadas con su papel en la producción y secreción de macromoléculas del tipo enzimas, mucinas y esteroides. Además, las células epiteliales pueden adaptarse para la secreción y transporte de iones. Dichas células se caracterizan por una expansión de los sistemas de organelas específicos implicados en la elaboración y secreción de las respectivas macromoléculas (v. págs. 51-53).

Las células epiteliales secretoras de proteínas poseen núcleos grandes y un retículo endoplasmático (RE) rugoso abundante

Aunque todas las células contienen el aparato implicado en la secreción de proteínas, ciertas células se especializan en segregar proteínas y así muestran las siguientes características:

- Un RE rugoso bien desarrollado, que da lugar a una coloración azulada del citoplasma cuando se emplean cortes teñidos con H-E (v. célula plasmática, cap. 8).

EJEMPLO CLÍNICO

La membrana basal epitelial en la enfermedad

La membrana basal se afecta en muchas patologías:

- La epidermólisis ampollosa es una infrecuente enfermedad genética con varias causas. Una es la llamada epidermólisis ampollosa de la unión, en la cual los niños afectados tienen una piel y mucosas muy frágiles, de forma que un traumatismo mínimo produce ampollas y úlceras dolorosas. Esta lesión se debe a mutaciones de los genes que codifican las cadenas de la laminina 5, que se encuentran en condiciones normales en la membrana basal y se unen a las integrinas expresadas en las células epiteliales cutáneas, anclando con firmeza la epidermis en la dermis, La falta de anclaje de la laminina 5 es responsable de la fragilidad cutánea.
- El síndrome de Goodpasture es una enfermedad autoinmune poco frecuente, en la que se encuentran autoanticuerpos frente al dominio alfa 3 del colágeno de tipo IV localizado en la membrana basal en los pulmones y los riñones. Los pacientes desarrollan insuficiencia renal por la lesión glomerular renal y hemorragia pulmonar por las lesiones alveolares.

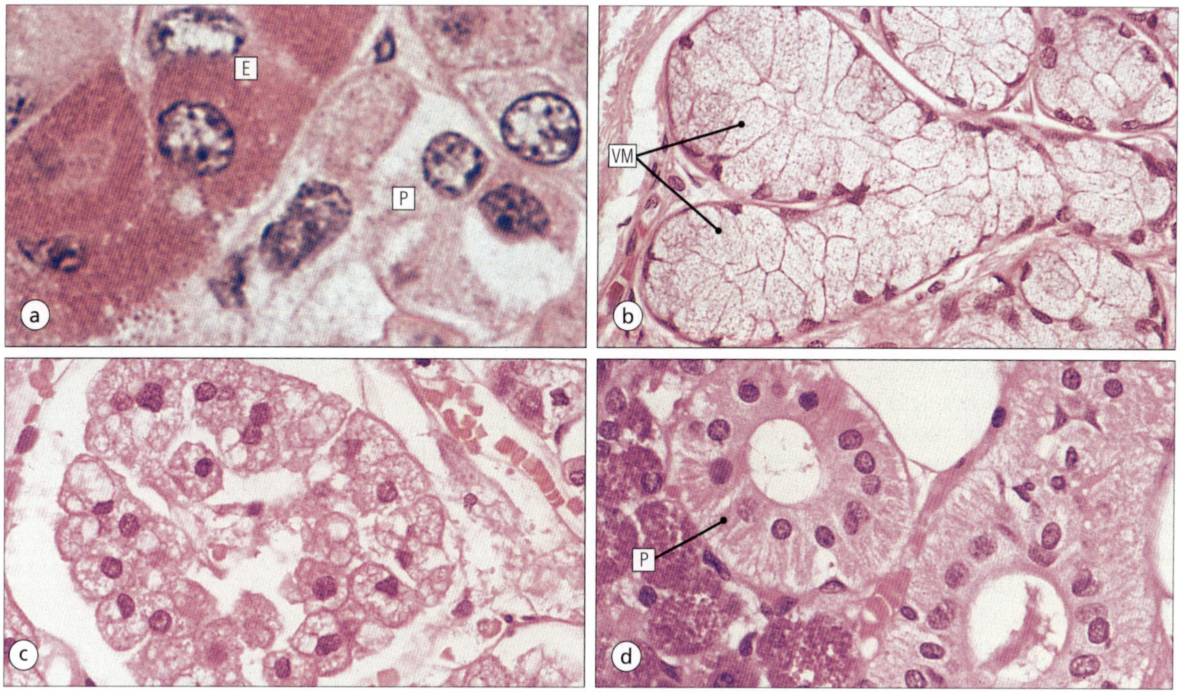

Fig. 3.14 Aspecto de las células secretoras. **(a) Células epiteliales secretoras de proteínas.** Las células que aparecen en esta fotomicrografía pertenecen a la hipófisis y están produciendo distintas hormonas peptídicas, que confieren diferentes características de tinción a las células (eosinofílica, E; tinción pálida, P). **(b) Células epiteliales secretoras de mucina.** Fotomicrografía de la superficie epitelial secretora de mucina que muestra un citoplasma basal de color violáceo debido a un retículo endoplasmático basal muy bien desarrollado y un aspecto vacuolado no teñido del citoplasma apical debido a la presencia de grandes vesículas secretoras de mucina (VM). **(c) Células epiteliales secretoras de esteroides.** De acuerdo con su composición citoplasmática, las células secretoras de esteroides teñidas con H-E pueden aparecer como células granulosas de color rosa, cuando contienen muchas mitocondrias y pocos lípidos, o teñidas de un color *rosa pálido* y de aspecto vacuolado cuando contienen muchos lípidos y el retículo endoplasmático liso está dilatado. Las células que se muestran aquí proceden de la glándula suprarrenal y tienen un aspecto finamente vacuolado. **(d) Células epiteliales que bombean iones.** Fotomicrografía de células epiteliales ductales estriadas de una glándula salival. El plegamiento de la membrana celular (P) que contiene la proteína de membrana activa da lugar a un aspecto finamente rayado; mientras que el gran número de mitocondrias confiere un aspecto granuloso a la porción basal de la célula. Las uniones estrechas sólo son visibles ultraestructuralmente.

- Distinta polaridad celular con un RE rugoso basal, un Golgi supranuclear apenas visible como un área transparente mal definida del citoplasma y una zona apical que contiene gránulos rellenos de proteínas empaquetadas listas para su secreción por exocitosis.

Las características de tinción de la porción apical de las células dependen de la naturaleza de esta proteína (fig. 3.14a).

Las células epiteliales secretoras de mucina tienen un sistema de Golgi muy expandido

Las mucinas (mezclas de glucoproteínas y proteoglicanos) desarrollan funciones importantes en las cavidades corporales, por ejemplo, como lubricante en la boca y como barrera en el estómago.

Las células que producen y segregan mucina (fig. 3.14b y v. fig. 3.17a) se caracterizan por los siguientes rasgos:

- Un RE rugoso basal bien desarrollado que fabrica el núcleo proteico de las mucinas y que confiere un color azul pálido al citoplasma basal.
- Un Golgi supranuclear bien desarrollado que es el principal sitio donde se produce la glucosilación de la proteína, pero no se observa claramente con el microscopio óptico.
- Grandes vesículas secretoras de mucina en la parte apical de la célula que confieren un aspecto vacuolado no teñido al citoplasma apical.

Las células secretoras de mucina pueden formar parte del epitelio de superficie; entonces se denominan células caliciformes, por ejemplo, las de los epitelios que tapizan el intestino (v. fig. 11.44) y el tracto respiratorio. Además, las células secretoras de mucina se pueden agregar en unas glándulas especializadas, por ejemplo, en los tractos genital, respiratorio e intestinal.

Las células epiteliales secretoras de esteroides tienen un retículo endoplasmático liso extenso

Las células que producen hormonas esteroideas (fig. 3.14c) se encuentran fundamentalmente en la glándula suprarrenal, los ovarios y los testículos, y muestran las siguientes características:

- Un RE liso bien desarrollado que le da al citoplasma un aspecto granular de color rosa.
- Lípidos libres (los lípidos son los precursores de las hormonas esteroideas) en vacuolas existentes en el citoplasma, que dan a las células un aspecto vacuolado.
- Mitocondrias prominentes con crestas tubulares en lugar de planas. Las mitocondrias están implicadas en la biosíntesis de esteroides a partir de los lípidos, pero se desconoce el significado funcional de la forma tubular de las crestas.

Las células epiteliales que bombean iones tienen muchas mitocondrias y una superficie muy extensa

Las células de los túbulos renales y de los conductos de algunas glándulas secretoras transportan iones y agua, mientras que las células productoras de ácido del estómago transportan iones H^+ (v. fig. 11.29). El transporte de iones está mediado por bombas iónicas de membrana; estas bombas utilizan ATP como fuente de energía para el intercambio de iones entre el citosol y el espacio extracelular.

Las especializaciones estructurales de las células epiteliales que bombean iones (fig. 3.14d) son las siguientes:

- La membrana celular muestra una serie de pliegues con el fin de aumentar la superficie activa de la membrana que contiene la proteína que actúa como bomba iónica.
- Existe un gran número de mitocondrias próximas a los pliegues de la membrana con el fin de suministrar ATP.
- Existen uniones cerradas entre las células que evitan la retrodifusión de los iones bombeados.

En las células del intestino, de la vesícula biliar y del riñón, las bombas de iones mueven sodio y agua desde la superficie apical para su absorción posterior, mientras que en las glándulas secretoras, las células mueven iones y líquido hacia fuera de la parte apical de la célula, lo que resulta en la secreción de un líquido acuoso (p. ej., sudor).

La secreción epitelial se divide en cuatro tipos

Hay cuatro mecanismos para la secreción del producto celular por parte de las células epiteliales: **merocrino, apocrino, holocrino** y **endocrino** (fig. 3.15).

Las secreciones procedentes del ápice de la célula y que van a la superficie o caen dentro de la luz se denominan «exocrinas», mientras que las secreciones procedentes de un lado o de la base de la célula y que entran en el torrente sanguíneo directamente se denominan «endocrinas».

Las células epiteliales se agrupan en glándulas para permitir la producción focalizada de un producto segregado

Una glándula es un conjunto organizado de células epiteliales secretoras. En muchos epitelios, la secreción la realizan algunas células especializadas (p. ej., las células caliciformes que segregan mucina) y que están dispersas entre otras células no secretoras (figs. 3.16 y 3.17).

Cuando se necesita mayor cantidad de secreción, la superficie del epitelio puede aumentar mediante la invaginación de la misma y formar unas glándulas tubulares rectas o mediante la formación de unas glándulas espirales o ramificadas más complejas, que se pueden dividir en zonas especializadas para la secreción de diferentes productos.

Las glándulas estructuralmente más refinadas son aquellas que tienen una estructura ramificada con células secretoras organizadas en islas y que se denominan «acinos». El transporte de la secreción desde este tipo de glándula exocrina es a través de una serie de conductos tapizados por un epitelio cilíndrico con complejos de unión apicales que evitan la fuga de las secreciones (fig. 3.17e).

Mientras que la mayor parte de las glándulas forman parte de otros tejidos (p. ej., las glándulas mucosas del tracto respiratorio), muchas son anatómicamente específicas (p. ej., las glándulas salivales, el páncreas, el hígado).

Las secreciones glandulares están sujetas a un control hormonal y nervioso y todas tienen una irrigación sanguínea abundante con el fin de poder recibir los metabolitos necesarios.

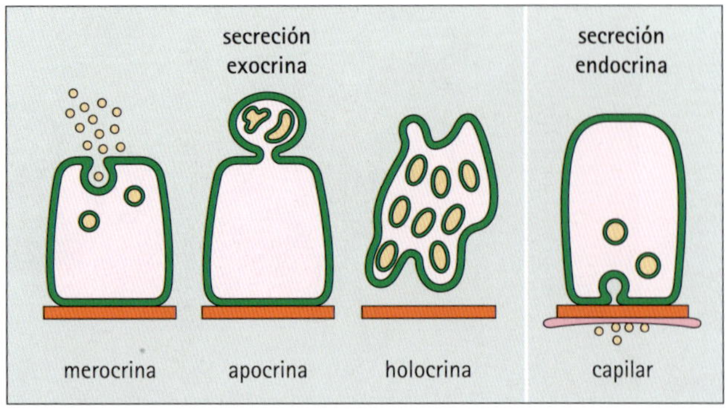

Fig. 3.15 Tipos de secreción celular. La secreción de la célula puede ser por exocitosis desde el ápex celular hacia la luz (secreción merocrina); por liberación de una porción del citoplasma apical que contiene el producto a segregar (secreción apocrina); desprendiéndose toda la célula que contiene el producto celular (secreción holocrina); o por endocitosis desde la base de la célula al torrente sanguíneo (secreción endocrina, v. también fig. 14.1).

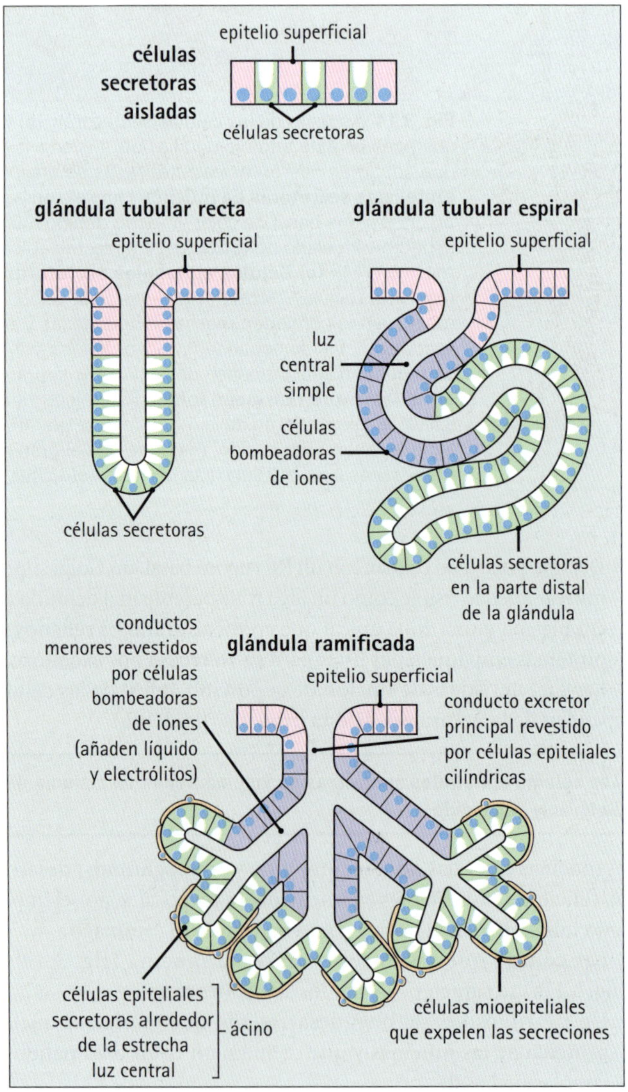

Fig. 3.16 Células y glándulas secretoras.

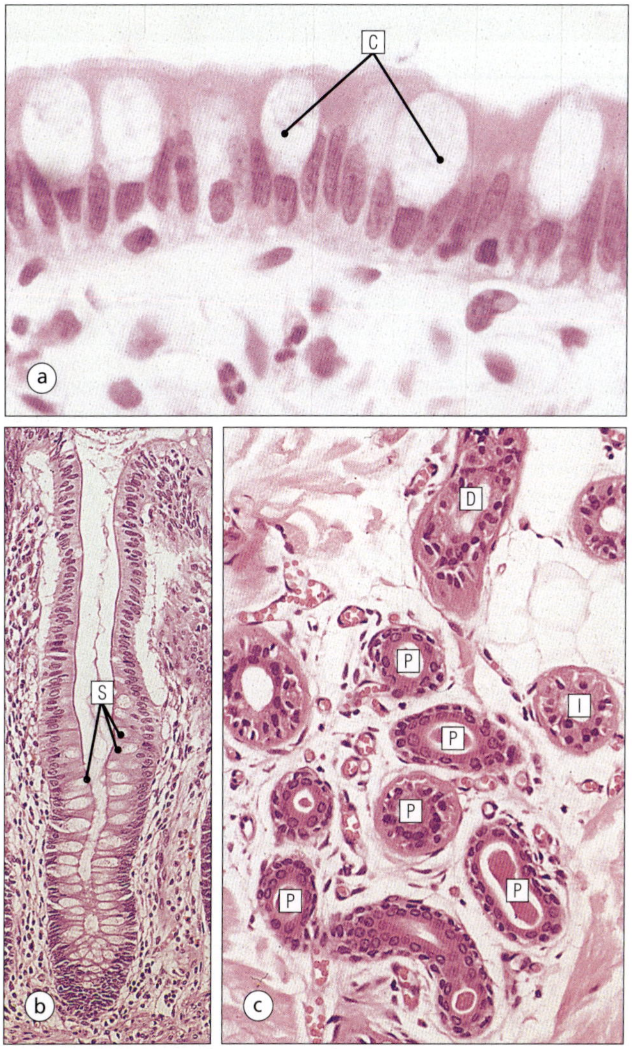

Fig. 3.17 Células, glándulas y conductos secretores. **(a)** Células aisladas en un epitelio secretor de mucina. Se denominan «células caliciformes» (C). **(b)** Corte teñido con H-E que muestra una glándula tubular recta colónica que es típica de las glándulas del intestino. Las células secretoras (S) tapizan los túbulos rectos y descargan sus secreciones de mucina en la superficie. **(c)** Corte de una glándula sudorípara de la piel teñida con H-E que muestra la organización de una glándula tubular espiral. Las células secretoras se localizan en la parte distal que es la zona con una función secretora, con un área de células secretoras de proteínas (P) seguida por un área de células que bombean iones (I), que añaden líquido a la secreción luminal. La parte distal de la glándula (D) no tiene función secretora, pero está especializada en el transporte de las secreciones y posee uniones estrechas que evitan la retrodifusión de los iones; dichos túbulos se denominan conductos.

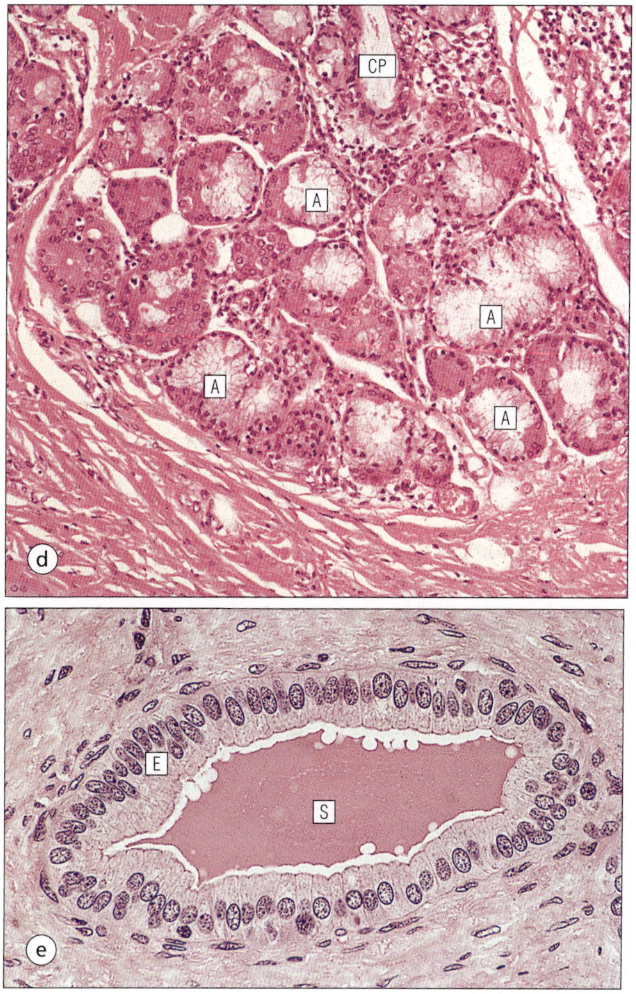

Fig. 3.17 *(cont.)* **(d)** Corte de una glándula ramificada teñido con H-E que muestra la organización de las células epiteliales secretoras en acinos (A) y el conducto excretor principal (CP). Las células mioepiteliales (v. fig. 5.13) no son fácilmente visibles con este bajo aumento. **(e)** Conducto de la glándula. El conducto transporta la secreción exocrina de una glándula y la secreta en la superficie epitelial o en una cavidad corporal. Un conducto se reviste por epitelio cilíndrico alto (E) y no contiene células secretoras especializadas. Observe la secreción (S) teñida de *rosa* en la luz.

FUNCIÓN DE BARRERA DEL EPITELIO

Muchos epitelios funcionan como una barrera y su papel se asocia a ciertas especializaciones:

- Uniones oclusivas que evitan la difusión de moléculas entre las células y por tanto evitan la difusión de sustancias de un lado al otro del epitelio y garantizan el paso controlado de sustancias a través de la capa epitelial.
- La membrana celular apical de las células epiteliales que tapizan el tracto urinario (p. ej., el epitelio de transición urinario) contiene una alta proporción de esfingolípidos. Estos no sólo forman las placas de membrana (v. pág. 290), sino que se cree que resisten la salida de líquidos y electrolitos fuera de la célula como consecuencia del efecto osmótico de la orina concentrada.
- Los desmosomas y hemidesmosomas ofrecen una unión mecánica cerrada entre las células y la matriz extracelular con el fin de resistir las fuerzas de cizallamiento y permitir que el epitelio funcione como una barrera mecánica.
- Las células del epitelio escamoso pueden queratinizarse, un proceso en el que el citoesqueleto de las células superficiales se condensa estrechamente con otras proteínas especializadas en una masa resistente. Esto provoca la muerte celular y la formación de una capa impermeable y protectora resistente (queratina) a partir de las membranas celulares y de los contenidos citoplasmáticos residuales (v. fig. 18.3).

La queratinización transforma finalmente las células en material proteináceo muerto que permanece unido a las células subyacentes por los anclajes existentes. La capa de queratina superficial es mecánicamente fuerte, pero flexible; es relativamente inerte y actúa como una barrera física, evitando especialmente el acceso de microorganismos. Los fosfolípidos intercelulares convierten al epitelio en impermeable al agua. Estos rasgos hacen que sea ideal para el epitelio de la piel (v. fig. 18.3).

EJEMPLO CLÍNICO

Inmunohistoquímica de los epitelios

Las técnicas inmunohistoquímicas pueden identificar las células epiteliales y son útiles en el diagnóstico por biopsia del cáncer.

En la histopatología diagnóstica un anatomopatólogo analiza muestras de biopsia para diagnosticar patologías. Un problema clínico frecuente es analizar la biopsia de una neoformación, cuyo tipo más frecuente es la proliferación maligna de células epiteliales que origina un carcinoma. El anatomopatólogo trata de resolver las siguientes dudas:

1. ¿Es el tejido normal o anormal?
2. Si el tejido es anormal, ¿representa un crecimiento neoformativo o tumoral?
3. Si el proceso es tumoral, ¿cuál es la célula de origen? ¿Es epitelial?
4. Si el tumor es epitelial, ¿se trata de un crecimiento local exclusivamente (benigno y denominado «adenoma» o «papiloma») o cabe esperar que se disemine o metastatice a distancia (maligno y denominado «carcinoma»)?

Para responder a estas dudas sobre un tumor originado en células epiteliales, el anatomopatólogo utiliza en primer lugar las tinciones convencionales, en general empezando con hematoxilina-eosina (H-E), y evalúa la arquitectura tisular. En general con esto podrá diagnosticar el tipo de tumor epitelial y predecir su comportamiento.

- Los crecimientos benignos se parecen mucho a tejidos normales, tienen pocas mitosis y muestran células de morfología uniforme.
- Los tumores malignos no se parecen al tejido normal, tienen muchas mitosis y sus células son variadas desde el punto de vista morfológico, con cambios en el tamaño de las células y en el tamaño y densidad tintorial de los núcleos.

En algunos casos, un carcinoma muestra pocos rasgos distintivos desde el punto de vista de la histología convencional. Esto supone un problema diagnóstico para el anatomopatólogo. Los distintos tipos de carcinoma necesitan diferentes tipos de tratamiento, dado que los ensayos clínicos han demostrado una mejor respuesta de determinados tumores epiteliales a algunos tipos de tratamiento. Esto se considera especialmente importante en situaciones en las que un tumor debuta con una siembra metastásica, por ejemplo, una masa ganglionar u ósea y los estudios radiológicos no identifican un origen claro. La histología puede mostrar un carcinoma, pero no se conoce el origen primario. En este caso, el equipo clínico preguntará al anatomopatólogo sobre el origen para dirigir los estudios posteriores y el tratamiento.

Por fortuna, la disponibilidad de anticuerpos para detectar componentes celulares específicos ha transformado la histopatología diagnóstica en las últimas décadas. En este momento se pueden teñir cortes de tejido con anticuerpos específicos mediante técnicas de inmunohistoquímica (v. pág. 6) y según el patrón de expresión de distintos antígenos predecir el tipo de célula tumoral y el origen primario de un carcinoma.

En las lesiones malignas muy poco diferenciadas puede ser necesario determinar en primer lugar distintas histogenias celulares con un amplio panel de anticuerpos.

- El antígeno leucocitario común (CD45) detecta el origen linfoide de un tumor.
- La actina muscular específica determina el origen muscular.
- MelanA caracteriza a tumores de melanocitos.

Las células epiteliales poseen las siguientes características detectables mediante técnicas inmunohistoquímicas:

- Expresión de una clase de citoqueratina de proteínas intermedias filamentosas. Esto no es una característica de otra clase de células, por ejemplo, de las células de sostén o de las células linfoides.
- Expresión de una clase de glucoproteína de superficie (antígeno de membrana epitelial, EMA).

Cuando se consigue determinar con un panel de anticuerpos amplio el origen epitelial de un tumor maligno y se sabe que se trata de un carcinoma, se pueden utilizar otros paneles de anticuerpos para predecir el posible origen primario de la lesión. Ejemplos de este tipo incluyen:

- Posesión de un producto epitelial especializado teñible, por ejemplo, el antígeno específico de la próstata y la fosfatasa ácida prostática de los conductos y acinos de la glándula prostática o la tiroglobulina de las células de la glándula tiroides.
- Las citoqueratinas 7 y 20 se expresan de forma diferencial en los epitelios de distintos tipos y se utilizan a menudo para predecir el lugar de origen de los carcinomas de tipo glandular o «adenocarcinomas».
- El antígeno carcinoembrionario (CEA) se expresa de forma intensa en muchos tumores de origen en el epitelio glandular digestivo.
- El factor de transcripción tiroideo 1 (TTF-1) es una proteína que se localiza principalmente en los núcleos de las células epiteliales del tejido pulmonar. Se ha demostrado que TTF-1 aparece en varios tumores pulmonares y tiroideos, pero no en los demás tipos de carcinomas.
- Los tumores de origen mesotelial muestran una elevada frecuencia de tinción con citoqueratinas 5/6, trombomodulina y calretinina.
- Los tumores originados en los hepatocitos muestran elevada frecuencia de positividad con Hep Par 1 (anticuerpo monoclonal 1 en parafina para los hepatocitos), alfa-fetoproteína y antígeno CD10.
- El carcinoma de mama puede mostrar positividad para receptores de estrógenos y esta positividad sirve para decidir el tratamiento con antiestrógenos.

Tras la valoración de un panel de anticuerpos que cubra diversos orígenes tumorales, el anatomopatólogo suele ser capaz de realizar un diagnóstico que resulte útil a nivel clínico para decidir la realización de más pruebas y el tratamiento del enfermo.

EJEMPLO CLÍNICO

Tumores de las células epiteliales

Las células pueden perder sus mecanismos de control de crecimiento normal y dar lugar a un tumor (neoplasia). Muchos de esos crecimientos anómalos permanecen localizados (neoplasias benignas), pero algunos invaden tejidos adyacentes y metastatizan en otras partes del cuerpo (neoplasias malignas).

Una neoplasia maligna que se origina en células epiteliales escamosas se denomina «carcinoma escamoso» o epidermoide, mientras que el carcinoma derivado de un epitelio glandular se denomina «adenocarcinoma» (fig. 3.18).

En la mayoría de los casos, las células de un carcinoma se parecen a las del tejido original. El diagnóstico del cáncer se basa en la presencia de una citología anormal y por la localización de células que han invadido otros tejidos (fig. 3.19).

En algunos casos, un carcinoma se parece muy poco a la célula de origen (carcinoma indiferenciado); dichos tumores se presentan comúnmente con metástasis y sus lugares de origen pueden no estar claros. En esta situación un conocimiento histológico detallado de los receptores de la célula normal, los rasgos ultraestructurales y el aspecto típico permite confirmar el diagnóstico. Usar esta información de inmunohistoquímica y microscopia electrónica resulta esencial para confirmar el diagnóstico (v. información sobre las células epiteliales en el panel de la parte superior).

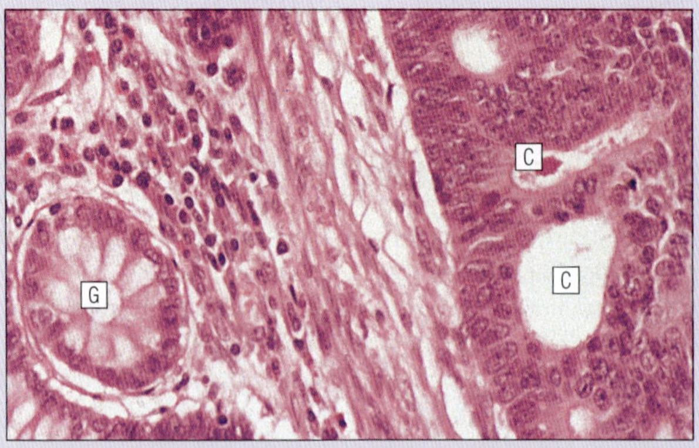

Fig. 3.18 Adenocarcinoma. Corte teñido con H-E de epitelio colónico que muestra un epitelio glandular normal (G) y un carcinoma (C) que forma estructuras similares a glándulas (es decir, adenocarcinoma).

EJEMPLO CLÍNICO

Tumores de las células epiteliales (cont.)

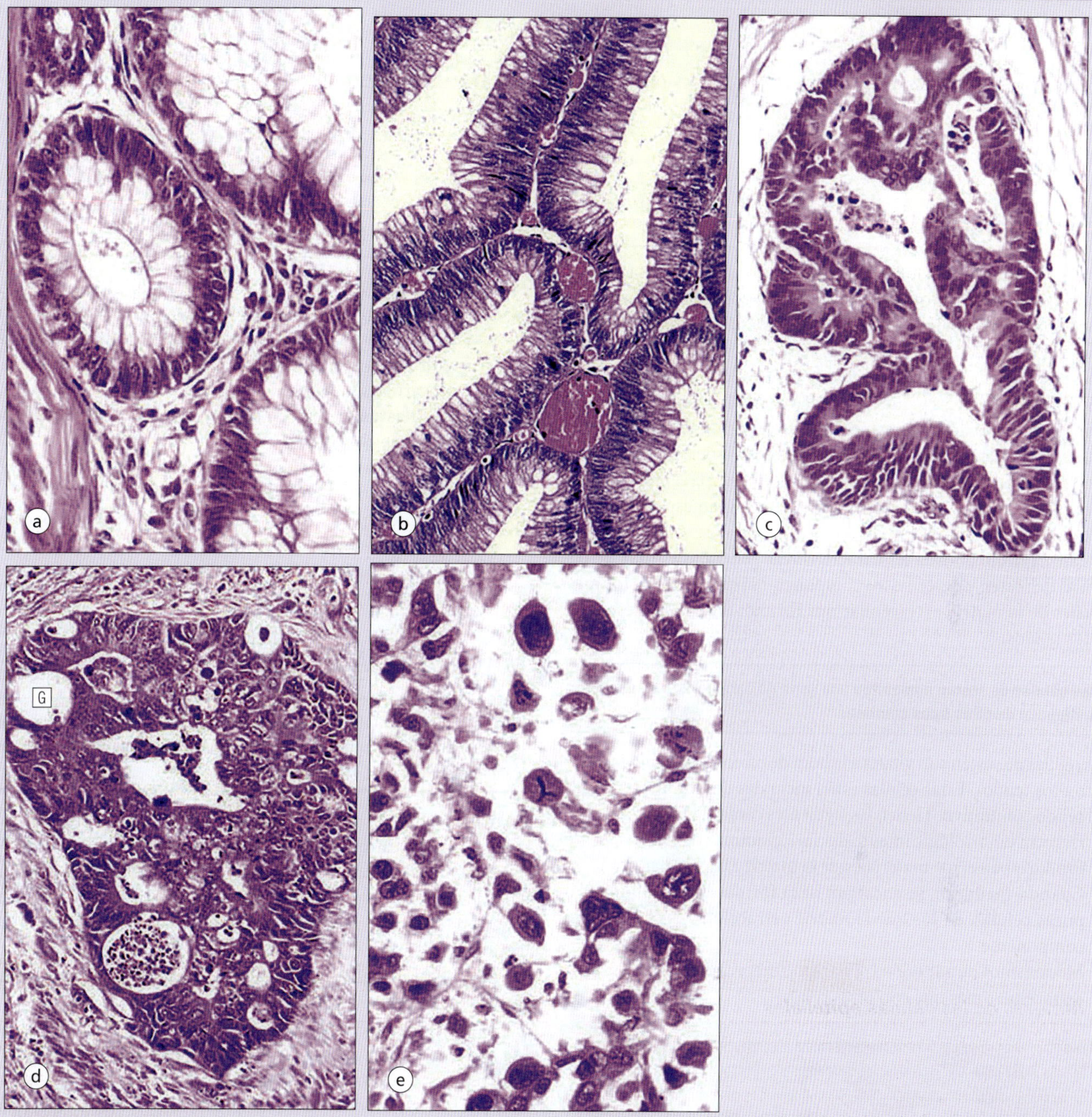

Fig. 3.19 Características histológicas de los tumores epiteliales. (a) Epitelio colónico normal. (b) Neoplasia benigna del colon. (c) Neoplasia maligna bien diferenciada de colon. (d) Neoplasia maligna poco diferenciada de colon. (e) Neoplasia anaplásica de colon. El cambio neoplásico de un epitelio se asocia a cambios en la citología y arquitectura de las células. Las células de una neoplasia epitelial benigna de colon (adenoma) **(b)** se parecen a las del epitelio normal **(a)** por su aspecto cilíndrico y disposición ordenada. La pérdida de cierto grado de diferenciación se traduce en que las células neoplásicas muestren vacuolización por mucina. Las células de la neoplasia maligna bien diferenciada (un adenocarcinoma) **(c)** muestran una disposición irregular y, aunque se forman luces glandulares, tienen una arquitectura irregular y anormal. El tamaño y la forma de los núcleos son variables. Las células del adernocarcinoma poco diferenciado **(d)** tienen una disposición todavía más irregular, con muy escasa formación de luces glandulares. Los núcleos tienen formas y tamaños más variables que en c. Las células de la neoplasia anaplásica **(e)** no se relacionan con la normalidad y no forman glándulas. Se observa una variabilidad tremenda de tamaño de las células y los núcleos con una tinción muy intensa (hipercromatismo). Sin conocer el lugar de origen, sería imposible decir el tipo de tumor exclusivamente con la histología, sin pruebas especiales adicionales.

Para acceder a las preguntas de revisión en línea, visita, por favor, https://studentconsult.inkling.com.

4

Células de sostén y matriz extracelular

INTRODUCCIÓN

Las células que forman los tejidos pueden dividirse en dos grandes grupos: **células parenquimatosas,** que son sobre las que recae la función principal del tejido, y **células de sostén,** que son las que dan el sustento estructural al tejido. Las células de sostén comprenden una serie de tipos celulares altamente desarrollados con complejas funciones metabólicas y que producen una matriz extracelular que define gran parte de las características físicas de un tejido.

Las células de sostén y su matriz extracelular asociada se denominan comúnmente **tejido conjuntivo.** Sin embargo, creemos que este término no pone el suficiente énfasis sobre la gran especialización de esta clase de tejidos.

Este capítulo aborda las características generales y tipos de las células de sostén y describe los componentes principales de los materiales de la matriz extracelular que forman el armazón esencial de los tejidos.

Las células de sostén comparten una serie de características que las distinguen de otros tipos celulares

Las células de sostén son vitales a la hora de ofrecer estabilidad mecánica a los tejidos. Estas células están incluidas dentro de las células del tejido conjuntivo. Tienen las siguientes características comunes:

- Derivan embriológicamente del mesénquima (fig. 4.1).
- Producen diversos materiales de la matriz extracelular.
- Cuando maduran, se encargan de la formación de tejidos con pocas células, en los que la matriz extracelular es el principal componente.
- Mecanismos de adhesión celular que interaccionan con la matriz extracelular más que con otras células.

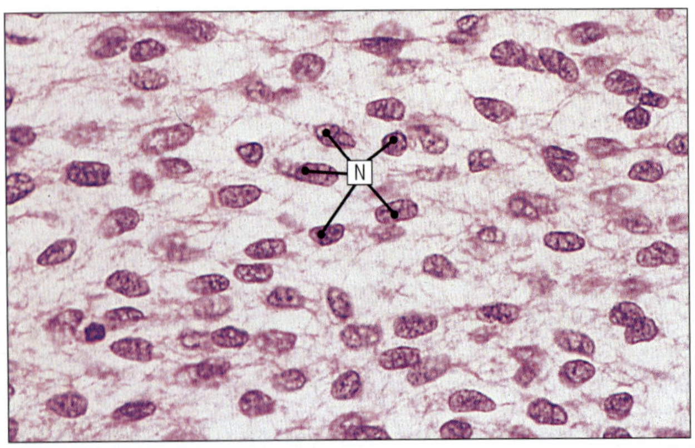

Fig. 4.1 **Mesénquima embrionario.** El mesénquima es un tejido embrionario y puede desarrollarse a partir de cualquiera de las tres capas germinales. Se caracteriza por tener células fusiformes con grandes núcleos (N), las cuales dan lugar a distintos tipos de células durante la vida embrionaria, formando de este modo la familia de células de sostén.

Existen cinco tipos fundamentales de células de sostén

Las células de sostén son:

- Los **fibroblastos** segregan componentes de la matriz extracelular en la mayor parte de los tejidos, habitualmente colágeno y elastina.
- Los **condrocitos** segregan los componentes de la matriz extracelular del cartílago.
- Los **osteoblastos** segregan los componentes de la matriz extracelular del hueso.
- Los **miofibroblastos** segregan componentes de la matriz extracelular y también tienen una función contráctil.
- Los **adipocitos** que están adaptados de forma especial para acumular lípidos, de forma que no sólo son células depósito de energía, sino que también realizan una función endocrina y permiten el almohadillado y amortiguación en algunas regiones anatómicas.

MATRIZ EXTRACELULAR

La matriz extracelular es el «bioarmazón» de los tejidos y está compuesta principalmente por proteínas fibrilares rodeadas de glucosaminoglucanos

La matriz extracelular puede considerarse como un bioarmazón, que aporta soporte estructural mecánico y también sirve como soporte biológico (nutrición, factores de crecimiento) para las células de cualquier tejido. Algunos tipos de tejido se caracterizan por una fracción relativamente pequeña en volumen de matriz extracelular, como por ejemplo el músculo, mientras que otros se caracterizan de forma casi completa por su matriz extracelular, como sucede en los tendones y el cartílago.

La matriz extracelular producida por la mayor parte de las células de sostén está compuesta por dos materiales fundamentales: los glucosaminoglucanos (GAG) y las proteínas fibrilares. Además, hay pequeñas cantidades de glucoproteína estructural en la matriz extracelular, con funciones importantes en la adhesión celular.

La estructura general del tejido de sostén es una red dispersa de células de sostén que producen un entramado organizado y abundante de proteínas fibrilares organizadas en un gel hidratado de GAG. Otras células (p. ej., células epiteliales, células contráctiles) se anclan a este tejido gracias a uniones de anclaje de la célula a la matriz (v. pág. 47).

Los glucosaminglucanos son grandes polisacáridos, que ayudan a dar turgencia y condicionan la difusión de sustancias por la matriz extracelular. Estos polisacáridos se ligan a un esqueleto de proteínas para originar proteoglucanos. Muchas de las proteínas que forman el esqueleto de los proteoglucanos se han aislado y caracterizado.

Los GAG son grandes cadenas de polisacáridos no ramificados compuestos por repeticiones de disacáridos (70 a 200 residuos).

CONCEPTOS AVANZADOS

Los GAG tienen las siguientes propiedades

Una **carga altamente negativa** debido a que en todos los GAG, una de las unidades que se repiten es un aminoazúcar (*N*-acetilglucosamina o N-acetilgalactosamina), que normalmente está sulfatada (SO_3^-), y en la mayor parte de los GAG el segundo azúcar es el ácido urónico con un grupo carboxilo (COO^-).

Un comportamiento muy hidrofílico debido a que no pueden plegarse en estructuras compactas y por tanto tienen una conformación espiral permanentemente abierta.

Retención de iones positivos (p. ej., Na^+) junto con agua, manteniendo de esta forma la estructura tisular gracias a la virtud de poseer una turgencia inherente que tiende a evitar la deformación por fuerzas compresivas.

Con la excepción del ácido hialurónico, existe una **unión covalente a las proteínas para formar los proteoglucanos,** que son moléculas gigantes capaces de mantener un gran espacio de hidratación en la matriz extracelular. La organización espacial y la carga de los proteoglucanos facilitan la difusión selectiva de diferentes moléculas, probablemente permitiendo variaciones en el tamaño del poro del gel de la matriz. Esto es particularmente importante en las membranas basales del glomérulo renal (v. fig. 15.8).

Se pueden dividir en cuatro grupos de acuerdo con su estructura: ácido hialurónico; condroitín-sulfato y dermatán-sulfato; heparán-sulfato y heparina; y queratán-sulfato (fig. 4.2). Forman la matriz de los tejidos de sostén, cuyas propiedades vienen determinadas por la carga y por la organización espacial. Hay una gran variabilidad en la distribución de los GAG en los diferentes tejidos, lo que refleja los requerimientos locales de tamaños de poros y cargas específicas en la matriz extracelular.

Glucosaminoglucano	Sulfatación	Unido a proteínas	Distribución
Ácido hialurónico	no	no	cartílago, líquido sinovial, piel, tejido de sostén
Condroitín-sulfato	sí	sí	cartílago, hueso, piel, tejido de sostén
Dermatán-sulfato	sí	sí	piel, vasos sanguíneos, corazón
Heparán-sulfato	sí	sí	membrana basal, arterias pulmonares
Heparina	sí	sí	pulmón, hígado, piel, gránulos de mastocitos
Queratán-sulfato	sí	sí	cartílago, córnea, disco vertebral

Fig. 4.2 Glucosaminoglucanos. Hay cuatro grandes grupos de glucosaminoglucanos, que tienen distribuciones tisulares diferentes. La sulfatación hace que las moléculas adquieran una carga muy negativa y contribuye a su capacidad para retener iones Na^+ y agua. Con la excepción del ácido hialurónico, los glucosaminoglucanos se unen a proteínas para formar proteoglucanos. La presencia de tipos específicos de glucosaminoglucanos en diferentes tejidos confiere atributos especiales a la matriz extracelular, particularmente en lo referente a la difusión o unión de otras sustancias extracelulares.

Las proteínas fibrilares determinan las propiedades de tensión de los tejidos de sostén

Hay cuatro proteínas principales que forman fibrillas en la matriz extracelular:

- Colágeno.
- Fibrilina.
- Elastina.
- Fibronectina.

El papel de estas proteínas fibrilares es el de ofrecer diferentes propiedades elásticas a los tejidos de sostén y dar anclaje a otros elementos celulares de los tejidos.

Los colágenos son una gran familia de proteínas y representan los componentes más importantes de la matriz fibrilar extracelular

Los colágenos son una familia de proteínas estrechamente relacionadas que pueden agregarse y generar filamentos, fibrillas o redes que después interaccionan con otras proteínas y dan soporte a la matriz extracelular. Hay al menos 28 tipos de cadenas polipeptídicas de colágeno (cadenas α) producidas por diferentes genes, las cuales se combinan para producir distintos tipos desde el punto de vista morfológico (fig. 4.3). Los colágenos se pueden dividir en varias familias de acuerdo con el tipo de estructura que formen:

- **Colágenos fibrilares:** tipos I, II, III, V y XI.
- **Colágenos no fibrilares:**
  - **Colágenos FACIT** (de *fibril-associated collagen with interrupted triple helix*, colágeno asociado a fibrilla con una hélice triple interrumpida): tipos IX, XII, XIV.
  - **Colágenos de cadena corta:** tipos VIII, X.
  - **Colágenos multiplexina** (dominios de triple hélice múltiples con interrupciones): (tipos XV, XVIII).
  - **Colágenos de la membrana basal:** tipo IV.
- **Colágenos MACIT** (colágenos asociados a la membrana con triples hélices interrumpidas) (tipos XIII, XVII).
- **Otros colágenos:** tipos VI, VII.

Los colágenos tipos I, II y III se organizan como las fibras de una soga y son las formas más importantes del colágeno fibrilar.

Las fibras de colágeno (colágeno tipo I) resisten las fuerzas de tensión que se producen en los tejidos, por lo que su orientación y su entrecruzamiento varían en función del ambiente local. En las preparaciones histológicas, las fibras de colágeno aparecen teñidas de rosa y su papel dominante es el de dar fuerza de tensión a los tejidos

Tipo	I	II	III	IV	V	VI	VII	VIII	IX	X	XI
Morfología	gran fibra de colágeno con bandas	fibra de colágeno pequeña con bandas	fibra de colágeno pequeña con bandas	capas en forma de sábana	fibras finas	fibras finas	fibras estriadas cortas	cadenas y redes	fibrilla	cadena corta	fibrilla
Distribución	dermis de la piel, tendón, hueso, ligamentos, fascias, cartílago fibroso, córnea, tejido fibroso laxo	cartílago hialino y elástico, discos vertebrales, vítreo del ojo	vasos sanguíneos, órganos paren- quimatosos, médula ósea, tejidos linfoides, músculo liso, nervios, pulmón, piel del feto	membranas basales, láminas externas, cápsula del cristalino	membrana basal de la placenta, músculo liso y esquelético	ubicuo	fibrillas de anclaje en la membrana basal de la piel y el amnios	membrana de Descemet (córnea)	cartílago	cartílago en minerali- zación	cartílago

Fig. 4.3 Formas moleculares del colágeno.

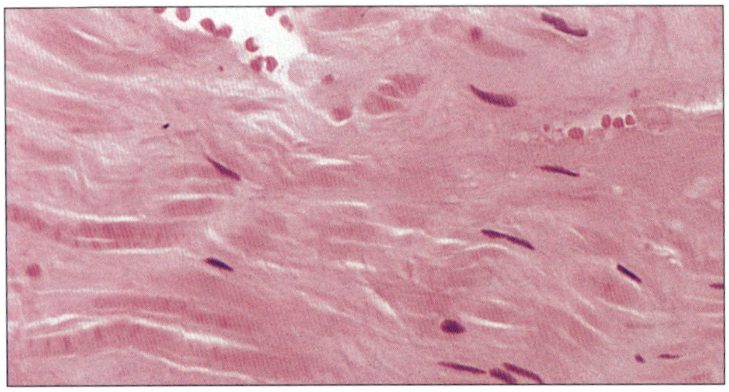

Fig. 4.4 Fibras de colágeno. En las preparaciones teñidas con H-E las fibras de colágeno se muestran como un material teñido de color *rosa*, que a menudo es difícil de distinguir de otras estructuras también teñidas de *rosa* (p. ej., las células de sostén, las paredes de los vasos sanguíneos). Se pueden emplear tinciones especiales para teñir el colágeno (v. también fig. 4.14). La tinción inmunohistoquímica también se puede realizar para los diferentes tipos de colágeno, pero raramente se utiliza en los exámenes rutinarios de los tejidos.

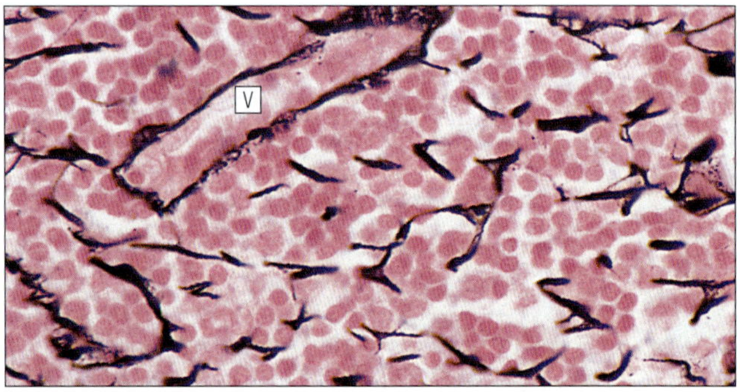

Fig. 4.5 Fibras reticulares. Estas fibras no pueden verse en los cortes teñidos con H-E, pero pueden teñirse con métodos de impregnación de plata. En la fotomicrografía, las fibras reticulares de un ganglio linfático se observan como *finas líneas negras*, con las células linfoides teñidas de *rojo* en el fondo (*V*, vaso).

(fig. 4.4). Las fibras reticulares (también llamadas «reticulina») son finas fibrillas (de unos 20 nm de diámetro) de colágeno tipo III (fig. 4.5). Forman una malla laxa en la mayoría de los tejidos de sostén y se hacen particularmente evidentes en la zona que se encuentra por debajo de las membranas basales, donde se piensa que tienen una función de soporte como parte de la lámina fibrorreticular (v. fig. 4.12c).

Las fibras reticulares se pueden considerar como un armazón que sostiene componentes especializados de la matriz extracelular. En los ganglios linfáticos, bazo y médula ósea, las fibras reticulares forman las principales fibras de la matriz extracelular de sostén de los tejidos hematopoyético y linfoide. En los órganos parenquimatosos, como el hígado y el riñón, las fibras reticulares forman una red de soporte para células epiteliales especializadas.

El colágeno tipo IV se ensambla en una malla más que en fibrillas y está restringido a la formación de la membrana basal (v. pág. 62).

El colágeno tipo V se asocia al de tipo I y se localiza en la piel a nivel de la unión dermoepidérmica y en la placenta.

El colágeno tipo VII forma las fibrillas de anclaje de algunas membranas basales.

El colágeno tipo VIII forma una rejilla hexagonal en la membrana de Descemet de la córnea del ojo.

Aunque el colágeno lo producen fundamentalmente los fibroblastos (v. pág. 64), puede generarse en otras células derivadas del mesénquima, pertenecientes a la familia de células de sostén, así como en diversas células epiteliales y endoteliales que producen el colágeno tipo IV o las membranas basales. Las fibras de colágeno se construyen a partir de proteínas precursoras (cadenas α) que se unen y forman una triple hélice rígida que es entonces segregada por los fibroblastos. Después de sufrir una escisión proteolítica, las porciones de la triple hélice se organizan en filamentos largos y finalmente en fibras y haces entrecruzados (fig. 4.6).

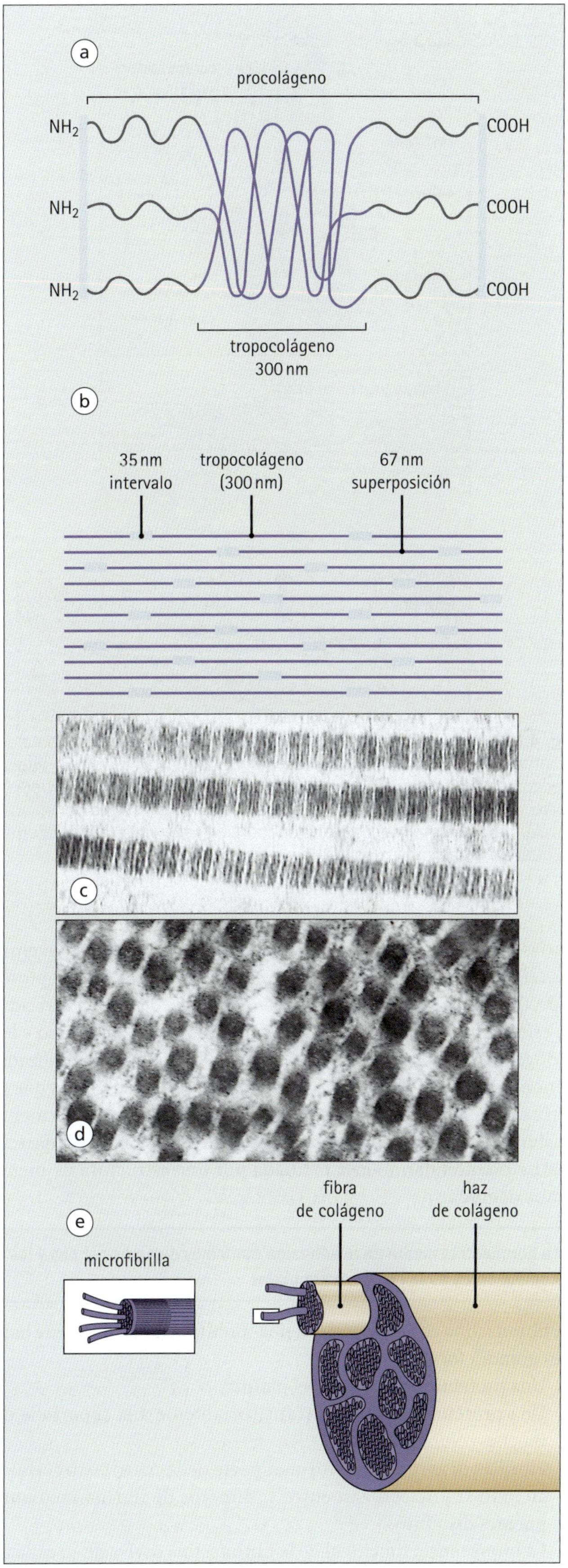

Fig. 4.6 Colágeno fibrilar. El colágeno fibrilar se forma a partir de tres cadenas polipeptídicas **(a)**, que inicialmente son secretadas con extensiones de los terminales amino y carboxilo para evitar que se forme el colágeno dentro de las células. El ensamblaje inicial de estas cadenas es en forma de triple hélice (procolágeno). **(b)** La escisión de las extensiones de los grupos amino y carboxilo para dejar los dominios medios funcionales (tropocolágeno) permite que las moléculas se alineen por sí mismas en filas lineales y puedan formar de esta manera filamentos largos. Las moléculas de colágeno individuales tienen una longitud de 300 nm y se organizan de tal forma que mantienen un solapamiento de unos 67 nm entre moléculas adyacentes. Esto les confiere una periodicidad de 67 nm. **(c)** Fotomicrografía electrónica de colágeno que muestra la periodicidad de 67 nm. **(d)** Fotomicrografía electrónica de colágeno en un corte transversal. **(e)** Los filamentos iniciales (microfibrillas de colágeno) se organizan en fibras y las fibras a su vez en haces más grandes gracias al entrecruzamiento que se forma entre moléculas adyacentes merced a los residuos de lisina; esto contribuye a garantizar la fuerza mecánica que tienen las fibras de colágeno en los tejidos.

EJEMPLO CLÍNICO

Enfermedades debidas a trastornos del colágeno

Varias enfermedades hereditarias están causadas por mutaciones en los genes que codifican el colágeno. El principal efecto es la disminución de la resistencia a la tensión de los tejidos de sostén, lo que conduce a una laxitud tisular anormal o a cierta susceptibilidad a la lesión.

Los síndromes de Ehlers-Danlos se caracterizan por una laxitud anormalmente exagerada de la piel con hiperextensibilidad articular, que puede predisponer al paciente a sufrir luxaciones repetidas. Hay varios subtipos genéticos de la enfermedad y se han descrito seis formas principales, caracterizadas por una asociación clínica definida. En algunas personas este fenotipo es debido a mutaciones en los genes del colágeno o en una enzima relacionada con su metabolismo. La figura 4.7 muestra un paciente con síndrome de Ehlers-Danlos que nos mostró amablemente su típica laxitud articular llevándose la mano hacia atrás.

En el trastorno llamado osteogénesis imperfecta, los niños afectados tienen huesos frágiles, que se fracturan con una fuerza mínima. Esta enfermedad se debe a mutaciones en el colágeno de tipo I.

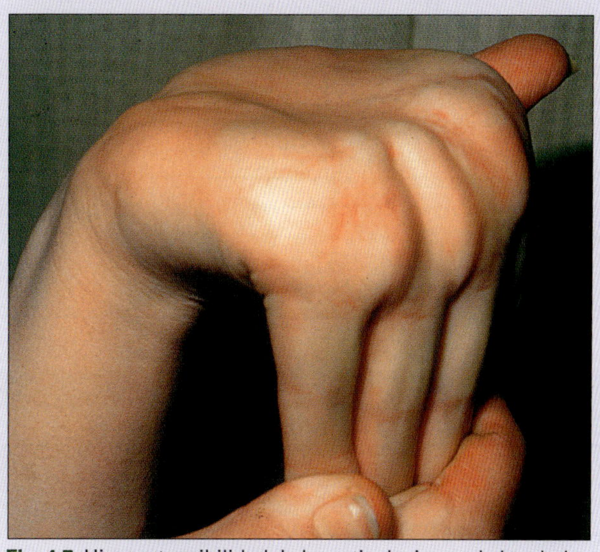

Fig. 4.7 Hiperextensibilidad de las articulaciones de los dedos en el síndrome de Ehlers-Danlos.

La elastina es una proteína que se organiza en fibras y láminas elásticas y resistentes

La elastina es una proteína hidrofóbica que se organiza en filamentos y láminas gracias a entrecruzamientos (fig. 4.8) y es el principal componente de las fibras elásticas. Al igual que el colágeno, la elastina es sintetizada por los fibroblastos.

Las fibras elásticas están formadas por la interacción de elastina y fibrilina. Las microfibrillas de fibrilina parecen ser las que organizan la elastina segregada, de tal forma que esta se deposita entre las microfibrillas para formar distintas fibras elásticas (fig. 4.9). Como su nombre indica, confieren elasticidad a los tejidos y permiten que se recuperen después del estiramiento. Las fibras elásticas son importantes constituyentes de muchos tejidos de sostén.

Las microfibrillas contienen fibrilina y son componentes importantes de las fibras elásticas

La fibrilina, una glucoproteína formadora de fibrillas, recientemente caracterizada, es el principal componente de las microfibrillas extracelulares. Las microfibrillas, de 8 a 12 nm de diámetro, son uno de los constituyentes de las fibras elásticas (v. fig. 4.9). También se encuentran en la matriz extracelular de los glomérulos renales (mesangio) y en las fibras suspensorias del cristalino.

Las microfibrillas son prominentes en la matriz extracelular elástica, particularmente en el pulmón, piel y paredes de vasos sanguíneos. Se cree que las microfibrillas median en la adhesión entre diferentes componentes de la matriz extracelular.

Las glucoproteínas estructurales extracelulares unen las células y la matriz extracelular

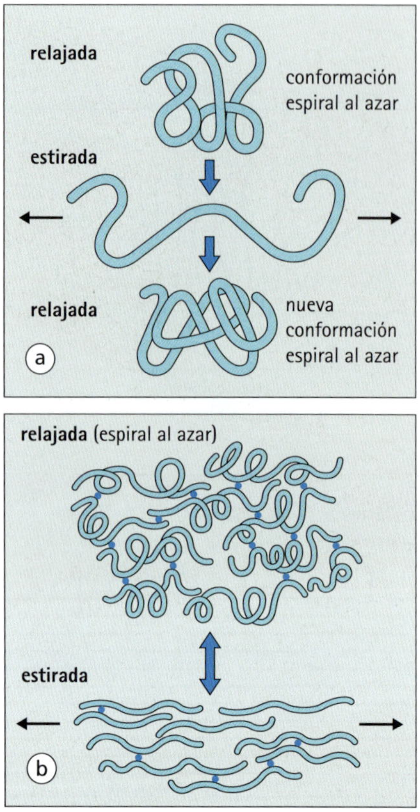

Fig. 4.8 Elastina. **(a)** La elastina posee una estructura enrollada aleatoriamente en estado relajado que se puede estirar, pero que vuelve a adoptar otra disposición enrollada aleatoria diferente cuando vuelve a relajarse. **(b)** Las moléculas de elastina están unidas en serie por enlaces covalentes, pudiendo estirarse y recuperarse reversiblemente; además se pueden organizar a modo de fibras o de capas.

EJEMPLO CLÍNICO

Las mutaciones en los genes de la fibrilina causan el síndrome de Marfan

Las personas con síndrome de Marfan son inusualmente altas, presentan una gran longitud de brazos, tienen gran facilidad para sufrir subluxaciones del cristalino y a sufrir roturas de la aorta. Se piensa que el compositor Sergei Rachmaninov padecía este proceso.

El trastorno de esta enfermedad se ha asociado a la ausencia de fibrilina que interacciona con la elastina de los tejidos. Es fácil entender por qué se luxa el cristalino, puesto que sus fibras suspensorias normalmente contienen fibrilina. Es también fácil comprender cómo la falta de elasticidad en la aorta debilita la pared y por tanto predispone a su rotura. Se supone que el crecimiento de los huesos largos está algo inhibido por la presencia de fibrilina, y por tanto en su ausencia los huesos crecen más.

CONCEPTOS AVANZADOS

Existen vesículas en la matriz extracelular

Se sabe que las células pueden comunicarse mediante la formación de vesículas, que se liberan hacia el espacio extracelular (exosomas, v. pág. 15) y que algunas de ellas pueden pasar a formar parte de la matriz extracelular como nanovesículas rodeadas por membrana (NVRM). Dentro de estas estructuras rodeadas por membrana destacan las proteínas, los lípidos y los ácidos nucleicos (ADN, micro ARN). Cada vez se está prestando más atención a definir cómo estas NVRM interactúan con el sistema inmune y con las células que controlan el crecimiento y la muerte celular.

Varias proteínas no filamentosas intervienen en la interacción entre las células y la matriz extracelular e interaccionan con receptores específicos de la superficie celular. Las proteínas mejor caracterizadas de este grupo son las fibronectinas, las lamininas, el perlecano y los nidógenos. En muchos tejidos existe una estructura especializada, denominada membrana basal, estructura en forma de lámina que se forma por proteínas extracelulares especializadas (posteriormente se aborda este tema). En otros tejidos la adhesión de las células a la matriz extracelular no está mediada por una estructura de membrana definida.

La fibronectina media en la adhesión entre muy diversas células y los componentes de la matriz extracelular

La fibronectina es una glucoproteína multifuncional que existe bajo tres grandes formas:

- Una proteína circulante en el plasma.
- Una proteína que se une transitoriamente a la superficie de muchas células.
- Fibrillas insolubles que forman parte de la matriz extracelular cuando se entrecruzan entre sí dímeros de fibrina mediante puentes disulfuro.

La importancia funcional de la fibronectina deriva de su capacidad para adherirse a distintos componentes tisulares debido a que posee lugares de unión al colágeno y la heparina, así como moléculas de adhesión celular.

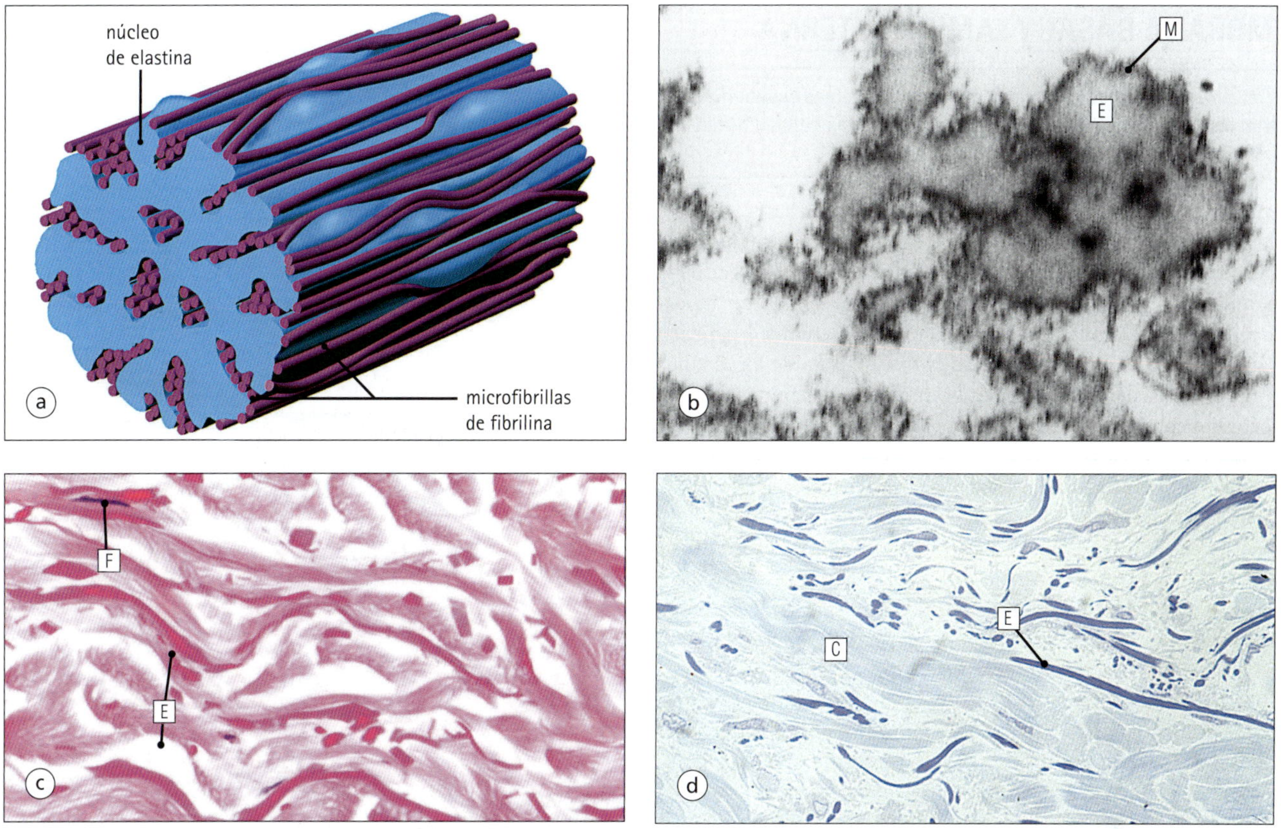

Fig. 4.9 Fibra elástica. **(a)** Las fibras elásticas están compuestas por microfibrillas de glucoproteínas (fibrilina) que rodean y organizan una región central de elastina entrecruzada. **(b)** Ultraestructuralmente, el núcleo de elastina aparece como un área electrondensa (E) con microfibrillas (M) organizadas periféricamente. Las microfibrillas son muy abundantes en los tejidos elásticos recién sintetizados, mientras que disminuyen su número con la edad. **(c)** En los tejidos teñidos con H-E, las fibras elásticas (E) se ven como estructuras teñidas de color *rosa brillante*, capturando los colorantes ácidos del tipo de la eosina con mucha mayor avidez que las fibras de colágeno. F, fibroblasto. **(d)** Las fibras elásticas se pueden teñir con técnicas especiales. En este ejemplo, las fibras elásticas (E) de la dermis se tiñen de *azul* por el azul de toluidina y contrastan con el tono pálido del colágeno (C).

CONCEPTOS AVANZADOS

La fibronectina es reconocida por proteínas receptoras de fibronectina localizadas en las membranas celulares, lo que permite la adhesión de la célula a la matriz extracelular. El receptor de fibronectina pertenece a un tipo de receptores de la superficie celular que se denominan «integrinas» (fig. 4.10). Cuando crecen los tejidos, la fibronectina se une a las superficies de las células a través de las integrinas, y esta interacción determina la polimerización de la fibronectina para generar una matriz fibrilar sólida. Esta se convierte en un armazón estructural sólido que parece tener un papel relevante en la organización del depósito y orientación subsiguiente de las primeras fibrillas de colágeno en los lugares de acoplamiento del colágeno.

Como los receptores de fibronectina están unidos a la actina intracelular, la orientación del citoesqueleto interno de la célula influye en la orientación de la matriz extracelular.

En la enfermedad y después de una lesión tisular, la fibronectina de la matriz extracelular tiene importancia en la reparación tisular, incluido el crecimiento de los nuevos vasos (angiogenia).

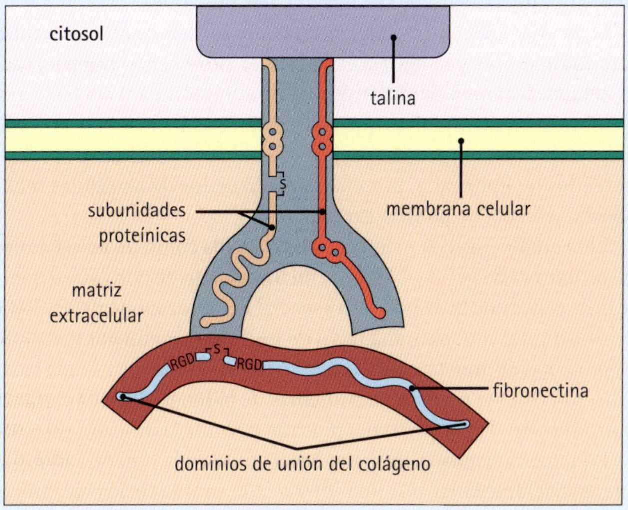

Fig. 4.10 Integrinas. Las integrinas son moléculas de adhesión celular constituidas por dos subunidades proteicas. Una subunidad «α» está compuesta de dos cadenas proteicas y tiene una cabeza globular. La subunidad «β» se extiende a través de la membrana y se liga a través de proteínas de anclaje al citoesqueleto de actina. El receptor de fibronectina que aparece en el esquema es el mejor caracterizado dentro de la familia de las integrinas y posee un dominio citosólico de unión a la actina (mediante talina), un dominio transmembrana y dominios extracelulares de unión a la fibronectina. Así, esta molécula une la red de actina intracelular con la matriz extracelular en contactos focales (v. también fig. 3.5b). El receptor de laminina también pertenece a la familia de las integrinas. Las integrinas pueden unirse a otras proteínas de la superficie celular, actuando de este modo como moléculas de adhesión intercelular. Además, algunas integrinas se unen a componentes de la matriz extracelular y permiten la adhesión de la célula con la matriz, siendo los principales ligandos de la matriz extracelular la fibronectina, la laminina y los colágenos.

MEMBRANA BASAL Y LÁMINA EXTERNA

Las membranas basales y la lámina externa son láminas especializadas de matriz extracelular que se disponen entre las células parenquimatosas y los tejidos de sostén

Las membranas basales son proteínas y GAG de la matriz extracelular que se organizan a modo de láminas y que intervienen como una interfase entre las células parenquimatosas y los tejidos de sostén.

Se asocian a las células epiteliales, células musculares y células de Schwann y también forman una membrana limitante alrededor del sistema nervioso central. La membrana basal y la lámina externa poseen estructuras similares.

Las membranas basales tienen cuatro componentes principales: colágeno tipo IV (fig. 4.11), laminina, perlecano y nidógenos (entactinas), sintetizadas por las células parenquimatosas de los tejidos. Además, contiene numerosas proteínas menos abundantes y GAG.

La estructura general de la membrana basal está perfectamente definida (fig. 4.12). Superpuestas a esta estructura general existen proteínas menores y carbohidratos que son específicos de ciertos tejidos, lo que ha generado la idea que la membrana basal de los distintos tejidos es diferente y lleva a cabo funciones especializadas localizadas. La membrana basal glomerular renal es distinta de la que rodea a las glándulas intestinales. Se cree también que la interacción de las células troncales con el microambiente local (nicho de células troncales), se basa en algunos componentes estructurales específicos de la membrana basal asociada (v. pág. 37).

CONCEPTOS AVANZADOS

Componentes importantes de la membrana basal

El **colágeno tipo IV** está constituido por seis cadenas alfa distintas, que se pueden organizar en tres heterotrímeros y que también se distribuyen de forma diferente en la membrana basal de los distintos tejidos. Este tipo de colágeno aporta estabilidad mecánica a la estructura de la membrana basal. Los autoanticuerpos frente a la cadena α3(IV) provocan el síndrome de Goodpasture (v. pág. 50). Las mutaciones de los genes que codifican las cadenas α3(IV), α4(IV) y α5(IV) provocan el síndrome de Alport, caracterizado por insuficiencia renal, sordera y degeneración retiniana en los pacientes afectados.

Las **lamininas** son una familia de unas 16 glucoproteínas sulfatadas distintas y son un componente principal de las membranas basales. Se producen en la mayor parte de las células epiteliales y endoteliales y tienen una estructura con forma de cruz con sitios de unión para algunos receptores celulares específicos (integrinas) (fig. 4.10). El patrón de unión de los ligandos de las lamininas condiciona que estas sean una molécula de unión extracelular esencial entre las células y la matriz extracelular. Existen varias formas de laminina específicas de distintos tejidos y que se expresan en estadios diferentes del desarrollo embrionario.

Los **nidógenos** (entactina 1 y 2) son glucoproteínas que se unen a las lamininas y las integrinas. Se considera que actúan como una proteína de unión que liga las lamininas al colágeno de tipo IV.

El **perlecano** es un proteoglucano que interactúa con todos los componentes fundamentales de la membrana basal. Se sabe que se une a factores de crecimiento y media el control de la proliferación celular en muchos tejidos. Durante la respuesta tisular a una agresión, en la cual se forman nuevos vasos, el perlecano participa uniéndose a los factores de crecimiento implicados en la angiogénesis.

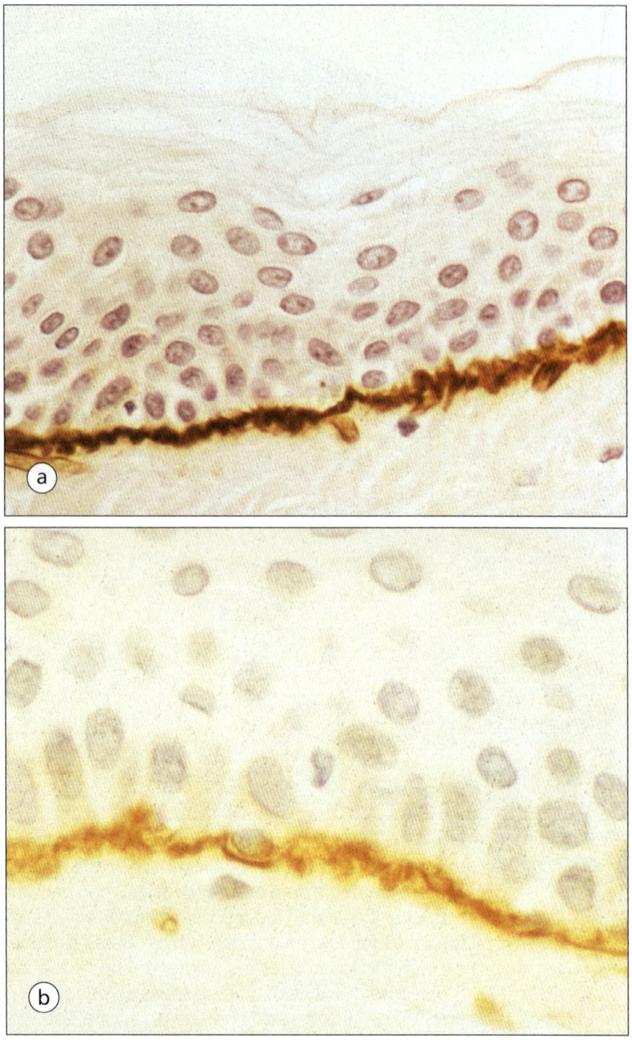

Fig. 4.11 Membrana basal. La membrana basal se puede demostrar mediante inmunotinción para las proteínas constituyentes como son la laminina **(a)** y el colágeno tipo IV **(b)**.

Las funciones principales de la membrana basal son la adhesión celular, actuar como barrera de difusión y la regulación del crecimiento celular

La membrana basal tiene tres principales funciones.

En primer lugar, forma una interfase de adhesión entre las células parenquimatosas y la matriz extracelular subyacente; por un lado, las células disponen de mecanismos de adhesión para anclarse a la membrana basal, mientras que esta última está firmemente anclada a la matriz extracelular más extensa. Cuando esa interfase se produce en tejidos no epiteliales, por ejemplo, alrededor de las células musculares, se habla de **lámina externa.**

En segundo lugar, la membrana basal actúa como un tamiz molecular (barrera de permeabilidad) con un tamaño de poro que depende de la carga y de la disposición espacial de su componente de GAG. De este modo, la membrana basal de los vasos sanguíneos evita que las proteínas de gran tamaño escapen a los tejidos; la membrana basal del riñón evita la pérdida de proteínas de la sangre filtrada durante la producción de orina y la del pulmón permite la difusión gaseosa.

En tercer lugar, la membrana basal controla la organización y la diferenciación celular por una interacción mutua de los receptores

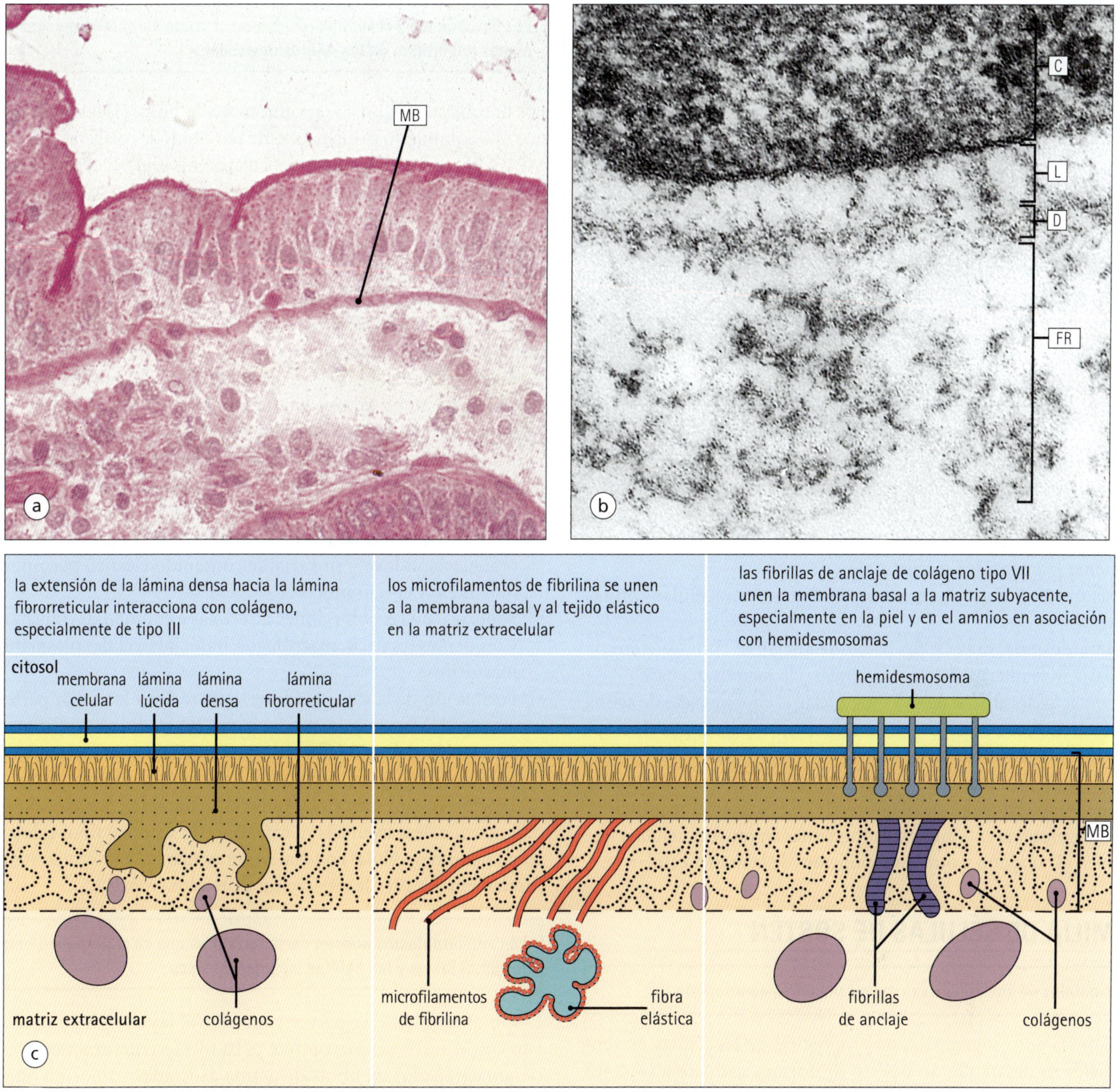

Fig. 4.12 Membrana basal. **(a)** Las preparaciones H-E no permiten diferenciar la membrana basal porque esta sólo tiene un grosor de 0,05 mm y se tiñe mal; sin embargo, su alto contenido en glucoproteínas hace que se tiña muy bien con PAS, mostrándose como una línea de color magenta (MB). Los componentes específicos de la membrana basal se pueden detectar con una tinción inmunohistoquímica, por ejemplo, la laminina y el colágeno tipo IV. **(b)** Con la microscopia electrónica, se pueden observar varias capas dentro de la membrana basal (láminas). La lámina densa (D) es una banda oscura con un grosor de 30 a 100 nm. Entre esta capa y la célula (C) adherida existe una zona transparente a los electrones, la lámina lúcida (L), cuya anchura suele alcanzar los 60 nm. Al otro lado de la lámina densa existe una capa enrarecida de grosor variable, la lámina fibrorreticular (FR) que se funde con las proteínas fibrosas de la matriz extracelular. La estructura que se observa con el microscopio óptico y las tinciones de PAS y de plata que se describen como membrana basal, es una combinación de todas estas láminas, pero en particular de la lámina fibrorreticular. El término «lámina basal» estrictamente debería hacer referencia a la lámina densa como una característica ultraestructural. Sin embargo, con la detección de los componentes específicos de la lámina basal con microscopia óptica y con el empleo de la inmunohistoquímica, los términos de «membrana basal» y «lámina basal» suelen intercambiarse. **(c)** La lámina fibrorreticular ancla la membrana basal a la matriz extracelular adyacente por tres mecanismos principales, que varían según el lugar y que aparecen ilustrados en este esquema.

de superficie celular y las moléculas en la matriz extracelular. La participación de la membrana basal en las interacciones celulares influye sobre la proliferación, diferenciación y migración de las células durante el desarrollo. La membrana basal también tiene importancia en la biología del cáncer y está siendo ampliamente estudiada, sobre todo en la investigación de los mecanismos que pueden impedir la diseminación y proliferación de las células cancerosas por todo el organismo.

ADHESIÓN CELULAR A LA MATRIZ EXTRACELULAR

La adhesión de las células a la matriz extracelular está mediada por cuatro tipos principales de unión

La organización de las células en tejidos y órganos funcionales depende de las funciones de sostén de la matriz extracelular y de las células que la producen. Aunque varios tipos de unión intercelular mantienen juntas a las células (v. pág. 43), las uniones entre las células y la matriz extracelular tienen la misma importancia para mantener la integridad estructural.

Las uniones entre las células y la matriz extracelular son las siguientes:

- Hemidesmosomas (v. fig. 3.5) que anclan el citoesqueleto de filamentos intermedios de las células a la membrana basal.
- Contactos focales (v. fig. 3.5) que anclan el citoesqueleto de actina a la membrana basal. Esta interacción está mediada por el receptor de fibronectina (v. fig. 4.10).
- Receptores de laminina (v. fig. 4.10) que anclan las células a la membrana basal donde la laminina es un componente principal.
- Glucoproteínas no integrinas (presentes en muchas células) que unen el colágeno y otros componentes de la matriz celular.

FAMILIA DE CÉLULAS DE SOSTÉN

Las células de sostén derivan del mesénquima embrionario

Durante la embriogénesis, una proporción de las células mesenquimales en desarrollo de aspecto fusiformes se diferencian a los siguientes tipos de células de sostén: fibroblastos, miofibroblastos, lipoblastos, osteoblastos y condroblastos.

El sufijo «blasto» unido a la raíz del nombre de la célula indica que la célula está creciendo activamente o que está segregando matriz extracelular. A las células de sostén de un tejido en una fase inactiva se les debe añadir el sufijo «cito» (p. ej., fibrocito, osteocito, condrocito).

EJEMPLO CLÍNICO

Tumores de las células de sostén

Los tumores se pueden originar en las células de sostén y pueden ser benignos o malignos

Tipo de célula	Benigno	Maligno
Fibroblasto	Fibroma	Fibrosarcoma
Condrocito	Condroma	Condrosarcoma
Adipocito	Lipoma	Liposarcoma
Osteocito	Osteoma	Osteosarcoma

Los fibroblastos y fibrocitos residen en el tejido fibrocolágeno, que es el más importante de los tejidos de sostén

Los fibroblastos (fig. 4.13) producen tejido fibrocolágeno (fibroso), que está compuesto principalmente por fibras de colágeno asociadas a GAG, fibras elásticas y fibras reticulares (fig. 4.14). El tejido fibrocolágeno puede ser **laxo,** cuando las fibras de colágeno son finas, están organizadas de forma aleatoria y se encuentran muy espaciadas, o **denso,** cuando las fibras de colágeno son anchas y prácticamente confluyentes. El grado de organización y de orientación del colágeno varía de un lugar a otro en función de las fuerzas de tensión a las que es sometido el tejido. El tejido fibrocolágeno denso muy organizado forma tendones y ligamentos.

El tejido fibrocolágeno es el principal tejido de sostén en la mayoría de los órganos y tiene las siguientes funciones específicas:

- Sostén de los nervios, vasos sanguíneos y vasos linfáticos; los vasos y los nervios son una característica conspicua, particularmente con relación al tejido de sostén fibrocolágeno laxo.
- Separación de las capas funcionales en los órganos y tejidos (p. ej., separación de la mucosa de los tejidos subyacentes). Su organización laxa y su variable contenido elástico permiten la movilidad y el estiramiento.
- Soporte para las poblaciones de células inmunitarias transitorias y residentes (es decir, macrófagos, linfocitos, células plasmáticas, mastocitos).
- Formación de la cápsula fibrosa que rodea a la mayor parte de los órganos parenquimatosos, como el hígado, bazo y riñones.
- Formación del tejido fibroadiposo, que es un componente de la mayor parte de los tejidos, gracias a su combinación con adipocitos.

Los fibroblastos son células muy resistentes y toleran los estímulos dañinos que destruyen a la mayor parte de los otros tipos celulares, como neuronas, células epiteliales o musculares. Los fibroblastos son fundamentales para la reparación de tejidos (v. pág. 65).

Los miofibroblastos poseen características que se superponen entre los fibroblastos y las células musculares lisas

Los miofibroblastos se parecen a los fibroblastos cuando se observan con el microscopio óptico, pero ultraestructuralmente contienen agregados de fibras de actina asociadas a miosina que les otorgan cierta función contráctil (v. pág. 79). No son abundantes en los tejidos de sostén, encontrándose solamente en pequeño número, y son identificables por métodos inmunohistoquímicos o ultraestructurales.

Los condroblastos y condrocitos forman el cartílago

Los condroblastos elaboran un tejido especial de sostén que se denomina «cartílago» y que está compuesto principalmente por GAG asociados a fibras de colágeno. Desarrollados a partir de mesénquima embrionario, los condroblastos aparecen primero como grupos de células vacuoladas con una morfología redondeada. Estas contrastan con las células en forma de huso del mesénquima indiferenciado de alrededor, que da lugar a los fibroblastos que forman una capa de células limitantes que se denomina **pericondrio.**

Los condroblastos contienen abundante glucógeno y lípidos, y su síntesis activa de proteínas de la matriz extracelular se pone de manifiesto por su citoplasma basófilo, que es debido al alto contenido de retículo endoplasmático rugoso (fig. 4.15a).

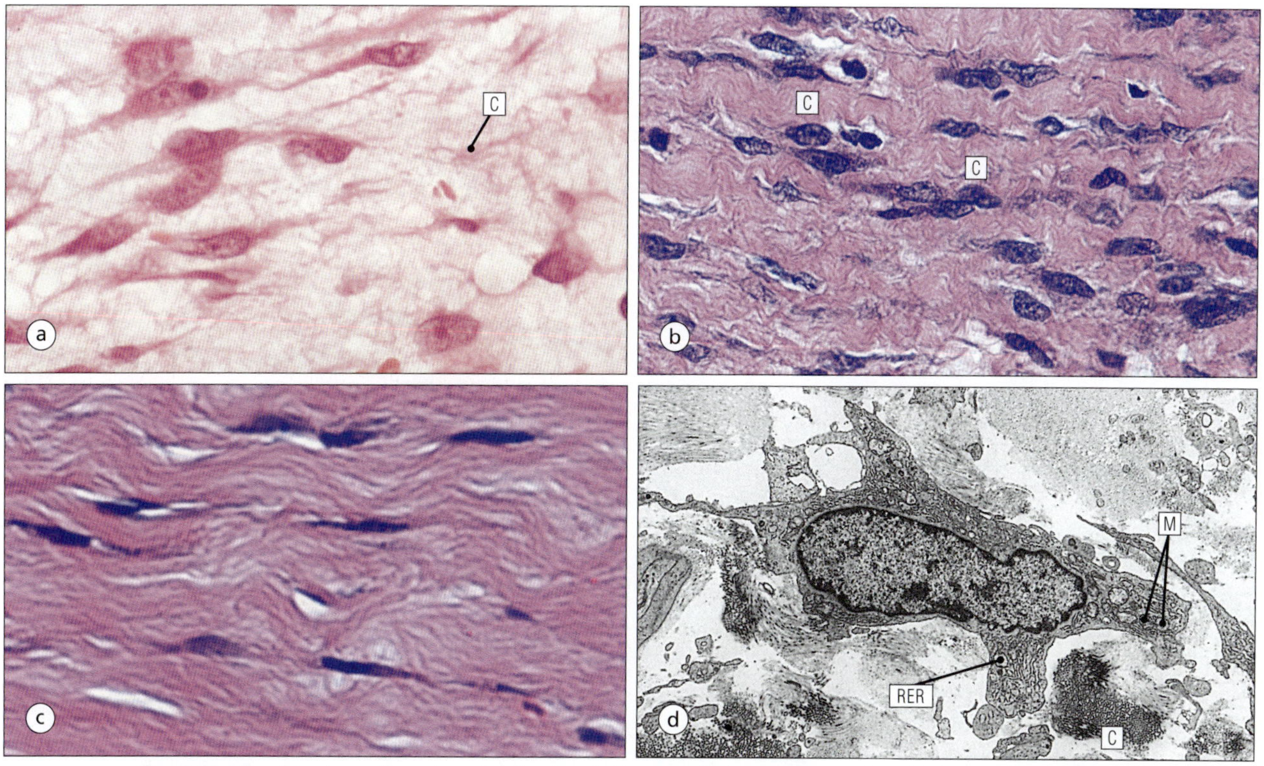

Fig. 4.13 Fibroblastos y fibrocitos. **(a)** En el embrión, las células secretoras de colágeno se desarrollan a partir del mesénquima y aparecen como células redondeadas en forma de huso separadas por colágeno (C) recién segregado, que se tiñe de color *rosa* en las preparaciones H-E. **(b)** En el adulto, las células activamente secretoras de colágeno se denominan «fibroblastos» y se caracterizan por tener un gran núcleo oval y por un nucléolo grande, una morfología en huso afilado con pequeñas prolongaciones celulares adicionales y un citoplasma basófilo que indica la presencia de síntesis activa de proteínas. El colágeno (C) se identifica como un material fibrilar rosado entre los fibroblastos. **(c)** Una vez que se detiene la secreción de colágeno, los fibroblastos pierden su voluminoso citoplasma basófilo y el núcleo se encoge, reflejando la falta de transcripción de ADN. Las células ahora se denominan «fibrocitos» para indicar su inactividad. El colágeno parece más compacto y se organiza en haces paralelos. **(d)** Ultraestructuralmente, los fibroblastos poseen un retículo endoplasmático rugoso (RER), un aparato de Golgi y vesículas secretoras bien desarrollados que indican la secreción activa de colágeno. Las mitocondrias (M) son numerosas. Las fibras de colágeno (C) son visibles adyacentes a las células. Los fibroblastos también segregan fibras elásticas y reticulares y cuando forman las fibras reticulares en el tejido linfoide y en la médula ósea tienen una forma estrellada muy ramificada y se suelen denominar «células reticulares».

El crecimiento del cartílago es secundario a la proliferación de condroblastos dentro de la matriz cartilaginosa ya establecida (crecimiento intersticial) y también por el desarrollo de nuevos condroblastos a partir del pericondrio (crecimiento aposicional). Después del depósito de la matriz cartilaginosa, los condroblastos se vuelven metabólicamente menos activos y presentan núcleos pequeños con un citoplasma pálido sin ninguna peculiaridad (es decir, se transforman en condrocitos; fig. 4.15b).

EJEMPLO CLÍNICO

Las lesiones tisulares se reparan mediante la proliferación de células de sostén y la secreción de matriz para formar el tejido cicatricial

Tras una lesión tisular (p. ej., infección), la pérdida de células especializadas se puede rectificar mediante recrecimiento sólo si se conserva la arquitectura de los tejidos de sostén (sobre todo la membrana basal); por ejemplo, las células epiteliales que revisten el pulmón pueden recrecer tras algunos tipos de neumonía (neumonía lobular causada por *Streptococcus pneumoniae*).

Si la lesión ha sido grave y se destruye la arquitectura del tejido de sostén especializado, este recrecimiento resultará imposible en general y la región de tejido muerto se reparará mediante el crecimiento de un tejido de sostén no especializado, que forma la cicatriz fibrosa.

Los mediadores químicos producidos por los tejidos lesionados atraen a las células fagocitarias, como neutrófilos y monocitos (v. cap. 7) desde la sangre al tejido. Estas células fagocitan a las células muertas, mientras que las células de sostén inactivas, sobre todo los fibroblastos, son estimulados para que proliferen mediante la secreción de factores de crecimiento (como el factor de crecimiento derivado de plaquetas o el factor de crecimiento de fibroblastos).

Las células de soporte estimuladas son multipotenciales y se pueden diferenciar en células endoteliales, miofibroblastos y fibroblastos, de forma que la región lesionada se sustituirá por una mezcla de estos tipos celulares, que forman nuevos vasos sanguíneos y depositan colágeno. El tejido fibrocolágeno resultante se denomina **cicatriz fibrosa.**

Durante este proceso de cicatrización mediante reparación fibrosa, que es una de las respuestas básicas a la muerte celular en la mayor parte de los tejidos corporales, los fibroblastos activos asumen un papel multipotencial y se comportan de manera similar que el mesénquima primitivo del cual derivan, diferenciándose en varios tipos celulares.

La capacidad de transformarse en distintos tipos celulares durante la vida adulta para facilitar la curación y reparación es un atributo importante de las células de sostén.

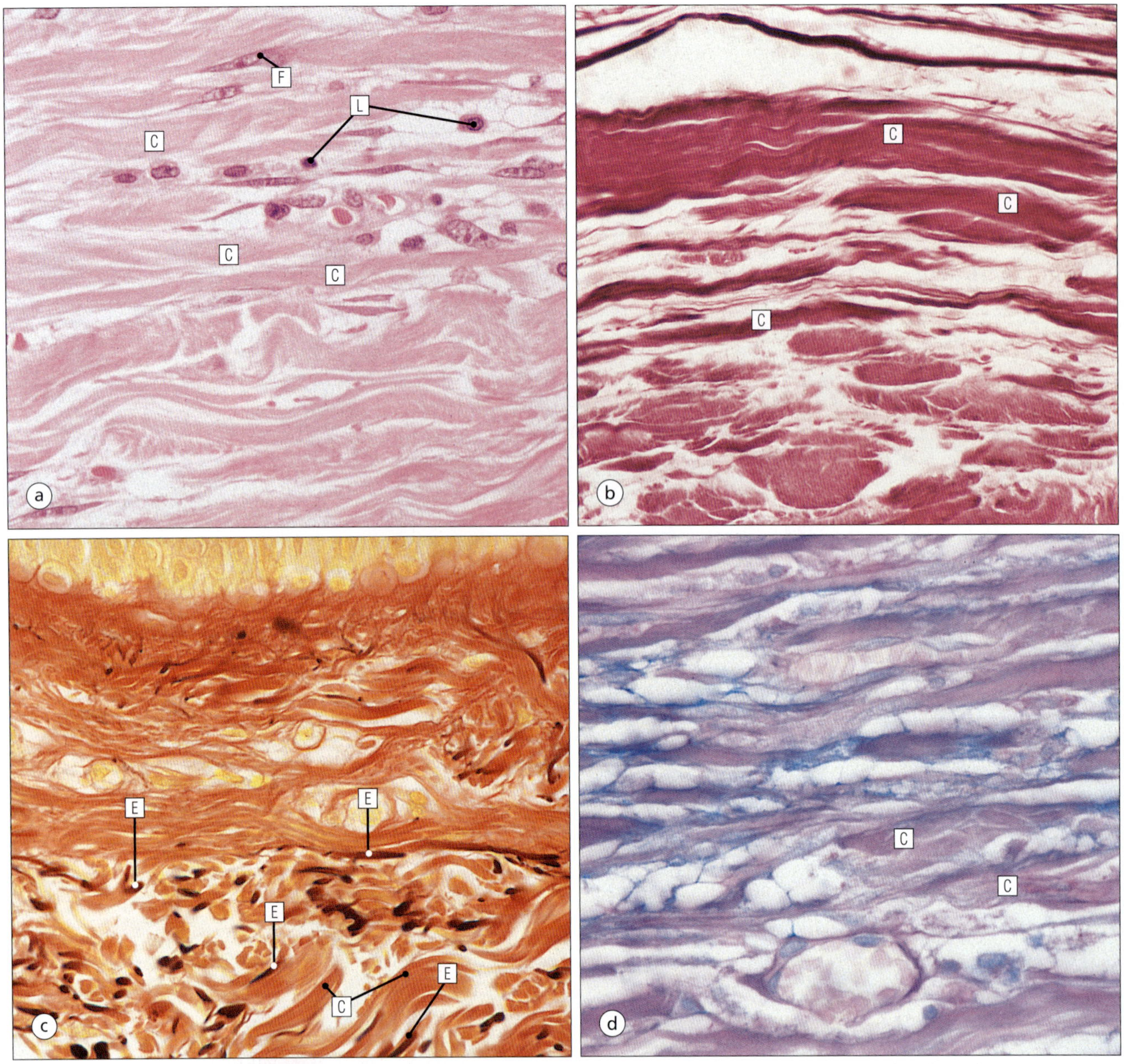

Fig. 4.14 Tejido fibrocolágeno (fibroso). **(a)** El tejido fibrocolágeno contiene muchos componentes de la matriz extracelular, predominando las fibras de colágeno. Sólo el colágeno (C) se hace evidente en las preparaciones teñidas con H-E, coloreándose de color *rosa*. Los fibroblastos (F) están ampliamente dispersos y son poco llamativos. Las células inmunitarias (es decir, linfocitos [L], células plasmáticas, macrófagos, mastocitos) aparecen de forma ocasional. **(b)** Las fibras de colágeno (C) del tejido fibrocolágeno laxo se pueden teñir con colorantes con afinidad por el colágeno (p. ej., van Gieson, que se muestra aquí). Los haces están dispuestos aleatoriamente y son de un grosor variable. **(c)** En casi todos los tejidos fibrocolágenos laxos existen fibras elásticas, pero normalmente en las preparaciones H-E son poco llamativas. Se hacen evidentes con tinciones especiales (tinción para fibras elásticas) y se observan como fibras onduladas de color *negro* (E), que contrastan con el colágeno (C) teñido de color *naranja*. Las fibras elásticas forman un componente menor y variable en la mayor parte de los tejidos fibrocolágenos. **(d)** Las tinciones para el componente GAG del tejido fibrocolágeno revelan que las áreas no coloreadas de las preparaciones teñidas con H-E son ricas en este material extracelular (que se observa coloreado de *azul* con el azul alcián) (C, colágeno). Al contrario que el tejido fibrocolágeno laxo, el tejido fibrocolágeno irregular denso tiene poco espacio para los GAG y aparece uniformemente coloreado de *rosa* con pocas características estructurales. Los fibroblastos que segregan colágeno están muy dispersos y no son llamativos.

CONCEPTOS AVANZADOS

Miofibroblastos

Los miofibroblastos se desarrollan durante la reparación de la lesión tisular y pueden originarse a partir de los fibroblastos tisulares, gracias a los efectos del factor de crecimiento derivado de plaquetas (PDGF), el factor de crecimiento transformante beta (TGF-β) y el factor de crecimiento básico de fibroblastos (FGFb) liberados por los macrófagos en el lecho de la herida, o también a partir de precursores de la médula ósea (fibrocitos) o de células epiteliales, mediante un proceso denominado transición epitelio-mesénquima.

Los miofibroblastos expresan α-actina de músculo liso y vimentina, producen colágeno y sus propiedades contráctiles contribuyen al cierre de la herida y a la retracción del tejido fibrocolágeno cicatricial inicial.

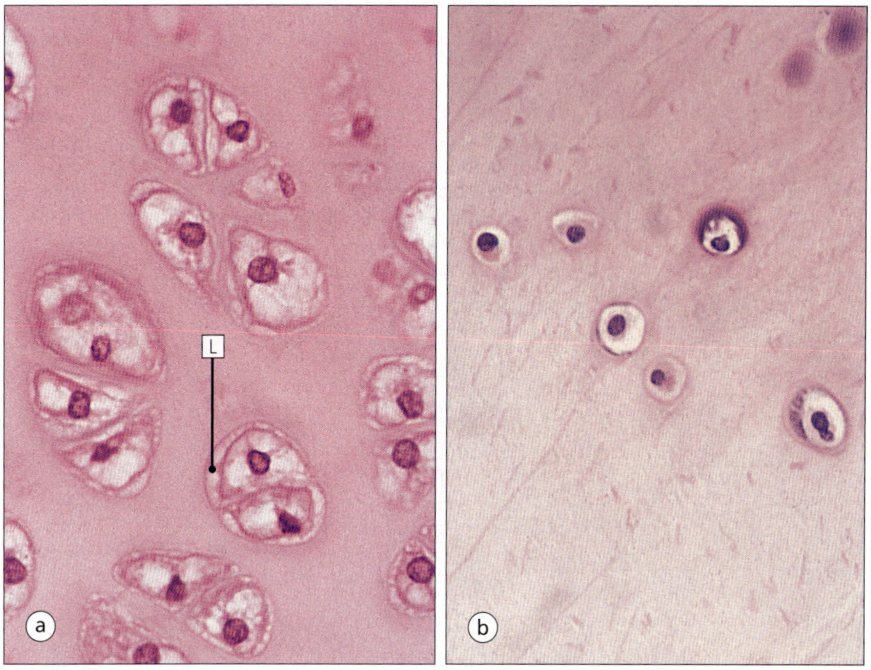

Fig. 4.15 Condroblastos y condrocitos. **(a)** Los condroblastos son metabólicamente activos y poseen grandes núcleos con nucléolos prominentes. Sus citoplasmas son pálidos y están vacuolados debido a su alto contenido en lípidos y glucógeno y tienden a alejarse de la matriz extracelular cuando se fijan y se incluyen en parafina, formando un espacio denominado «laguna» (L). **(b)** Los condrocitos son más pequeños que los condroblastos, con núcleos densamente teñidos y menos citoplasma, lo que refleja su bajo nivel de actividad metabólica.

CONCEPTOS AVANZADOS

El cartílago tiene dos componentes extracelulares principales:

- Las proteínas fibrosas (predominantemente colágeno tipo II), que le confieren estabilidad mecánica.
- Abundantes GAG, que resisten la deformación de las fuerzas compresivas.

Las fibras de colágeno son delgadas y se organizan formando una red entretejida, que se mezcla con la matriz extracelular de los tejidos de sostén adyacentes. Los GAG más importantes son el ácido hialurónico, el condroitín-sulfato y el queratán-sulfato, que están unidos a una proteína nuclear denominada «agrecano» para formar un proteoglucano de gran tamaño. Estos se unen a la malla de colágeno gracias a la denominada proteína de anclaje.

Debido a su alto contenido en GAG sulfatados, el cartílago se tiñe con colorantes básicos del tipo de la hematoxilina, que le confiere un ligero color azul en las preparaciones de H-E; esto se hace particularmente evidente alrededor de los condrocitos.

La organización de la matriz extracelular en el cartílago le confiere importantes propiedades:

- Los proteoglucanos estrechamente unidos forman una matriz hidratada con una turgencia inherente que resiste la deformación por fuerzas compresivas.
- Las pequeñas moléculas pueden difundir libremente a través de la matriz extracelular.

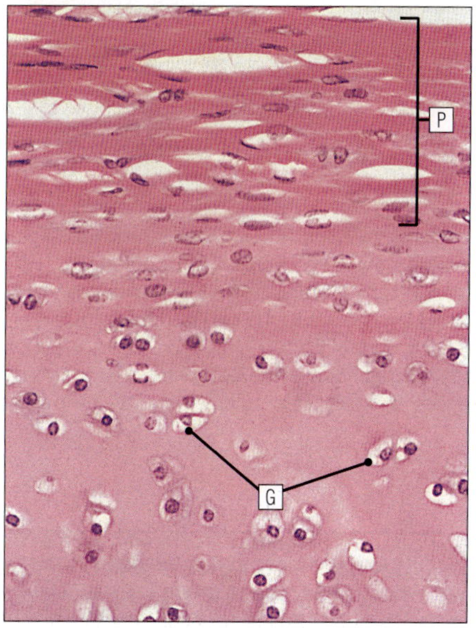

Fig. 4.16 Cartílago hialino. Este cartílago procede de un niño y por tanto está en fase de crecimiento. El pericondrio (P) es una capa de fibroblastos en forma de huso con colágeno tipo I asociado, que se mezcla con la capa externa de la matriz extracelular teñida de *rosa* del cartílago hialino. Los nuevos condroblastos desarrollados a partir del pericondrio permiten el crecimiento aposicional. Los condroblastos muestran una vacuolación artefactual, formando las características lagunas alrededor de los cuerpos celulares. Muchas de las que aparecen en esta muestra están en pequeños grupos (G), que finalmente se separarán cuando las células segreguen material de la matriz extracelular durante el crecimiento intersticial. El cartílago hialino se asocia con pericondrio en la mayor parte de los sitios excepto donde cubren a las articulaciones sinoviales.

Los distintos tipos de cartílago contienen proteínas fibrosas específicas

Los tres tipos de cartílago, cartílago hialino, fibrocartílago y cartílago elástico, se distinguen por su contenido de proteínas fibrosas. El **cartílago hialino** contiene sólo colágeno tipo II (fig. 4.16). Forma el esqueleto temporal durante el desarrollo fetal hasta que es reemplazado por el hueso, las placas de crecimiento de los huesos largos durante la infancia, las superficies articulares de las articulaciones (v. cap. 13) y actúa como un tejido de sostén en las vías respiratorias (v. fig. 10.10).

El **fibrocartílago** contiene colágeno tipo I y tipo II (fig. 4.17) y es un componente de los discos intervertebrales, las inserciones tendinosas a los huesos y las uniones que existen entre los huesos planos de la pelvis. El **cartílago elástico** contiene fibras elásticas además de colágeno tipo II (fig. 4.18). Se localiza en el pabellón auditivo, en las paredes del conducto auditivo externo y en las trompas de Eustaquio (v. cap. 19), así como en la epiglotis de la laringe (v. fig. 10.8).

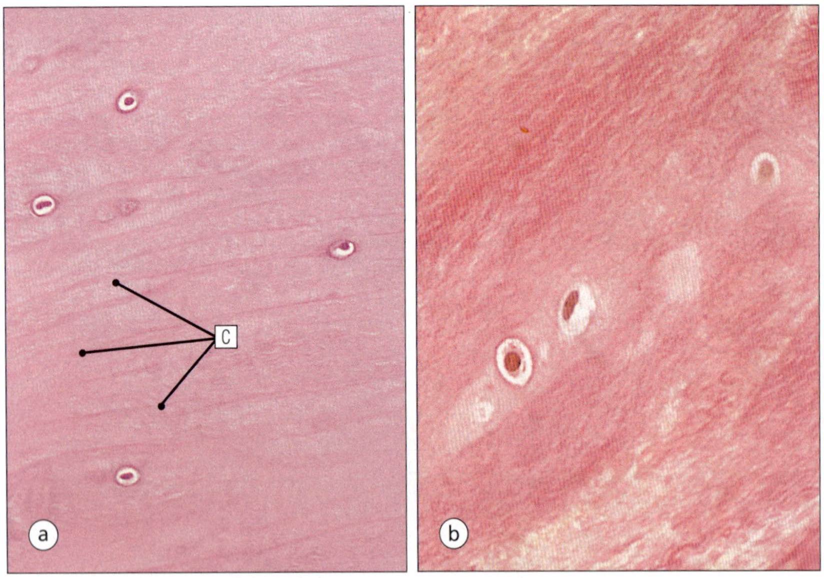

Fig. 4.17 Fibrocartílago. **(a)** En este corte de fibrocartílago teñido con H-E existen pequeños condrocitos inactivos dispersos en una matriz extracelular teñida de *rosa* en la que son visibles gruesas fibras de colágeno (C). Las fibras de colágeno tipo I del fibrocartílago se mezclan con las fibras de colágeno tipo I del tejido fibrocolágeno de sostén adyacente. **(b)** La presencia de colágeno tipo I queda evidenciada en este corte de fibrocartílago teñido con van Gieson, en el que aparece de color *rojo*.

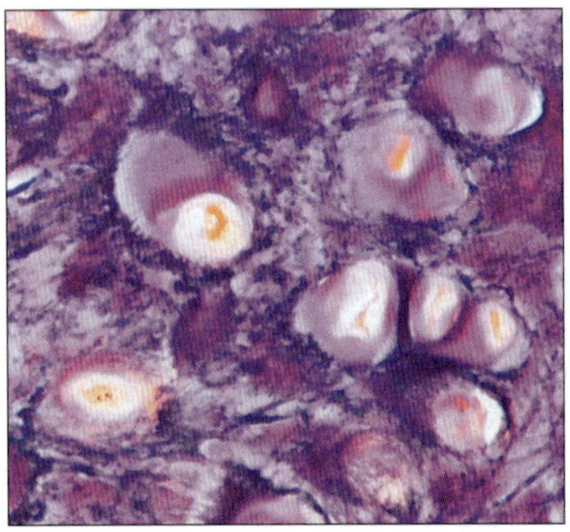

Fig. 4.18 Cartílago elástico (tinción para elásticas). La organización estructural del cartílago elástico es similar a la del cartílago hialino, con una capa de pericondrio y con los condrocitos agrupados en la matriz extracelular, pero difiere porque contiene fibras elásticas. Estas se observan como haces lineales de color negro que discurren entre las células y le confieren una gran recuperación y resistencia elástica al cartílago.

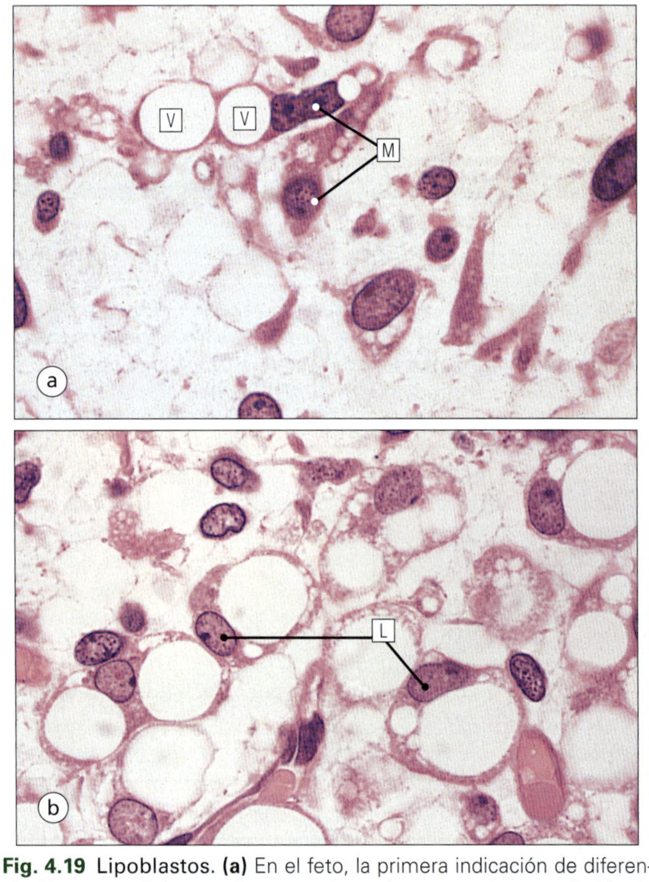

Fig. 4.19 Lipoblastos. **(a)** En el feto, la primera indicación de diferenciación a una célula para almacenamiento de grasa es la acumulación de grasa en el citoplasma de las células mesenquimales (M) en forma de huso en pequeñas y múltiples vacuolas (V). **(b)** Las vacuolas se fusionan y forman una vacuola perinuclear más grande, la célula se reconoce como un lipoblasto (L) maduro que ha perdido su forma de huso. A medida que aumenta el almacén de grasa, el citoplasma se va atenuando alrededor de una gigantesca vacuola lipídica y el núcleo se desplaza a uno de los lados. Cada lipoblasto en desarrollo produce matriz extracelular y alrededor de cada célula se forma una membrana basal.

Los osteoblastos y los osteocitos forman hueso que contiene un material en la matriz extracelular que se denomina osteoide

Los osteoblastos elaboran la matriz de sostén del hueso, el osteoide, que posteriormente se calcifica y forma el hueso.

El osteoide está compuesto principalmente por colágeno tipo I, que se asocia a GAG, condroitín-sulfato y queratán-sulfato extracelulares. Dos glucoproteínas, la sialoproteína y la osteocalcina, son las que se encuentran principalmente en la matriz ósea y tienen capacidad de unirse al calcio, desempeñando de este modo un papel importante en la mineralización ósea. La citología y estructura del hueso y de su matriz se estudiarán en el capítulo 13.

El tejido adiposo almacena grasa y desempeña un papel en la regulación del calor en los jóvenes

Los adipocitos se caracterizan por su almacenamiento intracelular de grasa. Hay dos tipos de tejido de almacenamiento de grasa, el tejido adiposo unilocular y el multilocular.

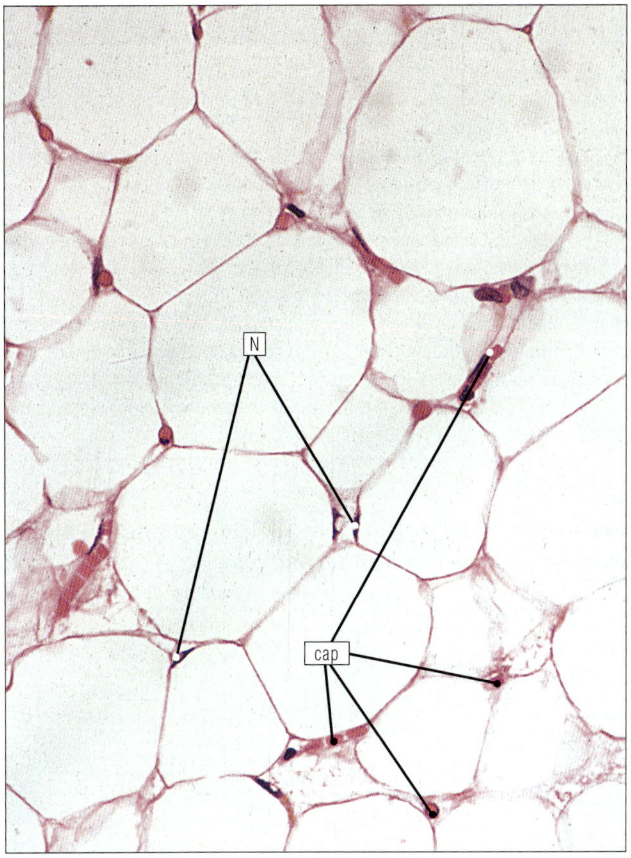

Fig. 4.20 **Tejido adiposo unilocular.** Las células (adipocitos) del tejido adiposo unilocular *(blanco)* tienen un tamaño de 50 a 150 μm y una forma poliédrica. En las preparaciones teñidas con H-E, como es el caso, aparecen como vestigios de citoplasma que rodean una vacuola vacía debido a que la preparación en parafina implica la inmersión en disolventes para lípidos, lo que lleva a la eliminación de toda la grasa. Un examen más profundo revela la presencia de los núcleos (N) aplanados apenas visibles en un lado de las células. Numerosos capilares (cap) arborizados y delgados transfieren metabolitos hacia y desde las células.

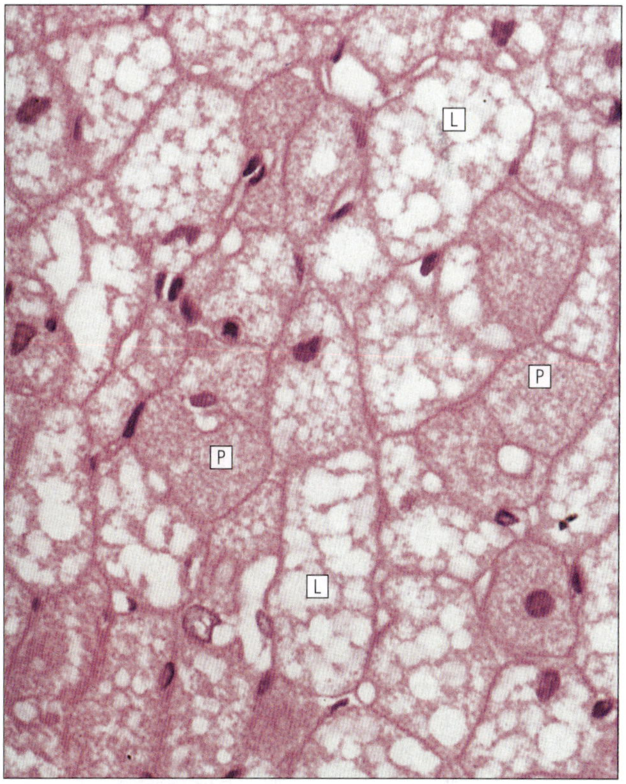

Fig. 4.21 **Tejido adiposo multilocular.** El tejido adiposo multilocular se denomina así debido a que sus células contienen múltiples gotitas de lípido. Se desarrolla como un grupo de células eosinofílicas gruesas que se diferencian del mesénquima fetal y que siguen una distribución restringida, concentrándose en los tejidos de sostén del cuello, hombros, espalda y regiones perirrenal y paraaórtica. Como se muestra en esta fotomicrografía, se pueden ver dos poblaciones de células: células ricas en lípidos (L) con un núcleo central y múltiples y pequeñas vacuolas no teñidas, y células poliédricas (P) con un citoplasma granuloso teñido de *rosa*, un núcleo central y algunas vacuolas de lípido. Los capilares sanguíneos junto con delgados tabiques fibrocolágenos dividen el tejido en pequeños lobulillos.

El tejido adiposo unilocular («grasa blanca») se desarrolla a partir del mesénquima embrionario con la formación de células en forma de huso (lipoblastos) que contienen pequeñas vacuolas de grasa (fig. 4.19). Estas células maduran y se convierten en adipocitos, almacenando grasa que será utilizada por otros tejidos como fuente de energía (fig. 4.20).

Ultraestructuralmente, los adipocitos tienen un retículo endoplasmático liso prominente y numerosas vesículas pinocitóticas que están implicadas en la biosíntesis y transporte de lípidos.

Cada célula está rodeada por una lámina externa y existe una matriz extracelular compuesta por fibras reticulares (colágeno tipo III).

El tejido adiposo multilocular, «grasa parda», es más relevante en los recién nacidos, y su desarrollo en el feto es independiente del tejido adiposo unilocular. Su función es la de metabolizar la grasa con el fin de producir calor durante el período neonatal (fig. 4.21).

Ultraestructuralmente, las células del tejido adiposo multilocular contienen gran número de mitocondrias además de vacuolas lipídicas; este hecho se correlaciona con su función de generación de calor debido al metabolismo mitocondrial de los ácidos grasos.

La elevada densidad mitocondrial es responsable de la eosinofilia histológica y del color marrón que se aprecia macroscópicamente, lo que le da a este tejido el nombre de «grasa parda». El tejido adiposo multilocular no suele persistir en la vida adulta; se suele perder durante la infancia, aunque pueden permanecer pequeñas cantidades en ciertos lugares (fig. 4.22).

El tejido adiposo tiene una función secretora y endocrina

Además de su papel como depósito de energía, es evidente el importante papel secretor de los adipocitos. Mediante el mismo, estas células modulan el metabolismo energético y condicionan el metabolismo general en coordinación con hormonas, como la insulina que regula la masa corporal.

El tejido adiposo es también responsable de la secreción a la sangre de varias proteínas, que se denominan en conjunto **adipocinas,** encargadas de la regulación del metabolismo general. Más de 100 factores transmisores de señales y reguladores se asocian a los adipocitos, incluidos la leptina, adiponectina, factor de necrosis tumoral alfa (TNF-α), interleucina 6 y quemerina. El tejido adiposo contiene también una población de macrófagos, los **macrófagos del tejido adiposo,** que se activan de forma anormal en la onesidad y participan en la disfunción generalizada de los tejidos (v. cap. 8).

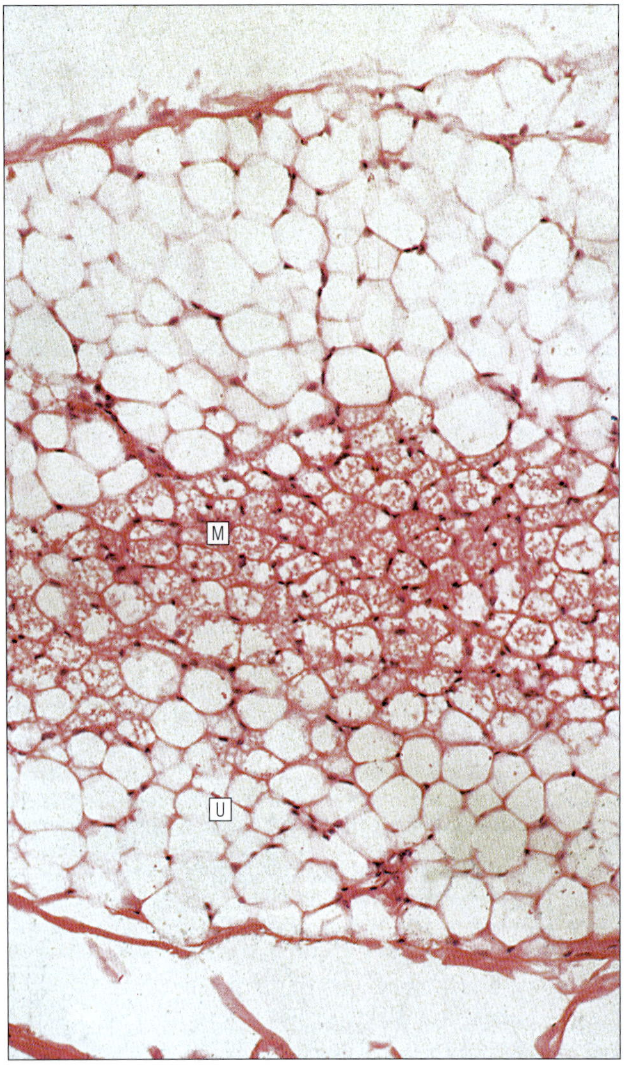

Fig. 4.22 Mezcla de tejido adiposo unilocular y multilocular. Cierto tejido adiposo, en particular el tejido subcutáneo que existe en el cuello y en los hombros, contiene una mezcla de ambos tejidos adiposos, unilocular (U) y multilocular (M).

ASPECTOS CLAVE

El tejido adiposo unilocular es la principal forma de célula almacenadora de grasa en el adulto y está adaptado para ser tanto un tejido de sostén como un almacén de energía gracias a:

- Receptores para la hormona de crecimiento, insulina, glucocorticoides, hormonas tiroideas y noradrenalina que modulan la captación y liberación de grasa.
- Una rica irrigación sanguínea capilar y una buena inervación por parte del sistema nervioso autónomo. La liberación local de noradrenalina estimula la liberación de grasa almacenada a la sangre.
- Una organización en almohadillas formadas por la aposición de capas de tejido fibrocolágeno en determinados lugares que actúan como tejidos de sostén deformables con capacidad de absorción de golpes; en concreto suelen encontrarse en las plantas de los pies, en las nalgas, alrededor de los riñones y en la órbita alrededor de los ojos.

Para acceder a las preguntas de revisión en línea, visita, por favor, https://studentconsult.inkling.com.

5

Células contráctiles

INTRODUCCIÓN

Diversos tipos celulares están especializados en la generación de fuerzas motrices mediante la contracción. Este capítulo presenta una visión global de los principales tipos de células contráctiles. Se describe la estructura general de cada tipo de célula junto con los detalles de su estructura fina y cómo dicha estructura se relaciona con la base molecular de la contracción.

Hay cuatro grupos principales de células contráctiles

Las células contráctiles están especialmente adaptadas para la generación de fuerzas motrices gracias a la interacción de las proteínas actina y miosina (proteínas contráctiles).

Hay cuatro grupos de células contráctiles: las células musculares, los miofibroblastos, los pericitos y las células mioepiteliales. Las células musculares son el tipo principal y constituyen el músculo estriado (voluntario), el músculo cardíaco y el músculo liso (involuntario). Los miofibroblastos tienen una función contráctil además de ser capaces de segregar colágeno. Los pericitos son células parecidas a las musculares lisas que rodean a los vasos sanguíneos. Las células mioepiteliales son un componente importante de algunas glándulas secretoras.

La diferente organización de los filamentos de actina y miosina que existen en cada tipo de célula contráctil sumado a las importantes adaptaciones estructurales modulan y controlan la contracción.

MÚSCULO ESQUELÉTICO

Las células del músculo esquelético forman la base estructural de los músculos (v. cap. 13), que son los responsables del movimiento voluntario bajo la influencia del sistema nervioso y del mantenimiento de la postura. La unión del músculo al sistema esquelético se comentará en el capítulo 13.

Cada fibra muscular esquelética es un sincicio multinucleado formado por la fusión de células individuales durante el desarrollo

Durante la embriogénesis, cada célula de músculo esquelético se forma a partir de la fusión de muchos cientos de células precursoras (mioblastos), de tal forma que en el adulto cada célula es un sincicio que contiene cientos de núcleos que se localizan inmediatamente por debajo de la membrana celular. Cada célula muscular esquelética tiene una larga estructura cilíndrica delgada, con un diámetro de 50 a 60 µm y con una longitud que en un adulto puede llegar a alcanzar hasta 10 cm dependiendo de su localización (fig. 5.1).

En el músculo adulto hay una población residente de células precursoras musculares (células satélite) que pueden dividirse para formar nuevas células musculares después de una lesión tisular.

Además de las proteínas contráctiles, el citoplasma de las células musculares contiene numerosas mitocondrias, así como abundante glucógeno que sirve como fuente energética. Cada célula muscular está rodeada por una lámina externa (v. pág. 62).

Como consecuencia de su prolongada utilización, se suelen emplear términos especiales para describir los componentes de la célula muscular esquelética. Estos son: sarcolema (membrana celular), sarcoplasma (citoplasma celular) y retículo sarcoplasmático (retículo endoplasmático).

El músculo esquelético se contrae como resultado del acoplamiento organizado entre la actina y la miosina

Los elementos contráctiles de las células musculares esqueléticas (miofibrillas) son delgadas estructuras cilíndricas de 1 a 2 µm de diámetro. Están compuestas por ensamblajes de filamentos solapados y repetidos, gruesos (principalmente miosina) y finos (principalmente actina).

Cualquier fibra muscular tiene cientos de miofibrillas que discurren paralelamente a lo largo de su longitud, alternando zonas de filamentos gruesos y finos, lo que le confiere el nombre de «músculo estriado» (fig. 5.2a).

Ultraestructuralmente, los filamentos finos y gruesos se mantienen en posición gracias a unas placas de proteínas accesorias, visibles como líneas, que dividen a las miofibrillas en unas unidades

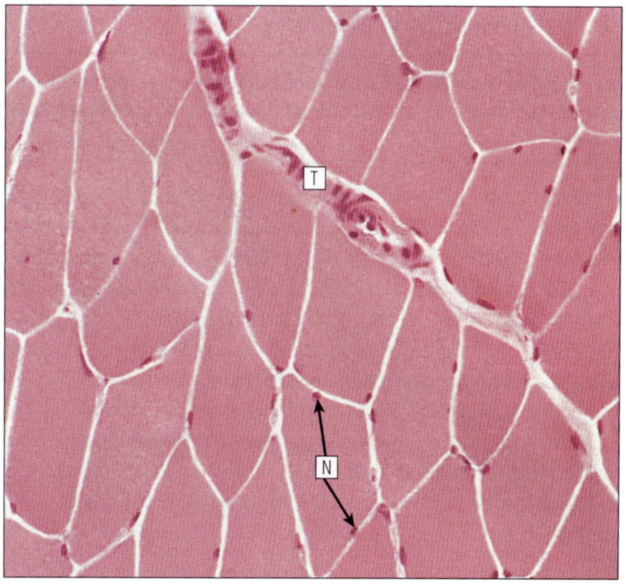

Fig. 5.1 Músculo esquelético. En un corte transversal las células musculares esqueléticas presentan un perfil aproximadamente hexagonal donde las células están moldeadas unas contra otras. Los núcleos (N) se disponen por debajo de la membrana celular. Los tabiques (T) fibrocolágenos contienen vasos sanguíneos.

funcionales denominadas «sarcómeros» (fig. 5.2b). El sarcoplasma, las mitocondrias y otros elementos celulares están empaquetados entre las miofibrillas.

Hay una organización regular de las proteínas contráctiles dentro de cada sarcómero, de tal forma que cada filamento grueso está rodeado de seis filamentos finos (fig. 5.2c y d). La contracción del músculo se produce cuando los filamentos gruesos y finos se deslizan unos sobre otros (fig. 5.3), lo que lleva consigo una disminución de la anchura de las bandas claras. La anchura de las bandas oscuras no cambia.

Las proteínas accesorias mantienen el alineamiento de los filamentos de actina y miosina

La función del músculo esquelético depende de un alineamiento preciso de los filamentos de actina y miosina dentro de cada miofibrilla. Esto se consigue gracias a las proteínas accesorias que unen los diferentes componentes y los mantienen alineados entre sí. Estas proteínas sólo se pueden visualizar cuando se emplean técnicas inmunohistoquímicas.

La contracción del músculo esquelético está mediada por un ciclo de unión y liberación entre la actina y la miosina

En la contracción muscular los filamentos de actina se deslizan a lo largo de los filamentos de miosina. Esta acción está impulsada por las cabezas de las moléculas de miosina, que se unen a la actina y, en una secuencia de movimientos de unión y liberación, «caminan» a lo largo del filamento de actina. La hidrólisis del ATP es la que proporciona la energía suficiente como para producir esta unión y liberación repetitiva (fig. 5.5), de tal forma que se puede considerar que la miosina actúa como una ATPasa que se activa al unirse a la actina.

El control de la contracción muscular se consigue gracias a las proteínas que se unen a la actina y que evitan la contracción muscular merced al bloqueo de la interacción entre la actina y la miosina (fig. 5.6). Esta acción se invierte cuando existen concentraciones elevadas de Ca^{2+} en el citoplasma celular (fig. 5.7).

Los sistemas especiales de membrana denominados tríadas controlan la contracción muscular mediante la regulación de la liberación de calcio

Hay un sistema interno de membrana especializado en el músculo esquelético que se denomina «sistema de túbulos T». Este sistema se extiende desde la superficie de la membrana como finos túbulos hacia zonas más profundas del músculo discurriendo paralelos a la región de la unión AI (fig. 5.8). Discurriendo paralelas a estos y muy próximos a los mismos, existen dos extensiones del retículo sarcoplasmático que contienen una elevada concentración de calcio. En un corte transversal, estos tres tubos forman una tríada (fig. 5.9).

Como respuesta a la despolarización de la membrana en el sistema de túbulos T los canales para el calcio de la membrana del retículo sarcoplasmático liberan calcio al citosol de la fibra muscular, causando la contracción de la célula.

CONCEPTOS AVANZADOS

La fuerza de la contracción muscular se transmite por la matriz extracelular gracias a una serie de proteínas de unión

El citoesqueleto de cada fibra muscular esquelética está unido a la lámina externa gracias a una serie de moléculas de unión. Los filamentos de actina del interior de la célula están unidos a la proteína distrofina. La distrofina entonces se une a un complejo compuesto por varias glucoproteínas que hacen de puente a través de la membrana de la célula muscular hasta la superficie celular. En la superficie externa de la célula muscular el complejo glucoproteico se une a la proteína merosina, que es un componente de la laminina de la membrana basal. De este modo, las fuerzas generadas dentro del músculo se transfieren a la matriz extracelular en la lámina externa.

Si hay una ausencia genética de una de las proteínas de unión, las fibras musculares son proclives a sufrir un desgarro durante la contracción y la persona afectada desarrolla una de las muchas formas de distrofia muscular.

Cada vez se reconoce más que las diferentes formas de distrofia muscular pueden estar relacionadas con defectos en las proteínas estructurales de las fibras musculares. La distrofia muscular de Duchenne se describe en la página 225.

CONCEPTOS AVANZADOS

Proteínas accesorias del músculo

La **actinina** fija los filamentos de actina en una disposición en rejilla en el disco Z. Otras proteínas del disco Z son la filamina, la amorfina y la proteína Z.

La **nebulina** se asocia a los filamentos finos que contienen actina.

La **miomesina** sujeta los filamentos de miosina en una disposición en rejilla en la región de la línea M, asociada a la creatina cinasa y la proteína M.

La **titina (conectina)** es una proteína larga extremadamente elástica, que discurre paralela a la serie de filamentos desde el disco Z y une las terminaciones del filamento grueso a la línea M, manteniendo sus terminaciones alineadas con la rejilla de los filamentos finos.

Los filamentos de **desmina** (una clase de proteínas de los filamentos intermedios) unen miofibrillas adyacentes entre sí y mantienen su alineamiento. Además, unen las miofibrillas a la membrana celular.

La **proteína C1 de unión a la miosina** es una proteína con capacidad de unión a la miosina que se localiza en tiras que discurren paralelas a la banda M en la primera mitad de la banda A.

Pueden producirse mutaciones en los genes que codifican las proteínas implicadas en la organización de las miofibrillas, lo que produce enfermedades llamadas distrofias musculares.

ASPECTOS CLAVE

Músculo esquelético

- Cada fibra muscular esquelética está rodeada de una lámina externa.
- La actina se organiza en filamentos finos que se anclan a la línea Z.
- La miosina se organiza en filamentos gruesos que se anclan a la línea M.
- El calcio citosólico regula la contracción a nivel de las tríadas de la membrana.

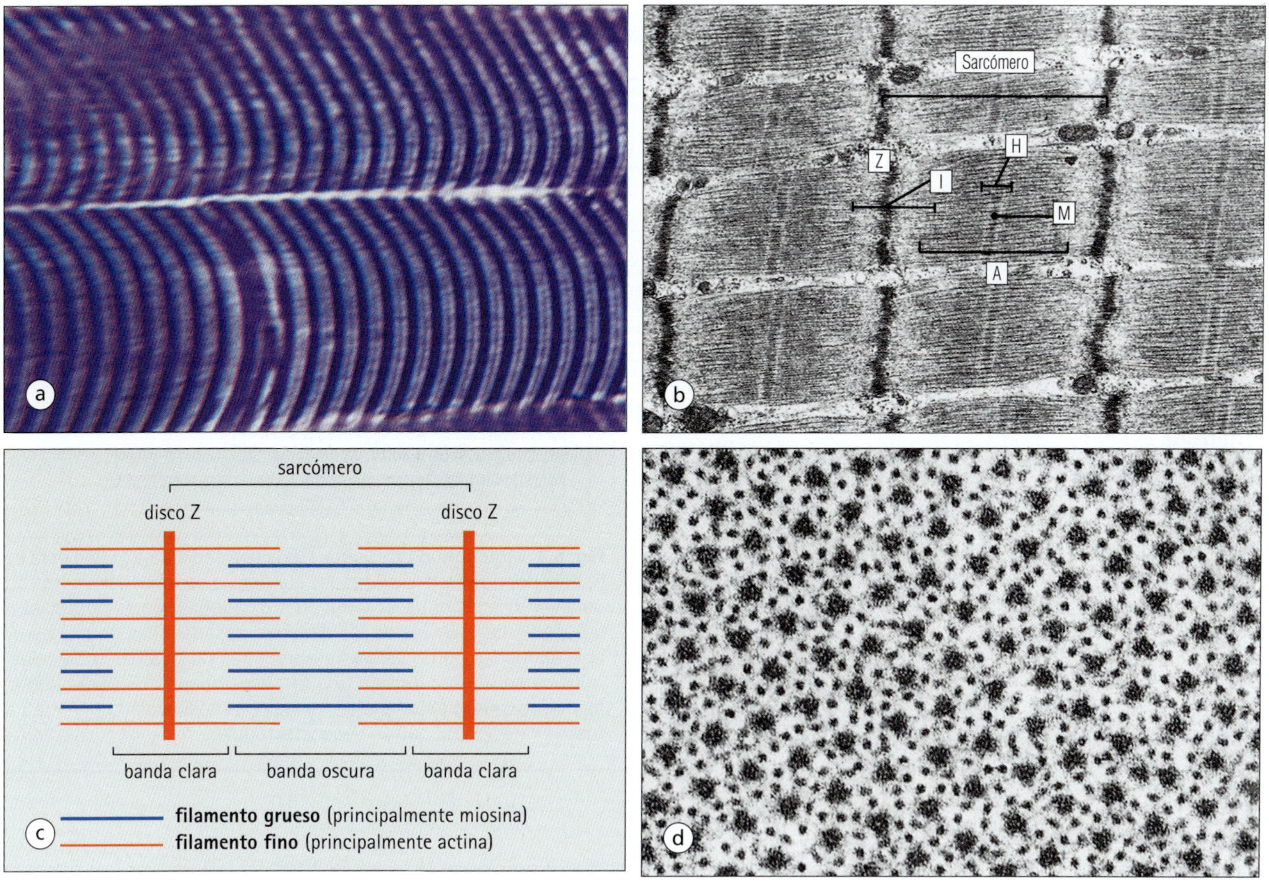

Fig. 5.2 **Miofibrillas. (a)** Las células musculares esqueléticas tienen estriaciones transversales cuando se observan en un corte longitudinal debido a la presencia de pilas de miofibrillas compuestas por zonas alternantes y superpuestas de filamentos gruesos *(tinción oscura)* y finos *(tinción clara)*. **(b)** Ultraestructuralmente, se pueden distinguir varias zonas de tinción en las miofibrillas. La banda A (oscura) hace referencia a la banda de filamentos gruesos e incluye una zona donde los filamentos finos se solapan con los filamentos gruesos. La zona H es un área de tinción pálida que se encuentra en el centro de la banda A e indica el lugar donde no existe solapamiento de filamentos gruesos y finos. La banda I *(clara)* es la zona de filamentos finos que no se solapan con los filamentos gruesos, mientras que la línea Z es una banda *oscura* en el centro de la banda I y la línea M discurre por el centro de la banda H. La unidad que se encuentra entre dos discos Z se denomina **«sarcómero». (c)** Esquema que muestra la organización de los filamentos en un sarcómero. Los filamentos finos están compuestos principalmente por actina y los filamentos gruesos fundamentalmente por miosina. **(d)** Cuando se observa un corte transversal a nivel del solapamiento entre las bandas A e I como en (b), cada miofibrilla se observa como si los filamentos gruesos y finos mantuvieran una disposición espacial regular, de tal forma que cada filamento grueso está rodeado de seis filamentos finos y dispuestos en un entramado más o menos hexagonal.

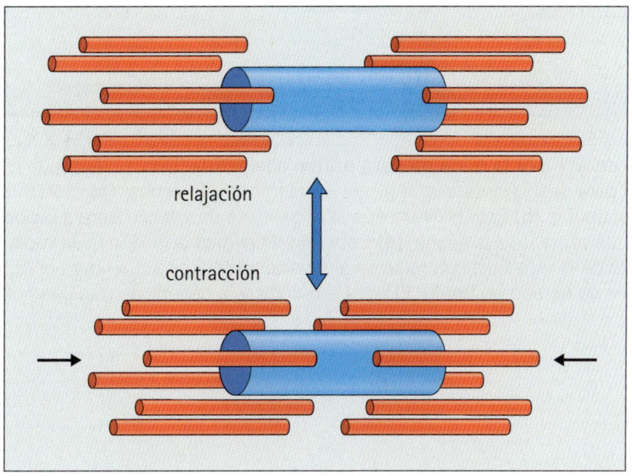

Fig. 5.3 **Contracción muscular.** Durante la contracción muscular los filamentos finos de las miofibrillas se deslizan sobre los filamentos gruesos. Esta acción se invierte durante la relajación muscular.

CONCEPTOS AVANZADOS

Miofibrillas

Los filamentos finos están formados principalmente por actina

Los filamentos finos tienen un diámetro de 8 nm y están compuestos principalmente por la proteína actina. Cada filamento fino (F-actina) está formado por la polimerización de muchas moléculas de actina globular (actina-G). Estos filamentos finos son polares, es decir, todas las moléculas de actina-G apuntan en la misma dirección.

Para formar un filamento fino completo, dos filamentos de actina se unen por sus colas a la α-actinina de la línea Z, de tal forma que miran en direcciones opuestas (es decir, alejándose de la línea Z).

Los filamentos gruesos están formados principalmente por miosina

Los filamentos gruesos están compuestos principalmente por la proteína miosina. Al igual que el filamento de actina, el filamento de miosina es polar. Para formar un filamento grueso pesado completo, se unen dos filamentos de miosina por sus colas, de modo que miren en direcciones opuestas (es decir, alejándose de la línea M) (fig. 5.4). En los diferentes tipos de fibra muscular esquelética existen distintos tipos moleculares de miosina (isoformas).

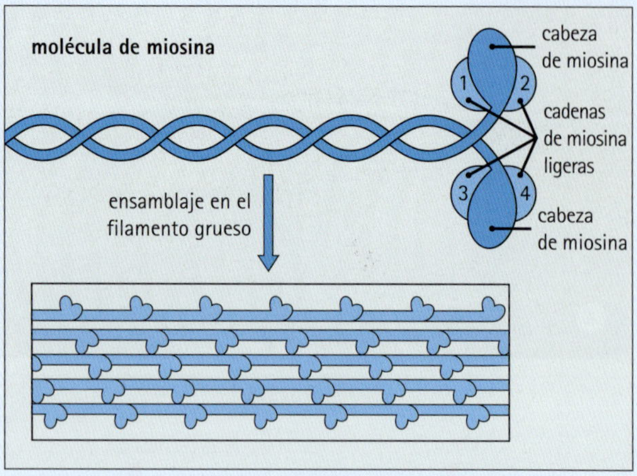

Fig. 5.4 Molécula de miosina. Cada molécula de miosina está compuesta por dos cadenas pesadas con forma de renacuajo, cuyas colas están enrolladas entre sí, y por cuatro cadenas ligeras pequeñas que se unen a las cabezas de las cadenas pesadas. Las porciones de la cola alargadas como varillas y enrolladas de muchas moléculas de miosina se unen y forman una tira escalonada que dará lugar a un filamento, mientras que la terminación en cabeza se proyecta hacia fuera siguiendo un patrón helicoidal regular.

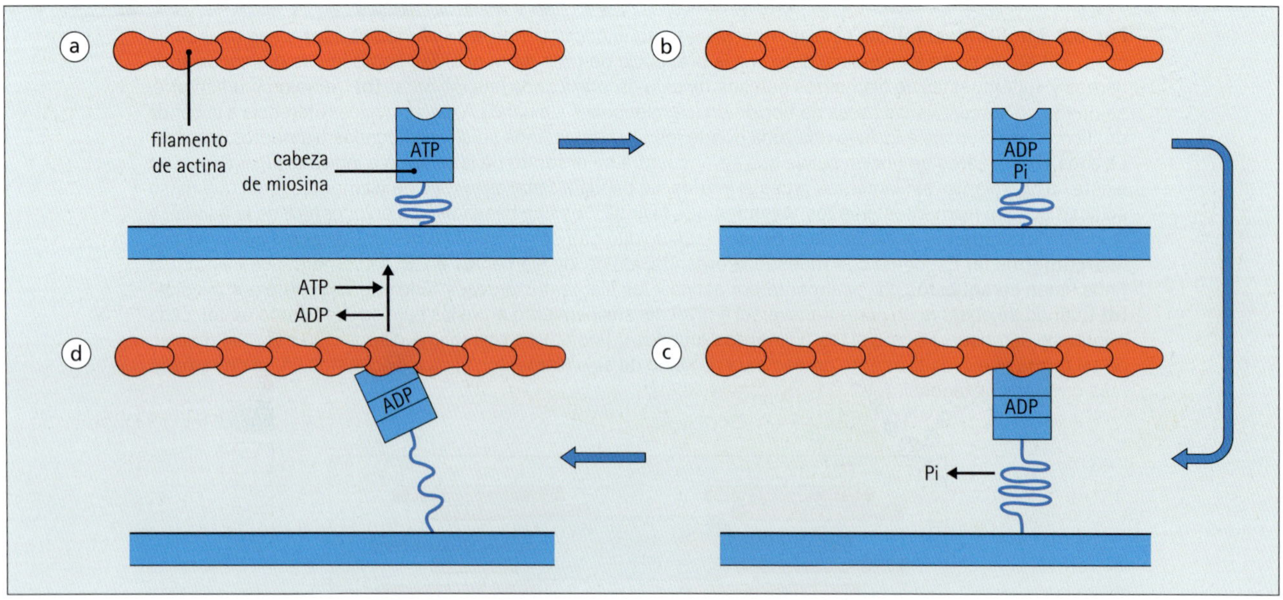

Fig. 5.5 Utilización de ATP por la miosina para unirse a la actina. Una molécula de miosina utiliza energía procedente del ATP para desplazarse a lo largo de un filamento de actina. **(a)** El ATP unido a la miosina se hidroliza a ADP y fosfato (Pi). **(b)** Esto provoca que la miosina se una débilmente a la actina. **(c)** El Pi se libera y la miosina se une fuertemente a la actina. **(d)** Esta unión provoca la flexión de la molécula de miosina para causar el movimiento de la molécula con relación al filamento de actina. Se libera el ADP, se une nuevo ATP y la miosina retorna a su estado no unido. El ciclo se repite y la cabeza de miosina «camina» a lo largo del filamento de actina.

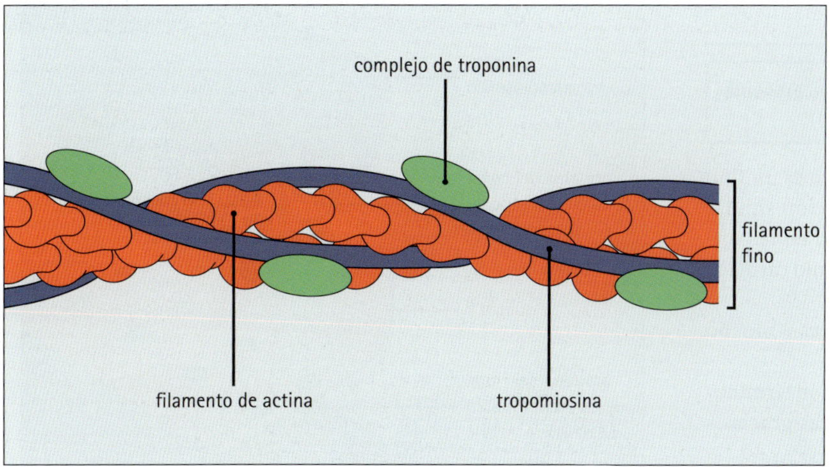

Fig. 5.6 **Control de la contracción muscular.** La tropomiosina es una proteína larga con forma de varilla que se dispone alrededor del filamento de actina con el fin de estabilizarle y darle rigidez. El complejo de troponina, que regula la unión de la actina a la miosina, se une a la tropomiosina y está compuesto por tres polipéptidos separados denominados «troponinas T, I y C». La troponina T une el complejo a la tropomiosina y coloca el complejo en el filamento de actina en el lugar donde la actina se debería unir con la miosina. La troponina I evita físicamente la unión de la miosina con la actina. La troponina C une iones Ca^{2+}, que causan un cambio conformacional en el complejo de la troponina, permitiendo que la miosina acceda al filamento de actina.

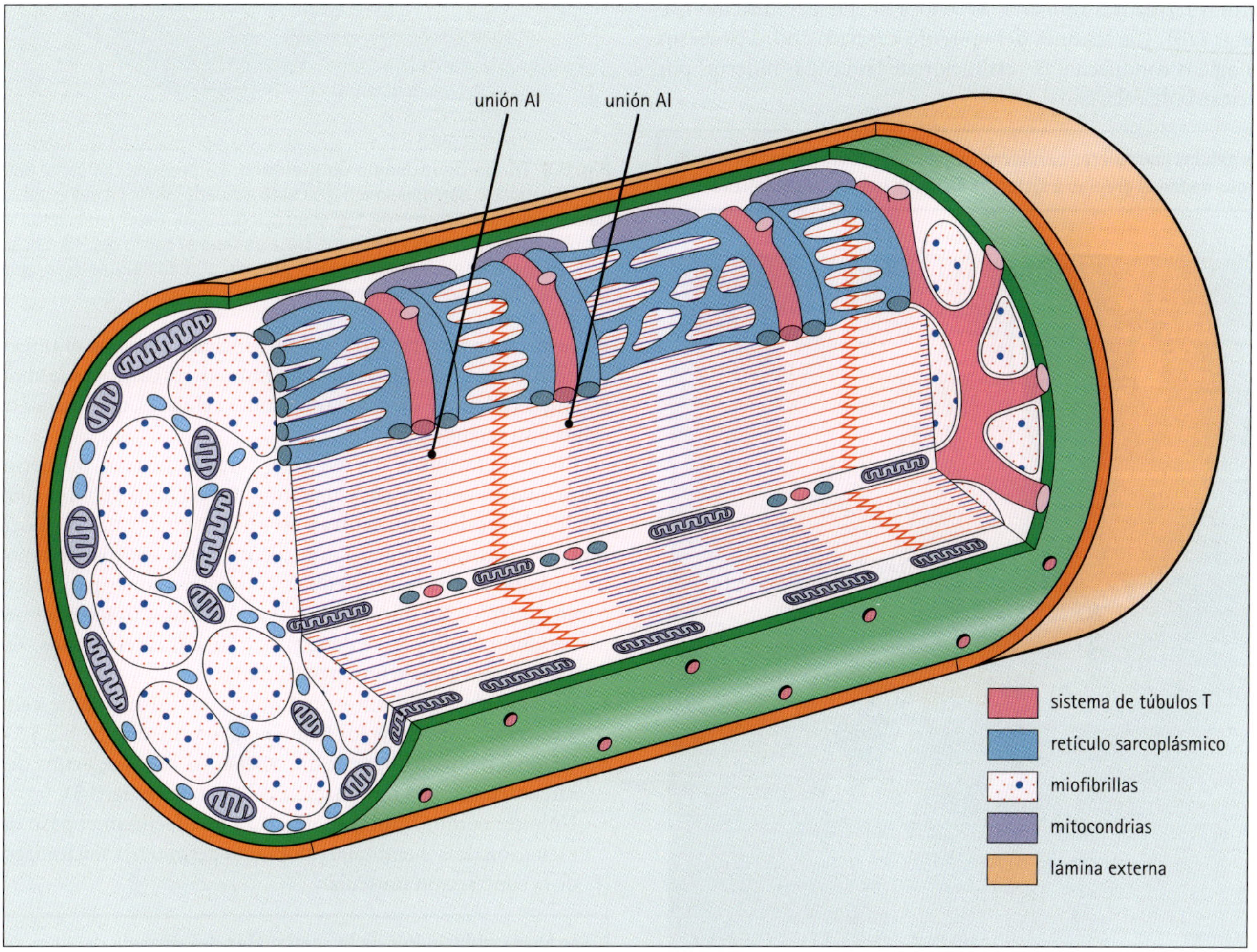

Fig. 5.7 **Excitación de la célula muscular e iones intracelulares de Ca^{2+}.** Después de una señal nerviosa, la excitación de la membrana de la célula muscular pasa al interior de la célula a través de una serie de canales de membrana (el sistema de túbulos transversos) que se extienden desde la superficie muscular hasta rodear a cada miofibrilla. Paralelamente a cada túbulo T discurren dos porciones del retículo sarcoplasmático denominadas cisternas terminales que contienen una concentración alta de iones Ca^{2+} y tienen canales electrosensibles para el Ca^{2+} en su pared. La excitación de la membrana del sistema tubular T provoca la apertura de los canales para el Ca^{2+}, permitiendo de esta forma que los iones Ca^{2+} inunden el interior del citoplasma. En el estado de reposo, las células musculares tienen pocos iones de Ca^{2+} libre intracelular y el aumento repentino de iones Ca^{2+} en el citosol inicia la contracción muscular. Las bombas de membrana (Ca^{2+}-ATPasa) del retículo sarcoplasmático bombean de nuevo los iones de Ca^{2+} hacia el interior del retículo sarcoplasmático rápidamente (en aproximadamente 30 ms) y se detiene la contracción. La estrecha asociación de los túbulos T y el retículo sarcoplasmático forma tres compartimentos cuando se observan en un corte transversal (una tríada de membrana). En el músculo humano hay una tríada de membrana rodeando cada miofibrilla en la región correspondiente a la unión AI; por tanto, hay dos tríadas por cada sarcómero.

MÚSCULO CARDÍACO

El músculo cardíaco es una forma de músculo estriado que presenta muchas diferencias con el músculo esquelético

Al igual que el músculo esquelético, el músculo cardíaco es un tipo de músculo estriado y se caracteriza por una organización similar de los filamentos de actina y miosina que intervienen en la contracción. Las diferencias más importantes entre el músculo cardíaco y el esquelético son las siguientes:

- Las células del músculo cardíaco son mononucleares y mucho más cortas que las del músculo esquelético.
- Se producen fibras musculares cardíacas largas por unión término-terminal de numerosas células musculares cardíacas gracias a uniones celulares de tipo anclaje.

En el músculo cardíaco no existe una población de células progenitoras residentes similar a las células satélite del músculo liso (v. pág. 223). Las lesiones del músculo cardíaco en los procesos patológicos conducen a la sustitución de las células muertas por una cicatriz de colágeno.

Las células musculares cardíacas individuales están unidas formando largas cadenas gracias a sistemas de unión celular especializados

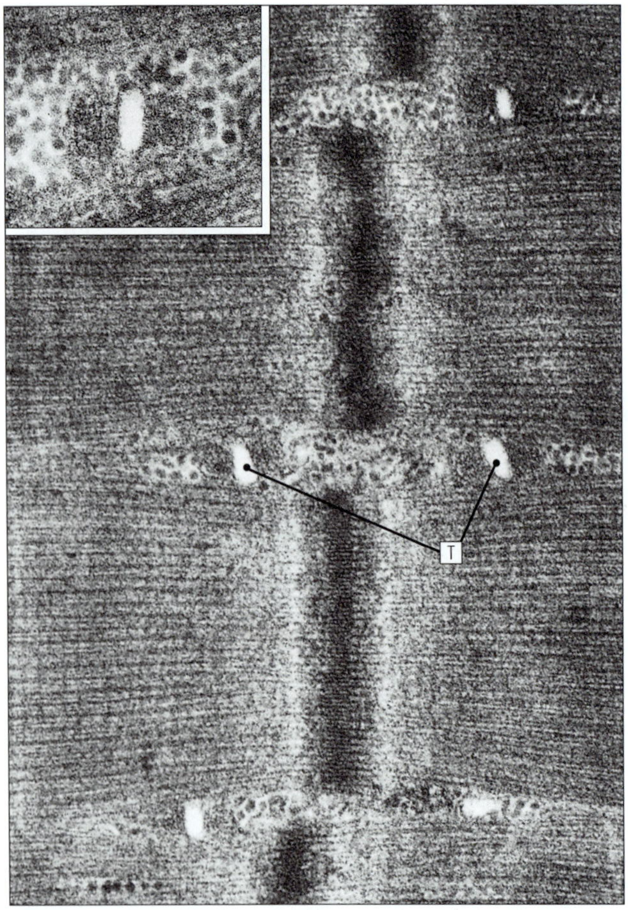

Fig. 5.8 Fotomicrografía electrónica de una tríada de músculo esquelético. El túbulo T se observa como un pequeño tubo (T) abierto y a cada lado del mismo existen unas extensiones del retículo sarcoplasmático. En los seres humanos el retículo sarcoplasmático contiene material electrondenso, lo que hace que estas estructuras sean relativamente poco nítidas en comparación con las ilustraciones tomadas de animales. En el recuadro se muestra una única tríada a mayor aumento.

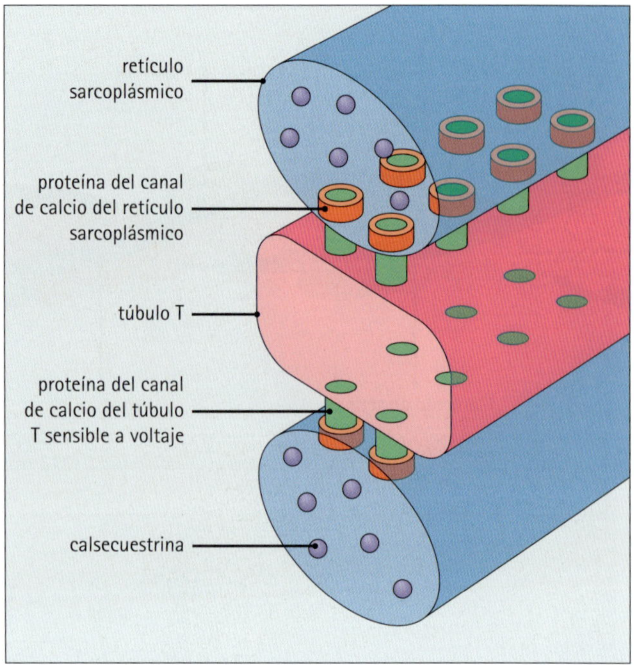

Fig. 5.9 Tríada de músculo esquelético. La proteína del canal para el Ca^{2+} del retículo sarcoplásmico (RS) está alineada con la proteína del canal para el Ca^{2+} del sistema de túbulos T. La despolarización del sistema de túbulos T causa la apertura de los canales para el calcio del RS. El calcio, que se mantiene en la luz del RS gracias a la calsecuestrina, puede entonces liberarse al interior del citoplasma muscular.

En lugar de fusionarse para formar sincicios como en el músculo esquelético (v. pág. 222), las células musculares cardíacas se alinean en largas cadenas y desarrollan uniones celulares, que anclan cada célula a su vecina (fig. 5.10).

En el adulto, una célula muscular cardíaca tiene un diámetro de aproximadamente 15 µm y una longitud de unos 100 µm con un núcleo de localización central; en un 50% de los miocardiocitos humanos aproximadamente se encuentran dos núcleos. Las uniones intercelulares, que se pueden ver en preparaciones para microscopio óptico como líneas tenues que discurren transversalmente atravesando las fibras, se denominan **discos intercalados.** Estos contienen tres tipos de uniones celulares:

- Uniones de tipo desmosoma que unen íntimamente células adyacentes a través de los filamentos intermedios (v. fig. 3.5).
- Uniones de tipo adherente que anclan las fibras de actina de los sarcómeros a cada terminación de la célula (v. fig. 3.5).
- Uniones comunicantes (v. fig. 3.7) que facilitan el paso de la excitación de la membrana y por tanto permiten la sincronización de la contracción muscular.

Las bases moleculares de la contracción del músculo cardíaco son muy similares a las del músculo esquelético

La contracción de las células musculares cardíacas está regulada por la concentración de Ca^{2+} citosólico de manera prácticamente idéntica a la del músculo esquelético (v. figs. 5.5 y 5.6), pero:

- El sistema de túbulos transversos (T) del músculo cardíaco consiste en invaginaciones mucho más profundas de la superficie celular.
- El retículo sarcoplasmático asociado a los túbulos T no es tan regular ni está tan bien organizado como el del músculo esquelético.
- La asociación del retículo sarcoplasmático con los túbulos T adquiere forma de díadas más que de tríadas y se localiza en la región de las líneas Z más que en la unión AI.

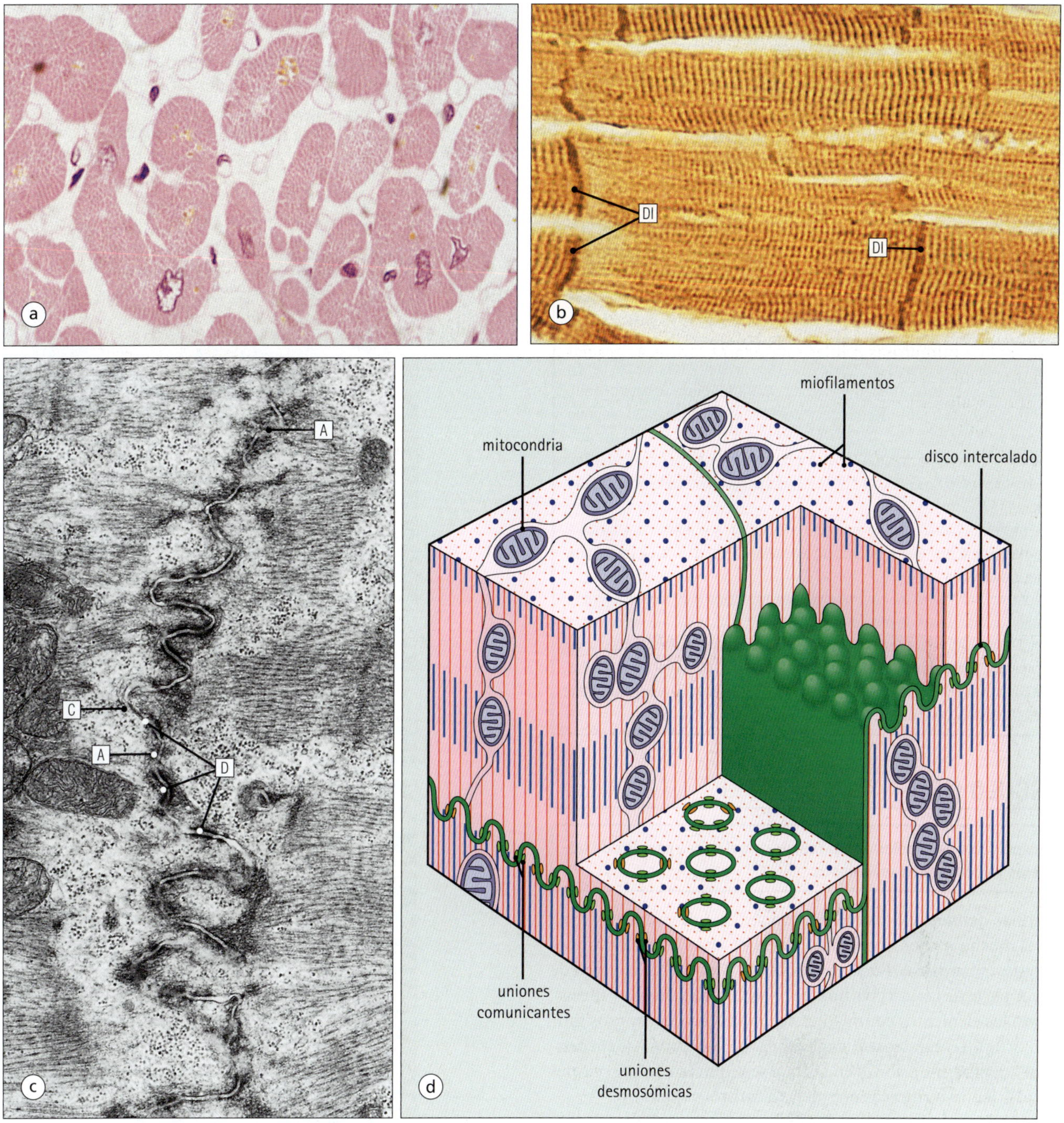

Fig. 5.10 **Músculo cardíaco.** **(a)** Las células del músculo cardíaco aparecen como estructuras elípticas o lobuladas en un corte transversal. Sus núcleos están localizados centralmente y presentan formas irregulares; entre las fibras discurren tabiques fibrocolágenos que contienen pequeños vasos sanguíneos. Entre las células musculares cardíacas individuales hay un rico aporte sanguíneo capilar. **(b)** En un corte longitudinal, el músculo cardíaco aparece como una serie de cordones celulares anastomosados que se ramifican y se unen con fibras adyacentes en las uniones celulares (discos intercalados, DI) y se observan como *líneas oscuras* con el método inmunocitoquímico para la α-B cristalina. **(c)** Ultraestructuralmente, las células del músculo cardíaco contienen miofibrillas con sistemas de filamentos gruesos y finos prácticamente idénticos a los del músculo esquelético, pero compuestos por diferentes isoformas estructurales. Las mitocondrias son prominentes y representan una proporción mucho mayor del volumen celular que en el músculo esquelético. Varias regiones de la estructura del disco intercalado se pueden distinguir demostrando las uniones de tipo desmosoma (D), las uniones de tipo adherente (A) y, en las porciones laterales del disco intercalado, las uniones comunicantes (C) prominentes. **(d)** Esquema de la organización estructural de células musculares cardíacas adyacentes. Las células se mantienen unidas entre sí mediante uniones desmosómicas en las áreas que se interdigitan en las terminaciones de las células adyacentes para formar el disco intercalado. Las uniones comunicantes facilitan la transmisión del estímulo contráctil entre las células.

EJEMPLO CLÍNICO

Músculo cardíaco y enfermedad

El músculo cardíaco es el que realiza más trabajo de todos los músculos del cuerpo, ya que se contrae y relaja 60-100 veces por minuto desde la vida intrauterina hasta la muerte, con frecuencia durante 80-90 años y sin reposo. El estrés y la actividad física pueden aumentar el número de latidos por minuto hasta superar ampliamente 120, con frecuencia durante períodos de tiempo prolongados. El músculo cardíaco de la pared del ventrículo izquierdo presenta una carga de esfuerzo especialmente importante, ya que tiene que empujar la sangre oxigenada arterial por todo el cuerpo. No resulta sorprendente que los factores que afectan a la función del músculo cardíaco influyan de forma notable sobre el ventrículo izquierdo y su función. El factor más importante que afecta la función muscular cardíaca es una oxigenación inadecuada, que suele ser consecuencia de una irrigación inadecuada por parte de la arteria coronaria. Cuando las células del músculo cardíaco mueren, otras células tienen que aumentar su tamaño y trabajo para compensarlo (es decir, se hipertrofian).

- Otras causas de hipertrofia muscular cardíaca se recogen en el ejemplo clínico de la página 81.
- Las consecuencias estructurales y funcionales del fallo de la oxigenación de las células musculares cardíacas se recogen en el ejemplo clínico de la página 157.
- Los trastornos genéticos, que afectan a la estructura y la función del músculo cardíaco (principalmente las cadenas pesadas de miosina), se denomina miocardiopatías.

El corazón del adulto no contiene células troncales y no existe ninguna población celular capaz de proliferar para generar nuevas células musculares tras una lesión patológica. En la actualidad se están investigando las técnicas experimentales para cultivar las células troncales *ex vivo* y volver a inyectarlas en los corazones lesionados. Estos trabajos son prometedores, pero se encuentran en fases muy precoces de su desarrollo.

MÚSCULO LISO

El músculo liso es la célula contráctil principal de las paredes de las vísceras y de los vasos sanguíneos

Las células de músculo liso tienen un sistema de proteínas contráctiles mucho menos organizado que el de las células musculares esqueléticas y cardíacas. Forman la porción contráctil de la pared de la mayor parte de las vísceras huecas (p. ej., vejiga urinaria y útero), así como los elementos contráctiles de las paredes de los vasos sanguíneos y de los conductos de las glándulas de secreción, y se encuentran en aquellas situaciones en las que se requieren contracciones sostenidas lentas o rítmicas no sujetas a control voluntario.

Las células musculares lisas individuales están ancladas entre sí por medio de la membrana basal formando unidades funcionales.

Las células musculares lisas tienen típicamente forma de huso y, dependiendo de su localización, varían en tamaño desde 20 μm (vasos sanguíneos pequeños) hasta 400-500 μm (útero). Cada célula tiene un único núcleo localizado centralmente que tiene una forma elongada o elíptica (fig. 5.11).

En un corte transversal, las células musculares lisas tienen perfiles poligonales, pero en un corte longitudinal aparecen como haces lineales.

Cada célula muscular lisa se encuentra rodeada por una lámina externa a la cual se adhieren las membranas; pequeños grupos de células se organizan en haces gracias a tejido colágeno fino que contiene vasos sanguíneos y nervios.

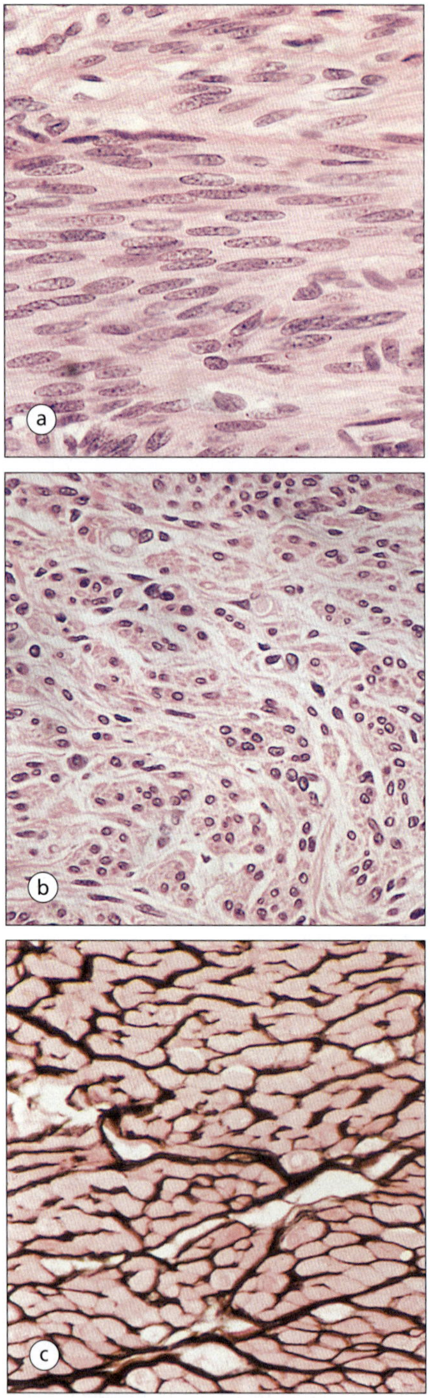

Fig. 5.11 Músculo liso (microscopia óptica). **(a)** En un corte longitudinal, las células musculares lisas se disponen en haces lineales. Tienen un citoplasma abundante de *color rosa* y se caracterizan por presentar núcleos elongados de localización central. **(b)** En un corte transversal se hace evidente el perfil poligonal. **(c)** Esta técnica de tinción especial muestra *(en negro)* la lámina externa que rodea cada célula muscular lisa y a la que se adhieren las membranas celulares. Las láminas están constituidas por colágeno tipo IV y glucoproteínas, y une a las células formando una masa funcional.

La contracción de la célula muscular lisa está mediada por una organización dispersa de actina y miosina que es muy diferente a la del músculo estriado

Ultraestructuralmente, el músculo liso no muestra el gran sistema organizado de proteínas contráctiles (es decir, miofilamentos) que se observa en el músculo estriado, sino que presenta una organización en la que los haces de proteínas contráctiles entrecruzan la célula y se insertan en puntos de anclaje (densidades focales). Estas son similares a las uniones adherentes y se encuentran alrededor de la membrana celular (fig. 5.12).

La tensión generada por la contracción se transmite por las densidades focales a la red vecina de láminas externas, permitiendo de esta forma que una masa de células musculares lisas funcione como una unidad. La abundante cantidad de filamentos intermedios de desmina del músculo liso también se inserta en las densidades focales.

La energía procede de las numerosas mitocondrias que tienden a estar localizadas, junto con el retículo endoplasmático y otras organelas alrededor del núcleo, en un área desprovista de filamentos contráctiles.

Aunque cada célula muscular lisa está rodeada por una lámina externa, esta falta donde las células se comunican unas con otras a través de las uniones comunicantes. Estas uniones, que en el músculo liso también se denominan «uniones nexo», están generalizadas y permiten que la excitación se difunda entre las células.

Una característica singular de las células musculares lisas es la presencia de numerosas invaginaciones de la membrana celular que recuerdan a las caveolas. Se piensa que estas invaginaciones funcionan de la misma forma que el sistema especializado de túbulos transversos (T) del músculo estriado, controlando la entrada de iones Ca^{2+} en la célula que sigue a la excitación de la membrana. Los sacos terminales del retículo endoplasmático que contienen iones Ca^{2+} terminan debajo de la membrana celular cerca de esas vesículas.

Las bases moleculares de la contracción en el músculo liso son diferentes de las que imperan en el músculo esquelético

El mecanismo de contracción del músculo liso es diferente al del músculo estriado. Como las proteínas contráctiles están organizadas siguiendo un patrón entrecruzado y están insertadas en la membrana celular de forma circunferencial, la contracción provoca el acortamiento de la célula, que adopta una forma globular en contraste con la forma elongada que presenta cuando se encuentra en estado relajado (fig. 5.12f).

El músculo liso se puede organizar en dos tipos funcionales denominados unitario y multiunitario

La mayor parte del músculo liso está presente en las paredes de las vísceras huecas (p. ej., intestino, uréter, trompa de Falopio) donde se dispone en capas con células alineadas circunferencialmente o longitudinalmente, y donde la contracción conduce a la reducción del diámetro de la luz. A estos músculos lisos se les denomina unitarios, donde las células tienden a generar su propio nivel de contracción rítmica, que puede estimularse también por estiramiento y transmitirse de una célula a otra a través de las uniones comunicantes. Este tipo de músculo liso está ricamente inervado por el sistema nervioso autónomo (v. cap. 6), que aumenta o disminuye el ritmo de contracción espontánea en vez de iniciarlo. Fisiológicamente, se habla de músculo liso tónico y se caracteriza por una contracción lenta, ausencia de potenciales de acción y un contenido bajo de miosina rápida.

Una segunda organización del músculo liso es la que aparece en el iris del ojo. Aquí, más que simplemente modular la actividad espontánea, la inervación autónoma controla de forma precisa la contracción, provocando la apertura y cierre de la pupila. Se encuentra también este tipo de músculo controlado neuralmente o músculo liso multiunitario en los vasos deferentes y en algunas grandes arterias. Fisiológicamente, se denomina «músculo liso fásico» y se caracteriza por una contracción rápida asociada a un potencial de acción y un alto contenido en miosina rápida.

CONCEPTOS AVANZADOS

Contracción del músculo liso

Los filamentos finos de actina (una isoforma específica propia del músculo liso) se asocian con la tropomiosina (v. fig. 5.6), pero a diferencia con el músculo estriado, no hay troponina.

Los filamentos gruesos están compuestos por miosina, pero de un tipo distinto a la del músculo esquelético y sólo se une a la actina si su cadena ligera está fosforilada; este fenómeno no sucede en el músculo esquelético.

Aunque los iones de Ca^{2+} en las células del músculo liso causan la contracción como en el músculo estriado, el control del movimiento de los iones calcio es diferente. En el músculo liso relajado los iones de Ca^{2+} libres están normalmente secuestrados en el retículo sarcoplasmático por toda la célula. Cuando se produce la excitación de la membrana, los iones de Ca^{2+} libres se liberan al citoplasma y se unen a una proteína denominada «calmodulina» (una proteína con capacidad de unirse al calcio). El complejo calcio-calmodulina activa entonces una enzima denominada «cinasa de la cadena ligera de la miosina», que fosforila la cadena ligera de la miosina y permite su unión a la actina. La actina y la miosina interactúan después mediante el deslizamiento de los filamentos y se produce la contracción de la misma forma que en el músculo esquelético.

En la membrana celular de las células musculares lisas existen canales para el calcio que pueden abrirse y permitir que el calcio entre en la célula. Algunos de estos canales se activan mediante hormonas (canales activados por ligando) mientras que otros se activan merced a la despolarización de la membrana (canales activados por voltaje). Estos canales ofrecen otro mecanismo para el inicio o modulación de la contracción.

La contracción del músculo liso se puede modular mediante receptores de superficie que activan sistemas de segundo mensajero internos. La expresión de diferentes receptores permite que el músculo liso de diferentes lugares responda a diferentes hormonas.

En comparación con el músculo esquelético, el músculo liso es capaz de mantener una gran fuerza de contracción utilizando muy poco ATP.

CONCEPTOS AVANZADOS

Función del músculo liso como célula de sostén

Las células musculares lisas tienen que secretar elementos de su matriz extracelular

Dependiendo del sitio, las células musculares lisas producen colágeno, elastina y otros componentes de la matriz extracelular. De esta manera, tienen una función como células de sostén, así como una función contráctil. En la mayoría de condiciones esta función de sostén está limitada a la producción de matriz extracelular para anclar el músculo liso.

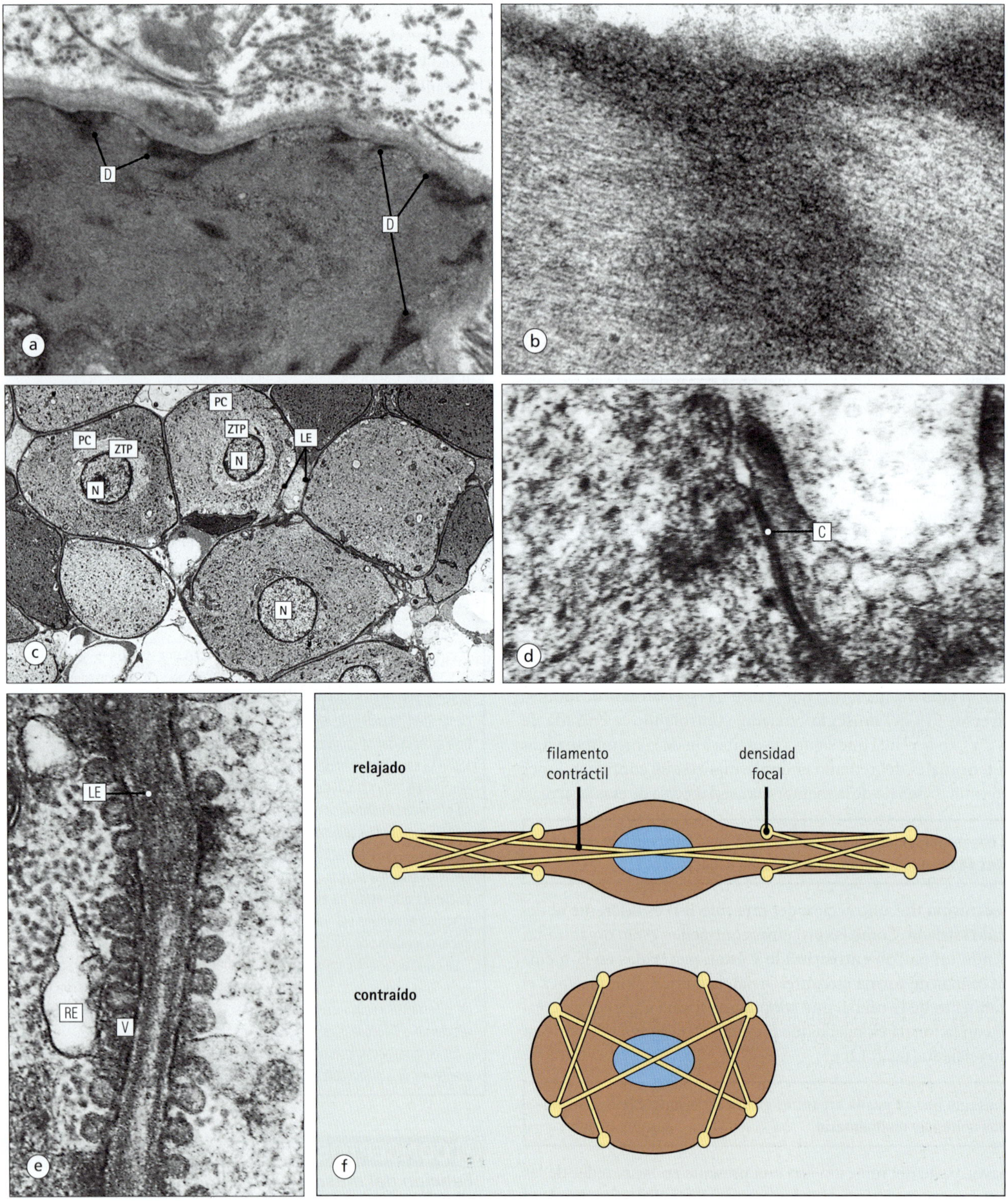

Fig. 5.12 Músculo liso (ultraestructura). **(a)** Fotomicrografía electrónica a bajo aumento de una célula muscular lisa que muestra densidades (D) focales dispersas alrededor de la membrana celular. **(b)** Fotomicrografía electrónica a gran aumento de una de las densidades focales de (a) que muestra la inserción de un gran número de filamentos contráctiles finos en ella. **(c)** Fotomicrografía a muy bajo aumento de fibras musculares lisas en un corte transversal, que muestra un núcleo (N) en posición central, láminas externas (LE) netas, la mayor parte del citoplasma lleno de filamentos de proteínas contráctiles (PC) densamente agregados, y una zona transparente perinuclear (ZTP), en la cual se concentran la mayor parte de las mitocondrias y las organelas no contráctiles. **(d)** Las uniones comunicantes (C) que conectan células adyacentes en los defectos de la lámina externa. **(e)** Un saco terminal del retículo endoplasmático (RE) se sitúa cerca de las vesículas (V) endocíticas, parecidas a caveolas, en la superficie de la célula muscular lisa. Es visible la lámina externa (LE). **(f)** Las proteínas contráctiles se insertan en las densidades focales alrededor de la membrana celular. Con cada contracción cada célula adopta una forma corta y redondeada.

ASPECTOS CLAVE

El músculo liso

- Las células en forma de huso están rodeadas por la lámina externa.
- Es la principal célula contráctil de las vísceras huecas, vasos sanguíneos y vías respiratorias.
- Las proteínas contráctiles están insertadas en densidades focales alrededor de la periferia celular.
- La contracción está modulada por factores neuronales y endocrinos.
- Existen dos grandes tipos de músculos lisos (tónico y fásico) que se caracterizan por su organización y velocidad de contracción.

EJEMPLO CLÍNICO

Hipertrofia, hiperplasia y atrofia muscular

Las células, incluidas todas las musculares, pueden adaptarse a una mayor carga de trabajo. Esto lo hacen aumentando el tamaño, y por tanto su capacidad de realizar esfuerzo, o el número de células que realizan una tarea determinada. El aumento del tamaño de las células para incrementar su capacidad de realizar una tarea se denomina **hipertrofia,** mientras que el incremento del número de células se denomina **hiperplasia.** Para que se produzca una hiperplasia, las células funcionales maduras deben ser capaces de dividirse y ni las células musculares esqueléticas ni las cardíacas lo son, de forma que sólo pueden recurrir a la hipertrofia para aumentar su actividad. Las células musculares lisas se pueden dividir, de forma que pueden emplear tanto la hipertrofia como la hiperplasia.

El músculo que asume una carga de trabajo reducida puede adaptarse mediante una reducción del tamaño **(atrofia).**

A continuación, mencionamos algunos ejemplos:

El músculo esquelético sufre hipertrofia cuando aumenta la actividad física, como por ejemplo en los atletas, pero sufren una atrofia cuando los músculos se utilizan poco, como por ejemplo en personas inmovilizadas por parálisis o lesiones en los miembros.

El músculo cardíaco puede sufrir hipertrofia en muchas circunstancias, como resultado de un incremento de las demandas fisiológicas (en los atletas) o de algunos procesos patológicos. Por ejemplo, si la luz por el tracto de salida aórtico se reduce por una patología valvular (v. cap. 9), las fibras musculares cardíacas del ventrículo izquierdo sufrirán hipertrofia para aumentar la fuerza con la que se propulsa la sangre a través de esta vía parcialmente obstruida. La hipertrofia del músculo cardíaco condiciona que el corazón sea más grande.

La atrofia del músculo cardíaco es frecuente en los ancianos, que están inactivos desde hace tiempo y en ellos el corazón es más pequeño.

El músculo liso puede sufrir hipertrofia e hiperplasia y suele responder a un aumento de las demandas mediante ambos mecanismos, aunque suele predominar la hipertrofia. Un buen ejemplo es el músculo liso uterino (miometrio), que aumenta de tamaño y potencia de forma tremenda durante los 9 meses de gestación para prepararse para el esfuerzo contráctil inmenso necesario durante el parto. La atrofia del músculo liso uterino se produce tras la menopausia, lo que indica que el estado del músculo liso uterino se encuentra sometido a control hormonal.

EJEMPLO CLÍNICO

Los miofibroblastos en la enfermedad

Además de ser importantes en la curación de heridas y en los procesos normales de reparación, los miofibroblastos también se encuentran en varias enfermedades que se caracterizan por fibrosis de los tejidos, por ejemplo, la fibrosis pulmonar secundaria a una lesión por un proceso mediado por la inmunidad, ateroma de las arterias (v. fig. 9.6) y en la cirrosis hepática (v. fig. 12.9). En estas enfermedades los estímulos que causan la proliferación de los miofibroblastos no están muy claros, pero participa la producción local de factores de crecimiento.

Sin embargo, durante la cicatrización de las heridas los miofibroblastos se activan y proliferan, y parece que participan en la reparación de los defectos causados por una lesión tisular. Secretan colágeno para crear una armazón firme para consolidar una zona lesionada (cicatriz fibrosa). Conforme progresa la cicatrización, los miofibroblastos se contraen y traccionan de la matriz extracelular para reducir el tamaño físico de la zona lesionada.

MIOFIBROBLASTOS

Los miofibroblastos son importantes en la respuesta tisular a la lesión

Los miofibroblastos son células con forma de huso que segregan colágeno (es decir, similares a fibroblastos), pero que también presentan unas propiedades contráctiles bien definidas similares a las del músculo liso.

En cortes histológicos convencionales los miofibroblastos no se distinguen fácilmente de los fibroblastos, pero la detección inmunohistoquímica de su contenido de actina y desmina de músculo liso (que no se ven en los fibroblastos) y la demostración ultraestructural de las proteínas contráctiles confirma que son células distintas. Los miofibroblastos carecen de lámina externa, en contraste con las células musculares lisas verdaderas.

En los tejidos normales, los miofibroblastos son prácticamente invisibles y comúnmente forman una población inactiva de células, por ejemplo, en los tabiques alveolares del pulmón y alrededor de las criptas de las glándulas en el intestino. También forman una población escasa en el tejido de sostén de colágeno laxo.

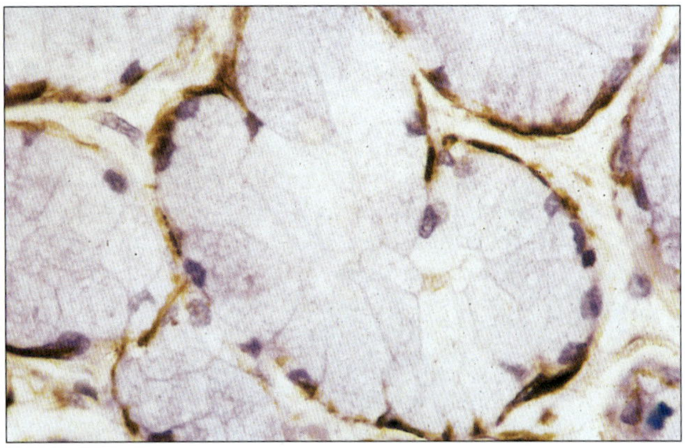

Fig. 5.13 Células mioepiteliales. Las células mioepiteliales en este corte de una glándula salival se ponen de manifiesto mediante una técnica de inmunoperoxidasa que demuestra a la desmina, que es el filamento intermedio específico del músculo y se tiñe de color *marrón*.

PERICITOS

Los pericitos se encuentran alrededor de los vasos y pueden actuar como células troncales mesenquimales

Los pericitos son células en forma de huso que se encuentran alrededor de los capilares y vénulas (v. fig. 9.11). Están rodeados por una lámina externa y en los tejidos normales ultraestructuralmente muestran muy pocas características citoplasmáticas, pero mediante inmunohistoquímica se puede demostrar la presencia de actina y de miosina, lo que sugiere que estas células tienen una función contráctil.

Después de la lesión de un tejido los pericitos proliferan y adoptan la función de las células mesenquimales primitivas, diferenciándose hacia miofibroblastos, así como a tejido mesenquimal que se desarrolla en tejido colágeno de sostén y nuevos vasos sanguíneos.

CÉLULAS MIOEPITELIALES

Las secreciones de las glándulas salen expelidas gracias a la función contráctil de las células mioepiteliales

Las células mioepiteliales se encuentran en las glándulas exocrinas, entre las que se incluyen glándulas altamente desarrolladas como las mamarias, donde forman una población importante de células que rodean los ácinos glandulares que exprimen las secreciones desde la luz glandular.

Las células mioepiteliales son generalmente invisibles en los cortes con H-E rutinarios, apareciendo como una capa de células planas alrededor de los ácinos y conductos. Poseen unos núcleos redondeados que se tiñen de un tinte oscuro y un citoplasma vacuolado o claro.

Alrededor de los ácinos, las células mioepiteliales presentan una morfología estrellada tridimensional y forman un entramado contráctil que encierra las unidades secretoras de las glándulas. Alrededor de los conductos son fusiformes y rodean la periferia de los conductos de forma análoga a los aros de los barriles.

Ultraestructuralmente, las células mioepiteliales contienen proteínas contráctiles que se organizan de la misma forma que en el músculo liso y poseen numerosas conexiones desmosómicas con las células adyacentes.

Inmunohistoquímicamente se pueden detectar por su contenido en desmina, el filamento intermedio específico del músculo (fig. 5.13).

El control funcional de las células mioepiteliales corre a cargo del sistema nervioso autónomo, y su estimulación provoca su contracción con expulsión de las secreciones glandulares.

Para acceder a las preguntas de revisión en línea, visita, por favor, https://studentconsult.inkling.com.

6

Tejido nervioso

INTRODUCCIÓN

El sistema nervioso permite una comunicación rápida y específica entre áreas muy distantes del cuerpo gracias a la acción de células nerviosas especializadas (neuronas), que recogen y procesan la información y generan señales de respuesta adecuadas.

El sistema nervioso se divide en dos partes principales:

- El **sistema nervioso central** (SNC) que comprende el encéfalo y la médula espinal.
- El **sistema nervioso periférico** (SNP) que comprende los nervios que discurren entre el SNC y otros tejidos, junto con las «estaciones de relevo» de los nervios, que se denominan «ganglios».

CÉLULAS NERVIOSAS (NEURONAS)

Las células nerviosas son responsables de las comunicaciones directas entre diferentes grupos de células

Las neuronas forman una red de conexiones muy específicas entre los diferentes grupos de células con el fin de:

- Recoger información desde los receptores sensoriales.
- Procesar la información y memorizarla.
- Generar las señales apropiadas para las células efectoras.

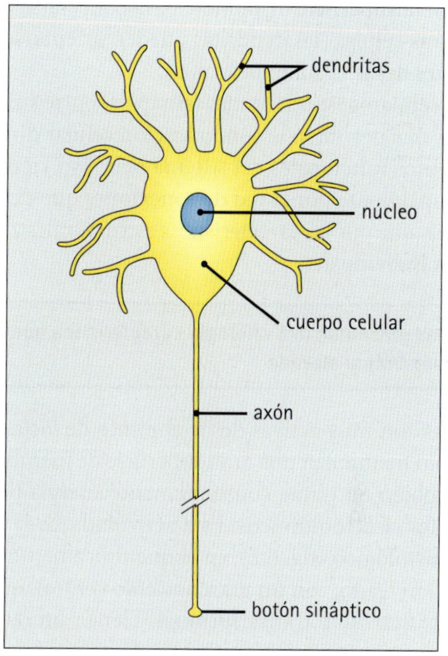

Fig. 6.1 Estructura general de una neurona. Las neuronas constan de un cuerpo celular, axón y dendritas. El axón transporta los impulsos a su terminal, el botón sináptico, que hace contacto con otra célula. Las dendritas conectan con los botones sinápticos de otras neuronas.

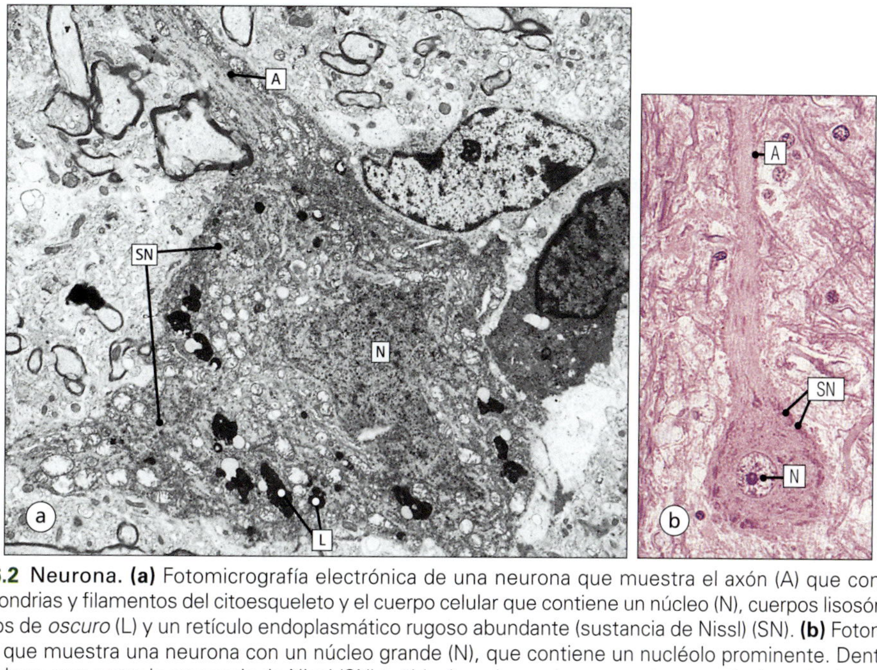

Fig. 6.2 Neurona. **(a)** Fotomicrografía electrónica de una neurona que muestra el axón (A) que contiene mitocondrias y filamentos del citoesqueleto y el cuerpo celular que contiene un núcleo (N), cuerpos lisosómicos teñidos de *oscuro* (L) y un retículo endoplasmático rugoso abundante (sustancia de Nissl) (SN). **(b)** Fotomicrografía que muestra una neurona con un núcleo grande (N), que contiene un nucléolo prominente. Dentro de la célula se encuentra la sustancia de Nissl (SN) teñida de *color azul*, compuesta por retículo endoplasmático. El axón (A) se va estirando según se aleja del cuerpo celular.

La neurona se divide en varias regiones, cada una con una función diferente

Las neuronas (fig. 6.1) se caracterizan por:

- Un cuerpo celular que contiene el núcleo y la mayor parte de las organelas responsables del mantenimiento celular.
- Una larga prolongación celular (**axón**) que nace de la célula y que se extiende a menudo una larga distancia, que es responsable de la transmisión de señales desde la neurona a otras células.
- Numerosas prolongaciones celulares cortas (**dendritas**) que aumentan la superficie disponible para conectarse con los axones de otras células (las dendritas pueden orientarse en muchas direcciones desde el soma neuronal).
- Uniones celulares especializadas (**sinapsis**) entre su axón y otras neuronas que permiten la comunicación celular directa.

Los atributos funcionales del sistema nervioso vienen determinados principalmente por la red de conexiones que existe entre las neuronas más que por las características estructurales específicas de las neuronas individuales.

Las neuronas presentan una citología característica que refleja una actividad metabólica elevada

Las neuronas son muy activas desde el punto de vista metabólico, ya que no sólo mantienen una gran superficie de membrana celular, sino que también necesitan constantemente energía para desarrollar gradientes electroquímicos. Esta actividad queda reflejada en su aspecto histológico (fig. 6.2), en el que típicamente el núcleo es grande y redondeado, con un gran nucléolo central, que refleja un alto grado de actividad transcripcional. Tienen un retículo endoplasmático abundante, que sintetiza las proteínas necesarias, y en los cortes de citoplasma teñidos con H-E se observa como gránulos teñidos de color azul, la llamada **sustancia de Nissl,** que está presente en el cuerpo celular (pericarion) y en las dendritas, pero no en el axón. También hay un Golgi muy bien desarrollado que produce productos de secreción y un gran número de mitocondrias que satisfacen los elevados requerimientos energéticos. Los lisosomas son numerosos debido al gran recambio que sufre la membrana celular y otros componentes celulares, y también destacan los cuerpos residuales que contienen lipofuscina, particularmente en los ancianos.

Las neuronas tienen formas diferentes que reflejan diferentes funciones

Se pueden identificar varios tipos de neuronas de acuerdo con el patrón de los axones y de las dendritas (fig. 6.3). Estos aspectos sólo son evidentes cuando se emplean métodos de tinción especiales para resaltar la anatomía celular.

Las **neuronas motoras** tienen un cuerpo celular grande que da soporte metabólico a los grandes axones. También presentan muchas dendritas, por lo que se clasifican como neuronas multipolares. Entre las neuronas motoras se pueden citar las células de Betz de la corteza motora cerebral y las células del asta anterior de la médula espinal.

Las **neuronas sensitivas** suelen ser células unipolares, que se caracterizan por poseer una prolongación principal. Esta se divide en dos ramas, una que se dirige hacia el sistema nervioso central y la otra hacia un área sensitiva del cuerpo.

Las **interneuronas** son generalmente células pequeñas y sencillas con prolongaciones cortas que establecen conexiones locales dentro del sistema nervioso central. Muchas de estas células son de tipo bipolar, disponiendo de dos prolongaciones principales de igual tamaño: una dendrítica y la otra axonal. Otros tipos de interneurona tienen múltiples prolongaciones celulares, que rodean el cuerpo de una célula nerviosa diana para generar múltiples conexiones y se llaman células en cesta.

Muchas de las células nerviosas de la corteza cerebral se llaman **células piramidales** porque adoptan una morfología triangular (fig. 6.4).

Además de estos tipos generales de neurona, hay muchos tipos que son exclusivos de una región particular del encéfalo, por ejemplo, las **células de Purkinje**, que son grandes neuronas multipolares que

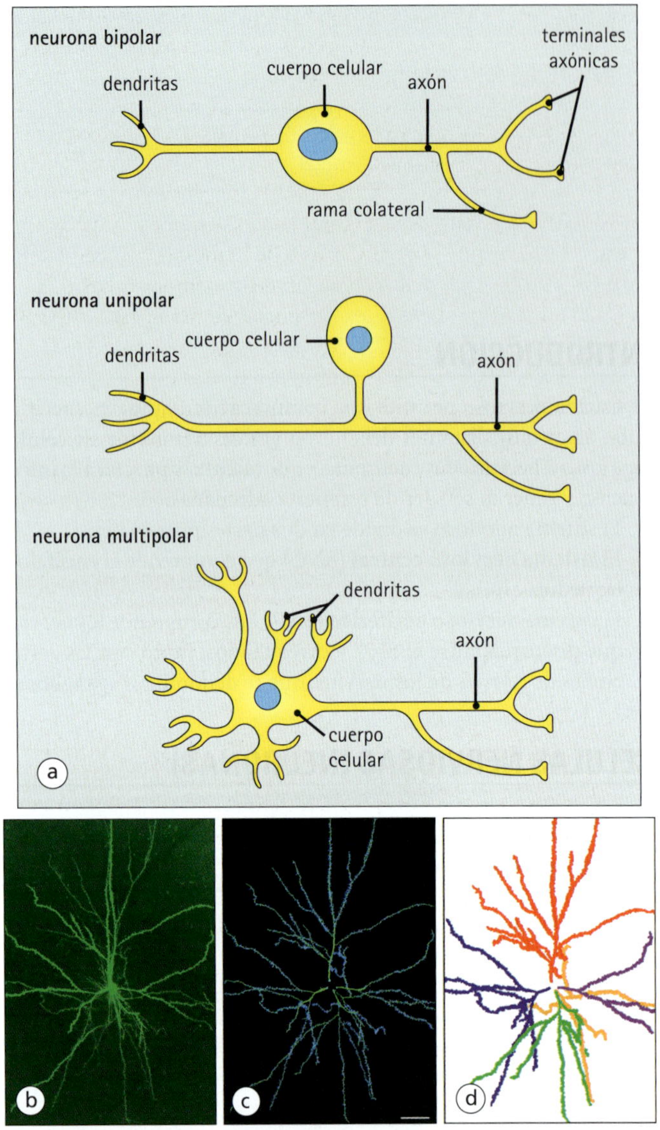

Fig. 6.3 Tipos de neurona. **(a)** Hay muchos tipos diferentes de neuronas, cuyas formas se adecuan a su función. Las células bipolares suelen ser interneuronas, mientras que las células unipolares tienden a ser neuronas sensitivas y las células multipolares suelen ser neuronas motoras. La mayor parte de las neuronas son multipolares, incluidas las neuronas motoras y las neuronas piramidales de la corteza cerebral. **(b)** Imagen en 3D de una neurona piramidal de la corteza temporal humana elaborada mediante reconstrucción de imágenes confocales seriadas de alta resolución. **(c)** Reconstrucción 3D que muestra las dendritas de la misma célula. **(d)** Se han coloreado las prolongaciones neuronales orientadas en distintas direcciones. La dendrita apical está en *rojo* y las cuatro dendritas basales en *azul, verde, naranja* y *púrpura*. Escala (en c): 50 μm. (b-d: tomado de Anton-Sánchez L, Larranaga P, Benavides-Piccione R et al.: Three dimesnional spatial modeling of spines alont dendritic networks in human cortical pyramidal neurons. PLOS One Junio 29; 2017: htpps://doi.org/10.1371/journal.pone.0180400.)

se encuentran en el cerebelo (fig. 6.5). Las células granulares son neuronas con múltiples prolongaciones, pequeñas, presentes en el cerebelo (v. fig. 6.5) y el hipocampo.

Las neuronas transmiten señales mediante cambios en la polaridad eléctrica de la membrana celular

La información que envía una neurona se controla gracias a un gradiente eléctrico (iónico) a través de la membrana celular. Su descarga se asocia a la despolarización de la membrana celular que, en un axón en reposo, tiene un potencial de membrana negativo (−70 mV). Esta despolarización se propaga a lo largo del axón de la célula a una velocidad de 100 m/s.

La membrana celular de las neuronas se divide en varias regiones, cada una de las cuales contiene proteínas de membrana altamente especializadas. Las **bombas iónicas de membrana** mantienen el gradiente iónico basal entre el exterior y el interior de la célula y están ampliamente distribuidas a lo largo de la membrana celular. Las **proteínas de los canales iónicos** modifican el gradiente electroquímico a ambos lados de la membrana celular mediante la formación de poros o puertas que pueden activar su permeabilidad a determinados iones como respuesta a señales específicas (canales con control de entrada).

- Los **canales regulados por ligando** se cierran o se abren como respuesta a la unión de sustancias que actúan como transmisores químicos y se localizan sobre todo en las sinapsis.

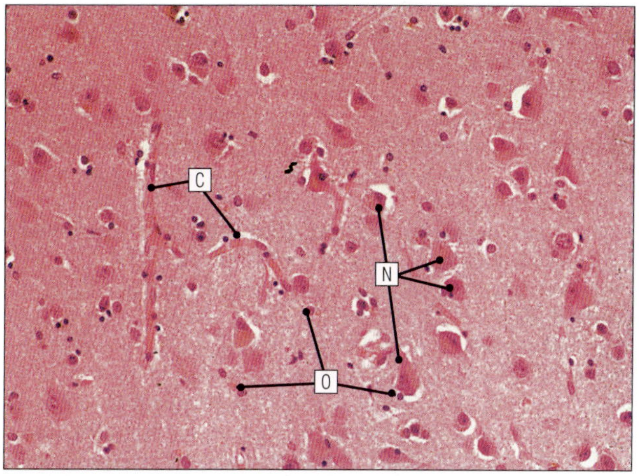

Fig. 6.4 Neuronas piramidales en la corteza cerebral. Fotomicrografía a gran aumento de la corteza cerebral. La mayor parte de la corteza cerebral tiene seis capas definidas con tipos de neuronas distintos. Las neuronas (N) varían de tamaño y tienen una forma triangular que se corresponde con las células piramidales de las capas II y V. En los cortes histológicos convencionales como este no se pueden ver detalles de la morfología celular y se necesitan técnicas especiales para mostrar las prolongaciones de las neuronas. Muchos de los núcleos (O) que se observan corresponden a células de soporte llamadas células gliales (v. más adelante). El fondo teñido de *rosa* es una alfombra de prolongaciones neuronales y gliales denominada neuropilo. Las delgadas estructuras lineales (C) corresponden a vasos pequeños.

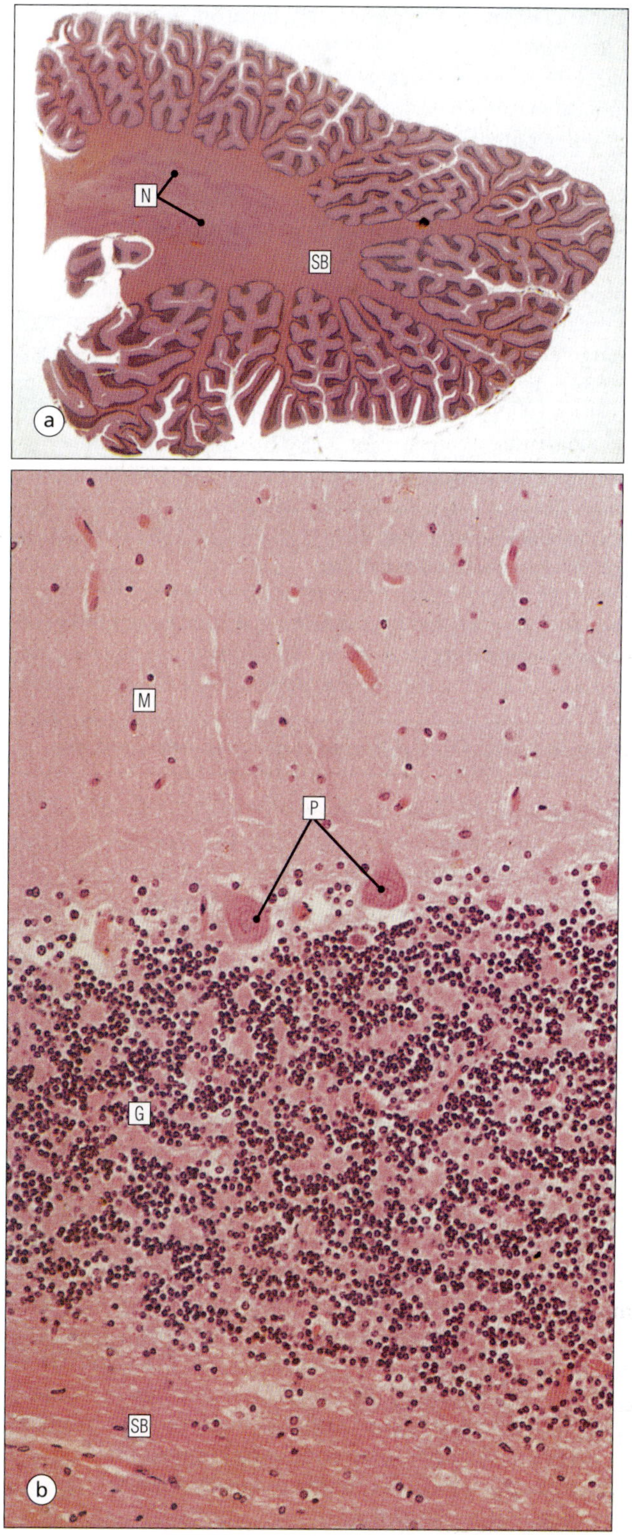

Fig. 6.5 Cerebelo. **(a)** Fotomicrografía del cerebelo, que es una parte definida del encéfalo caracterizada por un complejo plegamiento de la corteza cerebelosa, que genera un patrón de pliegues (folia cerebelosas). Dentro de estas estructuras se incluyen los núcleos de las células nerviosas, que producen un ribete teñido en *azul* con este pequeño aumento. El centro del cerebelo está constituido por sustancia blanca (SB) en la cual se puede identificar un agregado serpiginoso de células nerviosas, llamado núcleo (N). **(b)** Imagen a mayor aumento del cerebelo que muestra que la parte externa de la corteza cerebelosa está constituida por una trama de prolongaciones de células nerviosas teñidas en *rosa*, con escasas células gliales (capa molecular, M), mientras que el mayor volumen del lazo teñido de *azul* está formado por una banda de pequeñas células nerviosas con núcleos redondeados oscuros (capa granular, G). Por debajo de la capa granular se encuentra la sustancia blanca (SB), que alberga los axones. En la unión entre la capa molecular y la granular se encuentra una hilera de grandes células nerviosas (células de Purkinje, P) caracterizada por un patrón de ramificación extensa de dendritas en la capa molecular, que solo resulta visible con técnicas de tinción especiales.

- Los **canales regulados por voltaje** están implicados principalmente en la despolarización rápida y explosiva que sucede cuando se produce una descarga de una célula nerviosa y están localizados ampliamente en la membrana celular.

Si un área de la membrana del axón se despolariza localmente y la corriente es pequeña, no se abren los canales regulados. La corriente fluye por el axón de forma pasiva una pequeña distancia antes de disiparse como consecuencia del escape desde la membrana. En esta situación, el axón se comporta como un cable eléctrico: simplemente conduce una corriente por su superficie a la velocidad de conducción relativa a la resistencia y capacitancia del axón.

Si un área de la membrana del axón se despolariza y la corriente es grande, se abren los canales regulados para el Na^+ y el K^+ y se produce un cambio explosivo en el potencial de membrana que se denomina **potencial de acción.**

La apertura de canales regulados por voltaje para producir un potencial de acción se puede considerar como un sistema de amplificación local de la despolarización de la membrana; la corriente en este caso no se disipa a lo largo de una pequeña distancia del axón, sino que se propaga hasta el final del axón causando una reacción en cadena que estimula los canales iónicos regulados por voltaje, a lo largo de su recorrido.

Los potenciales de acción se propagan a lo largo de un axón a la velocidad a la que se produce la diseminación local pasiva, que viene determinada por la resistencia y capacitancia del axón; a mayor diámetro del axón, mayor velocidad de propagación.

Las células nerviosas transmiten la información entre sí a través de estructuras denominadas sinapsis

Una «sinapsis» es un tipo especial de unión celular que permite la comunicación directa entre células; una célula segrega una sustancia transmisora en una forma muy localizada y otra célula específica la recibe.

Cada sinapsis tiene vesículas que contienen neurotransmisores

La terminación libre de un axón está distendida y forma un botón sináptico, que está en estrecha aposición a la superficie de la célula diana, dejando una pequeña brecha de unos 20 nm de anchura (la hendidura sináptica). La membrana celular de cada lado de la hendidura sináptica contiene unas proteínas y unos receptores especiales de membrana implicados en la neurotransmisión.

Ultraestructuralmente, la membrana celular de cada lado de la hendidura sináptica está ligeramente engrosada y el botón sináptico contiene mitocondrias, microtúbulos y neurofilamentos, así como vesículas rodeadas de membranas de 40 a 65 nm de diámetro (vesículas neurosecretoras, fig. 6.6). El aspecto de estas vesículas es variable; la mayoría son pequeñas y redondas, con un centro claro; otras son elípticas. Ciertos gránulos de secreción (gránulos de núcleo denso) tienen un núcleo electrodenso con un «halo» pálido subyacente a la membrana.

En los cortes tisulares es posible detectar las sustancias transmisoras en las neuronas y en sus terminales por medio de técnicas inmunohistoquímicas, utilizando anticuerpos específicos frente al transmisor.

Los gránulos de neurosecreción también contienen proteínas no transmisoras características que son vitales para su función. También se pueden detectar por medio de técnicas inmunohistoquímicas, por ejemplo, la sinaptofisina que es una glucoproteína de la membrana de los gránulos de neurosecreción, y las cromograninas, que son unas proteínas implicadas en el empaquetamiento del transmisor en vesículas de núcleo denso.

Las vesículas neurosecretoras liberan el transmisor gracias a la fusión con la membrana presináptica

Cuando una onda de despolarización alcanza el botón sináptico, dispara la liberación de un transmisor desde los gránulos de secreción por exocitosis (fig. 6.7). La sustancia transmisora se difunde entonces a través de la hendidura sináptica y puede interaccionar con receptores que se encuentran en la membrana postsináptica de la neurona diana. La membrana de la vesícula sináptica se recupera como una depresión revestida y se recicla de nuevo hacia el compartimento endosómico en el terminal del nervio. Por tanto, existe un reciclaje constante de la membrana en el terminal del nervio. Las vesículas neurosecretoras también llegan al terminal axónico

CONCEPTOS AVANZADOS

El citoesqueleto de la neurona resulta vital en el transporte axonal

El citoesqueleto de las neuronas está muy organizado con el fin de mantener la forma característica de estas células y en particular de los axones, que pueden llegar a medir hasta 1 m de longitud.

Se cree que las proteínas de los neurofilamentos, los filamentos intermedios de las células nerviosas, actúan como un armazón interno que mantiene la forma del axón y del cuerpo celular. En el axón, ciertas proteínas de membrana se anclan siguiendo un patrón organizado gracias al acoplamiento a los neurofilamentos celulares.

Hay también una red muy organizada de microtúbulos, que transportan las sustancias y las organelas por el axón en ambas direcciones.

El mantenimiento metabólico de la larga prolongación del axón requiere un sistema de transporte para organelas, enzimas y metabolitos desde el cuerpo celular que está dirigido en gran parte por el citoesqueleto microtubular. Las enzimas y elementos del citoesqueleto se transportan por el axón a una velocidad de 1-5 mm/día por un mecanismo desconocido **(transporte axonal lento).** Las organelas rodeadas de membrana, como las vesículas neurosecretoras, se transportan a velocidades de 400 mm/día **(transporte axonal rápido anterógrado).** Este método está mediado por mecanismos de transporte microtubular que utilizan la molécula cinesina como motor molecular.

El retorno de las organelas agotadas, así como de las membranas recicladas desde la terminación sináptica hacia el cuerpo neuronal, se produce a una velocidad de unos 300 mm/día **(transporte retrógrado rápido).** Este transporte está mediado por mecanismos de transporte microtubular que utilizan la molécula dineína como motor molecular.

EJEMPLO CLÍNICO

Enfermedad de las neuronas motoras

La enfermedad de las neuronas motoras o motoneuronas es progresiva, lo que principalmente se ve en las personas ancianas, cuyos síntomas son debilidad en los músculos voluntarios causada por la muerte de neuronas motoras. La enfermedad progresa hasta una parálisis grave que provoca la muerte en 2-3 años. Aunque se ha descubierto que las mutaciones de varios genes producen este tipo de enfermedad, se desconoce el motivo por el que las neuronas motoras se hacen más susceptibles a la muerte espontánea (y no otros tipos de neuronas). Todas las neuronas motoras son vulnerables y los síntomas particulares de cada caso dependen de qué grupo de neuronas está más gravemente afectado. La muerte de las neuronas motoras en el tronco del encéfalo produce el complejo sintomático denominado **parálisis bulbar progresiva;** la muerte de las neuronas motoras inferiores de la médula espinal produce la **atrofia muscular progresiva.** El patrón más común es el denominado **esclerosis lateral amiotrófica,** que es consecuencia de la muerte de neuronas motoras de la corteza cerebral, tronco del encéfalo y médula espinal.

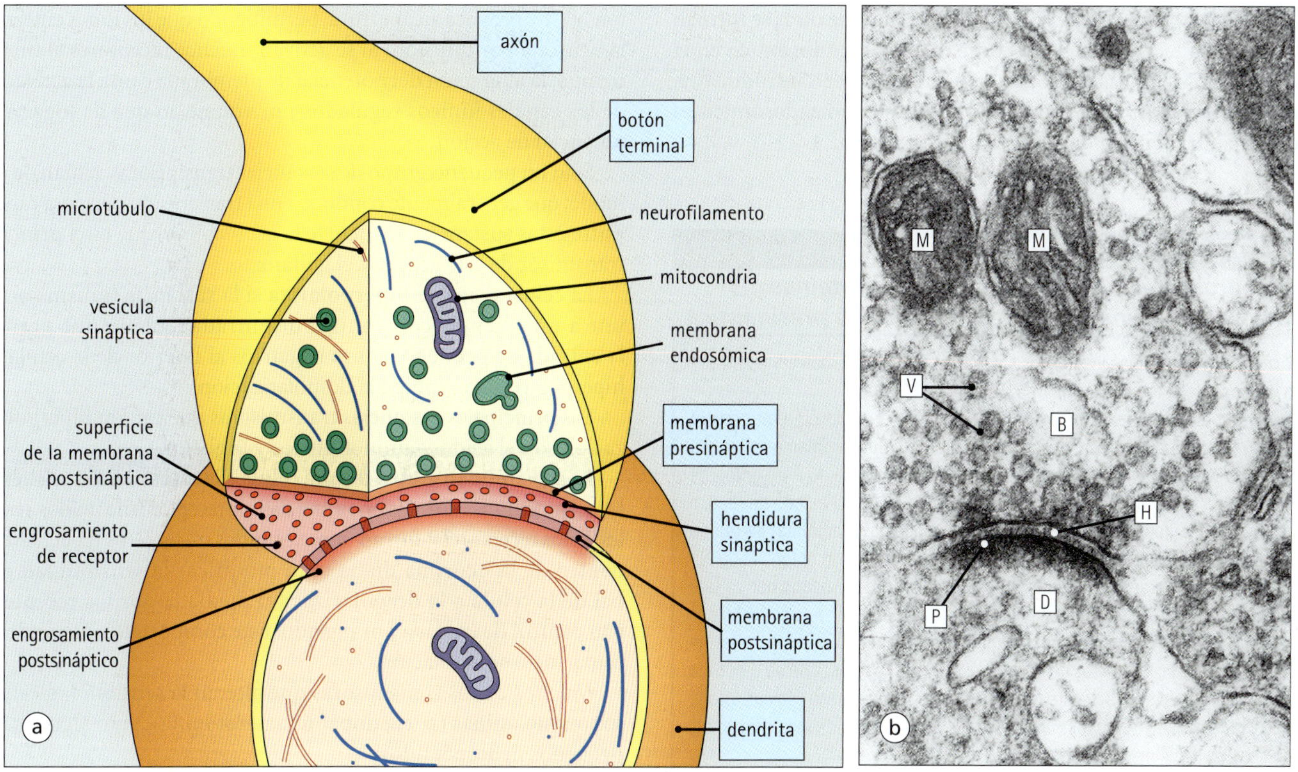

Fig. 6.6 Sinapsis. **(a)** Axón terminando en un botón sináptico en la superficie de una neurona. La membrana postsináptica posee filas de receptores para el neurotransmisor contenido en las vesículas sinápticas. Las vesículas se liberan en la hendidura sináptica por exocitosis. **(b)** Fotomicrografía electrónica que muestra el botón sináptico (B), haciendo contacto con una dendrita (D). El botón contiene pequeñas vesículas (V), mitocondrias (M) y filamentos del citoesqueleto. La hendidura sináptica (H) contiene material granuloso pálido por encima de la membrana postsináptica engrosada (P).

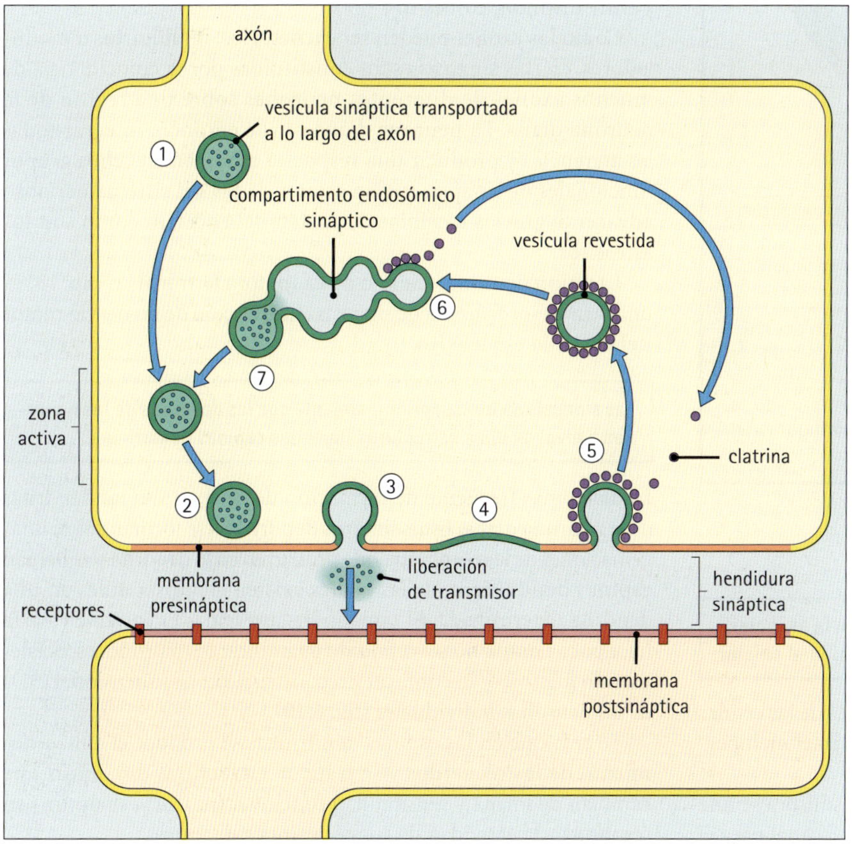

Fig. 6.7 Recambio de vesículas sinápticas. Las vesículas sinápticas (VS) se forman en el cuerpo celular neuronal y se transportan por el axón (1). Una vez en el botón terminal, las proteínas de la membrana de la VS dirigen a estas organelas hacia un área que se encuentra inmediatamente por encima de la membrana presináptica y que se denomina «zona activa». Las vesículas procedentes de la zona activa se unen a proteínas especiales de acoplamiento en la membrana presináptica y son preparadas para la exocitosis (2). La exocitosis se asocia a la liberación de la sustancia transmisora en la hendidura sináptica (3) y a la integración de la membrana de la vesícula con la membrana presináptica (4). La proteína clatrina se asocia con la membrana de la vesícula y forman unas vesículas revestidas que reciclan la membrana de la vesícula de nuevo hacia la terminal nerviosa (5). La membrana vesicular reciclada se funde con una membrana endosómica en el terminal nervioso (6) y se libera clatrina. Del compartimento endosómico pueden salir nuevas vesículas sinápticas (7). Las sustancias transmisoras que quedan libres en el terminal nervioso pueden incorporarse a estas vesículas recicladas gracias a bombas especiales de membrana. Los astrocitos que rodean a la sinapsis pueden también captar la sustancia transmisora de la hendidura. El botón terminal cuenta también con un complemento completo de organelas que sintetizan localmente las proteínas que generan un dominio separado en la neurona.

gracias al transporte desde el cuerpo celular, aunque otras se forman localmente gracias a brotes del compartimento endosómico en la sinapsis. Las sustancias neurotransmisoras se pueden introducir en vesículas que se forman a partir del compartimento endosómico en el terminal del nervio por sistemas de recaptación.

CONCEPTOS AVANZADOS

La neurosecreción está mediada por proteínas de la vesícula sináptica y de la membrana presináptica

Muchas de las proteínas implicadas en la neurosecreción se han caracterizado en la actualidad (fig. 6.8).

La membrana de la vesícula sináptica contiene una proteína de anclaje (sinaptobrevina) que une la vesícula a una proteína de acoplamiento y que se encuentra en la membrana presináptica (sintaxina) debido a un grupo de proteínas de unión, conocidas como complejo SNARE. En el estado de reposo una proteína desencadenante sensible al calcio (sinaptotagmina) evita que el complejo de unión permita la fusión de la membrana. Si un potencial de acción alcanza el botón terminal, los canales de calcio accionados por voltaje se abren y aumenta la concentración de calcio en el terminal del nervio. En ese momento el calcio se une a la sinaptotagmina y una modificación de la forma ocasionada por las proteínas del complejo SNARE determina que se produzca un estrecho contacto entre la membrana de la vesícula sináptica y la membrana presináptica adyacente, con fusión de las bicapas lipídicas y formación de poros, con exocitosis del neurotransmisor dentro de la vesícula.

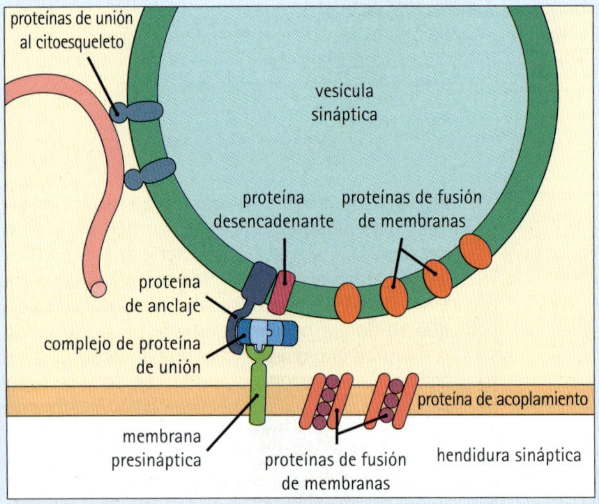

Fig. 6.8 Acoplamiento sináptico y exocitosis. Se han caracterizado muchas de las proteínas implicadas en la exocitosis de las vesículas sinápticas. La fusión de la vesícula con la membrana presináptica se produce solamente cuando un aumento de la concentración de calcio causa una alteración en la configuración de las proteínas implicadas en el acoplamiento.

Tres posibles efectos de la liberación del transmisor son la despolarización, la hiperpolarización o la alteración de la sensibilidad celular

Cuando un transmisor liberado se une a los receptores de las células postsinápticas pueden aparecer tres efectos: despolarización, hiperpolarización o alteración de la sensibilidad celular.

La célula diana se **despolariza** si la sustancia transmisora se une al receptor con control regulado por ligando (p. ej., el canal para el ion Na^+) y provoca su apertura, permitiendo que los iones entren en la neurona por difusión. Si se activan muchos receptores al mismo tiempo, la alteración del potencial de membrana causa la activación de los canales iónicos regulados por voltaje, lo que da lugar a un potencial de acción.

Sólo un pequeño grupo de sustancias transmisoras actúan de este modo, que generalmente conduce a una transmisión nerviosa rápida. Entre estas sustancias se incluye la acetilcolina, que es el principal transmisor de este grupo, y el glutamato.

La célula diana se **hiperpolariza** si la sustancia transmisora se une a un receptor con control de entrada ligando que permite la entrada de pequeños iones negativos al interior de la célula. La hiperpolarización inhibe la despolarización.

Las principales sustancias transmisoras que causan hiperpolarización son el ácido γ-aminobutírico y la glicina.

La **sensibilidad global de una célula** a la estimulación se altera si la sustancia transmisora se une a una clase de receptores no unidos a canales. Estos receptores generan unos segundos mensajeros (p. ej., AMPc) dentro de la neurona diana para modificar la sensibilidad global de la célula a la despolarización mediada por los receptores con control de entrada por ligando. Este comportamiento se denomina «neuromodulación».

Muchos de los transmisores que alteran la sensibilidad celular son monoaminas (p. ej., dopamina, serotonina), pero algunos son pequeños neuropéptidos.

En cualquier terminal nervioso puede actuar más de una sustancia transmisora.

Las sinapsis forman distintos patrones de conexión entre las neuronas

Dentro del sistema nervioso central, las sinapsis forman diversas combinaciones entre axones y dendritas, axones y cuerpos celulares, y entre distintos axones (fig. 6.9).

Como los axones pueden ser excitatorios, inhibitorios o moduladores, ciertas sinapsis están constituidas por la coincidencia de muchos axones de diferentes neuronas sobre una región de la neurona diana. La neurona diana puede entonces integrar todas las aferencias y producir una respuesta apropiada. Dichos grupos funcionales de sinapsis suelen estar aislados del sistema nervioso adyacente gracias a células de sostén del encéfalo como son los astrocitos.

La unión neuromuscular o placa motora terminal (v. cap. 13) es una forma especializada de sinapsis entre el axón de un nervio motor y el músculo esquelético.

Las sinapsis se forman principalmente con las dendritas de las neuronas a nivel de unas estructuras llamadas espinas dendríticas.

La diana más frecuente de formación de sinapsis son las dendritas de la neurona diana. Estas sinapsis dendríticas se forman sobre unas gemaciones de la membrana que protruyen en la dendrita y se llaman **espinas dendríticas,** de las cuales existen cientos a miles en una dendrita determinada. El tamaño de las espinas es variable y hasta hace poco tiempo no se ha podido cuantificar los patrones espaciales usando microscopio confocal y reconstrucción tridimensional (3D) de las neuronas individuales (fig. 6.10).

Se cree que en las espinas dendríticas se produce el almacenamiento de los recuerdos y se trata de estructuras dinámicas que cambian de forma y sensibilidad funcional (potencia sináptica) en respuesta a la actividad de sus conexiones sinápticas.

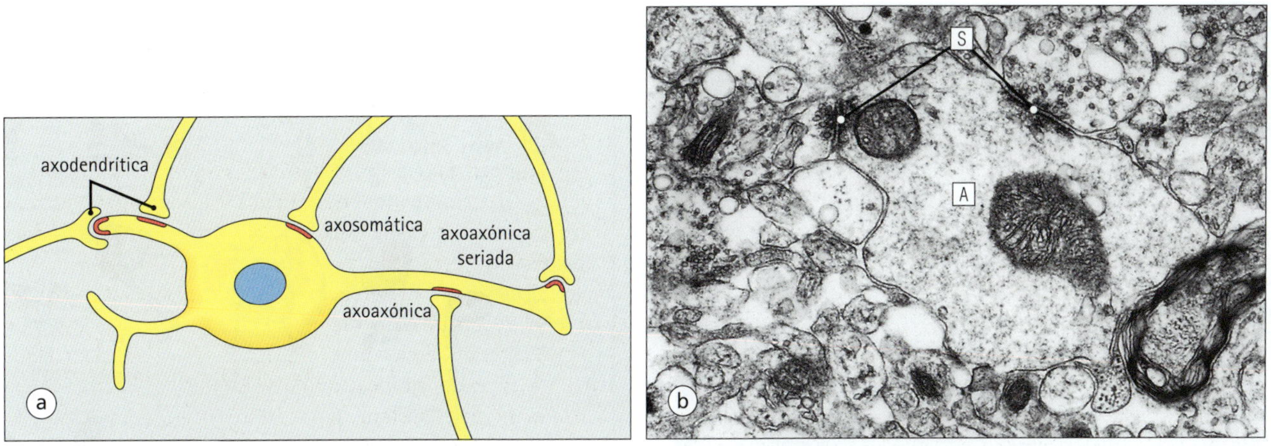

Fig. 6.9 Modelos de sinapsis. **(a)** Combinación de las sinapsis. Las sinapsis se pueden formar entre axones y dendritas, axones y cuerpos celulares, axones y otros axones. **(b)** Fotomicrografía electrónica que muestra dos sinapsis axo-axónicas (S) sobre el mismo axón (A). La descarga de (A) dependerá de la integración de estas aferencias separadas.

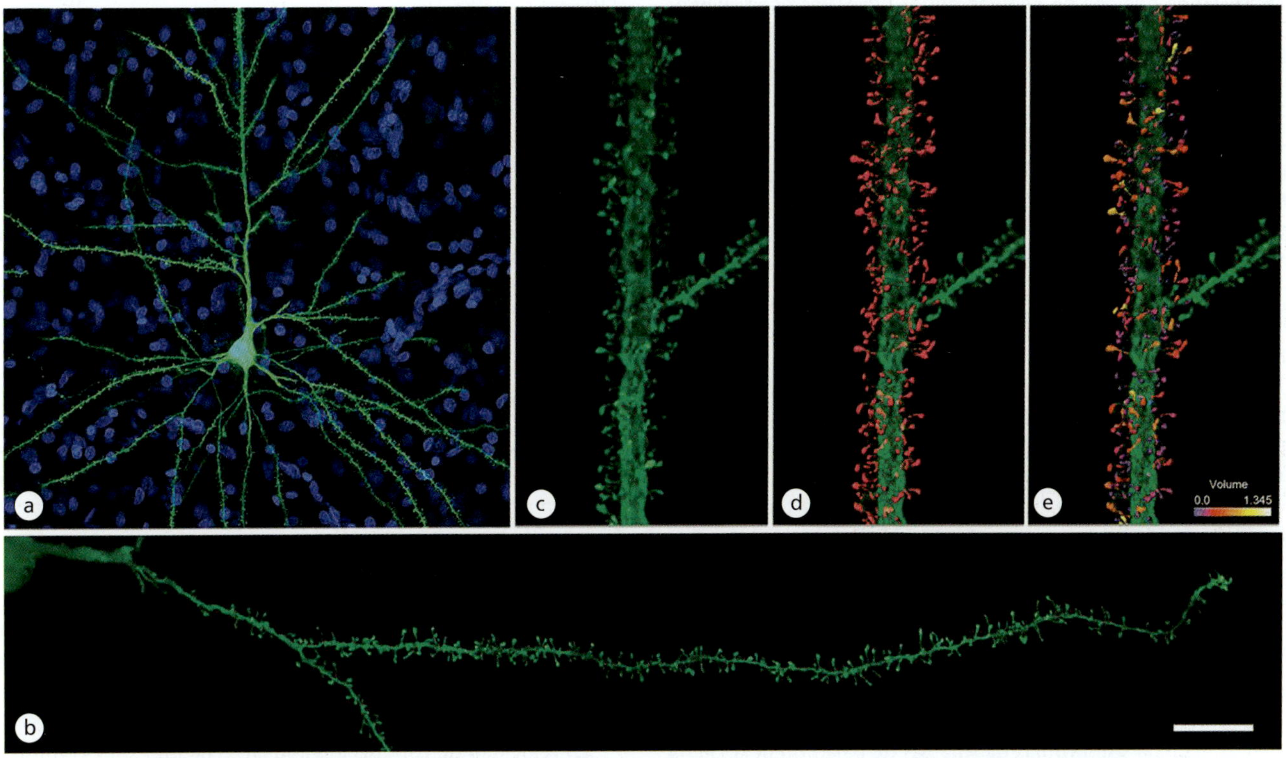

Fig. 6.10 Espinas dendríticas. **(a)** Imagen de microscopia confocal de una neurona piramidal de la capa II de la corteza cerebral inyectada intracelularmente. La tinción con DAPI revela los núcleos en *azul*. **(b)** Imagen a mayor aumento que muestra la dendrita basal que se dirige horizontalmente. En el segmento dendrítico proximal y más distalmente a la derecha prácticamente no hay espinas dendríticas. **(c)** Imagen a gran aumento del segmento dendrítico apical a 100 mm del cuerpo celular. **(d)** Reconstrucción tridimensional de toda la morfología de las espinas dendríticas mostradas en **c)**, en la que las espinas se han coloreado de *rojo*. **(e)** Estimación del volumen de las espinas mostrado en **d)** mediante códigos de color (*azul-blanquecino*: 0-1,345 µm3). Escala (en b): 40 µm. (Reproducido de Benavides- Piccione R, Fernaud-Espinosa I; Robles V et al. Age-based comparison of human dendritic spine structure using complete three dimensional reconstructions. Cerebral cortex. 2013; 23 [8]: 1798-1810. https://doi.org/10.1093/cercor/bhs154, Derechos de reproducción [2013], con permiso.)

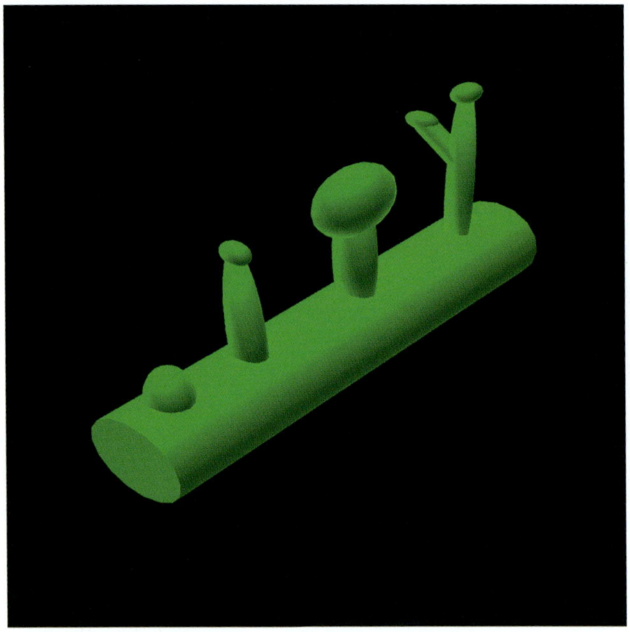

Fig. 6.11 Tipos básicos de espinas dendríticas. Las espinas dendríticas se han clasificado en cuatro tipos básicos llamados: a) bulbosos, b) delgados, c) fungosos y d) ramificados.

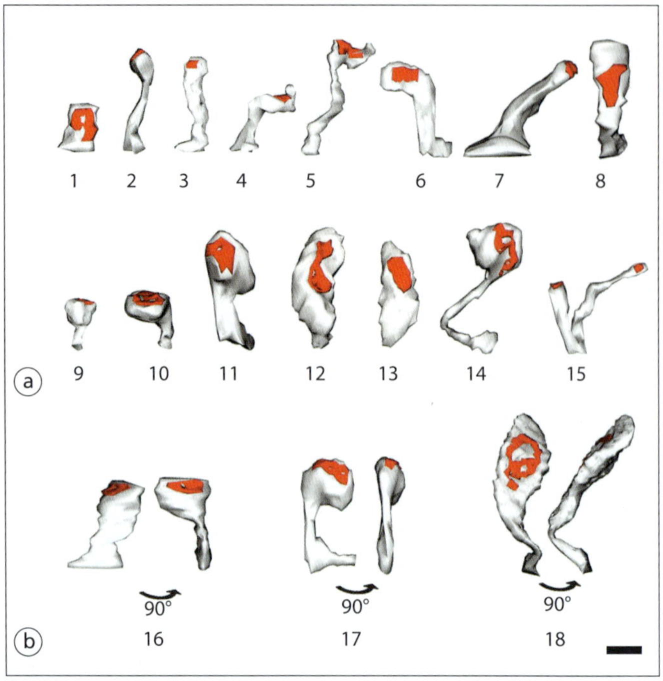

Fig. 6.12 Morfología detallada de las espinas dendríticas. Las espinas dendríticas muestran un continuo entre los cuatro tipos básicos que pueden identificarse en la reconstrucción tridimensional de las espinas. Las áreas *rojas* son el lugar de las sinapsis. **(a)** Las espinas muestran los cuatro tipos que reciben nombres: bulbosa (1), delgada (2), fungosa (9-11) y ramificada (15). La mayor parte de las espinas tienen formas intermedias entre estos cuatro tipos (3-8, 12-14). **(b)** Las espinas aparecen distintas en función del ángulo desde el cual se observen. 16-18 ilustran dos espinas desde tres puntos de vista tras una rotación de 90°. La barra corresponde a 0,5 mm. (Reproducido con autorización de los derechos de reproducción [2007] Arellano, Benavides-Piccione, DeFelipe y Yuste; doi: 10.3389/neuro.01/1.2.010.2007 https://www.frontiersin.org/.)

La estructura de las espinas dendríticas cambia en respuesta a las aferencias sinápticas

Las espinas dendríticas adoptan formas variables, pero se han descrito cuatro tipos básicos que van desde estructuras pequeñas y de base ancha a otras altas que aparecen como una cabeza globular sobre un tallo (cuello), unido al cuerpo de la dendrita (fig. 6.11). La reconstrucción tridimensional obtenida mediante estudios ultraestructurales muestra un espectro continuo de morfologías (fig. 6.12). Dentro de cada espina dendrítica existe un citoesqueleto basado en actina asociado a sistemas, que permiten remodelar la forma de la misma. Igual que sucede en el botón terminal, las espinas más grandes contienen mitocondrias y retículo endoplasmático rugoso, de forma que se pueden producir proteínas a nivel local.

En cada espina dendrítica puede encontrarse más de una sinapsis y, aunque la mayor parte son excitadoras, también pueden terminar sinapsis inhibidoras sobre las espinas. Se cree que las espinas elongadas se correlacionan con sinapsis de alta potencia, mientras que las de cúpula baja son propias de sinapsis de baja potencia. Se ha demostrado que espinas elongadas de la región del cuello pueden modular la transmisión de señales y la despolarización, de manera que permiten la modulación selectiva de las aferencias sinápticas hacia la neurona diana.

Las espinas pueden remodelarse en unas horas en respuesta a la actividad sináptica. Se cree que la regresión de las espinas para volver a adoptar una morfología en cúpula baja guarda relación con una reducción de la potencia sináptica, con la consiguiente reducción de la función, por ejemplo la memoria. En sistemas experimentales el enriquecimiento ambiental, el aumento de la estimulación sensitiva y el entrenamiento se asocian al desarrollo y estabilización de espinas dendríticas grandes. Se ha propuesto que la generación de la memoria a largo plazo viene mediada por el aumento de tamaño de algunas espinas dendríticas específicas.

MIELINA

La mielina envuelve a los axones y aumenta la velocidad de conducción

La velocidad de conducción de los nervios está limitada por la capacitancia eléctrica y la resistencia del axón.

Como los axones anchos tienen una capacitancia menor que los estrechos, el aumento del diámetro del axón es un medio útil para aumentar la velocidad de conducción. Sin embargo, esto no es eficiente, puesto que los axones gigantes requieren un alto mantenimiento metabólico.

La velocidad de conducción a lo largo de los axones también se puede aumentar si se minimiza la fuga de corriente mediante algún tipo de aislamiento.

Las dos funciones de aislamiento y reducción de la capacitancia eléctrica se logran gracias a una sustancia llamada **mielina,** producida por células especializadas de sostén. Estas células, que forman capas de membrana ricas en lípidos alrededor de los axones, se denominan **oligodendrocitos** en el SNC y **células de Schwann** en el SNP.

Una célula de Schwann mieliniza sólo un axón, mientras que un oligodendrocito puede mielinizar varios axones adyacentes. Aunque prácticamente tienen una estructura idéntica, existen diferencias significativas en la composición de la mielina que forman estos dos tipos de células.

La mielina se puede teñir con métodos histológicos con afinidad por los componentes lipídicos o proteicos de la vaina de mielina, y dichos métodos realzan la diferencia estructural en el SNC entre las áreas ricas en neuronas y con poca mielina (sustancia gris) y los tractos de axones con abundante mielina (sustancia blanca).

La mielina es una capa espiral de membranas estrechamente adosadas

La vaina de mielina está formada por oligodendrocitos o células de Schwann que envuelven al axón mediante capas espirales de membrana celular. Cada capa de membrana celular está unida a su vecina mediante proteínas especializadas de adhesión celular.

La mielinización comienza con la invaginación de un solo axón dentro de la célula de sostén, que yuxtapone sus membranas celulares externas y las sella formando una capa de membrana interna (el mesoaxón, fig. 6.13). La línea de fusión está mediada por proteínas en las superficies externas de la membrana celular, que ultraestructuralmente forma una línea (línea intraperiodo). Entonces la mielinización se produce gracias a que la célula de sostén comienza a envolver numerosas capas del mesoaxón alrededor del axón. Se forma una espiral ceñida compuesta por la fusión de la membrana celular de doble grosor, quedando excluido el citoplasma de la célula de sostén de la mayor parte del espacio que queda entre las capas de membrana.

Las superficies internas de las membranas celulares también se fusionan entre sí y forman la **línea densa principal.**

El grosor de la vaina de mielina depende del número de capas (láminas) dispuestas alrededor del axón.

Además de las proteínas especializadas de adhesión celular, la membrana celular de las células de sostén que forma la mielina también contiene lípidos especiales, por ejemplo el glucolípido galactocerebrósido, que es muy abundante en la mielina.

El aislamiento de mielina no es continuo a lo largo de los axones; está limitado por el tamaño de la célula mielinizante. Las pequeñas áreas desnudas del axón que se encuentran entre las vainas de mielina se denominan **nódulos de Ranvier** y son muy importantes desde el punto de vista fisiológico.

La mielina se mantiene gracias a extensiones del citoplasma que se originan de la célula progenitora formadora de la mielina

Las membranas celulares que forman la mielina son una estructura dinámica. El citoplasma de la célula de sostén formadora de mielina permanece en cuatro sitios de la vaina de mielina con el fin de mantener la membrana celular. Estos sitios se localizan:

- Adyacente al axón (**collar interno**).
- Entre las láminas internodulares de la mielina del sistema nervioso periférico formadas por las células de Schwann (**incisuras de Schmidt-Lantermann**).

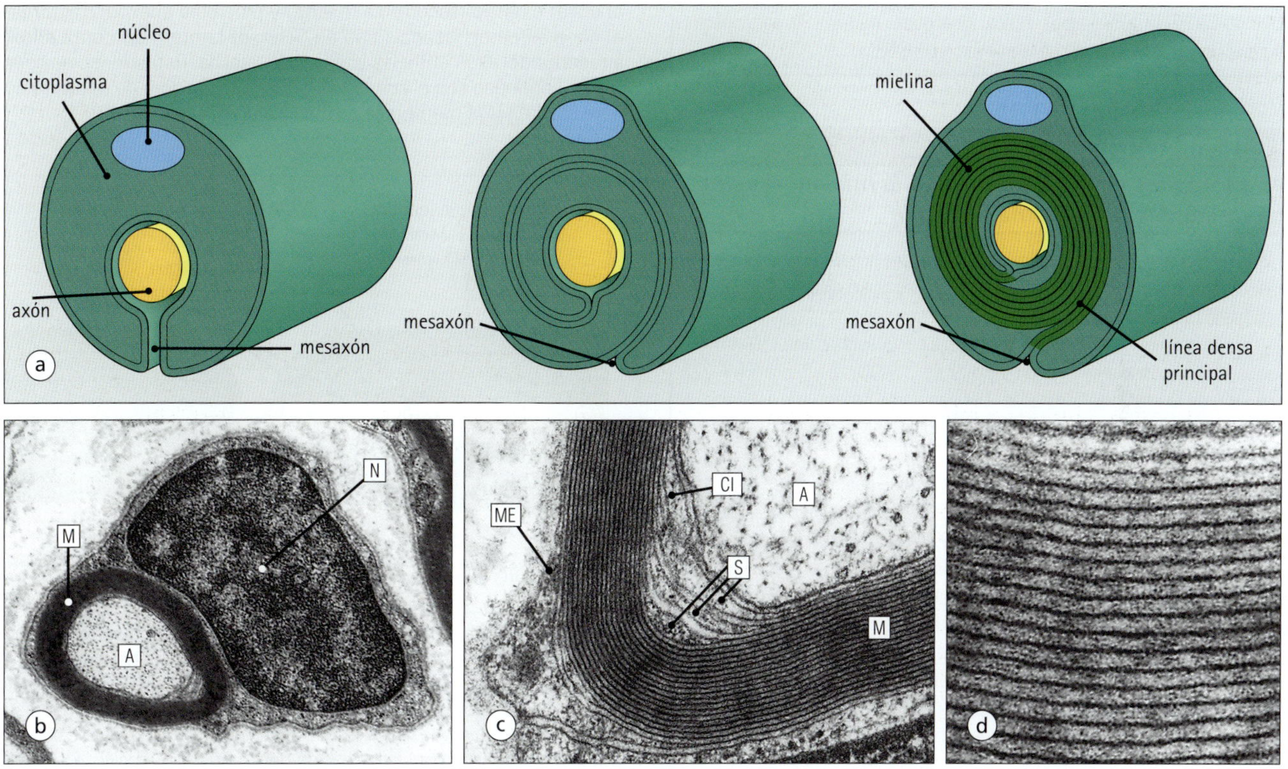

Fig. 6.13 Mielina. **(a)** Formación de la mielina. Primero un axón se invagina en una célula formadora de mielina y las hojas externas de la membrana de la célula formadora de mielina se fusionan para formar el mesoaxón. La célula formadora de mielina comienza entonces a enrollar capas de mesoaxón alrededor del axón; la parte más interna del citoplasma se pierde cuando la hoja interna de la membrana celular se fusiona para formar la línea densa principal. La mielina forma numerosas láminas de membrana fusionadas, y las láminas están separadas alternándose líneas densas principales y mesoaxón (línea intraperiodo). **(b)** Fotomicrografía electrónica a un aumento bajo que muestra un axón (A) rodeado de mielina (M) y el núcleo (N) de una célula de Schwann. **(c)** Fotomicrografía electrónica a un aumento medio que muestra la estructura fina de la mielina. El axón (A) está rodeado de láminas de mielina (M). Obsérvese el mesoaxón externo (ME). Las áreas de citoplasma en la mielina representan las incisuras de Schmidt-Lantermann (S) (fig. 6.9) y el collar interno (CI) de citoplasma. **(d)** Fotomicrografía electrónica a gran aumento que muestra en detalle las láminas de mielina; las *líneas oscuras* son las líneas densas principales mientras que las líneas intraperiodo son apenas visibles entre las láminas.

- En cada terminación del segmento de mielina adyacente a los nódulos de Ranvier (**área paranodular,** v. más adelante).
- Adyacente al cuerpo celular en el lado externo de la mielina (**collar externo**).

El citoplasma de estas zonas está en continuidad con el del cuerpo celular de las células de sostén, de tal forma que la membrana que forma la mielina puede ser mantenida (fig. 6.14).

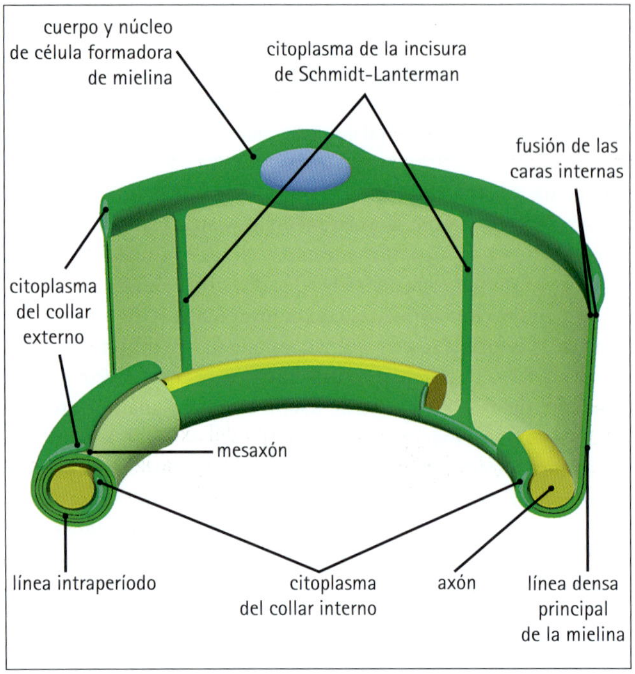

Fig. 6.14 Compartimentos citoplasmáticos en la mielina. Si se desenrolla en teoría la mielina que rodea a un axón, se ponen de manifiesto las relaciones entre los compartimentos citoplasmáticos. El collar interno y el collar externo discurren a lo largo y paralelos al axón, mientras que el citoplasma de las incisuras de Schmidt-Lantermann está enrollado alrededor del axón entre las láminas de mielina. Estas zonas de citoplasma se continúan con el cuerpo de la célula formadora de mielina y sirven para mantener la membrana formadora de mielina.

CONCEPTOS AVANZADOS

Las membranas celulares de la mielina se unen entre sí gracias a proteínas especializadas

Las capas de membrana celular que se enrollan para formar la mielina permanecen fuertemente unidas gracias a proteínas especializadas. Estas proteínas son distintas en el SNC y el SNP.

En la mielina del SNC, la proteína proteolipídica (PPL) mantiene juntas las superficies exoplásmicas de las membranas de mielina. Las superficies citoplasmáticas se mantienen unidas gracias a interacciones con otra proteína denominada «proteína básica de la mielina» (PBM).

En el SNP la proteína P0 se asocia con la proteína básica de la mielina y forma la línea densa principal. La proteína P0 representa cerca del 50% de las proteínas de la mielina del SNP.

La glucoproteína asociada a mielina (GAM) se expresa en la superficie de los oligodendrocitos y es uno de los miembros de las proteínas semejantes a inmunoglobulinas y que actúan como una proteína con capacidad de unirse a ligandos de superficie.

La proteína 22 de la mielina periférica, igual que la proteína P0, participa en la formación y mantenimiento de la mielina en el SNP.

EJEMPLO CLÍNICO

Las anomalías en las proteínas de la mielina causan enfermedades del sistema nervioso

En la actualidad se sabe que algunas enfermedades hereditarias del sistema nervioso están causadas por anomalías en los genes que codifican las proteínas relacionadas con la mielina.

La neuropatía motora y sensorial de herencia dominante de tipo 1 (NMSH-1) es causada por mutaciones en la proteína 22 de la mielina periférica (PMP-22) en el 90% de las familias afectadas. Los pacientes desarrollan debilidad y deterioro de la sensibilidad como consecuencia de la degeneración de la mielina en los nervios periféricos.

La deleción del gen de la PMP-22 provoca una neuropatía hereditaria con riesgo de parálisis por presión. Los pacientes son desusadamente susceptibles a la lesión nerviosa que se produce después de una presión relativamente banal de los nervios.

Las mutaciones en el gen de la *PPL* pueden causar dos trastornos. En la enfermedad de Pelizaeus-Merzbacher, los niños afectados sufren una degeneración de la mielina del SNC y desarrollan deterioro mental progresivo grave. Otras mutaciones pueden provocar la degeneración de la mielina en la médula espinal, dando lugar a paraparesia espástica. El gen de la PPL se encuentra en el cromosoma X, y por lo tanto estas enfermedades se manifiestan solo en los varones.

Los nódulos de Ranvier contienen áreas de axón desnudas desprovistas de mielina

La mielinización de un axón no es continua a lo largo de toda su longitud, sino que se produce en pequeños tramos de 1-2 mm de longitud, formado cada tramo por una célula de sostén individual. El pequeño espacio que existe entre cada unidad de mielina es el nódulo de Ranvier, y tiene un papel fisiológico relevante en aumentar la eficiencia de la conducción nerviosa (fig. 6.15).

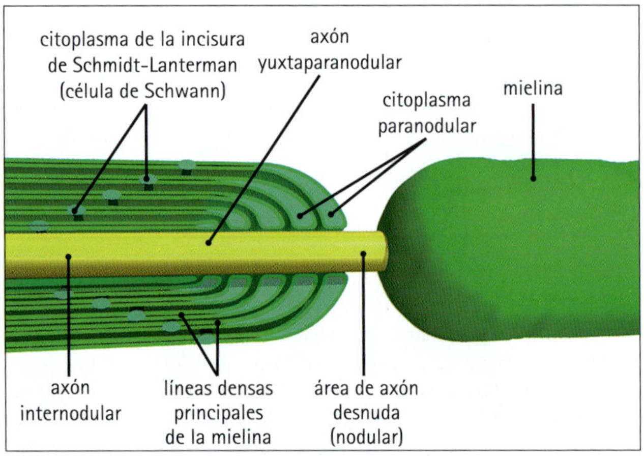

Fig. 6.15 Nódulo de Ranvier. Nódulo de Ranvier en un corte longitudinal. Al final de un segmento de mielina, las láminas de mielina dan lugar a una serie de bucles paranodulares que contienen citoplasma. El área desnuda adyacente del axón es ligeramente más ancha que el axón internodular y es la región que contiene los canales con control de entrada por voltaje para el Na^+, que son necesarios para la formación del potencial de acción. Compárense las incisuras de Schmidt-Lanterman en este plano con las de la figura 6.14.

En el nódulo de Ranvier las células mielinizantes forman bucles paranodulares de citoplasma que guardan continuidad con el cuerpo celular.

En el SNC los axones en los nódulos de Ranvier están desnudos, mientras que en el caso del SNP están parcialmente cubiertos de lenguas de citoplasma procedentes de las células de Schwann.

El axón a la altura del nódulo de Ranvier es ligeramente más grueso que en las regiones internodulares y contiene la mayor parte de los canales con control de entrada por Na^+ de la membrana de la célula axonal, lo que se refleja ultraestructuralmente como un engrosamiento borroso de la membrana. Estos canales están anclados al citoesqueleto por medio de la proteína de unión anquirina. No hay canales con control de entrada en las regiones internodulares por debajo de la vaina de mielina.

La despolarización en el nódulo de Ranvier se sigue de una difusión rápida pasiva de la corriente de despolarización a lo largo del axón por debajo de la mielina hasta llegar al siguiente nódulo, ya que la pérdida de corriente es mínima como consecuencia del aislamiento. Como la capacitancia de la membrana es baja, que es también resultado de la presencia de mielina, sólo se necesita un pequeño cambio para causar una diferencia de voltaje significativa.

Cuando dicha conducción de diseminación pasiva llega a la zona donde están muy concentrados los canales con control de entrada en el siguiente nódulo de Ranvier a lo largo del axón, se produce una nueva despolarización local. Por tanto, la despolarización progresa a modo de saltos, con una difusión pasiva de la carga entre ellos.

La despolarización en un nervio mielinizado es mucho más eficiente metabólicamente que en un nervio no mielinizado, debido a que la entrada de iones Na^+ queda restringida a áreas muy pequeñas, en lugar de producirse en toda la superficie axonal, lo que reduce la demanda de energía necesaria para que la bomba saque los iones de nuevo.

CONCEPTOS AVANZADOS

Organización molecular alrededor del nódulo de Ranvier

Las células productoras de mielina (células de Schwann u oligodendrocitos) organizan la membrana celular del axón en 4 áreas funcionales específicas.

El nódulo de Ranvier: la membrana axonal en esta región está enriquecida en canales de Na^+ que forman un complejo molecular con anquirina G y moléculas de adhesión celular NrCAM y neurofascina.

La región paranodular: esta parte del axón se localiza debajo de las asas paranodulares de citoplasma derivadas de la célula mielinizante. Esta área se caracteriza por proteínas de unión asociadas a membrana, como caspr/paranodina y contactina, que unen las asas paranodulares de la célula mielinizada con el axón. Estas uniones se denominan «uniones septadas paranodulares». Además de anclar las asas de mielina al axón, estas uniones especializadas forman una barrera para la difusión al espacio periaxonal y ayudan a mantener los dominios axonales especializados mediante la prevención de la difusión por la membrana celular.

La región yuxtaparanodular: esta parte del axón se localiza justo al lado de la región paranodular, con una zona de mielina compacta supraadyacente. Esta región muestra una elevada concentración de canales de K^+ rectificadores-retrasados Kv1.1, Kv1.2, que se cree intervienen en la repolarización junto con caspr2, un segundo miembro de la familia caspr.

La región internodular: esta región del axón no está enriquecida de forma específica en proteínas especializadas. Algunas proteínas concentradas en la región paranodular y yuxtaparanodular, como caspr, contactina, Kv1.1 y Kv1.2, se extienden hacia la membrana internodular del axón en forma de una espiral estrecha alineada con el mesoaxón interno de la célula mielinizada.

ASPECTOS CLAVE

Mielina

- La forman las células de Schwann en el SNP y los oligodendrocitos en el SNC.
- Ultraestructuralmente se observa como una espiral de membrana enrollada alrededor del axón.
- Contiene proteínas especiales de adhesión celular y lípidos diferentes en la mielina del SNC y la del SNP.
- Su función es la de aumentar la velocidad de conducción a lo largo de los axones.
- Se dispone en pequeños tramos con un espacio entre cada tramo que se llama nódulo de Ranvier.

SISTEMA NERVIOSO CENTRAL

El sistema nervioso central (SNC) está constituido por el encéfalo y la médula espinal. Estas estructuras contienen células nerviosas y sus prolongaciones, junto a una serie de células de sostén especializadas.

Las células de sostén especializadas del SNC se denominan en conjunto glía

El SNC contiene numerosas células de sostén no nerviosas. Estas células son los astrocitos, los oligodendrocitos, las células ependimarias y las células de la microglía (fig. 6.16), que en conjunto reciben el nombre de **glía.**

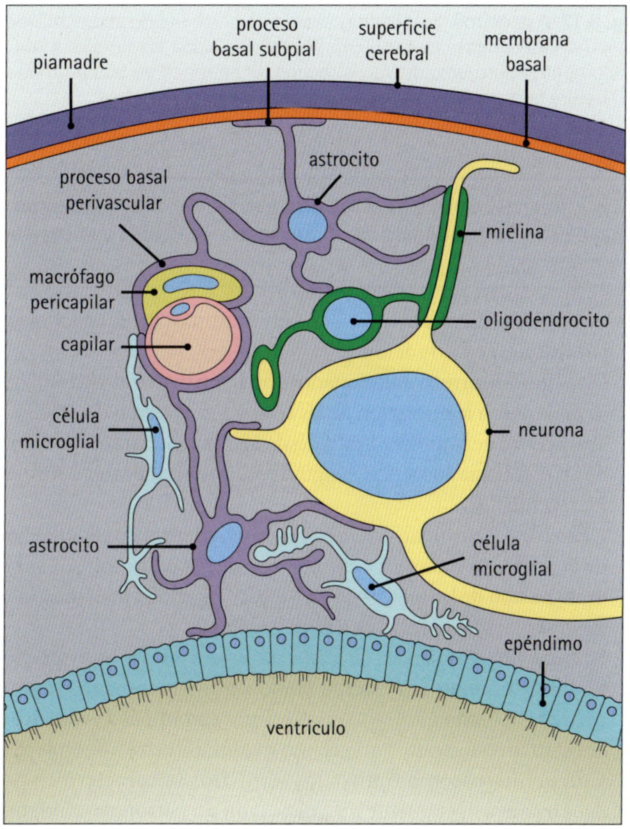

Fig. 6.16 Células de sostén del SNC. Las células de sostén del SNC se denominan «glía» y tienen varias funciones. Los astrocitos no sólo sirven de armazón para otras células, sino que también mandan prolongaciones alrededor de los capilares con el fin de mantener una barrera hematoencefálica. En la superficie del cerebro, los astrocitos tapizan una membrana basal y forman la glia limitans, que rodea todo el SNC. Los oligodendrocitos mielinizan los axones de las células nerviosas, mientras que repartida por todo el SNC existe una gran red de células microgliales presentadoras de antígenos. Los macrófagos fagocíticos, que también desempeñan un papel en la defensa inmunológica, residen en el espacio perivascular, por fuera de la sustancia del SNC. Las células ependimarias forman una capa epitelial que, a diferencia de otros epitelios, no descansa sobre una membrana basal. Esta capa tapiza las cavidades ventriculares rellenas de líquido del encéfalo y del conducto central de la médula espinal.

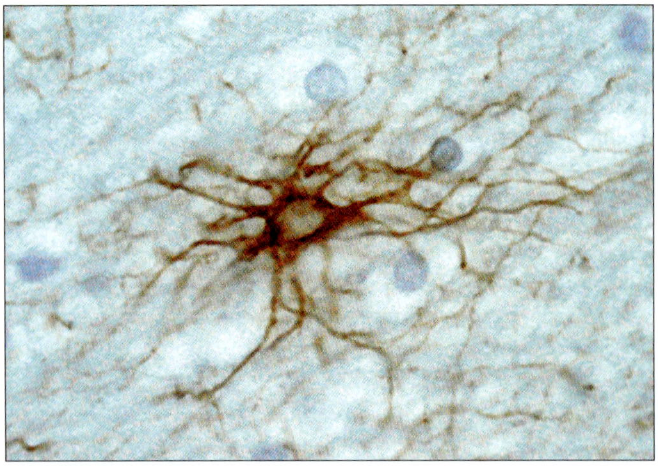

Fig. 6.17 Astrocitos. Fotomicrografía de un corte teñido con el método de inmunoperoxidasa que muestra la proteína ácida fibrilar glial (PAFG), el filamento intermedio de los astrocitos. El astrocito se tiñe de *marrón* y muestra la morfología estrellada característica.

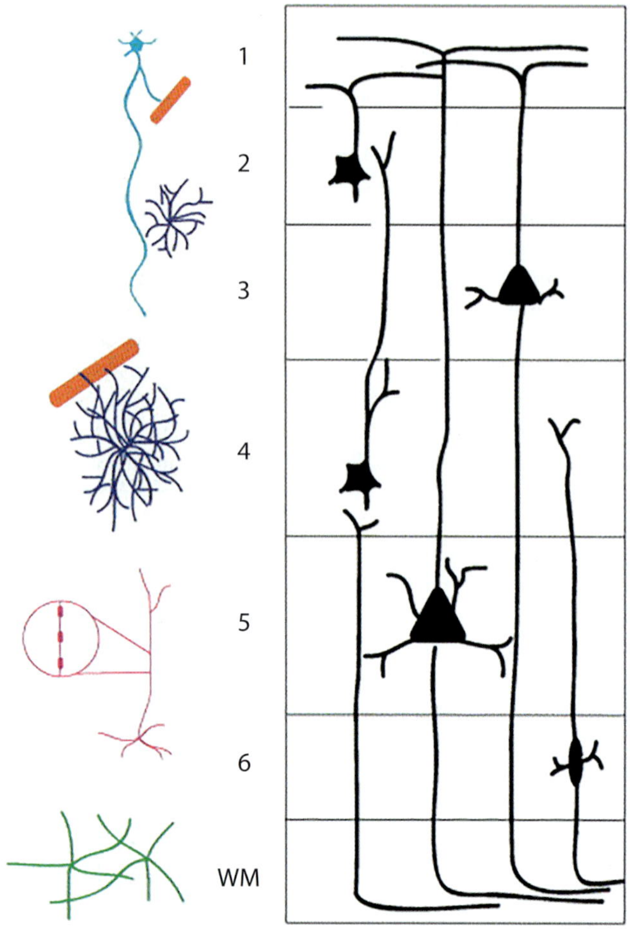

Fig. 6.18 Cuatro tipos fundamentales de astrocitos. Los distintos tipos de astrocitos humanos *(izquierda)* se localizan en las distintas capas de la corteza *(derecha)*. Los astrocitos interlaminares *(azul claro)* se encuentran en la capa I y emiten fibras largas que se extienden por toda la corteza terminando en las capas III y IV. Los astrocitos protoplásmicos *(azul oscuro)* residen de forma característica en las capas II-VI y tienen un tamaño variable (que en la imagen solo se muestra en las capas II y IV). Los astrocitos protoplásmicos se asocian a las neuronas y los vasos *(rojo)*. Los astrocitos con proyecciones varicosas *(rosa)* también extienden prolongaciones largas, pero se encuentran en las capas V y VI en lugar de estar cerca de la piamadre y tienen varicosidades a lo largo de las prolongaciones (recuadro pequeño). Los astrocitos fibrosos *(verde)* se localizan en la sustancia blanca (SB). Escala, 100 mm. (Reproducido de Oberheim NA, Wang X, Goldman S et al. Astrocytic complexity distringuishes the human brain. *Trens Neurosci.* 2009; 29: 547-553. Doi:10.1016/j.tins.2006.08.004. Derechos de reproducción [2006] con permiso.)

Los astrocitos son células estrelladas que desempeñan importantes papeles en la embriogénesis, el transporte de líquido y el sostén estructural

Los astrocitos son células grandes, con múltiples prolongaciones y que muestran varias funciones:

- Durante el desarrollo embrionario forman un marco estructural que sirve de guía a la migración de las células nerviosas en desarrollo.
- Transporte de líquido e iones desde el espacio extracelular perineuronal hacia los vasos sanguíneos, para regular el volumen extracelular.
- Desarrollo y eliminación de las sinapsis, además de modulación de la actividad sináptica y eliminación de los neurotransmisores.
- Transmisión de las señales de Ca^{2+} y participación en los episodios de despolarización eléctrica en el encéfalo.
- Se encuentran asociados de forma estrecha a las sinapsis y pueden liberar glutamato, que actúa como un neurotransmisor en el proceso llamado gliotransmisión. Estos fenómenos excitadores se están investigando con relación a algunas formas de epilepsia.

Con el microscopio óptico, los astrocitos se caracterizan por núcleos ovales o ligeramente irregulares con un patrón de cromatina abierto y una morfología estrellada típica con numerosas prolongaciones finas que irradian en todas las direcciones. Estas prolongaciones contienen una forma específica del filamento intermedio del citoesqueleto que se denomina **proteína ácida fibrilar glial** (PAFG).

La morfología estrellada no se hace evidente en los cortes convencionales teñidos con H-E debido a que las prolongaciones se adosan a las prolongaciones de otras células, pero sí se ven con métodos especiales de tinción (fig. 6.17).

En el cerebro humano se han descrito cuatro tipos de astrocitos (fig. 6.18).

Los **astrocitos interlaminares** se encuentran en las capas I de la corteza cerebral y tienen prolongaciones tangenciales orientadas radialmente, y también prolongaciones más largas que se dirigen en vertical hacia la capa III y otras que se extienden hacia la piamadre para formar la limitante glial (v. pág. 97).

Los **astrocitos fibrosos** que son más evidentes en la sustancia blanca y presentan largas prolongaciones celulares ricas en haces de PAFG. Contactan con los vasos a través de los podocitos, que forman parte de la barrera hematoencefálica (v. más adelante y en pág. 98) y dan soporte metabólico a los axones y la mielina asociada.

Los **astrocitos protoplasmáticos** son los astrocitos más abundantes y se encuentran típicamente en las capas II a VI de la **corteza** cerebral. Presentan unas 40 prolongaciones largas y delgadas irradiadas en todas las direcciones y que contienen haces de PAFG. Estos astrocitos participan en la formación de la barrera hematoencefálica (v. más adelante y en pág. 98) y también rodean a grupos de sinapsis, donde realizan una función de soporte y modulación.

Los **astrocitos con proyecciones varicosas** se encuentran en las capas V y VI de la corteza cerebral. Tienen prolongaciones poco ramificadas asociadas a múltiples varicosidades que se encuentran a unas 10 μm de distancia unas de otras.

Como se comentó antes, una adaptación estructural importante de los astrocitos se observa en su interacción con los vasos sanguíneos del cerebro, pues los rodean formando unas placas planas que se denominan placas terminales (v. fig. 6.16 y pág. 98). La interacción, junto con los cambios en las membranas basales asociadas, induce cambios en la estructura del endotelio vascular cerebral, haciéndolo muy impermeable, de tal forma que actúa como una barrera a la difusión entre la sangre y el cerebro. La importancia clínica es que algunos fármacos no consiguen atravesarla por lo que no pueden pasar de la sangre al cerebro.

EJEMPLO CLÍNICO

Gliosis

Cuando mueren las neuronas, los macrófagos retiran las células muertas por fagocitosis. El área dañada se repara entonces mediante proliferación de los astrocitos, que rellenan el defecto y forman una cicatriz astrocítica en un proceso denominado **gliosis.**

Los oligodendrocitos son las células formadoras de mielina del SNC

Los oligodendrocitos producen mielina en el SNC, y cada célula emite varias prolongaciones celulares que mielinizan distintos axones próximos (fig. 6.19).

En las preparaciones histológicas rutinarias de oligodendrocitos no se observa su morfología ramificada, pero muestran un núcleo redondo con una cromatina densa teñida de manera moderada y, en la mayoría de preparaciones, un citoplasma que contiene un «halo» claro alrededor del núcleo. Dicho halo es un artefacto de preparación debido a que los oligodendrocitos son frágiles y contienen pocos elementos del citoesqueleto.

La tinción inmunohistoquímica de las proteínas relacionadas con la mielina, como por ejemplo la proteína básica de la mielina, se puede emplear de forma específica para identificar a los oligodendrocitos (fig. 6.19c).

Las células ependimarias son células parecidas a las epiteliales y poseen cilios

Las células ependimarias son de tipo epitelial y tapizan las cavidades del encéfalo (ventrículos) y el conducto central de la médula espinal, formando una capa de células cúbicas en contacto con el líquido cerebroespinal.

Cada célula ependimaria posee un pequeño núcleo oval basal con una cromatina densa, y muchas son ciliadas (fig. 6.21).

Ultraestructuralmente, las células se unen entre sí gracias a desmosomas prominentes y poseen microvellosidades apicales además de los cilios.

A diferencia de otras células epiteliales, las células ependimarias no descansan sobre una membrana basal, sino que poseen prolongaciones que se adelgazan progresivamente y que se mezclan con las prolongaciones de las células astrocíticas subyacentes.

La microglía son células especializadas del sistema inmune en el SNC

El SNC posee su propio grupo específico de células inmunológicas. El tipo más importante es el de las células microgliales, que son macrófagos especializados.

En las preparaciones convencionales con H-E las células de la microglía no se observan fácilmente, apareciendo solamente unos

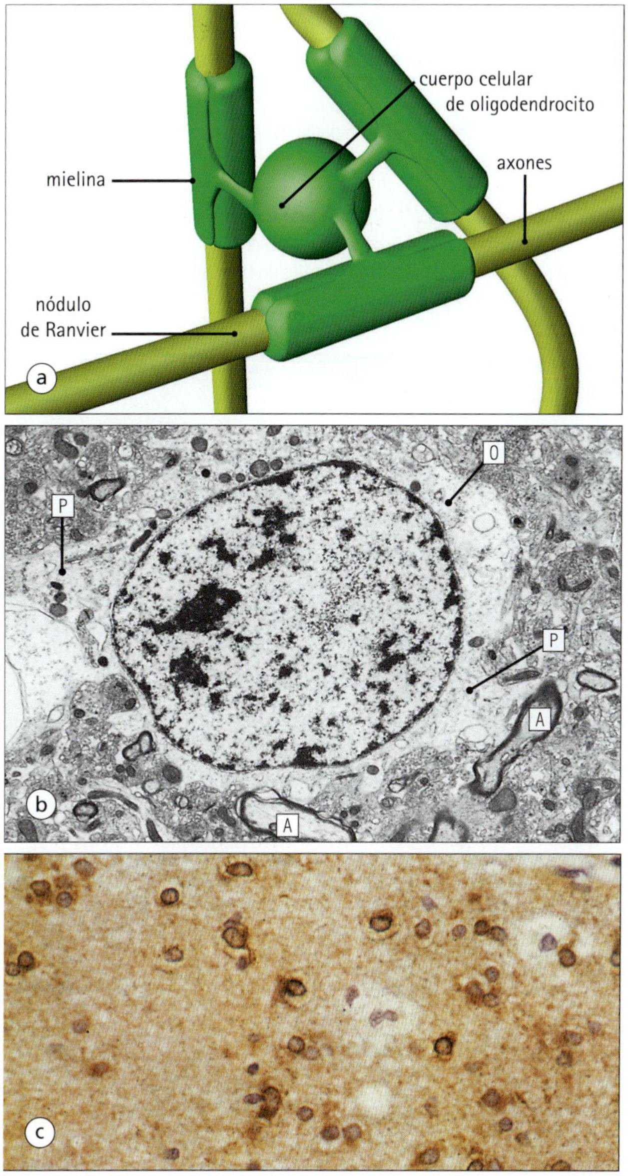

Fig. 6.19 Oligodendrocitos. **(a)** Los oligodendrocitos mielinizan varios axones adyacentes del SNC. **(b)** Ultraestructuralmente, el oligodendrocito (O) posee muchas mitocondrias y un aparato de Golgi abundante pero pocos elementos del citoesqueleto. Obsérvense las prolongaciones (P) mielinizando los axones próximos (A). **(c)** Los oligodendrocitos se pueden identificar mediante tinción inmunohistoquímica para proteínas específicas, realzando en este caso a los oligodendrocitos *(marrón)*, pero no a otras células como la microglía o los astrocitos.

núcleos en forma de bastón con unos bordes citoplasmáticos no discernibles. Sin embargo, con tinción inmunohistoquímica (fig. 6.22) se demuestra que poseen extensas y finas prolongaciones ramificadas que forman una red ampliamente dispersa de células por todo el encéfalo.

En estado de reposo normal la microglía está ramificada y presenta un aspecto estrellado con múltiples prolongaciones radiadas. En respuesta a la enfermedad, la microglía aumenta de tamaño y las prolongaciones se hacen más gruesas. Si la microglía se activa para eliminar las células muertas en las zonas del cerebro lesionadas, adopta una morfología menos ramificada en la cual fagocita el material del cerebro para degradarlo y eliminarlo. Se ha demostrado que, en el cerebro enfermo, la microglía presenta prolongaciones

EJEMPLO CLÍNICO

Enfermedades que afectan a la mielina

Esclerosis múltiple

La mielina del SNC es el elemento diana del ataque del sistema inmunitario que se produce en la esclerosis múltiple (fig. 6.20), la cual es de causa desconocida.

La mielina es vital para el funcionamiento eficiente del SNC y su destrucción en la esclerosis múltiple conduce a graves déficits funcionales, como la parálisis, la pérdida de la sensibilidad y/o la falta de coordinación. La naturaleza del déficit depende del área del SNC afectada.

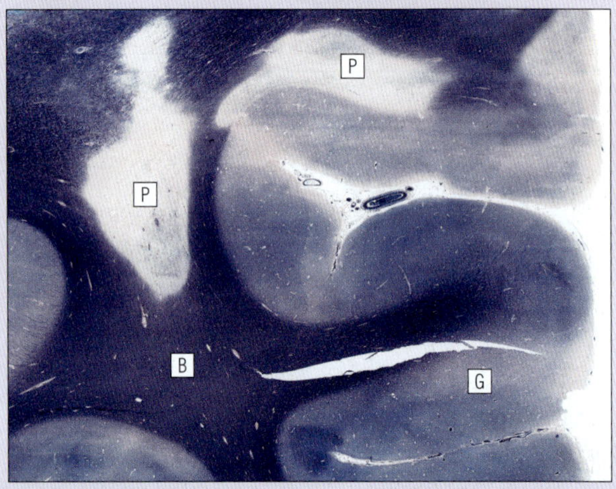

Fig. 6.20 **Esclerosis múltiple.** Fotomicrografía a pequeño aumento de la corteza cerebral de un paciente con EM. El tejido se ha teñido con *azul* luxol rápido para demostrar la mielina en la sustancia blanca (B), mientras que la sustancia gris (G) contiene cuerpos celulares y capilares. Dos áreas pálidas, llamadas placas de EM (P), muestran áreas focales de pérdida de la mielina.

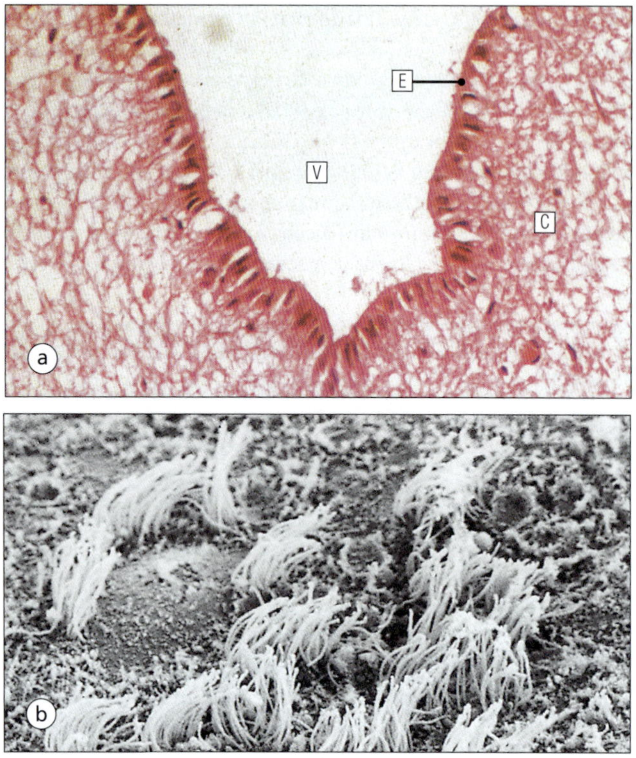

Fig. 6.21 Epéndimo. **(a)** Fotomicrografía que muestra las células ependimarias (E) que revisten el ventrículo (V) lateral del cerebro. Son células epiteliales cúbicas y descansan sobre las prolongaciones gliales subyacentes del cerebro (C). **(b)** Fotomicrografía electrónica de barrido que muestra cómo muchas de las células ependimarias presentan penachos de cilios superficiales.

distorsionadas y fragmentadas, denominándose microglía distrófica (v. fig. 6.22d).

La microglía desarrolla varias funciones en el SNC. El fenotipo de estas células sugiere que se parecen a las células dendríticas presentadoras de antígeno, con un bajo nivel de actividad fagocítica y expresión de moléculas de histocompatibilidad principal de clase II. Participan en la remodelación de las redes neuronales porque fomentan la muerte celular programada y eliminan las células muertas por fagocitosis. Participan en la formación y remodelado de las sinapsis mediante la eliminación de las espinas dendríticas. Igual que sucede con otras células inmunológicas, la microglía expresa receptores que reconocen patógenos y puede liberar citocinas para inducir los mecanismos de defensa inflamatorios. En estos estados patológicos, las células de la microglía se activan y aumentan de tamaño y número. En estas circunstancias se suelen ayudar por monocitos, que entran al cerebro desde la sangre y forman células macrofágicas.

Además de las células de la microglía, que son intrínsecas del encéfalo, hay un gran número de macrófagos en los espacios perivasculares por fuera de la sustancia del encéfalo y estas células pueden también actuar como células efectoras inmunológicas.

En estado normal, el encéfalo parece tener solo una escasa circulación de células linfoides.

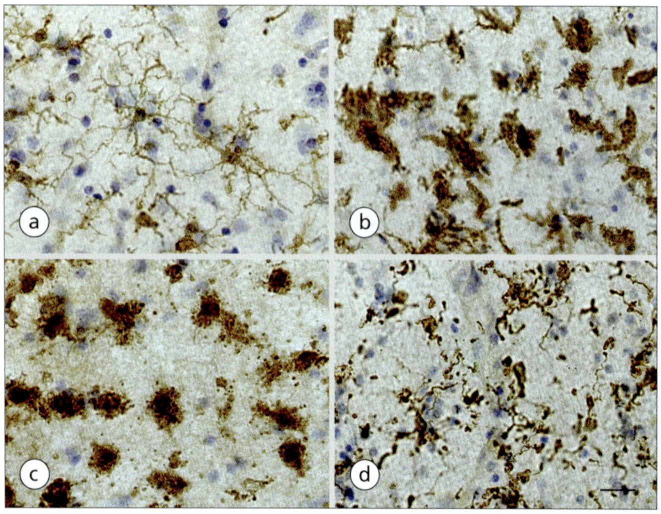

Fig. 6.22 **Microglía que muestra las distintas morfologías en estados de reposo y activación.** **(a)** La microglía ramificada muestra prolongaciones muy ramificadas con las cuales entran en contacto con el microambiente circundante. **(b)** La microglia activada retrae las prolongaciones y aumenta de tamaño por la formación de organelas y el aumento de la actividad metabólica. **(c)** La microglía fagocitaria aparece a menudo como macrófagos cerebrales redondeados. **(d)** Microglía distrófica que muestra de forma característica prolongaciones arrosariadas, retorcidas o fragmentadas. La corteza cerebral humana se ha teñido con anticuerpo Iba1. (Reproducido de Streit WJ, Xue QS, Tischer J et al. Microglial pathology. Acta Neuropathologica Communications. 2014; 2:142, http://doi.org/10.1186/s40478-014-0142-6. Derechos de reproducción [2014] con permiso.)

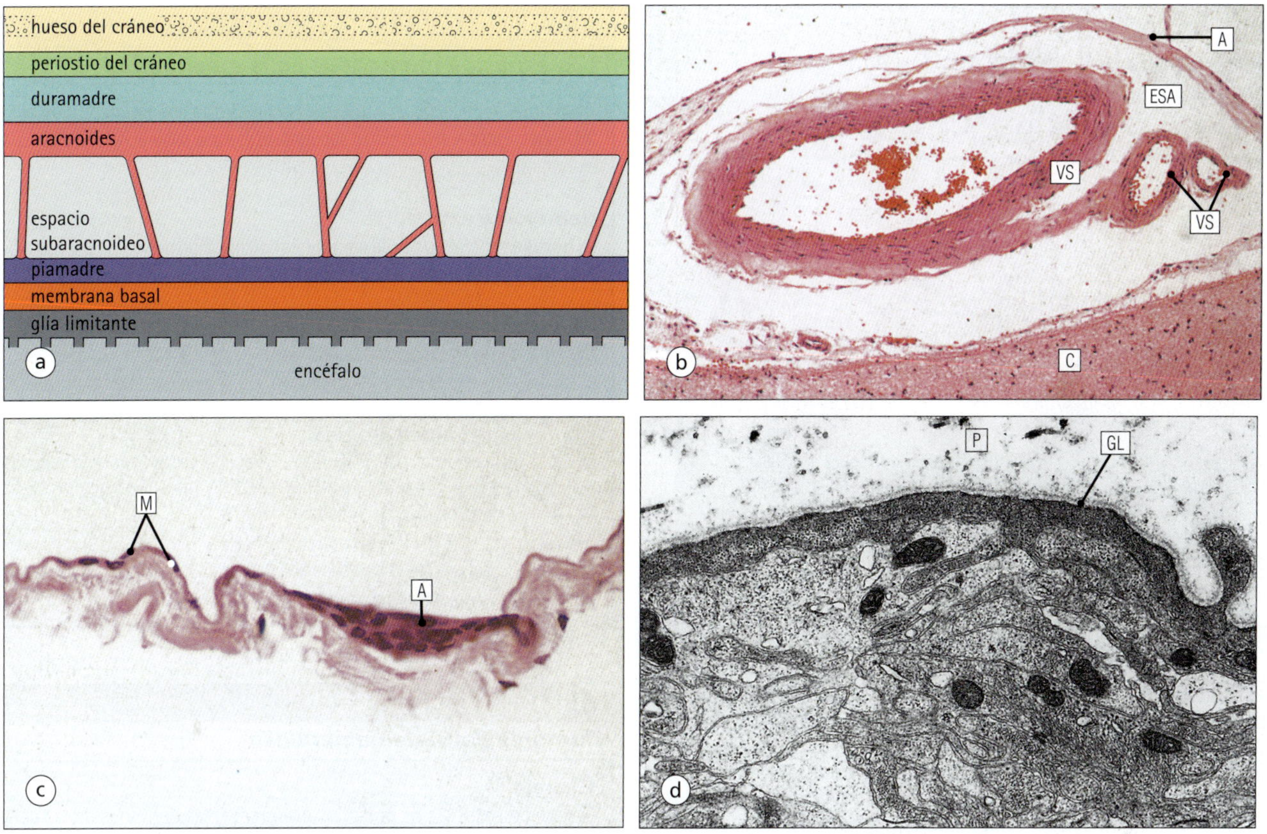

Fig. 6.23 Meninges y glía limitante. **(a)** Las meninges cubren el SNC y se dividen en tres capas: duramadre, aracnoides y piamadre. Por debajo de la piamadre hay una membrana basal de la que parte un grupo de astrocitos que forman una barrera alrededor del SNC que se denomina «glía limitante». El espacio subaracnoideo contiene el líquido cerebroespinal. **(b)** Fotomicrografía que muestra la aracnoides (A), el espacio subaracnoideo (ESA) y el cerebro subyacente (C). Los vasos sanguíneos (VS) discurren por el espacio subaracnoideo. **(c)** Las células meningoteliales normalmente son células planas y poco llamativas que tapizan la duramadre, la aracnoides y la piamadre, pero con la edad algunas de estas células se hacen histológicamente prominentes; en esta fotomicrografía, tomada de la aracnoides de un hombre de 60 años, las células meningoteliales (M) forman un pequeño agregado (A). **(d)** La fotomicrografía electrónica muestra la glía limitante (GL) que forma una barrera externa que se extiende por todo el SNC. Está compuesta por una membrana basal, que se ve inmediatamente por debajo del colágeno de la piamadre (P) y está formada por una capa de procesos basales que están íntimamente adheridas que proceden de los astrocitos del cerebro subyacente.

Las meninges son sistemas de membrana que cubren y sostienen el SNC

El SNC está tapizado por tres capas protectoras, las meninges, que están compuestas por tejido de sostén fibrocolágeno y células epiteliales (fig. 6.23). Hay tres capas meníngeas: la duramadre, la aracnoides y la piamadre.

La **duramadre** es una capa fibrocolágena resistente que forma la cubierta externa del SNC. Se mezcla con el periostio del cráneo y se inserta en el periostio del conducto vertebral gracias a los ligamentos dentados. Está cubierta en su superficie interna por una capa incompleta de células epiteliales planas.

La duramadre se refleja hacia abajo desde el cráneo y forma capas de tejido, la tienda del cerebelo y la hoz del cerebro, que separan las estructuras del encéfalo. Los senos venosos del encéfalo discurren por la base de estas capas de la duramadre.

La **aracnoides** es una capa de tejido fibrocolágeno cubierto por una capa discreta de células epiteliales planas que se localiza por debajo, pero no anclada a la duramadre. Desde la aracnoides se extienden tiras reticulares de tejido fibrocolágeno hacia abajo que entran en el espacio subaracnoideo, el cual contiene el líquido cerebroespinal. Las principales arterias y venas del encéfalo discurren por el espacio subaracnoideo.

La **piamadre** es una delicada capa de células epiteliales asociadas a un tejido fibrocolágeno laxo delicado. Se dispone externa a una membrana basal que tapiza completamente el SNC. Esta membrana basal está formada por un grupo especial de astrocitos que se llaman **glía limitante (glia limitans).**

El plexo coroideo es responsable de la producción de líquido cerebroespinal

Los plexos coroideos se localizan en el sistema ventricular del encéfalo y producen líquido cerebroespinal. Cada plexo coroideo consta de un estroma vascular cubierto por células epiteliales cúbicas, que forma grandes masas frondosas (fig. 6.24). Las células epiteliales se anclan mediante complejos de unión, descansan sobre una membrana basal, presentan microvellosidades apicales y están adaptadas para la secreción.

El líquido cerebroespinal producido en los ventrículos sale por los agujeros de la base del cerebro y circula por el espacio subaracnoideo. Se reabsorbe en los senos venosos en la duramadre.

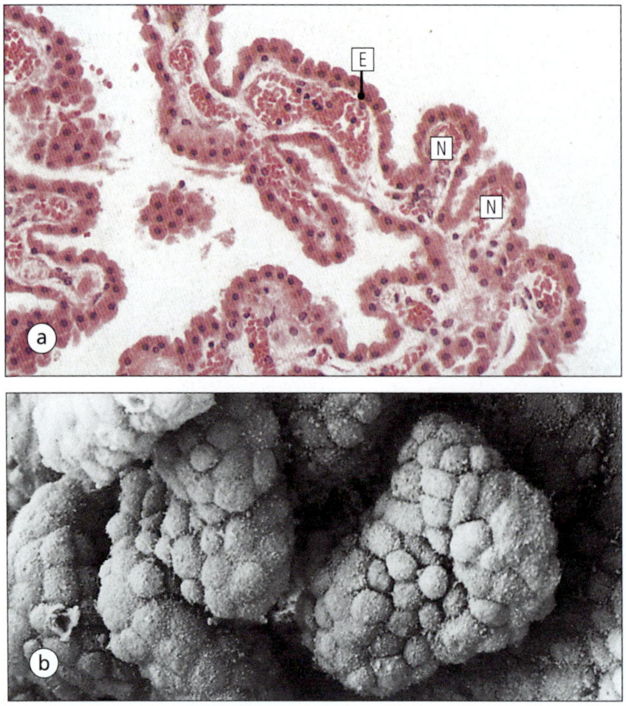

Fig. 6.24 Plexo coroideo. **(a)** Fotomicrografía que muestra una porción del plexo coroideo cubierto con un epitelio cúbico (E) que se dispone en forma de papilas sobre los núcleos de estroma vasculares (N). **(b)** Fotomicrografía electrónica de barrido que muestra la tortuosa superficie del plexo coroideo, que es surcada por pliegues profundos, y las finas microvellosidades de la superficie apical del epitelio de cubierta.

Los vasos sanguíneos que entran en el SNC están rodeados por un espacio perivascular

El encéfalo está irrigado con sangre procedente de grandes arterias que forman una red anastomótica alrededor de la base del cerebro. Desde esta región las arterias discurren por el espacio subaracnoideo antes de retornar e introducirse en el encéfalo.

Alrededor de los grandes vasos del interior del encéfalo existe un espacio perivascular, denominado el **espacio de Virchow-Robin.** En los seres humanos este espacio está cerrado en el espacio subaracnoideo por reflexiones de la piamadre sobre los vasos sanguíneos según entran en el encéfalo (fig. 6.25), continuándose con el espacio subpial potencial.

El espacio perivascular está rodeado externamente por la membrana basal de la glia limitans (v. fig. 6.23d) y se extiende hasta los capilares, donde se fusionan la membrana basal vascular y la de la glía.

Una barrera hematoencefálica evita la difusión de las sustancias procedentes de la sangre al interior del SNC

El sistema microvascular del sistema nervioso está muy especializado. Las células endoteliales de los capilares cerebrales están unidas gracias a uniones oclusivas y no son fenestrados, formando de esta manera una barrera que impide la difusión de sustancias desde la sangre al encéfalo. Las células endoteliales del encéfalo tienen sistemas para el transporte activo de sustancias tales como la glucosa al interior del encéfalo.

Por fuera del endotelio capilar existe una membrana basal y, en situación externa a esta, una capa compuesta de los pedicelos de los astrocitos (v. fig. 6.16).

EJEMPLO CLÍNICO

Los espacios meníngeos en la enfermedad

Hay varios espacios con importancia clínica que quedan definidos por las meninges. Estos son el espacio subdural, el espacio subaracnoideo y el espacio extradural.

Hematoma extradural

La fractura del cráneo puede causar una acumulación de sangre por fuera de la duramadre en el espacio extradural.

Hematoma subdural

Después de un traumatismo puede pasar sangre por unos canales venosos al espacio que existe entre la duramadre y la aracnoides (espacio subdural).

Hemorragia subaracnoidea

La rotura de las arterias que discurren por fuera del cerebro provoca hemorragia dentro del espacio subaracnoideo entre la aracnoides y la piamadre.

Meningitis

El líquido cerebroespinal en el espacio subaracnoideo es el lugar de infección por bacterias y en ocasiones por virus en la meningitis.

EJEMPLO CLÍNICO

Tumores del sistema nervioso

Gliomas

Los tumores cerebrales primarios más frecuentes derivados de las células gliales se denominan en conjunto **gliomas.**

El glioma más frecuente deriva de los astrocitos **(astrocitoma)** y puede variar desde una lesión de crecimiento lento que va infiltrando el cerebro en forma difusa a lo largo de muchos años, hasta una lesión de crecimiento rápido, denominada **glioblastoma,** que pronto comprime estructuras vitales.

Los **ependimomas** comúnmente aparecen en la infancia y se originan en la región de los ventrículos y se reconocen histológicamente por sus características epiteliales. Los **oligodendrogliomas** son más frecuentes en el lóbulo temporal, donde pueden ser la causa de la epilepsia del lóbulo temporal.

Ciertos tumores del SNC recuerdan a las células embrionarias primitivas del cerebro en desarrollo y se agrupan bajo el término de **tumores primitivos neuroectodérmicos** (TPNE). Son mucho más frecuentes durante la infancia y pueden diferenciarse hacia células neuronales, astrocíticas o ependimarias.

Meningiomas

Las células epiteliales de las meninges (células meningoteliales) pueden formar tumores denominados «meningiomas». Estos tumores tienen el aspecto macroscópico de nódulos redondeados, típicamente de un tamaño de 3-4 cm, pero pueden ser mucho más grandes. Histológicamente los meningiomas están constituidos por capas de células meningoteliales que característicamente forman unas espirales esféricas.

Confirmación del diagnóstico

El diagnóstico de los tumores del SNC se debe confirmar por la histología de las biopsias del tumor, empleándose cada vez con más frecuencia la inmunohistoquímica en el laboratorio para identificar los distintos tipos celulares dentro del tumor. El hallazgo de proteína ácida fibrilar glial (PAFG) es un indicador potente de que un tumor es de origen glial.

Estas tres capas (endotelio, lámina basal y procesos basales de los astrocitos) forman una **barrera hematoencefálica** funcional que es importante en la fisiología del SNC. Hay pruebas considerables a favor de que durante la embriogénesis la interacción de los pedicelos de los astrocitos es responsable de la inducción de las propiedades especiales de las células endoteliales de los capilares cerebrales.

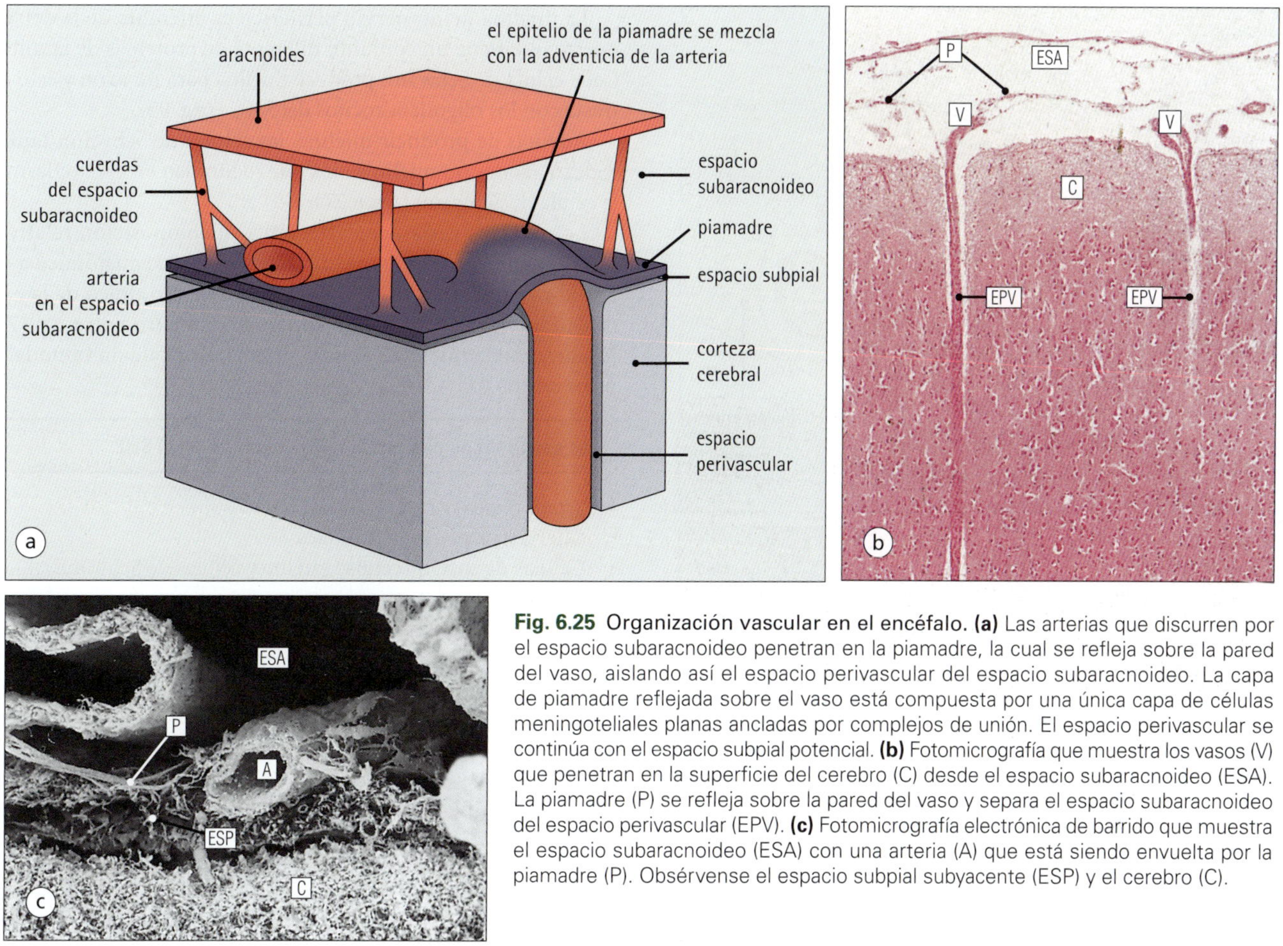

Fig. 6.25 Organización vascular en el encéfalo. **(a)** Las arterias que discurren por el espacio subaracnoideo penetran en la piamadre, la cual se refleja sobre la pared del vaso, aislando así el espacio perivascular del espacio subaracnoideo. La capa de piamadre reflejada sobre el vaso está compuesta por una única capa de células meningoteliales planas ancladas por complejos de unión. El espacio perivascular se continúa con el espacio subpial potencial. **(b)** Fotomicrografía que muestra los vasos (V) que penetran en la superficie del cerebro (C) desde el espacio subaracnoideo (ESA). La piamadre (P) se refleja sobre la pared del vaso y separa el espacio subaracnoideo del espacio perivascular (EPV). **(c)** Fotomicrografía electrónica de barrido que muestra el espacio subaracnoideo (ESA) con una arteria (A) que está siendo envuelta por la piamadre (P). Obsérvense el espacio subpial subyacente (ESP) y el cerebro (C).

SISTEMA NERVIOSO PERIFÉRICO

El sistema nervioso periférico está constituido por células nerviosas y células de sostén

El sistema nervioso periférico se describe en términos de nervios y ganglios.

Un **nervio** es un conjunto de axones unidos por medio de un tejido de sostén en un tronco definido anatómicamente. Los axones pueden ser sensitivos o motores, mielinizados o no mielinizados.

Un **ganglio** es una agrupación periférica de cuerpos celulares nerviosos junto con axones aferentes y eferentes y células de sostén. Los ganglios pueden ser sensitivos (p. ej., los ganglios sensitivos espinales) o contener cuerpos celulares de nervios autónomos (es decir, ganglios simpáticos o parasimpáticos).

Los nervios periféricos son haces de axones asociados a tejidos de sostén

Un nervio periférico está compuesto por:

- Axones.
- Células de Schwann, que fabrican la mielina.
- Células fibroblásticas de sostén con forma de huso, que producen tejido fibrocolágeno.
- Vasos sanguíneos.

El endoneuro, el perineuro y el epineuro están compuestos por tejidos de sostén

Hay tres tipos de tejido de sostén en un tronco nervioso, el endoneuro, perineuro y epineuro (fig. 6.26).

El **endoneuro** está compuesto por fibras de colágeno orientadas longitudinalmente, matriz extracelular rica en glucosaminoglucanos y fibroblastos escasos. Rodea los axones individuales y sus células de Schwann asociadas, así como los capilares sanguíneos.

El **perineuro** rodea grupos de axones y al endoneuro y forma pequeños haces (fascículos). Está compuesto por 7-8 capas concéntricas de células aplanadas separadas por capas de colágeno. Las células se unen por medio de complejos de unión y cada capa de células está rodeada por una lámina externa.

El **epineuro** es una vaina externa de tejido fibrocolágeno laxo que reúne a los fascículos nerviosos individuales en un tronco nervioso. El epineuro también puede incluir tejido adiposo, así como una arteria muscular principal que irriga el tronco nervioso.

Las células de Schwann rodean tanto axones mielinizados como no mielinizados en el SNP

Dentro de un nervio periférico, rodeados por células de Schwann, hay axones mielinizados y no mielinizados. Estas células poseen una lámina externa bien definida que separa la célula del endoneuro.

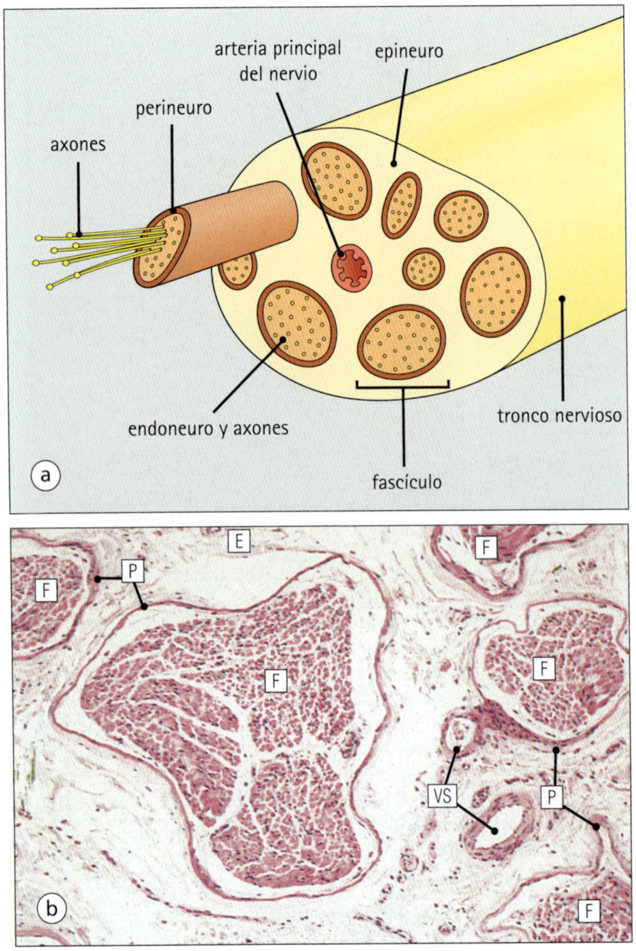

Fig. 6.26 Tejido de sostén del nervio periférico. **(a)** Organización del tejido de sostén en un nervio periférico. Los axones y sus células de Schwann asociadas están rodeados por endoneuro y se unen en fascículos gracias al perineuro semejante a epitelio. El epineuro reúne fascículos en un tronco nervioso y puede contener la arteria muscular principal que irriga el tronco nervioso. **(b)** Fotomicrografía que muestra los fascículos (F) nerviosos rodeados por el perineuro (P) y agrupados en un tronco nervioso gracias al epineuro (E). Obsérvense los vasos sanguíneos (VS).

La mielina de un nervio periférico es diferente de la del SNC, puesto que tiene un conjunto diferente de proteínas de la mielina. Cada célula de Schwann produce mielina para un axón y esto contrasta con los oligodendrocitos del SNC (pág. 95).

Además de producir mielina, las células de Schwann también rodean axones no mielinizados que se hunden en el citoplasma de la célula de Schwann (fig. 6.27).

Los nervios varían con relación a su composición relativa de fibras mielinizadas y no mielinizadas de un sitio anatómico a otro. Las fibras mielinizadas de un nervio periférico típico de la extremidad inferior de un adulto varían en diámetro entre 2 y 17 µm (incluyendo la mielina), existiendo una distribución bimodal con picos de aproximadamente 5 y 13 µm.

Los ganglios son centros de relevo neuronal en el SNP

Un ganglio está compuesto por:

- Cuerpos celulares neuronales.
- Células de sostén (células satélite y células de Schwann).
- Axones.
- Tejido de sostén fibrocolágeno laxo (fig. 6.28).

Los cuerpos celulares neuronales son grandes; poseen un citoplasma abundante que contiene sustancia de Nissl y grandes núcleos con nucléolos prominentes.

Las células satélite son pequeñas células de sostén que recuerdan a las células de Schwann y que rodean a los cuerpos celulares de las neuronas.

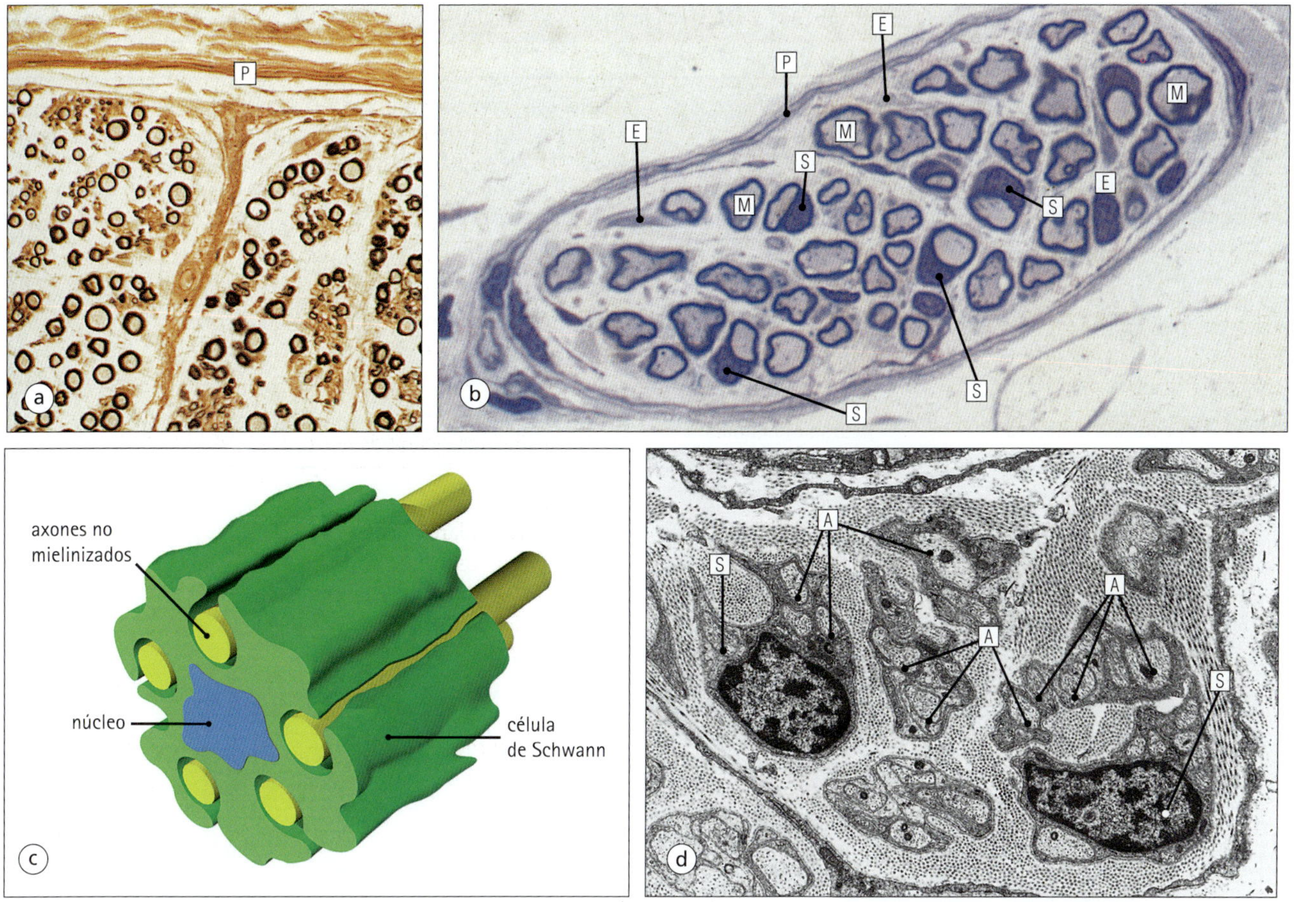

Fig. 6.27 Nervio periférico. **(a)** Fotomicrografía del borde de un fascículo aislado de un nervio periférico teñido con osmio, que tiñe la mielina de *negro*. El perineuro (P) rodea al fascículo. Los axones mielinizados aparecen con perfiles circulares con un área central no teñida ocupada por el axón. Las fibras no mielinizadas no son visibles. **(b)** Fotomicrografía de un pequeño fascículo nervioso incluido en resina y teñido con *azul* de toluidina. El aumento de resolución permite ver los axones mielinizados (M) y los núcleos de las células de Schwann asociadas (S), así como el tejido de sostén endonéurico (E). El perineuro (P) es visible en forma de sólo 2 a 3 capas delgadas de células y colágeno. **(c)** Las fibras no mielinizadas quedan incluidas dentro y por tanto están sujetas por el citoplasma de las células de Schwann. **(d)** Fotomicrografía electrónica que muestra axones (A) no mielinizados de un nervio periférico incrustado en el citoplasma de las células de Schwann (S).

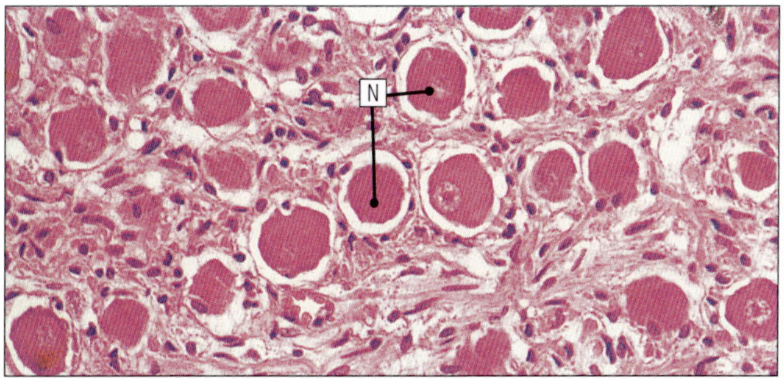

Fig. 6.28 Ganglio. Fotomicrografía que muestra un ganglio sensitivo periférico que contiene neuronas (N) con grandes núcleos y nucléolos prominentes, rodeados de pequeñas células satélite de sostén teñidas en *tono oscuro*. Los axones que discurren hacia y desde el ganglio se sostienen gracias a células de Schwann y a un estroma fibrocolágeno laxo.

EJEMPLO CLÍNICO

Reparación en el SNP

Los axones de las neuronas se pueden regenerar después de una lesión si el cuerpo celular sigue vivo.

Después de una sección de un nervio que inerva un músculo, los axones y la mielina distales respecto al área dañada degeneran y son eliminados por los lisosomas de las células de Schwann y por los macrófagos que migran al nervio. A este fenómeno se le denomina degeneración walleriana. El cuerpo celular neuronal acumula grandes cantidades de neurofilamentos, y la sustancia de Nissl y el núcleo emigran a la periferia, de tal forma que el cuerpo aparece pálido e hinchado con un núcleo excéntrico (cromatólisis).

Las células de Schwann proliferan y forman columnas longitudinales de células en la parte distal del nervio lesionado. En el extremo proximal los axones dañados vuelven a crecer gracias a brotes que avanzan a lo largo de las células de Schwann a una velocidad de 2-5 mm/día. Una fibra puede conectar finalmente con el músculo, se remieliniza y restablece la inervación (fig. 6.29). El cuerpo celular vuelve a adquirir un aspecto normal.

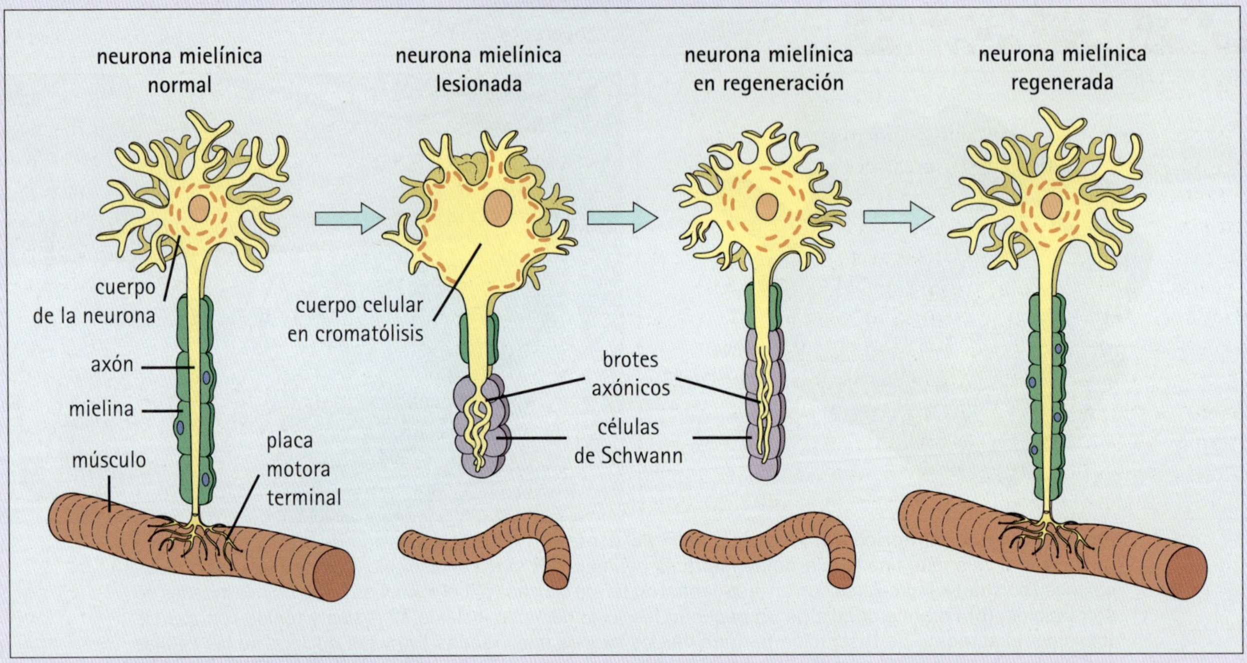

Fig. 6.29 Reparación en el SNP. Después de la lesión de una neurona mielinizada que inerva una fibra muscular, el axón y la mielina distales son fagocitados por células de Schwann en proliferación. La fibra muscular, desprovista de inervación, se atrofia, mientras que el cuerpo celular de la neurona sufre el proceso denominado cromatólisis, que consiste en inflamación, emigración periférica del núcleo y pérdida de la sustancia de Nissl. A continuación, brotan axones a partir de la terminación dañada del nervio y crecen siguiendo la columna de las células de Schwann, restaurando finalmente la inervación del músculo. Las células de Schwann remielinizan el axón, pero los segmentos de mielina son mucho más cortos que antes de la lesión.

Para acceder a las preguntas de revisión en línea, visita, por favor, https://studentconsult.inkling.com.

Células sanguíneas

INTRODUCCIÓN

La sangre es una combinación de elementos celulares, líquido, proteínas y metabolitos

La sangre está constituida por cuatro elementos principales:

- **Eritrocitos,** células que transportan oxígeno desde los pulmones hasta los tejidos periféricos.
- **Leucocitos,** que desempeñan un papel defensivo, destruyendo los organismos infecciosos como las bacterias y los virus, así como ayudando a la eliminación de tejidos muertos o dañados.
- **Plaquetas** (trombocitos), que son la primera línea de defensa frente a la lesión de los vasos sanguíneos, adhiriéndose a los defectos y participando en el sistema de coagulación sanguíneo.
- **Plasma,** que es una solución de proteínas en la que circulan los elementos celulares mencionados anteriormente y que transporta nutrientes, metabolitos, anticuerpos, hormonas, proteínas del sistema sanguíneo de la coagulación y otras moléculas por todo el organismo.

Durante la vida posnatal, bajo circunstancias normales, los elementos celulares de la sangre se forman en el tejido que se encuentra en el centro de los huesos (**hematopoyesis**) y que se denomina **médula ósea** (v. pág. 113). La mayoría de las proteínas del plasma se producen en el hígado.

CÉLULAS PROGENITORAS DERIVADAS DE LA MÉDULA ÓSEA

La médula ósea alberga al menos dos tipos de células troncales

Una población, llamada «células troncales hematopoyéticas», pueden formar todos los tipos de células de la sangre en el cuerpo. Estas son las células útiles para el trasplante de médula ósea en clínica.

Una segunda población es la llamada «células troncales estromales medulares» o «células troncales mesenquimales». Estas células troncales no hematopoyéticas representan un pequeño porcentaje de la población de células estromales en la médula ósea y pueden generar hueso, cartílago y grasa, que dan soporte a la formación de la sangre y el tejido conjuntivo fibroso. Estas células se están estudiando como fuente de distintos tipos celulares para la medicina regenerativa.

MÉTODOS DE ESTUDIO DE LAS CÉLULAS DE LA SANGRE

La sangre es de fácil acceso mediante muestras con una aguja y una jeringa. El nombre de los dos grandes tipos de células de la sangre deriva de cómo se observa la sangre cuando se evita la coagulación y se la deja reposar en un tubo. La sangre sedimenta en varias capas: una capa gruesa de plasma claro que se localiza en la parte superior del tubo, por debajo de la cual hay otra fina capa de material blanco que se encuentra encima de una espesa capa de material rojo. Las células del material blanco se denominan «células blancas» y las células del material rojo «células rojas».

La forma más habitual de examinar la sangre es hacer una extensión muy fina sobre un portaobjetos. Los nombres que se han dado a los leucocitos derivan principalmente de las tinciones que se han empleado para examinar la sangre. El método de tinción más utilizado (tinción de Romanovsky) consiste en aplicar varios colorantes que tienen afinidad por diferentes constituyentes celulares (fig. 7.1).

Bajo el microscopio es posible contar la proporción de los diferentes tipos celulares en la sangre; esto refleja procesos patológicos, por lo que el recuento sanguíneo es una valiosa herramienta diagnóstica. En un laboratorio moderno el recuento celular de rutina se realiza de manera electrónica sobre preparaciones de células en suspensión. También se estudian las extensiones de sangre en busca de alteraciones morfológicas de las células.

ERITROCITOS

Los eritrocitos son muy deformables y están especializados en el transporte de oxígeno

Los eritrocitos son responsables del transporte de oxígeno. En los frotis de sangre periférica (fig. 7.2a y b) aparecen como células redondeadas teñidas de un color rosa brillante. Suelen tener un diámetro de 6,5 a 8,5 µm y poseen una forma bicóncava, apareciendo más pálidos en su centro y más oscuros en la periferia. La forma bicóncava maximiza su relación superficie/volumen y maximiza de este modo el intercambio de oxígeno. El color rosa brillante (acidofilia) se debe a su contenido en hemoglobina transportadora de oxígeno que se une a la eosina ácida que se utiliza como colorante. Los eritrocitos carecen de núcleo ya que se pierde durante su desarrollo. En los cortes tisulares procesados con parafina los eritrocitos aparecen más pequeños y no suele discernirse la forma bicóncava.

Ultraestructuralmente, los eritrocitos tienen una membrana celular que los rodea y un citoplasma electrondenso. No se puede discernir ninguna organela, pues se han ido perdiendo durante la diferenciación de las células. A pesar de la falta de organelas, los eritrocitos son metabólicamente activos y obtienen energía mediante el metabolismo anaeróbico de la glucosa y mediante la generación de ATP gracias a la derivación de la hexosa monofosfato.

Funcionalmente, los eritrocitos son muy deformables y son capaces de encogerse y pasar por pequeños vasos sanguíneos hasta de 3 a 4 µm de diámetro. La membrana celular esta reforzada por una red citoesquelética que contiene actina/espectrina, que es la principal responsable del mantenimiento de su forma bicóncava característica (fig. 7.2c).

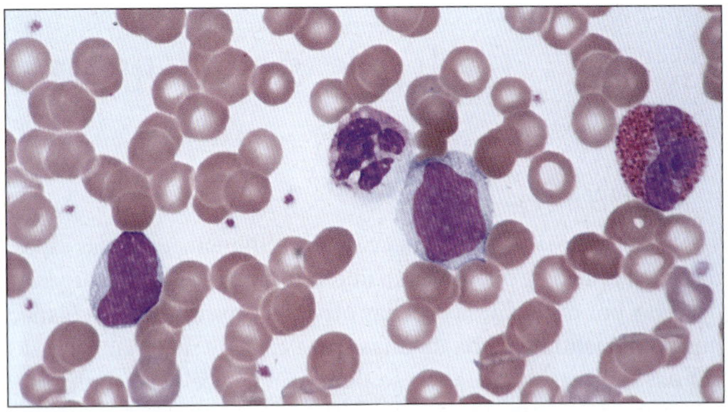

Fig. 7.1 Frotis o extensión de sangre. Un frotis de sangre se consigue extendiendo una muestra de sangre periférica, mezclada previamente con un anticoagulante, sobre un portaobjetos y tiñéndola con una mezcla de colorantes. Cuatro leucocitos (nucleados) de distinto tipo se ven sobre un fondo lleno de numerosos eritrocitos anucleados más pequeños. Las estructuras de color púrpura muy pequeñas, son plaquetas.

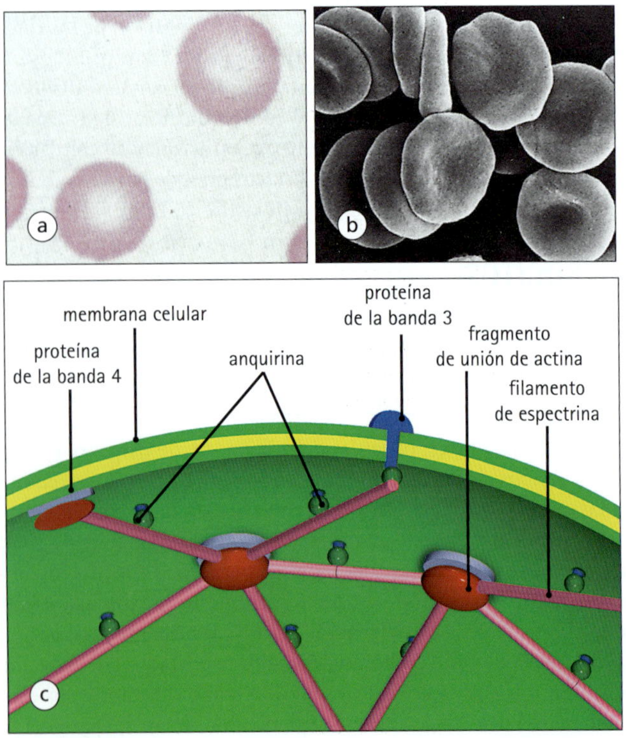

Fig. 7.2 Eritrocito maduro. (a) Aspecto típico de un eritrocito maduro en una extensión teñida de sangre periférica. Es un disco bicóncavo de 1,8 µm de grosor y con un diámetro que varía entre 6,5 a 8,5 µm, disminuyendo ligeramente su tamaño con la edad. El constituyente principal de su citoplasma es la proteína compleja hemoglobina, que es la causante de la tinción acidófila característica. Debido a su forma bicóncava, que facilita el intercambio de oxígeno, el centro de las células aparece pálido. **(b)** Fotomicrografía electrónica de barrido que muestra la típica forma bicóncava de un eritrocito maduro. **(c)** Citoesqueleto de un eritrocito, que mantiene su forma característica. Un esqueleto filamentoso de proteína espectrina se ancla a la membrana celular gracias a tres proteínas principales (proteína de la banda 3, anquirina y proteína de la banda 4), con fragmentos cortos de actina de unos 15 monómeros de longitud, que unen la espectrina a la proteína de la banda 4. También están implicadas otras proteínas, pero se han omitido por claridad.

EJEMPLO CLÍNICO

Esferocitosis hereditaria

La esferocitosis hereditaria está causada por una organización anormal del citoesqueleto interno de los eritrocitos. Normalmente la superficie interna de la membrana celular está reforzada por proteínas citoesqueléticas gracias a interacciones entre la anquirina y la espectrina (fig. 7.2c). En la esferocitosis hereditaria no existe la unión entre la anquirina y la espectrina. Como resultado la membrana del eritrocito no está reforzada y se deforma fácilmente.

En la esferocitosis hereditaria los eritrocitos no muestran su característica forma en disco bicóncavo, sino que aparecen redondeados y convexos (fig. 7.3). Son anormalmente frágiles y menos deformables que los hematíes normales, de manera que no consiguen atravesar con facilidad la microcirculación esplénica (v. fig. 8.16), quedando atrapados en ella y siendo destruidos en gran cantidad. Esta destrucción anormalmente rápida de los eritrocitos en la sangre se denomina **hemólisis.**

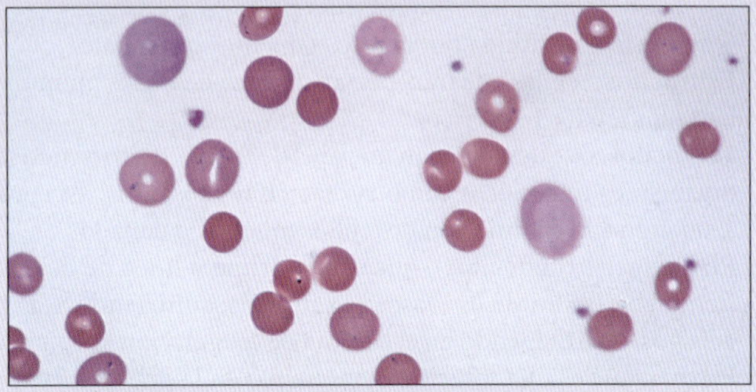

Fig. 7.3 Esferocitosis hereditaria. Fotomicrografía que muestra la forma redondeada anormalmente convexa de eritrocitos afectados por esferocitosis hereditaria. Compárese con la figura 7.2a.

Los eritrocitos tienen una vida limitada y se destruyen finalmente en el bazo

Los eritrocitos tienen una vida media de unos 100 a 120 días en la circulación. El eritrocito maduro es incapaz de sintetizar nuevas enzimas que reemplacen a las que se hayan perdido durante el metabolismo normal. La reducción de la eficiencia de los mecanismos de bombeo de iones tal vez sea el factor más importante que influye en el envejecimiento de este tipo de célula, haciéndose esta cada vez menos deformable hasta que es incapaz de pasar por la microcirculación esplénica y es fagocitada. El bazo, el hígado y la médula ósea son capaces de eliminar los eritrocitos viejos y defectuosos, pero su contribución relativa bajo condiciones normales es incierta; el bazo parece ser el más activo.

ASPECTOS CLAVE

Eritrocitos

- Poseen una forma de disco bicóncavo con una relación superficie/volumen muy alta.
- Su función principal es la del transporte de oxígeno y dióxido de carbono.
- Contienen hemoglobina.
- Carecen de organelas celulares.
- La membrana celular está reforzada por un citoesqueleto de actina/espectrina que mantiene su forma.

EJEMPLO CLÍNICO

Anemia

El trastorno más frecuente de la sangre es la anemia, en la que una cantidad insuficiente de hemoglobina causa debilidad, palidez y, a veces, disnea. Puede ser resultado de una formación alterada de eritrocitos o de una destrucción excesiva.

La causa más frecuente es la **deficiencia de hierro,** el cual es esencial para la formación de hemoglobina. Los eritrocitos que salen a la circulación contienen mucha menos hemoglobina de lo normal y así aparecen con una tinción pálida (hipocrómicas) y son pequeños (microcíticos) (fig. 7.4).

Una destrucción excesiva de eritrocitos suele producirse porque estos sean estructuralmente anormales y por tanto más susceptibles a la lesión mientras están en la circulación. Las células son retiradas prematuramente y en exceso por el bazo, lo que causa **anemia hemolítica.** Esta puede deberse a una alteración genética de la estructura de los eritrocitos y ocurrir en la esferocitosis hereditaria (v. fig. 7.3). Las mutaciones puntuales en el gen de la hemoglobina pueden causar eritrocitos anormales. La anemia de células falciformes es secundaria a una mutación que provoca la precipitación de la hemoglobina en los eritrocitos expuestos a hipoxia, lo que provoca una forma de hoz en vez de disco bicóncavo. Estas células falciformes se rompen e incluso pueden llegar a taponar los vasos sanguíneos.

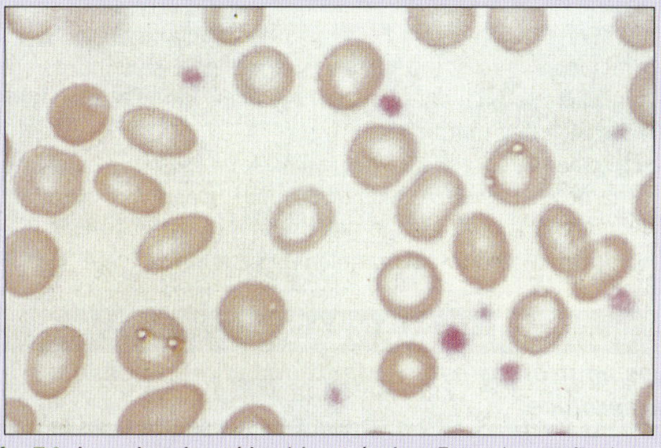

Fig. 7.4 Anemia microcítica hipocrómica. Fotomicrografía de una extensión de sangre que muestra eritrocitos microcíticos hipocrómicos en una anemia ferropénica. Compárese con la figura 7.2a.

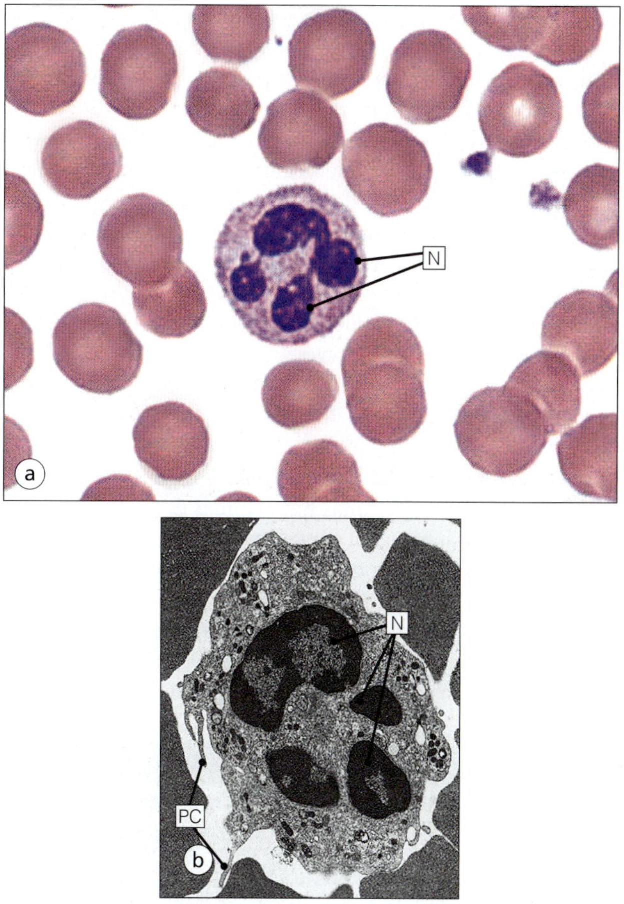

Fig. 7.5 Neutrófilo. **(a)** Un neutrófilo maduro tiene un diámetro de 12 a 14 μm y posee un núcleo multilobulado característico (N), y un citoplasma pálido, en el cual sólo unos pocos gránulos de los muchos que contiene se pueden observar en una tinción rutinaria. **(b)** Fotomicrografía electrónica de un neutrófilo de sangre periférica que muestra su característico núcleo polilobulado (N), las prolongaciones citoplasmáticas (PC) y una mezcla de gránulos de su citoplasma. Con este aumento no se pueden identificar los diferentes tipos de gránulos.

LEUCOCITOS

Hay cinco tipos principales de leucocitos

Los leucocitos utilizan la sangre para su transporte desde la médula ósea hasta los lugares principales de actividad. La mayoría de sus funciones sanguíneas tiene lugar cuando abandonan la circulación y entran en los tejidos. El número total de leucocitos en la sangre periférica normalmente es de 4,0 a 11,0 × 10^9/l.

Hay cinco grandes tipos de leucocitos y sus nombres y proporciones relativas en la circulación son los siguientes:

- Neutrófilos: 40-75%.
- Eosinófilos: 2-5%.
- Basófilos: 0,5-1%.
- Linfocitos: 20-50%.
- Monocitos: 3-8%.

Si hay una necesidad de aumentar la actividad de cualquiera de los tipos celulares en los tejidos periféricos, aumentará el número y la proporción de ese determinado tipo celular.

Los neutrófilos, eosinófilos y basófilos se conocen bajo el nombre de **granulocitos,** porque su citoplasma contiene gránulos prominentes, y también son denominados células mieloides debido a su origen común en la médula ósea. Los neutrófilos también se denominan comúnmente leucocitos polimorfonucleares o polinucleares debido a su núcleo multilobulado.

Los linfocitos y monocitos se clasifican como leucocitos porque son un constituyente de la sangre y en última instancia se originan en la médula ósea. Se encuentran sobre todo en los ganglios linfáticos y en el bazo. En los tejidos, los monocitos se transforman en macrófagos.

Los neutrófilos son el tipo más frecuente de leucocitos

Los neutrófilos (fig. 7.5) son los leucocitos circulantes más abundantes. Circulan en estado de reposo, pero con una activación apropiada, abandonan la sangre y entran en los tejidos donde se convierten en células fagocíticas muy móviles. Su función principal como parte del sistema inmune innato (v. cap. 8) es la de ingerir y destruir los microorganismos invasores en los tejidos. Desempeñan un papel esencial en los primeros estadios de la respuesta aguda inflamatoria a la lesión tisular y son el principal constituyente del exudado purulento («pus»).

En condiciones normales existen 1,5-10 × 10^9/l de neutrófilos en la sangre periférica; un incremento por encima de 10 × 10^9/l se denomina **neutrofilia** y suele indicar infección bacteriana o necrosis tisular (p. ej., infarto de miocardio) en algún lugar del cuerpo. Una reducción del número de neutrófilos circulantes por debajo de 1,5 × 10^9/l se denomina **neutropenia** o agranulocitosis; esta reducción del número se puede deber a una menor producción a nivel medular o un aumento de la destrucción en los tejidos. El peligro de la neutropenia es que el paciente se vuelve muy vulnerable a las infecciones bacterianas graves.

El núcleo del neutrófilo tiene varios lóbulos

El núcleo característico del neutrófilo está compuesto por 2 a 5 lóbulos, unidos entre sí por unas finas bandas de material nuclear, desarrollándose la lobulación paralelamente a la maduración celular. La cromatina está muy condensada, lo que refleja una síntesis proteica reducida.

En las mujeres, cerca del 3% de los núcleos muestran un pequeño apéndice nuclear condensado (cromatina en palillo de tambor) que representa el cromosoma X inactivo (corpúsculo de Barr).

CONCEPTOS AVANZADOS

La circulación de leucocitos desde los vasos sanguíneos está mediada por moléculas de adhesión celular

Normalmente los leucocitos circulan en estado inactivo por la sangre. Para abandonar un capilar y entrar en los tejidos, los leucocitos deben primero adherirse al endotelio capilar y después pasar a los tejidos atravesando la pared vascular. La adherencia al endotelio está mediada por moléculas de adhesión intercelular complementarias que se expresan en la superficie del leucocito y en la superficie del endotelio. En una situación de salud, dichas moléculas no se expresan intensamente, y por tanto hay poca extravasación de neutrófilos. En algunas enfermedades, las citocinas causan la activación de los leucocitos y del endotelio, produciéndose una gran expresión de moléculas de adhesión induciendo que las células se adhieran firmemente al endotelio. Otras señales hacen que los leucocitos se hagan móviles y tengan la capacidad de migrar al interior de los tejidos.

Los neutrófilos contienen tres tipos de gránulos

El citoplasma de los neutrófilos contiene tres tipos de vesículas rodeadas de membrana (gránulos primarios, secundarios y terciarios) y vesículas secretoras (fig. 7.6).

Los **gránulos primarios o azurófilos** son los primeros gránulos en aparecer durante la diferenciación de los neutrófilos, pero cuando la célula madura, su número disminuye respecto al de los gránulos secundarios (v. más adelante), dificultándose su observación con la microscopia óptica. Con el microscopio electrónico son grandes y electrodensos. Los gránulos primarios contienen sustancias antibacterianas vinculadas con el sistema inmunitario innato, como elastasa, mieloperoxidasa, catepsinas y defensinas. La mieloperoxidasa, que se puede detectar con tinción de peroxidasa, es un marcador útil en microscopia óptica, no sólo para estos gránulos, sino también para establecer la estirpe celular en el diagnóstico de las leucemias (v. pág. 111).

Los **gránulos secundarios** o específicos solo aparecen en los neutrófilos y son dos veces más numerosos que los gránulos primarios. Con un diámetro de 0,2 a 0,8 μm (es decir, más pequeños que los gránulos primarios), apenas son visibles con el microscopio óptico.

Los estudios ultraestructurales han demostrado que los gránulos secundarios pueden ser de un tamaño, forma y densidad variables, y contienen sustancias implicadas en la movilización de mediadores inflamatorios y en la activación del complemento. Estas sustancias se segregan en el medio extracelular.

Los **gránulos terciarios o de gelatinasa** contienen enzimas proteolíticas (p. ej., gelatinasa, colagenasa) segregadas hacia el entorno extracelular. Estas enzimas degradan componentes estructurales de la matriz extracelular, lo que facilita la extravasación de los neutrófilos y su migración durante la inflamación.

Los neutrófilos también contienen vesículas secretoras que contienen integrinas y otros factores que parecen fomentar la apoptosis y participan en las reacciones inflamatorias.

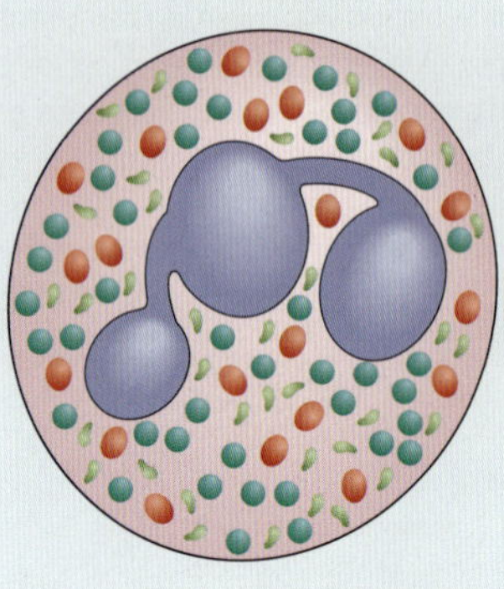

Fig. 7.6 Gránulos neutrófilos. El neutrófilo contiene tres tipos de gránulos.

CONCEPTOS AVANZADOS

Los neutrófilos están adaptados al metabolismo anaeróbico

El citoplasma de un neutrófilo contiene pocas organelas aparte de los gránulos. Solo hay una escasa cantidad de retículo endoplasmático rugoso y ribosomas libres dispersos, con residuos del complejo de Golgi implicado en el empaquetamiento de los gránulos al comienzo de su desarrollo. Aunque también son escasas las mitocondrias, son las que satisfacen hasta el 50% de las necesidades energéticas.

Una vez activados, los neutrófilos deben ser capaces de trabajar en un tejido sin vasos donde el oxígeno y la glucosa son escasos. Por ello contienen mucho glucógeno para el metabolismo anaeróbico, que tiene lugar fundamentalmente a través de la vía glucolítica. La producción de energía también puede tener lugar a través de la derivación de las hexosas monofosfato, pero esta vía se utiliza más bien para generar oxidantes microbicidas que para el mantenimiento general de la célula.

Una vez que los neutrófilos se han activado en los tejidos no viven mucho tiempo, solo uno o dos días. El citoplasma del neutrófilo también contiene varios antioxidantes para destruir peroxidasas tóxicas que pueden generarse durante la actividad lisosómica.

Los neutrófilos emigran a áreas de lesión tisular donde desempeñan un papel defensivo

La fagocitosis (fig. 7.7) es el proceso por el cual las células ingieren partículas extracelulares para su destrucción. Los neutrófilos desempeñan un papel en la fagocitosis de las bacterias y de las células muertas.

Para alcanzar un área de infección o de tejido dañado, los neutrófilos abandonan la circulación al adherirse a las células endoteliales merced a moléculas de adhesión que se expresan en respuesta a la

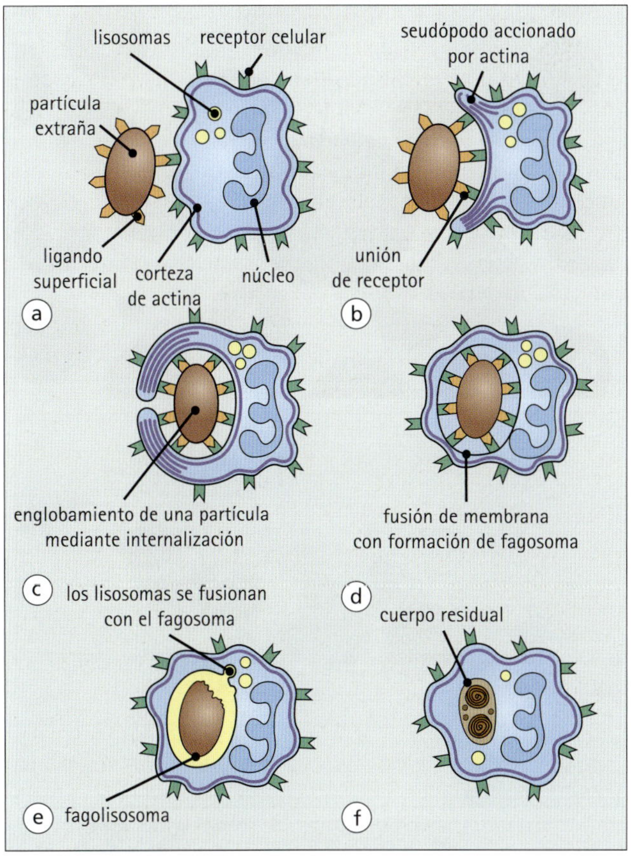

Fig. 7.7 Fagocitosis neutrófila. **(a)** Los neutrófilos tienen receptores de membrana, principalmente para la porción Fc de la IgG, factores del complemento unidos a partículas extrañas y polisacáridos bacterianos. Los neutrófilos no fagocitan material al cual no se unen. **(b)** En el primer paso de la fagocitosis, el neutrófilo se une a la partícula anormal mediante sus receptores específicos. La célula emite seudópodos para rodear la partícula gracias al acoplamiento y desacoplamiento de los filamentos de actina. **(c)** Los seudópodos se funden para encerrar completamente a la partícula anormal y formar una vesícula endocítica. Probablemente sean proteínas especiales las que permitan el cierre final de la membrana. **(d)** La partícula internalizada en la vesícula endocítica se denomina «fagosoma». **(e)** El fagosoma se fusiona con los gránulos neutrófilos, particularmente con los gránulos primarios, que descargan sus contenidos, exponiendo la partícula a una mezcla potente de enzimas lisosómicas. Si la partícula es una bacteria, la muerte celular es estimulada por el peróxido de hidrógeno y el superóxido generados por la reducción enzimática del oxígeno gracias a la oxidasa de estallido respiratorio (OER), una enzima de membrana. **(f)** La destrucción de la partícula extraña se asocia con la formación de un cuerpo residual que contiene el material degradado.

secreción local de citocinas, y se desplazan a través del endotelio y de la membrana basal.

Una vez en el tejido extravascular, los neutrófilos responden a agentes químicos (quimiotaxinas), moviéndose hacia donde la concentración es máxima. Las quimiotaxinas son productos de la degradación del complemento, productos que derivan de la muerte celular y polisacáridos derivados de las bacterias en el espacio extracelular. La motilidad de los neutrófilos es consecuencia del ensamblaje y desensamblaje de filamentos de actina intracelular.

La activación de los receptores de la membrana, algunos vinculados a la fagocitosis, inicia señales para que los neutrófilos liberen el contenido de sus gránulos mediante exocitosis, en un proceso llamado **degranulación de los neutrófilos.** La activación de los neutrófilos también puede liberar una red extracelular constituida por cromatina y proteasas y conocida como **trampa extracelular de los neutrófilos** (NET), que pueden inmovilizar y destruir las bacterias.

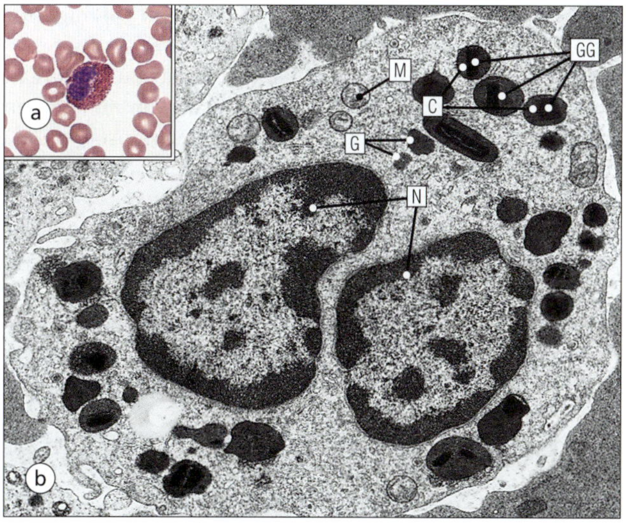

Fig. 7.8 Eosinófilo. **(a)** El eosinófilo tiene un diámetro de 12 a 17 μm en las extensiones sanguíneas y es fácilmente reconocible por sus grandes gránulos, que se tiñen de color *rojo brillante*. La mayor parte poseen un núcleo bilobulado, pero no se aprecia bien el detalle nuclear debido a la superposición de numerosos gránulos, densamente agrupados. **(b)** Fotomicrografía electrónica de un eosinófilo tomado de sangre periférica que muestra su núcleo característico bilobulado (N), mitocondrias dispersas (M) y glucógeno citoplasmático. Los gránulos característicos (GG) son grandes y tienen forma ovoide (0,15 a 1,5 μm de longitud y 0,3-1,0 μm de ancho) y contienen un cristaloide central electrondenso (C) rodeado por una matriz menos densa. En los seres humanos, el cristaloide posee un armazón de estructura cúbica que consta de una proteína extremadamente alcalina (básica) denominada «proteína básica principal», así como de otras proteínas básicas, enzimas lisosómicos hidrolíticos y peroxidasa, la cual tiene una especificidad de sustrato diferente a la de la mieloperoxidasa del neutrófilo. Los gránulos más pequeños (G), de 0,1 a 1,5 μm de diámetro, también están presentes en los eosinófilos maduros y contienen fosfatasa ácida y aril sulfatasa, que está ocho veces más concentrada que en otros leucocitos y parece segregarse en ausencia de fagocitosis y degranulación.

Los neutrófilos suelen morir poco después de la fagocitosis porque este proceso, altamente dependiente de energía, agota las reservas de glucógeno. El contenido de los gránulos, que se ha liberado hacia el espacio extracelular, contribuye a la licuefacción del tejido adyacente y también resulta tóxico directamente para muchas bacterias. También inducen la activación de los macrófagos locales (pág. 124) y de las células dendríticas locales responsables de la presentación antigénica (pág. 125).

El conjunto de neutrófilos muertos, líquido tisular y detritos se denomina exudado purulento o «pus».

Los eosinófilos poseen un núcleo bilobulado y gránulos acidófilos

Los eosinófilos poseen un núcleo bilobulado y contienen gránulos que se tiñen intensamente con la eosina (fig. 7.8). Son fagocíticos, con una particular afinidad por los complejos antígeno-anticuerpo, pero tienen una actividad microbicida menor que los neutrófilos.

Después de producirse en la médula ósea, los eosinófilos se almacenan durante aproximadamente 8 días antes de liberarse a la circulación, donde permanecen durante 6-12 horas antes de migrar preferentemente a la piel, pulmones y tracto gastrointestinal, donde permanecen durante 1-2 semanas. Pueden entrar en el pulmón y en las secreciones intestinales a través de los linfáticos o por migración directa. Una población reside en el timo (v. cap. 8).

El número de eosinófilos circulantes muestra una marcada variación diurna, siendo máximo por la mañana y mínimo durante la tarde. Los eosinófilos son un componente importante de las defensas innatas y modulan las respuestas inmunitarias adaptativas (v. cap. 8). De forma patológica están implicados en el asma, en una serie de enfermedades alérgicas y en respuesta a las infestaciones parasitarias. El número de eosinófilos en los tejidos (y a veces en la sangre) también aumenta en ciertos estados alérgicos, por ejemplo, en las mucosas nasal y bronquial en la fiebre del heno, y en el asma y en las reacciones adversas a fármacos. Los eosinófilos no suelen reentrar en la circulación después de producirse la migración tisular.

ASPECTOS CLAVE

Neutrófilos

- Son una de las series mieloides de los leucocitos.
- Son un tipo de granulocitos de los leucocitos.
- Desempeñan un papel fundamental como parte de las defensas innatas en la fagocitosis y en la muerte de bacterias.
- Contienen gránulos en el citoplasma.
- Son células caracterizadas por la mieloperoxidasa.
- Aumentan su número en sangre cuando existe una infección bacteriana e inflamación («neutrofilia»).

La función de los basófilos y los mastocitos es parecida

Los basófilos son los leucocitos menos frecuentes en la sangre. Se caracterizan por gránulos citoplasmáticos grandes intensamente basófilos (fig. 7.9). Los mastocitos son células residentes en los tejidos y tienen grandes gránulos basófilos (v. fig. 7.9). Aunque antes se pensaba que los mastocitos derivaban de los basófilos, estudios recientes han demostrado que los mastocitos derivan de una célula progenitoras hematopoyética distinta.

Los mastocitos viven en los tejidos de soporte, sobre todo los situados por debajo de los epitelios, alrededor de los vasos sanguíneos y que revisten las cavidades serosas. Se trata de células de vida prolongada (semanas a meses) y pueden proliferar en los tejidos. Parece que esta proliferación depende de la interacción con los linfocitos T en las mucosas, pero no en otros sitios.

Los gránulos de los basófilos y de los mastocitos contienen proteoglucanos sulfatados, heparán-sulfato y condroitín-sulfato junto con histamina e interleucina 4 (IL-4).

Tanto los basófilos como los mastocitos poseen receptores de membrana altamente específicos para el segmento Fc de la IgE producida como respuesta a alérgenos (v. cap. 8). La exposición a alérgenos da lugar a una rápida exocitosis de sus gránulos, liberándose histamina y otros mediadores vasoactivos, provocándose una reacción de **hipersensibilidad inmediata (anafilactoide).** Dicha reacción causa una rinitis alérgica (fiebre del heno), algunas formas de asma, urticaria y anafilaxia.

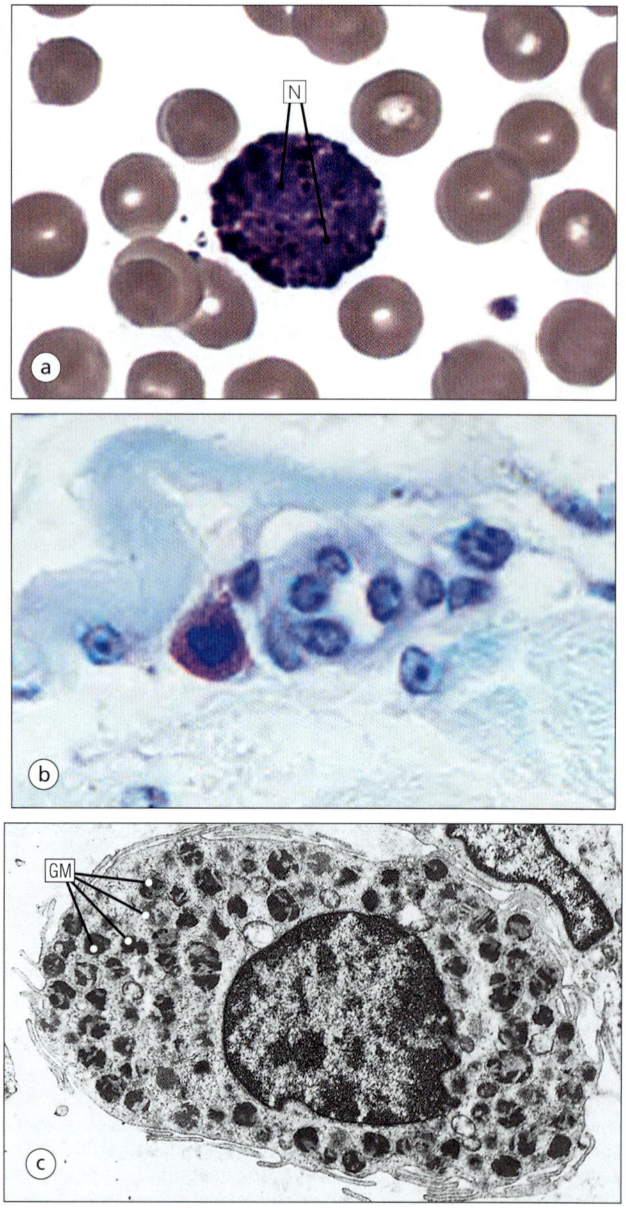

Fig. 7.9 Basófilo y mastocito. **(a)** El basófilo tiene un diámetro de 14 a 16 μm. Su núcleo (N) está bilobulado, y los dos lóbulos exhiben una marcada condensación de cromatina. Los gránulos citoplasmáticos son grandes, teñidos de color *azul oscuro* y a menudo oscurecen el núcleo. **(b)** Los mastocitos de los tejidos son células en forma de huso ovoide o elongado con un núcleo no segmentado. Su contenido de gránulos imparte un color violáceo difuso al citoplasma cuando se emplean cortes en parafina teñidos con H-E, salvo que se empleen tinciones especiales para demostrar gránulos individuales (como aquí). En cortes finos de resina teñidos con H-E, los gránulos se pueden ver con el microscopio óptico. **(c)** Ultraestructuralmente, los gránulos de los mastocitos (GM) son redondos u ovalados, están rodeados por una membrana y contienen partículas densas y una matriz menos densa. También hay una pequeña población de gránulos uniformes más pequeños que se encuentran cerca del núcleo. El citoplasma de los mastocitos también contiene ribosomas libres, mitocondrias y glucógeno, mientras que la membrana celular exhibe unas proyecciones superficiales romas irregularmente espaciadas.

EJEMPLO CLÍNICO

Los gránulos de los mastocitos contienen triptasa, que se libera durante la degranulación. Se puede medir la concentración de esta proteína en la sangre para valorar la actividad de los mastocitos, por ejemplo, en el diagnóstico de las reacciones alérgicas graves.

CONCEPTOS AVANZADOS

Fagocitosis y degranulación de los eosinófilos

Al igual que los neutrófilos, los eosinófilos se mueven quimiotácticamente respondiendo a sustancias transmisoras de señales. La más importante es la citocina interleucina 5 (IL-5), elaborada principalmente por los linfocitos T cooperadores (v. cap. 8). Los eosinófilos responden a un grupo de quimiocinas específicas de los eosinófilos, llamadas **eotaxinas.**

Todos los eosinófilos poseen receptores de superficie para la IgE (que no se encuentra en los neutrófilos), que puede estar implicada en la destrucción de parásitos. Sólo unos pocos eosinófilos poseen receptores Fc de las IgG, pero estos aumentan marcadamente en la eosinofilia. Los eosinófilos pueden ser parte del sistema inmunitario innato mediante la expresión de receptores para patrones moleculares asociados a patógenos y a daño (PAMP/DAMP) (v. cap. 8).

Los eosinófilos liberan el contenido de sus gránulos hacia el ambiente externo en respuesta a las señales de activación **(degranulación de los eosinófilos).** Puede tratarse de una simple exocitosis, pero en algunos casos los gránulos se fusionan dentro de la célula para generar un gránulo gigante, que se fusiona en un único poro en la membrana celular, algo que ocurre en la respuesta a parásitos grandes.

El contenido de los gránulos, como las proteínas catiónicas de los eosinófilos (ECP), la proteína básica mayor (MBP) y la peroxidasa de los eosinófilos (EPX), tiene propiedades citotóxicas. Cuando se degranulan, las células pueden formar también trampas de ADN extracelulares de los eosinófilos (EET) constituidas por una red de ADN mitocondrial y proteínas de los gránulos, que en conjunto pueden atrapar a las bacterias y facilitar su destrucción. Los eosinófilos también pueden reclutar a los linfocitos T cooperadores creando un vínculo entre las defensas innatas y la respuesta inmunitaria adaptativa (v. cap. 8).

Los mastocitos (pág. 108) y los eosinófilos aparecen juntos en varios trastornos alérgicos. La activación de los eosinófilos se favorece por la activación de los mastocitos que producen IL-5. A su vez la MBP de los eosinófilos activa a los mastocitos y determina que liberen histamina, el factor de necrosis tumoral α (TNF-α) y otras citocinas.

Los monocitos forman parte de una red celular, el sistema monocito-macrófago

Los monocitos que circulan en la sangre y sus precursores localizados en la médula ósea (monoblastos y promonocitos) son un componente importante del sistema inmunitario innato (v. cap. 8). Estas células tienen una interrelación estrecha y un traslapamiento funcional con unas células residentes en los tejidos llamadas **macrófagos** formando parte del **sistema monocito-macrófago** (sistema fagocítico mononuclear). Antes se consideraba que los monocitos de origen medular eran los precursores de los macrófagos tisulares. Estudios recientes han demostrado que, aunque los macrófagos tisulares derivan de un precursor común de los monocitos/macrófagos y células dendríticas (MDP), lo hacen de forma independiente de los monocitos o la médula ósea. Sin embargo, en situaciones patológicas los monocitos pueden entrar en los tejidos lesionados y crear una nueva población de células macrofágicas, pero este proceso es distinto al que originalmente puebla los tejidos con las poblaciones de macrófagos tisulares.

En este sistema de macrófagos tisulares se incluyen también:

- Células de Kupffer del hígado.
- Células de revestimiento de los senos del bazo y de los ganglios linfáticos (v. cap. 8).

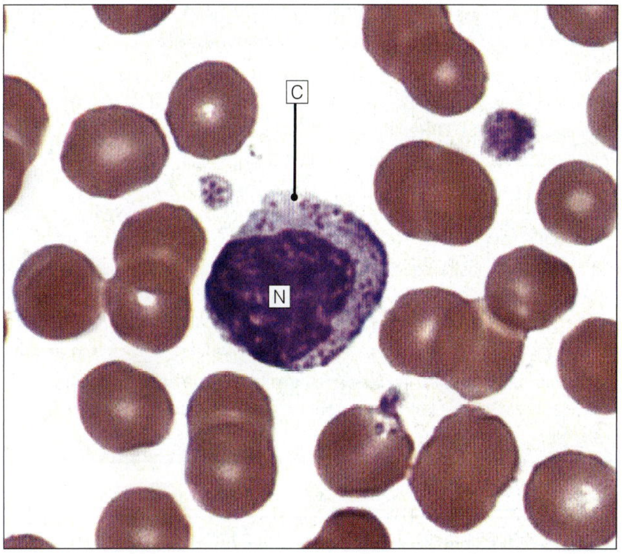

Fig. 7.10 Monocito. Este monocito es una célula grande, que llega hasta los 15-20 μm de diámetro, con un citoplasma (C) vacuolado pálido, que con frecuencia contiene gránulos. El núcleo suele ser reniforme con una indentación clara o puede ser irregular, como sucede en este caso, en el que el monocito tiene un núcleo irregular (N), y a menudo con una profunda indentación en uno de sus lados.

- Macrófagos de los alvéolos pulmonares (v. cap. 10).
- Células de revestimiento sinovial (v. cap. 13).
- Células dendríticas presentadoras de antígeno (v. cap. 8).
- Microglía cerebral (v. cap. 6).
- Macrófagos adiposos de los tejidos grasos (v. cap. 4).

El sistema monocito-macrófago realiza tres funciones fundamentales: fagocitosis de las células y de material para procesamiento posterior, presentación de antígenos como parte de la inducción de una respuesta inmunitaria y producción de citocinas estimulada por el reconocimiento de los patógenos.

Los monocitos tienen características estructurales relacionadas con su función fagocítica

Los monocitos son grandes células fagocíticas móviles. En frotis de sangre suelen tener un citoplasma vacuolado (fig. 7.10).

Ultraestructuralmente, el citoplasma de los monocitos contiene muchos gránulos lisosomales pequeños y vacuolas citoplasmáticas. Los gránulos son electrodensos, homogéneos y rodeados de membrana, y son de dos tipos. Un tipo representa a los lisosomas primarios, que contienen fosfatasa ácida, arilsulfatasa y peroxidasa y son análogos a los gránulos primarios de los neutrófilos. Desde el monocito emergen numerosos pequeños seudópodos que reflejan su capacidad fagocítica y su movimiento ameboide. Las células expresan el complejo principal de histocompatibilidad (CPH) de clase II participando en las respuestas inmunitarias colaborando con los linfocitos (v. cap. 8).

Los monocitos responden quimiotácticamente a la presencia de bacterias, material necrótico y citocinas secretadas en el proceso de inflamación. Abandonan la sangre para entrar en los tejidos donde asumen un papel protector, diferenciándose hacia histiocitos y macrófagos.

CONCEPTOS AVANZADOS

Los monocitos juegan un papel importante en la inmunidad innata (v. cap. 8) y pueden dividirse en tres subtipos diferentes a nivel funcional, que se detectan por la expresión de CD14 (un receptor del lipopolisacárido bacteriano implicado en la inmunidad innata) y CD16 (receptor Fc implicado en el reconocimiento de anticuerpos parte de la inmunidad adaptativa).

- Monocito clásico con alta expresión de CD14 y ausencia de expresión de CD16 ($CD14^{++}CD16^{-}$).
- Monocito no clásico con baja expresión de CD14 y alta expresión de CD16 ($CD14^{+}CD16^{++}$).
- Monocito intermedio con alta expresión de CD14 y baja de CD16 ($CD14^{++}CD16^{+}$).

Se considera que cada tipo puede tener un papel ligeramente distinto en la elaboración de factores proinflamatorios tras la activación y diferenciación a macrófagos.

Los linfocitos son responsables de la generación de respuestas inmunitarias

En los adultos y en los niños mayores, los linfocitos son el segundo tipo de leucocitos más numeroso en la sangre, y su número aumenta en las infecciones virales; son los leucocitos más abundantes en los niños pequeños. La mayor parte de los linfocitos circulantes son pequeños (fig. 7.11), pero aproximadamente un 3% son grandes, con un diámetro de 9 a 15 µm. Sus núcleos son ovoides o arriñonados, con la cromatina densa típica de las células con una baja actividad biosintética. Hay dos grandes tipos de linfocitos, denominados células B y T, que desempeñan papeles distintos pero ligados en las respuestas inmunitarias específicas (v. cap. 8).

Los pequeños linfocitos maduros que circulan por la sangre emigran a los tejidos y a órganos especiales del sistema inmunitario. Son responsables de la vigilancia inmunitaria y hacen muestreos constantes de su entorno en busca de material extraño. Entonces los linfocitos se transforman en células activas que median en la respuesta inmunitaria, particularmente en los tejidos linfoides especializados (v. cap. 8). En la sangre se pueden observar linfocitos grandes, que representan a esos linfocitos activados *en tránsito* hacia los tejidos.

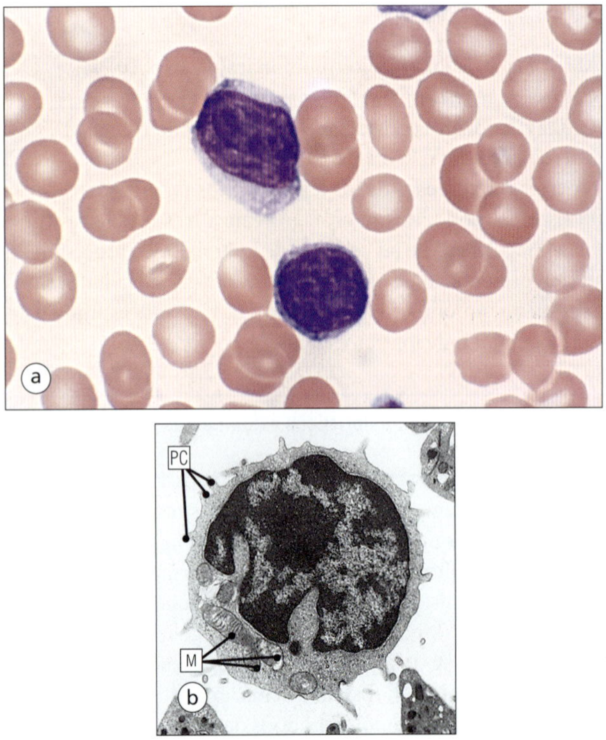

Fig. 7.11 Linfocito. (a) En los linfocitos pequeños, que tienen un diámetro de 6 a 9 µm, el núcleo ocupa cerca del 90% de la célula. El citoplasma aparece sólo como un borde estrecho y es ligeramente basófilo debido a la presencia de ribosomas libres (ARN); el retículo endoplasmático rugoso es mínimo. **(b)** Ultraestructuralmente, la membrana linfocitaria muestra pequeñas prolongaciones citoplasmáticas (PC) que se muestran como microvellosidades cortas con el microscopio electrónico y son mucho más numerosas en los linfocitos B. El citoplasma es escaso y sólo contiene unas pocas mitocondrias (M) y ocasionales agregados de glucógeno.

Las células plasmáticas se forman a partir de los linfocitos B y segregan inmunoglobulinas

Las células plasmáticas son una forma diferenciada de los linfocitos B (v. cap. 8) y sintetizan activamente inmunoglobulinas.

Las células plasmáticas forman una pequeña población en la médula ósea normal y habitualmente se observan en los tejidos de sostén y en los órganos linfoides especializados. En estado de salud no se encuentran en la sangre.

Las células plasmáticas son grandes y poseen un núcleo redondo u ovalado localizado excéntricamente con la cromatina gruesamente agrupada en forma de rueda de carro o esfera de reloj, que indica la existencia de transcripción activa.

Su citoplasma es moderadamente basófilo debido a su alto contenido de ARN ribosómico en el retículo endoplasmático rugoso, necesario para fabricar las inmunoglobulinas. Un bien desarrollado aparato de Golgi desplaza el núcleo y se observa como un halo paranuclear o zona pálida (fig. 7.12).

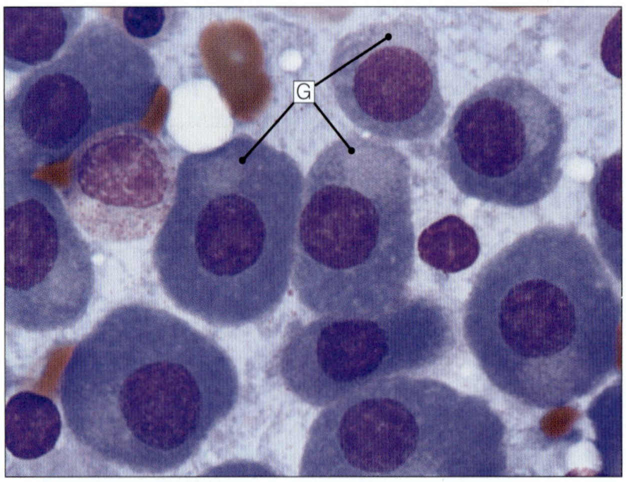

Fig. 7.12 Célula plasmática. Las células plasmáticas poseen un núcleo redondeado con un patrón de cromatina moteado y un nucléolo central que suele parecerse a la esfera de un reloj. El citoplasma está fuertemente teñido de color violáceo, lo que refleja su contenido en ARN. Obsérvese el área clara, pálida, cercana al núcleo, que es el área ocupada por el aparato de Golgi (G).

PLAQUETAS

Las plaquetas son pequeños fragmentos celulares que derivan de los megacariocitos y son importantes en la hemostasia

Las plaquetas (denominadas «trombocitos») son pequeñas estructuras sin núcleo con forma de disco (fig. 7.14) que se forman a partir de la fragmentación citoplasmática de los inmensos precursores celulares (megacariocitos) en la médula ósea (v. pág. 119). Las plaquetas contienen mitocondrias, microtúbulos, gránulos de glucógeno, elementos ocasionales del Golgi y ribosomas, así como enzimas para la respiración aeróbica y anaeróbica. Muchas funciones de las plaquetas dependen de su capacidad de secretar mediadores y moléculas de adhesión. Esto se consigue porque disponen de factores previamente formados en los gránulos de secreción listos para usarlos, de los cuales existen los tres tipos que se exponen a continuación:

- Gránulos α de tamaño y forma variable, cuyo contenido y función se consideran heterogéneos. Los distintos gránulos contienen lo siguiente: proteínas de adhesión como la P-selectina, el fibrinógeno y el vWF (factor von Willebrand), PF4 (factor 4 plaquetario), factores de crecimiento derivados de las plaquetas, factor de crecimiento 1 parecido a la insulina y proteínas implicadas en la coagulación (fibronectina, trombospondina).
- Gránulos densos (gránulos δ) electrodensos y que contienen moléculas pequeñas, como ADP, serotonina y calcio. Estos componentes son esenciales para la activación plaquetaria y la vasoconstricción.
- Gránulos lisosomales (gránulos λ), que contienen enzimas lisosomales (p. ej., glucosidasas, hidrolasas ácidas y proteínas catiónicas).

EJEMPLO CLÍNICO

Alteraciones de los leucocitos

El análisis de la sangre periférica es una parte importante del proceso diagnóstico de las enfermedades, Dentro del recuento hematológico completo se incluye el recuento de leucocitos en sangre periférica. El número de leucocitos circulantes puede alterarse en muchas enfermedades, de forma que los distintos procesos se asocian a cambios en distintos tipos celulares.

Por ejemplo, a pesar de que en estos casos los leucocitos son cualitativamente normales, hay:

- Un aumento considerable y mantenido de los neutrófilos circulantes en las infecciones bacterianas (neutrofilia).
- Un aumento de los eosinófilos circulantes en la infección parasitaria y en algunas alergias (eosinofilia).
- Un incremento de los linfocitos circulantes en algunas virosis (linfocitosis).
- La reducción del número de leucocitos se puede observar en determinados trastornos. La reducción del número de neutrófilos circulantes (neutropenia o agranulocitosis) se puede deber a:
- Trastornos que lesionan la médula ósea, como la infiltración y sustitución por un tumor o el tratamiento de un tumor maligno con quimioterapia.
- Incremento de la destrucción de los neutrófilos, que se produce en varios trastornos, como la sepsis grave, asociado a trastornos autoinmunitarios y en procesos en los que el bazo al crecer de tamaño causa hiperesplenismo.

La reducción del número de linfocitos (linfopenia) se puede observar en algunas enfermedades autoinmunitarias, como el lupus eritematoso sistémico, en algunas infecciones, como la fiebre tifoidea o la brucelosis, y en algunas enfermedades hereditarias poco frecuentes.

Los trastornos más importantes de los leucocitos y que suponen un riesgo vital son las leucemias, en las que existe una proliferación maligna de precursores de los leucocitos en la médula ósea. Esta produce un gran número de leucocitos y de sus precursoras, muchas de las cuales se distribuyen por la sangre.

Las leucemias se clasifican de acuerdo con la estirpe celular implicada (es decir, granulocítica, monocítica, linfocítica) y también de acuerdo con su grado de malignidad.

En las **leucemias crónicas** (fig. 7.13a), las células proliferantes están relativamente bien diferenciadas y recuerdan a los precursores de las células normales. Las enfermedades tienen una progresión lenta y la médula ósea residual sigue produciendo células normales.

En las **leucemias agudas** (fig. 7.13b), las células proliferantes a menudo son los precursores primitivos (blastos). Las leucemias agudas progresan rápidamente con insuficiencia medular y una espectacular reducción de las células normales con una presentación muy llamativa.

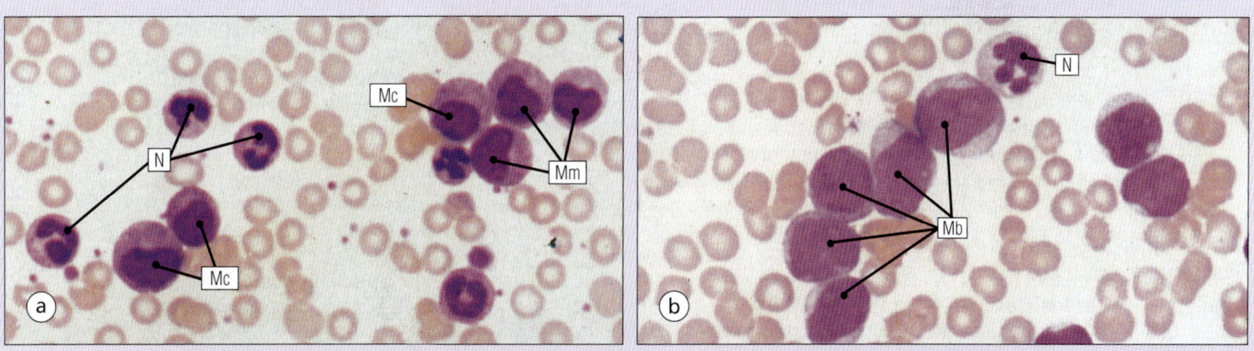

Fig. 7.13 Leucemia. **(a)** En este frotis de sangre de un paciente con leucemia granulocítica crónica hay un aumento en el número de leucocitos maduros, principalmente neutrófilos (N), así como en el de células precursoras, principalmente mielocitos (Mc) y metamielocitos (Mm) que se han escapado de la médula a la sangre. **(b)** En este frotis de sangre tomado de un paciente con una leucemia granulocítica aguda, las células malignas son precursores granulocíticos inmaduros, principalmente mieloblastos (Mb). Se están formando muy pocos neutrófilos maduros (N).

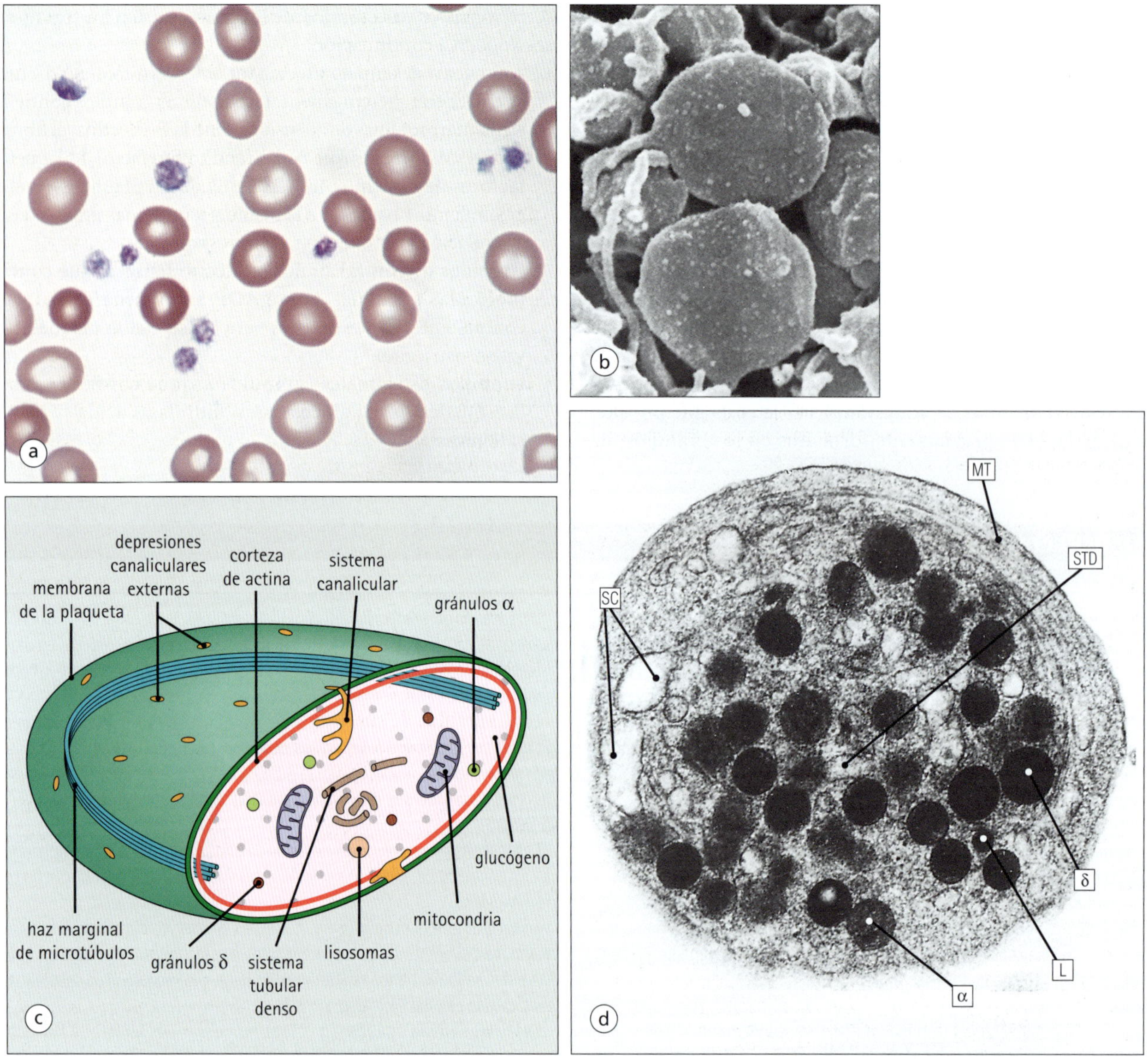

Fig. 7.14 Plaquetas. **(a)** Las plaquetas tienen un diámetro de 1,5 a 3,5 μm en la sangre periférica. **(b)** Fotomicrografía electrónica de barrido que muestra la forma de disco de una plaqueta inactiva. Con este aumento no se pueden observar los poros canaliculares de la superficie (v. más adelante). **(c)** Estructura de la plaqueta. La membrana celular de la plaqueta, que posee un glucocáliz prominente que incluye las moléculas de adhesión celular para la adhesión plaquetaria, contiene muchas depresiones externas que conectan con un sistema de conductos de la membrana interconectados con el medio externo (sistema canalicular abierto). El lado citoplasmático de estas membranas se asocia con una corteza de actina (v. pág. 30). Este sistema canalicular segrega los contenidos de los gránulos α, mientras que las proteínas contráctiles de la corteza de actina (antes denominada trombostenina), participan en la retracción del coágulo y en la extrusión del contenido de los gránulos. Un citoesqueleto bien desarrollado incorpora una banda marginal de microtúbulos que se disponen por debajo de la periferia celular; estos se polimerizan a componentes de los filamentos en el momento en que comienza la agregación plaquetaria. En situación profunda respecto a la banda marginal de microtúbulos y también disperso por todo el citoplasma, se encuentra el sistema de túbulos densos (STD) que consiste en unos túbulos membranosos estrechos que contienen una sustancia homogénea opaca a los electrones. Este sistema está implicado en el secuestro del calcio y libera el calcio almacenado hacia el citosol cuando se activan. **(d)** Fotomicrografía electrónica de una plaqueta. Se puede observar la banda circunferencial de microtúbulos (MT) y los elementos del STD y del sistema canalicular (SC), así como una selección de gránulos, incluyendo los gránulos α y δ y algunos lisosomas (L).

EJEMPLO CLÍNICO

Trastornos de las plaquetas

La reducción intensa en el número de plaquetas en la sangre periférica por debajo de 150 × 10^9/l se denomina «trombocitopenia». Causa hemorragia espontánea debido a la incapacidad de las plaquetas de taponar las rupturas microscópicas en las paredes de los vasos secundarias a traumatismos menores.

En la piel, esto se manifiesta como un exantema con manchas de color rojo-violáceo, ya sea con manchas pequeñas (púrpura) o grandes, como moratones (equimosis).

La trombocitopenia grave puede ser un trastorno aislado, como en el caso de la púrpura trombocitopénica idiopática. También puede formar parte de una insuficiencia más amplia de la médula ósea hematopoyética, cuando se asocia a una reducción en el número de neutrófilos circulantes (neutropenia) y de eritrocitos circulantes. Esto puede suceder, por ejemplo, cuando en la leucemia aguda la médula hematopoyética normal es suprimida por la invasión tumoral (fig. 7.13b) o tras la administración de ciertos medicamentos como los fármacos citotóxicos que se emplean en el tratamiento del cáncer.

La presencia de un número excesivo de plaquetas circulantes se denomina «trombocitosis» y con frecuencia se observa de forma transitoria durante un brote general de actividad medular tras una pérdida aguda de sangre. Una trombocitosis persistente puede ser consecuencia de los denominados «trastornos mieloproliferativos», una proliferación clonal incontrolada de colonias formadoras de sangre en la médula ósea. La trombocitosis es un factor predisponente importante para la formación de trombosis patológicas.

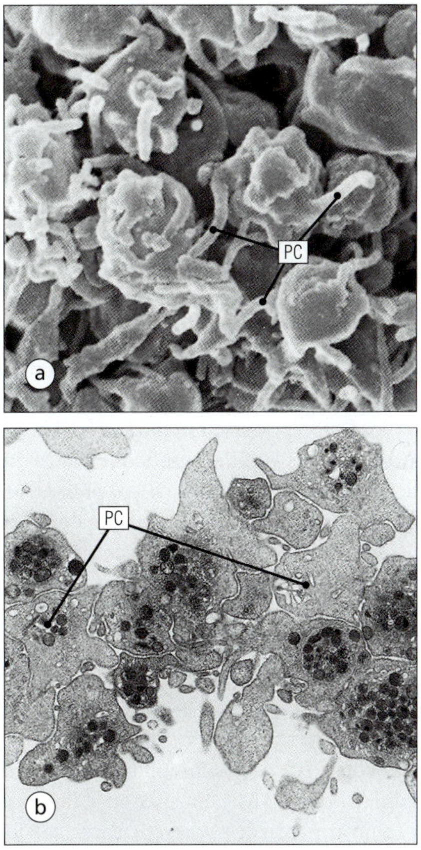

Fig. 7.15 Agregación de plaquetas. **(a)** Fotomicrografía electrónica de barrido de plaquetas en los primeros estadios de la agregación. Muestran una gran alteración en su forma, llegando a ser esféricas. También desarrollan numerosas prolongaciones citoplasmáticas (PC) delgadas y alargadas. Compárese con la figura 7.14b. **(b)** Fotomicrografía electrónica de transmisión de plaquetas en curso de agregación. Obsérvense el entrelazado de algunas prolongaciones citoplasmáticas y la disminución del número de gránulos en algunas plaquetas. Compárese con la figura 7.14d.

Algunos de los componentes funcionales más importantes de las plaquetas son los receptores de superficie y las moléculas de adhesión expresadas sobre la membrana de superficie. Estas moléculas de superficie son esenciales para la interacción plaquetaria con el endotelio, los leucocitos y los elementos del sistema de coagulación. Entre estos receptores se encuentran un receptor para el ADP implicado en la agregación de las plaquetas y la glucoproteína IIb/IIIa (GPIIb/IIIa), que es un receptor para el fibrinógeno y el factor von Willebrand, ambos implicados en la activación plaquetaria. Algunos fármacos antiagregantes que se prescriben para reducir el riesgo de coagulación patológica de la sangre actúan inhibiendo estos receptores.

Las plaquetas se agregan y se degranulan en la hemostasia

Las plaquetas son esenciales para una hemostasia normal y se deben agregar durante dicho proceso (fig. 7.15).

La hemostasia se consigue mediante los siguientes pasos.

Después de la pérdida del endotelio de revestimiento de los vasos sanguíneos, las plaquetas se adhieren al colágeno que ha quedado expuesto debido a la interacción con los receptores glucoproteicos (GP) para el factor de von Willebrand ligado a este.

La actina, la miosina y los microtúbulos plaquetarios hacen que las plaquetas se amolden y se adhieran de manera irreversible en una superficie extensa. Pueden entonces liberar de manera irreversible los contenidos de sus gránulos por el sistema canalicular, en una reacción de secreción y sintetizan tromboxano.

El tromboxano, el ADP y los iones Ca^{2+} intervienen en la adhesión de otras plaquetas. Los fosfolípidos de las plaquetas (con iones de Ca^{2+}) activan la cascada de la coagulación sanguínea, dando lugar a la formación de fibrina.

HEMATOPOYESIS

Las células sanguíneas se sintetizan en la médula ósea durante la edad adulta

El lugar de formación de las células sanguíneas (hematopoyesis) cambia varias veces durante el desarrollo fetal; los primeros sitios son el saco vitelino y después el hígado (fig. 7.16) y el bazo. A los 5 meses, la médula ósea fetal comienza a producir leucocitos y plaquetas, mientras que la producción de eritrocitos comienza más tarde, alrededor de los 7 meses.

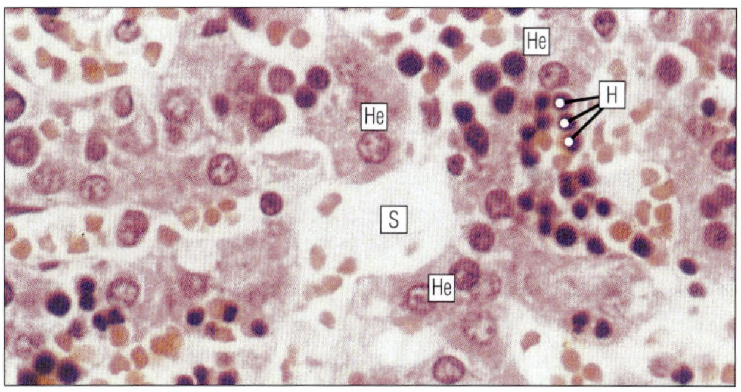

Fig. 7.16 Hematopoyesis en el hígado fetal. Fotomicrografía que muestra células hematopoyéticas (H) en los espacios sinusoidales (S) existentes entre las trabéculas de células hepáticas (He) en un feto.

CONCEPTOS AVANZADOS

Células progenitoras hematopoyéticas

En las figs. 7.17-7.19 se muestran los diferentes tipos de células progenitoras y sus relaciones mutuas. Todos los elementos celulares de la sangre derivan de una célula progenitora multipotencial llamada célula troncal hematopoyética (CTH), que se origina en el saco vitelino durante el desarrollo fetal. Estas células troncales tienen poca especialización citológica que las diferencie entre ellas, pero se pueden identificar por la expresión de los marcadores CD34 y CD90. Esta CTH se divide para generar las células multipotenciales, que acaban generando dos grandes ramas de diferenciación celular. Las distintas células progenitoras necesitan distintos factores de crecimiento específicos para madurar en las distintas líneas (v. figs. 7.17, 7.18 y 7.19).

- Células progenitoras linfoides comunes que expresan CD10 dan origen a los distintos tipos de linfocitos (B y T, células citolíticas naturales y una población de células linfoides implicadas en la inmunidad innata) (v. cap. 8).
- Células progenitoras mieloides comunes que expresan CD33 dan origen a los principales tipos de células circulantes mediante la formación de más grupos de células progenitoras:
  1. Las células progenitoras de megacariocitos/eritrocitos conducen a las vías de diferenciación que generan los hematíes y los megacariocitos, que producen las plaquetas de la sangre.
  2. Las células progenitoras de granulocitos/monocitos originan los granulocitos y los macrófagos gracias a la formación de otros subgrupos de células progenitoras comprometidas para dar origen a los eosinófilos, basófilos y neutrófilos.
  3. Una célula progenitora distinta originada en la línea mieloide da lugar a los macrófagos y las células dendríticas, tanto las clásicas como las plasmocitoides (v. cap. 8).

En el momento de nacer, la médula ósea es el lugar principal de producción de eritrocitos y participan casi todos los huesos del cuerpo.

Durante los siguientes años, con el rápido aumento que se produce en el tamaño de los huesos, la capacidad hematopoyética de la médula ósea supera con creces las necesidades de emergencia, de forma que la médula ósea hematopoyética ocupa menos del espacio medular disponible. En la madurez esquelética, sólo la médula de las vértebras, costillas, cráneo, pelvis y porción proximal del fémur sigue teniendo capacidad hematopoyética, mientras que el resto se ha ido reemplazando por tejido adiposo, aunque retiene su capacidad hematopoyética en caso de necesidad.

Durante la vida adulta, la formación de células a partir de la médula ósea es suficiente como para cubrir las necesidades normales. Si se produce una enfermedad de la médula ósea, como el caso en el que no se genere un número suficiente de células sanguíneas, se puede desarrollar actividad hematopoyética de nuevo en el hígado y en el bazo; esto se denomina hematopoyesis extramedular.

Las células troncales pluripotenciales se pueden diferenciar en todos los tipos celulares

Todos los elementos celulares de la sangre se originan a partir de una célula troncal pluripotencial común (célula troncal hematopoyética, CTH, v. figs. 7.17, 7.18 y 7.19). Estas células troncales pluripotenciales son muy escasas en los lugares donde se producen las células sanguíneas y aún más escasas en sangre periférica. Histológicamente recuerdan a los linfocitos, pero se pueden identificar utilizando técnicas inmunohistoquímicas, ya que poseen antígenos de superficie específicos. Las células pluripotenciales se dividen y dan lugar a células con una estirpe de crecimiento más restringida.

Podemos dividir las células formadoras de sangre en cuatro grupos según su autorrenovación, división celular y capacidad para formar diferentes tipos celulares (fig. 7.18). Las **células troncales pluripotenciales** son capaces de formar cualquier tipo de célula sanguínea, las **células progenitoras multipotenciales** pueden formar un rango específico, aunque amplio, de células sanguíneas, las **células progenitoras comprometidas** pueden formar sólo 1 o 2 tipos de células sanguíneas y las **células en maduración** han sufrido una diferenciación estructural para formar un solo tipo celular, siendo incapaces de dividirse.

El nicho de las células troncales medulares crea el microambiente necesario para la hematopoyesis

El **nicho de células troncales hematopoyéticas** crea el microambiente local necesario para el crecimiento y diferenciación de las células troncales hematopoyéticas (CTH) a elementos celulares maduros de la sangre. El nicho de la médula ósea implica la adhesión celular a la matriz extracelular, las interacciones intercelulares y la presencia de factores de crecimiento secretados.

El mecanismo mejor conocido de control de la proliferación de los diferentes tipos de células troncales hematopoyéticas es mediante la acción de factores de crecimiento. Estas sustancias son secretadas sistémica o localmente y modulan tres aspectos del crecimiento celular:

- Proliferación.
- Diferenciación.
- Maduración.

Los nombres y lugar de acción de los principales factores de crecimiento aparecen listados en la figura 7.17. El factor de las células troncales es una citocina que se liga a CD117 (receptor de c-KIT) y es importante para mantener la población de las CTH. Algunos factores de crecimiento, como la eritropoyetina y determinados factores estimulantes de las colonias, se emplean en el tratamiento de las enfermedades hematológicas.

Se conoce peor la naturaleza de las interacciones intercelulares implicadas en la hematopoyesis. Un nicho se localiza adyacente a las trabéculas óseas y se llama nicho endosteal. En este nicho las células troncales hematopoyéticas interactúan con los osteoblastos, la matriz ósea y los factores de crecimiento locales. Un segundo nicho se localiza adyacente a los vasos sanguíneos en la cavidad medular, llamado nicho perivascular. En este lugar las células troncales hematopoyéticas interactúan con las células estromales mesenquimales, las células endoteliales y los factores de crecimiento locales.

MÉDULA ÓSEA

La médula ósea es el lugar principal de la hematopoyesis

La médula ósea ocupa los espacios comprendidos entre las trabéculas del hueso medular (v. cap. 13) y consiste en senos vasculares muy ramificados y en un armazón de fibras reticulares, con los intersticios rellenos de células hematopoyéticas (fig. 7.20).

Además de su función hematopoyética, la médula ósea, junto con el bazo y el hígado, contiene células macrofágicas fijas que retiran los eritrocitos viejos y defectuosos de la circulación por fagocitosis. También desempeñan un papel esencial en el sistema inmunitario, siendo el lugar de maduración de los linfocitos B, que producen anticuerpos (v. cap. 8).

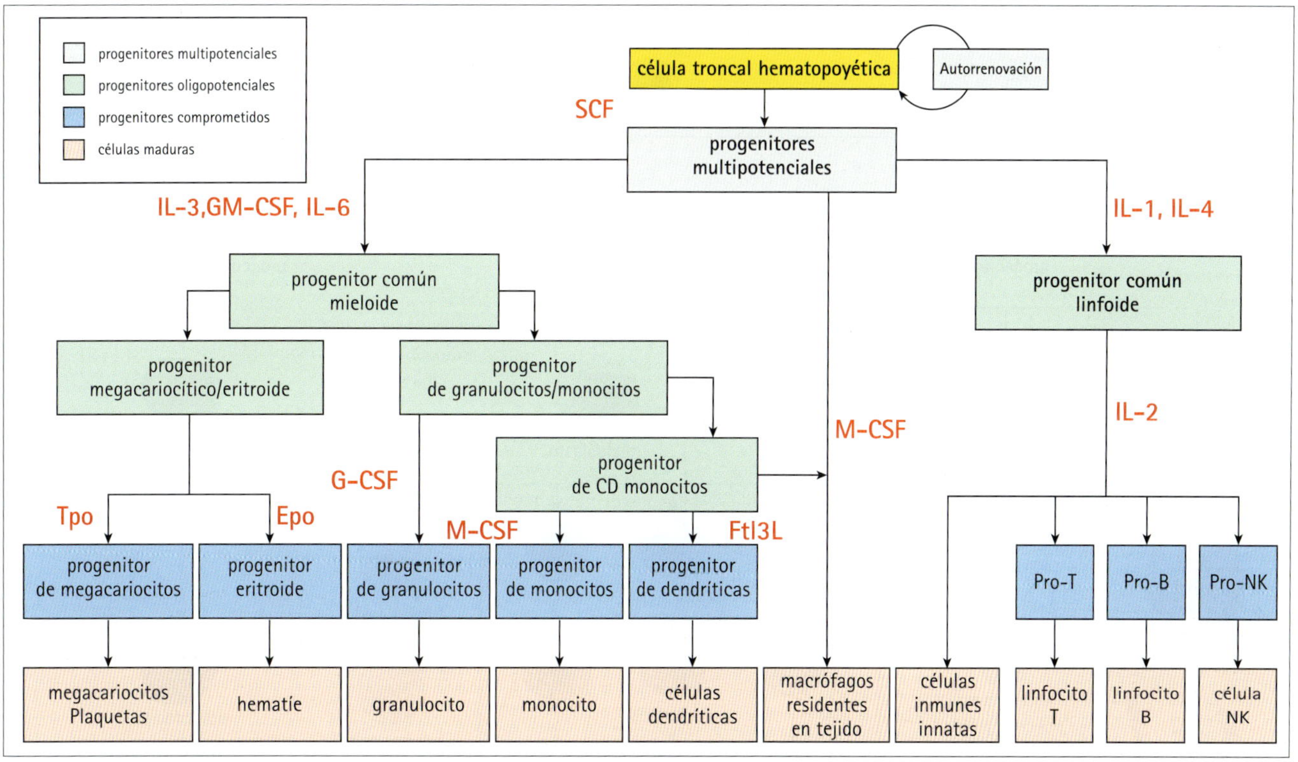

Fig. 7.17 **Células troncales hematopoyéticas.** Todos los elementos de la sangre se forman a partir de una célula troncal pluripotencial (célula troncal hematopoyética). Esta célula troncal que se autorrenueva da origen a las dos clases principales de células progenitoras (progenitor común mieloide y linfoide). Los principales factores de crecimiento se muestran en *rojo*. *CSF,* factor estimulador de las colonias. *Epo,* eritropoyetina; *IL,* interleucina; *SCF,* factor de células progenitoras; *Tpo,* Trombopoyetina;

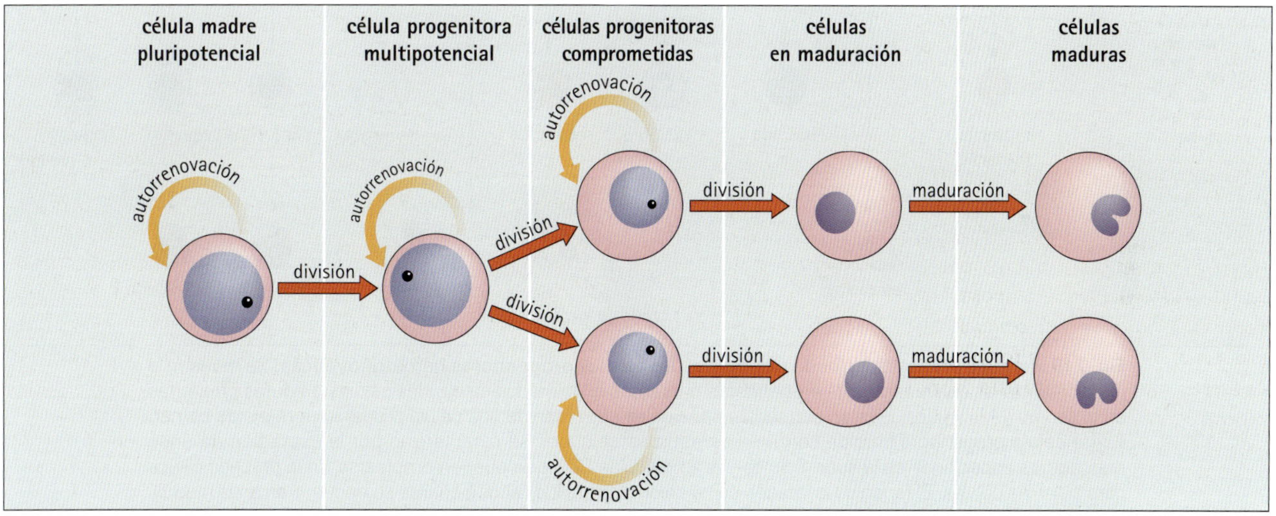

Fig. 7.18 **Células precursoras hematopoyéticas.** Las células precursoras de la sangre se pueden dividir en cuatro grandes clases de acuerdo con su capacidad para diferenciarse a diferentes tipos celulares y a su capacidad para autorrenovarse.

La médula ósea posee sinusoides vasculares muy desarrollados

La médula ósea está irrigada por vasos medulares que derivan de la arteria nutricia del hueso, que atraviesa la cortical ósea por el agujero nutricio, dando una serie de pequeñas ramas para el hueso cortical y medular. La irrigación se incrementa gracias a pequeños vasos que proceden del músculo y del periostio que rodean el hueso, que penetran de la misma manera la cortical ósea. Una red capilar se abre en una serie de sinusoides de pared delgada que se vacían en un gran seno central. La sangre abandona el hueso a través del conducto nutricio.

Los sinusoides de la médula ósea están tapizados por células planas (células endoteliales), que normalmente revisten los vasos sanguíneos y descansan sobre una membrana basal discontinua. En algunos lugares, el citoplasma de las células endoteliales es tan delgado que la barrera endotelial es poco más que las capas interna y externa de la membrana de la célula endotelial. Las células sanguíneas maduras probablemente se adhieren al endotelio sinusoidal de la médula antes de salir a la circulación.

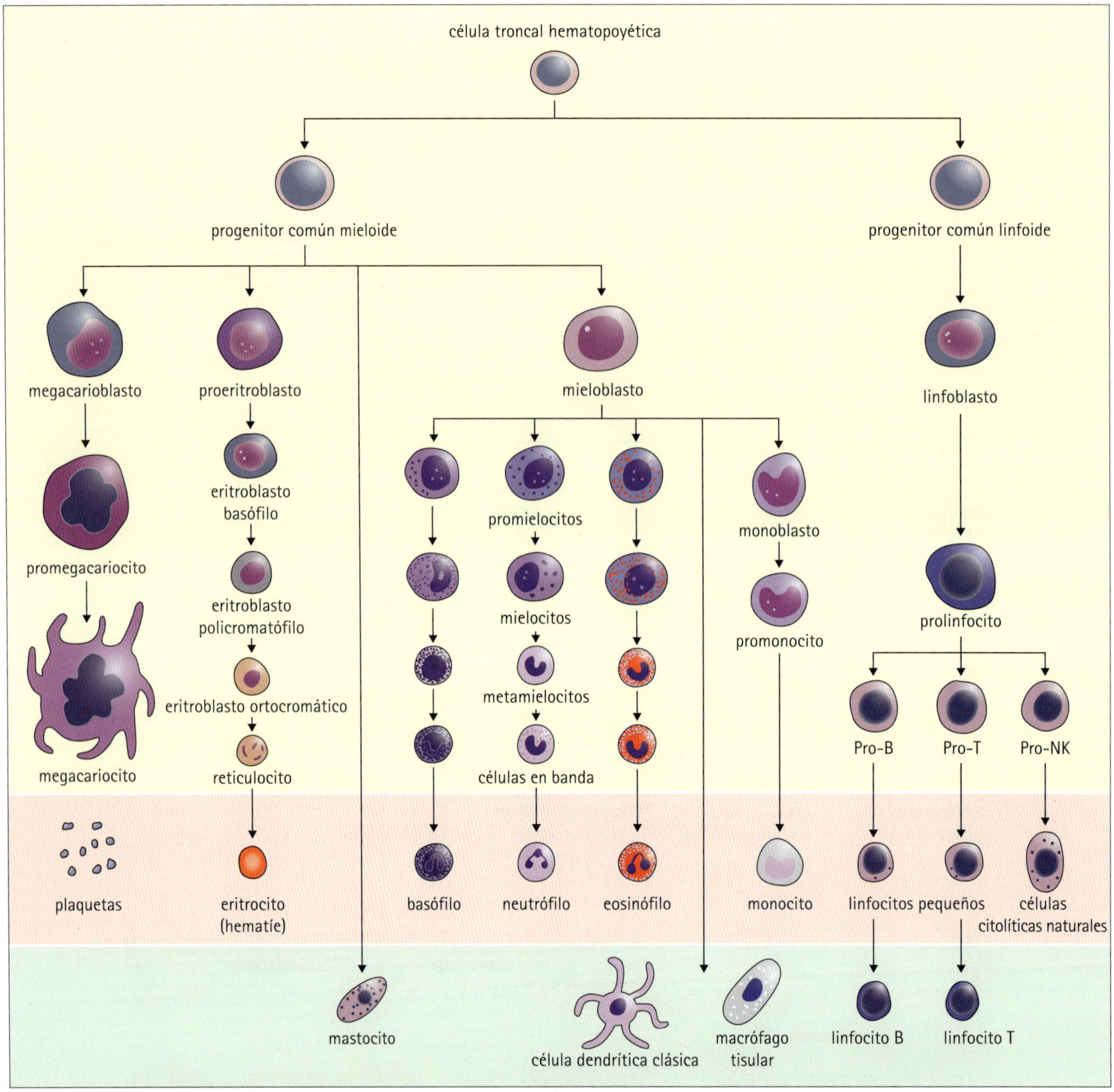

Fig. 7.19 **Estirpes celulares formadas a partir de las células progenitoras hematopoyéticas.** Se muestra la relación entre las distintas células progenitoras presentes en la médula ósea y las células maduras presentes en la sangre y los tejidos. Existen dos ramas principales derivadas de una célula progenitora mieloide común y otra célula progenitora linfoide común. Las estirpes celulares se caracterizan por la expresión de unos marcadores específicos en la superficie celular (moléculas CD), que pueden emplearse en la práctica clínica para aislar las células. El fondo de la imagen se ha colorado para indicar qué células se encuentran en la médula ósea *(amarillo)*, en la sangre periférica *(rosa)* y el tejido *(verde)*. Los detalles de cada vía de diferenciación se describen en detalle más adelante en este capítulo. En algunos tipos de células maduras no se ha descrito un precursor con un nombre concreto usando la terminología histológica basada en los marcadores celulares y se han empleado factor de transcripción y otros métodos para demostrar el origen. Por ejemplo, antes se consideraba que los macrófagos tisulares y las células dendríticas procedían de los monocitos y los mastocitos de los basófilos (compárese con fig. 7.17).

Las células de sostén de la médula ósea desempeñan papeles relevantes en la hematopoyesis

Por fuera del endotelio y de la membrana basal de los sinusoides de la médula, hay una capa discontinua de células de sostén similares a fibroblastos (células reticulares) que sintetizan fibras colágenas reticulares (v. fig. 4.5), materiales de la matriz extracelular y algunos factores de crecimiento. Las células reticulares poseen unas prolongaciones citoplasmáticas muy ramificadas que abarcan más del 50% de la superficie externa de la pared sinusoidal. Las células reticulares también se ramifican por todos los espacios hematopoyéticos formando una matriz regular de tipo esponjoso, una red que sirve de sostén a las células hematopoyéticas.

Por acumulación de lípidos, las células de sostén reticulares pueden transformarse en los adipocitos que se encuentran en la médula ósea.

La matriz extracelular del compartimento hematopoyético contiene fibras de colágeno bastas, así como laminina y fibronectina, que facilitan la adhesión de las células hematopoyéticas al estroma de la médula. Los proteoglucanos asociados, el condroitín-sulfato, el ácido hialurónico y el heparán-sulfato, también pueden unirse a factores de crecimiento, que controlan la hematopoyesis.

Hay un contacto íntimo entre las células sanguíneas en desarrollo y las células del estroma de la médula. Se cree que dichos contactos celulares son importantes en el control de la hematopoyesis como parte del nicho de células troncales.

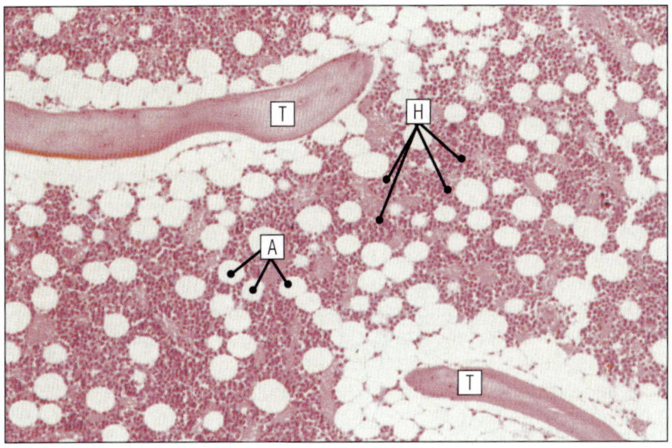

Fig. 7.20 **Médula ósea.** Fotomicrografía de una vértebra descalcificada que muestra la médula ósea hematopoyética (H) en los espacios existentes entre las trabéculas óseas (T) del ilion. Parte del espacio está ocupado también por adipocitos (A).

La eritropoyesis se asocia a la formación de distintos precursores celulares que se denominan eritroblastos

Los eritrocitos son las últimas células diferenciadas de una línea celular que deriva de las células troncales de la médula ósea que está comprometida sólo en la eritropoyesis.

La célula progenitora mieloide común forma una célula progenitora más limitada, el progenitor de megacariocitos/eritrocitos, y bajo la influencia del factor de crecimiento eritropoyetina esto da origen a la línea de células progenitoras eritroides comprometidas. Las células progenitoras eritroides son muy escasas y no se pueden identificar en los frotis rutinarios de médula ósea. Las técnicas inmunohistoquímicas han permitido la caracterización de las células progenitoras eritroides, que poseen nucléolos grandes, muchos polirribosomas y grandes mitocondrias. La diferenciación de estas células progenitoras a eritrocitos maduros se asocia con:

- Una disminución del tamaño celular.
- Producción de hemoglobina.
- Disminución gradual y pérdida final de todas las organelas celulares.
- Cambio en la tinción citoplasmática, de una basofilia intensa consecuencia del elevado número de polirribosomas a una eosinofilia consecuencia de la hemoglobina.
- Condensación y extrusión final del núcleo.

A lo largo del camino que lleva a la diferenciación, se pueden distinguir distintas morfologías celulares en los frotis rutinarios de médula ósea: proeritroblastos, eritroblastos basófilos, eritroblastos policromáticos, eritroblastos ortocromáticos y reticulocitos (fig. 7.21).

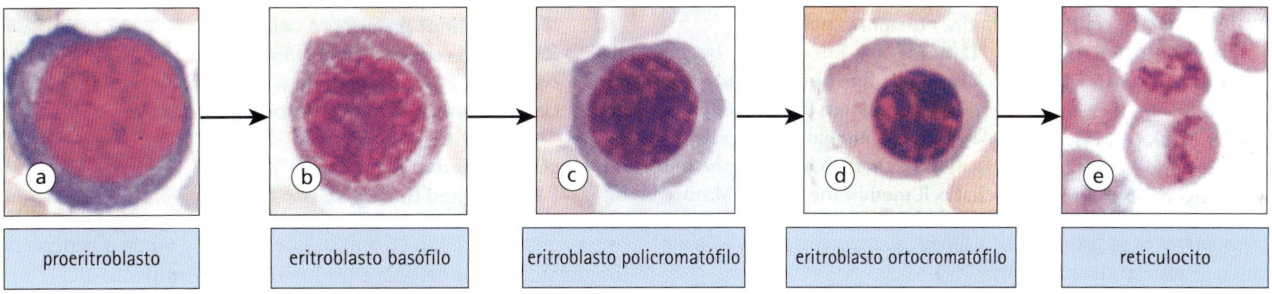

Fig. 7.21 **Estadios morfológicos en la eritropoyesis.** Los eritrocitos se desarrollan de forma continua a partir de precursores eritropoyéticos en división de la médula ósea. La diferenciación a eritrocitos maduros se asocia a unos cambios funcionales y morfológicos distintivos. Un proeritroblasto se divide para formar 8-16 células. Como se muestra en las fotomicrografías, conforme maduran las células su tamaño se reduce desde las 25 μm de un proeritroblasto a 10 μm del reticulocito. Los núcleos de las células blásticas en división son grandes, con nucléolos prominentes. Cuando se diferencian, los núcleos se van condensando y se vuelven menores y acaban saliendo de la célula. El material puntiforme de los reticulocitos no es material nuclear. Conforme maduran los eritrocitos, van acumulando hemoglobina en el citoplasma, de forma que cada vez son más eosinófilos. Esto los distingue de las células en división, que tienen un citoplasma basófilo, que se debe a la presencia de una mayor cantidad de ARN por la maquinaria para la síntesis de proteínas de la célula. Un halo perinuclear pálido se debe a la presencia del aparato de Golgi. Los reticulocitos maduran en eritrocitos en 24-48 horas y salen de la médula a través de los sinusoides.

La formación de eritrocitos se produce en pequeñas islas celulares de la médula

Los eritrocitos se forman en pequeñas islas eritroblásticas que constan de uno o dos macrófagos especializados rodeados de células progenitoras de eritrocitos. Los macrófagos poseen unas prolongaciones celulares largas e invaginaciones profundas que se acomodan a las células eritroides en división, que migran hacia fuera por la prolongación citoplasmática según se van diferenciando.

Cuando madura, el eritrocito entra en contacto con el endotelio sinusoidal y lo atraviesa para entrar hacia la circulación.

La producción de eritrocitos está controlada por la eritropoyetina

El término **eritrona** describe la masa total de eritrocitos maduros y de sus progenitores. Funciona como un órgano disperso y así el número de eritrocitos en la sangre periférica está regulado por las necesidades de transporte de oxígeno, y la tasa de producción de eritrocitos varía de acuerdo con la velocidad de su desaparición de la circulación.

Este comportamiento está mediado por diversos factores, pero en particular por el factor de crecimiento **eritropoyetina,** que ajusta la producción de eritrocitos a las demandas de oxígeno. La eritropoyetina se segrega principalmente en los riñones en los adultos y en el hígado en el feto.

La producción de eritropoyetina (EPO) se estimula por una baja tensión tisular de oxígeno (hipoxia), cualquiera que sea su causa; el estímulo más frecuente es la anemia, pero otras causas de isquemia tisular, como las cardiopatías o neuropatías, también pueden incrementar la producción. La eritropoyetina aumenta el número y la actividad proliferativa de los progenitores eritroides. La deficiencia de eritropoyetina es un rasgo frecuente en la nefropatía crónica, que cursa con anemia crónica que se puede corregir mediante la administración de eritropoyetina humana sintética.

Para la formación de eritrocitos la médula ósea necesita ciertos factores, principalmente hierro (como componente de la hemoglobina), ácido fólico y vitamina B_{12}. La falta de cualquiera de estos factores da lugar a la formación de eritrocitos defectuosos y al desarrollo de anemia.

La granulopoyesis de neutrófilos se produce con la formación de cinco tipos de células característicos en la médula

La formación de leucocitos granulares se denomina «granulopoyesis». Se produce bajo la influencia de factores de crecimiento (v. fig. 7.17). El primer precursor reconocible de la formación de neutrófilos es el mieloblasto. Los estadios de la maduración subsiguiente que pasan a través de promielocito, mielocito, metamielocito y célula en banda se muestran en la figura 7.22.

La maduración desde el mieloblasto hasta el neutrófilo tarda unos 7 a 8 días e implica cinco divisiones celulares entre el estadio de mieloblasto y el de metamielocito, después del cual no se produce ninguna división más, adquiriéndose la capacidad quimiotáctica y los receptores para el complemento y para la Fc de la IgG.

Los neutrófilos estructuralmente maduros permanecen en la médula durante unos 5 días y después se liberan a la sangre. Después de circular durante unas 6 horas, emigran a los tejidos periféricos, donde sobreviven durante 2 a 5 días, salvo que se activen, momento en que se degranulan y mueren (v. pág. 106).

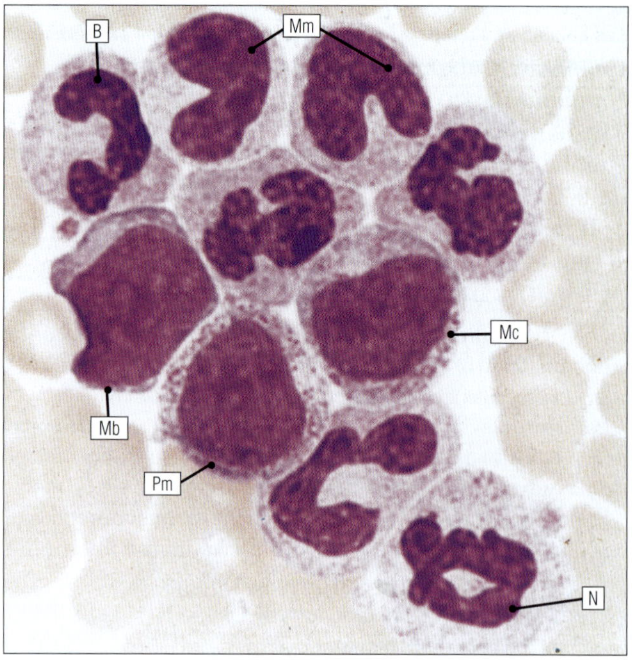

Fig. 7.22 Estadios morfológicos en la granulopoyesis de neutrófilos. Fotomicrografía que muestra los precursores de los granulocitos en distintos estadios de maduración. El mieloblasto (Mb) es una célula grande ocupada en gran parte por un núcleo en el que los nucléolos son prominentes; el escaso citoplasma que queda contiene unos pocos gránulos. El promielocito (Pm) contiene un citoplasma más abundante y más gránulos primarios; los nucléolos siguen estando presentes. El mielocito (Mc) muestra un aplanamiento o invaginación precoz de una de las caras del núcleo del cual han desaparecido los nucléolos. Su citoplasma contiene una mezcla de unos pocos gránulos primarios y unos gránulos secundarios más pequeños. El metamielocito (Mm) muestra una invaginación más avanzada del núcleo con un aspecto reniforme, y en un estadio posterior, la forma en banda (B) posee un núcleo en forma de herradura. El aumento de la lobulación del núcleo da lugar al neutrófilo maduro (N) que se caracteriza por un núcleo multilobulado y un citoplasma abundante que contiene pequeños gránulos secundarios.

El aumento en el número de neutrófilos circulantes se puede producir por dos mecanismos

Se mantiene una enorme reserva de neutrófilos acumulados que están laxamente adheridos al endotelio sinusoidal en la médula ósea. Esta reserva se puede movilizar rápidamente cuando existe una enfermedad. Los estímulos que causan la salida repentina de los neutrófilos de la médula ósea provocan un aumento en el número de neutrófilos en la sangre (neutrofilia, v. pág. 111). Este mecanismo es capaz de hacer frente a una demanda repentina de neutrófilos.

Si es necesario mantener un elevado número de neutrófilos en la sangre, por ejemplo, durante una infección bacteriana, aumentará la proliferación de precursores de granulocitos en la médula. Este mecanismo está regulado por la secreción sistémica de citocinas, especialmente IL-1, CSF-GM y CSF-G.

La formación de eosinófilos y basófilos se parece morfológicamente a la granulopoyesis de neutrófilos

Los eosinófilos derivan de las células progenitoras de granulocitos-monocitos gracias a la influencia de citocinas. Los mieloblastos eosinófilos recuerdan a los mieloblastos neutrófilos y los estadios ulteriores de desarrollo son parecidos. Los eosinófilos se distinguen fácilmente de los neutrófilos en el estadio de mielocito temprano debido a que presentan gránulos más grandes, la mayoría de ellos son intensamente rojos (eosinófilos), aunque unos pocos son inicialmente basófilos.

Los basófilos se forman a partir de las células progenitoras de granulocitos-monocitos (v. fig. 7.19). Los mieloblastos basófilos recuerdan a los mieloblastos neutrófilos; el desarrollo ulterior sigue estadios análogos a los de los neutrófilos y eosinófilos. Los gránulos basófilos son distinguibles en el estadio de mielocito temprano.

Los monocitos abandonan la médula poco después de su formación sin que exista una reserva en la médula

Los monocitos derivan de las células progenitoras de monocitos-dendríticas (v. fig. 7.17) gracias a la influencia de citocinas, incluida M-CSF. Se reconocen dos precursores morfológicos de los monocitos: el monoblasto y el promonocito. Al menos se producen tres divisiones celulares antes de alcanzar el estadio de monocito maduro. Los monocitos maduros abandonan la médula ósea poco después de haberse formado, y no existe ninguna reserva. Pasan unos 3 días en la sangre antes de emigrar a los tejidos donde ejercen tareas de vigilancia como parte de las defensas inmunitarias innatas (v. cap. 8); son incapaces de reentrar en la circulación.

La relación entre los monocitos, los macrófagos tisulares y las células dendríticas se comenta en detalle en el capítulo 8 (sistema inmunitario).

Los precursores linfoides emigran a los tejidos linfoides periféricos

La médula ósea es el lugar de formación de los precursores primitivos de los linfocitos derivados del progenitor linfoide común, que subsiguientemente dan lugar a los linfocitos T y B, las células naturales asesinas y otras células involucradas en la inmunidad innata (v. fig. 7.19).

- Los precursores de células B experimentan una maduración inicial en la médula ósea y se desplazan para colonizar los tejidos linfoides periféricos.
- Los precursores de células T emigran al timo, donde sufren una maduración inicial antes de desplazarse a colonizar los tejidos linfoides periféricos (v. cap. 8).

Las células linfoides son capaces de dividirse durante la vida adulta, cuando es deseable expandir unos clones seleccionados para organizar una respuesta inmunitaria específica. Los **linfoblastos** se reconocen como linfocitos en proceso de división, poseen un gran núcleo de cara abierta, un nucléolo prominente y un citoplasma escaso. Esta expansión en el número de linfocitos se produce en tejidos linfoides periféricos especializados, como se estudiará en el capítulo 8.

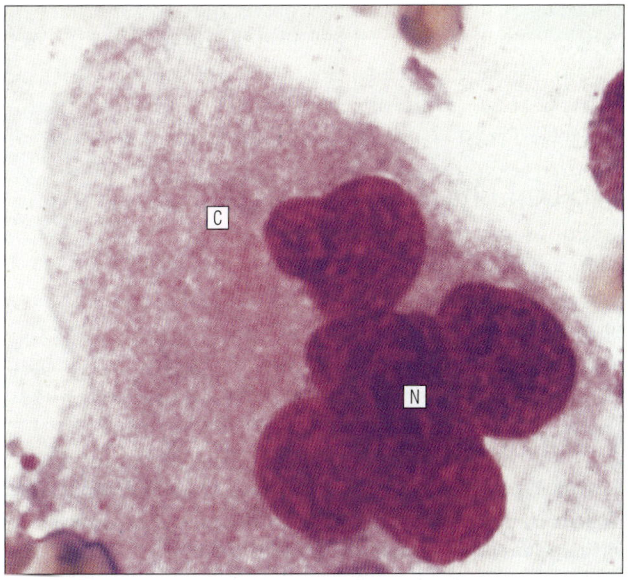

Fig. 7.23 Megacariocito. Los megacariocitos son células poliploides enormes, de 30-100 μm de diámetro, con un núcleo grande e irregular (N), que contiene cromatina dispersa y no presenta nucléolos. Su amplio citoplasma (C) está lleno de gránulos basófilos finos, lo que refleja la abundancia de organelas citoplasmáticas. Con el microscopio óptico resulta difícil definir con claridad el límite del citoplasma por la presencia de numerosas plaquetas que se están liberando, por las prolongaciones del citoplasma y por las vesículas.

Los megacariocitos son grandes células multinucleadas que originan las plaquetas

Los megacariocitos (fig. 7.23) son las células de mayor tamaño presentes en los aspirados de médula ósea y producen plaquetas mediante fragmentación de su citoplasma.

El precursor del megacariocito en la médula ósea es el megacarioblasto, que duplica su contenido nuclear y citoplasmático hasta 7 veces sin sufrir división celular, consiguiendo en cada una aumentar su ploidía, la lobulación del núcleo y el tamaño celular.

La maduración citoplasmática incluye la elaboración de gránulos, vesículas y membranas de demarcación (v. más adelante) y la progresiva pérdida de ribosomas libres y retículo endoplasmático rugoso.

El citoplasma de los megacariocitos se divide en tres zonas. En primer lugar, la zona perinuclear que contiene el aparato de Golgi y las vesículas asociadas, el retículo endoplasmático liso y rugoso, los gránulos en desarrollo, los centriolos y los túbulos fusiformes. Sigue unida al núcleo tras la liberación de la plaqueta. En segundo lugar, la zona intermedia que contiene un amplio sistema de vesículas y túbulos interconectados (el sistema de demarcación de membrana, SDM), que está en continuidad con la membrana celular y que tiene como función delimitar los campos de las plaquetas en desarrollo (es decir, las plaquetas potenciales), que, igual que las plaquetas, muestran un tamaño distinto. Por último, la zona marginal está llena de filamentos del citoesqueleto y atravesada por membranas que se conectan con el SDM.

Los megacariocitos producen plaquetas en la médula ósea y también se encuentra una población en los pulmones.

Para acceder a las preguntas de revisión en línea, visita, por favor, https://studentconsult.inkling.com.

8

Sistema inmunitario

INTRODUCCIÓN

El sistema inmunitario forma parte de un conjunto de sistemas de defensa que se utiliza para combatir enfermedades

El cuerpo debe protegerse continuamente de la invasión de muy diversos organismos vivos que pueden entrar a través de la piel, el intestino, el tracto respiratorio y otras vías. Esta protección se consigue gracias a una serie de células que juntas constituyen el sistema inmunitario. Los principales tipos de células implicados son los leucocitos, sobre todo los **linfocitos,** los **granulocitos,** los **macrófagos** y las **células dendríticas.**

Los dos órganos fundamentales del sistema inmunitario, responsables de la creación de los linfocitos, son la **médula ósea** y el **timo.** Los órganos secundarios del sistema inmunitario, responsables del desarrollo de respuestas inmunitarias específicas, son los **ganglios linfáticos,** el **bazo** y los tejidos linfoides presentes en las superficies epiteliales llamados de forma colectiva **tejido linfoide asociado a mucosas (MALT).**

Existen dos mecanismos fundamentales:

- Respuesta inmunitaria innata.
- Respuesta inmunitaria adaptativa.

Los sistemas implicados en la protección (funciones de barrera) de las superficies epiteliales se consideran parte de los sistemas de defensa generales que nos protegen frente a los patógenos. Entre ellos se incluyen la barrera que genera la queratina de la piel, el moco de la vía respiratoria y digestiva y el entorno ácido del estómago y la vagina. Si los patógenos consiguen acceder a los tejidos, se activará una línea adicional de defensa general.

La **inmunidad innata** depende de una serie de células que pueden detectar una señal de peligro y activar de forma secundaria unos sistemas celulares de defensa genéricos. Los receptores de las células inmunitarias permiten identificar a los elementos que se expresan de forma genérica en amplios grupos de patógenos llamados **patrones moleculares asociados a patógenos (PAMP)** o también pueden reconocer moléculas transmisoras de señales que se expresan cuando las células se lesionan y que se denominan **patrones moleculares asociados a lesiones (DAMP).** Cuando se activa el sistema inmunitario innato, los patógenos se destruyen o neutralizan por el complemento, el interferón, las citocinas, las células asesinas naturales, los leucocitos neutrófilos y los macrófagos. La inmunidad innata es inespecífica y se considera que el sistema solo responde a los patógenos de una forma genérica por lo que no se genera memoria inmunológica. Su importancia reside en la capacidad inmediata de responder frente a los patógenos.

Por el contrario, la **respuesta inmunitaria adaptativa** es específica de manera que cada patógeno encontrado genera una respuesta programada (adaptativa) única que implica el reconocimiento de lo «no propio». En la respuesta adaptativa las células efectoras inmunitarias (linfocitos) se programan para destruir o neutralizar los patógenos en función del reconocimiento de unas dianas «no propias», que se llaman **antígenos.** Las respuestas inmunitarias específicas frente a los antígenos dan lugar a una serie de linfocitos, que «recuerdan» al patógeno, de forma que pueden controlar cualquier exposición repetida con rapidez. La segunda exposición al patógeno es afrontada antes de que pueda crecer porque la respuesta inmunitaria adaptativa aporta una inmunidad duradera; sin embargo, tarda mucho en desarrollarse.

Los dos tipos principales de respuesta inmunitaria son la respuesta mediada por células y la respuesta humoral

En la respuesta inmunitaria intervienen varios tipos de células que actúan sinérgicamente. Los agentes exógenos (comúnmente microorganismos) son los primeros en ser reconocidos por las **células presentadoras de antígeno** (CPA), las cuales patrullan constantemente su ambiente local y son principalmente las células dendríticas y los macrófagos. Los agentes exógenos son degradados en las CPA a sus componentes claves. Estos actúan como antígenos, que entonces son presentados a células efectoras especializadas **(linfocitos).** Los linfocitos se unen a los antígenos extraños e inician el proceso de creación de una reserva creciente de células que pueden neutralizar o destruir el antígeno de forma específica. A continuación, los linfocitos capaces de reconocer antígenos y unirse a los mismos proliferan y son capaces de organizar una respuesta inmunitaria que puede ser de dos tipos:

- **Inmunidad mediada por células:** caracterizada por la acción conjunta de linfocitos y macrófagos cuyo fin es la destrucción o neutralización del agente extraño.
- **Inmunidad humoral:** caracterizada por la secreción de proteínas (anticuerpos) por un tipo de linfocitos. Los anticuerpos neutralizan los agentes extraños gracias a la unión específica con un antígeno (v. hechos fundamentales más adelante).

Estos dos sistemas suelen trabajar juntos en la eliminación de un patógeno.

Mientras que la respuesta inmunitaria se produce en todos los tejidos corporales, el crecimiento, mantenimiento y programación de las células inmunitarias se realiza fundamentalmente en los ganglios linfáticos, bazo, timo y médula ósea, que son los órganos especiales del sistema inmunitario.

ASPECTOS CLAVE

Anticuerpos

- Son sintetizados por los linfocitos B (como células plasmáticas) y se unen a antígenos específicos.
- También se conocen con el nombre de inmunoglobulinas y las hay de cinco clases estructurales diferentes: IgG, IgA, IgD, IgM e IgE.
- Tienen dos componentes principales, las cadenas ligeras (κ o λ) y las cadenas pesadas (γ, α, δ, μ o ε).
- Poseen cadenas ligeras y pesadas con regiones muy variables (lugares de unión a los antígenos) y regiones constantes, que forman la parte principal de las moléculas.
- Pueden circular en la sangre y en los líquidos corporales o permanecer unidos a la superficie de los linfocitos B, donde activan a la célula B cuando se encuentra con el antígeno apropiado.

Es posible identificar diferentes células del sistema inmunitario mediante marcadores característicos

Muchos de los linfocitos distintos, pero altamente especializados, del sistema inmunitario fueron definidos originalmente en función de la morfología y, solo de forma más reciente, por la expresión de marcadores de superficie.

Para reconocer los distintos tipos de células es preciso teñir los tejidos para detectar la presencia de distintos marcadores celulares, la mayor parte de los cuales son proteínas de la superficie celular. Las múltiples proteínas citoplasmáticas y de la membrana celular que caracterizan a las células del sistema inmunitario han recibido su nombre según un sistema internacional, que los relaciona con las proteínas expresadas en las distintas fases de la maduración celular. Estas moléculas se denominan **grupos de diferenciación** (llamados también **grupo de denominación o determinantes de clasificación**) y se abrevian como **CD.** Los anticuerpos frente a las distintas moléculas CD permiten identificar los distintos subtipos de células linfoides mediante tinción inmunohistoquímica. La nomenclatura tiene el prefijo CD, seguido de números y letras. En este capítulo se alude a los marcadores CD (fig. 8.1). Se está ampliando la definición de tipos celulares para incorporar la expresión de los factores de crecimiento y transcripción; los lectores que busquen más información pueden consultar obras de texto especializadas en Inmunología o Hematología.

ASPECTOS CLAVE

Moléculas CD

Las moléculas CD pueden ser clasificadas en tres grandes grupos:

- Marcadores que son expresados por una línea celular durante toda la vida.
- Marcadores que son expresados transitoriamente durante una fase de la diferenciación.
- Marcadores que se expresan cuando las células están activadas.

Los tipos celulares se especifican con el sufijo «+» o «-» para indicar la expresión o falta de expresión de una molécula CD. Por ejemplo, si una célula es CD4+ CD8- quiere decir que expresa CD4, pero no CD8.

Los marcadores CD son proteínas asociadas a la membrana que suelen corresponder a receptores y ligandos involucrados en las interacciones intercelulares para mediar la adhesión celular o participar en la transmisión de señales.

Para poder tipificar de forma exacta a una célula y distinguirla de otra puede ser necesario analizar la expresión de múltiples moléculas CD.

Linfocito B	CD45+ CD3- CD19+ CD20+ CD21+ CD22+ CD24+ CD38+ CD72+ CD79a+
Linfocito T	CD45+ CD3+
Linfocito T cooperador	CD45+ CD3+ CD4+
Linfocito T regulador	CD45+ CD3+ CD4+ CD25+ CD39+ CD73+
Linfocito T citotóxico	CD45+ CD3+ CD8+
Célula asesina natural	CD45+ CD3- CD16+ CD30+ CD31 + CD56+

Fig. 8.1 Moléculas de los grupos de diferenciación. Perfiles de los CD más frecuentes en las células que se analizan en este capítulo.

LINFOCITOS

Los tres grupos principales de linfocitos se denominan «células B», «células T» y «células asesinas naturales» (NK, del inglés *natural killer*).

Las células B se transforman en células plasmáticas y segregan anticuerpos

Los linfocitos B (células B) se concentran principalmente en los órganos linfoides especializados. También circulan en la sangre periférica, representando del 5 al 15% de los linfocitos sanguíneos, y emigran hacia los tejidos corporales. Por tanto, el movimiento constante de este tipo de células linfoides significa que se encuentran fácilmente disponibles para la defensa inmunitaria. Cuando son estimuladas por un antígeno apropiado, las células B comienzan a proliferar y se convierten en **células plasmáticas,** que entonces segregan proteínas específicas denominadas inmunoglobulinas. Las células B, las células plasmáticas y los anticuerpos que existen en la sangre y en los líquidos corporales son la base de la **respuesta humoral.**

CONCEPTOS AVANZADOS

El complejo receptor de antígeno de la célula B

Las células B reconocen al antígeno expresando un anticuerpo IgM en su superficie como parte de un complejo receptor de antígeno de la célula B. Las otras proteínas que forman el complejo receptor se detectan mediante anticuerpos contra CD79a y CD79b.

Todas las células B en desarrollo poseen genes comunes que codifican la producción de inmunoglobulinas. En este estadio se denominan «líneas germinales» de células B. Durante la maduración de las células B y después de la estimulación antigénica, estos genes se reordenan y producen diferentes inmunoglobulinas únicas que pueden interactuar específicamente con un antígeno específico. De esta forma se genera la diversidad de la respuesta inmunitaria. Las células que producen una inmunoglobulina que reconoce a un antígeno normal del cuerpo (autoantígeno) se eliminan durante el desarrollo y las respuestas inmunitarias se regulan por unos subtipos de células T (se comenta de forma detallada en este capítulo). Algunas células activadas se inactivan temporalmente y permanecen como «células de memoria». Estas células pueden proliferar rápidamente cada vez que se encuentren con el mismo antígeno.

Las células B se originan en tejidos hematopoyéticos y más adelante colonizan los tejidos linfoides

Las células B maduran a partir de pequeñas células inactivas hasta formar grandes células secretoras de inmunoglobulinas. Su aspecto citológico varía de acuerdo con su actividad.

Originadas en los tejidos hematopoyéticos del hígado y de la médula ósea, las células B se desarrollan a partir de las células progenitoras linfoides. Esto sucede en nichos dentro de la médula ósea y se estimula por la IL-17.

Abandonan su lugar de desarrollo y pueblan los tejidos linfoides especializados (en particular, ganglios linfáticos, bazo, amígdalas y la mucosa del intestino). En las aves, las células B se desarrollan en una estructura denominada «bolsa de Fabricio», de ahí el nombre de células B (de la bolsa).

Las células B inactivas son células pequeñas, de 6 a 8 μm de diámetro, con un citoplasma apenas discernible. El núcleo es redondo con una cromatina compacta que refleja la falta de transcripción de ADN.

Cuando las células B se activan y proliferan, desarrollan unos núcleos grandes con nucléolos prominentes y una moderada cantidad de citoplasma. Estas células se denominan **linfoblastos, centroblastos** e **inmunoblastos.**

Las células B completamente desarrolladas secretoras de inmunoglobulinas se denominan **células plasmáticas,** y poseen características histológicas que reflejan su función de células secretoras de proteínas (v. fig. 7.12). El citoplasma es basófilo debido a su alto contenido de retículo endoplasmático rugoso, y hay un área clara cerca del núcleo que corresponde al complejo de Golgi. El núcleo posee un patrón de cromatina extendida que recuerda a la esfera de un reloj, y posee un gran nucléolo central.

EJEMPLO CLÍNICO

Un tumor maligno de células plasmáticas se llama **mieloma.** En este proceso se desarrolla una única línea de células plasmáticas, que se disemina por la médula ósea. Dado que la función de las células plasmáticas es producir inmunoglobulinas, se puede realizar un estudio en sangre para detectar si existe un único anticuerpo predominante en el plasma (banda monoclonal). El mieloma se suele asociar a la aparición de áreas líticas en el hueso, que pueden ocasionar fracturas.

CONCEPTOS AVANZADOS

Marcadores de las células B

- Las células pre-B expresan el CD10. Este se pierde con la maduración.
- Las células B de la sangre expresan la IgM y la IgD en su superficie, así como los antígenos de clase II del CPH.
- CD19, CD20, CD22 y CD79a son los principales marcadores que se emplean para la identificación.
- CD21 y CD35 (receptores del complemento) se expresan cuando se activan las células.
- Cuando CD40 se expresa, está implicada en la activación de la señalización de las células T cooperadoras (TH, del inglés *helper*).
- Las células B en los tejidos pueden expresar IgM e IgD, IgG, IgA o IgE. Estas tres últimas se producen como consecuencia de un «cambio de clase» cuando las células B activadas dejan de producir cadenas pesadas μ y δ; y empiezan a producir cadenas pesadas γ, α o ε en su lugar.

Las células T son linfocitos especializados responsables de la inmunidad celular inmediata

Los linfocitos T (células T) se originan a partir de células troncales en los tejidos hematopoyéticos del hígado y la médula ósea, y se llaman de este modo porque maduran en el timo. De allí salen para poblar tejidos linfoides especializados (sobre todo ganglios linfáticos, bazo y mucosa intestinal). Aunque las células T se concentran en determinados órganos linfoides especializados, también circulan por la sangre periférica y emigran a los tejidos corporales. Las células T poseen receptores de superficie celular específicos que reconocen al antígeno específico, de la misma forma que lo hacen los anticuerpos (aunque las células T solo se ligan a antígenos peptídicos presentes en la superficie de las células presentadoras de antígeno, las células B pueden unirse a muchos tipos químicos de antígenos en solución o en la superficie de los microbios). Cuando son estimulados por un antígeno apropiado y reciben la estimulación recíproca de una célula presentadora de antígeno, las células T proliferan y pueden dirigir y reclutar otras células del sistema inmunitario, así como atacar a las células enfermas directamente.

Las células T activadas también tienen una importante función secretora y segregan citocinas (linfocinas).

Las células T, los receptores de las células T y las citocinas son la base de la **respuesta inmunitaria mediada por células,** además de ser esenciales en la organización de muchos aspectos de la respuesta humoral.

CONCEPTOS AVANZADOS

Complejo receptor de la célula T

Las proteínas del receptor de las células T se ensamblan con proteínas CD3 y forman un complejo que se sitúa en la superficie de la célula T **(complejo receptor de la célula T).** Todas las células T en desarrollo comparten genes que codifican las proteínas del receptor de la célula T. Durante la maduración, los mecanismos genéticos (mutación somática y reordenación genética del receptor de la célula T) generan la diversidad de células T necesarias para responder a antígenos diferentes. Las células que reconocen un (auto) antígeno normal del cuerpo se eliminan durante el desarrollo (se detalla en este capítulo).

Los receptores de las células T tienen regiones variables que, igual que los anticuerpos, pueden ligarse a distintos antígenos. Los receptores se ensamblan como pares (dímeros) de péptidos de unión a antígeno.

- Un 95% de los linfocitos de la sangre expresan juntas las cadenas α y β (receptor αβ de la célula T) y se denominan células T α:β (o αβ).
- Un 5% de los linfocitos de la sangre expresan juntas las cadenas γ y δ (receptores γδ de la célula T) y se denominan células T γδ.

Las células T poseen una morfología variada

El aspecto histológico de las células T depende de su actividad.

Las células T inactivas pueden adquirir dos tipos morfológicos. La forma más común en sangre periférica, que representa del 60 al 90%, se denomina **linfocito pequeño.** Esta célula tiene un diámetro de 6 a 7 μm con un citoplasma apenas discernible y un núcleo redondo con una cromatina compacta (v. fig. 7.11a).

El segundo tipo de célula inactiva se llama **linfocito grande granular** (fig. 8.2). Estas células tienen un diámetro de 7 a 10 μm y poseen una cantidad moderada de citoplasma que contiene unos pocos gránulos que se tiñen con colorantes de azur (**gránulos azurófilos**).

Las células T que han sido estimuladas para dividirse como parte de una respuesta inmunitaria son más grandes que las células inactivas y poseen un discreto citoplasma basófilo. El núcleo es grande, con un aspecto convoluto (a diferencia del de las células B) y un patrón de cromatina de cara abierta con un nucléolo visible, lo que refleja transcripción génica.

Las células T activadas secretoras de linfocinas poseen un citoplasma basófilo, debido a su alto contenido de retículo endoplasmático rugoso (RE), y un gran núcleo con un contorno convoluto.

No es posible diferenciar los distintos tipos especializados de células T con los métodos histológicos habituales, y es precisa la tinción inmunohistoquímica para detectar la expresión de marcadores específicos, que pueden expresarse en el citoplasma, en la membrana celular o en el núcleo cuando se trate de un factor de transcripción.

Existen varios subtipos funcionales de linfocitos T.

Hay varias subpoblaciones de células T que se pueden definir por la expresión de sus marcadores específicos, factores de transcripción, productos secretados y por su actividad funcional.

Durante el procesamiento y la maduración en el timo, las células T pueden diferenciarse a **células T efectoras** (citotóxicas, cooperadoras y reguladoras) o a **células T de memoria,** responsables de dar lugar a una protección durante toda la vida a través de la inmunidad (fig. 8.3).

Las células asesinas naturales se activan para transformarse en linfocitos citotóxicos

Las células NK son el tercer gran grupo de linfocitos, y en la sangre periférica adquieren la morfología de linfocitos grandes granulosos (v. fig. 8.2). Las células NK no expresan TCR y tampoco tienen CD3. Además de formar una población en la sangre, también están presentes en el bazo. Las células NK son parte importante de la **inmunidad innata** y expresan varias clases de receptores a través de los cuales se pueden activar y adquirir la capacidad de destruir otras células (**citotoxicidad mediada por células**), mediante la secreción de perforinas y granzimas. La función principal de este tipo de célula es la de la eliminación de las células infectadas por virus, así como la vigilancia y eliminación de las células tumorales. Entre otras señales, las células NK pueden activarse porque reconocen interleucinas y citocinas elaboradas por las células infectadas por virus.

Las células NK pueden producir IFN-γ para estimular que los macrófagos engloben las células infectadas por virus, y TNF-α que puede mediar la destrucción de las células tumorales.

EJEMPLO CLÍNICO

Infección por VIH y el sistema inmunitario

El virus que causa el síndrome de la inmunodeficiencia adquirida (SIDA), el VIH-1, entra en las células utilizando la proteína de superficie CD4 como receptor. Uno de los marcadores más importantes de la progresión de la infección por el VIH es la reducción en el número de células CD4+ de la sangre.

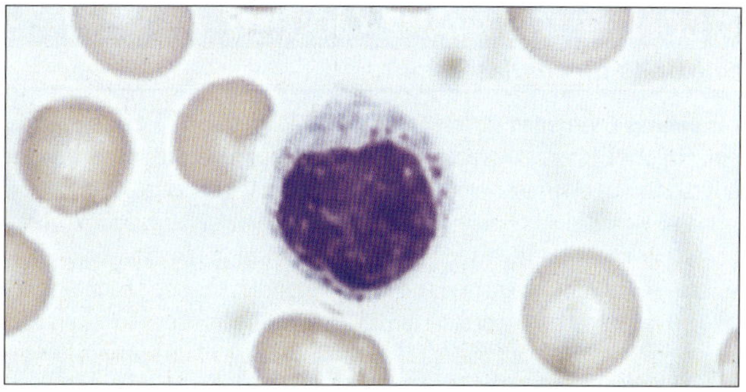

Fig. 8.2 Linfocito granular grande. Extensión de sangre que muestra un linfocito granular grande. Obsérvese que el núcleo es más grande que en un linfocito pequeño y que hay una cantidad moderada de citoplasma con unos pocos gránulos teñidos de color *púrpura* (azurófilos).

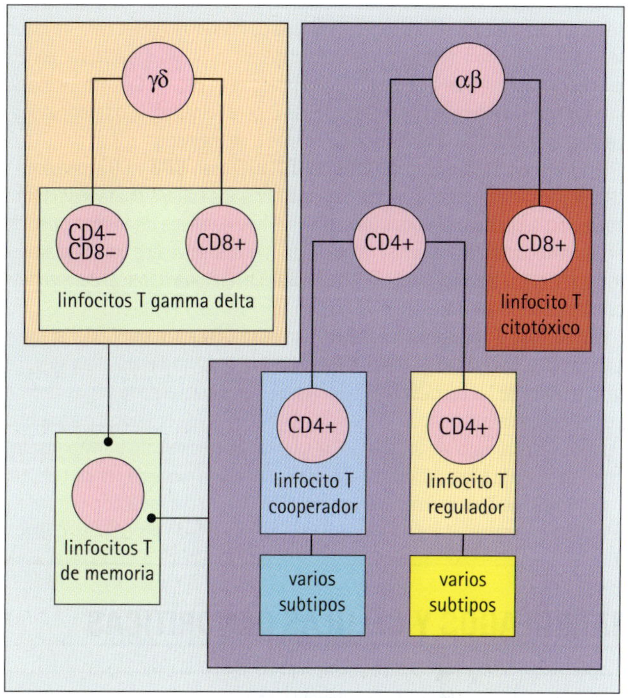

Fig. 8.3 Subtipos de linfocitos T. Los linfocitos T expresan distintos tipos de receptores T. Las células citotóxicas, las células cooperadoras y las reguladoras también se asocian a la expresión de otros marcadores de superficie, que no se muestran en este diagrama. Existen subtipos de linfocitos T cooperadores y reguladores definidos por marcadores y por su función. Los linfocitos T de memoria pueden formarse a partir de distintos tipos de linfocitos T.

ASPECTOS CLAVE

Linfocitos

- Hay tres tipos principales: células T, células B y células NK.
- Hay dos tipos morfológicos de linfocitos inactivos: linfocitos pequeños y linfocitos grandes granulares.
- Los diferentes tipos de células linfoides se identifican mediante técnicas inmunohistoquímicas que detectan marcadores específicos.
- Las células B maduran a células plasmáticas que segregan inmunoglobulinas.
- Las células T tienen varias funciones como células citotóxicas, células cooperadoras y células supresoras.
- La función principal de las células NK es la de la citotoxicidad como parte de la inmunidad innata.

CONCEPTOS AVANZADOS

Subtipos de células T

Las **células T vírgenes** expresan **CD8** o **CD4** además de CD3 y el receptor αβ de las células T. Estas células aparecen en los ganglios y pueden responder a patógenos con los que el sistema inmunitario no había entrado en contacto previamente al reconocer antígenos presentados junto con las moléculas del complejo principal de histocompatibilidad (CPH) por las células presentadoras de antígeno.

- Las células CD4+ interactúan con el CPH de clase II. Cuando se activan por la unión al antígeno y se coestimulan, se diferencian a linfocitos T cooperadores o reguladores. Algunos pueden convertirse en células T de memoria.
- Las células CD8+ interactúan con el CPH de clase I. Cuando se activan por la unión al antígeno y se coestimulan, se diferencian a linfocitos T citotóxicos. Algunos pueden convertirse en células T de memoria.

Las **células T cooperadoras (Th)** expresan **CD4** además de **CD3** y el receptor αβ de las células T, junto con receptores para distintas citocinas y quimiocinas. Existen varios tipos reconocidos dentro de este subtipo en función de la naturaleza de los productos secretados y sus funciones. La capacidad de las células Th de secretar citocinas, por ejemplo, distintos tipos de interleucinas, les permite inducir la inmunidad frente a distintas clases de patógenos (p. ej., virus, bacterias, hongos, protozoos). Además, un grupo de células Th juegan un papel vital en la inmunidad humoral por su interacción con las células B para fomentar la diferenciación a células plasmáticas y la formación de células B de memoria.

Las **células T citotóxicas (células TC)** expresan **CD8** y CD3 junto con el receptor αβ de las células T. Pueden destruir a las células diana mediante la secreción de perforina y granzima. Este subtipo participa de forma específica en las respuestas inmunitarias frente a las infecciones virales intracelulares, el rechazo del trasplante y también la vigilancia inmunitaria frente al desarrollo de células cancerosas.

Las **células T reguladoras (TReg)** expresan **CD4** junto con CD3 y el receptor αβ de las células T. Estas células fomentan la tolerancia inmunitaria y suprimen la extensión de la respuesta inmunitaria. Se han caracterizado varios tipos de células T reguladoras según la función y la expresión de proteínas marcadoras. Pueden secretar interleucina 10 (IL-10) y factor de crecimiento transformante β como parte de la supresión de la respuesta inmunitaria mediada por las células T.

Las **células T asesinas naturales (TNK)** (no confundir con las células asesinas naturales, v. antes) expresan el receptor αβ de las células T, pero la diversidad de la cadena α suele ser limitada. Las células pueden ser positivas para CD4 o CD8. Se ha caracterizado un pequeño número de subgrupos. Este subtipo de célula T pueden responder a antígenos lipídicos. Las células TNK se han relacionado con la respuesta inmunitaria frente a las micobacterias, las enfermedades autoinmunitarias y tras su activación están implicadas en la secreción de una serie de citocinas que reclutan a otras células inmunitarias y modulan las respuestas celulares locales.

Las **células T gamma delta (células T γδ)** expresan el receptor γδ de las células T además de CD3 y son un tipo de las denominadas células T «no convencionales» Este tipo de célula T forma un porcentaje muy pequeño de los linfocitos en la sangre y se encuentran principalmente en el intestino, donde son el principal tipo de linfocito que infiltran las células epiteliales que recubren el intestino (linfocitos intraepiteliales). A diferencia de las células Th y TC, las células T γδ no necesitan que el antígeno se les presente unido a moléculas del CPH, sino que tienen capacidad de reconocer antígenos completos, por ejemplo, los expresados sobre una superficie bacteriana. Se han caracterizado subgrupos de células γδ, que tienen formas limitadas del receptor de las células T (RCT), que funcionan como un receptor de reconocimiento de patrones y por eso se relaciona más con la inmunidad innata que con la adaptativa. Se considera que la linfocitosis asociada a determinadas infecciones bacterianas se debe a esta clase de linfocito. Cuando se activan, producen citocinas (IFN-γ, TNF-α) y quimiocinas (RANTES, linfotactina) y provocan la muerte de las células diana mediante la secreción de perforina y granzima.

Las **células T de memoria** expresan el receptor de células T incluyendo CD3 y CD45RO (una proteína receptora implicada en la activación tardía). Cuando encuentran un estímulo antigénico repetido, pueden combatir a un patógeno con rapidez mediante la elaboración de citocinas efectoras y también proliferan para crear una nueva población de células T efectoras. Su función como células efectoras depende de la expresión de CD4 (cooperadoras o reguladoras) o CD8 (citotóxicas). Se han caracterizado varias poblaciones de células T de memoria en distintos tipos de tejidos.

Células T anérgicas, exhaustas y senescentes. Estos tres tipos de células T se asocian a un estado de hiporrespuesta y pueden reconocerse con marcadores de la superficie celular.

MACRÓFAGOS Y CÉLULAS DENDRÍTICAS

Los macrófagos y las células dendríticas forman parte del sistema fagocítico mononuclear

Los monocitos (v. cap. 7), los macrófagos y las células dendríticas (se comentan en detalle en este mismo capítulo) forman parte del sistema fagocítico mononuclear, un sistema constituido principalmente por células fagocíticas dispersas en todos los tejidos con presencia de algunas formas especializadas en forma de **células fagocíticas residentes en tejidos.**

Los macrófagos y las células dendríticas derivan de células progenitoras mieloides (v. pág. 116). Los macrófagos son importantes como células efectoras en la inmunidad innata y en la eliminación de células muertas como parte del recambio normal de las células tisulares, incluido el desarrollo fetal. En la enfermedad y tras una lesión tisular los macrófagos se activan y las poblaciones locales de macrófagos se potencian con células derivadas de los monocitos que proceden de la sangre,

Los macrófagos pueden reconocer a los patógenos gracias a los receptores de reconocimiento de patrones y los receptores Fc, tras lo cual pueden destruir a las bacterias mediante fagocitosis y producción de especies reactivas del oxígeno (ERO) con mieloperoxidasa. También reclutan a otras células efectoras secretando citocinas inflamatorias,

Los macrófagos también pueden actuar como células efectoras en la inmunidad adaptativa, activándose en respuesta a las citocinas elaboradas por las células T.

Los macrófagos residentes en los tejidos pueden adoptar diversos aspectos morfológicos al diferenciarse para cumplir funciones especializadas:

- Pueden formar una población de células adaptadas principalmente para la fagocitosis (macrófagos residentes en los tejidos o histiocitos).
- Pueden ser estimulados por las células T y segregar citocinas que controlan las respuestas inmunitarias celulares locales.
- Pueden formar células de vigilancia inmunitarias especializadas (presentación de antígenos).

Las células adaptadas principalmente para la fagocitosis retiran o almacenan el material adoptando una morfología redondeada con unos seudópodos cortos y anchos. Contienen un gran número de lisosomas (fig. 2.23).

Los macrófagos de tipo secretor son células grandes con un citoplasma voluminoso teñido de color rosa debido a la gran cantidad de complejo de Golgi y de RE liso. Raramente se ven en los tejidos normales, pero son importantes en las respuestas inmunitarias mediadas por células T, denominándose entonces **células epitelioides,** debido a su parecido superficial con las células epiteliales (respuesta de hipersensibilidad de tipo IV).

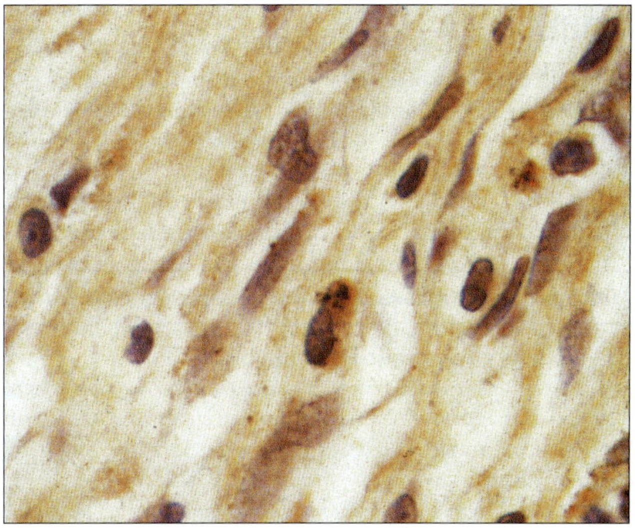

Fig. 8.4 Macrófagos. Los macrófagos son particularmente abundantes en el tejido de sostén fibrocolágeno laxo que se encuentra en la mayoría de los órganos. En este sitio se adaptan para la actividad fagocítica principal, lo que se refleja en su alto contenido de lisosomas. En cortes teñidos con H-E, los macrófagos normales apenas son visibles, pero se pueden detectar mediante tinción histoquímica para fosfatasa ácida o tinción inmunohistoquímica para enzimas lisosomales como la de la fotografía.

Los macrófagos están ampliamente distribuidos en la mayoría de los tejidos

La morfología de los macrófagos es variable según su localización y función.

Los macrófagos son un componente importante de estos órganos especializados del sistema inmunitario, sobre todo en el bazo. También son particularmente abundantes en el tejido fibrocolágeno laxo de sostén, que se encuentra en casi todas las partes del cuerpo (fig. 8.4).

Los macrófagos residentes en tejidos especializados se encuentran en el pulmón (macrófagos alveolares, v. pág. 169), hígado (células de Kupffer, v. fig. 12.3), cerebro (células microgliales, v. fig. 6.22), placenta (células de Hofbauer), bazo (células de revestimiento sinusoidales) y tejido adiposo (v. cap. 4). La mayor parte de los macrófagos residentes en tejido se establecen antes del nacimiento a partir de células hematopoyéticas primitivas originadas en el saco vitelino, y son poblaciones que se automantienen.

La mayor parte de las células presentadoras de antígenos son células dendríticas que derivan de un progenitor medular común

Las células presentadoras de antígeno fagocitan el material antigénico, lo procesan mediante sistemas proteolíticos y presentan los fragmentos resultantes a los linfocitos en la superficie celular en combinación con las moléculas del complejo principal de histocompatibilidad (o CPH). El principal tipo se llama **célula dendrítica clásica** (CDc) caracterizada por:

- Prolongaciones celulares ramificadas y ondulaciones para presentar un área de superficie de membrana más extensa para el atrapamiento de antígenos (fig. 8.5).
- Sistema proteolítico especializado que puede escindir estructuras antigénicas a partir de proteínas de mayor tamaño.
- Ser móviles y emigrar desde los tejidos para transportar cualquier antígeno que se encuentre a las células T en los ganglios linfáticos.
- Expresión en superficie de CPH clase II y de la integrina CD11c y capacidad de presentar antígenos a las células T.
- Derivadas de un progenior mieloide común y expresan marcadores de origen leucocitario (antígeno leucocitario común).

Las células que se clasifican como CPA dendríticas son:

- Células de Langerhans de la piel.
- Células dendríticas de los ganglios linfáticos y el bazo.
- Células dendríticas intersticiales, que forman una población de células dendríticas en los tejidos de sostén de la mayoría de los órganos.
- Células veladas de la sangre, que se considera que son formas circulantes de las CPA dendríticas de paso entre los tejidos; a partir de la expresión de marcadores de superficie con citometría de flujo se han caracterizado tres tipos principales.
- Microglía del sistema nervioso central (v. fig. 6.22).

En cada una de estas localizaciones, tanto en los tejidos linfoides como no linfoides, las células dendríticas pueden vigilar el medio ambiente local de forma constante, adquiriendo y procesando antígenos. A pesar de ciertos atributos comunes, cada uno de estos tipos celulares está especializado en su microambiente y cada uno de ellos tiene unos receptores de superficie ligeramente diferentes y unas proteínas que los adaptan a la presentación de antígenos en diferentes lugares.

CONCEPTOS AVANZADOS

Se han caracterizado dos formas polarizadas de macrófagos

- El macrófago de tipo M1 está adaptado para promover las respuestas inflamatorias y se le conoce como «macrófago asesino». Este tipo se activa por los LPS de la pared bacteriana y el IFN-γ. Como parte de su fenotipo producen IL-12 (activa a las células T) y bajas cantidades de IL-10 (citocina antiinflamatoria). Se considera que este estado funcional del macrófago está implicado en la eliminación de los patógenos, destruyendo a las células infectadas por virus y eliminando las células cancerosas como parte de un sistema de vigilancia inmunitaria más amplio.
- El macrófago de tipo M2 está adaptado para modular y regular a la baja las respuestas inflamatorias y fomentar la cicatrización y la reparación de heridas. Como parte de este fenotipo producen altas concentraciones de IL-10, TGF-β (inhibe las respuestas inmunitarias) y bajas concentraciones de IL-12.

EJEMPLO CLÍNICO

Macrófagos y patología de la obesidad

En el tejido adiposo se encuentra una subpoblación definida de macrófagos, los **macrófagos del tejido adiposo.** La desregulación de su función vinculada con la obesidad se ha asociado al desarrollo de una disfunción inmunitaria más extensa, y se ha correlacionado con la producción de moléculas proinflamatorias. En las personas con un índice de masa corporal normal, los macrófagos representan un 5% de las células del tejido adiposo. Sin embargo, en los obesos pueden llegar a ser un 50% de las células. Se ha relacionado la inflamación que aparece de este modo, con el desarrollo de una resistencia a la insulina y la diabetes de tipo 2 en la obesidad.

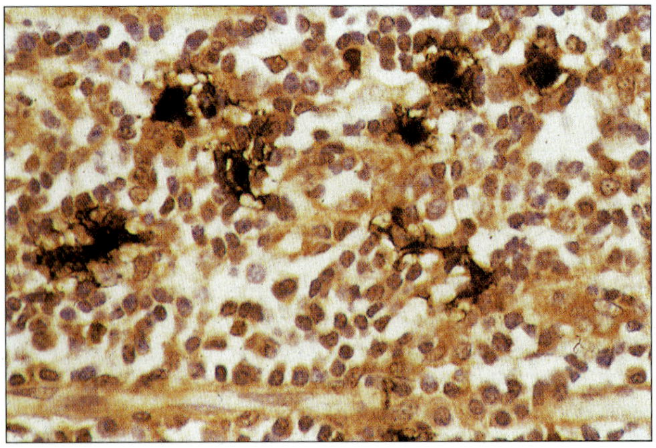

Fig. 8.5 Células dendríticas presentadoras de antígeno. Fotomicrografía que muestra las prolongaciones celulares ramificadas de las células dendríticas presentadoras de antígenos de un área (paracorteza) de un ganglio linfático. Este corte se ha teñido utilizando un método de inmunoperoxidasa que detecta una proteína específica de este tipo celular.

Además de presentar antígenos, esta clase de células dendríticas (CD) pueden participar en la inmunidad innata independientemente de la activación de las células T y también pueden modular las respuestas inmunitarias locales.

En contraste, otras células también llamadas células dendríticas tienen un origen mesenquimal, como, por ejemplo, las **células dendríticas foliculares** de los ganglios linfáticos. Las células dendríticas foliculares también se distinguen en que presentan antígenos a las células B (no a las T) y no expresan moléculas del CPH de clase II.

Las células dendríticas plasmacitoides son un segundo tipo esencial del linaje de células dendríticas.

Las **células dendríticas plasmacitoides (CDp)** se encuentran en la sangre y también son residentes en los tejidos linfoides. Derivan del mismo progenitor común de células dendríticas en la médula conocidas como CDc (v. cap. 7), y juegan un papel importante en la inmunidad innata. Aunque llamadas células dendríticas plasmacitoides, este nombre procede más de estudios de estirpe celular que de la morfología. Histológicamente, se trata de células redondeadas con un citoplasma basófilo y abundante retículo endoplasmático rugoso típico de las células productoras de proteínas. Se encuentran en pequeñas cantidades en la sangre y también se localizan en los órganos y tejidos linfoides. Esta clase de células dendríticas expresan receptores de reconocimiento de patrones y pueden detectar patógenos virales y bacterianos, tras lo cual muestran una respuesta característica que incluye la producción de cantidades muy altas de interferones de tipo I. El interferón secretado puede estimular a nivel local a otras células inmunitarias para que antagonicen a las células infectadas por virus o tumorales. Aunque las CDp tienen baja cantidad de CPH de clase II, cuando se activan pueden interactuar con las células T y presentar antígenos como parte de la respuesta inmunitaria adaptativa.

MÉDULA ÓSEA

La médula ósea es el lugar donde se originan los precursores de las células T y B, y de los macrófagos, y se estudió en detalle en el capítulo 7.

TIMO

El timo es el lugar donde se desarrollan las células T

Los linfocitos vírgenes, desde el punto de vista inmunológico, procedentes de la médula ósea llamados **timocitos** se diferencian en células T maduras en el timo. Durante este proceso, el sistema inmunitario distingue antígenos propios de extraños y desarrolla la autotolerancia.

El timo es también un órgano endocrino que segrega hormonas y otros factores solubles que no solamente controlan la producción de células T, la diferenciación y la maduración en el timo, sino que también regulan la función de las células T y las interacciones en los tejidos periféricos.

El timo es el primer órgano linfoide en desarrollarse y deriva del endodermo y de un pequeño elemento ectodérmico del ala ventral de la tercera bolsa faríngea de cada lado.

El timo es un órgano blando lobulado que se localiza en el mediastino superior y anterior

En el momento de nacer, el timo tiene un color rosáceo-gris y pesa alrededor de 10 a 15 g, aumentando hasta 30 a 40 g en la pubertad. Después sufre una involución progresiva y una extensa infiltración grasa, adquiriendo un color amarillento.

En el niño, el parénquima del timo se divide en una zona externa, la corteza, con un elevado contenido celular, y una médula central de tono pálido. La corteza se divide en lóbulos irregulares de 0,5 a 2 mm de diámetro separados por finos tabiques que llegan hasta la unión corticomedular procedentes de una cápsula de tejido fibrocolágeno laxo. El tejido medular con menor componente celular forma un núcleo central continuo. Los principales tipos celulares del timo son las células epiteliales tímicas (CET), los timocitos (linfocitos), las células presentadoras de antígenos (CPA) y los macrófagos (fig. 8.6).

Las células epiteliales tímicas tienen papeles esenciales en la regulación de la función del timo

Las células epiteliales tímicas fomentan la diferenciación de las células T, su proliferación y la maduración de los subtipos. Además, secretan hormonas y otras sustancias que regulan la maduración de las células T y su proliferación en el timo y otros órganos linfoides.

Las células epiteliales tímicas forman la red del estroma del timo y poseen diversas características ultraestructurales e inmunohistoquímicas. Al menos se reconocen tres tipos celulares diferentes, las células epiteliales tímicas corticales (CETc), las células epiteliales tímicas medulares (CETm) y las células del corpúsculo de Hassall (fig. 8.6). Se cree que estas células derivan de un precursor común para las células epiteliales tímicas.

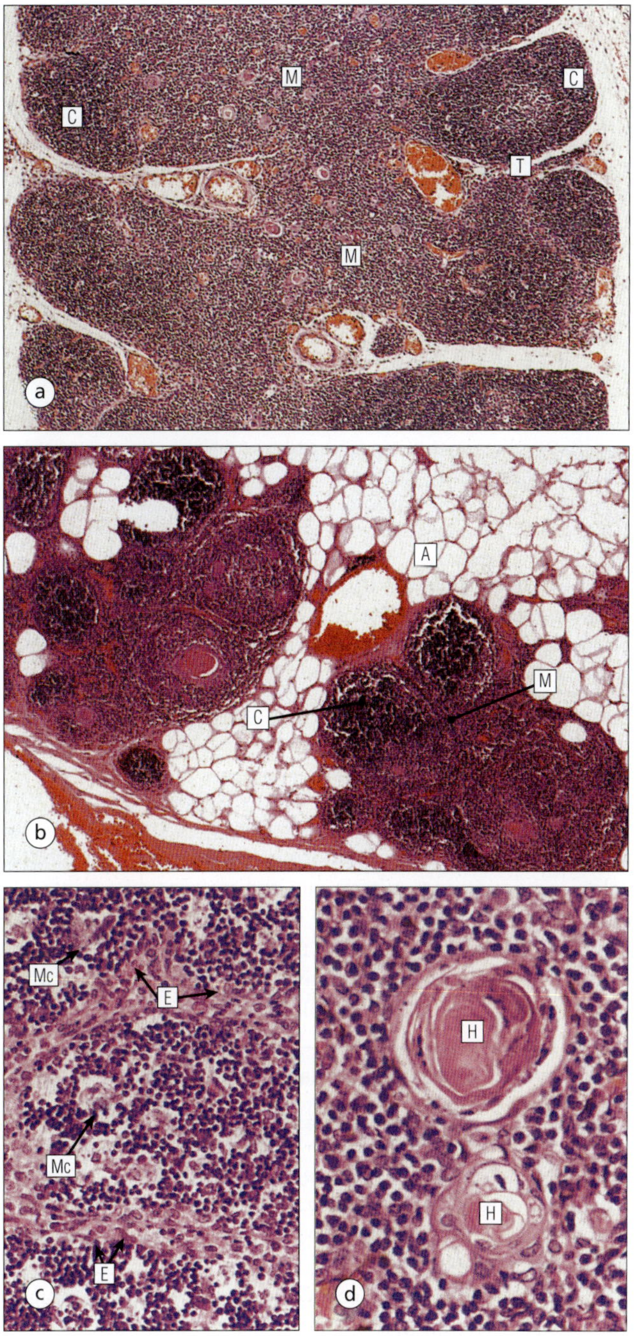

Fig. 8.6 Timo. **(a)** En el niño la corteza (C) del timo está dividida en lóbulos por tabiques (T) fibrocolágenos y está rodeada de tejido adiposo del mediastino. La médula (M) es menos celular. **(b)** En el adulto hay una involución del timo con sustitución por tejido adiposo (A). Sigue siendo aparente la división en una corteza celular (C) y en una médula menos celular (M). **(c)** La característica dominante de la corteza tímica es su vasto número de linfocitos densamente empaquetados que varían en tamaño dependiendo de su actividad. La mayoría, si no todos los linfocitos, están en contacto directo con las células epiteliales tímicas (E) que están por todo el ganglio y actúan como un armazón de soporte. Son difíciles de identificar en el mar de células linfoides, pero son visibles en el lugar donde rodean a los vasos sanguíneos que entran en el ganglio. Por la corteza se encuentran dispersos numerosos macrófagos (Mc) que contienen detritos fagocitados de linfocitos eliminados. **(d)** La característica dominante de la médula tímica es su componente epitelial, que tienen grandes núcleos pálidos y un abundante citoplasma eosinófilo. La densidad de linfocitos es menor que en la corteza; la mayoría son células T probablemente en camino hacia la circulación general. Los corpúsculos de Hassall (H) derivan de las células epiteliales tímicas, que aparecen primero durante el desarrollo fetal y se van formando de manera continuada después. El proceso comienza con el agrandamiento de una única célula epitelial medular que va sufriendo cambios degenerativos progresivos caracterizados por la desintegración nuclear y una eosinofilia citoplasmática creciente. Aparecen vacuolas en el citoplasma, capturando los detritos nucleares. Este proceso se repite en casi todas las células epiteliales que forman láminas concéntricas alrededor de una masa central hialinizante. Los corpúsculos de Hassall pueden crecer y llegar a tener un diámetro de 100 µm y sufrir una serie de cambios degenerativos, llegando a estar infiltrados por linfocitos, macrófagos y eosinófilos; también pueden mostrar cambios quísticos o calcificaciones.

Por debajo de la cápsula, las células epiteliales tímicas forman una capa continua, que profundiza en el timo para revestir los tabiques y vasos que entran y salen del órgano.

Dentro de la corteza, las **CETc** forman una estructura de tipo esponjoso que contiene una red extensa de espacios que serán colonizados por los linfocitos (v. fig. 8.6c).

En la médula, las sábanas de **CETm** convergen y forman una estructura más sólida con intersticios más pequeños que acomodan un número de linfocitos mucho menor.

Profundamente en la médula, los epiteliocitos forman cordones y espirales voluminosas, algunas de las cuales tienen estructuras laminares (**corpúsculos de Hassall,** v. fig. 8.6d).

Las células epiteliales tímicas poseen núcleos ovales pálidos con un citoplasma eosinófilo, y pueden identificarse rápidamente en la médula. Sin embargo, en la corteza sus finas extensiones citoplasmáticas hacen que sea difícil identificarlos dentro de la masa de linfocitos.

Con el microscopio electrónico, se observa que los típicos desmosomas (v. fig. 3.5b) unen las células epiteliales, las cuales contienen haces de filamentos intermedios (citoqueratina).

Las células epiteliales tímicas de la corteza están en íntimo contacto con los linfocitos tímicos y se denominan células nodriza

Cuando entran en el timo, los timocitos se desplazan en primer lugar hacia la corteza (fig. 8.7). En la corteza tímica, las CETc están en íntimo contacto con múltiples timocitos y los rodean por completo gracias a pliegues profundos de la membrana superficial. Descritas como células tímicas nodriza, propician el ambiente en el que los timocitos sufren una recombinación genética para generar la diversidad de los receptores de células T (cadenas alfa y beta) necesarias para el reconocimiento inmunitario. Los timocitos en desarrollo sufren un proceso llamado selección positiva, que asegura que cada receptor de las células T único sea eficaz para conseguir unirse a las moléculas del complejo principal de histocompatibilidad y de este modo asegurar que la célula T en desarrollo pueda funcionar cuando madure por completo. Los timocitos que han desarrollado receptores de células T no funcionales e inútiles, no consiguen realizar una selección positiva y sufren muerte por apoptosis porque no reciben las señales de supervivencia generadas por las CETc, proceso que se conoce como «muerte celular por abandono». Los timocitos que sufren selección positiva se desplazan hacia la médula tímica.

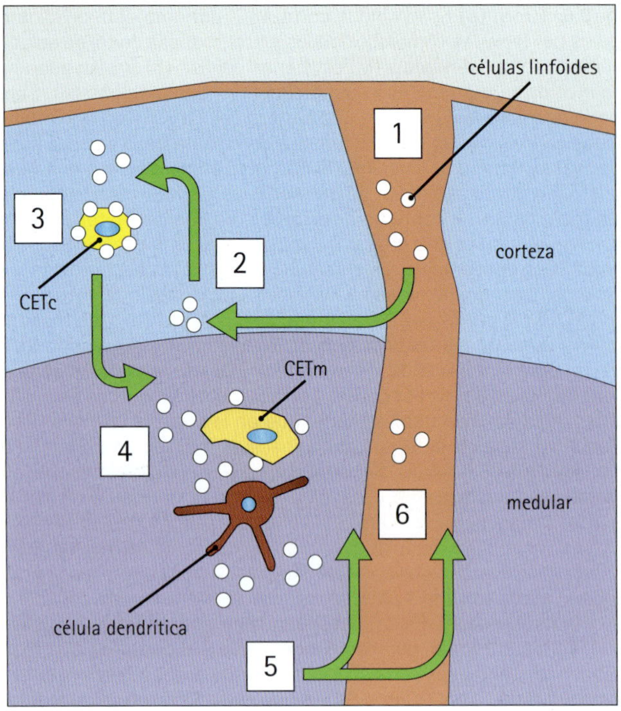

Fig. 8.7 Desarrollo de los linfocitos en el timo. 1. Los linfocitos entran en el timo desde los vasos sanguíneos del estroma. 2. Llamándose ya timocitos, pasan a la corteza. 3. Los timocitos interactúan con las células epiteliales tímicas corticales (CETc) (selección positiva para la unión funcional al CPH). 4. Los timocitos que se seleccionan de forma positiva pasan a la médula donde interactúan con las células epiteliales medulares (CETm) y las células dendríticas que seleccionan de forma negativa a las células que se unen a los autoantígenos. 5. Los linfocitos T salen de la médula para entrar en los vasos sanguíneos del estroma. 6. Los linfocitos T de distintos tipos emigran a los órganos linfoides secundarios.

Las células epiteliales tímicas medulares pueden expresar la mayoría de los autoantígenos, algo esencial para desarrollar la autotolerancia inmunitaria

Las células epiteliales tímicas medulares se expresan de forma ectópica y presentan muchos autoantígenos, incluidos los antígenos restringidos a tejidos altamente específicos (TRA) en un proceso llamado expresión promiscua de genes. Cada TRA se expresa en un porcentaje muy pequeño (< 3%) de las CETm en un momento determinado. Parece que la médula tímica genera un ambiente en el que pueden encontrarse muchos autoantígenos y por eso es el lugar en el que se adquiere la autotolerancia por las células T en desarrollo.

Los timocitos sometidos a selección positiva emigran a la médula desde la corteza (fig. 8.7), donde se presentan con todos los autoantígenos restringidos a tejidos tanto por las CETm como por las células dendríticas clásicas presentadoras de antígeno. Si cualquier célula T muestra una unión ávida por estos autoantígenos, las señales de respuesta determinarán la muerte de los timocitos autorreactivos mediante apoptosis en un proceso llamado selección negativa. De este modo solo las células T que reconocen los antígenos no propios podrían sobrevivir. La mayor parte de los timocitos en desarrollo son destruidos en este proceso y solo una minoría pueden evolucionar para generar las células T vírgenes positivas para CD4 o CD8, que ya abandonan el timo para poblar los tejidos periféricos y los órganos linfoides. Algunos timocitos que se unen de forma menos ávida a los autoantígenos reciben señales para transformarse en células T reguladoras, que posteriormente serán capaces de modular cualquier reacción inmunitaria que pudiera generarse frente a los autoantígenos.

Cualquier fallo en la selección negativa y la consiguiente eliminación de los timocitos autorreactivos determinaría la aparición de una enfermedad causada por autoinmunidad.

EJEMPLO CLÍNICO

La falta de expresión de los antígenos específicos del tejido en las CETm produce enfermedades autoinmunitarias

La capacidad de las células epiteliales tímicas de expresar muchos antígenos limitados a un tejido (TRA) guarda relación con la acción de un factor de transcripción llamado regulador autoinmunitario (AIRE), que se expresa en las CETm. La infrecuente enfermedad autoinmunitaria humana APECED se caracteriza por un desarrollo funcional defectuoso de las CETm y se debe a mutaciones de AIRE.

En este proceso las CETm no expresan los TRA y no puede ocurrir el proceso de selección negativa de las células T autorreactivas en la médula tímica. Por eso, el timo permite la producción de células T que reconocen una amplia gama de autoantígenos.

APECED es el acrónimo de distrofia ectodérmica autoinmunitaria con poliendocrinopatía y candidiasis. Este proceso se llama también síndrome de poliendocrinopatía autoinmunitaria de tipo 1 (APS1). Los pacientes con mutaciones de AIRE desarrollan una enfermedad autoinmunitaria multiorgánica en la infancia.

El gen AIRE codifica el activador de la transcripción AIRE, que actúa a nivel distal en la transcripción de una amplia serie de genes adicionales. En el timo la ausencia de función de AIRE determina que las CETm no expresen los genes específicos de tejido que codifican para los antígenos restringidos a tejido.

La presencia de esta infrecuente enfermedad autoinmunitaria hereditaria ilustra la importancia de la expresión promiscua de TRA en las CETm para el desarrollo de la tolerancia inmunitaria de las células T.

El timo posee una rica irrigación vascular que permite la migración de las células linfoides

El timo recibe su aporte arterial a través de gran número de pequeñas ramas de las arterias torácica interna y tiroidea inferior, que entran en el timo principalmente a través de los tabiques interlobulillares.

En la región de la unión corticomedular los vasos dan lugar a pequeñas arteriolas que se disponen radialmente y a bucles capilares que irrigan la corteza y la médula.

Los capilares corticales poseen un endotelio continuo (v. cap. 9), mientras que los de la médula y los de los tabiques pueden ser fenestrados.

En la unión corticomedular, las vénulas poscapilares poseen un endotelio más alto con características de vénulas con endotelio alto.

Las tributarias venosas siguen el curso de los vasos arteriales en los tabiques, y algunas venas forman un plexo en el interior de la cápsula tímica antes de drenar por las venas tímicas en las venas braquiocefálica izquierda, torácica interna y tiroidea inferior.

El timo no recibe linfáticos aferentes, pero la médula y el área corticomedular dan lugar a linfáticos eferentes que siguen el curso de las arterias y de las venas.

EJEMPLO CLÍNICO

Una forma hereditaria de inmunodeficiencia se relaciona con un fallo en la función de las células epiteliales tímicas

La inmunodeficiencia combinada grave (IDCG) se caracteriza por defectos en el desarrollo y la función de las células T con efectos de inhibición del desarrollo de las células B y NK, y una presentación clínica en la primera infancia con infecciones potencialmente mortales. Aunque existen varias causas genéticas distintas, una forma infrecuente de IDCG se debe a la mutación de *FOXN1*. La proteína N1 de Forkhead box (FOXN1) es un factor de transcripción presente en las células epiteliales tímicas, los folículos pilosos y el lecho ungueal. FOXN1 resulta esencial para la diferenciación de las células epiteliales tímicas y, en su ausencia, los timocitos no se diferencian para formar células T.

Los pacientes afectados tienen agenesia de timo (atimia) y una inmunodeficiencia grave asociada, un fenotipo «desnudo» con pérdida completa de pelo corporal (alopecia universal) y deformidad de las uñas.

Gran parte de los conocimientos sobre la inmunología, la biología del trasplante y la función de las células T procede de los trabajos realizados en modelos animales. Los ratones desnudos presentan una alopecia congénita y carecen de timo, por eso no tienen células T ni respuestas inmunitarias mediadas por células. El fenotipo se produce también por mutación de *FOXN1*.

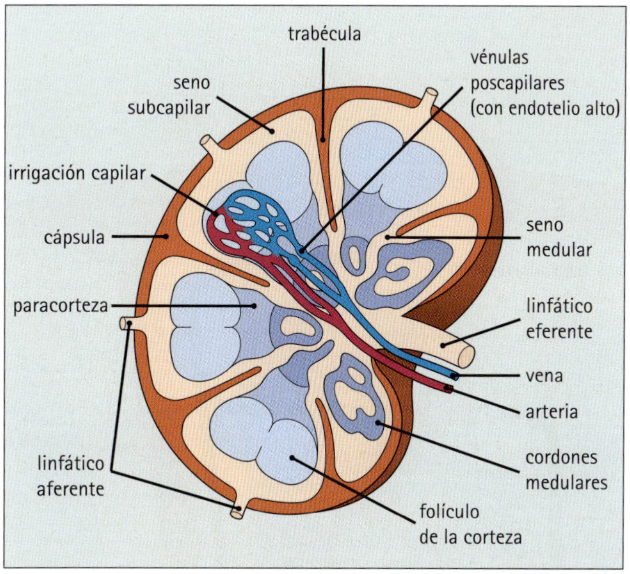

Fig. 8.8 Estructura de un ganglio linfático. El ganglio linfático con forma de alubia tiene un hilio por el que entran los vasos sanguíneos y salen los linfáticos eferentes. Posee una cápsula externa. Los vasos linfáticos aferentes penetran por la superficie convexa de la glándula y drenan en el sistema de senos subcapsular y medular. El parénquima linfoide se divide en corteza, paracorteza y médula. Las estructuras más prominentes de la corteza son los folículos linfoides.

El timo involuciona después de la pubertad

El timo alcanza su máximo peso en la pubertad, declinando después, de tal forma que en las personas ancianas puede ser tan pequeño que no se reconozca. La involución implica la sustitución de la glándula por tejido adiposo (infiltración grasa) y una disminución de su contenido en linfocitos.

La infiltración grasa comienza en el nacimiento, pero se acelera después de la pubertad. Aumenta el número de adipocitos en el compartimento perivascular. Inicialmente este aumento es más evidente en los tabiques, de tal forma que se ve afectada primero la corteza y después se extiende a la médula (v. fig. 8.6b).

La disminución de timocitos comienza después del primer año de edad y continúa posteriormente a una velocidad independiente de la pubertad. Lo anterior provoca un colapso progresivo del armazón de células epiteliales tímicas espongiformes, que sin embargo permanecen intactos, de tal forma que los cordones de células epiteliales tímicas se pueden observar histológicamente incluso en los remanentes tímicos más atróficos. Dichas células probablemente continúan segregando hormonas tímicas hasta la vejez.

A pesar de la disminución progresiva de su número durante la involución, los linfocitos tímicos continúan diferenciándose y proliferando, manteniendo así un aporte de células T durante toda la vida.

GANGLIOS LINFÁTICOS

Los ganglios linfáticos son un lugar importante para la generación de respuestas inmunitarias

Los ganglios linfáticos son pequeños órganos que se encuentran en grupos o cadenas en lugares donde los vasos linfáticos que drenan una región anatómica convergen y forman vasos linfáticos más grandes, por ejemplo, en el cuello, las axilas, la ingle y el área paraaórtica. Tienen dos funciones principales.

- Las células fagocíticas de los ganglios actúan como filtros inespecíficos para materia particulada como son los microorganismos y el carbón, evitando que lleguen a la circulación general.
- Ofrecen un mecanismo elegante por el que los linfocitos pueden interactuar con nuevos antígenos y con las CPA en una interfase que se encuentra entre la linfa y la sangre. Comenzando con el reconocimiento de un antígeno por parte de unos pocos linfocitos, los ganglios linfáticos facilitan la proliferación de las células activadas y consecuentemente la amplificación de la respuesta inmunitaria al formar clones de linfocitos.

Cuando están relativamente inactivos, cada ganglio linfático tiene una longitud de unos pocos milímetros, pero pueden aumentar mucho cuando se incrementan las demandas funcionales.

Las células del ganglio linfático se pueden dividir en tres tipos funcionales: células linfoides, células inmunológicas accesorias y células del estroma no inmunológicamente activas.

Las **células linfoides** de los ganglios linfáticos son los linfocitos de todos los tipos y sus derivados. La mayoría de los linfocitos entra al ganglio por vía sanguínea, pero unos pocos entran por el drenaje linfático procedente de los tejidos.

Las **células inmunológicas accesorias** comprenden diversos macrófagos, incluyendo aquéllas con funciones de procesamiento de antígenos fagocitados, presentación de antígenos y funciones efectoras inespecíficas.

Las **células del estroma** no inmunológicamente activas comprenden las células endoteliales linfáticas y vasculares y los fibroblastos, los cuales elaboran la estructura reticular del estroma. Muchas de las células endoteliales están altamente especializadas para interaccionar con las células linfoides.

Cada ganglio linfático se divide en varios compartimentos funcionales

El ganglio linfático es un órgano con forma de alubia con una cápsula fibrocolágena desde la cual se extienden trabéculas fibrosas hacia el interior del ganglio para formar un soporte reticular (fig. 8.8).

La superficie convexa de estos órganos está penetrada por vasos linfáticos aferentes, que drenan en los ganglios, mientras que en el hilio hay un vaso eferente linfático que transporta la linfa hacia los

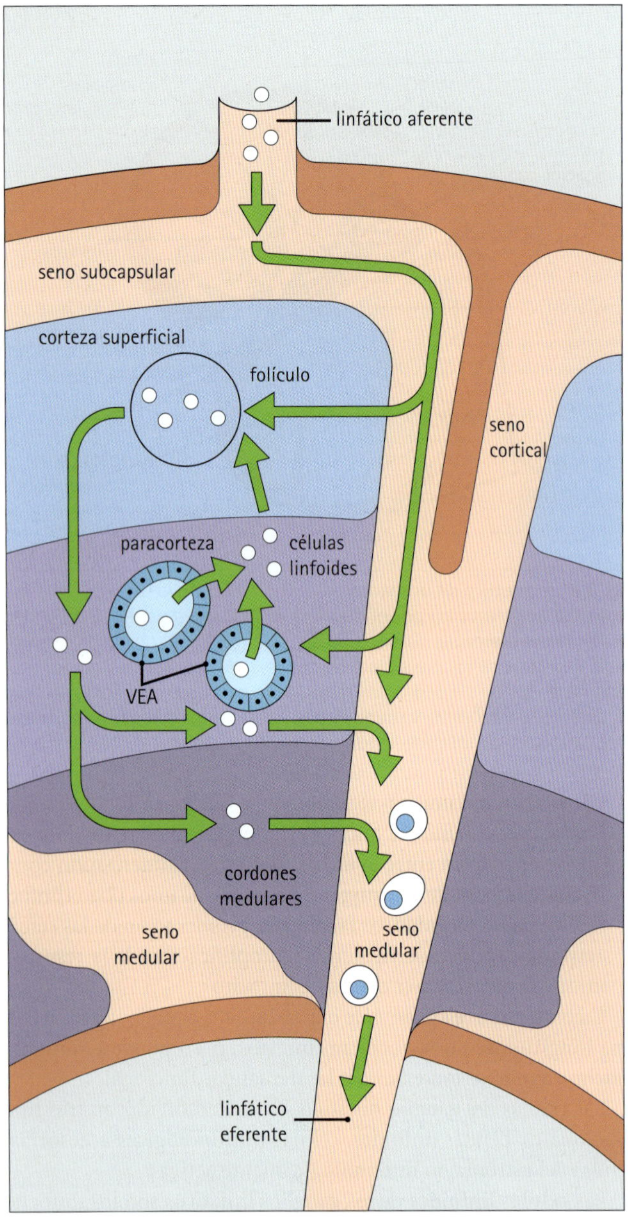

Fig. 8.9 **Compartimentos funcionales del ganglio linfático.** Los antígenos, las células accesorias y los linfocitos entran en el ganglio linfático por los linfáticos aferentes, que drenan en el seno subcapsular y de aquí a los senos corticales. Estos antígenos, las células accesorias y los linfocitos pueden entonces entrar en la corteza o permanecer en los senos y abandonar el ganglio linfático por el vaso linfático eferente. La mayoría de los linfocitos entran en el ganglio desde la sangre por las vénulas de endotelio alto (VEA), que están tapizadas por un endotelio especial en el que se expresan receptores de localización de linfocitos.

vasos linfáticos colectores de mayor tamaño. A su vez, estos vasos linfáticos drenan en ganglios más proximales o en cadenas de ganglios antes de entrar en la sangre a través del conducto torácico o del conducto linfático derecho.

Los ganglios linfáticos contienen tres compartimentos funcionales (fig. 8.9):

- Una red de **senos linfáticos** tapizados por células endoteliales que se continúan con las luces de los vasos linfáticos aferentes y eferentes.
- Una red de pequeños vasos sanguíneos por donde entran los linfocitos circulantes al ganglio.
- Un compartimento parenquimatoso compuesto por corteza superficial, corteza profunda (paracorteza) y médula.

La integridad estructural del ganglio linfático se basa en un andamio de fibras reticulares (v. pág. 5 8) que está unido a las trabéculas fibrosas. Estas fibras son más densas en el compartimento parenquimatoso, aunque algunas fibras atraviesan el compartimento linfático donde quedan completamente revestidas por células endoteliales.

Los senos de los ganglios linfáticos transportan linfa por toda la estructura ganglionar

Los linfáticos aferentes drenan en un seno subcapsular principal que discurre alrededor de la periferia del ganglio linfático. Desde este seno, los senos corticales se dirigen hacia la médula atravesando la masa de células corticales.

Dentro de la médula la característica dominante es una red de canales linfáticos interconectados que se denominan senos medulares, que convergen en el vaso eferente linfático en el hilio.

Con el microscopio óptico sólo se pueden observar los canales más grandes del compartimento linfático. Los senos corticales son generalmente difíciles de distinguir debido a su forma muy convoluta y a sus numerosas extensiones finas que penetran la masa celular de la corteza.

Las células endoteliales de revestimiento extremadamente delgadas y pálidas de los senos son casi imposibles de identificar con métodos ordinarios de tinción.

La irrigación sanguínea de los ganglios linfáticos es la principal ruta de entrada de los linfocitos en el ganglio

La irrigación sanguínea también facilita las necesidades metabólicas del ganglio linfático. Una o más pequeñas arterias entran en el ganglio a través del hilio y después se dividen en la médula en ramas que se extienden en una red capilar hacia los folículos corticales y la corteza profunda.

Dentro de la corteza profunda, las vénulas poscapilares (v. cap. 9) poseen un endotelio cúbico que expresan receptores celulares especializados (receptores de localización de linfocitos) que son reconocidos por los linfocitos circulantes y facilitan el paso de los linfocitos desde la sangre hacia el interior del ganglio linfático. Las vénulas poscapilares se suelen describir como **vénulas con endotelio alto** (VEA).

Los vasos sanguíneos de la corteza superficial y de los cordones medulares no están especializados y no parece que permitan la salida de linfocitos. Las pequeñas venas que drenan el ganglio salen por el hilio.

La corteza superficial del ganglio linfático contiene agregaciones esferoideas de linfocitos densamente teñidos (folículos linfoides)

Algunos de los folículos (**folículos primarios**) tienen una densidad de tinción bastante uniforme; sin embargo, la mayoría de los folículos que responden a los antígenos poseen unos **centros germinales** menos densamente teñidos que se describen como **folículos secundarios** (fig. 8.10).

La población de linfocitos de los folículos consta principalmente de linfocitos B, pero también existen otras poblaciones menos numerosas de células Th, macrófagos y células accesorias.

La **zona del manto** de un folículo es un anillo externo de linfocitos pequeños alrededor de un centro germinal.

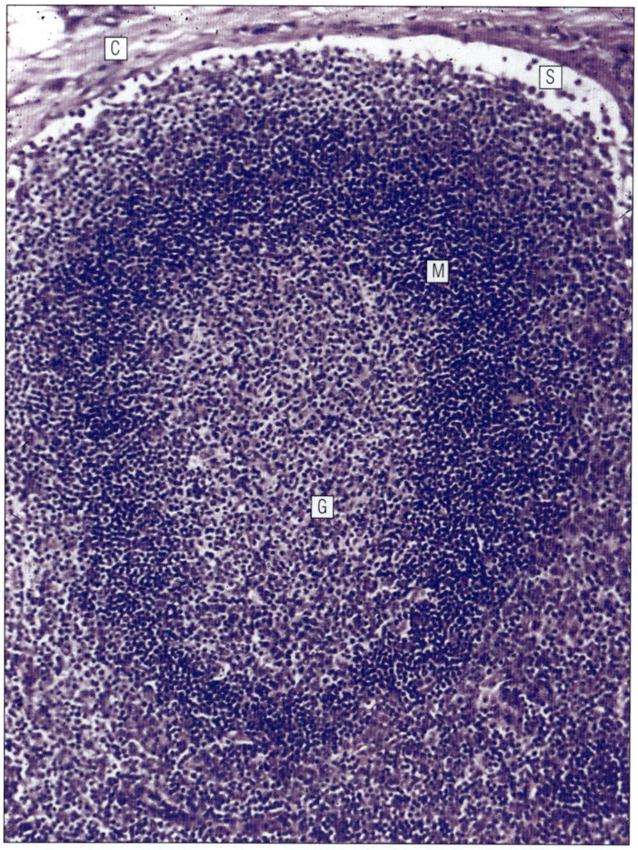

Fig. 8.10 Arquitectura de la cortical del ganglio linfático. Esta fotomicrografía muestra la corteza superficial de un ganglio. La cápsula (C) está constituida por colágeno y por debajo de este se encuentra el seno subcapsular (S). En la corteza subyacente se encuentra un folículo secundario que contiene un centro germinal (G) con una zona de manto (M).

Las células principales de los folículos linfoides son las células B

Las células B entran en el ganglio linfático a través de las VEA de la paracorteza. En unas pocas horas muchas han migrado a la corteza superficial. Si se activan comienzan a proliferar y permanecen en el ganglio linfático durante un período largo como células de memoria o células plasmáticas. En contraste, las células no activadas vuelven a entrar en la circulación general en unas horas y lo hacen a través del linfático eferente.

Los folículos primarios contienen principalmente células B vírgenes y algunas células de memoria. En contraste, los folículos secundarios contienen pocas células B intactas en la periferia y células B activadas en sus centros germinales.

Es posible identificar varios estadios de maduración de las células B en los folículos (fig. 8.11). Las células B activadas proliferan y maduran, y por tanto producen una gran población de células idénticas que reconocen el mismo antígeno.

Las células B activadas del centro germinal colectivamente reciben el nombre de **células centrales foliculares.** Se caracterizan por poseer núcleos abiertos, tener más citoplasma y estar menos densamente empaquetadas que las más pequeñas y más periféricas células B foliculares; esto explica la menor intensidad de tinción de los centros germinales.

La proliferación y diferenciación de las células plasmáticas secretoras de anticuerpos es resultado al parecer de la interacción entre células B y T en la paracorteza. Las células plasmáticas emigran después directamente a los cordones medulares donde están convenientemente localizadas para segregar anticuerpos al linfático eferente.

Las células accesorias de la corteza superficial están implicadas en el procesamiento de antígenos

En la corteza superficial se encuentran diversas células inmunológicas accesorias. Estas células derivan de la médula ósea y llegan al ganglio linfático por el linfático aferente. Estas células parecen desempeñar cierto papel en el procesamiento del antígeno; esto también es válido para las células accesorias de la paracorteza y de la médula.

Los principales tipos de células accesorias de la corteza superficial son:

- **Macrófagos sinusales,** células muy fagocíticas de los senos subcapsular y cortical.
- **Macrófagos con cuerpos tingibles,** llamados así porque contienen detritos celulares y se encuentran en los centros germinales con una abundancia de enzimas lisosomales.
- **Macrófagos de la zona marginal,** que constituyen un grupo morfológicamente diverso de células fagocíticas, localizadas dentro del intersticio folicular inmediatamente por debajo del seno subcapsular.
- **Células dendríticas foliculares,** que poseen numerosas proyecciones finas ramificadas cubiertas de material electrodenso.

Las células dendríticas foliculares conservan los antígenos en su superficie durante muchos meses. Estas células presentan antígenos directamente a las células B y carecen de la expresión del CPH de clase II que normalmente se expresa en otras células presentadoras de antígeno.

Estas células inmunológicas accesorias no pueden distinguirse fácilmente en los cortes con H-E, pero se pueden teñir con técnicas inmunohistoquímicas para marcadores especiales de macrófagos (fig. 8.12).

Las células principales de la paracorteza del ganglio linfático son las células T

La población de células de la corteza profunda consta de linfocitos y células accesorias, que constantemente están entrando y saliendo de la región.

Las células T dominan en la paracorteza (fig. 8.13), entran en el ganglio desde la sangre por las VEA y lo abandonan 6 a 18 horas más tarde, saliendo por el linfático eferente.

Cuando se activan, las células T aumentan de tamaño y forman a los linfoblastos. Estas células proliferan después y producen un clon ampliado de células T activadas. En una respuesta inmunológica en la que dominan las células T, la paracorteza puede expandirse hasta la médula, produciendo la denominada **reacción paracortical.** Las células T activadas se diseminan después por la circulación hasta llegar a la periferia, donde se manifiesta la mayor parte de su actividad.

Las células accesorias de la corteza profunda actúan como células presentadoras de antígeno

Las células interdigitantes son abundantes en la corteza profunda y son un tipo de «CPA dendríticas», llamándose así por sus numerosas prolongaciones citoplasmáticas que se interdigitan con las de otras células. Estas prolongaciones citoplasmáticas también establecen numerosos contactos con otros tipos celulares en la vecindad.

En la corteza profunda también se encuentran macrófagos. Sus citoplasmas suelen estar llenos de vesículas de lípidos (posiblemente membrana celular englobada) y detritos nucleares.

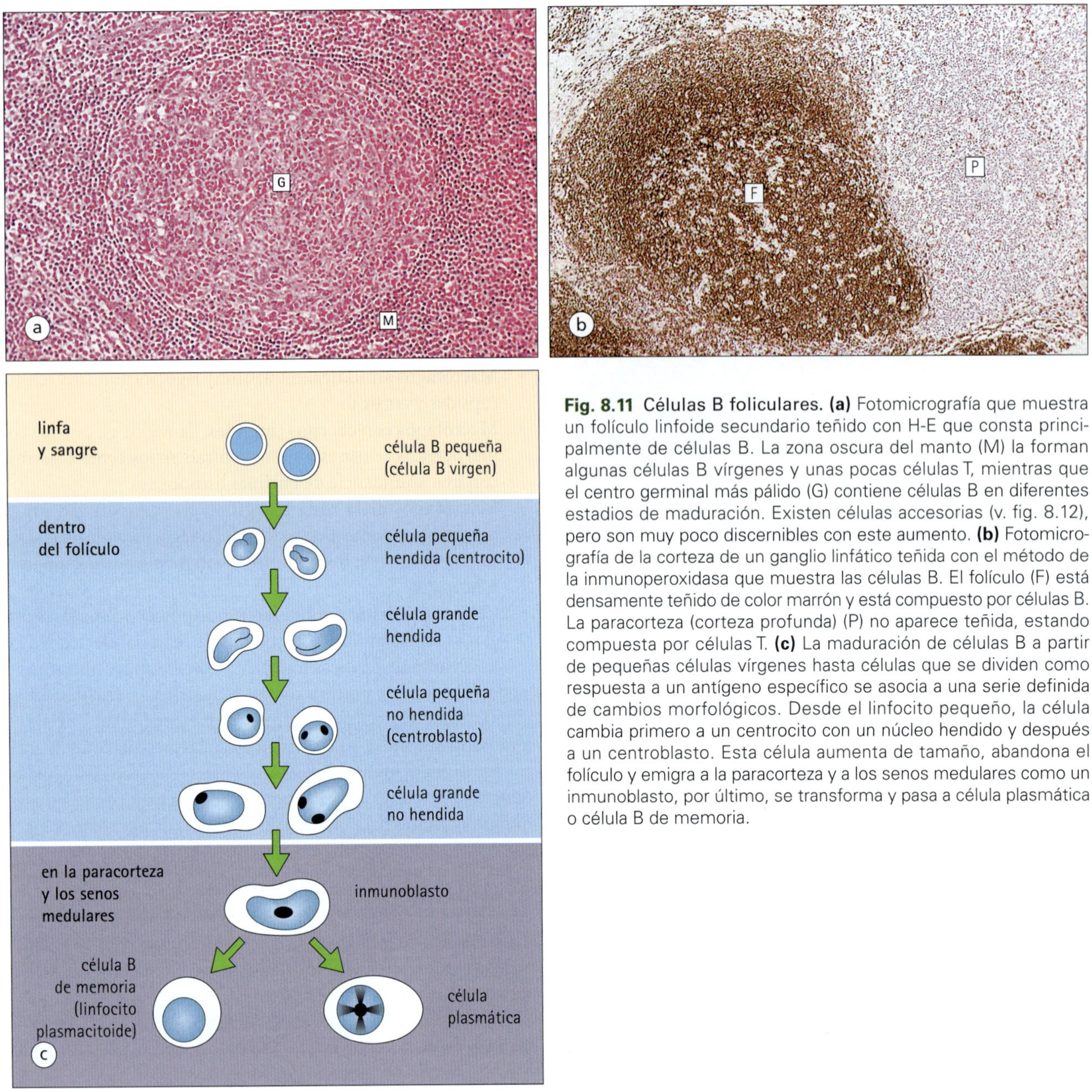

Fig. 8.11 Células B foliculares. **(a)** Fotomicrografía que muestra un folículo linfoide secundario teñido con H-E que consta principalmente de células B. La zona oscura del manto (M) la forman algunas células B vírgenes y unas pocas células T, mientras que el centro germinal más pálido (G) contiene células B en diferentes estadios de maduración. Existen células accesorias (v. fig. 8.12), pero son muy poco discernibles con este aumento. **(b)** Fotomicrografía de la corteza de un ganglio linfático teñida con el método de la inmunoperoxidasa que muestra las células B. El folículo (F) está densamente teñido de color marrón y está compuesto por células B. La paracorteza (corteza profunda) (P) no aparece teñida, estando compuesta por células T. **(c)** La maduración de células B a partir de pequeñas células vírgenes hasta células que se dividen como respuesta a un antígeno específico se asocia a una serie definida de cambios morfológicos. Desde el linfocito pequeño, la célula cambia primero a un centrocito con un núcleo hendido y después a un centroblasto. Esta célula aumenta de tamaño, abandona el folículo y emigra a la paracorteza y a los senos medulares como un inmunoblasto, por último, se transforma y pasa a célula plasmática o célula B de memoria.

La médula del ganglio linfático está compuesta por una serie de senos que separan cordones de células

La médula del ganglio linfático contiene principalmente:

- Cordones medulares ricos en células.
- Senos medulares anchos (que separan los cordones medulares) por los que la linfa se filtra hacia el hilio desde la corteza.
- Vasos sanguíneos mayores con sus trabéculas de sostén.

Como en la corteza, el compartimento intersticial de la médula está sostenido por un armazón de fibras reticulares, un pequeño número de las cuales atraviesan los senos.

La médula contiene células plasmáticas y macrófagos

Las células más comunes de los cordones medulares son las células plasmáticas y sus precursoras. Las células plasmáticas sintetizan anticuerpos que son transportados desde el ganglio a la circulación general por medio de la linfa eferente. Además, algunas células plasmáticas maduras probablemente emigran desde el ganglio.

Los macrófagos clásicos son el tipo de célula accesoria principal de la médula. Se localizan en los senos y obtienen soporte de las fibras reticulares que atraviesan.

La linfa que entra en el ganglio se filtra y los antígenos son presentados a las células linfoides

La linfa, que drena al interior de un ganglio linfático a través de los linfáticos aferentes, entra primero en el seno subcapsular y después se filtra a través del laberinto de sinusoides corticales para drenar en los senos medulares antes de salir del ganglio por los linfáticos eferentes.

Probablemente se capte alguna materia en forma de partículas de la linfa y sea eliminada por la actividad fagocítica de las células endoteliales sin evocar la respuesta inmunitaria.

Los antígenos son fagocitados y procesados por distintos tipos de CPA expuestas a la linfa. Después se transfieren por las extensiones citoplasmáticas a lugares donde pueden ser encontrados por los linfocitos.

Los linfocitos que entran en un ganglio linfático con la linfa aferente constituyen menos del 10% de todos los linfocitos que entran en el ganglio, excepto en el caso de los ganglios mesentéricos, donde pueden llegar a constituir hasta el 30%. El resto de los linfocitos entra por las vénulas de endotelio alto.

Los linfocitos activados pasan a través del endotelio del seno subcapsular y entran en los centros germinales de los folículos corticales.

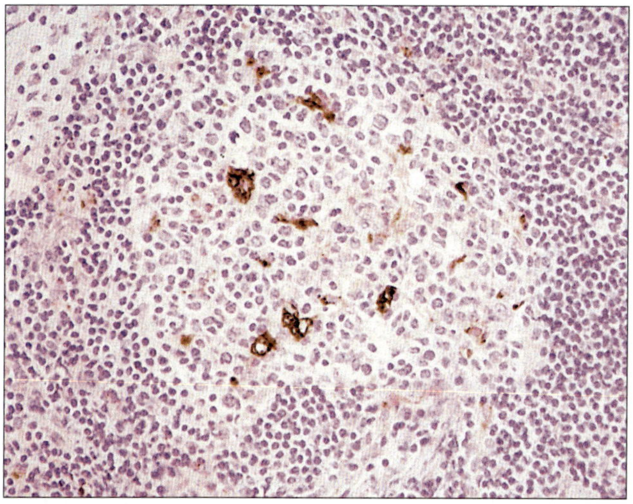

Fig. 8.12 Células foliculares accesorias. Las células foliculares accesorias no se distinguen fácilmente en los cortes con H-E, pero se pueden teñir con técnicas inmunohistoquímicas. Esta fotomicrografía muestra a los macrófagos con cuerpos tingibles de color *marrón* gracias a la localización de una enzima lisosomal, la catepsina D.

ASPECTOS CLAVE

Ganglios linfáticos

- Su función es la de permitir la interacción entre los antígenos y las células linfoides.
- Son el lugar principal para la expansión de las células linfoides durante la respuesta inmunitaria.
- Los folículos están compuestos por células B (células centrales foliculares).
- La corteza profunda (paracorteza) está compuesta por células T.
- La médula contiene células plasmáticas y macrófagos.
- La mayoría de los linfocitos entran en el ganglio desde vénulas especializadas con endotelio alto.
- Los antígenos procedentes de los tejidos entran en el ganglio con la linfa que circula alrededor de una serie de senos.

BAZO

El bazo se encuentra en la región superior izquierda del abdomen y pesa alrededor de 150 g en el adulto.

Las dos funciones principales del bazo del ser humano son:

- Organizar la respuesta inmunitaria primaria contra antígenos de la sangre.
- Actuar como un filtro para retirar partículas y eritrocitos envejecidos o anormales y plaquetas de la circulación.

La siguiente descripción es específica del bazo **humano.**

El bazo contiene sinusoides vasculares apoyados en un armazón de fibras reticulares.

El bazo posee una fina cápsula fibrocolágena a partir de la cual se extienden tabiques cortos dentro del órgano. Estos tabiques soportan una red extensa de fibras reticulares que sirven de soporte al parénquima esplénico.

El armazón de fibras reticulares también se une al tejido fibrocolágeno asociado a la red venosa y arterial ramificada que emana del hilio esplénico. Dicho tejido perivascular no forma tabiques, forma una vaina alrededor de los grandes vasos.

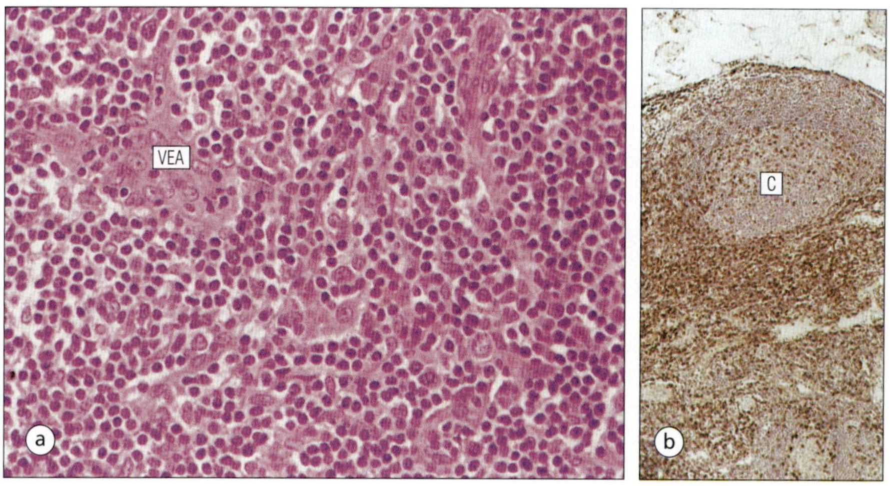

Fig. 8.13 Paracorteza (corteza profunda) de un ganglio linfático. (a) Fotomicrografía de la paracorteza de un ganglio linfático que muestra las capas de células T, que varían en cuanto a morfología desde unas pequeñas células inactivas hasta unas células grandes que representan a las células T activadas proliferantes. Destacan las vénulas de endotelio alto (VEA), pero las células accesorias pasan desapercibidas incluso con grandes aumentos. **(b)** Fotomicrografía de un ganglio linfático teñido con la técnica de anticuerpo que detecta las células T. La paracorteza se tiñe de *marrón* (es decir, se trata de una célula T), mientras que la porción adyacente de folículo cortical (C) no se tiñe, estando compuesto por células B.

EJEMPLO CLÍNICO

Diseminación de cáncer a los ganglios linfáticos

Las células cancerosas pueden disgregarse de los tumores primarios y entrar en los vasos linfáticos, desde donde migran a los ganglios linfáticos. Una vez en el ganglio, se adhieren y proliferan en los senos (fig. 8.14).

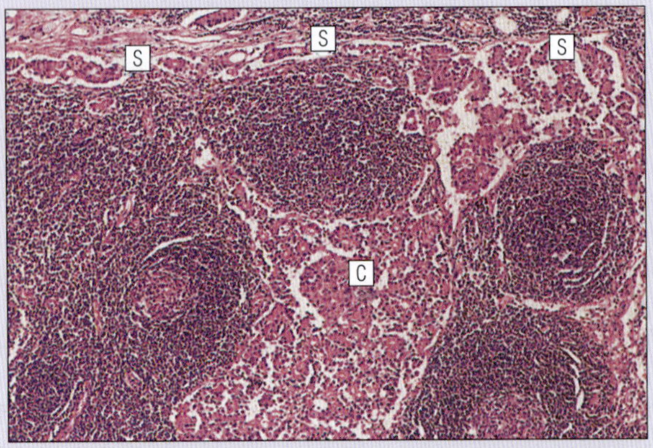

Fig. 8.14 Diseminación del cáncer a los ganglios linfáticos. Fotomicrografía que muestra grupos de células cancerosas de un carcinoma gástrico en los senos subcapsular (S) y cortical (C) de un ganglio linfático.

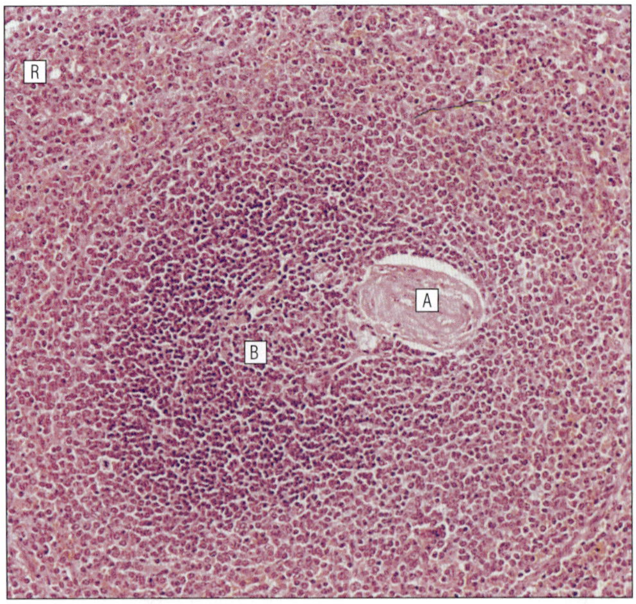

Fig. 8.15 Bazo. Fotomicrografía de un corte del bazo teñido con H-E. La pulpa blanca (B) se observa como agregados de células linfoides densamente teñidos adyacentes a arterias centrales (A). La pulpa roja (R) aparece menos teñida y con este aumento no es posible distinguir entre los distintos senos y los componentes del parénquima.

La mayor parte del bazo está compuesta por un vasto arreglo de sinusoides y senos vasculares rellenos de sangre **(pulpa roja).** Una matriz ramificada de arterias (arterias centrales) asociada a agregados de tejido linfoide se denomina **pulpa blanca** (fig. 8.15) y representa del 5 al 20% de la masa total del bazo.

La pulpa roja del bazo está compuesta por cordones de células separados por sinusoides

La pulpa roja consta de tejido de sostén laxo apoyado en fibras reticulares con varias áreas funcionales:

- **Capilares,** que terminan drenando en un espacio tapizado por macrófagos fusiformes, formando los capilares elipsoidales (envainados).
- Un **parénquima** compuesto por células reticulares estrelladas de sostén que rodea las cavidades espongiformes, a través de las cuales se va filtrando lentamente la sangre procedente de los capilares envainados.
- **Senos venosos,** que discurren adyacentes a las columnas de tejido parenquimatoso y drenan la sangre que se ha filtrado en el parénquima, así como la sangre que ha llegado directamente de los capilares envainados (figs. 8.16 y 8.17).

Los senos están tapizados por células endoteliales aplanadas que descansan en una membrana basal discontinua, la cual está interrumpida por numerosas hendiduras estrechas por las que se deslizan los eritrocitos. Las células fagocíticas están íntimamente asociadas a las paredes de estos senos.

La pulpa blanca esplénica está compuesta por células linfoides

La pulpa blanca o masas linfoides esplénicas son de dos tipos: células T y células B. Las funciones de estos dos tipos de tejido linfoide parecen ser similares a las de la corteza profunda y la corteza superficial de los ganglios linfáticos.

Las células T de la pulpa blanca pertenecen fundamentalmente al subtipo de células TH y forman unas masas irregulares alrededor de las arterias centrales. Las arterias centrales generalmente están localizadas a un lado del área de células T (fig. 8.15).

En la periferia de la zona de células T, existe una estrecha capa de linfocitos pequeños encerrados en una zona marginal más amplia en la que linfocitos más grandes menos densamente empaquetados y CPA dendríticas rodean finos conductos vasculares con un armazón de fibras reticulares.

Las células B de la pulpa blanca forman folículos que normalmente se localizan cerca de una arteriola. En personas jóvenes, muchos de estos folículos tienen centros germinales; la proporción de dichos folículos disminuye con la edad.

Además de estas áreas linfoides asociadas a las arterias centrales, en el parénquima esplénico hay un número significativo de células B, células T y agregados de células plasmáticas.

Las zonas perilinfoides de la pulpa roja están adaptadas para la presentación del antígeno

La zona de pulpa roja que está rodeando inmediatamente las masas linfoides B y T está compuesta por un entramado de fibras reticulares escaso, y se anastomosa con finos conductos vasculares rodeados de CPA dendríticas (zona marginal).

Se considera que cerca del 10% de la sangre que entra en el bazo pasa al interior de este parénquima perilinfoide, desde donde drena a los sinusoides o directamente a los senos venosos de la pulpa roja.

La función de estos senos de las zonas perilinfoides no está completamente aclarada, pero pueden ser un medio de aumentar la interacción de las CPA y del tejido de respuesta inmunitaria linfoide esplénico con antígenos transportados por la sangre más que con antígenos de los tejidos (p. ej., bacterias circulantes en la septicemia).

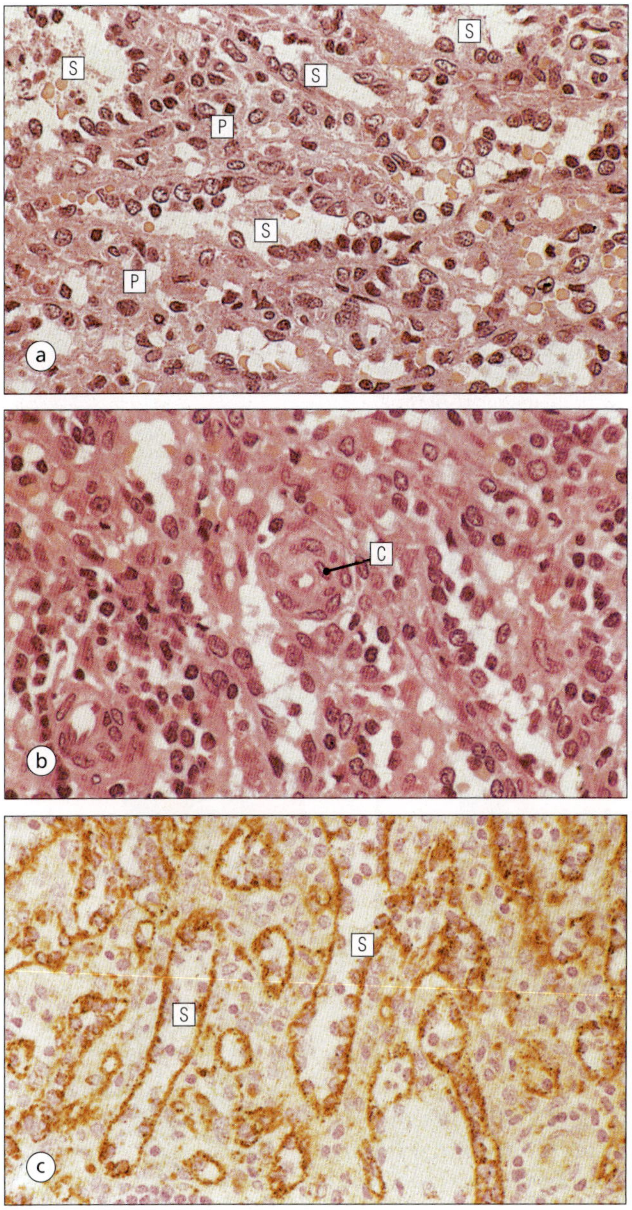

Fig. 8.16 Pulpa roja esplénica. **(a)** Fotomicrografía de la pulpa roja, que está compuesta por áreas de parénquima (P), denominadas «cordones esplénicos» y sinusoides (S). Las células endoteliales protruyen en los senos. **(b)** Fotomicrografía de un capilar envainado elipsoidal (C) visto en un corte transversal. **(c)** Fotomicrografía de los sinusoides venosos de la pulpa roja esplénica que se han inmunoteñido para la enzima lisosomal catepsina D. Esta técnica realza la abundante red de macrófagos fagocíticos asociados a las paredes de los sinusoides venosos (S).

La vascularización esplénica se organiza de forma apropiada para filtrar la sangre a través de la pulpa roja

Las arterias centrales discurren excéntricamente en la pulpa blanca del bazo y dan lugar a:

- Cordones de arteriolas y capilares que irrigan la pulpa blanca.
- Arteriolas y capilares que entran directamente en un sistema de finos sinusoides vasculares de la zona marginal (v. fig. 8.17).

Los sinusoides de la zona marginal se organizan de manera concéntrica alrededor de la pulpa blanca en la zona perilinfoide. En el bazo humano, los estudios de perfusión han definido tres sistemas concéntricos:

- La red de sinusoides de la zona marginal.
- Los senos marginales.
- El seno cavernoso perimarginal.

Las arterias centrales terminan en una serie de arterias rectas que tradicionalmente se han denominado **arterias peniciladas.** Estas arterias están desprovistas de la capa de revestimiento de células linfoides y discurren por la pulpa roja. A su vez, dan lugar a arteriolas y capilares que tienden a abandonar las arteriolas en ángulo recto.

Los capilares esplénicos de la pulpa roja poseen una estructura de célula endotelial estándar que termina abruptamente en una organización fusiforme de fagocitos mononucleares. Se describen como capilares elipsoides envainados (v. fig. 8.16b).

La mayor parte de los capilares envainados drena en el propio parénquima esplénico, el cual consta de una red espongiforme de espacios que se sitúan entre las células reticulares estrelladas (cordones esplénicos). Una pequeña proporción de capilares envainados también drena directamente en los senos cavernosos perimarginales.

CONCEPTOS AVANZADOS

Circulación sanguínea esplénica

La sangre se puede filtrar en el parénquima (cordones esplénicos) y después pasar a los sinusoides (circulación **abierta**), la principal vía de flujo sanguíneo en el bazo humano.

La circulación **cerrada** parece ser un componente menor del flujo sanguíneo esplénico humano. La sangre procedente de los senos cavernosos perimarginales evita la vía lenta a través del parénquima esplénico y entra en su lugar en el seno venoso esplénico. Esto hace que la sangre pase rápidamente por el bazo sin filtrarse. En los seres humanos, un pequeño número de capilares que parten de las arterias centrales también se abre directamente a los senos venosos.

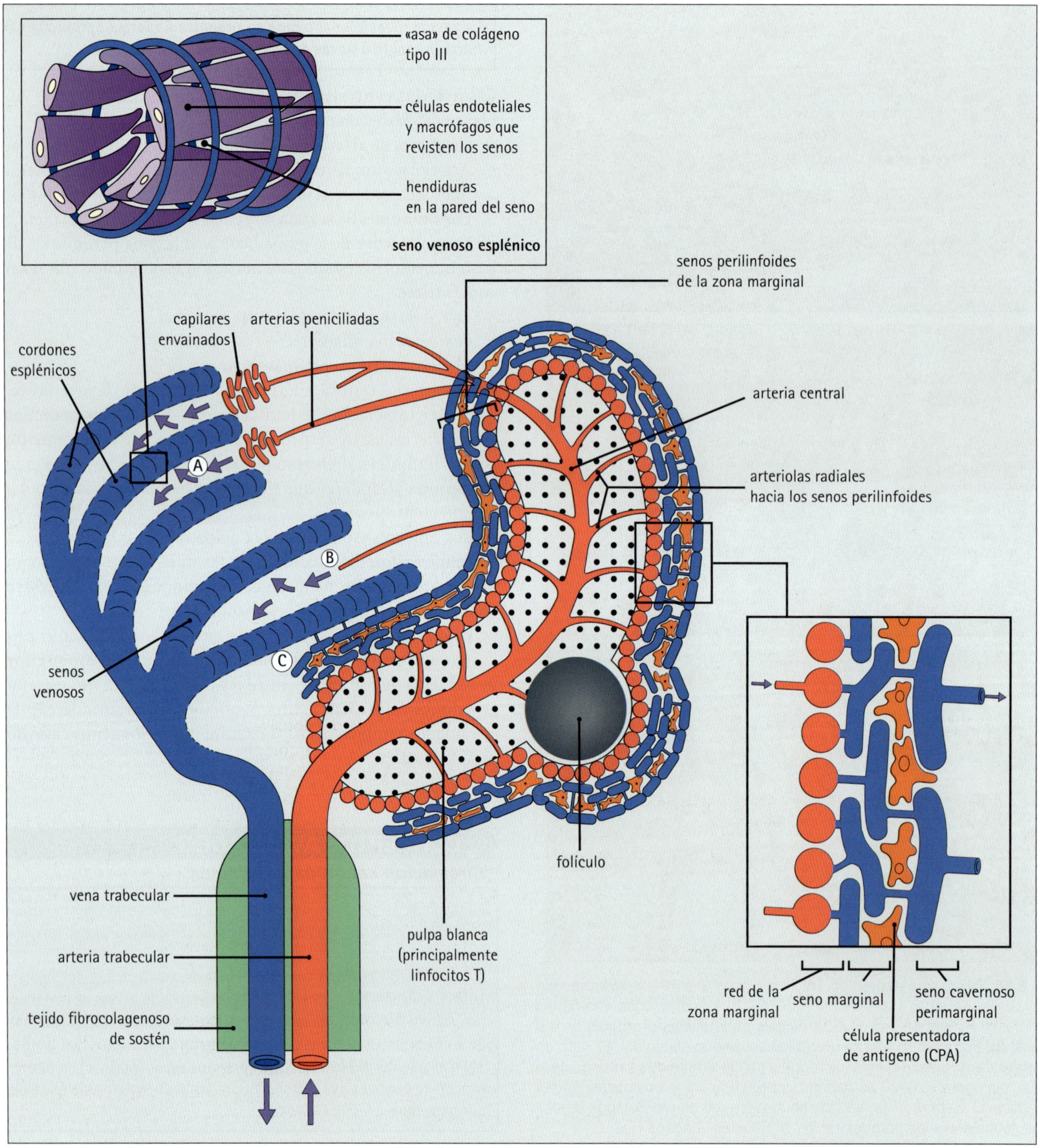

Fig. 8.17 Anatomía vascular del bazo. El bazo tiene dos funciones principales: retirar los eritrocitos viejos y deformados de la circulación y organizar la respuesta inmunitaria a los antígenos, particularmente bacterias, circulantes en la sangre. La sangre entra en el bazo por la arteria esplénica, esta se ramifica y forma las arterias trabeculares que dan a una serie de arterias centrales rodeadas de células T de la pulpa blanca. Con el fin de retirar los eritrocitos, la sangre pasa por las arterias centrales y después entra en la pulpa roja a través de una serie de vasos especializados (arterias peniciladas y capilares envainados) que drenan en el parénquima esplénico (cordones esplénicos). La sangre entonces se filtra por los espacios existentes entre las células reticulares, que forman los cordones esplénicos, y pasa forzadamente por unos estrechos espacios hasta entrar en los senos venosos esplénicos. Los eritrocitos normales son deformables y sobreviven a este paso, pero los viejos poseen unas membranas rígidas y se lisan. Los fragmentos de los eritrocitos destruidos son retirados por células fagocíticas que se encuentran a lo largo de las paredes de los senos. Los eritrocitos abandonan el sistema a través de las venas trabeculares y entran en la vena esplénica. Esta vía es la circulación abierta (A). Una fracción de la circulación esplénica entra en pequeñas arteriolas hasta alcanzar una serie de senos marginales que discurren alrededor de las vainas linfoides. En esta área, la sangre se pone en contacto con las células dendríticas presentadoras de antígenos, y los antígenos extraños pueden quedar atrapados y ser presentados a las células linfoides apropiadas. La mayor parte de la sangre procedente de los senos marginales entra en la pulpa roja y después drena a los senos venosos (B), pero una pequeña proporción pasa directamente a los senos y constituye la denominada circulación cerrada (C).

EJEMPLO CLÍNICO

Esplenectomía

La extirpación del bazo es necesaria:

- Cuando se rompe después de un traumatismo abdominal.
- En algunas enfermedades, por ejemplo, los linfomas.
- Como parte de la cirugía mayor, por ejemplo, al extirpar el estómago por un cáncer.

Efectos de la esplenectomía

Los efectos de la extirpación del bazo subrayan sus funciones principales.

Cambios en la sangre

La extensión de sangre (fig. 8.18) de un paciente que ha sufrido una esplenectomía muestra un aumento en el número de plaquetas y de eritrocitos anormales con formas alteradas (poiquilocitosis). Además, los eritrocitos viejos contienen inclusiones de partículas teñidas de color azul de material del núcleo (cuerpos de Howell-Jolly).

En condiciones normales, estos restos del núcleo serían retirados por filtración en los cordones esplénicos y en los senos esplénicos.

Infección

Los pacientes sometidos a una esplenectomía tienen riesgo de sufrir una septicemia bacteriana con riesgo de muerte. Los gérmenes más frecuentes son *Streptococcus pneumoniae.* El bazo filtra la sangre y cualquier germen transportado por la sangre es fagocitado por los macrófagos de los sinusoides esplénicos. Por eso, si una persona carece de bazo, los gérmenes podrán circular por la sangre y reproducirse. Por tanto, se recomienda inmunizar frente a *S. pneumoniae* a cualquier persona sometida a una esplenectomía.

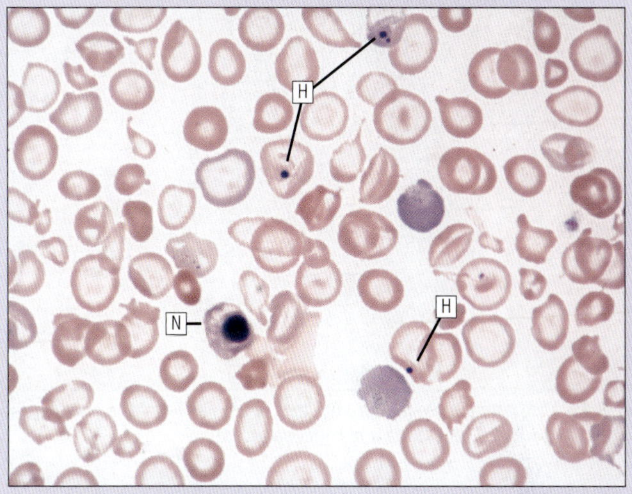

Fig. 8.18 Extensión de sangre tras la esplenectomía. La fotomicrografía muestra una extensión de sangre tras la esplenectomía. Los eritrocitos adoptan formas extrañas y en este campo algunos contienen pequeñas inclusiones oscuras en forma de partículas (cuerpos de Howell-Jolly, H). Se observa también un eritrocito nucleado (N). (Imagen por cortesía de Vishnu VB Reddy, MD Professor of Pathology University of Alabama at Birmingham.)

TEJIDO LINFOIDE ASOCIADO A LA MUCOSA

Las células linfoides pueden concentrarse en las superficies mucosas y las glándulas sólidas y ofrecer defensa

Además de la masa de tejido linfoide periférico encapsulado en los ganglios linfáticos y en el bazo, el cuerpo contiene una cantidad igualmente grande de tejido linfoide no encapsulado que se localiza en las paredes del tracto gastrointestinal, respiratorio y urinario, la conjuntiva y la piel, además de poblaciones peor definidas en el seno de las glándulas epiteliales sólidas, como la tiroides y las glándulas salivales

Este tejido se conoce con el nombre de **tejido linfoide asociado a mucosas (MALT)**, toma la forma de infiltrados difusos o de nódulos más aislados, y proporciona protección inmunológica frente a la invasión de patógenos a través de las superficies de absorción vulnerables expuestas. En las glándulas epiteliales sólidas, el MALT forma típicamente solo estructuras visibles cuando existe un estímulo patológico, mientras que en condiciones normales solo se observan células dispersas poco definidas del sistema inmunitario.

El tejido linfoide asociado al intestino (GALT) incluye:

- Las amígdalas palatinas, linguales y faríngeas (adenoides).
- Los nódulos de la mucosa del esófago.
- Las **placas de Peyer** del intestino delgado (v. cap. 11).
- Los agregados linfoides del intestino grueso y del apéndice.
- Un gran número de linfocitos y de células plasmáticas dispersas por toda la lámina propia de los intestinos delgado y grueso.

El tejido linfoide asociado a los bronquios (BALT) se localiza por debajo de la mucosa de las grandes vías respiratorias (bronquios), mientras que el tejido linfoide asociado a la nariz (NALT) aparece en la nasofaringe. El tejido linfoide asociado a la piel (SALT) incluye las células de Langerhans y los linfocitos T y B dispersos en la epidermis y la dermis.

En estos sitios asociados a la mucosa, el MALT incluye células presentadoras de antígeno (células dendríticas y macrófagos) en la que la principal población de células linfoides corresponde a células T $\gamma\delta$, células NK y células TNK (sistema inmunitario innato). Existen otros linfocitos B y T maduros, incluido un porcentaje de células de memoria (sistema inmunitario adaptativo).

En las grandes agregaciones de MALT, que se observan principalmente en las amígdalas y en las placas de Peyer, el tejido linfoide se organiza en folículos que suelen contener centros germinales y que son similares a los que se encuentran en los ganglios linfáticos. Con técnicas de tinción inmunohistoquímicas, se pueden identificar zonas discretas de células T y B que contienen típicas células accesorias procesadoras de antígenos y que presentan funciones análogas a las de la corteza superficial y de la paracorteza del ganglio linfático, respectivamente.

Los linfocitos dispersos en la lámina propia del intestino y del tracto respiratorio incluyen células B, algunas de las cuales maduran a células plasmáticas secretoras de anticuerpos. Producen todas las clases de anticuerpos, aunque destacan las IgA.

La IgA segregada en la luz intestinal se denomina «IgA secretora», la cual es resistente a la digestión enzimática y ofrece protección frente a patógenos antes de que rompan el tejido.

La IgG y la IgM se segregan dentro de la lámina propia y se dirigen contra organismos que hayan eludido los mecanismos protectores de la superficie.

La IgE interviene en la liberación de histamina de los mastocitos, que son muy numerosos en la lámina propia.

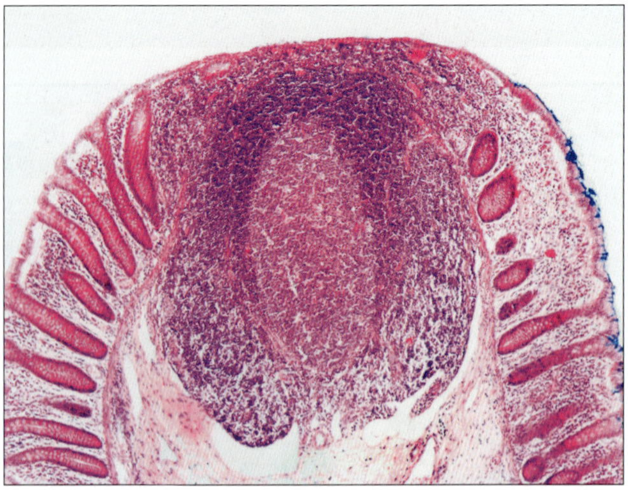

Fig. 8.19 Una placa de Peyer constituida por células linfoides, incluyendo un centro germinal, asociada a la mucosa intestinal.

La recirculación de células linfoides desde los tejidos linfoides asociados va dirigida hacia los ganglios linfáticos locales más que hacia los ganglios que drenan tejidos no mucosos.

Los linfocitos intraepiteliales son componentes importantes de MALT

Cada vez se reconoce más que existe una población especializada de células linfoides que residen en el espacio intercelular dentro de las superficies epiteliales, llamados **linfocitos intraepiteliales.** Estas células se consideran parte del sistema MALT.

Muchas de estas células son células T TCR$\gamma\delta^+$, que cuando se activan pueden secretar una serie de citocinas con funciones protectoras e inflamatorias y en ese sentido pueden comportarse como un componente del sistema inmunitario innato. Otras células son componentes del sistema inmunitario adaptativo, incluidas las células de memoria.

Las placas de Peyer son grandes agregados de tejido linfoide que se localizan en el intestino delgado

El número de placas de Peyer en un ser humano es de alrededor de 200. Se extienden por la lámina propia y por la submucosa y suelen protruir en la luz del intestino (fig. 8.19). El epitelio superpuesto por encima de la placa de Peyer (epitelio en cúpula) se caracteriza por tener células cúbicas más que cilíndricas altas (v. fig. 11.26) y contiene un gran número de linfocitos intraepiteliales. No existen células caliciformes.

Algunas de las células epiteliales muestran numerosos micropliegues superficiales en vez de las microvellosidades usuales y se han denominado células M. Estas células emigran desde las criptas de la mucosa y actúan en la transferencia de antígenos desde la luz intestinal a las células linfoides, que están rodeadas dentro de unos repliegues en la membrana celular basolateral. Las células M captan antígenos en la membrana apical plegada, luego internalizan el antígeno en vesículas desde las cuales son transportados a la membrana basolateral y trasladados a las células linfoides adyacentes.

IMPORTANCIA CLÍNICA

El tejido linfoide asociado a la mucosa (MALT) puede ser origen de unos tumores malignos de linfocitos que se llaman linfomas MALT (MALTomas). Estos tumores muestran características definidas, que permiten distinguirlos de otros tipos de linfoma derivados de poblaciones ganglionares. Los linfomas MALT pertenecen a un grupo llamado linfoma de la zona marginal en la que las células malignas tienen unos rasgos parecidos a las células B que se encuentran normalmente en la zona marginal que rodea a los centros germinales.

En diversas circunstancias antes del desarrollo del tumor maligno se observa una activación de MALT por una reacción inflamatoria crónica; por ejemplo, el linfoma gástrico puede desarrollar inflamación de la mucosa gástrica en relación con la infección por la bacteria *Helicobacter pylori*. En otras circunstancias la inflamación crónica se relaciona con una enfermedad autoinmunitaria especifica de un órgano, como la enfermedad de Hashimoto, que produce un linfoma MALT de tiroides.

EJEMPLO CLÍNICO

Tumores del sistema linfoide

Los principales tumores primarios del tejido linfoide se derivan de los linfocitos y sus precursores, denominándose **linfomas.** Esta enfermedad suele iniciarse en los ganglios linfáticos, que aumentan de tamaño y son firmes; el proceso puede ser localizado o afectar a varios grupos ganglionares. Además, los linfomas pueden afectar al bazo, la médula ósea o el hígado. El primer linfoma fue descrito por Thomas Hodgkin y este subtipo específico recibe su nombre («linfoma de Hodgkin»). Por tanto, los principales tipos de linfoma son:

- Linfoma de Hodgkin y (con la sabiduría y rigor intelectual que caracteriza a los anatomopatólogos).
- Linfomas no Hodgkin.

Resulta fundamental clasificar bien los linfomas para el tratamiento y el pronóstico; se utilizan métodos de inmunocitoquímica para determinar si las células tumorales son linfocitos T o B. La valoración histológica de las características citológicas y nucleares de las células tumorales permite clasificarlas como formas maduras («bajo grado») o formas precursoras inmaduras («alto grado»). Los linfomas de alto grado se comportan de forma más agresiva, pero son muy sensibles a la quimioterapia. Cada vez más el diagnóstico se basa en el análisis del perfil de expresión génica de los tumores, que aporta información pronóstica y terapéutica adicional.

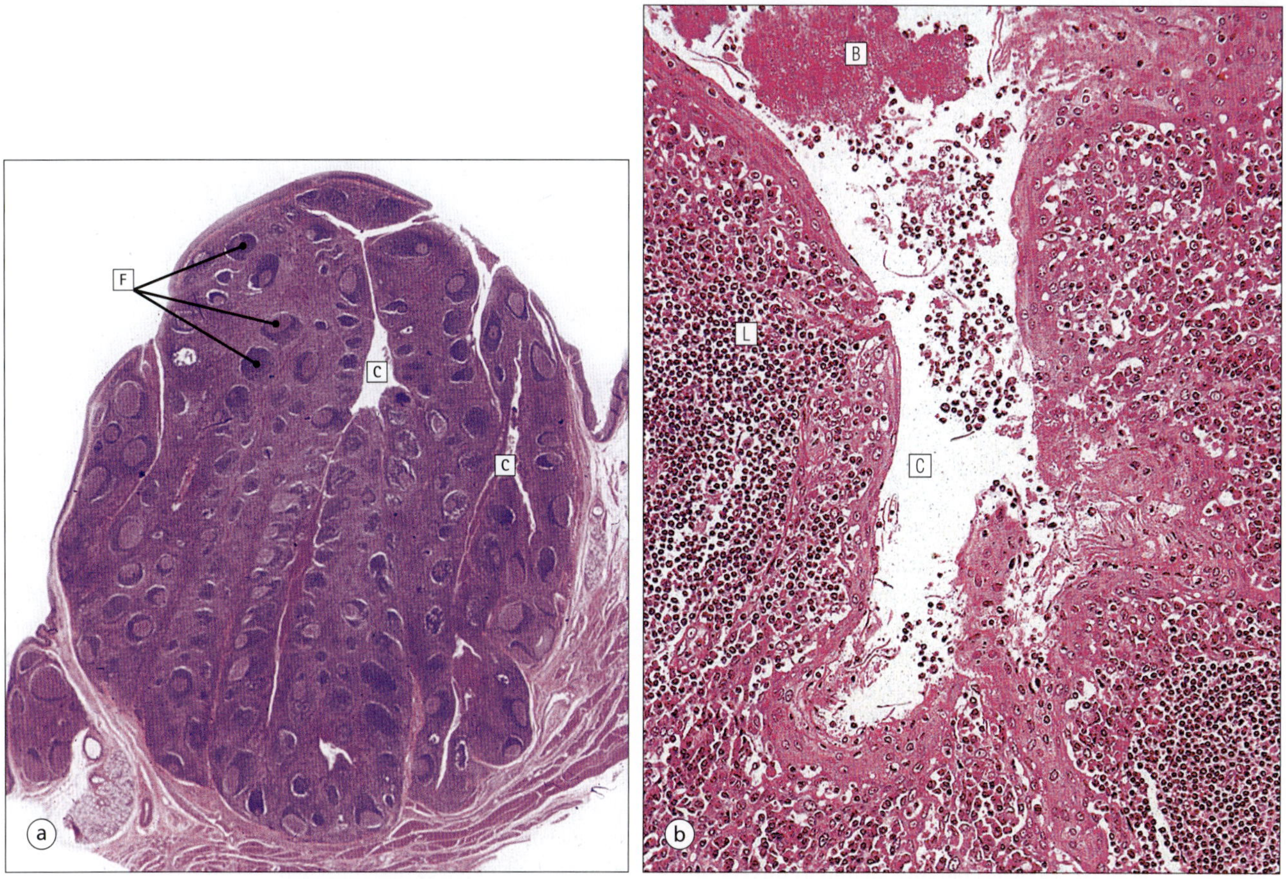

Fig. 8.20 Amígdala palatina. **(a)** Fotomicrografía a bajo aumento que muestra la arquitectura típica de la amígdala con epitelio escamoso plegado formando criptas (C) y asociada a agregados linfoides densos en los cuales se observan folículos (F). **(b)** Fotomicrografía con aumento medio de una amígdala que muestra una cripta amigdalina (C) tapizada por un epitelio escamoso y rodeada de tejido linfoide amigdalino (L). La cripta contiene colonias de bacterias comensales de la boca (B), que es un hallazgo normal.

Las amígdalas son tejidos linfoides de la orofaringe

El anillo de Waldeyer del tejido linfoide faríngeo comprende 4 grupos de tejido amigdalino. El más grande son las amígdalas palatinas, que contienen de 12 a 15 criptas amigdalinas profundas tapizadas por un epitelio escamoso estratificado (fig. 8.20). Estas criptas suelen contener tapones de linfocitos, bacterias y detritos epiteliales que pueden llegar a calcificarse.

Las amígdalas contienen numerosos folículos linfoides con centros germinales y el tejido linfoide como un todo parece tener un aspecto celular similar al de las placas de Peyer. El epitelio superpuesto por encima del tejido amigdalino contiene células T y CPA dendríticas. Se pueden encontrar los demás componentes del anillo de Waldeyer en las páginas 159 y 179.

El tejido linfoide asociado a los bronquios se encuentra en los pulmones

Los agregados linfoides del tracto respiratorio son similares a los del intestino (es decir, las placas de Peyer), pero son generalmente más pequeños. Están cubiertos por las mismas células M de vigilancia y transporte de antígenos que el intestino. No hay linfáticos aferentes, sin embargo, los linfáticos eferentes drenan la linfa a los ganglios regionales.

Los linfocitos activados que derivan de los agregados del tracto respiratorio tienden a situarse específicamente en la mucosa respiratoria.

Para acceder a las preguntas de revisión en línea, visita, por favor, https://studentconsult.inkling.com.

Sistemas circulatorios sanguíneo y linfático, y corazón

INTRODUCCIÓN

Los sistemas principales de transporte son los sistemas circulatorios, en los que las sustancias están disueltas o suspendidas en líquido y son transportadas de una parte del cuerpo a otra por una serie de tubos (vasos). Hay dos grandes sistemas circulatorios: el sistema circulatorio sanguíneo y el sistema linfático.

El **sistema circulatorio sanguíneo** es el principal medio de transporte de oxígeno, dióxido de carbono, nutrientes y productos de degradación metabólicos, células del sistema inmunitario y otros sistemas defensivos y mensajeros químicos (hormonas), y muchas otras sustancias importantes (p. ej., factores de la coagulación). La transferencia de las sustancias transportadas de la sangre a los tejidos y viceversa, se produce en los **sistemas capilares** pulmonar y sistémico (fig. 9.1). Estos diminutos vasos de pared delgada permiten el paso de líquido, de moléculas grandes y pequeñas, de gases disueltos e incluso de células a través de las paredes en ambas direcciones. La red circulatoria que transporta la sangre hacia los capilares se denomina **sistema arterial,** mientras que la red que recoge la sangre de los capilares se denomina **sistema venoso.**

El **sistema circulatorio linfático** drena el líquido extracelular de los tejidos, retornándolo al sistema circulatorio sanguíneo después de pasar por los ganglios linfáticos. Este sistema también participa en la absorción de nutrientes desde el intestino.

SISTEMA CIRCULATORIO SANGUÍNEO

Los dos sistemas circulatorios sanguíneos principales son el sistémico y el pulmonar

Hay tres tipos de sistemas circulatorios sanguíneos, dos de los cuales (circulaciones pulmonar y sistémica) dependen de una bomba central, el corazón, que manda la sangre a todas partes (fig. 9.1). El tercer sistema es el porta, que se comenta a continuación.

La circulación sistémica transfiere sangre oxigenada desde una bomba central (el corazón) a todos los tejidos corporales (sistema arterial sistémico) y devuelve sangre desoxigenada con un alto contenido en dióxido de carbono desde los tejidos a la bomba central (sistema venoso sistémico).

La circulación pulmonar transfiere sangre desoxigenada con un alto contenido en dióxido de carbono desde una bomba central (el corazón) a los pulmones (sistema arterial pulmonar) y transfiere sangre reoxigenada desde los pulmones de vuelta a la bomba central (sistema venoso pulmonar).

Los **sistemas porta** son conductos vasculares especializados que transportan sustancias de un lugar a otro, pero no dependen de una bomba central (v. pág. 149).

VASOS SANGUÍNEOS SISTÉMICOS

Hay dos tipos principales de vasos sanguíneos:

- **Las arterias,** que transportan sangre alejándola del corazón hacia los capilares a una presión relativamente alta.
- **Las venas,** que transportan sangre de vuelta al corazón desde los capilares a una presión relativamente baja.

La circulación arterial sistémica es un amplio sistema de alta presión, y la estructura de los vasos refleja las elevadas presiones a las que están sometidos.

El gasto cardíaco generado por el ventrículo izquierdo es transportado en vasos de diámetro grande con un rico componente de tejido elástico en la pared, que atenúa la onda de presión sistólica. Se denominan **grandes arterias elásticas** (es decir, la aorta y sus grandes ramas, como la carótida, la subclavia o la arteria renal).

Distales a estas grandes arterias se encuentran vasos de menor calibre, cuya pared es más muscular en comparación. Estas **arterias musculares** van disminuyendo de calibre de forma gradual cuando se ramifican, hasta acabar en las **arteriolas,** que se abren en un sistema de vasos muy delgados, que se denominan **capilares.**

La sangre de los capilares pasa a las **vénulas** y después a las **venas,** que se van haciendo cada vez más gruesas al acercarse al corazón. Las venas transportan sangre a presión muy baja y tienen poco músculo en su pared comparadas con las arterias.

La circulación pulmonar transfiere sangre una distancia corta, desde el ventrículo derecho del corazón al sistema capilar pulmonar y desde este de regreso a la aurícula izquierda. La presión en el sistema circulatorio pulmonar es más baja y las paredes vasculares más delgadas que en la circulación sistémica. En el capítulo 10 se comenta en detalle la histología de los vasos pulmonares.

Los vasos sanguíneos de mayor calibre están compuestos por tres capas que varían en importancia en relación con los diferentes tipos de vasos

Las paredes de los vasos sanguíneos están constituidas por tres capas identificables (o túnicas): **íntima, media** y **adventicia.**

La íntima está formada por una capa interna de células epiteliales planas multifuncionales altamente especializadas que se denomina **endotelio.** Este descansa sobre una lámina **(la lámina elástica interna),** por debajo de la cual hay una delgada capa de tejido fibrocolágeno de sostén que contiene algunas células contráctiles con algunas características de músculo liso, pero que también pueden sintetizar colágeno y elastina (como fibroblastos) y tienen propiedades fagocitarias (como los histiocitos y los macrófagos). Estas células se denominan **miointimales** y son muy importantes en el desarrollo de la enfermedad arterial más frecuente, la aterosclerosis (v. pág. 145).

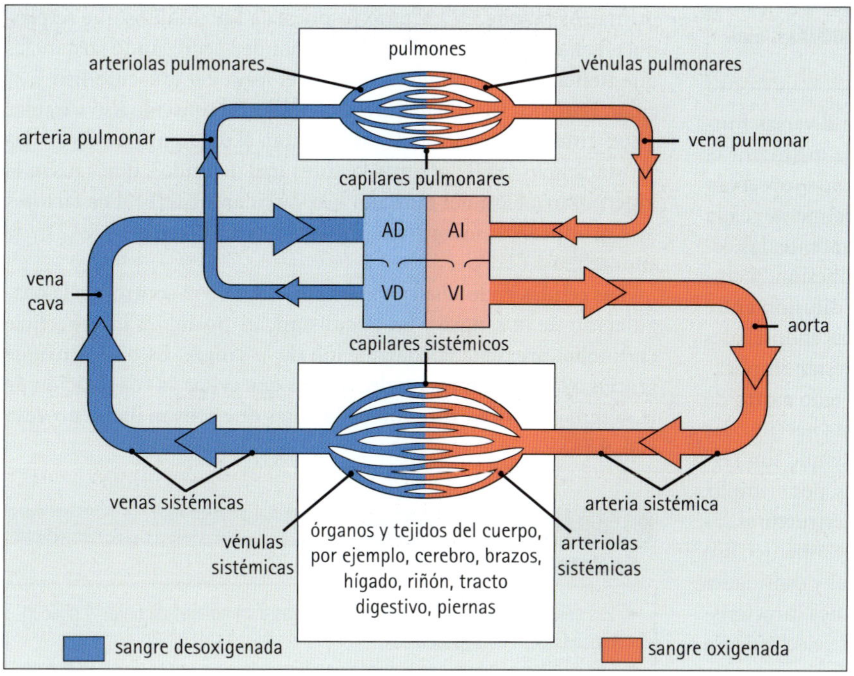

Fig. 9.1 Circulaciones sanguíneas sistémica y pulmonar. Principales componentes e interrelaciones de las circulaciones sanguíneas sistémica y pulmonar. El corazón es una bomba formada por cuatro cámaras que se sitúa en el centro de ambas circulaciones. La dirección del flujo sanguíneo aparece indicada con *flechas.* Los vasos sanguíneos que transportan la sangre alejándola del corazón se denominan «arterias» (sistema arterial) y los que traen la sangre hasta el corazón se llaman «venas» (sistema venoso). Las venas sistémicas y las arterias pulmonares transportan sangre desoxigenada; las venas pulmonares y las arterias sistémicas transportan sangre oxigenada. En los órganos y tejidos diferentes a los pulmones, la sangre oxigenada cede casi todo el oxígeno y se vuelve desoxigenada; en los pulmones se oxigena la sangre desoxigenada. El intercambio gaseoso se produce en unos pequeños vasos de pared delgada que se denominan «capilares».

La media es la capa intermedia del vaso sanguíneo y está formada predominantemente por músculo liso reforzado por capas organizadas de tejido elástico que forman la lámina elástica. La media es particularmente prominente en las arterias, siendo relativamente mal definida en las venas y virtualmente inexistente en los vasos muy pequeños. En los vasos cercanos al corazón, que reciben todo el impacto de la onda de presión sistólica, el tejido elástico está muy bien desarrollado, de ahí el término de **arterias elásticas.** En las arterias musculares y las arteriolas la lámina elástica que separa la media y la adventicia se llama **lámina elástica externa.**

La adventicia es la capa externa de los vasos sanguíneos. Está compuesta mayoritariamente por fibroblastos y colágeno, pero también hay células musculares lisas, particularmente en las venas. La adventicia es frecuentemente la capa más prominente de las paredes de las venas. Dentro de la adventicia de los vasos con una pared muy gruesa hay pequeños vasos, los **vasa vasorum,** que mandan ramas penetrantes a la media para irrigarla. Estos vasos no se observan en los vasos más delgados, que obtienen el oxígeno y los nutrientes por difusión desde la luz. La adventicia también posee nervios autónomos que inervan el músculo liso de la media.

Las diferencias entre las capas de la pared de una arteria pequeña y de una vena pequeña se ilustran en la figura 9.2. Aunque los vasos menores van perdiendo de forma progresiva la media y la adventicia, todos los vasos tienen una íntima revestida por células endoteliales planas. Los vasos de menor calibre, los capilares, sólo tienen una capa de células endoteliales que se apoyan en una lámina basal. Las células endoteliales que revisten todo el sistema circulatorio son de una importancia vital, con muchas funciones.

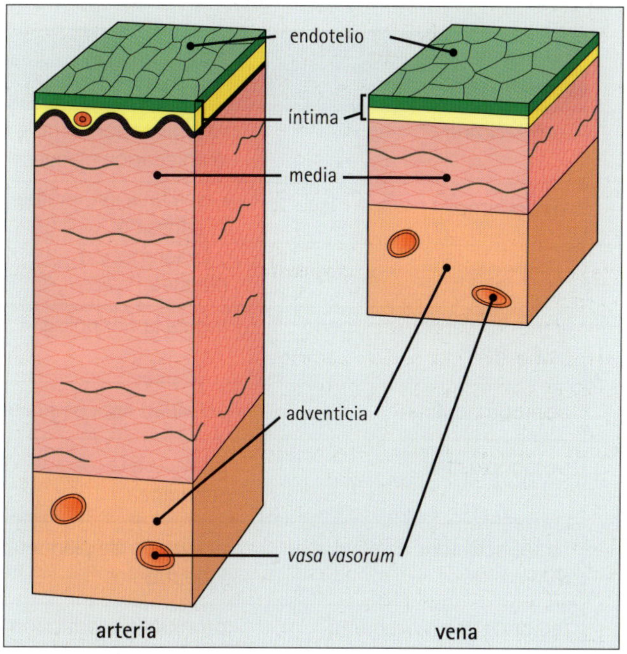

Fig. 9.2 Estructura general de la pared de un vaso sanguíneo. La pared de un vaso sanguíneo se divide en íntima, media y adventicia. En una arteria, la íntima contiene la lámina elástica y las células mioíntimas. En una arteria, la media está mucho más desarrollada que en una vena del mismo diámetro.

El endotelio está muy especializado en funciones endocrinas, exocrinas, de adhesión celular, coagulación y transporte

El endotelio está compuesto por células planas con diversas funciones. En cortes histológicos de rutina es difícil de distinguir el citoplasma de la mayoría de las células endoteliales y sólo se observan unos pequeños núcleos aplanados. Ultraestructuralmente, cada célula se puede ver anclada a una lámina basal subyacente; las células se unen unas con otras gracias a uniones de adhesión, incluyendo prominentes uniones estrechas que evitan la difusión entre las células. Una característica destacada de las células endoteliales es la presencia de muchas vesículas pinocíticas que están implicadas en el proceso de transporte de sustancias de un lado a otro de la célula. En los vasos sanguíneos pequeños del sistema nervioso las células endoteliales expresan proteínas de transporte que son responsables del transporte activo de todas las sustancias, por ejemplo, glucosa hacia el cerebro. Desde el punto de vista ultraestructural, las células endoteliales contienen también retículo endoplasmático liso y rugoso y ribosomas libres, con algunas mitocondrias y cantidades variables de microfilamentos. La organela citoplasmática característica de las células endoteliales es una estructura ovoide electrodensa denominada **cuerpo de Weibel-Palade,** que corresponde a gránulos de depósito que contienen factor von Willebrand, P-selectina y otros moduladores vasculares (fig. 9.3b).

Las células endoteliales son capaces de detectar cambios en la presión de la sangre, tensión de oxígeno y flujo sanguíneo. Cada célula endotelial tiene elementos quimiorreceptores y mecanorreceptores, relacionados con estructuras de señalización de cilios primarios (v. pág. 32). Como respuesta a los cambios que se producen en ciertos factores locales, responden segregando sustancias que tienen efectos poderosos sobre el tono del músculo liso vascular. Entre los vasodilatadores que relajan el músculo liso vascular y aumentan el flujo local de sangre están el óxido nítrico (NO), las prostaciclinas (PGI_2) y otros factores mal definidos, que causan la hiperpolarización del músculo liso vascular (EDHF). Los factores que producen vasoconstricción son el tromboxano (TXA2) y la endotelina 1 (T-1).

Las células endoteliales son importantes en el control de la coagulación de la sangre y en circunstancias normales la superficie endotelial previene la coagulación de la sangre. Esto se consigue gracias a la gran expresión de factores que evitan la coagulación de la sangre y la poca expresión de factores que activan dicho proceso (fig. 9.3a).

ASPECTOS CLAVE

Endotelio

- Las células se unen unas con otras gracias a complejos de unión y poseen muchas vesículas pinocíticas.
- Las células exhiben muchos papeles funcionales a pesar de su aparente simplicidad funcional.
- Normalmente segrega factores que impiden la coagulación de la sangre.
- Normalmente segrega factores que mantienen el tono del músculo liso vascular.
- Se puede activar por citocinas y expresar moléculas de adhesión celular que permiten la adhesión de los leucocitos.

Factor segregado por el endotelio	Actividades
prostaciclina	vasodilatación, inhibe la agregación plaquetaria
óxido nítrico	vasodilatación, inhibe la adhesión y la agregación plaquetarias
activador del plasminógeno tisular (tPA)	regula la fibrinólisis
trombomodulina	actividad anticoagulante
tromboplastina	promueve la coagulación sanguínea
factor activador de plaquetas (PAF)	activación de plaquetas y neutrófilos
factor de von Willebrand	promueve la adhesión plaquetaria y activa la coagulación sanguínea

(a)

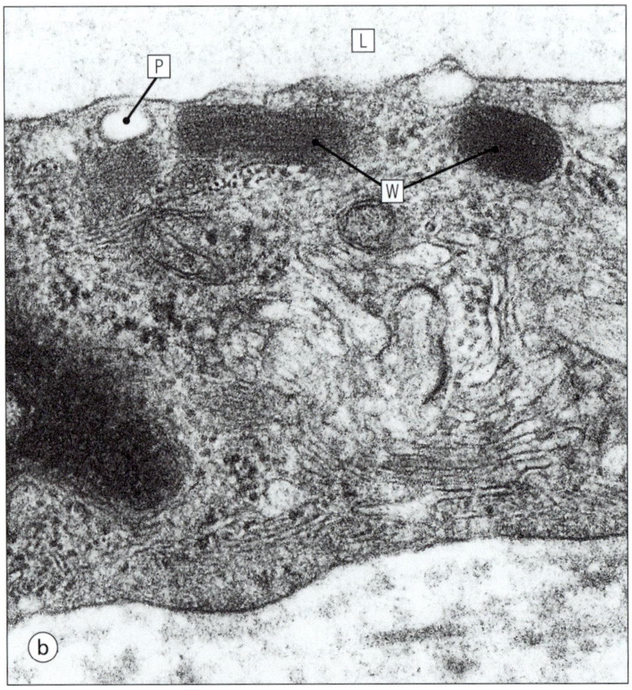

Fig. 9.3 Células endoteliales. (a) Sustancias producidas por las células endoteliales que modulan la coagulación de la sangre y la vasodilatación. **(b)** Fotomicrografía electrónica a gran aumento de parte de una célula endotelial que muestra los característicos cuerpos de Weibel-Palade (W) cercanos a la superficie que contacta con la luz del vaso (L). Se reconocen también vesículas pinocíticas (P) y retículo endoplasmático liso y rugoso.

CONCEPTOS AVANZADOS

Endotelio activado

El endotelio puede adaptarse rápidamente a los cambios del medio. Bajo ciertas circunstancias, especialmente como respuesta a la inflamación, el endotelio puede activarse y cambiar su función.

El endotelio puede activarse por citocinas y desarrollar una función especializada para la **migración de células linfoides.** Las células endoteliales adquieren una forma cúbica y expresan moléculas de adhesión de superficie que facilitan la adhesión y migración de los linfocitos. Este tipo de endotelio suele verse normalmente en las vénulas especializadas de la paracorteza del ganglio linfático (vénulas poscapilares de endotelio alto).

El endotelio puede activarse por citocinas y expresar moléculas de adhesión para los neutrófilos. Esto suele ocurrir después de cualquier tipo de lesión tisular y **permite que los neutrófilos migren a los tejidos locales** en el proceso de inflamación aguda. La sustancia P-selectina, una molécula de adhesión celular, se almacena en vesículas especiales (cuerpos de Weibel-Palade) dentro del endotelio (v. fig. 9.3b). Con una estimulación apropiada, estas vesículas se fusionan a la membrana celular endotelial. Entonces la P-selectina queda dispuesta sobre la superficie de la célula para la adhesión de neutrófilos.

El endotelio suele ser localmente impermeable a las sustancias de la sangre. Bajo el efecto de ciertos factores, por ejemplo, histamina, las células endoteliales pierden su unión entre sí y se retraen. Esto permite que difundan líquido y proteínas hacia los tejidos locales, causando la inflamación del tejido, lo que se denomina **edema.** Esta reorganización de las uniones celulares es rápida y reversible y se produce en un espacio de pocos minutos.

Las arterias elásticas se caracterizan por tener múltiples láminas elásticas en la media

Las arterias elásticas son las arterias más grandes y reciben la principal salida de flujo sanguíneo del ventrículo izquierdo: así, se encuentran sometidas a altas presiones sistólicas de 120-160 mmHg. Además, estos grandes vasos están adaptados para amortiguar la oleada del flujo sanguíneo, ya que la sangre es impelida a través de ellos sólo durante la fase sistólica del ciclo cardíaco. El tejido elástico de sus paredes les confiere capacidad de resistencia para amortiguar la onda de presión.

La íntima de las grandes arterias elásticas está compuesta por endotelio con una delgada capa de tejido fibrocolágeno subyacente.

Las arterias elásticas poseen una media gruesa muy desarrollada en la que las fibras elásticas son el principal componente. Estas fibras están dispuestas en capas que se organizan de manera concéntrica entre las capas de músculo liso en todo el grosor de la media. En la arteria más grande, la aorta, a menudo hay 50 o más capas (fig. 9.4).

Las fibras elásticas se disponen de una manera circunferencial más que longitudinal con el fin de contrarrestar la tendencia de los vasos a sobredistenderse durante la sístole. El retorno de las fibras elásticas desde su estado distendido a su estado no elongado durante la diástole mantiene una presión diastólica en la aorta y en las grandes arterias de alrededor de 60-80 mmHg. Interpuestas entre las capas elásticas hay células musculares lisas y algunas fibras de colágeno.

Con la edad, y sobre todo con relación a la enfermedad más frecuente de la íntima, la aterosclerosis (v. pág. 145), las fibras elásticas y el músculo liso de la media de una arteria elástica sufren degeneración y son reemplazados por colágeno no contráctil ni elástico. Esta pérdida de elasticidad y contractilidad indica que la arteria es menos capaz de soportar la presión intraluminal durante la diástole, con la consiguiente disminución de la presión diastólica.

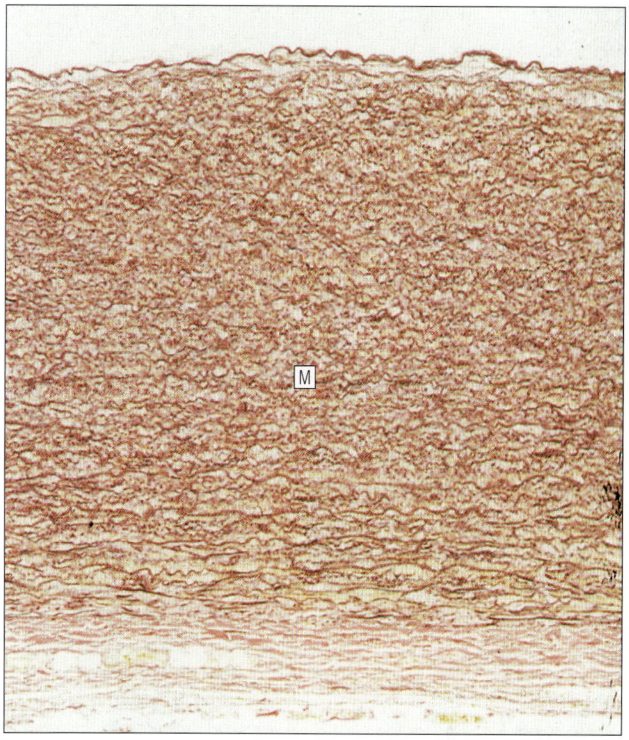

Fig. 9.4 Arteria elástica. Imagen a bajo aumento de una gran arteria elástica (aorta) teñida con el método para elastina de van Gieson. La capa predominante es la media (M), que está compuesta por fibras elásticas *(negras)* dispuestas en capas concéntricas y separadas por fibras musculares lisas y colágeno.

En presencia de una tensión sistólica con frecuencia elevada, esto se traduce a nivel clínico en un ensanchamiento de la onda de presión del pulso (la diferencia entre la presión sistólica y diastólica). La complicación más grave de esta pérdida de las fibras musculares lisas y elásticas es la dilatación patológica permanente de la arteria elástica (incluida la aorta). Este proceso se denomina formación de **aneurisma** (v. «ejemplo clínico» de la pág. 145).

La adventicia de los grandes vasos posee vasa vasorum y nervios.

Las arterias musculares poseen una media compuesta casi exclusivamente por músculo liso

Las grandes arterias elásticas se funden gradualmente con las arterias musculares con pérdida de la mayor parte de sus capas elásticas medias, dejando normalmente sólo dos capas, una lámina elástica interna y una lámina elástica externa, en la unión de la media con la íntima y la adventicia, respectivamente. La estructura general de una arteria muscular aparece ilustrada en la figura 9.5a.

En una arteria muscular la media está compuesta casi totalmente por músculo liso. Estas arterias son por tanto muy contráctiles, estando controlado su grado de contracción y relajación por el sistema nervioso autónomo, así como por las sustancias vasoactivas derivadas del endotelio. Entre las células musculares lisas existen dispersas unas pocas fibras elásticas, pero no se organizan en capas. Estas son más numerosas en las grandes arterias musculares, que son una continuación directa de la terminación distal de las arterias elásticas (fig. 9.5b y c).

Las arterias musculares varían en forma y tamaño desde 1 cm de diámetro cerca de su origen en las arterias elásticas, hasta aproxima-

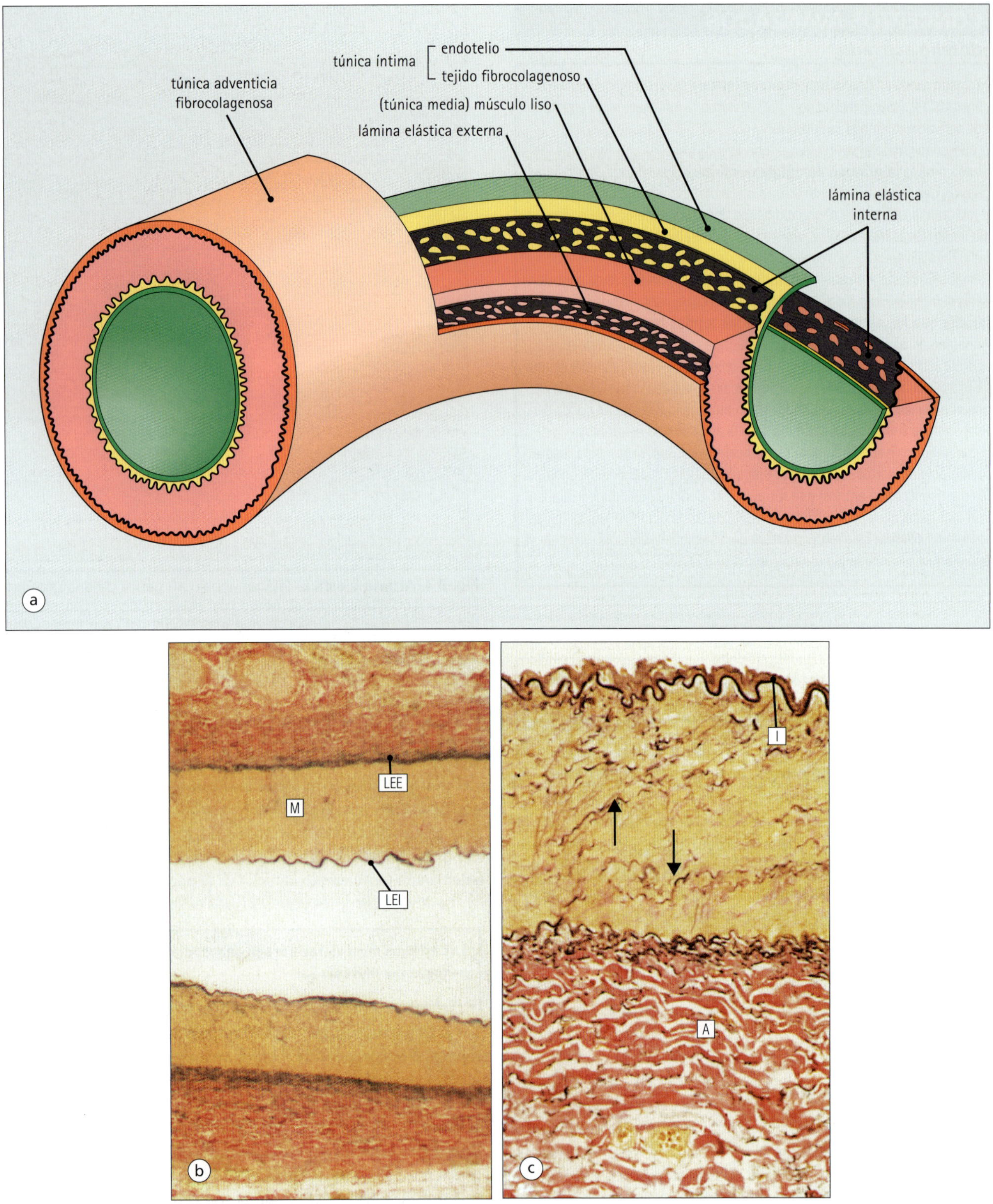

Fig. 9.5 Arteria muscular. **(a)** La capa más prominente de una arteria muscular es la media. Compuesta por músculo liso, está rodeada de una lámina elástica interna y una externa. **(b)** Tinción elástica de van Gieson de un corte longitudinal a través de una arteria muscular. La íntima es apenas visible, siendo la capa predominante la media muscular (M) situada entre una lámina elástica interna (LEI) y una lámina elástica externa (LEE), que están compuestas por capas condensadas de fibras elásticas *(negro)*. La adventicia externa se tiñe de *rojo*, y está compuesta mayoritariamente por colágeno. **(c)** Vista a un aumento medio de la misma arteria, que muestra la íntima (I) y las fibras elásticas finas teñidas de *negro* que discurren por la media muscular *(flechas)*. En esta gran arteria muscular la adventicia de colágeno (A) es muy gruesa.

damente 0,5 mm de diámetro. En las arterias más grandes hay 30 o más capas de células musculares lisas, mientras que en las arterias periféricas más pequeñas sólo hay 2 o 3 capas. Las células musculares lisas suelen disponerse circunferencialmente en ángulo recto con relación al eje mayor del vaso.

EJEMPLO CLÍNICO

Aterosclerosis

La aterosclerosis es una enfermedad de las arterias que comienza en la íntima. Se caracteriza por la infiltración de la íntima por ácidos grasos oxidados que se acumulan en los macrófagos y las células miointimales, acompañado por un aumento de depósito de colágeno. Dicho engrosamiento de la íntima forma la denominada «placa ateromatosa».

El ateroma provoca tres consecuencias.

Alteración del flujo sanguíneo
El ateroma provoca una reducción del tamaño de la luz del vaso de tal forma que disminuye el flujo sanguíneo.

Formación de trombos
Otra complicación de la aterosclerosis es que daña la capa de células endoteliales, dejando el colágeno de la íntima expuesto a la sangre circulante. Esto puede desencadenar la coagulación de la sangre y formar una masa de sangre coagulada, denominada «trombo», dentro del vaso. El trombo reduce aún más la luz del vaso y puede bloquearlo completamente (fig. 9.6), provocando la muerte del tejido (infarto) irrigado por ese vaso. El miocardio es particularmente vulnerable al infarto (v. fig. 9.23), al igual que el cerebro (ictus) y los pies y dedos de los pies (gangrena).

Formación de un aneurisma
A medida que va aumentando la placa de ateroma se van perdiendo fibras elásticas y músculo liso de la media subyacente. En las grandes arterias elásticas como la aorta, estos componentes especializados se reemplazan por colágeno inelástico no contráctil, y el vaso se dilata hasta formar un saco anormalmente ancho que se denomina «aneurisma». El peligro de un aneurisma es que la pared del vaso es tan débil que es propensa a romperse.

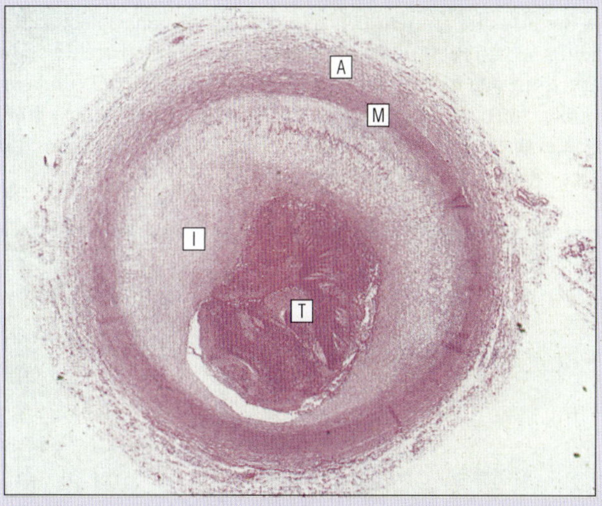

Fig. 9.6 **Ateroma y trombosis de una arteria coronaria.** Fotomicrografía que muestra un corte transversal de una arteria coronaria que irriga el área de músculo muerto mostrado en la figura 9.23. La luz ha reducido de forma importante su diámetro como consecuencia del engrosamiento de la capa íntima (I) por el ateroma. La media (M) y la adventicia (A) son normales. El engrosamiento y la irregularidad de la íntima han dado paso a la formación de un trombo (T) que ha bloqueado la luz del vaso.

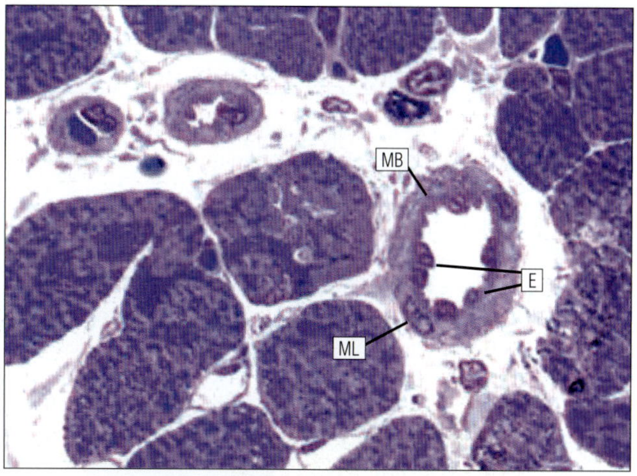

Fig. 9.7 **Arteriola.** Fotomicrografía de un corte en resina epóxido teñido con azul de toluidina de tres arteriolas que muestran la membrana basal (MB) como una membrana pálida rodeada de una capa de células musculares lisas (ML). Las células endoteliales más internas (E) del vaso más grande, muestran un aspecto cúbico debido a que se han contraído durante el proceso de la biopsia. Obsérvese que las tres arteriolas difieren no sólo en tamaño, sino también respecto al número de células musculares.

Las arteriolas son las ramas más pequeñas del árbol arterial

Las arteriolas poseen un diámetro muy variado, desde 30 hasta 400 μm (0,4 mm).

La íntima de una arteriola está compuesta por células endoteliales que descansan sobre una membrana basal con una lámina elástica interna subyacente en las arteriolas más grandes.

La media arteriolar está compuesta por una o dos capas de células musculares lisas (fig. 9.7). A medida que las arteriolas se van adelgazando, las capas continuas de músculo liso comienzan a hacerse discontinuas. En las arteriolas más delgadas, las células endoteliales poseen prolongaciones basales que atraviesan la membrana basal y entablan uniones intercelulares con las células musculares lisas. La adventicia de las arteriolas es insignificante.

Las arteriolas responden muy bien a los estímulos vasoactivos y contribuyen de forma importante a la resistencia vascular.

ASPECTOS CLAVE

Sistema arterial

- Las grandes arterias elásticas poseen una media compuesta por capas concéntricas de tejido elástico y músculo liso (p. ej., arterias aorta y subclavia).
- Las arterias musculares poseen una media prominente que está compuesta por músculo liso y está rodeada por las láminas elásticas interna y externa (p. ej., las arterias coronarias).
- Las arteriolas son la porción más pequeña del árbol arterial y poseen de 3 a 4 capas completas de músculo liso en sus medias.

La microvascularización comienza a nivel de las arteriolas

La microvascularización (fig. 9.8) está compuesta por vasos sanguíneos de pequeño calibre, con unas paredes delgadas parcialmente permeables, que permiten el paso de algunos componentes de la sangre hacia los tejidos y viceversa. La mayor parte del intercambio entre la sangre y los tejidos se produce en una red extensa de capilares, vaciándose las más pequeñas arteriolas (metarteriolas) en el sistema de capilares. Las redes capilares drenan en los primeros componentes del sistema venoso, las vénulas.

Los capilares están especializados en la difusión de sustancias a través de sus paredes

Los capilares son los vasos más pequeños del sistema circulatorio sanguíneo (5-10 μm de diámetro) y forman una compleja red entrecruzada.

Los capilares poseen la pared más fina de todos los vasos sanguíneos y son el principal lugar donde se produce el intercambio gaseoso, permitiendo la transferencia de oxígeno desde la sangre a los tejidos, y de dióxido de carbono desde los tejidos a la sangre. Los líquidos que contienen moléculas grandes atraviesan la pared de los capilares en los dos sentidos.

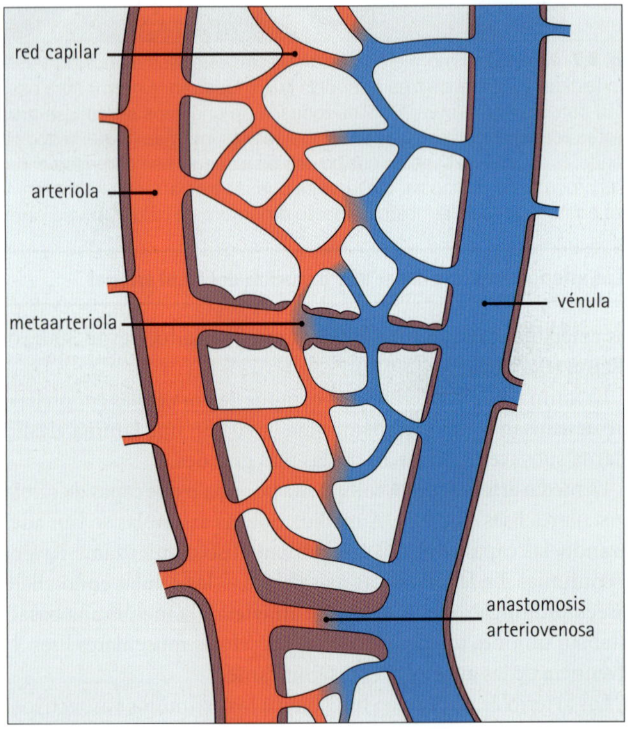

Fig. 9.8 Microvascularización. La sangre fluye desde los vasos arteriolares hasta las vénulas a través de una compleja red de capilares, saliendo directamente de la arteriola o desde una metarteriola más pequeña. La apertura de la anastomosis arteriovenosa desvía el flujo de sangre de la red capilar.

La pared capilar (fig. 9.9) está compuesta por células endoteliales, una membrana basal y algunas células contráctiles dispersas que se llaman «pericitos».

Los capilares pueden ser de dos tipos: continuos o fenestrados

Los capilares con un endotelio **continuo** son el tipo más frecuente y las células endoteliales forman un tapizamiento interno completo del capilar sin que exista ningún defecto intercelular o intracitoplasmático (fig. 9.10).

Los capilares con un endotelio **fenestrado** se observan frecuentemente en la mucosa intestinal, glándulas endocrinas y glomérulos renales (v. figs. 15.8 y 15.14). El citoplasma de la célula endotelial está atravesado por poros (fenestraciones) que abarcan todo su grosor. En algunas fenestraciones hay un fino diafragma constituido por fibrillas, que permite la difusión de moléculas pequeñas.

Los sinusoides son conductos de gran diámetro con paredes finas

Los conductos vasculares altamente especializados denominados «sinusoides» se observan en algunos órganos, por ejemplo, en el hígado (v. fig. 12.1) y en el bazo (v. fig. 8.16). Son conductos tapizados por un endotelio con un diámetro mayor que el de los capilares y con una membrana basal escasa discontinua o ausente.

Las células endoteliales de los sinusoides suelen ser muy fenestradas, a menudo con grandes poros, y puede haber huecos importantes entre las células.

La sangre procedente de los capilares entra en un sistema de vénulas

Los capilares drenan en las **vénulas poscapilares,** que son las vénulas más pequeñas (10-25 μm de diámetro). Su estructura recuerda a la de los capilares, pero tienen más pericitos (fig. 9.11).

Las vénulas poscapilares drenan en **grandes venas colectoras** de 20 a 50 μm de diámetro en las que la capa de pericitos se hace continua y se rodea de fibras de colágeno.

A medida que aumenta el calibre de las vénulas colectoras, los pericitos se van reemplazando progresivamente por células musculares lisas, que forman una capa de un grosor de 1 a 2 células y la adventicia fibrocolágena se hace identificable; estas son unas **vénulas musculares** y tienen un diámetro de 50 a 100 μm. Las vénulas musculares drenan en las venas más pequeñas.

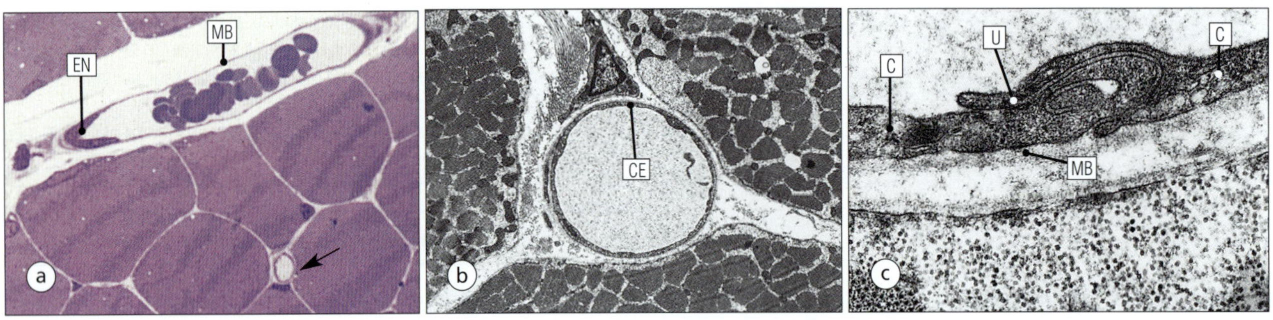

Fig. 9.9 Capilares. **(a)** Corte en resina epoxi teñido con azul de toluidina de un capilar en un corte longitudinal. La pared está compuesta casi completamente por una delgada membrana basal (MB), y el citoplasma endotelial que tapiza su superficie interna no es visible con este aumento. Se puede ver el núcleo de una célula endotelial (EN) en un extremo. Un capilar similar, aunque más pequeño, se ve en un corte transversal *(flecha)* entre fibras musculares individuales. **(b)** Fotomicrografía electrónica del capilar señalado con la *flecha* en (a). Con este bajo aumento es apenas visible el citoplasma endotelial (CE), pero no se distingue la membrana basal. **(c)** Fotomicrografía electrónica a gran aumento de parte de la pared capilar que muestra la membrana basal (MB), el citoplasma endotelial (C) y la unión de anclaje (U) entre el citoplasma de las células endoteliales adyacentes.

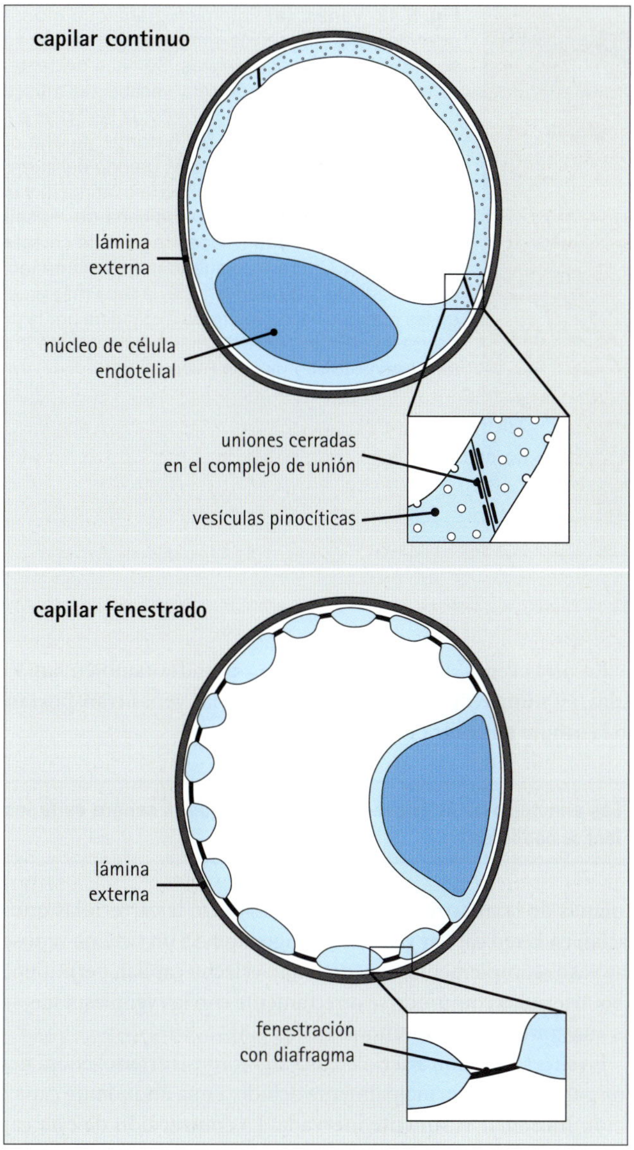

Fig. 9.10 Tipos de capilares. Hay dos tipos de capilares, continuos y fenestrados. En los capilares continuos las sustancias atraviesan la pared por pinocitosis.

ASPECTOS CLAVE
Capilares

- Reciben la sangre de las arteriolas y metarteriolas (v. fig. 9.8).
- Están compuestos por una capa única de endotelio unida a la lámina basal.
- La mayoría tienen una capa continua de células endoteliales que están fuertemente unidas (tipo continuo).
- Algunos presentan poros que permiten la difusión libre desde la luz a los tejidos (tipo fenestrado).

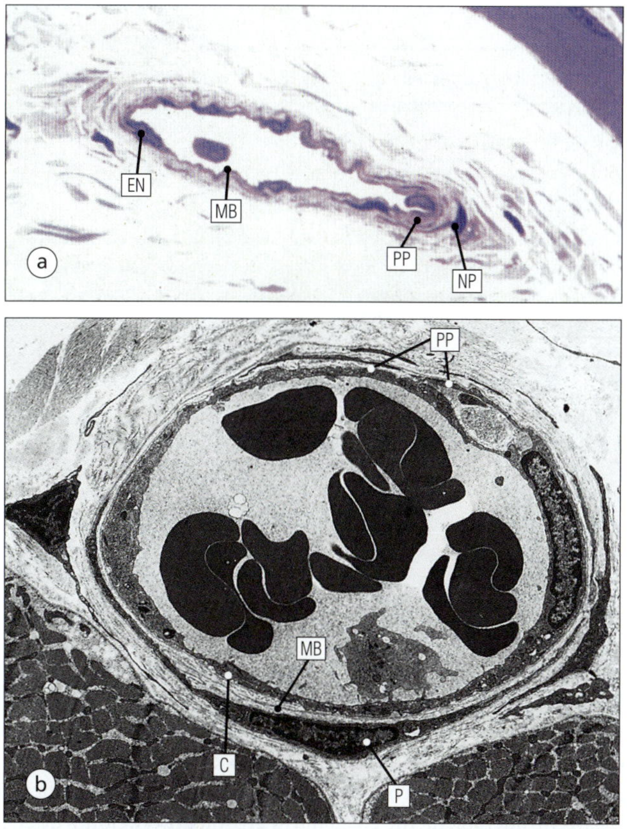

Fig. 9.11 Vénula poscapilar. **(a)** Corte en resina epoxi teñido con azul de toluidina de una vénula poscapilar colapsada en parte. Se puede identificar el núcleo de la célula endotelial (EN) y la membrana basal (MB). Hay unas pocas prolongaciones de pericitos (PP) y el núcleo de un pericito (NP) de la pared, pero los detalles no se aprecian con claridad. **(b)** Fotomicrografía electrónica de una vénula poscapilar que muestra más claramente el citoplasma de una célula endotelial (C), la membrana basal (MB) y los pericitos (P). Obsérvese que las prolongaciones más finas de los pericitos (PP) se interponen aparentemente entre las capas de la membrana basal.

Las venas poseen paredes delgadas y transportan sangre a baja presión

Las venas varían en cuanto a tamaño desde las más pequeñas de 1 mm de diámetro hasta las más grandes de 4 cm. En comparación con las arterias de un diámetro externo comparable, las venas poseen una luz más grande y una pared relativamente más delgada, y por tanto se colapsan en los cortes histológicos salvo que se fijen mediante perfusión.

Aunque en las venas están presentes las capas íntima, media y adventicia, están menos claramente demarcadas que en las arterias y es difícil identificar dónde termina una capa y empieza otra. Además, hay una variación considerable en la estructura de la pared venosa según su localización. La siguiente descripción de las venas de diferentes tamaños es por tanto una generalización.

Las **venas pequeñas** son una continuación de las vénulas musculares y poseen una estructura de la pared similar, pero son más grandes, hasta de 1 mm de diámetro, con más células musculares claramente definidas y capas fibrocolágenas externas (fig. 9.12a).

Las **venas de tamaño medio** tienen un diámetro de 1-10 mm. Poseen una capa interna de células endoteliales dispuestas sobre una membrana basal. Esta está separada por una zona estrecha de fibras de colágeno procedentes de una condensación indistinta de fibras elásticas que producen una lámina elástica interna delgada y discontinua.

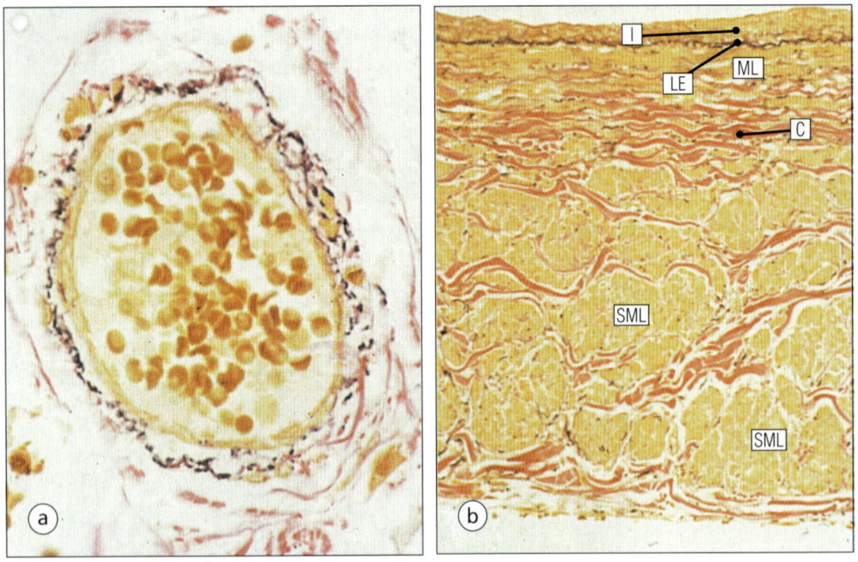

Fig. 9.12 Venas. **(a)** Fotomicrografía que muestra una vena pequeña teñida con la técnica de van Gieson (EVG) para fibras elásticas. Se hace evidente la disposición más bien irregular y variable del músculo liso *(amarillo)*, del colágeno *(rojo)* y de las fibras elásticas *(negro)* en la pared. **(b)** Fotomicrografía que muestra la pared de la vena más grande del cuerpo, la vena cava inferior. Se distingue una íntima (I) y una lámina elástica interna (LE), una capa de músculo liso (*amarillo*, ML) y una capa irregular de colágeno grueso (*rojo*, C). Este colágeno indica el comienzo aproximado de la capa adventicia, la capa más gruesa en las grandes venas, estando expandida por la presencia de grandes haces de músculo liso de recorrido longitudinal (SML) (tinción EVG).

La capa interna es muy constante en cuanto a estructura, diferenciándose solamente en la cantidad de colágeno y de fibras elásticas que existen entre el endotelio y la condensación de fibras elásticas. Sin embargo, las capas externas, todavía denominadas «media y adventicia» de forma arbitraria y de una manera poco justificable, varían considerablemente en cuanto a grosor, proporciones de colágeno, fibras elásticas y músculo liso y en la orientación de las fibras musculares.

Las **venas grandes** poseen una capa interna (íntima) similar a la de las venas de tamaño medio, pero suelen tener normalmente más colágeno y más fibras elásticas entre la membrana basal endotelial y la lámina elástica, que es generalmente discontinua. En situación externa a esta lámina elástica hay una capa de músculo liso insertada en colágeno y por fuera de esta hay una capa gruesa de colágeno en la que hay haces orientados longitudinalmente de fibras musculares lisas. Algunas fibras elásticas se entremezclan con el colágeno (fig. 9.12b).

Las válvulas de las grandes venas ayudan a que el flujo de sangre se dirija al corazón

La circulación venosa de la sangre se mantiene gracias a la contracción del músculo liso venoso, ayudado por los diferentes cambios de presión externa que se producen como consecuencia de la contracción de los músculos esqueléticos de alrededor, responsables de los movimientos de los brazos y de las piernas. Dicha ayuda de la contracción del músculo esquelético es particularmente importante para el mantenimiento de la circulación venosa de los brazos y piernas.

Las venas de los brazos y de las piernas, que transportan sangre en contra de la gravedad, están equipadas con válvulas que evitan el retroceso de la sangre en la vena. Estas válvulas son unos finos repliegues de la íntima que se proyectan hacia la luz, apuntando los bordes libres de las válvulas hacia el corazón; esto permite que la sangre fluya hacia este y evita su retroceso. La incompetencia de las válvulas de las venas de las piernas es la causa de las venas varicosas.

En otras venas de tamaño mediano y grandes también hay válvulas, su número varía dependiendo de si las venas transportan o no la sangre en contra de la gravedad.

Las anastomosis arteriovenosas permiten que la sangre evite los lechos capilares

Además de la microvascularización (es decir, las arteriolas que se vacían en la red capilar y de ahí la sangre drena a un sistema venoso), hay vasos complementarios que evitan el lecho capilar, permitiendo a las arteriolas comunicarse directamente con las vénulas; estas son las anastomosis arteriovenosas (v. fig. 9.8).

En su terminación arteriolar, una anastomosis arteriovenosa tiene una pared gruesa, principalmente debido a una abundante capa de tejido muscular ricamente inervada. La contracción de esta capa de músculo liso cierra la luz de la anastomosis en su origen y desvía el flujo de sangre al lecho capilar; la relajación abre la luz y permite que la sangre fluya directamente hacia la vénula, evitando la red capilar.

Las anastomosis arteriovenosas están muy diseminadas, pero son más frecuentes en la piel de ciertas regiones, como en las yemas de los dedos, los labios, la nariz, las orejas y los dedos de los pies. Se considera que desempeñan un papel importante en la función termorreguladora de la piel (v. cap. 18). El cierre de la anastomosis dirige la sangre hacia un extenso sistema capilar dérmico y permite la pérdida de calor, mientras que la apertura de los vasos cierra el lecho capilar y conserva el calor.

En las yemas de los dedos hay un tipo de anastomosis arteriovenosa muy especializada que se denomina el cuerpo glómico, que posee una terminación arterial muy prominente (conducto de Sucquet-Hoyer) que conecta directamente con la terminación venular. El conducto está rodeado de células musculares lisas modificadas (células glómicas), que están muy inervadas por el sistema nervioso autónomo.

Los vasos sanguíneos poseen una inervación aferente y eferente

Los vasos sanguíneos que pueden alterar significativamente el tamaño de su luz por la contracción y relajación de sus fibras musculares lisas poseen una rica inervación de fibras simpáticas adrenérgicas, cuya estimulación causa contracción muscular y vasoconstricción.

Algunos vasos sanguíneos de los músculos esqueléticos también poseen inervación simpática colinérgica que es capaz de producir vasodilatación.

En ciertas áreas los vasos sanguíneos poseen una inervación aferente que les proporciona información sobre la presión luminal (información barorreceptora) y la composición gaseosa de la sangre (es decir, dióxido de carbono y oxígeno) (información quimiorreceptora). Estos receptores se localizan principalmente en el seno carotídeo y en la región del cayado aórtico, en la arteria pulmonar y en las grandes venas que entran en el corazón.

Las fibras aferentes de los receptores del seno carotídeo viajan dentro del nervio glosofaríngeo hasta los centros cardiorrespiratorios del tronco encefálico.

SISTEMAS PORTA

Un sistema porta conecta dos sistemas capilares

Las circulaciones portales son conductos venosos o arteriales que conectan un sistema capilar con otro y no dependen de la acción central de bombeo del corazón.

La naturaleza de los vasos portales conectores varía de un lugar a otro; por ejemplo, los vasos del sistema portal hepático (v. fig. 12.2), que conecta los capilares del intestino con los sinusoides tipo capilar del hígado, tienen una naturaleza venosa, habiendo pequeñas vénulas adyacentes a los lechos capilares y venas de tamaño mediano y grande entre los mismos. En el otro gran sistema portal, entre el hipotálamo y la hipófisis posterior (v. fig. 14.3), los vasos conectores son grandes capilares y vénulas.

SISTEMA CIRCULATORIO LINFÁTICO

El sistema linfático transporta líquido que drena desde el espacio intercelular de los tejidos

Los espacios intercelulares de casi todos los tejidos contienen unos pequeños tubos tapizados por endotelio con una terminación ciega, pero por lo demás, con una estructura similar a la de los capilares sanguíneos. Estos son capilares linfáticos que son permeables a los líquidos y a las moléculas disueltas en el líquido intersticial.

En algunas áreas los capilares linfáticos poseen un endotelio fenestrado y una membrana basal discontinua que permiten la entrada de moléculas más grandes, como son las proteínas de elevado peso molecular, los triglicéridos, etc., y también algunas células, particularmente células del sistema inmunitario.

La red de capilares linfáticos actúa como un sistema de drenaje, retirando el exceso de líquido (linfa) de los espacios tisulares. La linfa es un líquido claro normalmente incoloro, pero la linfa proveniente del intestino durante la absorción tiene un aspecto lechoso debido a su elevado contenido en lípidos. Esto se denomina «quilo».

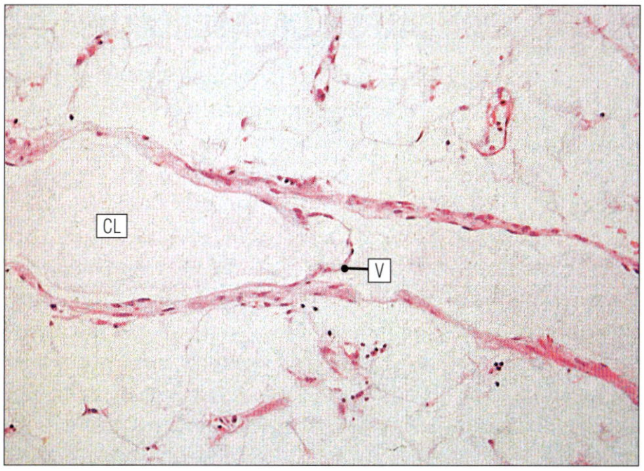

Fig. 9.13 **Capilar linfático.** Fotomicrografía que muestra un gran capilar linfático (CL) que contiene linfa teñida de color *rosa pálido.* Obsérvense las delicadas válvulas a modo de repliegues (V) que controlan la dirección del flujo.

Los capilares linfáticos se unen y forman vasos de pared más gruesa que recuerda a las vénulas y venas de tamaño mediano.

La linfa se mueve lentamente desde la red capilar a los vasos linfáticos más grandes; el retroceso del flujo se evita gracias a la existencia de numerosas válvulas en forma de colgajo similares a las de las venas (fig. 9.13).

En su camino hacia linfáticos más grandes, parecidos a las venas procedentes de linfáticos más pequeños, la linfa atraviesa uno o más ganglios linfáticos. Entra en el ganglio linfático por su lado convexo y lo deja por uno o dos vasos linfáticos que existen en el hilio cóncavo (v. fig. 8.8). Durante este paso, cualquier antígeno existente en la linfa puede ser procesado por el sistema inmunitario. Los linfocitos activados, que son importantes en la defensa inmunitaria se añaden a la linfa.

Los grandes vasos linfáticos poseen paredes musculares que bombean la linfa hacia los dos vasos linfáticos principales:

- El conducto torácico, que vacía la linfa en el sistema venoso en la unión de las venas yugular interna izquierda y subclavia izquierda.
- Un vaso linfático más variable, el conducto linfático principal derecho, que vacía su contenido en la unión entre las venas yugular interna derecha y subclavia derecha.

EJEMPLO CLÍNICO

Diseminación del cáncer por los linfáticos

Todos los capilares linfáticos de un área particular drenan en los ganglios linfáticos de esa área (ganglios linfáticos regionales). Dicho drenaje es particularmente importante en la diseminación del cáncer, pues las células cancerosas pueden entrar en los capilares linfáticos y viajar a otros lugares. Las células cancerosas también pueden quedar atrapadas en un ganglio linfático regional, donde pueden multiplicarse y producir tumores secundarios a cierta distancia del cáncer primario (v. fig. 8.14).

Por ejemplo, la mayoría de los cánceres que se originan en la mama pueden viajar por la linfa hasta los ganglios regionales de la mama, la mayoría de los cuales se encuentran en la axila. La palpación cuidadosa de los ganglios linfáticos de la axila para detectar posibles nódulos tumorales es por tanto una parte vital de la exploración física de cualquier paciente en el que se sospeche un cáncer de mama.

CÉLULAS TRONCALES Y LA VASCULATURA

Durante mucho tiempo se ha considerado que los vasos son una fuente de células troncales o progenitoras para la regeneración de los tejidos. Se sabe también que los vasos son componentes importantes del nicho de células troncales en distintos tejidos. Sin embargo, la identificación definitiva de las células troncales vasculares, que se definen como células troncales multipotenciales con capacidad de autorrenovación localizadas en la pared de los vasos sanguíneos y capaces de formar células endoteliales, pericitos, músculo liso y células adventiciales para generar un vaso sanguíneo funcional, ha resultado controvertida. Muchos investigadores consideran que las células llamadas células progenitoras hemangioblásticas originan el endotelio y que las células adventiciales o pericitos positivos para el antígeno 1 de las células troncales (Sca-1) de los vasos adultos tienen potencial de células troncales o progenitoras. El papel integral que juegan los vasos en las actividades regenerativas sugiere que las células troncales de los vasos pueden tener una función importante en la regeneración tisular, aunque se necesitan más estudios.

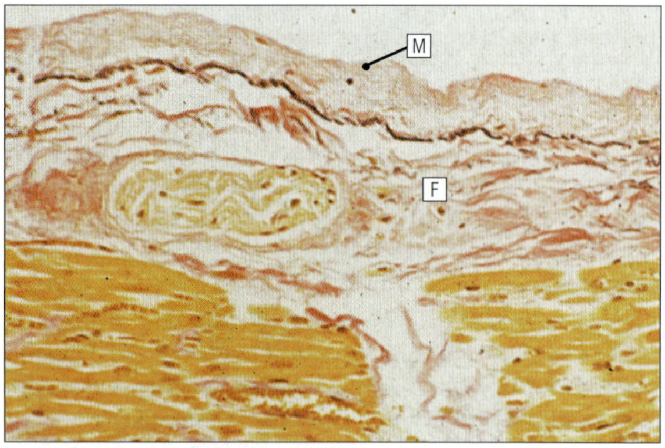

Fig. 9.14 Pericardio visceral (epicardio). Corte de un fino epicardio que muestra una capa estrecha de tejido fibrocolagenoso (F) que contiene fibras elásticas *(negro)*, cubiertas de células mesoteliales planas (M) idénticas a las de la superficie interna del pericardio parietal (tinción para elastina de van Gieson).

EL CORAZÓN

El corazón es una bomba muscular con cuatro cámaras. Dos de ellas, las **aurículas,** reciben sangre de las circulaciones sistémica y pulmonar, mientras que las otras dos, los **ventrículos,** bombean la sangre a las circulaciones arteriales sistémica y pulmonar. Entre las cámaras cardíacas y en la salida del flujo sanguíneo del corazón se encuentran las **válvulas cardíacas** que evitan el retorno de la sangre.

La pared del corazón está compuesta por epicardio, miocardio y endocardio

Las tres capas de la pared cardíaca son:

- Una delgadísima capa externa denominada **epicardio** (pericardio visceral) cubierta por células mesoteliales planas que producen una superficie externa lisa.
- Un **miocardio** medio que es el que ocupa casi toda la masa de la pared del corazón y que está compuesto por células musculares especializadas (músculo cardíaco), que es responsable de la acción de bombeo del corazón.
- Una capa muy delgada interna, el **endocardio,** cubierta por células endoteliales que están en contacto directo con la sangre circulante.

El pericardio rodea el corazón y está tapizado por células mesoteliales.

El corazón se encuentra encerrado dentro del saco pericárdico, que está compuesto por tejido fibrocolágeno compacto y tejido elástico y que está tapizado en su interior por una capa de células mesoteliales planas, denominándose **pericardio parietal.** Esta capa lisa mesotelial se refleja sobre la superficie externa del corazón y forma el **pericardio visceral** (fig. 9.14), también denominado **epicardio.**

La cavidad pericárdica es el espacio que se encuentra entre las capas pericárdicas visceral y parietal. Contiene una pequeña cantidad de líquido seroso que lubrifica las superficies y permite el movimiento libre de fricción del corazón dentro de la cavidad durante sus contracciones musculares.

Cuando el pericardio visceral o parietal sufre un daño estructural como consecuencia de una enfermedad, la superficie lisa lubricada se pierde y se altera la movilidad libre de rozamiento. Esto se puede detectar al auscultar al paciente en la región del corazón, ya que se escucha un ruido de roce con cada latido sistólico. Este sonido se denomina **roce pericárdico** e indica una irregularidad anormal de la superficie del pericardio. Esta alteración se puede producir cuando existe un infarto de miocardio (v. «ejemplo clínico» de la pág. 157) e indica que se ha producido una lesión de todo el espesor del miocardio ventricular izquierdo, desde el endocardio interno al pericardio externo.

El epicardio forma la cubierta externa del corazón y tiene una capa externa de células mesoteliales planas. Estas células descansan sobre un estroma de tejido fibrocolágeno de sostén, que contiene fibras elásticas, así como las grandes arterias que aportan sangre a la pared cardíaca y las grandes venas que recogen la sangre de la pared cardíaca. Las grandes arterias (arterias coronarias) y venas están rodeadas por tejido adiposo, que expande el epicardio.

Las arterias coronarias se originan a partir de la primera parte de la aorta, justo por encima del anillo de la válvula aórtica, y pasan por encima de la superficie del corazón en el epicardio, mandando ramas profundas al interior del miocardio. Esta localización superficial de las arterias es de gran importancia práctica, pues permite la colocación de injertos quirúrgicos que eviten las arterias obstruidas.

El miocardio está compuesto por músculo estriado especializado que se denomina músculo cardíaco

La masa del corazón es el miocardio, que es el elemento contráctil compuesto por fibras musculares cardíacas especializadas y que recibe el nombre de «músculo cardíaco» (v. fig. 5.10).

La cantidad de miocardio y el diámetro de las fibras musculares en las cámaras del corazón varían de acuerdo con el trabajo al que se ve sometido la cámara (fig. 9.15).

Las aurículas izquierda y derecha empujan la sangre y la introducen en los ventrículos vacíos, venciendo una mínima resistencia durante la diástole y por ello su pared es delgada y está compuesta por células de pequeño diámetro.

El ventrículo derecho impulsa la sangre a través de la válvula pulmonar y las arterias pulmonares (v. fig. 9.1). Por ello, posee una capa muscular moderadamente gruesa compuesta por fibras de diámetro intermedio entre las células musculares auriculares y ventriculares.

El ventrículo izquierdo bombea la sangre a un sistema arterial de gran presión, y por tanto su pared es la más gruesa y sus fibras musculares son las de mayor diámetro (v. fig. 9.15b).

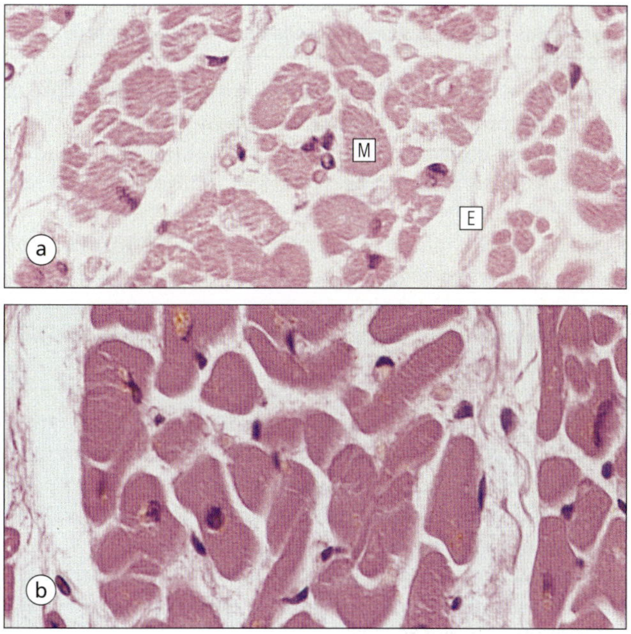

Fig. 9.15 Miocardio. **(a)** Fotomicrografía del miocardio de la aurícula izquierda en un corte aproximadamente transversal. Las fibras miocárdicas (M) forman una red interconectada separada por tejido fibrocolágeno laxo (endomisio, E). **(b)** Fotomicrografía del miocardio del ventrículo izquierdo en un corte aproximadamente transversal con el mismo aumento que en (a). La estructura general es la misma que la del miocardio de la aurícula izquierda, pero las fibras del ventrículo izquierdo tienen un diámetro mayor y los núcleos son más grandes.

Como las fibras miocárdicas del ventrículo izquierdo soportan la máxima carga de trabajo (bombear la sangre por todo el cuerpo a una presión sistólica de 120 mmHg), tienen el máximo rendimiento energético y el mayor consumo de oxígeno. Si se reduce el aporte de oxígeno, una secuela frecuente de la coronariopatía, las fibras musculares sufren isquemia y no pueden funcionar de forma óptima. Esto se traduce en síntomas de **angina** y al final en un **infarto de miocardio** (v. pág. 157).

La superficie externa del miocardio que se encuentra por debajo del pericardio es lisa, pero la superficie interna por debajo del endocardio está llena de trabeculaciones, que están más marcadas en los ventrículos. Las trabeculaciones están cubiertas de endocardio liso y no interfieren con el flujo laminar de la sangre.

En ambos ventrículos, emergen unos montículos de músculo cardíaco (músculos papilares) que protruyen en la luz de los ventrículos y que apuntan hacia las válvulas auriculoventriculares. Los músculos papilares son el lugar de inserción de las cuerdas tendinosas, cordones tendinosos estrechos que anclan las valvas de la válvula auriculoventricular a la pared del ventrículo por debajo de las mismas.

Las células musculares cardíacas segregan el factor natriurético auricular

Las fibras auriculares miocárdicas son más pequeñas que las de los ventrículos y contienen unos pequeños gránulos neuroendocrinos, que normalmente son escasos y se localizan cercanos al núcleo; son más numerosos en la aurícula derecha. Estos gránulos segregan hormonas en respuesta a la distensión del músculo auricular que se llaman péptidos natriuréticos cardíacos (cNP): el factor natriurético auricular (ANF) y el factor natriurético cerebral (BNP).

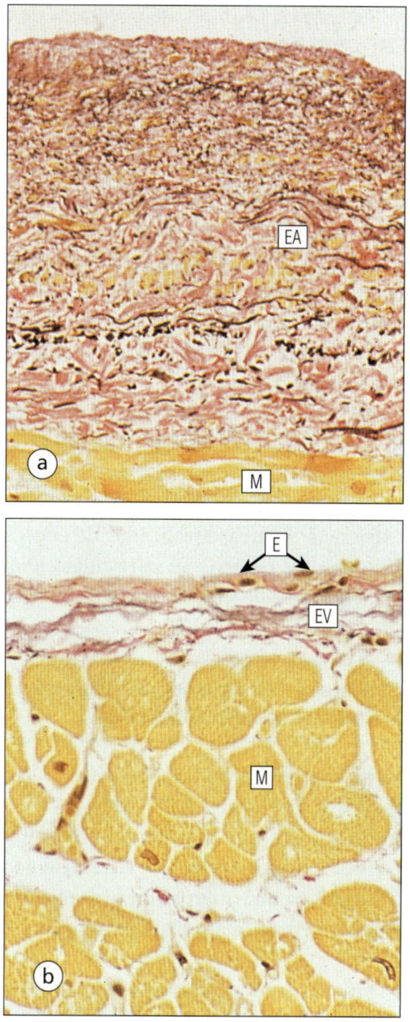

Fig. 9.16 Endocardio. **(a)** Fotomicrografía del endocardio de la aurícula derecha (EA) teñido con la técnica de van Gieson para fibras elásticas (EVG). El colágeno se tiñe de *rojo*, las fibras elásticas de *negro*, las fibras musculares miocárdicas (M) de *amarillo*. La naturaleza de las fibras endocárdicas no se hace evidente en un corte teñido con H-E de rutina. El endocardio auricular es mucho más grueso que el que cubre los ventrículos. **(b)** Fotomicrografía del endocardio del ventrículo izquierdo (EV) teñido con EVG al mismo aumento. Es una capa mucho más delgada que la de la aurícula y contiene mucho menos tejido elástico; las fibras musculares (M) son grandes. La capa interna de células endoteliales (E) queda siempre en muy mal estado en el material *post mórtem*, como sucede en este ejemplo.

El ANF aumenta la excreción de agua e iones de sodio y potasio en el riñón, y reduce la presión arterial al inhibir la secreción de renina por los riñones y la de aldosterona por las suprarrenales (v. cap. 14).

Las concentraciones séricas de ANF y BNP aumentan en algunos trastornos cardíacos, como la insuficiencia cardíaca, y la monitorización de las mismas puede ser útil para el diagnóstico.

El endocardio tapiza las cámaras del corazón y varía en grosor en diferentes zonas

El tapizado interno de las cuatro cámaras cardíacas se llama «endocardio» y está compuesto por tres capas (fig. 9.16):

- La capa en contacto directo con el miocardio.
- La capa media.
- La capa más interna.

La capa más externa está compuesta por fibras de colágeno dispuestas irregularmente que se unen al colágeno que rodea las fibras musculares cardíacas adyacentes. Esta capa puede contener algunas fibras de Purkinje, que forman parte del sistema de conducción de impulsos.

La capa media es la capa endocárdica más gruesa y está compuesta por unas fibras de colágeno organizadas regularmente que contienen un número variable de fibras elásticas, las cuales son compactas y se colocan en paralelo en la parte más profunda de la capa. Existen algunos miofibroblastos.

La capa interna está compuesta por células endoteliales planas que se continúan con las células endoteliales que tapizan los vasos que entran y salen del corazón.

El endocardio es variable en cuanto a grosor, siendo más grueso en las aurículas y más delgado en los ventrículos, particularmente en el ventrículo izquierdo. El aumento del grosor se debe casi completamente a un engrosamiento de la capa media (v. fig. 9.16). Es frecuente la existencia de áreas localizadas de engrosamiento del endocardio (lesiones por chorro), en particular en las aurículas, y son consecuencia del paso de flujo turbulento de sangre dentro de las cámaras.

Las válvulas cardíacas evitan que el flujo de sangre retroceda y vuelva a las cámaras cardíacas después del vaciado

Durante la contracción de los ventrículos (sístole) hay dos válvulas que evitan que la sangre retorne a las aurículas:

- La válvula auriculoventricular derecha (tricúspide) que se encuentra entre la aurícula derecha y el ventrículo derecho.
- La válvula auriculoventricular izquierda (mitral o bicúspide) que se encuentra entre la aurícula izquierda y el ventrículo izquierdo.

De la misma manera, para evitar que la sangre vuelva a entrar en los ventrículos al final de su contracción, hay válvulas dispuestas entre los ventrículos y los grandes vasos en los que se vacía la sangre:

- La válvula pulmonar entre el ventrículo derecho y su vaso de salida, la arteria pulmonar.
- La válvula aórtica entre el ventrículo izquierdo y su vaso de salida, la aorta.

Un esqueleto central fibrocolágeno ancla juntas las válvulas y las cámaras del corazón

El corazón posee un esqueleto fibrocolágeno, siendo el principal componente el **cuerpo central fibroso,** localizado a nivel de las válvulas cardíacas.

Las extensiones del cuerpo central fibroso rodean las válvulas cardíacas y forman los **anillos valvulares** que soportan la base de cada válvula. Los anillos valvulares del lado izquierdo del corazón rodean a las válvulas mitral y aórtica y son más gruesos que los del lado derecho, que rodean a las válvulas tricúspide y pulmonar.

Una extensión inferior del tejido fibrocolágeno del anillo valvular aórtico forma un tabique fibroso entre los ventrículos derecho e izquierdo que se denomina **tabique membranoso interventricular.** Este es un componente menor del tabique que existe entre los ventrículos derecho e izquierdo, la mayor parte del cual está compuesto por músculo cardíaco cubierto por ambos lados de endocardio. La parte membranosa se localiza en la parte superior del tabique por debajo de la válvula aórtica.

Las válvulas aórtica y pulmonar poseen tres valvas en forma de copa

Las válvulas de salida de los ventrículos derecho e izquierdo, las válvulas pulmonar y aórtica, están compuestas por tres valvas con forma de copa que se acoplan perfectamente cuando se cierran. Debido a su forma a veces se denominan «válvulas semilunares».

La base de cada válvula se inserta en el anillo valvular fibrocolágeno. Las uniones entre las valvas se denominan «comisuras».

Las válvulas mitral y tricúspide se unen al músculo cardíaco mediante cuerdas tendinosas

Las válvulas auriculoventriculares son unas hojas delgadas que se unen a sus respectivos anillos valvulares por la base y están fijadas por la parte inferior de su superficie (superficie ventricular) por las cuerdas tendinosas. Esto evita la eversión de las hojas valvulares hacia la aurícula durante la contracción ventricular.

Una válvula cardíaca está compuesta por tejido fibroelástico y está cubierta por endotelio

Las válvulas cardíacas tienen todas la misma estructura general, con una placa central fibrocolágena densa (la fibrosa), que es una extensión del tejido fibrocolágeno del cuerpo central fibroso y del anillo valvular fibrocolágeno. La fibrosa está cubierta en ambas superficies por una capa de tejido fibroelástico, y por las caras externas está cubierta por capas de células endoteliales planas. El grosor de las capas varía entre las válvulas y entre diferentes sitios dentro de la misma válvula, y con la edad (fig. 9.17).

Hay pequeñas modificaciones en esta estructura general de las válvulas auriculoventriculares. La mayor parte de la superficie ventricular inferior de las válvulas auriculoventriculares es rugosa, lo que marca los puntos de inserción de las cuerdas tendinosas. Las cuerdas no se insertan solamente en el borde libre de la valva; algunas se unen más atrás y unas pocas se insertan cerca de la base. Las fibras de las cuerdas se mezclan con las fibras colágenas de la fibrosa central de la valva. Las válvulas auriculoventriculares pueden tener también una fina capa de fibras musculares, continuándose con las de la pared auricular, sobre su superficie superior.

Además de esta estructura histológica general de las válvulas cardíacas, la válvula aórtica muestra un engrosamiento fibroelástico prominente en los lugares donde se adosan las valvas durante el cierre valvular. Esto a veces es visible como líneas blancas (línea alba) justo por debajo del borde libre de cada valva, con un nódulo central en la mitad de cada cúspide, el nódulo de Arancio. Estas líneas existen, pero son mucho menos prominentes en la válvula pulmonar debido a que el cierre de la válvula es menos potente como consecuencia de la menor presión del sistema pulmonar.

El sistema de conducción eléctrico del corazón está compuesto por fibras musculares modificadas

El corazón se contrae involuntariamente con una frecuencia de alrededor de 70 latidos por minuto. Las contracciones rítmicas de las aurículas y de los ventrículos no dependen de la estimulación nerviosa, sino que son el resultado de impulsos generados en el propio corazón. Sin embargo, el sistema nervioso autónomo puede controlar la frecuencia del ritmo cardíaco; la estimulación de la inervación parasimpática (vago) enlentece la frecuencia cardíaca, mientras que la

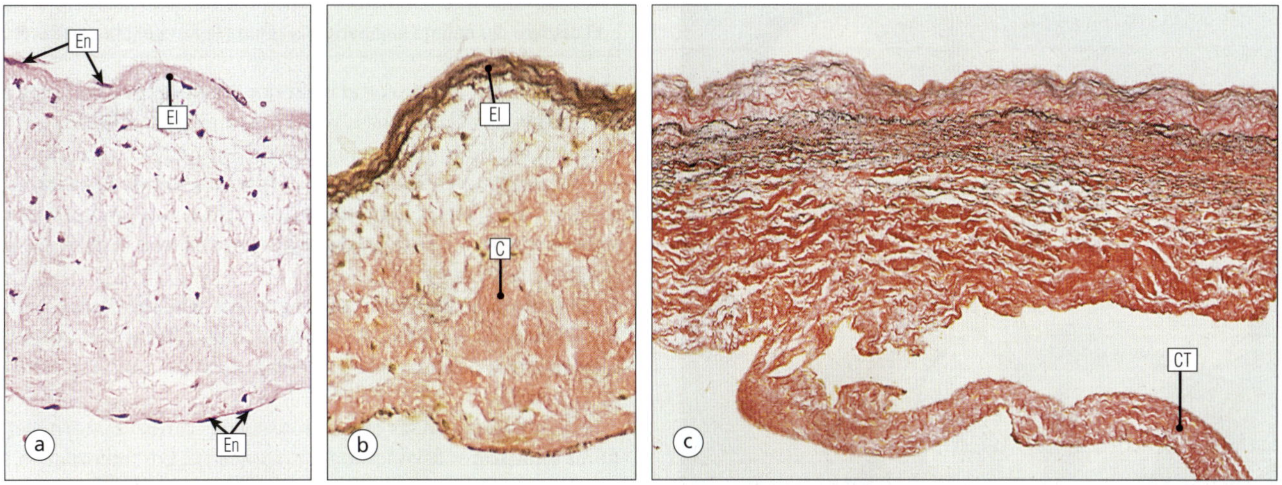

Fig. 9.17 Histología de las válvulas cardíacas. **(a)** Fotomicrografía a gran aumento de una válvula aórtica teñida con H-E. La masa de la valva está compuesta por tejido fibrocolagenoso laxo con glucosaminoglucanos que no aparecen teñidos y que se disponen entre las fibras de colágeno. Hay un área densa de tejido elástico (El) en la superficie superior. Sobre ambas superficies de la válvula se pueden ver claramente las células endoteliales planas (En). **(b)** Fotomicrografía a gran aumento de una válvula aórtica teñida con la técnica de van Gieson para fibras elásticas (EVG). El tejido elástico denso (El) se tiñe de color *negro* y el colágeno (C) de color *rojo*. **(c)** Fotomicrografía de una válvula mitral teñida con EVG en las proximidades de su origen a nivel del anillo valvular auriculoventricular izquierdo. La valva está compuesta por colágeno teñido de *rojo* con algunas fibras elásticas *(negro)*. El colágeno es más grueso, más denso y más irregular en su superficie inferior (ventricular) donde se fijan las cuerdas tendinosas (CT). Las cuerdas poseen una estructura similar a la del tendón (v. fig. 13.9).

EJEMPLO CLÍNICO

Trastornos de las válvulas cardíacas

Hay tres tipos importantes de alteraciones de las válvulas cardíacas y todos ellos afectan comúnmente a la estructura de las válvulas del lado izquierdo del corazón.

Enfermedad valvular reumática

Las válvulas cardíacas se dañan durante la fase aguda de una enfermedad de la infancia que se denomina «fiebre reumática». La curación de dicha lesión determina una cicatrización progresiva de las valvas valvulares y su contenido elástico se reemplaza por masas irregulares de colágeno cicatricial. Por ello, las válvulas se hacen más rígidas. Las valvas pueden fundirse parcialmente, lo que limita su capacidad de apertura (estenosis) o de cierre (insuficiencia).

Enfermedad calcificante valvular

La enfermedad calcificante valvular afecta principalmente a la válvula aórtica, en particular si es congénitamente anormal y sólo posee dos valvas (es decir, bicúspide). Con el tiempo, las válvulas se engruesan y se deforman como consecuencia de la cicatriz fibrosa y el depósito de nódulos de calcio (fig. 9.18). Esto hace que las hojas valvulares se vuelvan inmóviles y disminuye el flujo sanguíneo que sale del ventrículo izquierdo durante la sístole, provocando una insuficiencia cardíaca.

Valvulitis infecciosa

Las válvulas cardíacas pueden colonizarse por bacterias u hongos, más frecuentemente cuando la válvula ha sido lesionada previamente, por ejemplo, como consecuencia de una enfermedad reumática. La válvula dañada se recubre de un trombo (coágulo sanguíneo) en el que proliferan los organismos. Esto provoca los signos de infección, la válvula puede corroerse y quedar en un muy mal estado y los fragmentos del trombo pueden desprenderse y entrar en la circulación sistémica donde pueden taponar pequeñas arterias sistémicas.

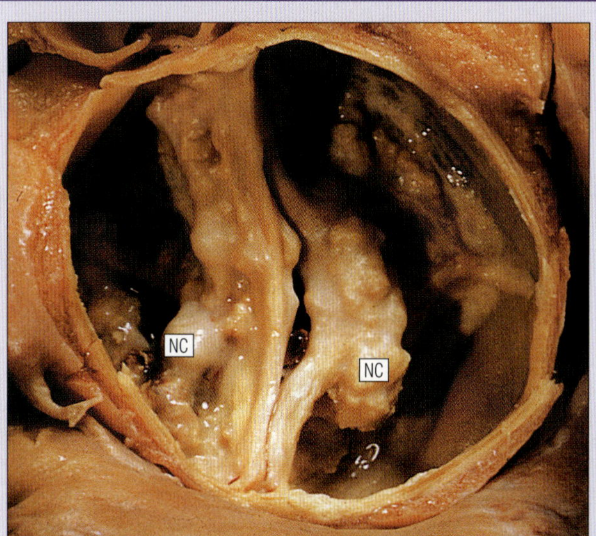

Fig. 9.18 Enfermedad de la válvula calcificada. Una válvula aórtica bicúspide que se ha engrosado y distorsionado por una cicatriz fibrosa y por el depósito de un nódulo de calcio (NC).

estimulación del simpático la aumenta. El sistema de conducción del corazón está compuesto por fibras musculares que se han modificado para actuar como transductores, más que como células contráctiles. El impulso de la contracción se inicia en un pequeño grupo de células especializadas denominado **nódulo sinoauricular (SA),** que actúa como un marcapasos y estimula la contracción auricular. El impulso pasa por la aurícula y llega a otro nódulo, el **nódulo auriculoventricular (AV).** Este nódulo inicia la contracción posterior de los ventrículos, bajando el impulso por haces especializados de músculo cardíaco (el haz principal, las ramas derecha e izquierda del haz y las fibras de Purkinje), hasta que finalmente alcanza los límites más lejanos de la masa ventricular (fig. 9.19).

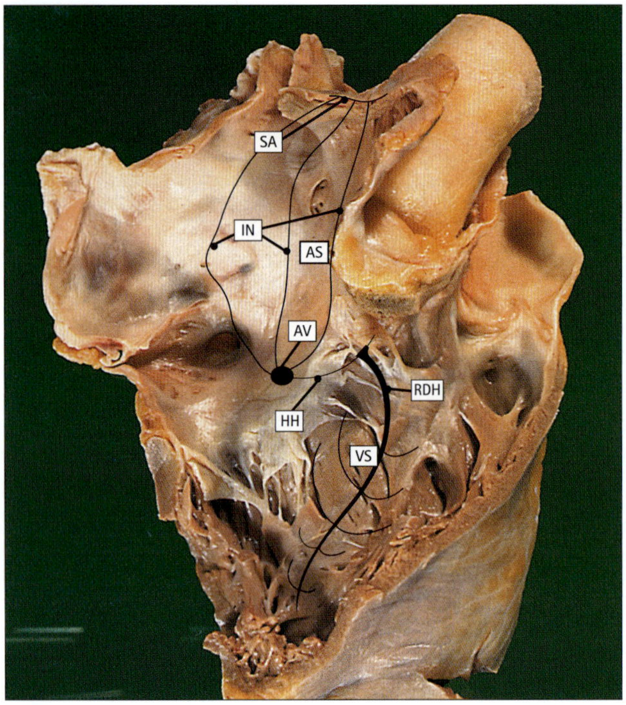

Fig. 9.19 Sistema de conducción del corazón. Lado derecho del corazón abierto que expone el tabique entre las dos aurículas (AS) y el tabique entre los dos ventrículos (VS). Aparecen indicados el nódulo sinoauricular (SA), el músculo auricular internodal (IN), el nódulo auriculoventricular (AV), el haz de His (HH) y la rama derecha del haz (RDH); la rama izquierda del haz discurre por el lado del ventrículo izquierdo del tabique interventricular.

El disparo del nódulo sinoauricular regula la frecuencia cardíaca

El nódulo SA se localiza en el lugar por donde la principal vena de la parte superior del cuerpo (la vena cava superior) entra en la aurícula derecha (fig. 9.20). Su posición es constante, pero la estructura lineal curvada es tan pequeña que no es visible a simple vista, teniendo sólo de 1 a 1,5 cm de longitud y 0,1 a 0,15 cm de anchura sobre la superficie externa de la unión de la vena cava con la aurícula, justo por debajo del pericardio.

El nódulo SA está compuesto por una malla irregular de fibras musculares de 3 a 4 μm de diámetro. Estas fibras son considerablemente más delgadas que las fibras musculares cardíacas normales de la aurícula.

En contraste con las células musculares cardíacas normales, las fibras musculares del nódulo SA no poseen discos intercalados, sino que se conectan unas con otras a través de desmosomas. Contienen pocas miofibrillas y no presentan un patrón estriado organizado.

Las células del nódulo SA están englobadas dentro de un abultado tejido fibrocolágeno de sostén que contiene numerosos vasos sanguíneos, incluyendo una prominente arteria central, la arteria nodal. Periféricamente se pueden observar numerosas fibras nerviosas.

El impulso generado en el nódulo SA pasa rápidamente al nódulo AV, estimulando la contracción auricular durante dicho proceso.

La tradicional creencia de que el impulso viaja al nódulo por una radiación difusa a lo largo de todas las fibras musculares de la aurícula es probablemente inexacta, pues se han identificado haces específicos de músculo auricular (músculo auricular internodal), que preferencialmente conduce el impulso. Se han descrito hasta hoy tres haces específicos: tractos internodales anterior, medio y posterior. Histológicamente son indistinguibles de las otras fibras auriculares.

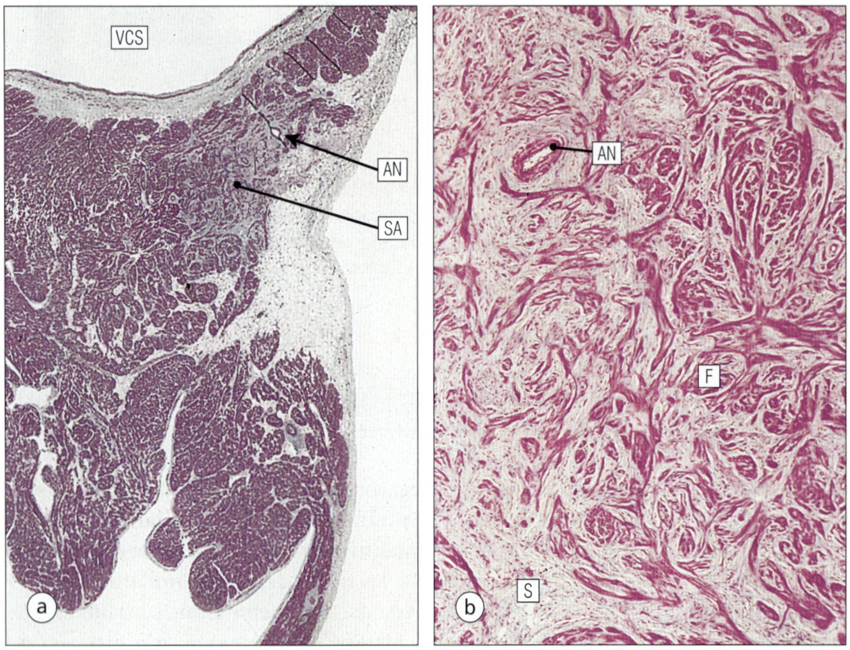

Fig. 9.20 Nódulo sinoauricular. **(a)** Fotomicrografía que muestra el nódulo sinoauricular (SA) situado en la pared auricular cerca de la entrada de la vena cava superior (VCS). El nódulo queda realzado en esta tinción pentacrómica por la prominente tinción *azul* del tejido de sostén fibrocolágeno en el que están englobadas las células marcapasos cardíacas. Obsérvese la arteria nodal (AN). **(b)** Fotomicrografía de aumento medio que muestra una red espiral irregular de pequeñas fibras nodales (F) englobadas en la gran masa de estroma fibrocolágeno (S). Está presente una pequeña arteria nodal (AN).

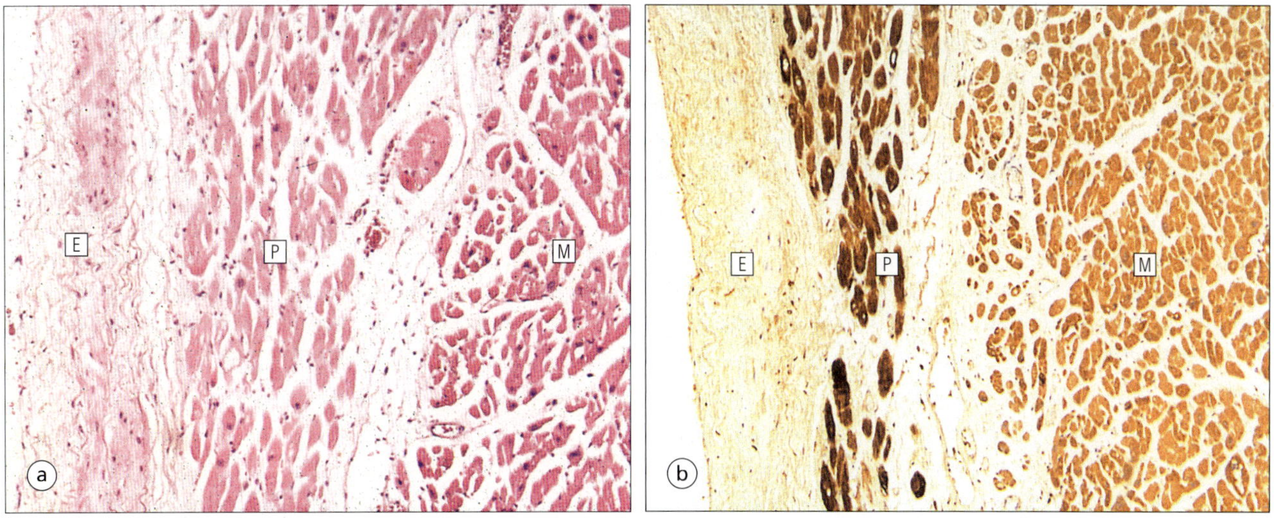

Fig. 9.21 Fibras de Purkinje. **(a)** Fotomicrografía que muestra la tinción pálida de las grandes fibras de Purkinje (P) situadas inmediatamente por debajo del endocardio (E) que tapiza el tabique interventricular y que está separado del miocardio (M) por una zona de tejido fibrocolágeno laxo. **(b)** Las fibras de Purkinje se pueden distinguir del músculo cardíaco normal por su más alto contenido en glucógeno, como queda demostrado en la tinción con ácido peryódico de Schiff (PAS) y por la alta concentración de la proteína muscular αβ-cristalina, como muestra la preparación teñida con inmunoperoxidasa.

El nódulo auriculoventricular está compuesto por fibras musculares especializadas

El nódulo AV se localiza por debajo del endocardio de la pared medial de la aurícula derecha, justo delante del orificio del seno coronario e inmediatamente por encima del anillo valvular tricuspídeo. Está situado en la base del tabique interauricular, en la unión entre la aurícula y los ventrículos y entre el cuerpo fibroso central y el endocardio.

Histológicamente el nódulo AV está compuesto por una red de pequeñas fibras musculares idénticas a las del nódulo SA, pero con una organización menos al azar. Como en el nódulo SA, las fibras del nódulo AV están englobadas en un estroma fibrocolágeno y poseen una buena irrigación e inervación.

El haz de His y las ramas fasciculares que nacen del mismo conducen los impulsos a las fibras de Purkinje y a los ventrículos

Las pequeñas fibras del extremo anterior del nódulo AV presentan una organización más regular y finalmente forman un haz independiente de fibras paralelas que forma el haz principal conductor del impulso nervioso desde el nódulo AV a los ventrículos. Este haz conductor, el **haz de His,** penetra el colágeno del cuerpo central fibroso y después discurre anteriormente durante un corto trayecto por el borde superior del músculo del tabique interventricular antes de dividirse en las ramas derecha e izquierda.

La rama izquierda nace a modo de abanico en un área extensa como fibras individuales, que abandonan el haz de His; el resto de fibras forman la rama derecha.

Los fascículos de la rama izquierda descienden por debajo del endocardio del lado izquierdo del tabique interventricular en dos grandes grupos, un grupo posterior y otro más pequeño anterior.

La rama derecha desciende por debajo del endotelio del lado derecho del tabique interventricular como un haz único.

Las ramas derecha e izquierda conectan con una compleja red de fibras de conducción especializadas, las **fibras de Purkinje,** que son unas fibras musculares grandes con un citoplasma vacuolado debido al alto contenido en glucógeno y escasas miofibrillas. Se unen en grupos de hasta unas seis fibras (fig. 9.21).

Las fibras de Purkinje y otros elementos del sistema de conducción se pueden lesionar en un infarto de miocardio (v. «ejemplo clínico» de la pág. 157). Pueden degenerar igual que las fibras musculares cardíacas normales como consecuencia de la carencia de oxígeno cuando se interrumpe el aporte arterial. Esto se traduce en una alteración del ritmo normal **(disritmia),** existiendo dos ritmos que pueden ser mortales de forma casi instantánea (asistolia y fibrilación ventricular), salvo que se corrijan de una forma inmediata. Estos dos procesos son una causa frecuente e importante de muerte en los primeros minutos a horas después de una oclusión coronaria.

El corazón posee una abundante irrigación sanguínea

Debido a su constante actividad contráctil, el corazón presenta unas demandas de energía muy grandes y por tanto requiere una irrigación arterial sustancial. El ventrículo izquierdo es el que demanda más oxígeno y consecuentemente presenta la mejor irrigación arterial. De esta manera, cualquier interrupción en la irrigación arterial cardíaca afecta a la estructura y a la función del ventrículo izquierdo en particular (fig. 9.23).

El corazón está irrigado por dos arterias coronarias que nacen como ramas laterales directas de la aorta, inmediatamente por encima de las valvas de la válvula aórtica. Son las arterias coronarias izquierda y derecha. Histológicamente, las arterias coronarias principales son arterias musculares de tamaño medio (v. fig. 9.5). Discurren por el epicardio y mandan ramas al miocardio, con un fino lecho capilar que se sitúa alrededor de las células musculares cardíacas. La parte menos irrigada del músculo del ventrículo izquierdo es la zona justo por debajo del endocardio, el subendocardio. Esta escasa perfusión combinada con el aumento de la tensión parietal durante la sístole determina que la región subendocárdica de la pared ventricular sea la más sensible a las lesiones isquémicas.

Las venas tributarias discurren junto a las arterias coronarias principales antes de drenar en un gran conducto venoso, el seno coronario, que discurre por el surco auriculoventricular en la cara posterior del corazón, antes de abrirse en la aurícula derecha en el orificio del seno coronario.

CÉLULAS TRONCALES Y EL CORAZÓN

Aunque se ha generado gran interés por la posibilidad de identificar células troncales en el corazón adulto que se pudieran activar para reparar las lesiones, no se ha demostrado que existan de verdad, Sin embargo, los estudios de estirpes celulares han identificado vías de desarrollo de los distintos tipos de células del corazón derivadas de unas células troncales pluripotenciales (hPSC) llamadas células progenitoras cardíacas derivadas de las hPSC (hPSC-CPC) (fig. 9.22). Estos estudios han generado la esperanza de que las metodologías de las células troncales puedan permitir en el futuro regenerar el tejido cardíaco lesionado en distintas situaciones clínicas.

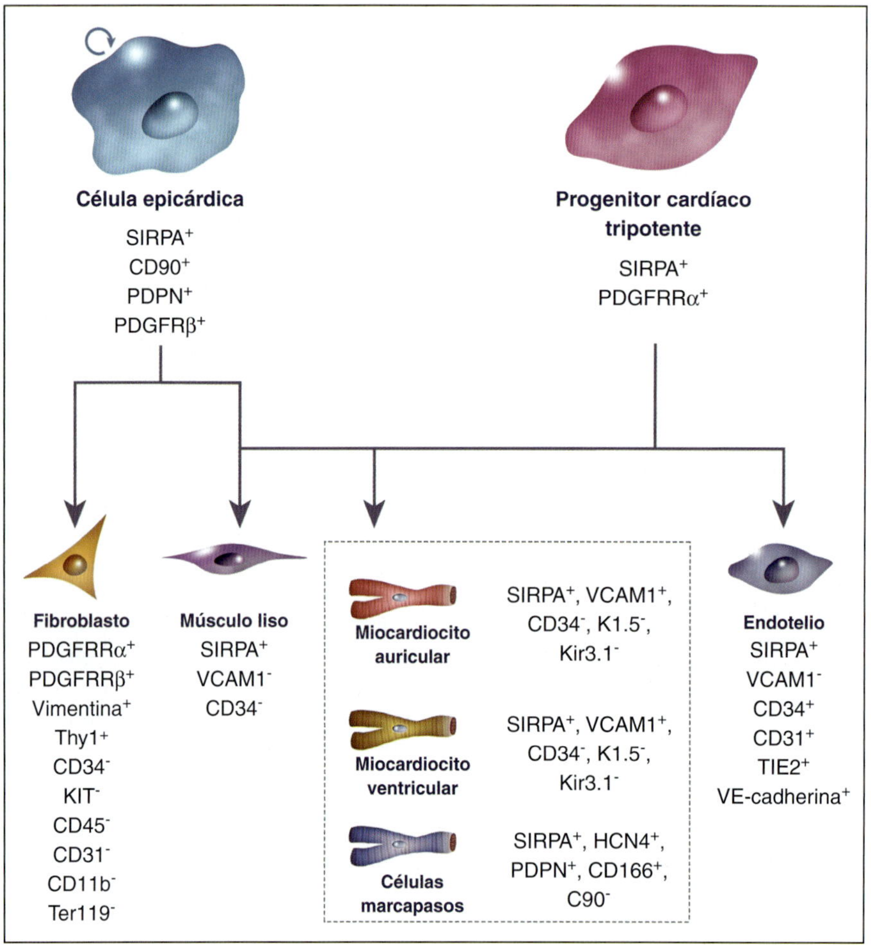

Fig. 9.22 Modelo de la progresión de la estirpe cardíaca a partir de las células troncales pluripotenciales humanas. El diagrama muestra los estadios de desarrollo y los marcadores de las células cardíacas derivadas de las células troncales pluripotenciales humanas. Los progenitores cardíacos tripotentes expresan la proteína reguladora de señales A (SIRPA) y el receptor a del factor de crecimiento derivado de las plaquetas (PDGFRa), y se diferencian a endotelio SIRPA+/clúster de diferenciación 34 (CD34)+/CD31+, músculo liso SIRPA+ o miocardiocitos (MC) que expresan SIRPA+/VCAM1+(molécula de adhesión a la célula vascular 1). Las MC auriculares y ventriculares pueden identificarse por la expresión diferencial de los canales de potasio regulados por voltaje Kv1.5 y Kir3.1, mientras que las células marcapasos expresan un canal de potasio especial (HCN4). Las células epicárdicas se autorrenuevan y se diferencian a músculo liso y fibroblastos identificados con una serie de marcadores de selección negativos y positivos. Todavía es preciso determinar si algunas células se originan de múltiples fuentes. (Reproducido y adaptado de Trends in Molecular Medicine, 23 (/), Rhys JP, Skelton Timothy J, Kamp, David A. Elliott, Reza Ardehali. Biomarkers of human pluripotent stem cell derived cardiac lineages, 651-668. Derecho de reproducción (2017) con permiso de Elsevier.)

ASPECTOS CLAVE

El corazón

- Posee un núcleo central fibroso y está formado por tres capas: epicárdica, miocárdica y endocárdica.
- El epicardio (pericardio) cubre la superficie externa del corazón, contiene las ramas de las arterias coronarias principales y está tapizado externamente por un mesotelio liso.
- El miocardio es el componente contráctil del corazón y está compuesto por células musculares cardíacas que son estriadas y están unidas mediante discos intercalados.
- El endocardio tapiza la superficie interna de las cámaras cardíacas y está cubierto por células endoteliales planas que descansan sobre una capa de tejido fibroelástico.
- El sistema de conducción está compuesto por fibras musculares modificadas para conducir el impulso, más que para contraerse.
- Las válvulas poseen un núcleo central fibroso cubierto por tejido fibroelástico con endotelio sobre sus superficies.
- Las células musculares auriculares segregan las hormonas ANF y BNP.
- La rica irrigación sanguínea del corazón parte de dos arterias coronarias principales (derecha e izquierda) que nacen como ramas directas de la aorta justo por encima del anillo valvular aórtico.

EJEMPLO CLÍNICO

Enfermedad coronaria

La enfermedad más frecuente y más importante del corazón es el estrechamiento de las arterias coronarias por una aterosclerosis. Esto entorpece la función del ventrículo izquierdo, ya que reduce el flujo sanguíneo y por tanto el aporte de oxígeno al músculo cardíaco. Las arterias coronarias son particularmente propensas a esta enfermedad tan común, lo que da lugar a dos consecuencias importantes.

La angina

La reducción lentamente progresiva de la luz de la arteria coronaria por un ateroma reduce el flujo sanguíneo y la oxigenación de la masa ventricular izquierda, provocando un cuadro característico de dolor torácico (angina), que normalmente aparece con el ejercicio (es decir, cuando el ventrículo izquierdo debe trabajar con mayor intensidad).

El infarto de miocardio

La obstrucción completa de una de las arterias coronarias o de sus ramas (v. fig. 9.22) hace que un área de músculo cardíaco quede privada de sangre y por tanto de oxígeno. Dichas fibras musculares cardíacas afectadas mueren y no son reemplazadas. Este proceso se denomina «infarto de miocardio» (fig. 9.23), coloquialmente conocido como ataque cardíaco. La necrosis de los miocardiocitos condiciona la degradación del contenido celular y liberación de muchas proteínas hacia el espacio extracelular. Las troponinas cardíacas (T e I) son específicas de los miocardiocitos y pueden medirse de forma exacta en el suero con una buena sensibilidad y especificidad para diagnosticar el infarto de miocardio.

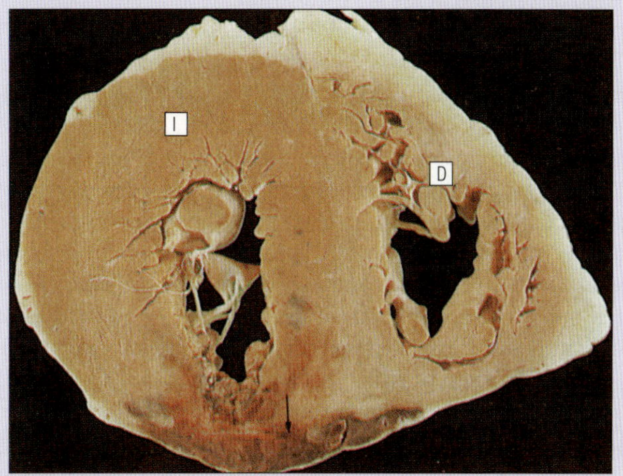

Fig. 9.23 Infarto de miocardio. Una sección transversal que corta los ventrículos izquierdo (I) y derecho (D). El miocardio ventricular izquierdo aparece engrosado como consecuencia de una presión arterial persistentemente elevada (hipertensión). Parte de la pared del ventrículo izquierdo y del tabique muestra una coloración rojiza *(flecha)* debido a un infarto (es decir, la muerte de tejido después de una privación súbita del aporte sanguíneo de oxígeno), consecuencia de la oclusión de una arteria coronaria. La sangre se ha esparcido por el miocardio necrosado y es inminente la ruptura del corazón.

Para acceder a las preguntas de revisión en línea, visita, por favor, https://studentconsult.inkling.com.

10

Sistema respiratorio

INTRODUCCIÓN

El aparato respiratorio transfiere oxígeno desde el aire a la sangre y dióxido de carbono desde la sangre al aire.

El oxígeno sanguíneo se utiliza para el proceso de respiración celular que genera dióxido de carbono como producto final. El intercambio gaseoso se produce en la parte distal del tracto respiratorio, donde las cavidades que contienen aire (sacos alveolares) están en íntimo contacto con los vasos sanguíneos de pared fina. La porción proximal del tracto respiratorio (tracto respiratorio superior) forma una serie de conductos respiratorios por los que pasa el aire desde la atmósfera hacia las áreas de intercambio gaseoso de los sacos alveolares (fig. 10.1). En su camino hacia los sacos alveolares, el aire se limpia (se retiran las partículas existentes) y se humedece y su temperatura es aproximadamente igual a la temperatura corporal.

Además, la parte proximal del tracto respiratorio posee unas estructuras especializadas implicadas en la percepción del olor y el sabor (mucosa olfatoria) y en la producción de sonido (laringe).

Tracto respiratorio superior

Un epitelio ciliado y secretor de mucina tapiza las vías respiratorias superiores

La arquitectura de la cavidad nasal y los senos paranasales ofrece una gran superficie para el calentamiento y la humidificación del aire inspirado y para el atrapamiento de partículas.

El aire entra en el sistema respiratorio por las narinas, las aperturas hacia el exterior, que se encuentran en la parte frontal de la cavidad nasal.

La cara externa de las narinas está cubierta de piel que se extiende en un corto trecho por dentro de la apertura de las narinas (el vestíbulo), pero que es un epitelio escamoso sin estrato córneo. Aunque persisten parches ocasionales de epitelio plano (escamoso) estratificado, la mayor parte de la cavidad nasal y de los senos paranasales están tapizados por un epitelio cilíndrico seudoestratificado y muchas de las células cilíndricas poseen numerosos cilios. Dispersas entre las células cilíndricas existen células secretoras de moco (caliciformes) con microvellosidades en su superficie luminal. Este patrón, con pequeñas variaciones, se ve por toda la zona de conducción de aire del tracto respiratorio y se conoce con el nombre de **epitelio de tipo respiratorio** (fig. 10.2).

La submucosa nasal y sinusal está muy vascularizada y contiene glándulas mucosas y serosas

Por debajo del epitelio nasal, la lámina contiene muchas glándulas (fig. 10.3) equipadas con células mioepiteliales basales (v. pág. 82). Se pueden distinguir tres tipos de glándulas. La mayor parte son glándulas mucosas que segregan moco que sirve de complemento al segregado por las células caliciformes en el epitelio de revestimiento. Algunas son células serosas que contienen gránulos basófilos (similares a las que se observan en las glándulas salivales, v. pág. 188), que producen pequeñas cantidades de amilasa. Por último, hay células serosas que contienen gránulos eosinófilos (similares a los que se observan en las glándulas lagrimales), que producen lisozima.

El aire inspirado se humedece por las secreciones de las glándulas serosas, mientras que una capa de moco segregado por las células caliciformes se deposita sobre la superficie mucosa y atrapa cualquier partícula inhalada contaminante. Luego el moco es desplazado hacia atrás (arriba) por los cilios hasta llegar a la faringe, desde donde se expectora o deglute.

La lámina propia también contiene un número variable de células inmunitarias (v. cap. 8), que son fundamentalmente linfocitos, células plasmáticas y macrófagos, junto con escasos neutrófilos y eosinófilos. Los eosinófilos son particularmente numerosos en personas que sufren rinitis alérgica (fiebre del heno).

Un rasgo característico de la lámina propia es la presencia de muchos vasos sanguíneos que forman una red interconectada, estando rodeados los vasos por un estroma de sostén en el que destaca el músculo liso. Esta submucosa ricamente irrigada es la que más contribuye al calentamiento del aire inhalado.

Los senos paranasales son espacios cavernosos que se encuentran en los huesos maxilar, etmoides, esfenoides y frontal de la cara

Conocidos como senos **maxilar, etmoidal, esfenoidal** y **frontal,** respectivamente, cada seno se comunica con la cavidad nasal principal por una serie de orificios (fig. 10.4a y b) y está tapizado por un epitelio similar al de la cavidad nasal principal. Además de aumentar la superficie para la humidificación y calentamiento del aire inhalado, las cavidades sinusales desempeñan un papel destacado en la naturaleza de los sonidos producidos al hablar y al cantar.

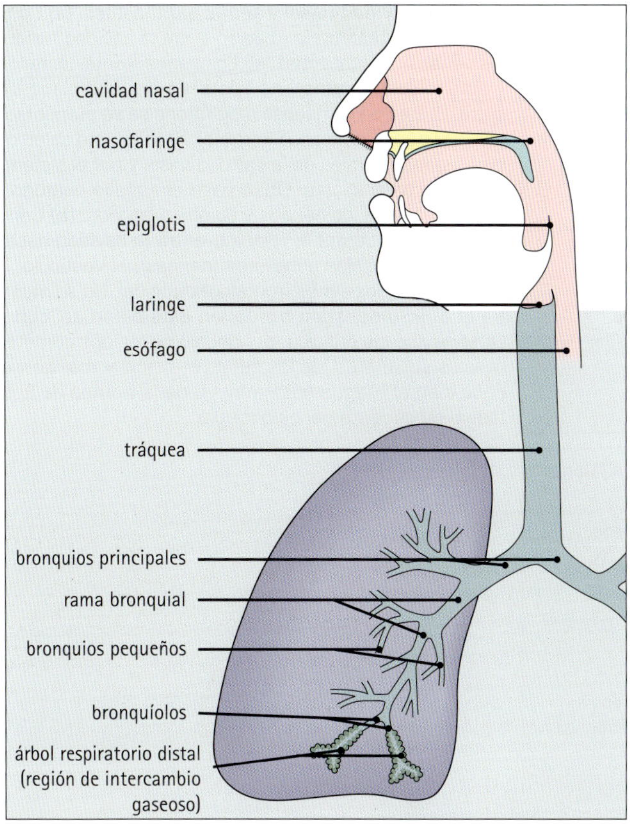

Fig. 10.1 **Vías de transporte del tracto respiratorio superior.** Parte del tracto respiratorio superior que transporta aire desde la atmósfera hasta el tracto respiratorio distal donde se produce el intercambio gaseoso.

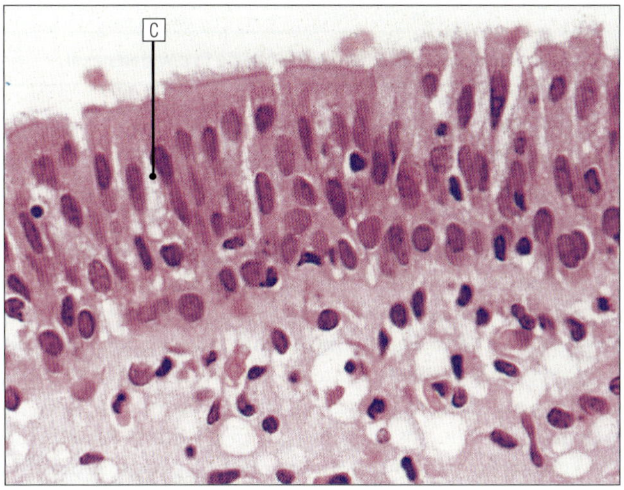

Fig. 10.2 **Epitelio nasal.** Fotomicrografía que muestra el epitelio cilíndrico seudoestratificado ciliado característico que tapiza la cavidad nasal. Hay algunas células caliciformes secretoras de moco (C).

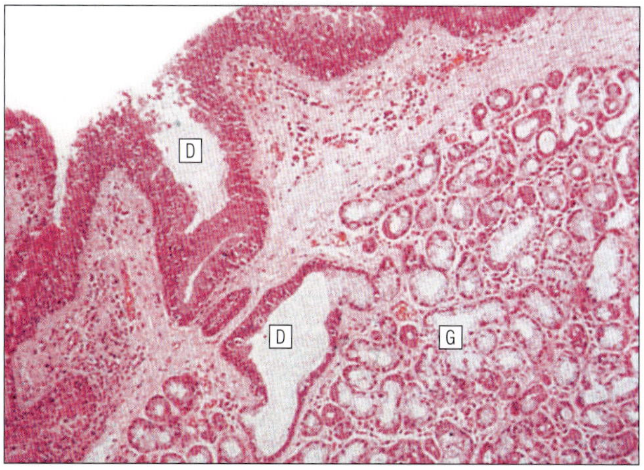

Fig. 10.3 **Lámina propia nasal.** Fotomicrografía que muestra el tejido subepitelial de la nariz. Numerosas glándulas seromucosas (G) descargan sus secreciones sobre la superficie epitelial a través de anchos conductos (D).

La nasofaringe es una continuación posterior de las cavidades nasales y a nivel del paladar blando se convierte en orofaringe

La nasofaringe se encuentra tapizada por un epitelio cilíndrico ciliado, como la mayor parte de la vía respiratoria alta (fig. 10.5), en el que se reconocen células caliciformes secretoras de moco, aunque existen numerosos parches de epitelio escamoso que aparecen como consecuencia de un proceso adaptativo denominado «metaplasia» (v. pág. 167). El epitelio escamoso estratificado no suele tener estrato córneo y se incrementa en cantidad al aproximarse a la orofaringe y según aumenta la edad de la persona; un epitelio escamoso es siempre un hallazgo anormal en esta localización e indica enfermedad, en general una lesión persistente del epitelio cilíndrico nativo.

Por debajo del epitelio nasofaríngeo existe abundante **tejido linfoide asociado a mucosa (MALT)** que forma el denominado anillo de Waldeyer faríngeo. El MALT recoge muestras de material antigénico inhalado y prepara aquellos mecanismos de defensa adecuados contra el mismo (v. cap. 8). La mayor parte del tejido linfoide faríngeo es difuso en la submucosa, pero se encuentran agregados de mayor tamaño de tipo nodular en la pared posterior donde la nasofaringe se une con el techo; estas áreas elevadas de tejido nasofaríngeo se denominan **amígdalas nasofaríngeas** o **adenoides** y están revestidas por epitelio cilíndrico ciliado, que reviste unas hendiduras que se introducen hacia el tejido linfoide subyacente, lo que aumenta la superficie de contacto entre el tejido linfoide y el epitelio. Las células caliciformes secretoras de moco son más abundantes en estas hendiduras que en la superficie.

Las **trompas de Eustaquio** o **auditivas** se extienden desde la cavidad del oído medio (v. pág. 359) hasta la nasofaringe, en cuyas paredes laterales desembocan. En general existe un pequeño agregado de tejido linfoide en la submucosa de la nasofaringe en la desembocadura de la trompa de Eustaquio, que también forma parte del anillo protector del MALT. La trompa está revestida por un epitelio cilíndrico ciliado con células caliciformes parecido al de la nasofaringe. La función de la trompa es asegurarse de que la cavidad del oído medio (cavidad timpánica) está a presión atmosférica, es decir, a la misma presión que el aire de la nasofaringe.

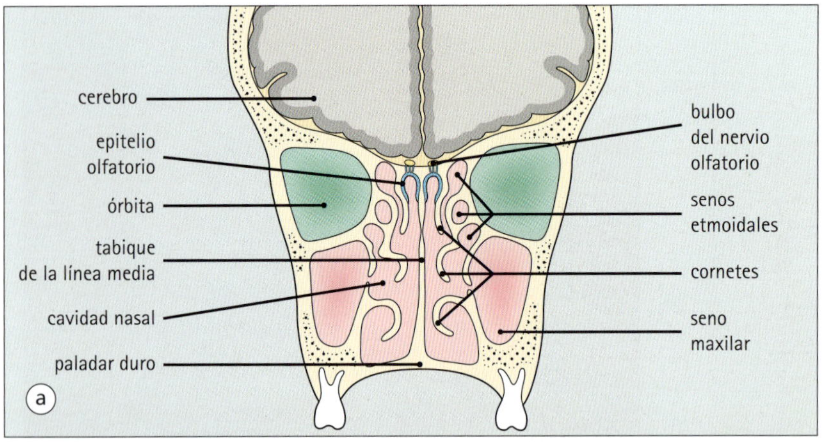

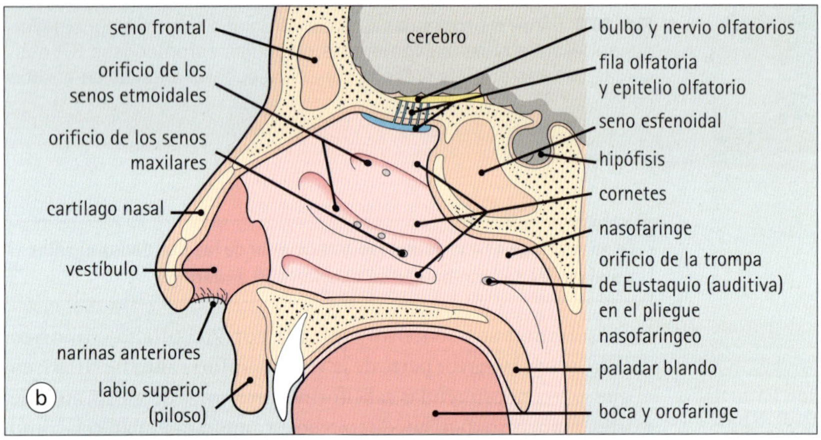

Fig. 10.4 Cavidad nasal y senos paranasales. **(a)** Corte coronal que muestra la relación entre la cavidad nasal y los senos etmoidal y maxilar. Los senos frontal (anterior) y esfenoidal (posterior) no aparecen en este plano del corte. El área de la mucosa respiratoria se ve aumentada por los largos y curvados cornetes nasales que salen de las paredes laterales de la cavidad nasal y por el sistema de senos paranasales. Obsérvese el epitelio olfatorio y su proximidad a los nervios y bulbos olfatorios. **(b)** Corte sagital que muestra la relación entre la cavidad nasal, los orificios nasales anteriores (narinas), el vestíbulo, la nasofaringe y los senos frontal y esfenoidal. No se muestra el orificio del seno frontal en este plano del corte. Obsérvense los orificios, por debajo de los dos cornetes nasales superiores, de los senos etmoidal y maxilar y el orificio en el pliegue nasofaríngeo de la trompa de Eustaquio procedente del oído medio.

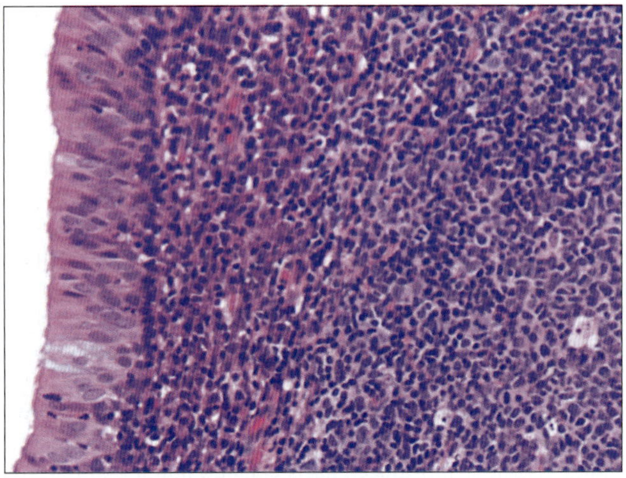

Fig. 10.5 Nasofaringe. La fotomicrografía muestra epitelio cilíndrico seudoestratificado ciliado con abundante tejido linfoide en la submucosa. Este adulto joven y no fumador no muestra metaplasia escamosa del epitelio.

Al igual que todo el epitelio del tracto respiratorio superior, el de la trompa de Eustaquio reacciona frente a las lesiones secretando un exceso de moco por las células caliciformes del epitelio de revestimiento, con pérdida de los cilios de las células superficiales del epitelio cilíndrico. Este exceso de moco, junto con la hipertrofia reactiva del tejido linfoide de la porción nasofaríngea de la trompa, puede culminar en una estenosis de este estrecho tubo. Este fenómeno determina una incapacidad de la trompa de cumplir su función de equilibrar las presiones, con el consiguiente incremento de la presión en el oído medio y dolor. Los virus y las bacterias pueden llegar al oído medio desde una nasofaringe infectada y producir infección a dicho nivel (otitis media).

La mucosa olfatoria se localiza en el techo de la cavidad nasal

La mucosa olfatoria, que es sensible al olor y a los aspectos más finos del gusto, se localiza en el techo de la cavidad nasal y se extiende durante un pequeño trecho en dirección al tabique y a la pared lateral (v. fig. 10.4a).

La mucosa olfatoria posee un epitelio cilíndrico seudoestratificado compuesto por células receptoras olfativas, células de sostén (sustentaculares) y células basales. La disposición de estas células resulta en un aspecto seudoestratificado dado que los núcleos de cada tipo celular ocupan diferentes niveles (fig. 10.6a,b). Por debajo del epitelio olfatorio hay pequeñas glándulas serosas (de Bowman) con pequeños conductos que penetran en el epitelio olfatorio. Sus secreciones pueden actuar como un disolvente en el que se disuelven las sustancias olorosas.

El epitelio olfatorio está formado por células basales, sustentaculares y receptoras olfatorias

Células basales. Los núcleos más cercanos a la membrana basal del epitelio olfatorio pertenecen a las células basales pequeñas. Estas células no están en contacto con la luz y son las células troncales a partir de las cuales pueden desarrollarse nuevas células olfatorias. Las células olfatorias normalmente sobreviven durante aproximadamente un mes y se regeneran después de una lesión.

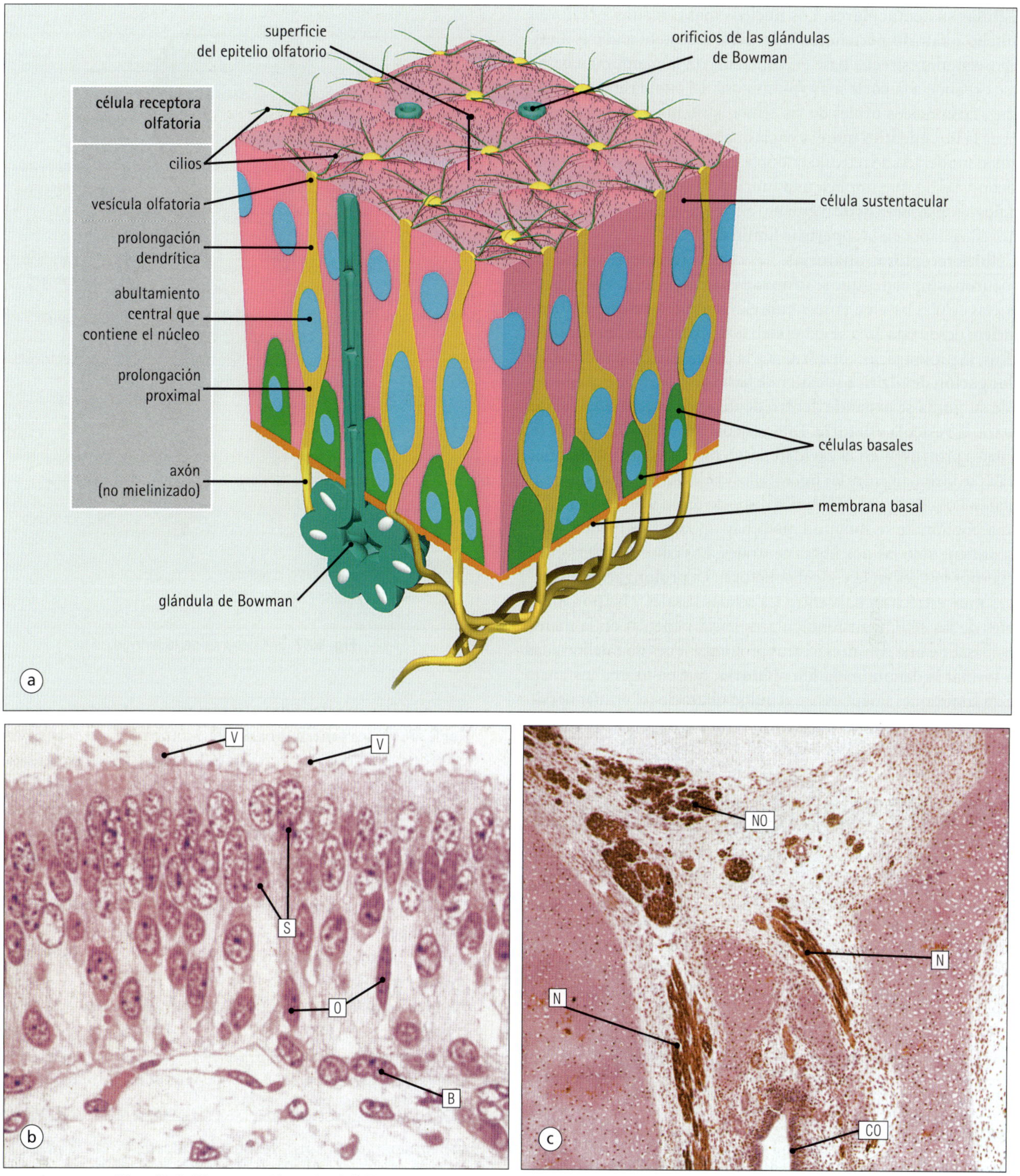

Fig. 10.6 Mucosa olfatoria. **(a)** Esquema tridimensional que muestra los componentes de la mucosa olfatoria, las glándulas de Bowman y los nervios que abandonan la base de las células epiteliales olfatorias en su camino hacia el nervio olfatorio principal. **(b)** Fotomicrografía de un corte en resina acrílica de 0,5 μm de la mucosa olfatoria de un feto humano de 18 semanas antes de que se hayan calcificado completamente las placas óseas asociadas. Se pueden identificar los núcleos de las células basales (B), olfatorias (O) y sustentaculares (S). Son claramente reconocibles las vesículas olfatorias (V) de la superficie luminal. Compárese con (a). **(c)** Fotomicrografía que muestra las ramificaciones nerviosas (N) de unas células receptoras olfatorias (CO) fusionadas antes de ascender a través de la lámina cribosa del cráneo y unirse al nervio olfatorio (NO), primer par craneal. Se ha empleado un método inmunocitoquímico para la proteína de los neurofilamentos.

Células sustentaculares. Los núcleos más cercanos a la luz en el epitelio olfatorio pertenecen a las células sustentaculares altas, que poseen una estrecha base en contacto con la membrana basal, que se expande a la parte más voluminosa del citoplasma próxima a la luz. Los núcleos ovales de las células sustentaculares se sitúan cerca de la luz, mientras que el citoplasma perinuclear contiene una cantidad moderada de retículo endoplasmático rugoso y numerosas mitocondrias, lo que implica una función sintética. Hay pequeños cúmulos citoplasmáticos de pigmento amarillo-marrón y numerosas microvellosidades en la superficie luminal.

Células receptoras olfatorias. Las células receptoras olfatorias son neuronas bipolares que se insinúan entre las células sustentaculares y las células basales. Poseen una elevación central que contiene el núcleo; desde esta área se extienden dos prolongaciones citoplasmáticas, la prolongación dendrítica y la prolongación proximal. La **prolongación dendrítica** se extiende hasta la superficie del epitelio donde su punta se expande dentro de una prominencia en forma de maza, la **vesícula olfatoria.** Esta vesícula posee cilios, algunos de los cuales protruyen en la cavidad nasal, mientras que otros cilios laterales se insinúan entre las microvellosidades de las células sustentaculares. Los cilios poseen la típica disposición en 9 + 2 (v. fig. 3.11) en una porción de su longitud, pero hay un largo segmento distal que contiene sólo las dos fibras centrales. Los cilios se insertan en los cuerpos basales en la vesícula olfatoria. La **prolongación proximal** es muy estrecha y baja entre las células basales y las porciones basales de las células sustentaculares hasta penetrar en la membrana basal. Se une entonces a otras prolongaciones no mielinizadas para formar la denominada **fila olfatoria,** que en última instancia forman conexiones sinápticas en el **bulbo olfatorio** (el primer nervio craneal, figs. 10.4 y 10.6c). Por tanto, las prolongaciones proximales se consideran como si fueran axones.

ASPECTOS CLAVE

Cavidad nasal y senos

- La nariz y los senos están tapizados por un epitelio cilíndrico seudoestratificado ciliado con células caliciformes.
- La principal función es la de filtrar, calentar y humedecer el aire inhalado.
- Las cavidades sinusales y los cornetes nasales ofrecen una gran área.
- En la amígdala nasofaríngea existe tejido linfoide asociado a mucosa (MALT).
- La nasofaringe comunica con la cavidad del oído medio a través de la trompa de Eustaquio.
- El techo de la cavidad nasal es el lugar de la mucosa olfatoria que incluye las neuronas olfatorias bipolares.

Laringe

En su camino hacia la tráquea, el aire procedente de la nasofaringe pasa por la región laríngea.

La región laríngea tiene una arquitectura compleja con el fin de:

- Prevenir que el aire inspirado entre en el esófago.
- Prevenir que entre en la tráquea comida o líquido.
- Permitir la producción de sonidos.

La laringe comprende:

- La **epiglotis,** que lleva el aire inhalado hacia la tráquea y el pulmón, al mismo tiempo que impide que la comida o bebida ingeridas lleguen a las vías respiratorias.
- Las **cuerdas vocales verdaderas,** responsables de la producción de sonido mediante la vibración ante una corriente de aire forzado y cuya naturaleza se controla por el músculo vocal.

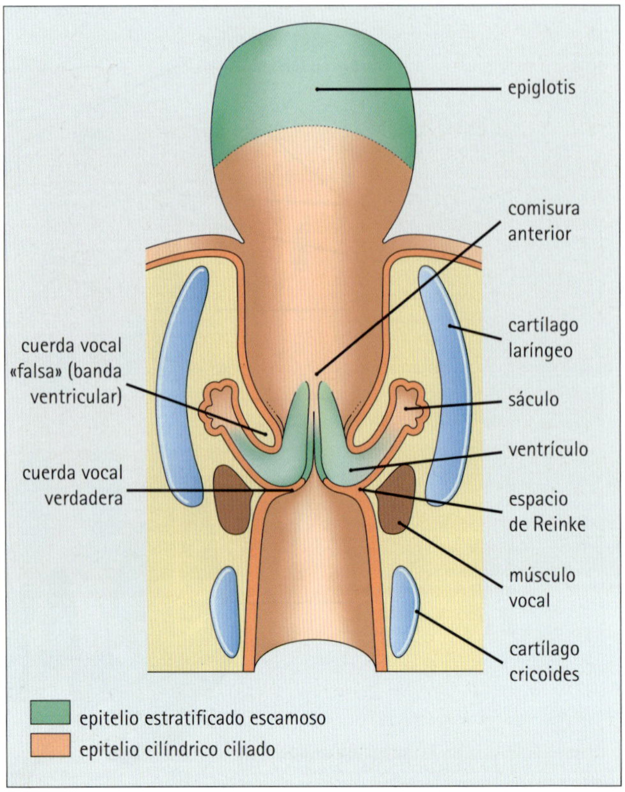

Fig. 10.7 Estructuras de la laringe.

- Las **cuerdas vocales falsas (ligamento vestibular o ventricular), sáculos y ventrículos,** que modifican la naturaleza de los sonidos emitidos por la vibración de las cuerdas verdaderas (fig. 10.7).

La arquitectura laríngea se mantiene gracias a una serie de láminas cartilaginosas (principalmente los cartílagos tiroides, cricoides y aritenoides). Estos se unen entre sí gracias a unos densos ligamentos colágenos y se movilizan gracias a la acción de pequeñas bandas y capas de músculo estriado que se denominan **músculos intrínsecos de la laringe.**

Los cartílagos mantienen la apertura y la forma de la vía respiratoria y se mueven con el fin de evitar la inhalación de comida durante la deglución, lo que también es responsabilidad parcial de la epiglotis.

La epiglotis consiste en una lámina central de cartílago elástico cubierta de mucosa por ambos lados

El movimiento de la epiglotis tapa la entrada de la tráquea y evita así que entre comida y líquidos en la tráquea durante la deglución.

La superficie anterior (lingual) está cubierta por un epitelio escamoso estratificado que se continúa con el de la superficie dorsal de la parte posterior de la lengua.

La superficie posterior, que mira hacia la faringe y la laringe, está cubierta en su mitad superior por un epitelio escamoso estratificado y en su mitad inferior por un epitelio cilíndrico seudoestratificado ciliado. La mitad inferior contiene muchas glándulas seromucosas, que penetran profundamente dentro de la placa cartilaginosa elástica central (fig. 10.8).

Las cuerdas vocales falsas y verdaderas son pliegues de la mucosa

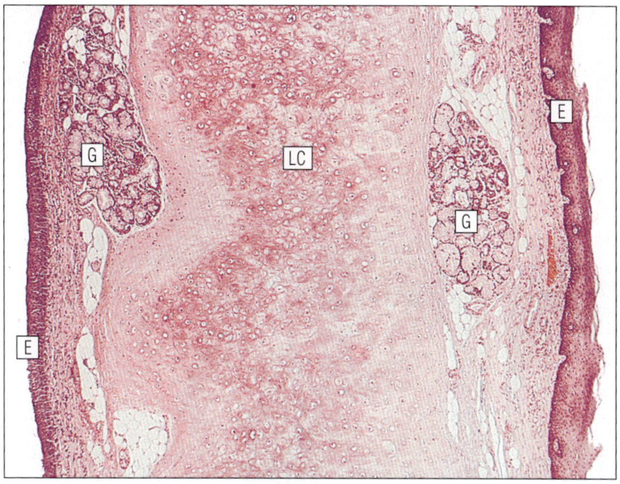

Fig. 10.8 Epiglotis. Fotomicrografía de la epiglotis que muestra su lámina cartilaginosa central (LC) y glándulas seromucosas (G), algunas de las cuales separan el cartílago, y los dos tipos de epitelio (E) sobre sus dos caras.

Por debajo de la epiglotis, la mucosa laríngea está evertida hacia la luz laríngea y forma dos pares de pliegues, un par superior de cuerdas vocales falsas y un par inferior de cuerdas vocales verdaderas.

Entre estas cuerdas, una invaginación de mucosa laríngea forma el **ventrículo** (fig. 10.9) y su extensión superior, el **sáculo,** a cada lado.

Las áreas donde los extremos de las cuerdas vocales verdaderas se insertan en las paredes anterior y posterior de la laringe se denominan las **comisuras anterior y posterior,** respectivamente.

Las **cuerdas vocales falsas** están cubiertas por un epitelio cilíndrico seudoestratificado ciliado (fig. 10.9c), pero en los adultos es frecuente observar islas de epitelio plano (escamoso) estratificado sin estrato córneo, que se hacen más extensas conforme aumenta la edad de la persona.

Por debajo del epitelio existe un estroma de sostén de tejido fibrocolágeno laxo que contiene numerosos vasos sanguíneos y linfáticos, así como numerosas glándulas seromucosas y fibras de músculo esquelético del músculo tiroaritenoideo. En los adultos también se pueden encontrar pequeños islotes de cartílago elástico y de tejido adiposo, siendo más frecuente este último en los ancianos.

Las **cuerdas verdaderas** se encuentran cubiertas por un epitelio plano estratificado, que muestra una formación en crestas (v. cap. 18) en su borde libre y en la superficie inferior, aunque su superficie superior es plana. El epitelio contiene melanocitos ocasionales, pero no forman melanina de forma significativa. El tejido de sostén inmediatamente por debajo del epitelio **(espacio de Reinke)** contiene tejido fibrocolágeno laxo, que está prácticamente desprovisto de vasos linfáticos. Este es un factor importante en la limitación o retraso de la diseminación de cánceres que se originan en las cuerdas vocales verdaderas.

Por debajo del espacio de Reinke se encuentran las fibras fibroelásticas de los ligamentos tiroaritenoideos inferiores, a las cuales se unen las fibras musculares esqueléticas de la parte vocal del músculo tiroaritenoideo (fig. 10.9c). Puede haber islas de cartílago elástico en los ligamentos vocales.

El **sáculo y el ventrículo** están cubiertos en gran parte por un epitelio cilíndrico seudoestratificado ciliado de tipo respiratorio que contiene glándulas seromucosas en su tejido subepitelial (fig. 10.9d). En niños los agregados linfoides son comunes, algunos con centros germinales.

Las comisuras anterior y posterior están cubiertas por un epitelio cilíndrico seudoestratificado ciliado y su zona subepitelial consiste en un tejido fibrocolágeno denso que contiene glándulas seromucosas. Los vasos linfáticos y sanguíneos son comunes en ambas regiones y son un factor importante en la diseminación ulterior de los cánceres de las cuerdas vocales que invaden localmente las comisuras.

Fonación. La función de la laringe es hacer ruido para comunicarse. El aire es expulsado con fuerza desde los pulmones y sale atravesando las estructuras laríngeas, sobre todo los espacios entre las cuerdas vocales verdaderas y falsas. La distancia entre la cuerda vocal verdadera derecha e izquierda y la tensión dentro de las cuerdas se pueden ajustar de forma fina mediante el uso voluntario del músculo vocal, que ocupa una gran parte del volumen de las cuerdas verdaderas. El paso forzado de aire a través de las cuerdas condiciona su vibración, generando un sonido, cuya naturaleza y tono dependerán de la velocidad de vibración de la cuerda, el grado de tensión dentro de las mismas y el espacio entre ellas.

Los sonidos generados por las cuerdas vocales verdaderas se modifican en gran medida por la combinación de varios factores, como la resonancia producida por las ondas sonoras generadas que atraviesan la cuerda falsa y que entran en el ventrículo y el sáculo, la reverberación del sonido alrededor de las cavidades oral y nasal y el control sobre la voz emitida impuesto por los movimientos de la lengua y los labios.

ASPECTOS CLAVE

Laringe

- Incluye la epiglotis, las cuerdas vocales falsas y verdaderas, los ventrículos y el sáculo.
- La epiglotis impide que el alimento y la bebida se introduzcan a la vía respiratoria.
- La vibración de las cuerdas vocales genera sonidos, cuyas características se modifican por las cuerdas falsas, los ventrículos y el sáculo y también por la boca, los labios, la lengua, el paladar y la nariz.
- El movimiento de las cuerdas vocales para generar sonidos está controlado voluntariamente por el músculo vocal.
- Sólo las cuerdas verdaderas y parte de la epiglotis están revestidas por epitelio estratificado escamoso. Todas las demás estructuras de la laringe están revestidas por epitelio cilíndrico seudoestratificado ciliado con células caliciformes mucosecretoras.

La tráquea está tapizada por una mucosa respiratoria y se apoya en un cartílago

Por debajo de la laringe, la vía respiratoria continúa por la tráquea hasta introducirse en la cavidad torácica, donde se divide en dos bronquios principales, uno para cada pulmón.

La tráquea es una estructura tubular de unos 10 cm de longitud y de 2 a 3 cm de diámetro que resulta rápida y no colapsable mediante un número de anillos circulares incompletos de cartílago, normalmente de 15 a 20, que ocupan del 70 al 80% de su circunferencia. Sólo una estrecha tira de la pared traqueal posterior carece de cartílago; aquí el hueco existente entre los extremos de cada anillo cartilaginoso está cubierto por un ligamento fibrocolágeno denso rico en fibras elásticas y haces de músculo liso **(músculo traqueal)** que permite cierta constricción de la luz traqueal. El ligamento que une las dos terminaciones cartilaginosas previene la dilatación (fig. 10.10a).

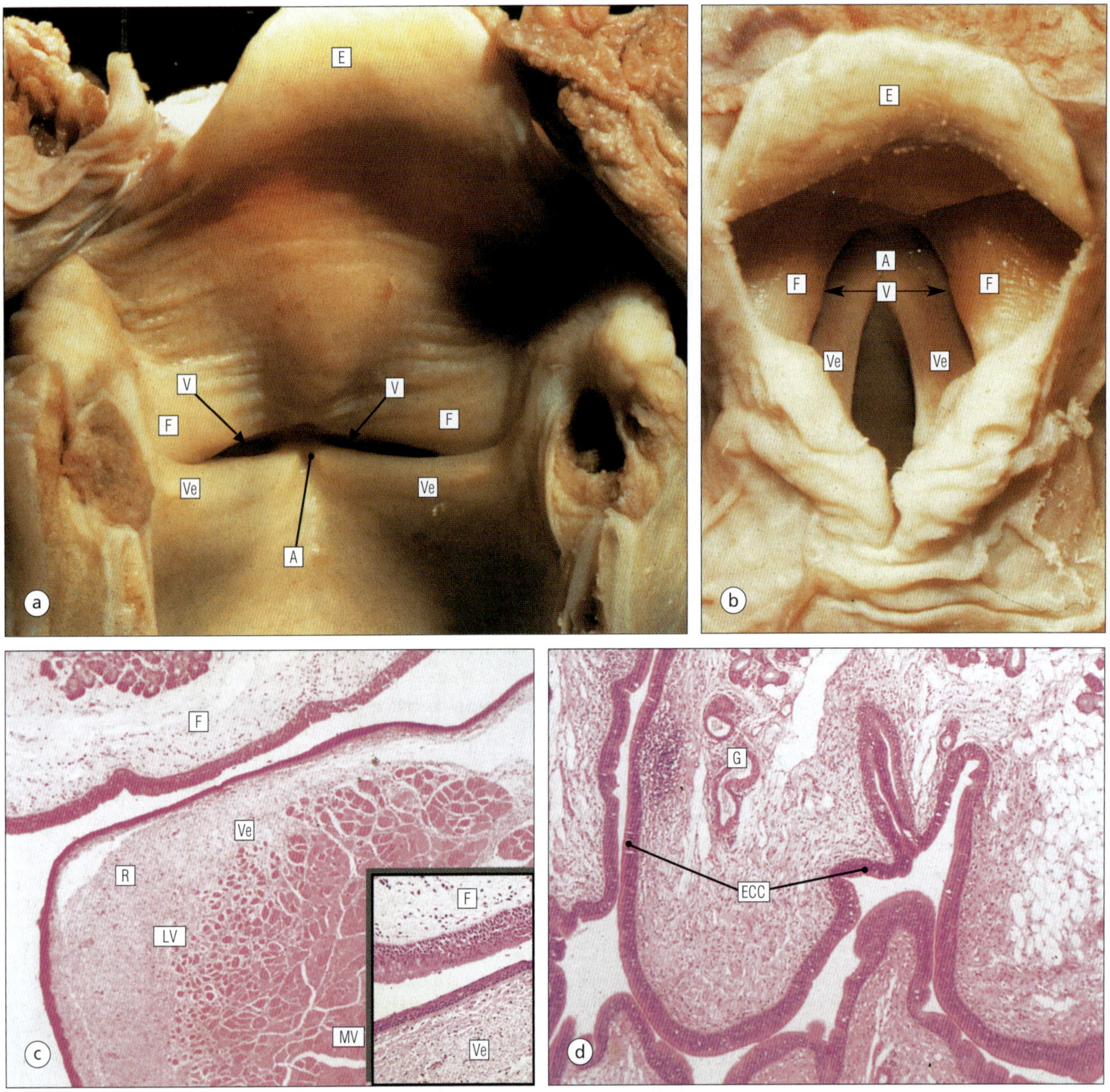

Fig. 10.9 Región laríngea. **(a)** Región laríngea abierta por la línea media posterior para mostrar la epiglotis (E), las cuerdas falsas (F), las cuerdas verdaderas (Ve) y las aberturas de los ventrículos (V) entre las mismas. Esta vista también muestra la comisura anterior (A). **(b)** Cuerdas vocales como se ven desde arriba cuando se exploran clínicamente con un laringoscopio. Obsérvense la epiglotis (E), las cuerdas falsas (F), las cuerdas verdaderas (Ve), la abertura de los ventrículos (V) y la comisura anterior (A) donde las cuerdas verdaderas se encuentran en la línea media anterior. **(c)** Fotomicrografía a bajo aumento que muestra la histología de las cuerdas falsas (F) y verdaderas (Ve). La cuerda falsa (F) está cubierta por un epitelio cilíndrico seudoestratificado ciliado y contiene glándulas seromucosas. La cuerda verdadera está cubierta por un epitelio estratificado escamoso sin estrato córneo y contiene el espacio de Reinke (R), fibras de los ligamentos vocales inferiores (LV) y las fibras musculares esqueléticas del músculo vocal (MV). En el cuadro: fotomicrografía que muestra la histología de las cuerdas verdaderas y falsas a un aumento mayor. **(d)** Fotomicrografía del sáculo, que está tapizado por un epitelio cilíndrico seudoestratificado ciliado (ECC) y es rico en glándulas seromucosas (G).

IMPORTANCIA CLÍNICA

La **bronquitis aguda,** debida a una infección viral o bacteriana del revestimiento del árbol traqueobronquial, lesiona el epitelio ciliado y permite al moco descender (por influencia de la gravedad) hacia las porciones distales del aparato respiratorio. Si el moco contiene bacterias patógenas inhaladas, se puede producir de este modo una **bronconeumonía,** en la que la infección bacteriana alcanza el pulmón a través de muchos bronquiolos pequeños. Dado que la dirección de la diseminación de la infección depende de la gravedad, las porciones basales de los lóbulos inferiores de los pulmones son las más afectadas (v. neumonía lobular, pág. 168).

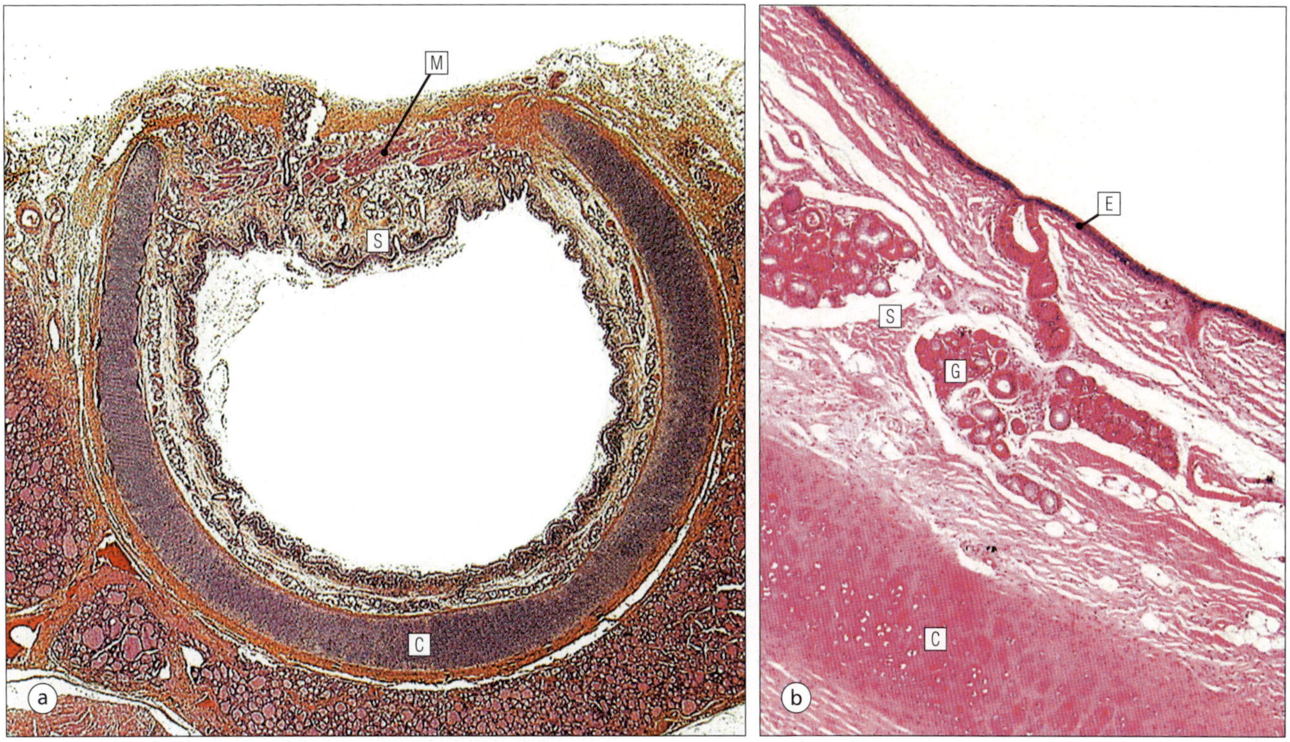

Fig. 10.10 Tráquea. **(a)** Fotomicrografía que muestra la tráquea de un niño con un aro de cartílago incompleto (C), estando unidos los extremos libres del cartílago por una banda de músculo (M). La submucosa (S) contiene numerosas glándulas seromucosas, particularmente donde falta el cartílago. **(b)** Fotomicrografía que muestra la mucosa traqueal con el epitelio respiratorio ciliado (E) sobre su superficie y las glándulas seromucosas (G) en la submucosa (S). La parte más interna del anillo de cartílago traqueal (C) se puede ver en la base de la fotomicrografía.

El tapizado interno es un epitelio cilíndrico seudoestratificado ciliado que contiene células caliciformes dispersas. Las glándulas subepiteliales seromucosas son particularmente numerosas en la banda posterior desprovista de cartílago (fig. 10.10b).

La tráquea se bifurca en dos bronquios principales, que a su vez se subdividen

Los **bronquios principales** son extrapulmonares y entran en cada pulmón junto con las arterias pulmonares por el hilio pulmonar. Se dividen entonces en **bronquios lobulares,** cada uno de los cuales alcanza cada uno de los lóbulos del pulmón izquierdo (**bronquio del lóbulo superior** y **bronquio del lóbulo inferior**) y cada uno de los tres lóbulos del pulmón derecho (**bronquio del lóbulo superior derecho, bronquio del lóbulo medio** y **bronquio del lóbulo inferior**).

Cada uno de los cinco bronquios lobulares se divide en un número variable de **bronquios segmentarios** que llevan aire a cada uno de los segmentos broncopulmonares, donde los bronquios se dividen en un número todavía mayor de generaciones, que terminan finalmente en los **bronquiolos.**

A lo largo de su curso, los bronquios poseen una estructura similar a la de la tráquea (fig. 10.11), pero hay ciertas variaciones. La estructura básica comprende:

- Un epitelio cilíndrico seudoestratificado ciliado con células caliciformes.

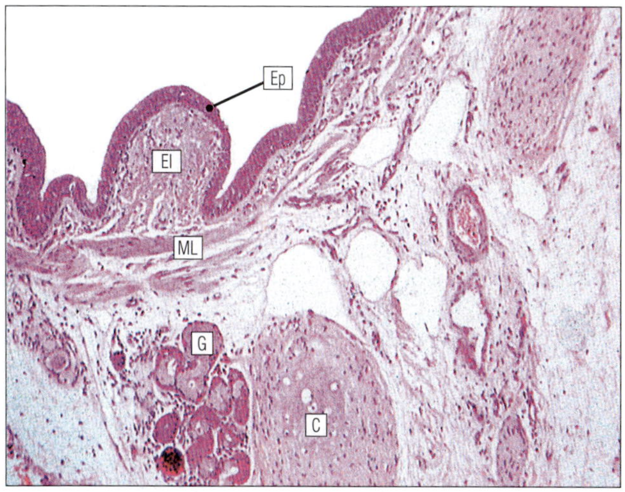

Fig. 10.11 Pared bronquial. Fotomicrografía a aumento medio que muestra un segmento de la pared bronquial. Obsérvese el epitelio cilíndrico seudoestratificado ciliado (Ep), las bandas longitudinales de elastina (El), las bandas de músculo liso (ML), las glándulas seromucosas (G) y un islote aislado de cartílago (C).

- Un tejido fibrocolágeno subepitelial que contiene cantidades variables de glándulas seromucosas.
- Cantidades variables de músculo liso, con fibras elásticas dispuestas en bandas longitudinales.
- Cantidades variables de anillos cartilaginosos parciales.

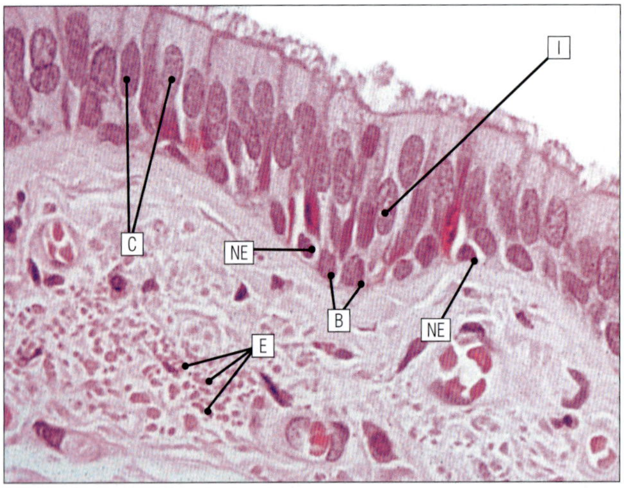

Fig. 10.12 Epitelio bronquial. Fotomicrografía de alta resolución de un corte fino de resina acrílica del epitelio bronquial que muestra los distintos tipos de células presentes. La mayor parte de las células son células cilíndricas ciliadas altas (C), pero dispersas entre estas existen células intermedias (I) ocasionales. Las células caliciformes no se observan en este corte, pero las células basales (B) y neuroendocrinas (NE) se identifican sobre la membrana basal. También se pueden observar las fibras elásticas longitudinales (E) de la pared bronquial, cortadas aquí transversalmente.

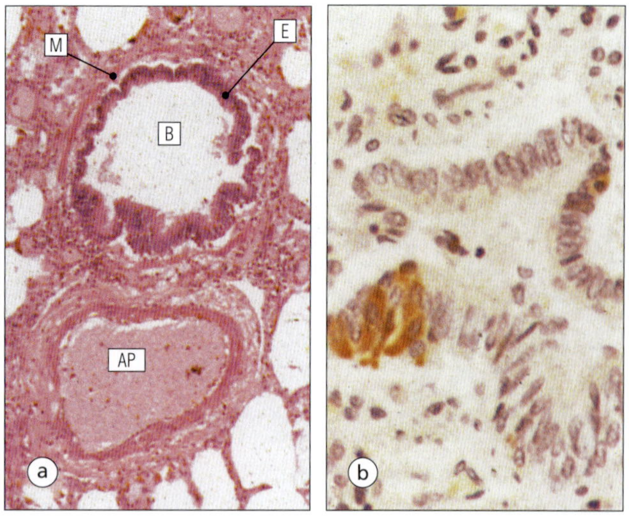

Fig. 10.13 Bronquiolo. **(a)** Fotomicrografía de un corte teñido con H-E que muestra un bronquiolo (B) cerca de una rama de la arteria pulmonar (AP). La pared compuesta sólo por músculo (M) y su epitelio (E) es similar al del epitelio bronquial. **(b)** Fotomicrografía que muestra parte de la pared bronquiolar de un recién nacido teñida con un método de inmunoperoxidasa para bombesina, que muestra un cuerpo neuroepitelial.

Distintos tipos celulares forman el revestimiento epitelial del árbol bronquial

El árbol bronquial está tapizado por un epitelio cilíndrico ciliado que es seudoestratificado en los bronquios más grandes y se hace menos complejo en las ramas periféricas más pequeñas. El epitelio contiene células cilíndricas ciliadas, células basales, células intermedias, células caliciformes secretoras de moco y células neuroendocrinas (fig. 10.12).

Las **células ciliadas** son células cilíndricas en la mayor parte del árbol bronquial, pero son más cortas y casi cúbicas en las ramas más periféricas. Poseen un núcleo basal y lisosomas y numerosas mitocondrias en su citoplasma supranuclear. La superficie luminal de cada célula tiene aproximadamente 200 cilios y algunas microvellosidades, teniendo cada cilio una longitud de unos 6 μm.

Las **células basales** se sitúan en la membrana basal y son células pequeñas que no están en contacto con la luz. Pueden proliferar y diferenciarse en distintas células respiratorias durante la reparación de una lesión. Estudios recientes han identificado también unas poblaciones de células troncales positivas para c-kit en el pulmón humano, formando nidos en los nichos de las vías aéreas distales. Estas células se autorrenuevan, son clonogénicas y multipotenciales *in vitro.* Es preciso investigar más para descubrir el potencial de regeneración del tejido pulmonar lesionado, que resulta tan destructivo para un gran número de enfermos pulmonares.

Las **células caliciformes** están dispersas entre las células ciliadas y son más numerosas en los bronquios principales y lobulares, siendo menos comunes en las ramas más pequeñas. Su número aumenta en algunas enfermedades respiratorias crónicas.

Las células neuroendocrinas son pequeñas células redondas con núcleos teñidos de color oscuro y un citoplasma claro, similar a las que se ven en el tracto digestivo (v. fig. 11.41) y se localizan sobre la membrana basal. Las células neuroendocrinas pulmonares (CNEP) están dispersas a lo largo de todo el árbol traqueobronquial, pero son más numerosas en los bronquios más delgados. Se encuentran también en el pulmón distal y pueden formar agregados llamados cuerpos neuroepiteliales. Las CNEP poseen prolongaciones citoplasmáticas y contienen gránulos neuroendocrinos característicos. Reciben inervación sensitiva y se considera que actúan como quimiorreceptores. Segregan hormonas y péptidos activos, incluyendo serotonina, péptido relacionado con el gen de la calcitonina y el mitógeno bombesina, que parece tener un efecto paracrino sobre las células locales regulando el flujo de sangre pulmonar. Las CNEP son más numerosas en el pulmón fetal; pueden dispersarse por la lámina basal del epitelio superficial o congregarse en pequeños grumos (fig. 10.13b). En el pulmón fetal son responsables de secretar los factores de crecimiento implicados en el desarrollo pulmonar.

IMPORTANCIA CLÍNICA

Las células neuroendocrinas de la mucosa bronquial son el origen de los tumores más importantes y agresivos del bronquio, los **carcinomas indiferenciados de células pequeñas** (también denominados de células «en avena»). Como son células neuroendocrinas, algunos de estos tumores secretan hormonas o péptidos con efectos metabólicos significativos, como los de tipo hormona adrenocorticotropa (ACTH).

En la pared de los bronquios hay músculo liso, tejido linfoide y glándulas seromucosas

La submucosa del árbol bronquial contiene músculo liso, glándulas seromucosas y estroma fibrocolágeno con fibras elásticas dispuestas en bandas longitudinales.

En los bronquios principales el **músculo liso** está confinado en gran parte en la zona posterior (como en la tráquea) y se inserta en los extremos de los anillos cartilaginosos incompletos, pero en los bronquios intrapulmonares el músculo está en la submucosa y se dispone siguiendo una espiral irregular con dos componentes, uno que gira hacia la izquierda y el otro hacia la derecha. Persiste en las paredes de las vías respiratorias según se desciende hacia las ramas más pequeñas (bronquiolos, v. pág. 167) hasta mucho más abajo de la zona en que desaparece el componente cartilaginoso.

La hipertrofia del músculo liso es una característica importante de algunas enfermedades pulmonares (v. ejemplo clínico, pág. 171).

Las **glándulas bronquiales submucosas** son glándulas seromucosas que vacían su contenido en la luz a través de unos conductos cortos. Otras glándulas más profundas con conductos más largos se localizan entre y por debajo de las placas cartilaginosas. Se supone que el componente seroso segrega lisozima y glucoproteína.

Las glándulas submucosas del árbol traqueobronquial producen un moco poco denso que llega a la superficie de la mucosa y atrapa las partículas inhaladas y los microorganismos. Los cilios del epitelio cilíndrico empujan de forma constante esta delgada capa de moco hacia arriba a la garganta, de forma que nada de la misma (ni del material que tiene atrapado) pueda descender en condiciones normales hacia la parte distal de la vía. Esto se denomina «ascensor mucociliar».

Las células mioepiteliales (v. pág. 82) se colocan entre las células secretoras y las de revestimiento de sus conductos y su membrana basal; también existen algunas células neuroendocrinas.

La pared bronquial contiene tejido linfoide asociado a mucosa (o MALT).

Los linfocitos y las células plasmáticas secretoras de IgA están íntimamente asociados a las glándulas bronquiales y son comunes las agregaciones linfoides, siendo más evidentes en las bifurcaciones. Los agregados linfoides más grandes están en la porción proximal del árbol bronquial y pueden tener centros germinales.

EJEMPLO CLÍNICO

Metaplasia en la vía respiratoria superior

La función del epitelio que reviste la vía respiratoria alta (desde la nariz a la parte distal de los bronquiolos respiratorios) es humedecer el aire inhalado y retirar cualquier partícula que queda atrapada en la secreción mucosa, para posteriormente ser empujada al exterior por acción de los cilios. Sin embargo, el epitelio ciliado y secretor de moco responsable de estas acciones sufre a lo largo de los años agresiones, sobre todo de naturaleza química por los humos inhalados de cigarrillos, polución de los vehículos o contaminación industrial, entre otros. También se expone a lesiones repetidas por infecciones bacterianas o virales poco agresivas. Tras muchas lesiones destructivas, el epitelio especializado se sustituye por epitelio escamoso estratificado, que no está especializado en eliminar partículas, pero resulta mucho más resistente al daño. Este fenómeno se denomina metaplasia y es frecuente en el epitelio respiratorio alto. Se ha comentado ya al describir la nasofaringe (v. pág. 159), pero también se puede observar en la tráquea y las zonas proximales del árbol bronquial, siendo especialmente frecuente entre los fumadores y las personas con infecciones bacterianas bronquiales de repetición.

Muchos cánceres de pulmón de origen bronquial surgen en áreas de epitelio escamoso estratificado, secundarias a metaplasia. Por tanto, se trata de carcinomas epidermoides, en lugar de adenocarcinomas originados en el epitelio cilíndrico respiratorio. Casi todos los (infrecuentes) cánceres de nasofaringe son carcinomas epidermoides originados también en los parches de epitelio metaplásico.

Los bronquios de cualquier tamaño contienen algo de cartílago

Los bronquios extrapulmonares principales poseen unos anillos cartilaginosos regulares incompletos como los de la tráquea, pero los bronquios intrapulmonares poseen una disposición irregular casi circunferencial de placas cartilaginosas unidas por bandas fibrocolágenas densas.

A medida que los bronquios se van ramificando y se van haciendo más pequeños y más periféricos, las placas cartilaginosas disminuyen en tamaño y en número y se concentran fundamentalmente en las bifurcaciones.

Los bronquiolos son la parte más delgada de las vías respiratorias de conducción

Los bronquiolos son vías respiratorias distales localizadas entre los bronquios de pared cartilaginosa y el lugar donde termina el epitelio ciliado.

Los bronquiolos se ramifican repetidamente y según lo van haciendo, reducen el tamaño de su luz. Con la ausencia de cartílago, el músculo liso se convierte en el principal componente de sus paredes.

Los bronquiolos están tapizados por un epitelio cilíndrico ciliado no seudoestratificado y las células se hacen más bajas y casi cúbicas en las ramas periféricas pequeñas. Persisten algunas células caliciformes, así como un pequeño número de células neuroendocrinas (a veces agrupadas y formando los llamados cuerpos neuroepiteliales (v. fig. 10.13b), pero no hay glándulas seromucosas y además se encuentra un tipo celular adicional, la célula en forma de bate.

La célula en forma de bate (conocidas antes como células de Clara) no es ciliada y es muy abundante en los bronquiolos terminales. Contiene numerosas mitocondrias y abundante retículo endoplasmático liso cerca de la superficie luminal que es redondeada o cupuliforme, que protruye por encima del nivel de las células ciliadas adyacentes; se reconocen pequeños gránulos electrodensos en el citoplasma apical.

Las bifurcaciones finales del árbol bronquial producen bronquiolos terminales que son los bronquiolos más delgados, implicados solamente en la conducción de aire.

CONCEPTOS AVANZADOS

Células en forma de bate

Contienen:

- Muchas mitocondrias grandes, un RE liso abundante y algunos gránulos de secreción.
- Lipoproteínas que impiden la adhesión luminal y una proteína de 16 kDa (proteína de la célula en bate; CC16).

Las funciones propuestas son:

- Protección frente a efectos deletéreos de toxinas inhaladas y carcinógenos.
- Algún papel en la producción o eliminación de surfactante.
- Posible célula troncal, capaz de producir otros tipos de células epiteliales bronquiolares.

Las células en forma de bate secretan lipoproteínas que impiden la adhesión luminal en caso de producirse un colapso de la vía aérea (proteína secretora de la célula en bate; CCSP) y CC16, que se ha asociado a las cascadas inflamatorias y de la coagulación. Esta proteína se emplea como marcador del líquido del lavado broncoalveolar y como indicador de lesión pulmonar (una disminución de CC16 indica una lesión de las células en forma de bate).

Tracto respiratorio distal

El intercambio gaseoso se produce en el tracto respiratorio distal

Los bronquiolos terminales desembocan en el tracto respiratorio distal, que es donde se produce el intercambio respiratorio.

Los primeros elementos de este sistema son los bronquiolos respiratorios que están tapizados por un epitelio cúbico ciliado. Este se une con el epitelio aplanado que tapiza los conductos mal definidos, perfilados por una espiral de músculo liso (conductos alveolares). Las paredes de estos conductos están compuestas principalmente por los orificios de los sacos alveolares (alveolos) dispuestos lateralmente. Cada conducto alveolar termina en dos o tres sacos alveolares, que están formados por la confluencia de los orificios de varios alveolos (fig. 10.14a).

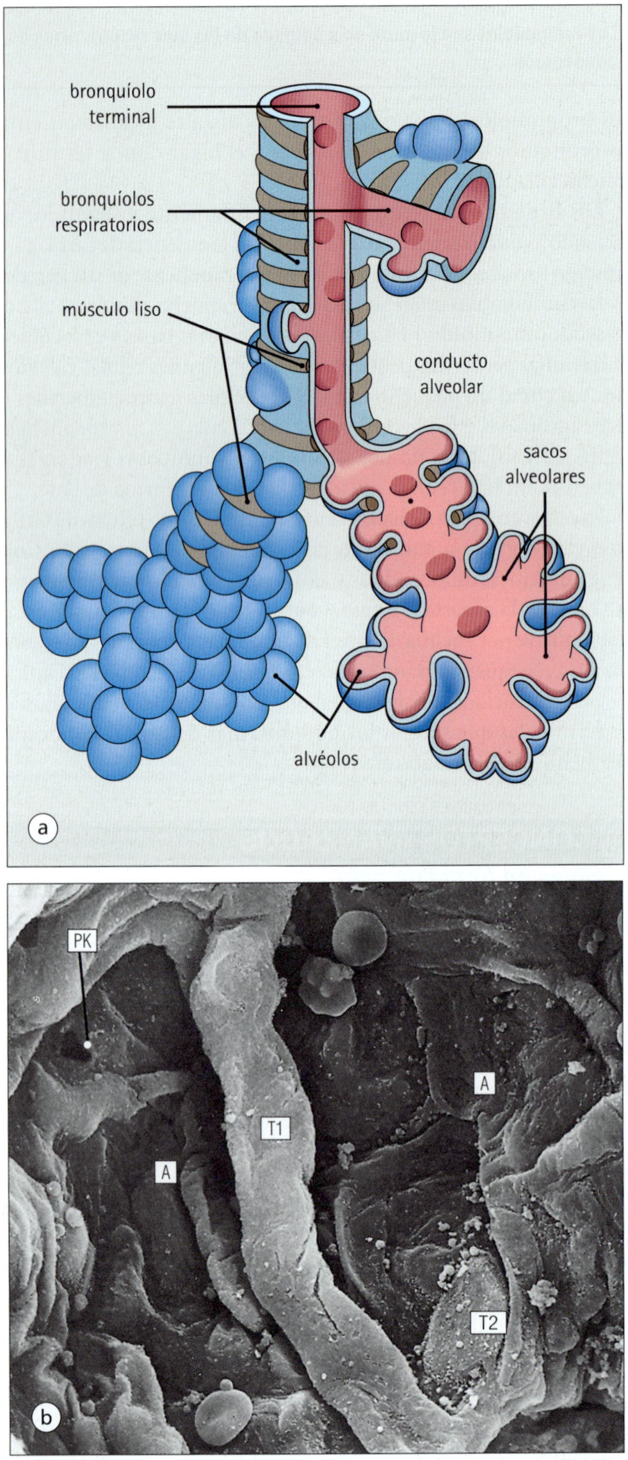

Fig. 10.14 Árbol respiratorio distal. **(a)** Relaciones entre el bronquiolo terminal, el bronquiolo respiratorio, los conductos alveolares, los sacos alveolares y los alveolos. Las *bandas marrones* corresponden al músculo liso. **(b)** Fotomicrografía electrónica de barrido a bajo aumento de un saco alveolar que presenta dos de los alveolos (A) que se abren en él. Los dos alveolos están separados por una pared, que está cubierta por citoplasma de neumocito tipo 1 (T1). En el lado izquierdo hay un poro de Kohn (PK) y en el alveolo derecho se puede ver un neumocito redondo tipo 2 (T2).

Los alveolos son sacos de aire y son el lugar principal de intercambio de gases

En cada pulmón normal hay de 150 a 400 millones de alveolos y ofrecen una enorme superficie (de unos 70 a 80 m^2) para el intercambio de gases.

Cada alveolo es un espacio aéreo poligonal de unos 250 μm de diámetro cuando se encuentra normalmente inflado, con una pared delgada que contiene capilares pulmonares y forma la barrera aire-sangre.

La mayor parte de los alveolos se abren en un saco alveolar o en un conducto alveolar, pero unos pocos se abren directamente en un bronquiolo respiratorio. Los poros (de Kohn), que tienen un diámetro de 1-12 μm, permiten la comunicación entre alveolos adyacentes (fig. 10.14b).

Los poros de Kohn permiten una comunicación directa entre los alveolos, facilitando la distribución rápida y regular del aire por todo el lóbulo pulmonar durante la inspiración. Por desgracia, algunos tipos de bacterias patógenas pueden evadir el mecanismo protector del ascensor mucociliar en la tráquea y los bronquios y acceden con rapidez a los espacios aéreos alveolares, donde pueden proliferar y pasar con rapidez de un alveolo a otro a través de los poros de Kohn, llegando a infectar todo el pulmón. Esto se denomina **neumonía lobular** (v. bronconeumonía, pág. 164).

Los componentes celulares de los alveolos son los neumocitos tipo 1 y tipo 2, que se sitúan sobre la membrana basal alveolar, y los macrófagos alveolares.

Los neumocitos tipo 1 son unas células muy delgadas que permiten la difusión gaseosa

Los neumocitos tipo 1 representan cerca del 40% de la población celular de los alveolos, pero forman el 90% de la superficie tapizada de los sacos alveolares y de los alveolos.

Los neumocitos tipo 1 son células planas delgadas con unos grandes núcleos aplanados y están unidas gracias a uniones oclusivas o estrechas (v. pág. 42). Contienen escasas mitocondrias y organelas y su citoplasma ofrece una delgada cobertura a la membrana basal alveolar; su delgadez contribuye a la eficiencia de la barrera aire-sangre.

Los neumocitos tipo 2 segregan surfactante

Los neumocitos tipo 2 representan el 60% de la población celular alveolar, pero ocupan sólo del 5 al 10% de la superficie alveolar.

A diferencia de las delgadas y planas células tipo 1, los neumocitos tipo 2 son células redondeadas que normalmente están localizadas en ángulos obtusos en el alveolo poligonal (fig. 10.15a). Sus núcleos son redondos y se tiñen de color oscuro y su citoplasma es rico en mitocondrias y en retículo endoplasmático rugoso y liso. También contienen vesículas electrodensas y grandes cuerpos esféricos de material laminar variable, que está compuesto por fosfolípidos, proteínas y glucosaminoglucanos, y forma la base del surfactante pulmonar. El surfactante granular es expulsado de los cuerpos laminares a través de las superficies de sus microvellosidades (fig. 10.15).

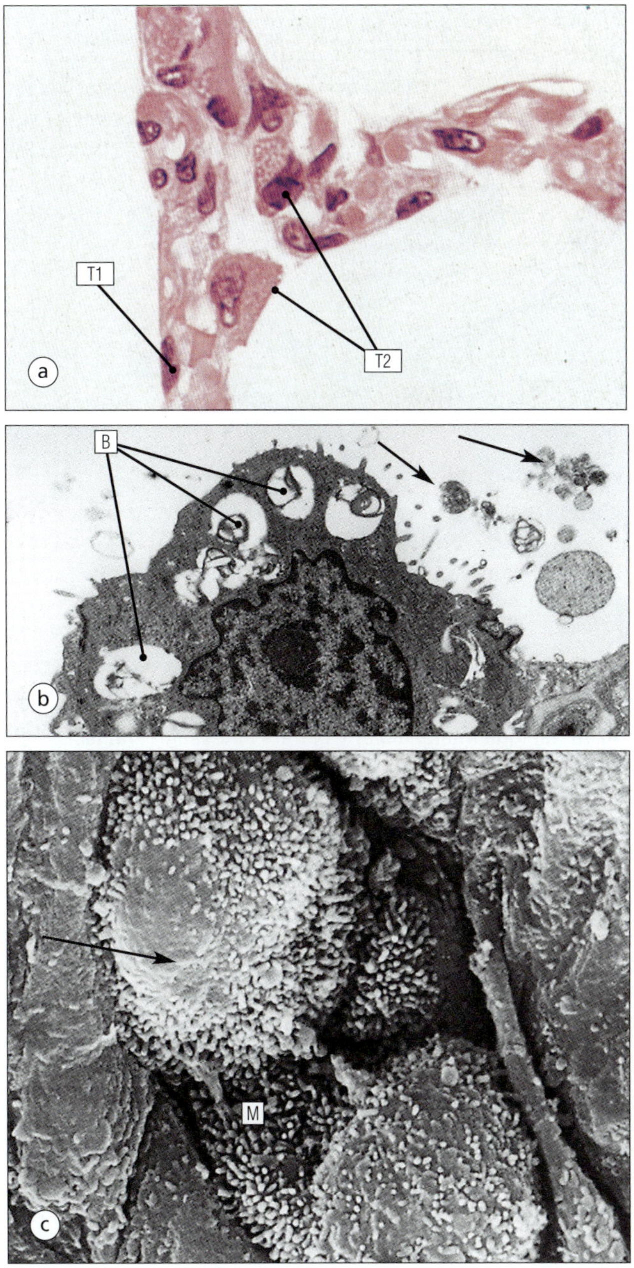

Fig. 10.15 Neumocito tipo 2 y surfactante. **(a)** Tinción H-E de un corte delgado de resina acrílica que muestra la confluencia de las paredes alveolares de tres alveolos adyacentes. En los ángulos hay células redondeadas con un citoplasma vacuolado; estas son neumocitos tipo 2 (T2). También se observa el núcleo de un neumocito tipo 1 (T1). **(b)** Fotomicrografía electrónica que muestra un neumocito tipo 2 activo. La célula es redonda y posee una cara luminal convexa que está cubierta de microvellosidades. Las organelas intracitoplasmáticas más obvias son grandes cuerpos esféricos (B) rodeados de membrana que contienen material laminar lipoproteico, que representa el surfactante. También se suelen ver descargando su contenido sobre la superficie luminal *(flechas)*. **(c)** Fotomicrografía electrónica de barrido de dos neumocitos tipo 2. Obsérvense las microvellosidades (M) y las pequeñas cantidades de material granuloso *(flechas)* que es surfactante recientemente arrojado.

Cuando el epitelio alveolar queda expuesto a ciertos agentes tóxicos, particularmente si hay una destrucción extensa de los neumocitos de tipo 1 sensibles, los neumocitos tipo 2 aumentan en número y tamaño; se considera que algunos neumocitos tipo 2 actúan como células troncales precursoras para los neumocitos tipo 1.

CONCEPTOS AVANZADOS

Surfactante y neumocito tipo 2

La función principal de los neumocitos tipo 2 es la producción de surfactante pulmonar.

- El surfactante es una compleja mezcla de fosfolípidos (principalmente dipalmitoilfosfatidilcolina), hidratos de carbono (glucosaminoglucanos) y proteínas (incluyendo SP-A, SP-B, SP-C y SP-D).
- Cuando se libera del neumocito tipo 2, el surfactante produce una monocapa que tapiza la superficie interna alveolar, con una fase acuosa inferior y una fase lipídica superficial.
- El surfactante actúa como un detergente que reduce la tensión alveolar superficial, evitando el colapso de los alveolos durante la espiración y facilitando la expansión durante la inspiración.
- Los neumocitos tipo 2 y el surfactante son ya detectables a las 28 semanas de gestación, por lo que los recién nacidos prematuros mayores de esta edad pueden teóricamente respirar por sí mismos.
- Entre las semanas 28 y el final del embarazo, la cantidad de surfactante puede resultar inadecuada y es posible insuflar surfactante exógeno dentro de los pulmones inmaduros de los lactantes prematuros.
- La deficiencia de surfactante determina colapso alveolar y las lesiones de los neumocitos de tipo 1 producen el síndrome de dificultad respiratoria del lactante, que también se llama enfermedad de membrana hialina.

Cuando el epitelio alveolar se expone a algunos agentes tóxicos, sobre todo cuando se produce una destrucción extensa de los neumocitos de tipo 1 sensibles, los neumocitos de tipo 2 aumentan de tamaño y número; se considera que algunos de los neumocitos de tipo 2 son precursores de los neumocitos de tipo 1.

Los macrófagos alveolares fagocitan las bacterias y partículas inhaladas

Normalmente los macrófagos alveolares se sitúan en la parte superior de las células que tapizan los alveolos y también se observan aparentemente libres en el espacio alveolar, a menudo con material fagocitado en su interior, en especial partículas de carbón inhaladas.

Los macrófagos alveolares patrullan los espacios aéreos alveolares y los tabiques interalveolares (el intersticio, fig. 10.16), pasando libremente entre los dos. Fagocitan los detritus inhalados (es decir, polvo fino, incluido el carbón) y son un importante mecanismo de defensa frente a las bacterias inhaladas. También retiran el exceso de surfactante y segregan un gran número de factores, entre los que se incluyen enzimas como lisozima, colagenasa, elastasas e hidrolasas ácidas.

Después de la fagocitosis, los macrófagos pueden entrar en los bronquiolos respiratorios y terminales, donde pasan a los vasos linfáticos y son transportados hasta los ganglios linfáticos o bien se adhieren al epitelio ciliado cubierto de moco, que es el primer paso en el ascensor mucociliar. Esto hace que asciendan finalmente hasta los bronquios y la tráquea, desde donde son retirados en el moco mediante la tos. Otra posibilidad es que los macrófagos pueden permanecer en el intersticio.

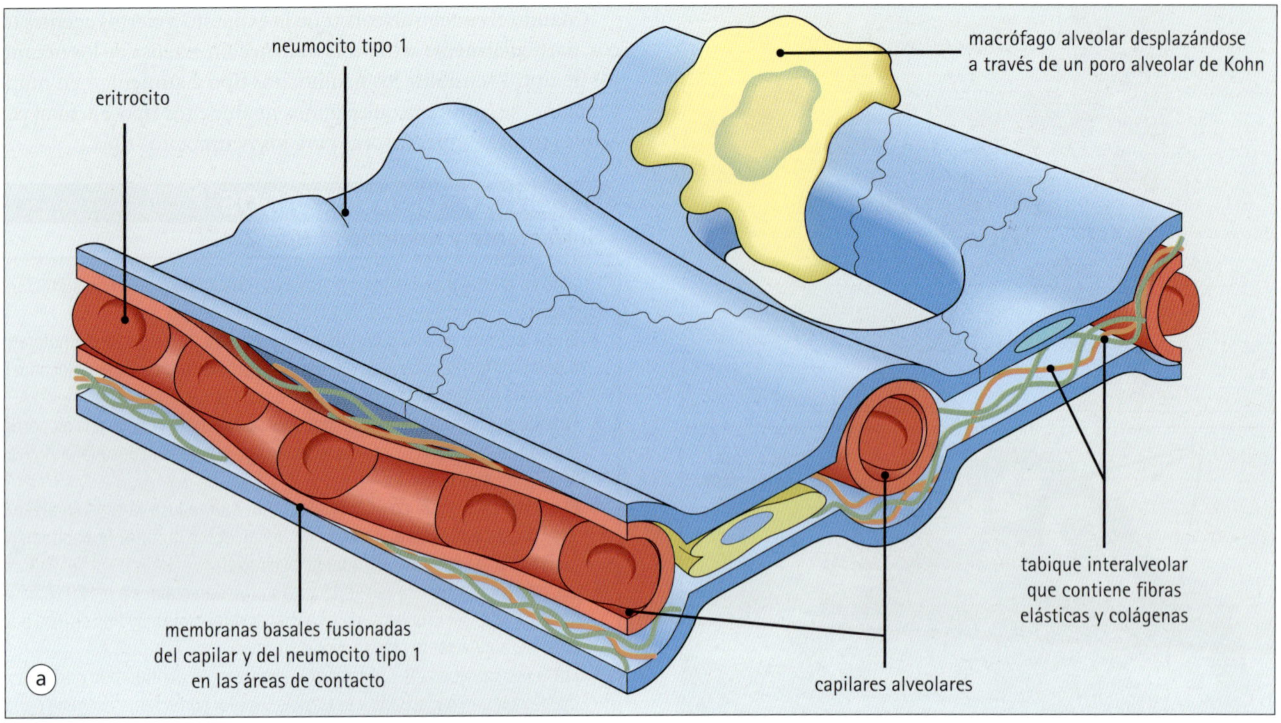

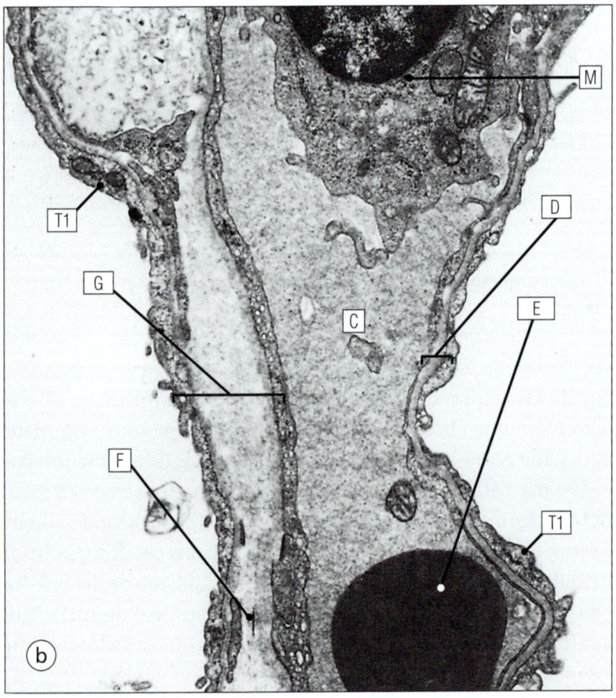

Fig. 10.16 Tabique interalveolar y barrera aire-sangre. **(a)** Tabique interalveolar que muestra los capilares pulmonares discurriendo a través de la pared alveolar, a veces en estrecho contacto con una pared, otras veces con la otra. **(b)** Fotomicrografía electrónica de transmisión a través de la pared alveolar. Está principalmente ocupada por un capilar (C) que contiene un eritrocito sanguíneo (E) y un monocito (M). El monocito dejará el capilar y entrará finalmente en la luz alveolar y llegará a ser un macrófago alveolar. Obsérvense las partes delgadas (D) y gruesas (G) de la pared alveolar. Los dos lados de la pared alveolar están cubiertos por una capa delgada del citoplasma de un neumocito tipo 1. En la parte gruesa, entre el citoplasma del neumocito tipo 1 y la pared capilar, hay colágeno y fibras elásticas (F).

EJEMPLO CLÍNICO

Edema de pulmón

Cuando aumenta la presión en los capilares pulmonares, el componente líquido de la sangre, sobre todo el agua, puede salir de la luz capilar al intersticio y luego hacia los espacios alveolares, de forma que los alveolos se llenan de agua (acompañada de solutos y proteínas de bajo peso molecular). Cuando ese proceso se hace extenso, no queda espacio para la entrada de aire en los alveolos y el paciente desarrolla una disnea importante y presenta cianosis grave porque se reduce en gran medida el intercambio de gases. Esta es la base del **edema agudo de pulmón,** que puede aparecer cuando no se vacía bien el lado izquierdo del corazón y aumenta la presión en las venas pulmonares que drenan en la aurícula izquierda; este aumento de la presión venosa pulmonar se transmite de forma retrógrada al sistema capilar pulmonar. Esta es la base estructural y fisiológica de la **insuficiencia cardíaca izquierda congestiva aguda.**

EJEMPLO CLÍNICO

Fibrosis intersticial

En algunas enfermedades pulmonares, los fibroblastos de los tabiques interalveolares aumentan en número y segregan colágeno y elastina en exceso. Esto provoca un engrosamiento fibrocolágeno de los tabiques (fibrosis intersticial).

La fibrosis intersticial aumenta la rigidez del pulmón y limita la expansión, pero lo más importante es que altera el intercambio gaseoso debido a la acumulación de fibras de colágeno entre las paredes capilares y alveolares, lo que altera la difusión de los gases.

El tejido elástico es un componente funcional importante de la pared alveolar

La elastina posee propiedades notables de tensión y recuperación (v. pág. 60) y tiene tres funciones importantes en las paredes alveolares. En primer lugar, permite que los pulmones se estiren y alojen de este modo el aire inhalado. Después, y gracias a la energía almacenada, permite expeler el aire desde los alveolos gracias a la recuperación de la elastina. Finalmente, actúa como un resorte, tirando de los bronquiolos de pared blanda, que no contienen cartílago, hacia el parénquima pulmonar e indirectamente hacia la pleura, evitando de este modo el colapso bronquiolar y alveolar durante la espiración.

El intercambio gaseoso se produce a través de la barrera aire-sangre de los alveolos

El oxígeno difunde desde la cavidad alveolar hacia la sangre en los alveolos capilares para unirse a la hemoglobina de los eritrocitos, y el dióxido de carbono difunde desde la sangre hacia el aire alveolar. Cada capilar está íntimamente adosado a dos cavidades alveolares y, por tanto, se localiza en el tabique interalveolar o intersticio. En el lugar en que contactan los capilares con la pared alveolar, la membrana basal de los capilares parece fundirse con la de la membrana alveolar (v. fig. 10.16).

Partes del tabique interalveolar no ocupadas por los capilares contienen finas fibras de colágeno y elásticas junto con algunos fibroblastos y macrófagos.

EJEMPLO CLÍNICO

Enfermedad pulmonar obstructiva crónica

La enfermedad más frecuente de los pulmones en el mundo occidental es la enfermedad pulmonar obstructiva crónica (EPOC), que se caracteriza por la dificultad para introducir y extraer aire del tracto respiratorio distal.

Hay dos grandes procesos patológicos que causan EPOC: bronquitis crónica y enfisema. Estas patologías pueden presentarse de forma aislada o en combinación.

Bronquitis crónica

En la bronquitis crónica, las paredes bronquiales están engrosadas como consecuencia de un engrosamiento de la capa muscular y de un aumento en el número y tamaño de las glándulas mucosas. Esto se correlaciona con un exceso de moco que se expectora en esta enfermedad.

Enfisema

El enfisema se caracteriza por una destrucción de las paredes de los conductos alveolares, sacos alveolares y alveolos con una dilatación permanente de los espacios aéreos (fig. 10.17). Esto da lugar a la pérdida del soporte elástico de los bronquiolos y provoca su colapso, particularmente durante la espiración, y el atrapamiento de aire, pues este no es capaz de pasar por la luz obstruida.

Asma

El asma es un ejemplo de enfermedad obstructiva reversible de las vías aéreas. Está causada por una combinación de broncoconstricción mediada por el músculo liso bronquial y una producción excesiva de moco particularmente viscoso en relación con factores inmunitarios, ambos procesos que obstruyen las vías respiratorias.

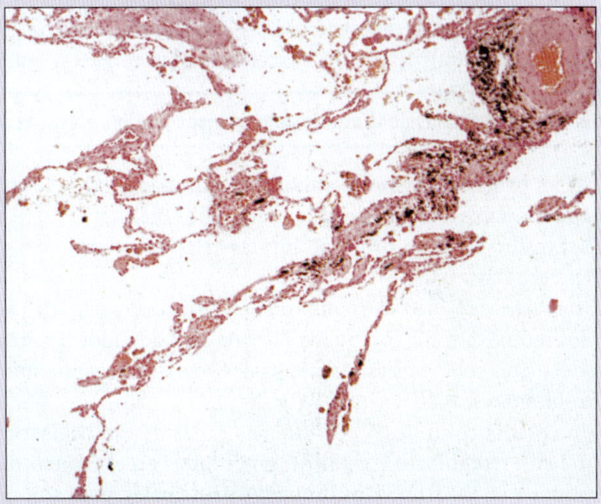

Fig. 10.17 Enfisema. Fotomicrografía del pulmón de un paciente con enfisema intenso donde se muestra la extensa destrucción de las paredes alveolares.

Por tanto, en algunos lugares el capilar está en contacto directo con la pared alveolar (parte delgada), pero en otras partes está separado por células y fibras (parte gruesa). La parte delgada es el lugar donde se produce el intercambio de gases y la parte gruesa es donde se pueden mover los líquidos entre los espacios aéreos y el intersticio.

Los macrófagos se mueven libremente desde unos alveolos a otros a través de los poros de Kohn. Ambos lados del tabique interalveolar están cubiertos por una delgada capa de citoplasma de los neumocitos tipo 1 (v. fig. 10.16).

VASCULARIZACIÓN PULMONAR

Los pulmones poseen una irrigación sanguínea y un drenaje venoso dual

La sangre de los pulmones proviene de las arterias pulmonares y bronquiales y de las venas.

El más importante de ambos sistemas desde el punto de vista fisiológico es el sistema vascular pulmonar, pues es en el componente capilar de este sistema donde se produce el intercambio gaseoso. El sistema bronquial ofrece sangre oxigenada a los componentes más grandes del árbol bronquial (v. pág. 174).

Las arterias pulmonares aportan sangre al pulmón relativamente desoxigenada procedente del lado derecho del corazón. Esta sangre venosa ha aportado oxígeno a los tejidos y ha recogido dióxido de carbono (v. fig. 9.1).

Las arterias pulmonares entran en cada uno de los pulmones por el hilio y siguen de cerca el curso del bronquio adyacente y de sus ramas, dividiéndose más o menos como los bronquios. Los vasos culminan en la extensa red **capilar pulmonar** en los tabiques interalveolares (v. fig. 10.16). La red capilar vacía su sangre reoxigenada en las **vénulas y venas pulmonares,** que finalmente transportan la sangre al lado izquierdo del corazón para su distribución a otros órganos.

Dado que el sistema pulmonar arterial y venoso es un sistema de baja presión (es decir, la presión sistólica arterial pulmonar es de 25 mmHg, mientras que la presión sistólica arterial sistémica es de 110-135 mmHg), la estructura de sus vasos difiere considerablemente de la estructura de la circulación sistémica (v. cap. 9).

Las ramas proximales de la arteria pulmonar son arterias elásticas

Desde su origen en el anillo valvular pulmonar hasta las ramas intrapulmonares a nivel donde los bronquios pierden el cartílago para transformarse en bronquiolos, las arterias pulmonares son arterias elásticas.

Estas arterias tienen tres componentes principales (fig. 10.18):

- Una íntima estrecha compuesta por una capa de endotelio simple que se sitúa sobre una estrecha capa de fibras de colágeno y miofibroblastos escasos.
- Una media compuesta por muchas capas de fibras elásticas, que son irregulares y están fragmentadas en el tronco pulmonar y en las arterias pulmonares principales, pero son más regulares e intactas en las ramas periféricas. Entre las fibras elásticas existen células musculares lisas y algunas fibras de colágeno.
- Láminas elásticas compuestas de fibras que discurren longitudinalmente y que forman bandas planas interconectadas de anchura variable. Esta particular orientación es probablemente una adaptación que contrarresta las fuerzas de estiramiento que se producen durante la expansión pulmonar. En la aorta, que está expuesta a una elongación circunferencial durante la sístole, las fibras elásticas son circunferenciales.

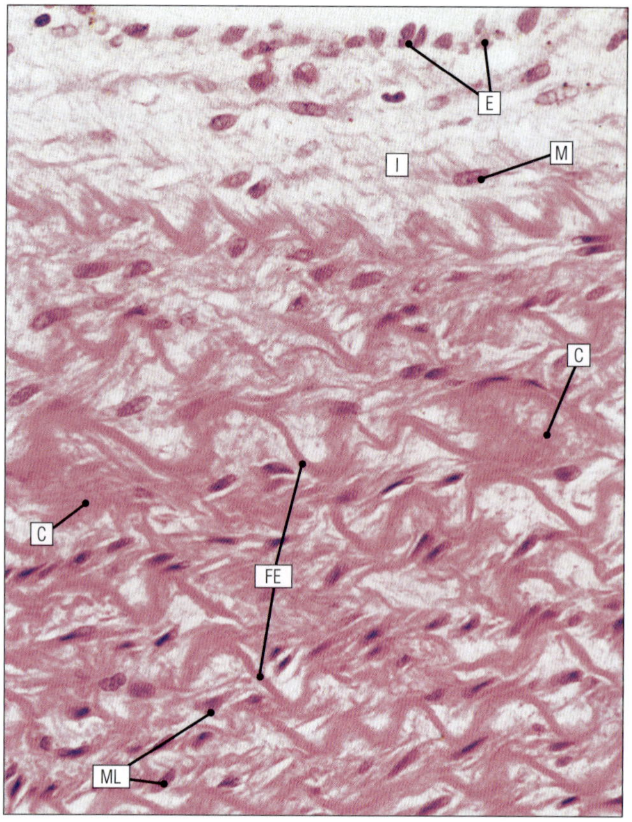

Fig. 10.18 Arteria elástica pulmonar. Fotomicrografía de una arteria elástica pulmonar de un niño. Obsérvense el endotelio (E), los escasos miofibroblastos (M) en una íntima estrecha (I), la media gruesa compuesta por láminas alternantes de fibras elásticas (FE) organizadas regularmente y de células musculares lisas interpuestas (ML) y de colágeno (C). La capa elástica se ve fácilmente en este corte teñido con H-E porque las láminas son muy gruesas.

Las arterias pulmonares distales son arterias musculares

Aproximadamente en la unión bronquial/bronquiolar, desaparecen en gran parte las láminas elásticas y las arterias se vuelven arterias musculares.

Estas arterias siguen a los bronquiolos hasta los bronquiolos terminales y respiratorios, pero también emiten arterias supernumerarias como ramas laterales.

La media de la arteria pulmonar muscular está compuesta principalmente por músculo liso orientado circularmente (fig. 10.19a) y algunas fibras elásticas y de colágeno. El tejido elástico organizado de forma laminar está confinado a las distintas láminas elásticas internas (v. cap. 9).

La ramificación continua de las arterias pulmonares musculares produce progresivamente vasos más pequeños con calibres más estrechos y paredes más delgadas como consecuencia de la disminución del músculo liso en la media (fig. 10.19b). La capa muscular se vuelve discontinua y finalmente desaparece, llamándose ahora al vaso «arteriola pulmonar» (fig. 10.19c).

Las arteriolas son difíciles de distinguir de las vénulas. Los capilares alveolares se explican en la figura 10.16.

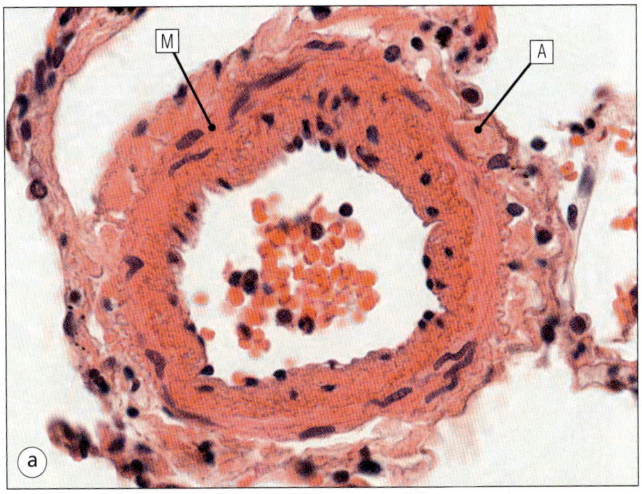

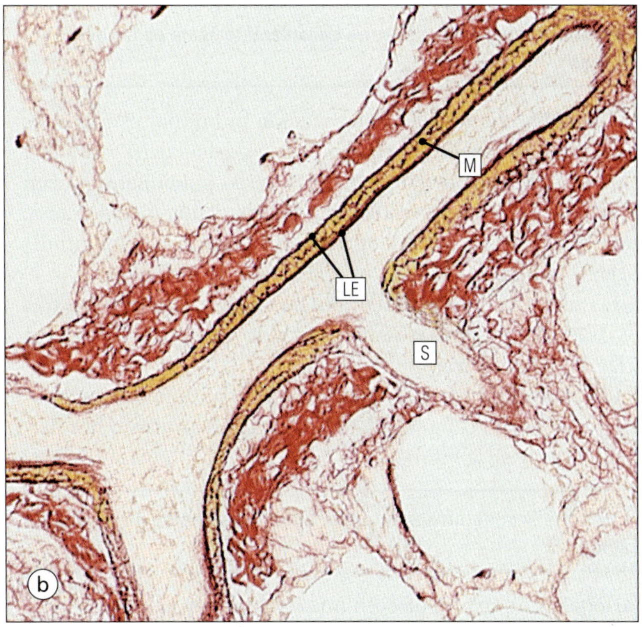

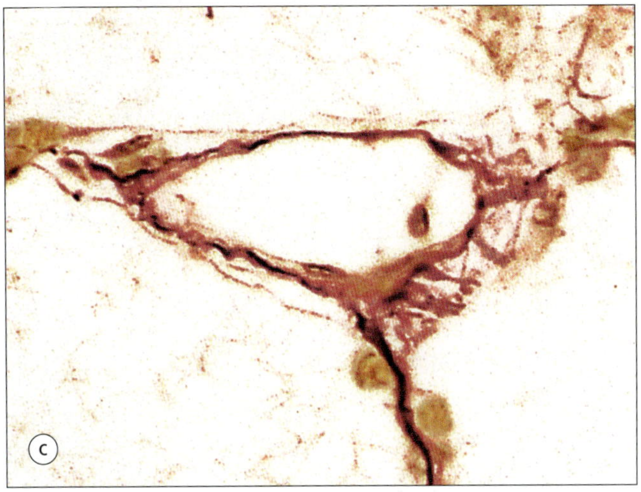

Fig. 10.19 Arteria muscular pulmonar. **(a)** Fotomicrografía de una arteria muscular pulmonar teñida con H-E. Obsérvese la media (M) y la adventicia (A). **(b)** Fotomicrografía de una arteria muscular pulmonar más delgada teñida con el método para elastina de van Gieson que muestra la media (M) situada entre las dos nítidas láminas elásticas teñidas de *oscuro* (LE). Además de emitir una rama lateral supernumeraria (S), esta arteria se bifurca en dos vasos con paredes arteriales no tan bien formadas. **(c)** Fotomicrografía que muestra una arteriola pulmonar delgada. Este vaso de pared delgada recuerda a una pequeña arteria pulmonar en la cual ha desaparecido la media muscular que existe entre las dos láminas elásticas. A veces pueden identificarse vasos de transición con sólo algún residuo de la media muscular dispuesta a modo de espiral.

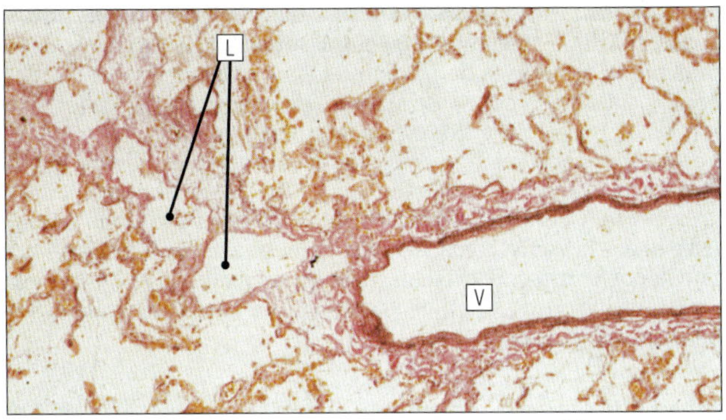

Fig. 10.20 Vena pulmonar. Las venas pulmonares (V) son vasos de pared delgada que discurren por los tabiques fibrocolágenos junto a los linfáticos pulmonares (L). Las vénulas pequeñas recuerdan a las arteriolas pulmonares, pero las venas más grandes contienen colágeno y fibras elásticas, así como músculo liso por fuera de la membrana basal. Las células del músculo liso y las fibras elásticas se disponen aleatoriamente, pero en las grandes venas pulmonares las fibras elásticas pueden formar una lámina elástica interrumpida o continua. No hay válvulas en las venas pulmonares de cualquier tamaño.

Las venas pulmonares drenan en la aurícula izquierda

La sangre oxigenada procedente de los capilares alveolares entra en las vénulas pequeñas, después en las vénulas grandes, venas pequeñas, venas grandes y finalmente en las venas pulmonares principales que drenan en la aurícula izquierda.

Las vénulas pequeñas están compuestas por una íntima delgada que se sitúa sobre una zona estrecha de fibras de colágeno y elásticas. Estas pequeñas vénulas se funden y forman vénulas más grandes que discurren por los tabiques fibrocolagenosos y se asocian a un aumento en el número de miofibroblastos y de células musculares lisas en la media (fig. 10.20).

Las venas más grandes poseen una media diferenciada con una lámina elástica interna discontinua y fibras musculares lisas dispuestas irregularmente.

Las venas pulmonares más grandes poseen una media en la que las fibras elásticas están irregularmente entremezcladas con fibras de colágeno y fibras musculares lisas, más que estar confinadas a las láminas elásticas claramente definidas.

La vascularización pulmonar varía considerablemente en las edades extremas

Antes del nacimiento, la vascularización pulmonar está apenas perfundida debido a la derivación a través del agujero oval y del conducto arterioso permeable. Así, las arterias pulmonares poseen una luz estrecha, grandes células endoteliales y una media gruesa. Además, hay pequeños haces de fibras musculares lisas longitudinales en la íntima.

Estas características cambian progresivamente hasta el patrón adulto durante las primeras semanas de vida y se desarrollan nuevas arterias supernumerarias.

En los sujetos de edad, las venas y las arterias pulmonares musculares se engrosan como resultado de un engrosamiento fibrocolágeno irregular de la íntima.

Las arterias bronquiales son ramas laterales directas de la aorta torácica

Las arterias bronquiales ofrecen una irrigación sanguínea secundaria que perfunde cada pulmón a la presión arterial sistémica y les proporcionan sangre oxigenada.

Las arterias bronquiales siguen el curso del árbol bronquial y de sus ramas hasta el nivel de los bronquiolos respiratorios, donde se anastomosan con las ramas de las arterias pulmonares. También se comunican con el sistema pulmonar arterial mediante anastomosis capilares en la submucosa bronquial.

En niños, las arterias bronquiales son histológicamente similares a otras arterias musculares sistémicas (v. cap. 9). Las arterias bronquiales poseen una media muscular y una lámina elástica interna nítida, pero no una lámina elástica externa cohesiva (fig. 10.21a).

En adultos, las arterias bronquiales desarrollan músculo liso, dispuesto longitudinalmente en pequeños haces dentro de la íntima. Estos son particularmente prominentes en algunas formas de enfermedad pulmonar crónica, pero se encuentran desde aproximadamente los 20 años de edad en personas sanas y normales (fig. 10.21b).

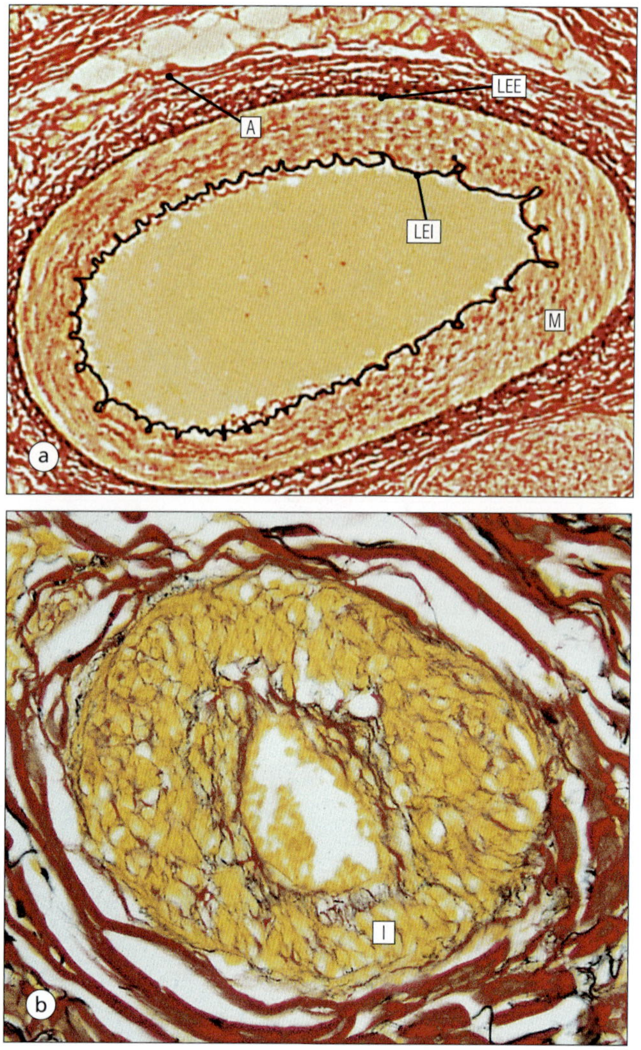

Fig. 10.21 Arteria bronquial. **(a)** Fotomicrografía a bajo aumento de una arteria bronquial tomada de un niño de 2 años de edad y teñida con el método para elastina de van Gieson para mostrar su media muscular (M) entre las capas interna y externa de la lámina elástica (LEI) y (LEE). Las fibras elásticas aparecen de color *negro* cuando se ven con el microscopio. Es muy parecida a una arteria muscular sistémica normal y posee una capa adventicia fibrocolágena (A). **(b)** Fotomicrografía a gran aumento de una arteria bronquial tomada de una persona sana de 50 años de edad y teñida con el método EVG. Se muestra un marcado engrosamiento de la íntima (I) consecuencia de la aparición de células musculares lisas longitudinales *(amarillo)*.

Las venas bronquiales drenan en las venas ácigos y hemiácigos

Hay numerosas anastomosis entre las venas bronquiales y las pulmonares, discurriendo las venas bronquiales junto a las arterias bronquiales por la adventicia de las vías respiratorias.

No existen vasos linfáticos que se originen en los sacos aéreos alveolares y en los tabiques interalveolares

Cualquier líquido existente en los espacios aéreos pasa por absorción a la parte gruesa de la pared alveolar. Este líquido difunde proximalmente en el intersticio hasta que entra en pequeños linfáticos a nivel de los bronquiolos respiratorios. Los linfáticos delgados se unen y forman vasos más grandes que siguen el árbol bronquial proximalmente hasta el hilio pulmonar, drenando en una serie de ganglios linfáticos peribronquiales en su camino.

Otro sistema de linfáticos discurre por la pleura visceral y por los tabiques fibrocolágenos que dividen el parénquima pulmonar en lobulillos individuales; estos linfáticos pleurales periféricos drenan directamente en el espacio pleural.

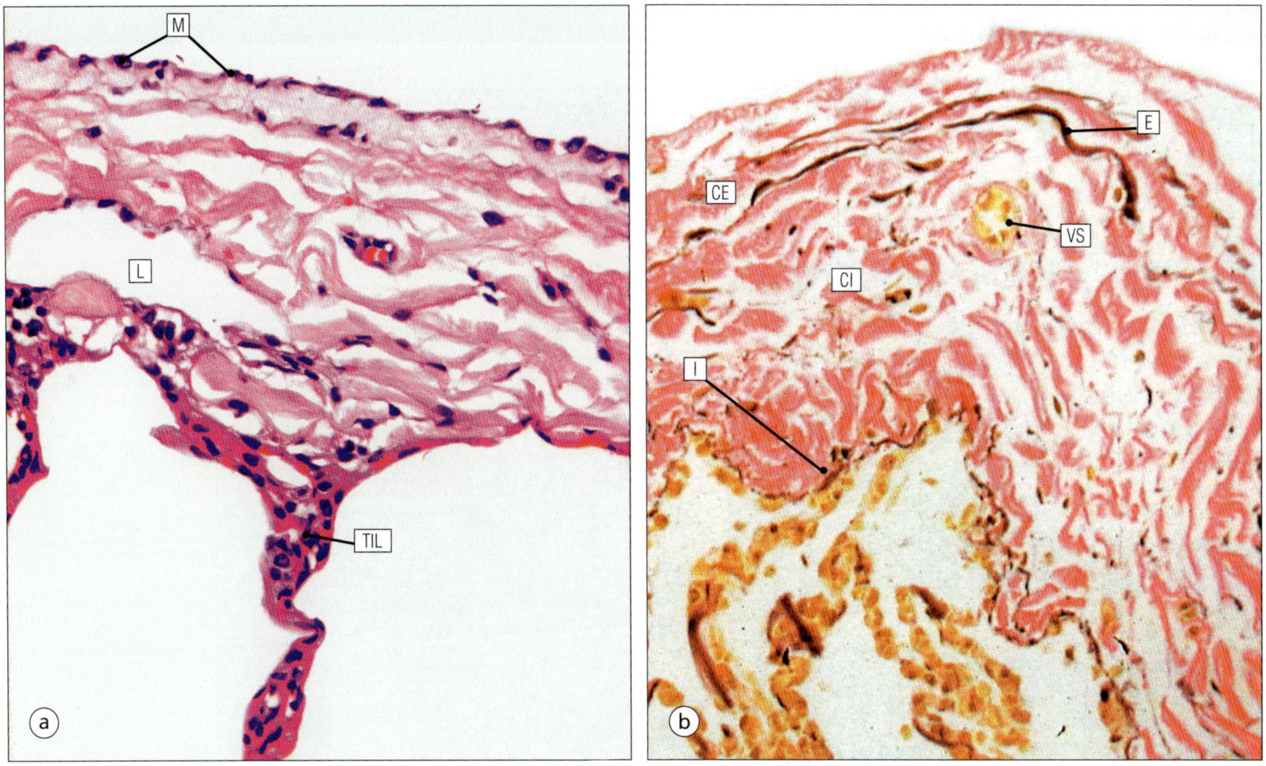

Fig. 10.22 Pleura visceral. **(a)** Pleura visceral (teñida con H-E) que muestra algunas células mesoteliales externas aplanadas (M) y la inserción de un tabique interlobulillar (TIL), que contiene un vaso linfático (L) que va a drenar a la cavidad pleural. Se pueden ver vasos y fibras de colágeno en la pleura. **(b)** El método para elastina de van Gieson muestra una estructura en capas mal definidas (elastina en *negro* y colágeno en *rojo*). Se ve la capa elástica irregular externa (E) y la mal definida y fragmentada capa elástica interna (I), así como las capas colágenas externa (CE) e intersticial (CI), conteniendo esta última vasos sanguíneos (VS).

PLEURA

Las pleuras son los revestimientos de la cavidad torácica

Los pulmones se encuentran dentro de la cavidad torácica, que puede aumentar o disminuir de tamaño gracias a la contracción y relajación de los músculos intercostales. El revestimiento interno de la cavidad torácica y la superficie externa de los pulmones contenidos en ella son lisos y ofrecen poca fricción y están bañadas por una pequeña cantidad de líquido lubricante. Esas superficies son las pleuras. La superficie externa del pulmón es la pleura visceral, que está compuesta por cinco capas mal definidas:

- Una capa externa de células mesoteliales planas.
- Una zona estrecha de tejido fibrocolágeno laxo, con una membrana basal no identificable que se sitúa entre ella y el mesotelio.
- Una capa elástica externa irregular.
- Una capa intersticial de estroma fibrocolágeno laxo que contiene linfáticos, vasos sanguíneos y nervios junto con algunas fibras musculares lisas.
- Una capa elástica interna mal definida que contiene fibras elásticas de poca longitud, algunas de las cuales se unen con las de los tabiques interalveolares de los grupos de alveolos más periféricos.

Estas capas varían mucho de un sitio a otro (fig. 10.22), pero son particularmente irregulares en la región del tabique interlobular fibrocolágeno, donde las redes elásticas mal definidas de la pleura suelen fundirse en una capa única antes de extenderse en parte hacia el tabique.

La pleura parietal forma el revestimiento interno de la cavidad torácica. Cuando se continúa con la pleura visceral, a nivel del hilio de cada pulmón tiene una estructura similar, pero normalmente es más simple y sólo posee una capa de fibras elásticas.

La pleura parietal se sitúa sobre una capa de tejido adiposo, por debajo de la cual hay una capa de tejido fibrocolágeno denso, que, a su vez, se continúa con el periostio de las costillas y con el perimisio de los músculos intercostales.

EJEMPLO CLÍNICO

Pleuritis

Cuando se produce un engrosamiento patológico de la superficie de la pleura parietal y visceral, que son lisas en condiciones normales, se producen rozamientos entre ellas en lugar de deslizarse con suavidad y sin esfuerzo. Este roce se puede auscultar con el estetoscopio (roce pleural), como un ruido de rascado durante la inspiración y la espiración. La pleura está dotada de nervios sensitivos, de forma que este cuadro es doloroso, sobre todo durante los movimientos de inspiración o espiración profunda y la tos. Este trastorno se denomina pleuritis y se produce cuando la pleura está lesionada por inflamación, sobre todo cuando una infección bacteriana pulmonar alcanza la superficie pleural. Como se produce dolor al respirar, los pacientes con pleuritis adoptan un patrón de respiración superficial y evitan la tos.

HISTOLOGÍA PRÁCTICA

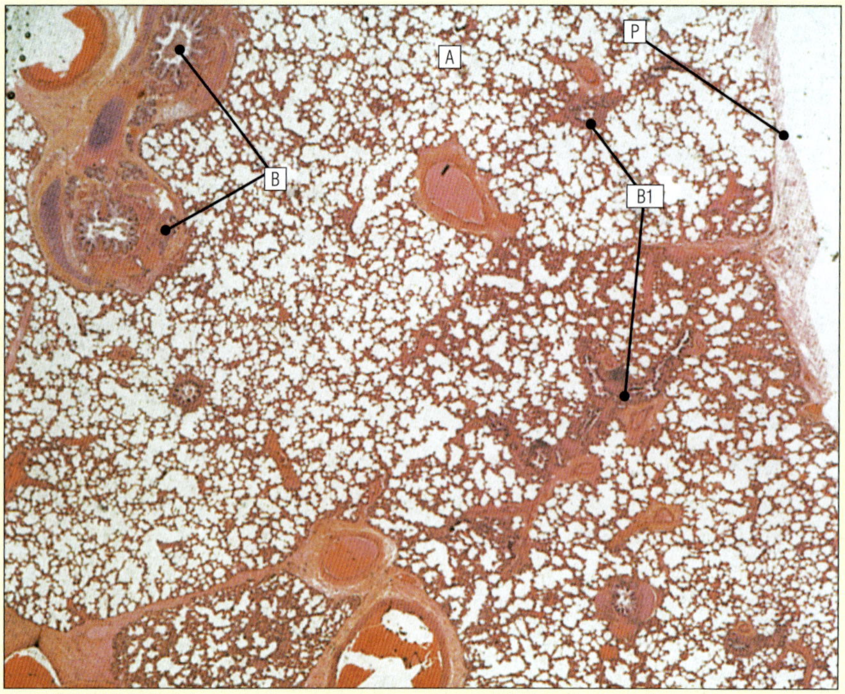

Fig. 10.23 Arquitectura pulmonar. Fotomicrografía a bajo aumento que muestra la arquitectura general del pulmón de un niño. Aparecen indicados los bronquios (B), los bronquiolos (B1), la red alveolar (A) y la cubierta externa de la pleura (P).

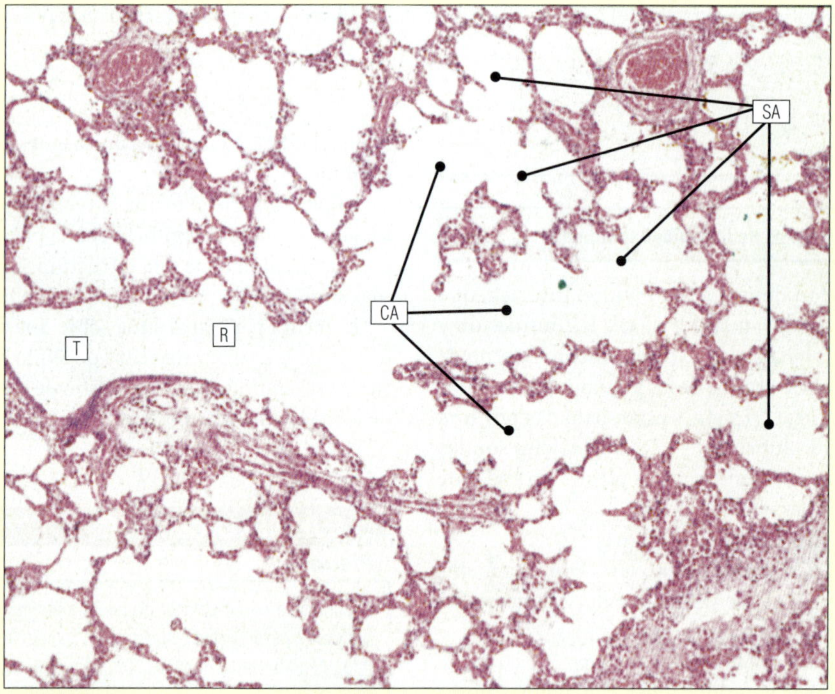

Fig. 10.24 Vías respiratorias distales. Fotomicrografía que muestra un bronquiolo terminal (T) que emite un bronquiolo respiratorio (R), que se divide en tres conductos alveolares (CA) con los alveolos abriéndose en el interior de los mismos. Terminan en los sacos alveolares (SA) dentro de los cuales se abren directamente cierto número de alveolos.

Para acceder a las preguntas de revisión en línea, visita, por favor, https://studentconsult.inkling.com.

11

Tracto digestivo

INTRODUCCIÓN

El tracto digestivo puede considerarse como un tubo muscular revestido internamente por un epitelio cuya estructura varía dependiendo de las necesidades especiales de algunos lugares específicos a lo largo del tracto; aparte de unas pocas variaciones locales, la estructura de la musculatura es similar en toda su longitud.

La función del tracto digestivo es tomar los alimentos y fragmentarlos en pequeñas porciones. Sobre estas actúa una serie de secreciones, principalmente enzimas, que convierten las moléculas grandes en otras menores, permitiendo así su absorción hacia la sangre y la circulación linfática.

Las moléculas pequeñas son sobre todo aminoácidos, pequeños péptidos, carbohidratos, azúcares y lípidos, y son transportadas por la sangre y la linfa principalmente al hígado, donde se emplean como sillares para la síntesis de proteínas, carbohidratos y lípidos esenciales.

Al mismo tiempo, el tracto digestivo está diseñado para proteger frente a los patógenos que lleguen a acceder al cuerpo.

El tracto digestivo puede dividirse en tres compartimentos funcionales y un sistema de glándulas auxiliares

Los tres componentes funcionales son la cavidad oral, el sistema de transporte simple y el tracto digestivo (fig. 11.1).

La cavidad oral es la región en la que se ingiere el alimento, se rompe en fragmentos de menor tamaño por acción de los dientes y se ablanda por las secreciones en forma de saliva de las glándulas salivales. El material alimentario es desplazado por la cavidad oral gracias al movimiento de las mandíbulas y la lengua para facilitar su fragmentación. El alimento humedecido y fragmentado forma el bolo alimentario, que es empujado mediante la deglución hacia las vías simples, en primer lugar, el esófago.

Las vías de transporte simple no tienen otra función que actuar como un conducto contráctil para pasar el alimento semisólido de una región a otra. La primera de ellas es la faringe, que es la conexión entre la boca y el esófago, para la posterior llegada del bolo alimentario humedecido a la primera parte del tracto digestivo, el estómago, antes de que empiece la digestión. El esófago es largo y el bolo alimentario es empujado por acción del músculo liso (peristaltismo) bajo control nervioso involuntario. La otra vía de transporte simple es el canal anal, final del aparato digestivo, que transporta el material de desecho no digerido semisólido (heces) desde el extremo distal del aparato digestivo al exterior. El estímulo inicial para el transporte es involuntario como consecuencia de la progresiva distensión del recto, aunque en el momento de la defecación es posible en general el control voluntario (esquelético) mediante el esfínter externo. Para que el material semisólido pueda pasar con facilidad por estas vías de transporte simples es necesario que estén lubricadas por moco. Para que se produzca el movimiento en el esófago, el moco se incorpora al bolo alimentario en la boca tras ser secretado por las glándulas mucosas. En el ano la lubricación se debe al moco segregado por las células caliciformes del epitelio del colon.

El tracto digestivo propiamente dicho comprende el estómago, el intestino delgado y el intestino grueso (colon y recto). El estómago se comporta como un reservorio en el cual se mantiene el alimento ingerido y fragmentado con ayuda de un esfínter hasta que las secreciones ácidas y enzimáticas gástricas lo rompen en una papilla semilíquida (quimo), que posteriormente sale por el esfínter hacia el intestino delgado. En él continúa el proceso de la digestión mediante una combinación de enzimas y otras sustancias químicas secretadas por el propio intestino delgado y por las glándulas accesorias, el hígado y el páncreas, cuyas secreciones llegan al intestino delgado a través de unos conductos. Los residuos líquidos del alimento pasan del intestino delgado al grueso, donde se reabsorbe la mayor parte del líquido hasta que el material de desecho se convierte en un material semisólido, lubricado para un paso más sencillo por el canal anal gracias al moco secretado por las células caliciformes del colon y el recto.

Todos los componentes del aparato digestivo muestran una especialización estructural para realizar sus funciones específicas.

El sistema de glándulas auxiliares que contribuye a la función del aparato digestivo incluye las glándulas salivales, el hígado y el páncreas, todos los cuales hacen llegar sus secreciones a la vía principal a través de conductos. Las glándulas salivales se comentan en la página 186, el páncreas en la 204 y el hígado, que realiza muchas funciones importantes, además de las asociadas a la digestión, merece un capítulo entero (v. cap. 12).

CAVIDAD ORAL Y SU CONTENIDO

Los labios están recubiertos de epitelio escamoso y contienen glándulas y músculo subyacente

La boca está recubierta por epitelio escamoso estratificado y la submucosa situada por debajo contiene un número variable de glándulas salivales, que pueden segregar un líquido seroso y mucoso. En las capas más profundas abundan fibras musculares esqueléticas, responsables de modificar el tamaño y la forma de la cavidad y de desplazar los alimentos; las fibras musculares esqueléticas forman la mayor parte de la lengua, y son también numerosas e importantes en las mejillas.

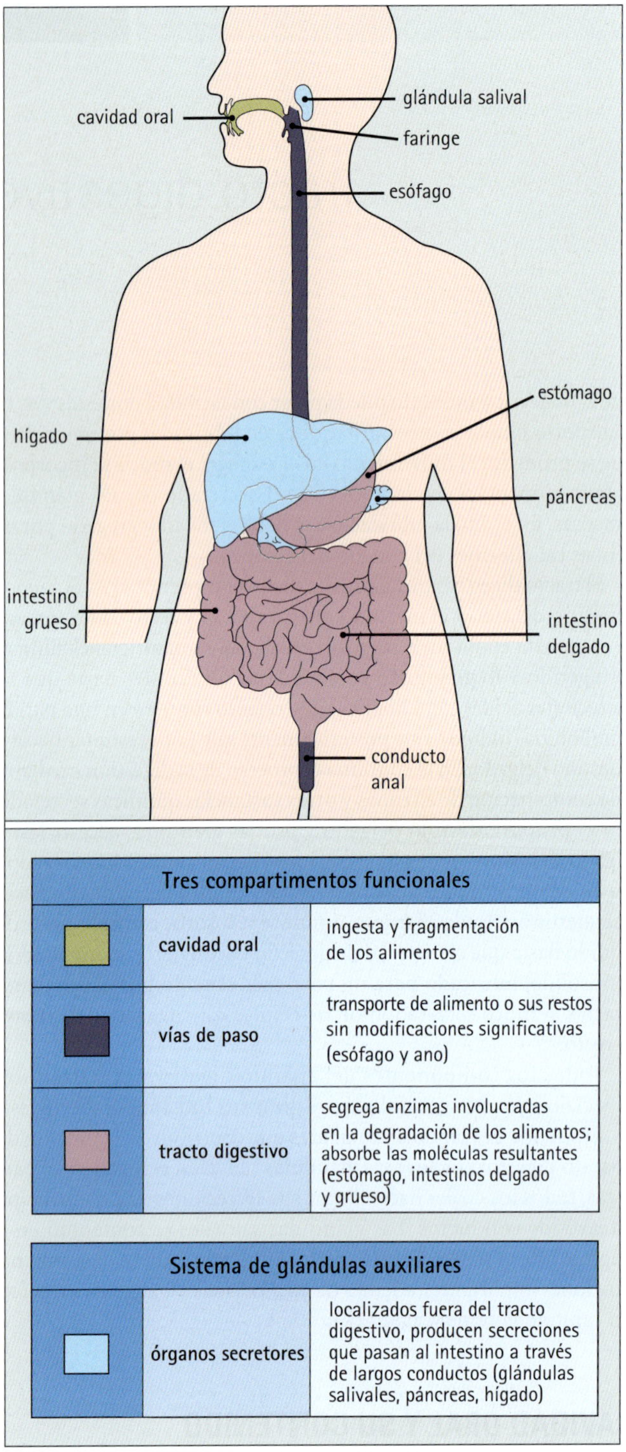

Tres compartimentos funcionales		
(verde)	cavidad oral	ingesta y fragmentación de los alimentos
(azul oscuro)	vías de paso	transporte de alimento o sus restos sin modificaciones significativas (esófago y ano)
(rosa)	tracto digestivo	segrega enzimas involucradas en la degradación de los alimentos; absorbe las moléculas resultantes (estómago, intestinos delgado y grueso)

Sistema de glándulas auxiliares		
(azul claro)	órganos secretores	localizados fuera del tracto digestivo, producen secreciones que pasan al intestino a través de largos conductos (glándulas salivales, páncreas, hígado)

Fig. 11.1 El tracto **digestivo**.

En algunas zonas los tejidos profundos de la cavidad oral consisten en huesos, ya sea como láminas simples de hueso (como el paladar duro) o como huesos modificados (dientes). El paladar duro inmóvil proporciona una estructura rígida contra la cual puede moverse la lengua, mientras que los dientes, empotrados en soportes óseos (mandíbulas y maxilares), son el principal instrumento para fragmentar los alimentos ingeridos.

La cavidad oral está totalmente recubierta de epitelio escamoso estratificado, pero posee numerosas estructuras altamente especializadas

El orificio bucal está circundado por los labios, cuyas caras externas se hallan cubiertas de piel provista de pelos, con glándulas sebáceas y conductos sudoríparos ecrinos. Entre la superficie externa con vello y la superficie interna, bañada en líquido, existe una zona de transición conocida como bermellón debido a su aspecto rosado rojizo. En esta zona el epitelio es plano estratificado sin estrato córneo y con un sistema de crestas (v. cap. 18) muy desarrollado y las papilas entre las prolongaciones epiteliales contienen vasos sanguíneos prominentes, responsables del color rosado.

La superficie interna de los labios está recubierta de epitelio escamoso estratificado sin estrato córneo con un sistema de crestas reticulares menos desarrollado y pequeños cúmulos de tejido salival vierten sus secreciones a la superficie a través de cortos conductos. Además, existen algunas glándulas sebáceas (puntos de Fordyce), abundantes sobre todo cerca de las comisuras labiales, que se abren directamente en la superficie mucosa y no en un folículo piloso, como ocurre en la piel.

En las porciones más profundas de los labios hay haces de fibras musculares estriadas (músculo orbicular de la boca) ordenadas preferentemente de forma concéntrica rodeando el orificio bucal. Este músculo es el responsable, entre otras cosas, de abrir y cerrar dicho orificio.

Las mejillas están revestidas internamente por epitelio plano y contienen glándulas y músculo profundo

Las mejillas están revestidas por epitelio escamoso sin estrato córneo, con células generalmente ricas en glucógeno. Son frecuentes las áreas de cornificación, generalmente como resultado del roce crónico por prótesis dentales mal ajustadas o por mordisqueo persistente de la mejilla. La submucosa contiene glándulas salivales menores (glándulas bucales) y algunas glándulas sebáceas (puntos de Fordyce), mientras que los tejidos profundos contienen las fibras musculares esqueléticas de los músculos de la mejilla (buccinador).

El paladar es rico en tejido glandular salival (glándulas salivales palatinas)

El epitelio superficial del paladar es un epitelio escamoso estratificado sin estrato córneo que, en el paladar duro, presenta un patrón de crestas muy desarrollado, que refleja las fuerzas de cizallamiento y roce a las que se ve sometida esta zona por los alimentos durante la masticación. Por debajo del tejido glandular salival, la submucosa está firmemente adherida al periostio de la lámina ósea palatina. La superficie oral del paladar blando está recubierta, de modo similar, por epitelio plano estratificado sin estrato córneo que se extiende hasta su borde libre posterior, donde se produce una transición hacia el epitelio cilíndrico ciliado que recubre la superficie nasal.

El suelo de la boca contiene glándulas salivales

El suelo de la boca está recubierto por un fino epitelio escamoso estratificado sin estrato córneo, que se continua con el de la superficie ventral de la lengua.

El suelo de la boca es también rico en tejido glandular salival, con muchas glándulas salivales menores en el propio suelo de la boca (glándulas sublinguales menores) y otras glándulas mayores situadas a cada lado del frenillo de la línea media de la superficie ventral de la lengua (glándulas sublinguales principales, v. pág. 188).

La lengua es muscular y está recubierta por epitelio escamoso

La lengua es un órgano altamente muscular que se alza hacia arriba y adelante en la cavidad oral a partir de su suelo. La superficie ventral de la lengua está recubierta por epitelio escamoso estratificado sin estrato córneo que se continua con el del suelo de la boca. Por el contrario, la superficie dorsal, que entra en contacto a menudo con el paladar duro durante la alimentación, al hablar y en reposo, está recubierta por un grueso epitelio escamoso estratificado con estrato córneo que muestra una considerable especialización.

La superficie superior de la lengua está dividida en dos zonas principales

La superficie dorsal de la lengua se divide en dos tercios anteriores y un tercio posterior. Las dos partes están separadas por 6-10 protrusiones cupuliformes alineadas en forma de V, las «papilas caliciformes» (fig. 11.2). Las papilas caliciformes tienen forma de cúpula aplanada con la base hundida respecto a la superficie dorsal.

Cada papila caliciforme está rodeada por un estrecho canal en forma de foso, en cuyo epitelio hay numerosos botones gustativos. Se cree que estos botones gustativos detectan el sabor amargo. Pequeñas glándulas salivales vierten sus secreciones en estos canales (fig. 11.3).

El tercio posterior de la lengua se caracteriza por la presencia de tejido linfoide

Las pequeñas elevaciones lisas en forma de cúpula presentes en el epitelio que recubre el tercio posterior de la lengua se deben al tejido linfoide (amígdala lingual) de la submucosa (fig. 11.4). Este tejido linfoide forma parte del sistema de tejidos linfoides asociados a mucosas (MALT; v. pág. 137) que protegen (junto con las amígdalas palatinas y las adenoides faríngeas) la puerta de entrada oral.

Se observan numerosos linfocitos en el epitelio escamoso estratificado sin estrato córneo que lo recubre y que penetra en el tejido linfoide en forma de hendiduras estrechas. En la profundidad de las hendiduras estrechas se abren pequeñas glándulas salivales, más desarrolladas y numerosas cerca de la línea de papilas caliciformes.

El epitelio superficial de los dos tercios anteriores de la lengua forma una serie de elevaciones denominadas papilas

En el ser humano existen tres tipos de papilas: caliciformes (comentadas anteriormente), filiformes y fungiformes.

Las **papilas filiformes** son las más numerosas y se reparten por todo el dorso de los dos tercios anteriores de la lengua. Son altas, delgadas, puntiagudas (fig. 11.5) y están cornificadas, especialmente en su vértice. En las papilas filiformes no se identifican botones gustativos.

Las **papilas fungiformes** (v. fig. 11.5) están diseminadas, aparentemente al azar, entre las papilas filiformes de la superficie dorsal de la lengua y tienen forma de champiñón. Existen botones gustativos en el epitelio que las recubre; los del vértice anterior de la lengua detectan el sabor dulce y los situados inmediatamente por detrás de la punta y en parte de los bordes laterales detectan el sabor salado.

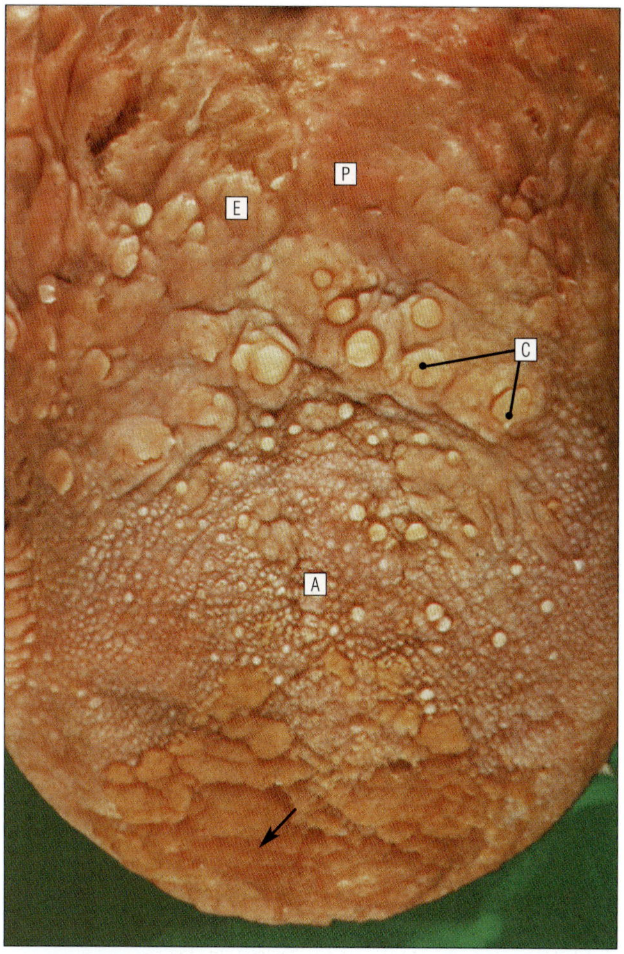

Fig. 11.2 Superficie dorsal de la lengua. La superficie dorsal de la lengua puede dividirse en un tercio posterior (P) con elevaciones lisas cupuliformes (E) y dos tercios anteriores (A) por una línea en forma de V formada por papilas caliciformes (C). La superficie de los dos tercios anteriores es rugosa debido a la presencia de pequeñas papilas filiformes y fungiformes y a una capa superficial de queratina. En algunas zonas la queratina superficial puede estar engrosada y teñida por los alimentos (lengua en costra, *flecha*), especialmente en ancianos (como en este caso), y la costra puede contener numerosas colonias bacterianas.

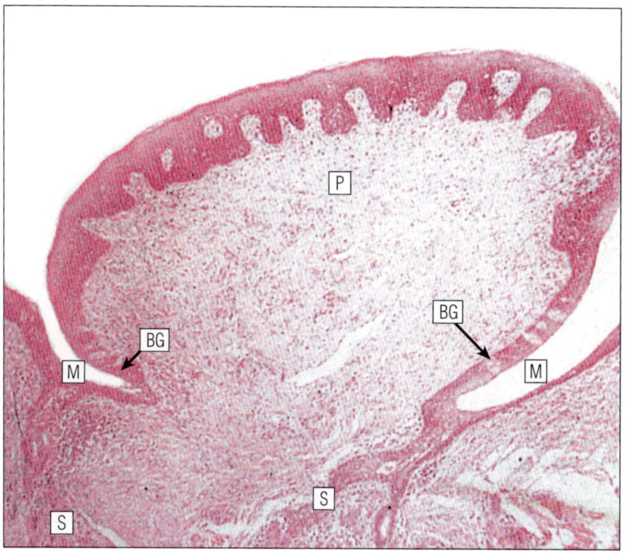

Fig. 11.3 Papila caliciforme. La papila caliciforme (P) está rodeada por un foso (M) en cuyo fondo drenan glándulas salivales (S). Los botones gustativos (BG) son especialmente numerosos en las paredes del foso.

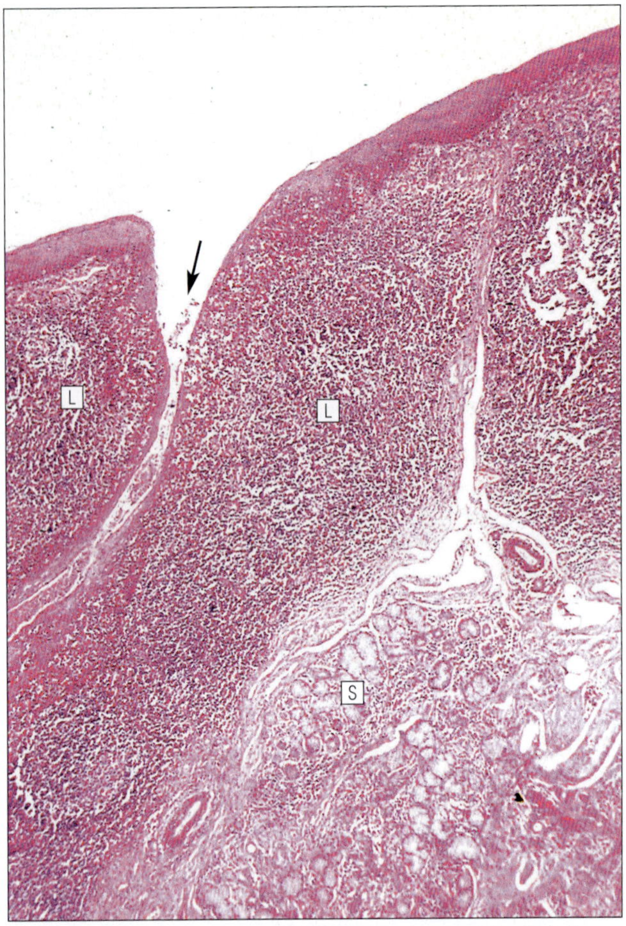

Fig. 11.4 **Tercio posterior de la lengua.** Tercio posterior de la lengua, donde se observa tejido linfoide (L), invaginaciones del epitelio como hendiduras *(flecha)*, y glándulas salivales (S) que se abren en la profundidad de las invaginaciones.

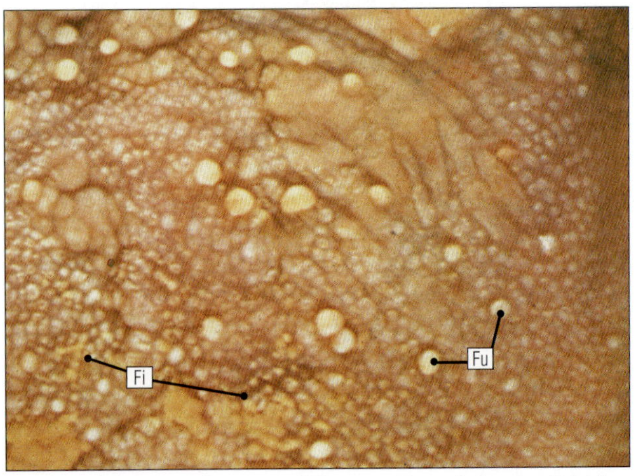

Fig. 11.5 **Papilas fungiformes y filiformes.** Parte de la superficie dorsal de los dos tercios anteriores de la lengua, donde se observa el aspecto de las papilas fungiformes (Fu) en forma de hongo y las papilas filiformes (Fi) de menor tamaño.

Los botones gustativos son órganos sensoriales especializados localizados en el epitelio de la lengua

Cada botón gustativo ocupa todo el grosor del epitelio y está formado por células fusiformes que se tiñen de color pálido y forman cúmulos ovalados (fig. 11.6). Las superficies luminales de las células se abren a una pequeña discontinuidad del epitelio, el poro gustativo, y cada célula posee cierto número de microvellosidades. Ultraestructuralmente, algunas de las células fusiformes muestran vesículas sinápticas y se encuentran asociadas con pequeñas fibras nerviosas aferentes; se trata de las células receptoras gustativas. Otras células con citoplasma más electrodenso y escasos gránulos secretores cerca de la superficie luminal parecen actuar principalmente como células de soporte o sustentaculares. También existen células que recuerdan a las receptoras gustativas, pero no tienen vesículas sinápticas ni aferencias nerviosas. El recambio de estas células es rápido (cada 10-14 días), de forma que se consideran una población de células troncales en la base de cada botón gustativo.

Los botones gustativos del dorso de la lengua detectan sólo sabores ácido, dulce, amargo y salado, e informan precozmente de que un alimento puede ser desagradable.

ASPECTOS CLAVE

Dos tercios anteriores de la lengua

- Recubiertos por epitelio escamoso estratificado, fino en la superficie ventral, grueso y papiliforme en la superficie dorsal.
- Papilas filiformes, fungiformes y caliciformes en los dos tercios anteriores; estas últimas delimitan las porciones anterior y posterior de la lengua.
- Presencia de botones gustativos en las papilas caliciformes y fungiformes.
- La mayor parte de su masa es músculo estriado con una pequeña cantidad de tejido adiposo.
- Tejido salival en la submucosa, sobre todo cerca de las papilas caliciformes.

ASPECTOS CLAVE

Tercio posterior de la lengua

- Recubierto por epitelio escamoso estratificado liso exento de papilas.
- La submucosa contiene agregados linfoides (MALT) que forman parte del anillo de Waldeyer.
- La mayor parte de su masa es músculo y tejido adiposo, con algo de tejido salival en la submucosa y el músculo, sobre todo cerca de las papilas caliciformes.

El músculo esquelético de la lengua se orienta en muchas direcciones

La musculatura de la lengua presenta un complejo patrón de fibras musculares esqueléticas. Estas fibras se disponen en bandas longitudinales, verticales, transversas y oblicuas, con una cantidad variable de tejido adiposo entre ellas (fig. 11.7). Esta organización proporciona a la lengua una gran movilidad para manipular los alimentos en la boca y para deglutirlos; también facilita el control fino de los movimientos de la lengua fundamental para el lenguaje.

En la submucosa existen abundantes islas de tejido salival entre el núcleo muscular de la lengua y el epitelio superficial, en la zona de unión del tercio posterior y los dos tercios anteriores. Algunos de los cúmulos más profundos de glándulas salivales se extienden hacia las porciones superficiales de la zona muscular.

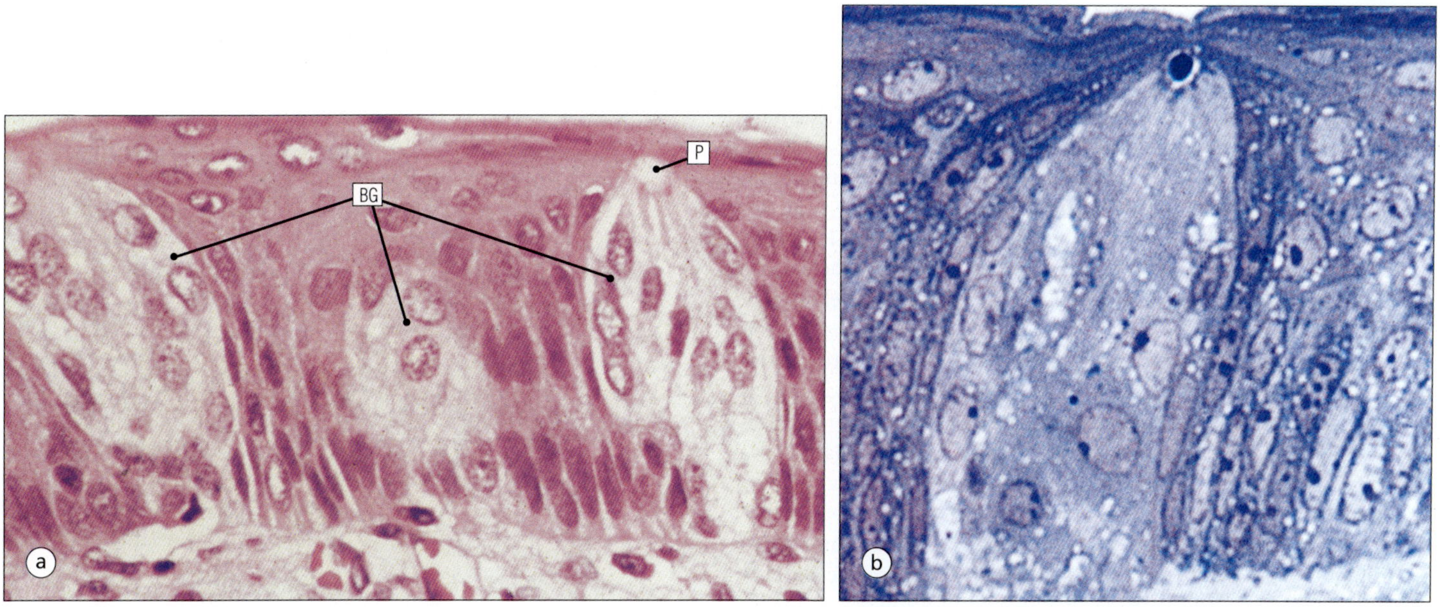

Fig. 11.6 Botones gustativos en las papilas caliciformes. **(a)** En este corte en resina acrílica, teñido con H-E, de una papila caliciforme de una lengua humana extirpada quirúrgicamente de un anciano, se observan los botones gustativos (BG) ovalados que ocupan todo el grosor del epitelio. La cara luminal de las células fusiformes se abre a la superficie en el poro gustativo, cuyo inicio se muestra aquí (P). **(b)** Corte en resina-epoxi (0,5 μm de grosor) de un botón gustativo aislado, teñido con *azul* de toluidina para visualizar las células receptoras gustativas con una mezcla de núcleos esféricos y fusiformes. En el poro gustativo se observa una pequeña gota de glucosaminoglucanos fuertemente teñida.

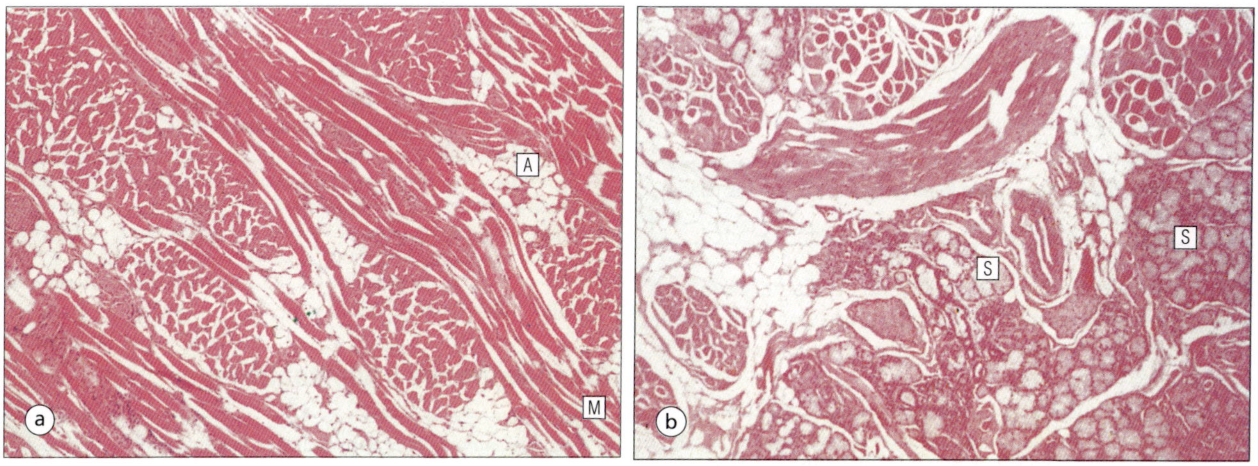

Fig. 11.7 Musculatura de la lengua. **(a)** En los dos tercios anteriores de la lengua los haces de músculo estriado (M) están en estrecho contacto, con relativamente poco tejido adiposo interpuesto (A). Obsérvese que los haces musculares se orientan en muchas direcciones. En el tercio posterior de la lengua, más grueso y menos móvil, el tejido adiposo es más abundante. **(b)** Los agrupamientos de glándulas salivales (S) son numerosos en la submucosa y en el núcleo muscular de la porción posterior de la lengua, especialmente cerca de la unión entre el tercio posterior y los dos tercios anteriores.

DIENTES

Introducción

La principal función de la cavidad oral, el fraccionamiento de fragmentos grandes de alimentos, depende de la acción de los dientes, que son estructuras duras e intensamente mineralizadas empotradas en las crestas alveolares de maxilares y mandíbula.

Los dientes se sitúan de modo que la superficie libre de los engarzados en la mandíbula (dientes inferiores) se opone y contacta con la de los maxilares (dientes superiores), permitiendo atrapar el material alimenticio entre ambos.

Los dientes anteriores (incisivos y caninos) poseen bordes estrechos, biselados o puntiagudos para cortar los alimentos en piezas de tamaño medio, mientras que los dientes posteriores (premolares y molares) poseen superficies libres más anchas y aplanadas para triturar las piezas de alimento de tamaño medio en fragmentos menores.

La mandíbula se une al cráneo mediante la articulación temporomandibular, que permite a la mandíbula deslizarse hacia atrás y adelante, y de un lado a otro, facilitando la trituración de los alimentos entre las superficies anchas de los molares opuestos.

Cada diente puede dividirse en dos componentes anatómicos, corona y raíz

Un diente se divide en dos regiones estructurales:

- La corona, que sobresale hacia la cavidad oral.
- La raíz, empotrada en el hueso de la mandíbula o los maxilares.

La unión entre corona y raíz se denomina «cuello». Un diente maduro presenta cinco componentes: cavidad pulpar central, dentina, esmalte, cemento y ligamento periodontal (fig. 11.8).

En el centro de cada diente se halla la pulpa, que contiene los vasos nutricios y los nervios

La cavidad pulpar es el núcleo central blando del diente, y contiene colágeno y fibroblastos dentro de una matriz acelular. La forma de la cavidad es similar a la del diente completo y su matriz acelular está formada por glucosaminoglucanos.

Por la cavidad pulpar discurren los vasos sanguíneos que nutren a los odontoblastos (v. más abajo) y las ramas nerviosas encargadas de la sensibilidad del diente. Estos vasos y nervios entran y salen a través de un pequeño **agujero apical** por el vértice de la raíz.

La cavidad pulpar es estrecha a lo largo de la mayor parte de la raíz (el **conducto radicular**) pero se expande en el cuello y la corona (**cámara pulpar**). Su superficie externa está recubierta de odontoblastos, que producen continuamente dentina. Al depositarse progresivamente dentina, disminuye el tamaño de la cavidad pulpar.

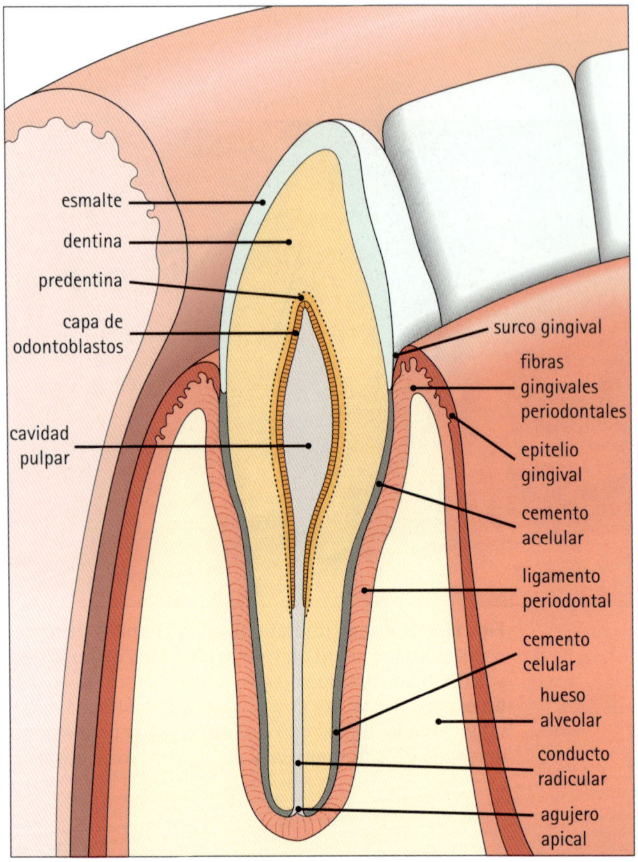

Fig. 11.8 Diente incisivo maduro. La cavidad pulpar central, cuya capa externa contiene células (odontoblastos) que producen componentes especializados de la matriz extracelular del diente, está rodeada por dentina, un material mineralizado relativamente acelular que forma la mayor parte de cada diente. La dentina de la corona dental está recubierta por esmalte, un material densamente mineralizado que forma una cobertura externa resistente. En el cuello del diente, el esmalte se continúa con el cemento. Este es un material similar al hueso que forma el revestimiento externo de la dentina en la raíz. El cemento está unido al hueso alveolar de la mandíbula o el maxilar por el ligamento periodontal, que está formado por fibras de colágeno densamente agrupadas e insertadas por un extremo en el cemento dental y por el otro extremo en el hueso que forma el alveolo dental.

Dentinogénesis y odontoblastos

La matriz mineralizada especializada del diente se denomina dentina y es segregada por los odontoblastos

La dentina está formada por sales minerales y material orgánico. Las sales minerales son sales cálcicas en forma de hidroxiapatita cristalina (70-80%) dispuesta en largos túbulos huecos paralelos, los **túbulos de dentina.** Por dentro de ellos se extiende el material orgánico en forma de finas prolongaciones citoplasmáticas de los odontoblastos, y de las fibras de colágeno tipo I y glucosaminoglucanos que producen (20-30%).

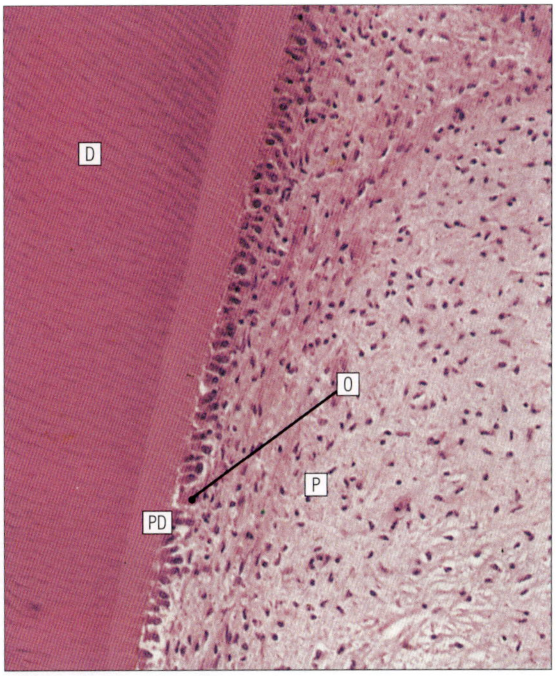

Fig. 11.9 Dentina, predentina y odontoblastos. Fotomicrografía que muestra la cavidad pulpar (P) tapizada externamente por una capa de odontoblastos (O), por fuera de los cuales se observa una banda pálida de predentina (PD). La capa externa es dentina mineralizada (D), en la que puede observarse el patrón de túbulos de dentina.

La dentina es depositada inicialmente por los odontoblastos en forma de una matriz de glucosaminoglucanos sobre la que se sitúan linealmente fibras de colágeno. Esta predentina no mineralizada es sintetizada por odontoblastos localizados en los límites externos de la cavidad pulpar (fig. 11.9).

En el hombre, las prolongaciones citoplasmáticas se extienden sólo a lo largo del 25-50% de la longitud total del túbulo de dentina, por lo que la dentina próxima al borde dentina-esmalte parece contener túbulos vacíos. En vivo estos túbulos vacíos pueden contener líquido que se pierde al procesar el tejido.

La síntesis progresiva de nueva predentina por los odontoblastos en la superficie interna de la cavidad pulpar (figs. 11.9 y 11.10) hace que disminuya lentamente el tamaño de la cavidad a lo largo de la vida.

La dentinogénesis comienza con la formación de predentina por los odontoblastos

La predentina contiene fibras de colágeno distribuidas al azar (colágeno tipo I) producidas por los odontoblastos y rodeadas por una matriz extracelular de fosfoproteína y glucosaminoglucanos (principalmente condroitín-6-sulfato).

La mineralización se inicia con la descarga de vacuolas de matriz por las prolongaciones de los odontoblastos y sus ramas, introducidas en la capa de predentina.

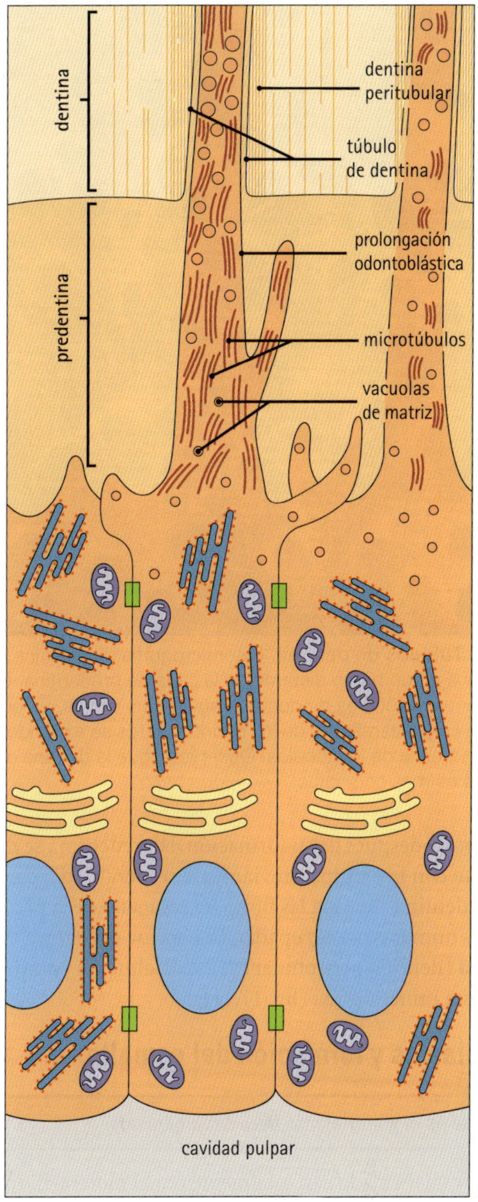

Fig. 11.10 Odontoblastos y dentinogénesis. El odontoblasto funcionante es una célula alta y estrecha, cuya base contacta con células y fibras de la cavidad pulpar (principalmente fibroblastos y colágeno). Su núcleo es basal y su citoplasma es rico en mitocondrias y retículo endoplasmático rugoso. Posee un gran complejo de Golgi supranuclear. En el vértice de la célula el citoplasma se extiende en un gran proceso odontoblástico que se introduce en las capas de predentina y dentina del túbulo de dentina, mientras unas pequeñas ramas laterales penetran en la predentina. El citoplasma de la prolongación del odontoblasto y de sus ramas contiene numerosos microtúbulos además de pequeñas vacuolas de matriz, que contienen iones de Ca^{2+} y PO_4^-. Las vacuolas de matriz juegan un papel clave en la mineralización de la matriz dentinal. El mecanismo es casi idéntico al proceso mediante el cual las vesículas de matriz de los osteoblastos producen la mineralización de la matriz osteoide para lograr la mineralización del hueso (v. fig. 13.20).

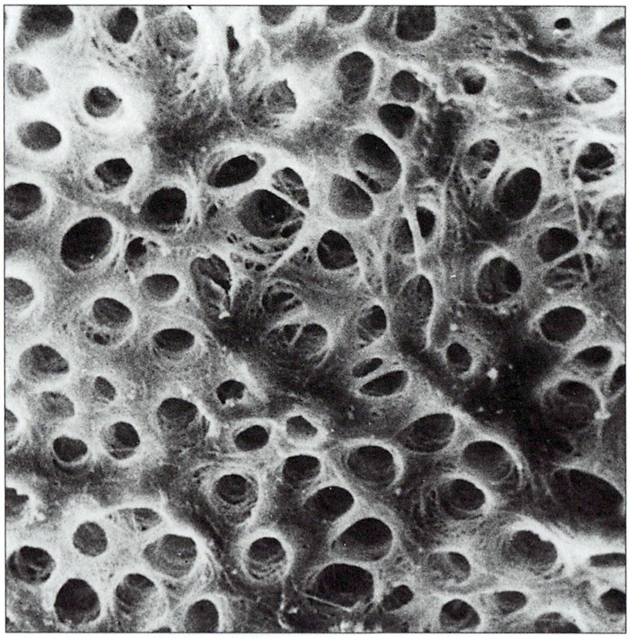

Fig. 11.11 **Túbulos de dentina.** Fotomicrografía electrónica de barrido de la dentina en un punto distante de la capa de predentina. El material mineral contiene túbulos de dentina regulares y vacíos, ya que las prolongaciones citoplasmáticas de los odontoblastos se extienden sólo a lo largo de un trecho de los túbulos. Obsérvese que la dentina que reviste los túbulos es más compacta.

Un tiempo después de su formación, la predentina se mineraliza en el límite con la dentina previamente mineralizada; cerca de este límite predentina-dentina las fibras de colágeno de la predentina se hacen más numerosas y agrupadas. La dentina que tapiza los túbulos de dentina (dentina peritubular) es especialmente compacta y está densamente mineralizada (fig. 11.11).

Ameloblastos y formación del esmalte

El esmalte es el material más duro del organismo

El esmalte está formado casi totalmente por el mineral hidroxiapatita [$Ca_{10}(PO_4)_6(OH)_2$], organizado en prismas o bastones hexagonales estrechamente yuxtapuestos (fig. 11.12) de unos 4 µm de diámetro, aunque algunos pueden medir hasta 8 µm.

Cada prisma de esmalte se extiende a lo largo de todo el grosor del esmalte. Los pequeños intersticios entre prismas adyacentes están ocupados por cristales de hidroxiapatita. La pequeña cantidad de matriz orgánica (proteínas y polisacáridos) representa los restos de la matriz sintetizada y excretada por las células productoras de esmalte, o «ameloblastos», antes de la mineralización de este.

El esmalte es formado por los ameloblastos durante el desarrollo del diente

Los ameloblastos degeneran con la erupción del diente, tras la cual el esmalte ya no puede ser reemplazado mediante nueva síntesis. En el diente en desarrollo (v. fig. 11.17), el ameloblasto funcional es una célula alta y estrecha, con la base adherida a las células del estrato intermedio (fig. 11.13). El núcleo se localiza en la base y el citoplasma basal contiene abundantes mitocondrias. El citoplasma supranuclear contiene un aparato de Golgi grande y activo y abundante retículo endoplasmático rugoso, junto con microtúbulos, dispuestos predominantemente en sentido longitudinal, y vacuolas secretoras, mayores y más numerosas cuanto más cerca del polo superior.

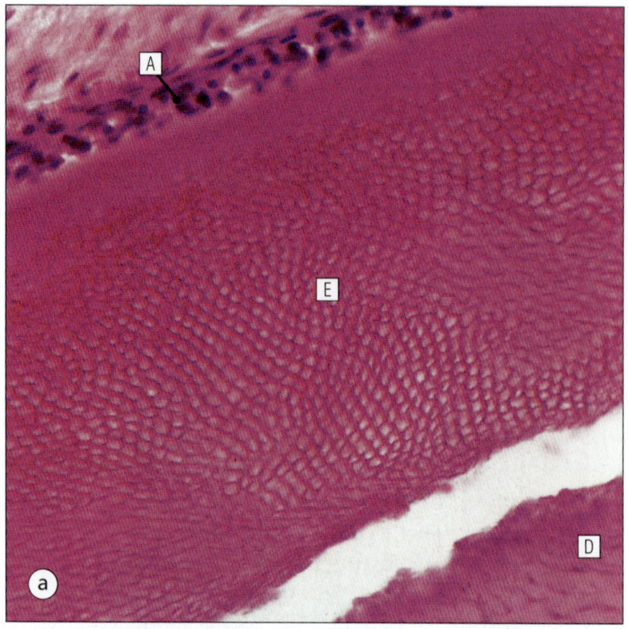

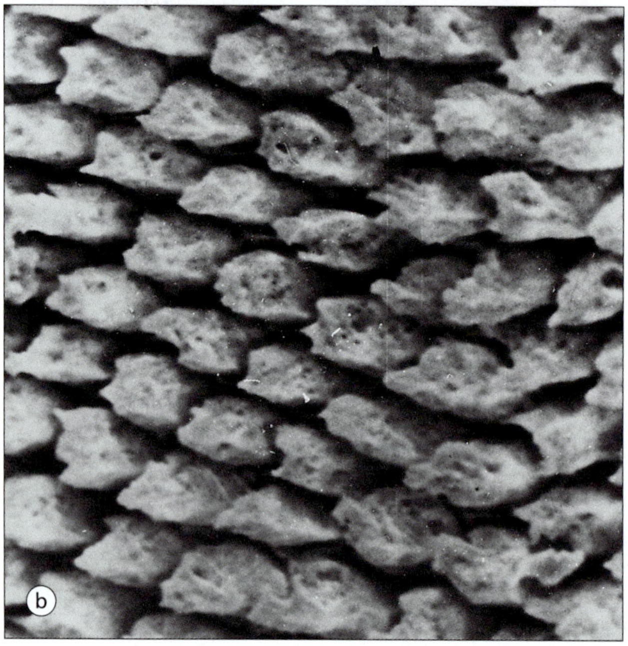

Fig. 11.12 **Esmalte. (a)** Corte de esmalte recién formado (E), producido por una capa de ameloblastos (A) y teñido con H-E. El esmalte muestra un patrón típico debido a la disposición de los prismas de esmalte y limita con la dentina (D). **(b)** Fotomicrografía electrónica de barrido mostrando el ordenamiento típico de los prismas de esmalte densamente empaquetados.

En el polo superior la célula se alarga en una prolongación de Tomes grande y única, y forma un fleco de pequeñas prolongaciones alrededor de su cuello. El proceso de Tomes contiene numerosos microtúbulos y gran cantidad de vacuolas secretoras.

El retículo endoplasmático rugoso sintetiza diversas proteínas y glucoproteínas (entre ellas amelogenina y enamelina), que forman la matriz orgánica del esmalte (pre-esmalte) y son almacenadas por el complejo de Golgi en vacuolas secretoras. Estas se mueven hacia la prolongación de Tomes y las pequeñas prolongaciones de su cuello, vertiendo su contenido a la superficie.

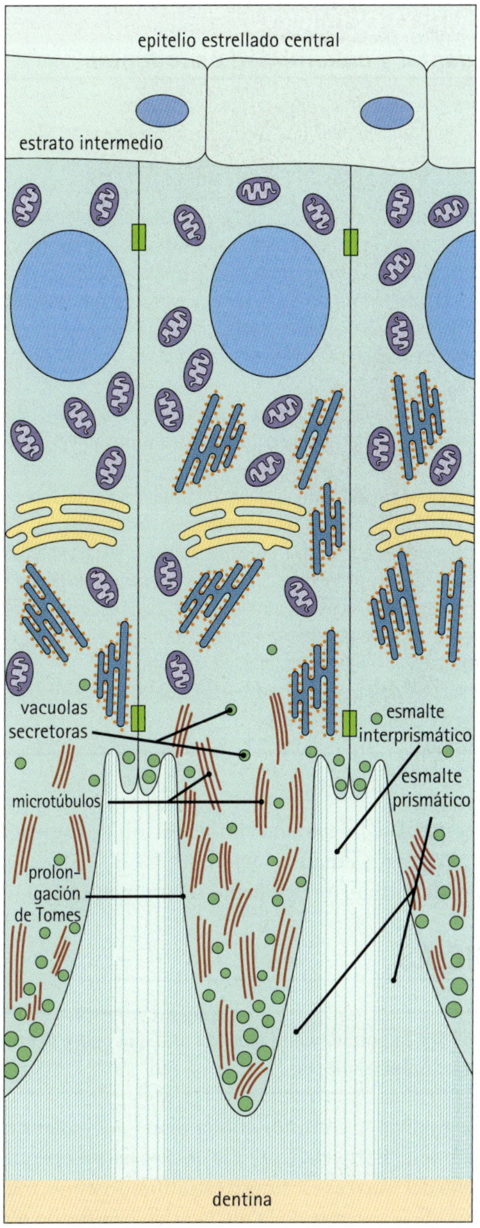

Fig. 11.13 Ameloblastos y formación del esmalte. El ameloblasto funcional es una célula alta y estrecha, con la base adherida a las células del estrato intermedio. La prolongación de Tomes de su polo superior es rica en vacuolas secretoras que contienen proteínas de la matriz orgánica y numerosos microtúbulos. Cada prolongación de Tomes presenta pequeñas prolongaciones citoplasmáticas asociadas en torno a ella; estas producen también algo de esmalte, aunque los prismas principales de esmalte son producidos por la prolongación de Tomes.

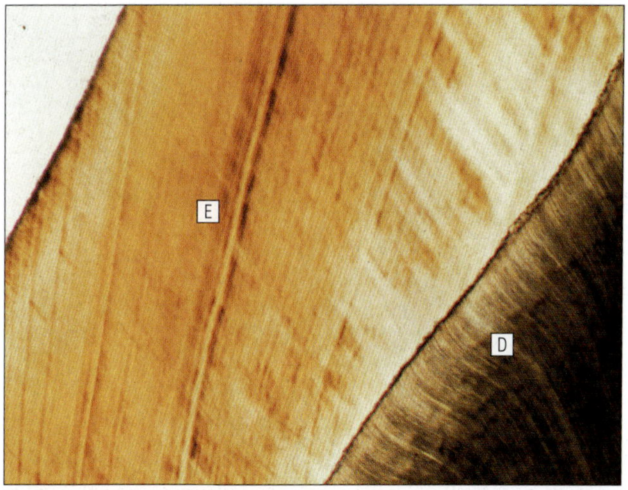

Fig. 11.14 Esmalte formado. Corte basal no teñido de un diente humano maduro donde se observa el aspecto típico del esmalte (E) y la dentina (D); se distinguen claramente los túbulos de dentina densamente empaquetados. La linealidad de los prismas de esmalte paralelos compactos discurre desde la interfase dentina/esmalte en líneas rectas hacia la superficie. Las líneas oblicuas, toscas y ligeramente curvadas que se observan en esta fotomicrografía son un artificio producido por el proceso de pulido empleado para realizar el corte.

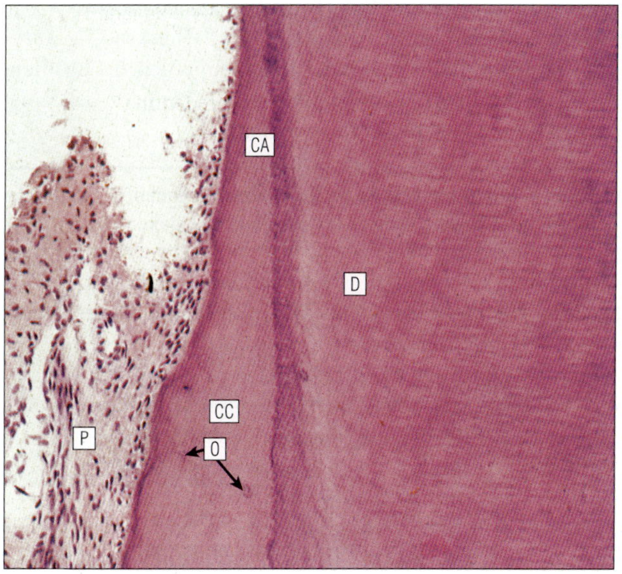

Fig. 11.15 Cemento. Fotomicrografía que muestra la dentina (D), el cemento y el ligamento periodontal fibroso (P) de la raíz de un diente en la unión entre el cemento acelular (CA) compacto delgado y el cemento celular (CC) más ancho, donde se observan núcleos de tipo osteocítico (O).

La mineralización de las proteínas de la matriz por la hidroxiapatita tiene lugar casi al instante, dando lugar a pequeños cristales de esmalte y, al progresar la mineralización, prismas o bastones de esmalte.

Los prismas de esmalte estructurados y compactos derivan probablemente de la superficie de la prolongación de Tomes principal, mientras que la pequeña cantidad de esmalte menos compacto situado entre los prismas, que posee un mayor componente de matriz, deriva probablemente de las pequeñas prolongaciones del cuello.

El esmalte cubre la dentina sólo en la región expuesta de la corona (fig. 11.14); en la raíz, la dentina está cubierta por cemento (v. figs. 11.8 y 11.15).

Cemento y ligamento periodontal

El cemento es un tejido similar al óseo; está calcificado y contiene colágeno

La raíz del diente está recubierta por una fina capa de cemento, compacta y acelular (cemento acelular) en la región superior, pero más gruesa y con lagunas y cementocitos (cemento celular) más abajo (v. fig. 11.15).

Los cementocitos son similares a los osteocitos (v. cap. 13) y se mantienen viables durante toda la vida, nutriéndose a través de conductillos que conectan las lagunas. Pueden activarse para producir nuevo cemento en caso de necesidad.

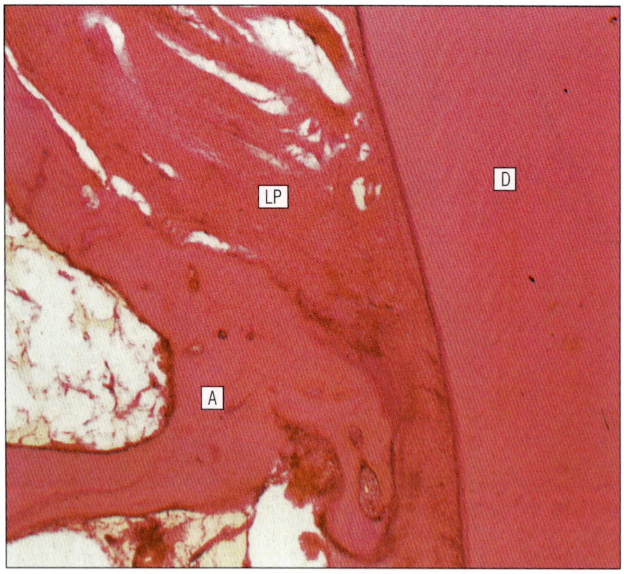

Fig. 11.16 Ligamento periodontal. Corte teñido con H-E donde se observan las relaciones entre diente (D), alveolo óseo (A) y ligamento periodontal (LP) fibroso en el cuello del diente.

Además de los cementocitos, diseminados por todo el cemento celular, existe una capa de células llamadas «cementoblastos», similares a los osteoblastos con actividad sintética del hueso (v. fig. 13.17).

Los cementoblastos se sitúan sobre la superficie del ligamento periodontal y probablemente producen la mayor parte del cemento nuevo mediante depósito en aposición.

El ligamento periodontal es un ligamento suspensorio que ancla el diente en el alveolo óseo de la mandíbula o el maxilar

El ligamento periodontal está formado por colágeno denso y fibrocitos, con las fibras extendidas de un lado a otro del espacio entre el cemento del diente y el hueso del alveolo (fig. 11.16). Dado que las fibras de colágeno están incluidas en una sustancia fundamental, este ligamento actúa también absorbiendo golpes, además de permitir una movilidad limitada del diente dentro del alveolo óseo.

Algunas de las fibras de colágeno se insertan por sus extremos en el cemento y el hueso. El hueso alveolar del borde interior del alveolo está formado por hueso esponjoso en vez de hueso laminar compacto. Por encima del límite superior del hueso alveolar, las fibras del ligamento periodontal se convierten en fibras periodontales gingivales y se funden con la submucosa de las encías.

Desarrollo dentario

Los dientes se desarrollan a partir de ectodermo y mesodermo

Los dientes proceden del ectodermo y de mesénquima de origen mesodérmico, siendo el esmalte el componente ectodérmico y el resto del diente de origen mesenquimal.

El órgano del esmalte se origina a partir de una invaginación celular del epitelio oral, inicialmente en forma de un botón dentario epitelial en forma de capuchón, conectado con el epitelio oral suprayacente por medio de la lámina dental. Por debajo del botón dentario epitelial se forma una condensación de mesénquima que da origen al resto del diente.

Las fases de formación del diente se resumen en la figura 11.17.

EJEMPLO CLÍNICO

Caries dental y enfermedad periodontal

Las enfermedades más frecuentes de los dientes son:

- Erupción dentaria anormal, que conduce a mala alineación dental.
- Caries dental.
- Enfermedad periodontal.

La **caries dental** se produce cuando la placa bacteriana elabora ácido que disuelve la hidroxiapatita cálcica del esmalte. Esta descalcificación focal puede progresar hasta que la erosión afecta a la dentina más profunda, desde donde los ácidos y las bacterias pueden avanzar más rápido, descendiendo por los túbulos de dentina hasta la cavidad pulpar, produciendo dolor dental.

La agresión bacteriana persistente puede producir un absceso dental en la pulpa blanda.

La destrucción de la cavidad pulpar y de los vasos sanguíneos que contiene provoca la muerte de la capa de odontoblastos y, por último, la muerte del diente.

La **enfermedad periodontal** se debe a la acumulación de placa bacteriana (alimentos calcificados y residuos bacterianos) en el surco gingival. Esto induce una inflamación de la encía adyacente que separa gradualmente la encía del diente, ensanchando y dañando el surco gingival; se forman bolsas periodontales profundas en donde quedan atrapadas partículas de alimento y bacterias. La proliferación bacteriana, a su vez, provoca una mayor inflamación de la encía (gingivitis) y del ligamento periodontal (periodontitis).

La periodontitis persistente destruye el ligamento periodontal, aflojándose la inserción del diente en su alveolo.

LAS ENCÍAS

Las encías son la porción de la mucosa oral que cubre la cresta ósea alveolar que rodea al diente

La mucosa gingival se continúa con la mucosa alveolar que recubre el resto del hueso. Entre el diente y la encía existe un pequeño surco.

El epitelio del surco es escamoso estratificado y fino, mientras que el de la superficie externa de la encía está cornificado y es grueso, con un patrón de crestas desarrollado.

La submucosa de la región del surco gingival suele estar infiltrada por células inflamatorias crónicas y contiene además fibras periodontales gingivales, que constituyen una extensión del borde superior del ligamento periodontal.

GLÁNDULAS SALIVALES

Existen tres glándulas salivales principales y muchas glándulas menores

La boca recibe secreciones del tejido glandular salival localizado tanto dentro como fuera de la boca. Estas glándulas pueden contener células secretoras de moco, células serosas o una mezcla de ambas. Las glándulas serosas segregan una solución acuosa que contiene enzimas (p. ej., amilasa, lisozima), porción secretora de IgA y lactoferrina, un compuesto fijador de hierro.

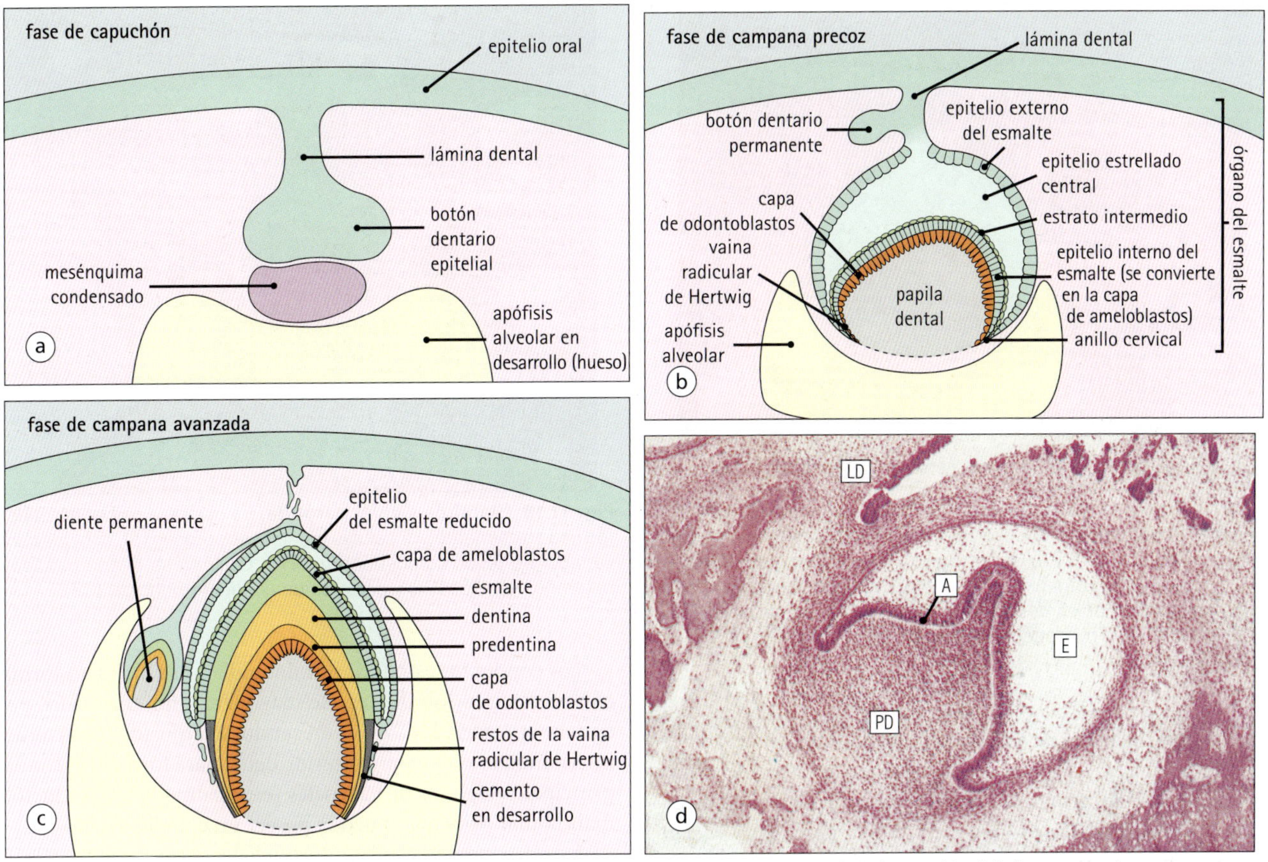

Fig. 11.17 Desarrollo del diente. **(a)** Diagrama que muestra una fase precoz de la formación del diente a partir de componentes ectodérmico (epitelial) y mesenquimal. **(b)** Las células del brote dental epitelial se introducen en el órgano del esmalte, diferenciándose en una estructura en forma de campana con un núcleo central de células estrelladas laxas (epitelio estrellado) y una capa periférica de epitelio cúbico o cilíndrico bajo. La capa celular externa de la superficie convexa es el epitelio externo del esmalte y la de la superficie cóncava es el epitelio interno del esmalte. El epitelio interno del esmalte se diferencia en una capa externa de ameloblastos cilíndricos altos (v. fig. 11.13) y una capa interna de 2-3 células de grosor denominada «estrato intermedio». La unión entre los epitelios externo e interno del esmalte se denomina «círculo cervical». Una extensión hacia abajo de las células del epitelio externo del esmalte forma la llamada «vaina de la raíz de Hertwig», que define el tamaño final de la raíz dental y es sustituida posteriormente por el cemento. En la concavidad del órgano del esmalte, el mesénquima continúa condensándose formando la papila dental y se desarrolla una hilera de odontoblastos en su unión con el órgano del esmalte, en contacto con la capa de ameloblastos. En los dientes temporales, como el incisivo aquí representado, el diente permanente nace de un crecimiento lateral de la lámina dental. **(c)** Los odontoblastos comienzan a producir predentina, lo que estimula la producción de esmalte por los ameloblastos. Casi inmediatamente comienza la calcificación de la predentina y el preesmalte, y la dentina y el esmalte continúan depositándose hasta que se completa la forma del diente. La papila dental queda englobada por la dentina y forma la pulpa dental. Los componentes no ameloblásticos del órgano del esmalte disminuyen mucho y con el tiempo se atrofian. Una vez completada la formación del esmalte, los ameloblastos degeneran, formando una fina capa de células irregulares que terminan por desaparecer con la erupción del diente. Las células de la vaina de la raíz de Hertwig comienzan a degenerar cuando los cementoblastos depositan cemento sobre la superficie de la dentina en la raíz del diente. El desarrollo parcial del diente permanente continúa junto al diente temporal de la misma manera. **(d)** Fotomicrografía de un corte en resina de un diente en desarrollo en la fase de campana inicial; se observan el órgano del esmalte (E), incluida la capa de ameloblastos (A), la papila dental (PD) y la lámina dental (LD) en degeneración.

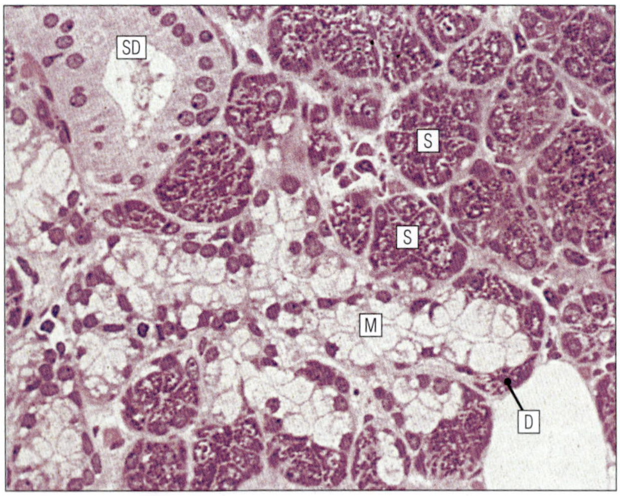

Fig. 11.18 Glándula salival submandibular. La glándula salival submandibular posee componentes mucoso y seroso. El componente seroso (S) contiene numerosos gránulos de zimógeno, mientras el componente mucoso (M) suele estar organizado en estructuras ductiformes, con los extremos taponados por las denominadas «semilunas serosas» (D). Un conducto estriado (SD) muestra los rasgos característicos de un epitelio de intercambio iónico.

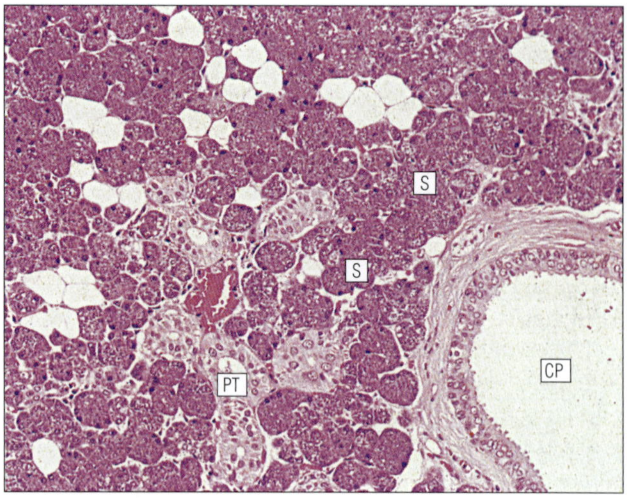

Fig. 11.19 Glándula salival parótida. La glándula salival parótida está formada totalmente por células granulosas serosas (S), con una cantidad variable de tejido adiposo intermedio. Obsérvese el agrupamiento de pequeños túbulos (PT) y parte de un conducto principal (CP).

Las glándulas salivales de mayor tamaño se localizan fuera de la boca y drenan sus secreciones a la cavidad oral por medio de largos conductos; las glándulas más pequeñas, situadas principalmente en la submucosa del revestimiento oral, están peor definidas y vacían su secreción en la boca por conductos cortos.

Las glándulas salivales principales son las submandibulares, las parótidas y las sublinguales mayores.

La glándula salival submandibular segrega un producto mixto seroso/mucoso

Las glándulas submandibulares son de forma aproximadamente ovoidea y se sitúan a cada lado del cuello inmediatamente por debajo de la mandíbula. Sus conductos desembocan en el suelo de la boca, uno a cada lado del frenillo lingual.

Las glándulas submandibulares son glándulas mixtas típicas que contienen elementos serosos y mucosos, predominando los elementos serosos.

Los ácinos secretores están formados principalmente por células epiteliales, que son las responsables de la secreción serosa, y son células redondeadas llenas de gránulos de zimógeno que toman un tinte violáceo.

Las células secretoras de moco son pálidas y con citoplasma claro abundante, y a menudo forman túbulos de fondo ciego, en cuyo fondo se observa una semiluna de células ricas en zimógeno (fig. 11.18).

Los ácinos secretores drenan en los conductos intercalares, revestidos por epitelio cúbico o cilíndrico bajo y se unen formando conductos intralobulillares. Estos se caracterizan por un epitelio cilíndrico alto que se tiñe de rosa pálido y presenta un típico patrón estriado (v. fig. 3.14) de citoplasma basal. Por ello los conductos intralobulillares se suelen denominar «conductos estriados».

El epitelio de los conductos intralobulillares es bioquímicamente activo y modifica la concentración y el contenido de los líquidos producidos por los ácinos secretores.

Los conductos estriados intralobulillares se fusionan formando conductos interlobulillares de mayor tamaño, revestidos por un epitelio no estriado, a menudo seudoestratificado. Los conductos interlobulillares se unen posteriormente para formar los conductos principales, algunos de los cuales (especialmente el conducto submandibular principal) pueden poseer un epitelio ciliado.

Existe una red de células mioepiteliales entre el epitelio y la membrana basal de los ácinos y gran parte del sistema ductal. La contracción de las células mioepiteliales exprime la secreción hacia los conductos principales.

Las glándulas salivales parótidas segregan un producto seroso

Las glándulas parótidas están situadas por debajo y delante del pabellón auricular a cada lado del rostro. Son planas y están bien encapsuladas, y el nervio facial las atraviesa, dividiéndolas en porciones superficial y profunda. Sus largos conductos drenan en la cavidad oral frente al segundo molar superior de cada lado.

Las parótidas están compuestas totalmente por glándulas serosas ricas en gránulos de zimógeno, con una cantidad variable de tejido adiposo en el intersticio entre los lobulillos parotídeos (fig. 11.19).

Las glándulas sublinguales segregan un producto principalmente mucoso

Las grandes glándulas sublinguales se sitúan en el suelo de la boca, una a cada lado del frenillo lingual. Sus conductos son cortos y drenan en la boca cerca de los conductos submandibulares o junto con ellos. Estas glándulas están formadas predominantemente por células mucosas.

Existen numerosos grupos de tejido glandular salival de menor tamaño

La cavidad oral contiene una gran cantidad de tejido glandular salival diseminado difusamente por la submucosa.

Las más importantes son:

- Glándulas linguales en la submucosa y las capas musculares de la superficie dorsal de la lengua (v. fig. 11.7b).
- Glándulas sublinguales menores cercanas a las glándulas sublinguales principales (existen otras glándulas linguales en la superficie inferior de la punta de la lengua y en sus bordes laterales).
- Glándulas labiales en la superficie interna de los labios.
- Glándulas palatinas en la submucosa de los paladares blando y duro.
- Glándulas amigdalinas en la mucosa asociada con las amígdalas palatina y faríngea.
- Glándulas bucales en la submucosa que tapiza las mejillas.

Las glándulas labiales, sublinguales, linguales menores y bucales están formadas predominantemente por células mucosas, aunque puede haber algunas células serosas. Las glándulas palatinas y linguales laterales son totalmente secretoras de moco.

CONDUCTOS DE TRANSPORTE

La faringe, el esófago y el conducto anal son vías de transporte relativamente sencillas a través de las cuales los alimentos ingeridos son trasladados mediante peristaltismo sin sufrir cambios metabólicos significativos. Son tubos musculares tapizados internamente por epitelio escamoso estratificado y con algunas glándulas mucosas que producen un moco lubricante.

La faringe se divide en orofaringe y nasofaringe

La faringe se sitúa detrás de la boca y transporta alimento parcialmente fragmentado de la cavidad oral hasta el extremo superior del esófago. También comunica el sistema nasal de cámaras aéreas con el extremo superior de la tráquea. La abertura de la boca hacia la faringe es la **orofaringe** y la abertura nasal es la **nasofaringe.** Las trompas de Eustaquio del oído medio (v. cap. 10) se abren a ambos lados de la faringe.

La orofaringe y la faringe propiamente dicha están revestidas por un epitelio escamoso estratificado en gran parte sin estrato córneo. La nasofaringe está tapizada principalmente por epitelio cilíndrico ciliado, que cambia a epitelio escamoso estratificado en su extremo distal al unirse a la orofaringe.

La submucosa de la faringe es rica en tejido linfoide

Existen agregados especialmente prominentes de tejido linfoide en la nasofaringe, formando la amígdala faríngea (adenoides). En la unión entre boca y faringe, en la orofaringe, se encuentran grandes masas amigdalinas en el hueco entre los arcos glosopalatino y faringopalatino a cada lado. Se trata de las amígdalas palatinas. Las amígdalas se describen en la página 179.

ESÓFAGO

Introducción

El esófago se extiende entre la faringe y el estómago. Transporta alimentos fragmentados, pero no digeridos, hasta el estómago, donde comienza la digestión. Tiene una longitud de unos 25 cm, comienza en la faringe a la altura del cartílago cricoides y desciende por el centro del mediastino posterior hasta la altura del diafragma; penetra en el pilar diafragmático izquierdo antes de unirse al estómago en la unión esofagogástrica.

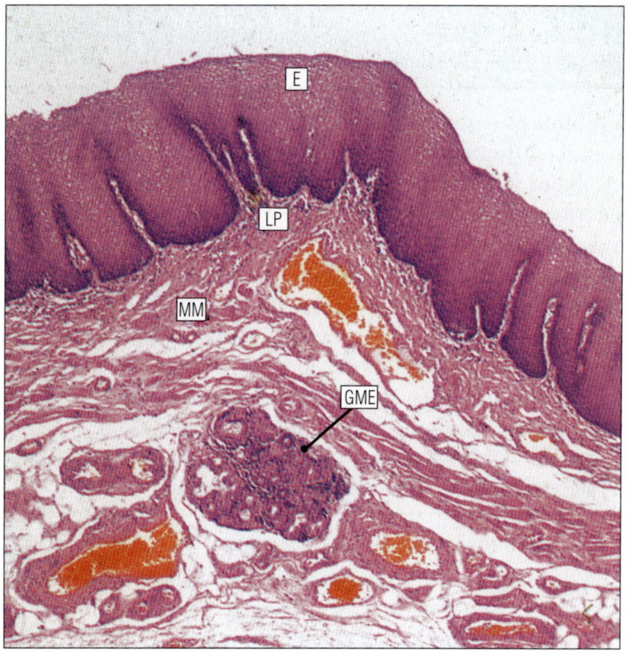

Fig. 11.20 **Mucosa y submucosa esofágicas.** El esófago está revestido por epitelio escamoso estratificado sin estrato córneo (E), por debajo del cual se sitúan una gruesa lámina propia (LP) y la muscular de la mucosa (MM). La submucosa contiene abundantes vasos y nervios junto con glándulas mucosas esofágicas (GME) característicamente rodeadas de un infiltrado linfocítico.

El esófago está revestido por epitelio escamoso, que se extiende sobre una lámina propia y una muscular de la mucosa

La mucosa esofágica está formada por epitelio escamoso estratificado sin estrato córneo, lámina propia y muscular de la mucosa (fig. 11.20). La zona basal del epitelio puede tener varias capas de células de grosor y consiste en células cúbicas o rectangulares con núcleos oscuros y un citoplasma que se tiñe de morado y no contiene glucógeno. En esta capa se observan algunos melanocitos y células neuroendocrinas diseminadas.

Por encima de la zona basal las células epiteliales son de mayor tamaño y ricas en glucógeno, y se van aplanando conforme se acercan a la luz (fig. 11.21).

El grosor medio del epitelio es de 500-800 μm, aunque es difícil medirlo con exactitud debido a la irregularidad de su borde inferior y porque hay prolongaciones de la lámina propia que se extienden hacia la superficie luminal, dando un aspecto similar al patrón de crestas reticulares de la epidermis de la piel (v. cap. 18).

La lámina propia esofágica está compuesta por fibras de colágeno poco ordenadas y fibroblastos incluidos en una matriz acelular de glucosaminoglucanos, normalmente con linfocitos y eosinófilos diseminados, así como algunos mastocitos y células plasmáticas.

La muscular de la mucosa es de grosor variable, especialmente gruesa en el extremo inferior, donde se acerca a la unión esofagogástrica. En el esófago superior las fibras parecen dispuestas al azar, pero en el tercio inferior forman capas continuas de músculo liso longitudinales y circulares.

La submucosa esofágica contiene glándulas mucosas, tejido linfoide, nervios y vasos sanguíneos

La submucosa esofágica es ancha y contiene glándulas mucosas (v. fig. 11.20) que segregan mucinas ácidas. Cada glándula posee 2-5 lóbulos, que drenan en un conducto corto tapizado por epitelio cilíndrico estratificado y que se abre a la luz tras penetrar la muscular de la mucosa, la lámina propia y la capa epitelial. Alrededor de las glándulas y sus conductos abundan especialmente linfocitos, células plasmáticas y eosinófilos (v. fig. 11.20). En la submucosa esofágica cercana a la unión epitelial escamo-columnar existen numerosos cúmulos de células linfoides que forman pequeños folículos.

La submucosa esofágica es también especialmente rica en vasos sanguíneos, linfáticos, nervios y células ganglionares.

El músculo esofágico contiene fibras de tipo estriado y liso

La muscular propia (externa) del esófago varía a lo largo de la longitud de este, aunque generalmente se organiza en capas circular y longitudinal diferenciadas. En el tercio superior del esófago las capas están formadas casi totalmente por músculo estriado, pero en el tercio medio se produce una transición gradual a músculo liso, encontrándose juntas fibras musculares estriadas y lisas. Las capas musculares del tercio inferior están formadas totalmente por músculo liso y se continúan con las capas de músculo liso del estómago.

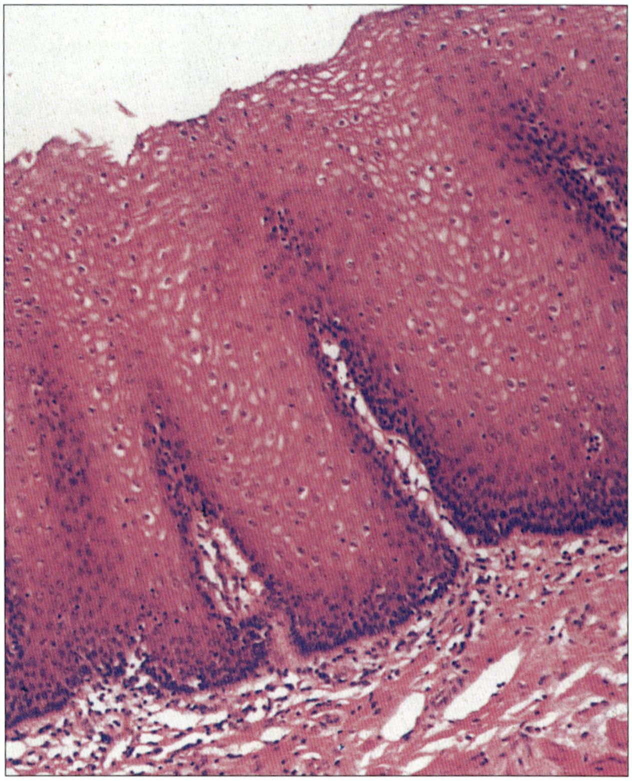

Fig. 11.21 Epitelio esofágico. A gran aumento, el epitelio escamoso esofágico contiene algunas células pálidas repletas de glucógeno; su borde inferior es irregular.

La unión esofagogástrica es un punto frecuente de alteraciones patológicas

A diferencia del resto del esófago, que está revestido por epitelio escamoso estratificado, el corto tramo (1-1,5 cm de longitud) del esófago por debajo del diafragma está tapizado por epitelio cilíndrico similar al de la región del cardias del estómago; esto constituye la unión esofagogástrica (escamo-columnar) (fig. 11.22). La exposición del epitelio escamoso del esófago distal a ácido y enzimas digestivas gástricas da lugar a patología (fig. 11.23).

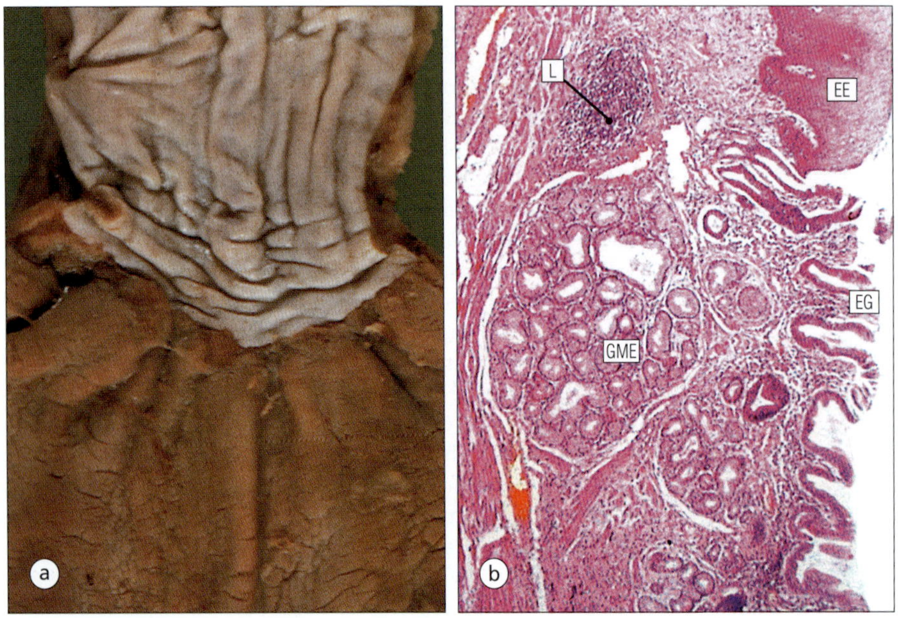

Fig. 11.22 Unión esofagogástrica. **(a)** Aspecto macroscópico de la unión entre esófago y estómago. La mayor parte del estómago está recubierto por un epitelio escamoso estratificado *(blanco)*, mientras que el epitelio gástrico se observa *marrón*. **(b)** Corte teñido con H-E de la unión escamoso/cilíndrica de la unión esofagogástrica, donde se observa la brusca transición entre el epitelio escamoso esofágico (EE) y el epitelio cilíndrico gástrico (EG). En esta región de la unión son especialmente abundantes acúmulos linfoides (L) y glándulas mucosas esofágicas (GME).

EJEMPLO CLÍNICO

Ulceración esofágica y esófago de Barrett

El epitelio escamoso del esófago está protegido de la exposición al ácido gástrico por:

- La disposición anatómica de la unión esofagogástrica.
- El pequeño esfínter muscular esofagogástrico, que en la mayoría de los casos impide el reflujo del contenido gástrico al esófago distal.

No obstante, el sistema puede fallar, produciéndose un reflujo de secreciones gástricas ácidas al esófago distal, lo que origina inflamación y dolor. Bajo el efecto irritativo constante del reflujo de las secreciones ácidas gástricas el epitelio del esófago distal cambia su diferenciación escamosa estratificada hacia un epitelio glandular de tipo gástrico o intestinal. Cuando hay un cambio hacia epitelio intestinal se denomina «esófago de Barrett» y es un ejemplo de metaplasia intestinal (v. pág. 167).

Las islas de epitelio cilíndrico del esófago de Barrett presentan una gran tendencia a la ulceración y la inflamación (fig. 11.23) y predisponen a la aparición de un tipo de cáncer esofágico.

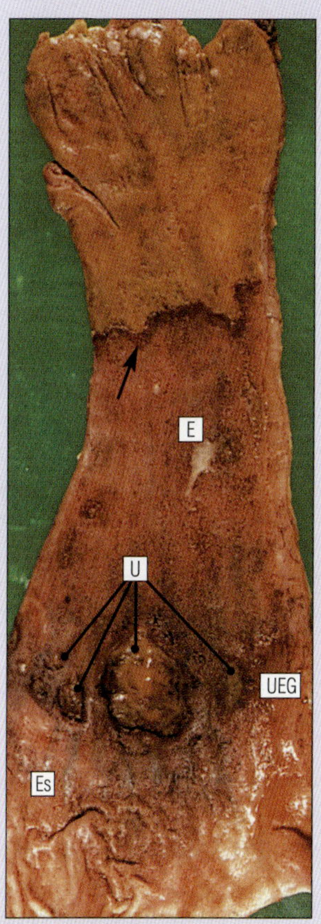

Fig. 11.23 Esófago de Barrett. Mitad inferior del esófago (E) y porción superior del estómago (Es). Compárese con la figura 11.22a. En la unión esofagogástrica (UEG) se observan cuatro úlceras (U), situadas sobre mucosa cilíndrica metaplásica inflamada que se extiende hacia arriba hasta donde indica la *flecha*. Por encima de la *flecha* el epitelio es epitelio esofágico normal escamoso estratificado, con una coloración amarillenta a consecuencia de vómitos repetidos. La reparación de estas úlceras puede producir cicatrices en el extremo distal del esófago y, por tanto, estrechamiento de su luz (estenosis esofágica), con lo que la deglución se hace casi imposible.

ASPECTOS CLAVE

Esófago

- Está revestido por epitelio escamoso estratificado sin estrato córneo.
- La submucosa contiene glándulas mucosas, cúmulos linfoides y vasos sanguíneos desarrollados, especialmente en su porción distal.
- El músculo es de tipo estriado en el tercio superior, liso en el tercio inferior y mixto en el tercio medio.
- El esófago distal es un punto proclive a enfermedades, especialmente ulceración, estenosis y cáncer.

CONDUCTO ANAL

El conducto anal es un conducto muscular que transporta las heces para su eliminación

El conducto anal transporta los restos del alimento ingerido después de ser digerido y de habérsele extraído la mayor parte de su contenido acuoso (es decir, las heces) desde el recto hasta el exterior en el proceso conocido como defecación.

Anatómicamente el conducto anal es un tubo de 3-4 cm de longitud (fig. 11.24), cuyo diámetro es controlado por dos sistemas de esfínteres.

El esfínter anal interno está formado por músculo liso y es un engrosamiento local del músculo circular del recto distal. Se halla bajo control autónomo y responde a la distensión del reservorio rectal.

El esfínter anal externo está formado por músculo estriado esquelético y se continúa con las fascias y los músculos del suelo de la pelvis. Se halla bajo control voluntario.

El conducto anal está recubierto principalmente por epitelio escamoso estratificado

En su extremo superior el conducto anal está recubierto por epitelio cilíndrico idéntico al del recto. Este se transforma en un epitelio de tipo escamoso estratificado sin estrato córneo a nivel de la línea pectínea (o dentada), que indica la localización de la membrana anal en el feto (es decir, la unión del endodermo intestinal y de la invaginación ectodérmica de la fosa anal o proctodeo).

La línea pectínea es una línea de pequeñas extrusiones de la mucosa en forma de válvulas semilunares, de cuyas uniones arrancan pequeños pliegues verticales, las columnas anales.

Inmediatamente por encima de la línea pectínea desembocan unas pequeñas glándulas tubulares ramificadas, las glándulas anales, mientras que otro tipo de glándulas, las desarrolladas glándulas apocrinas de la piel perianal, se localizan en el extremo inferior del conducto anal (glándulas circumanales).

Con el conducto anal se asocian dos plexos venosos prominentes

El plexo hemorroidal interno se sitúa en la submucosa del extremo superior del canal por encima de la línea pectínea.

El plexo hemorroidal externo se sitúa en la submucosa del extremo inferior en la zona de unión entre el conducto anal y la piel perianal.

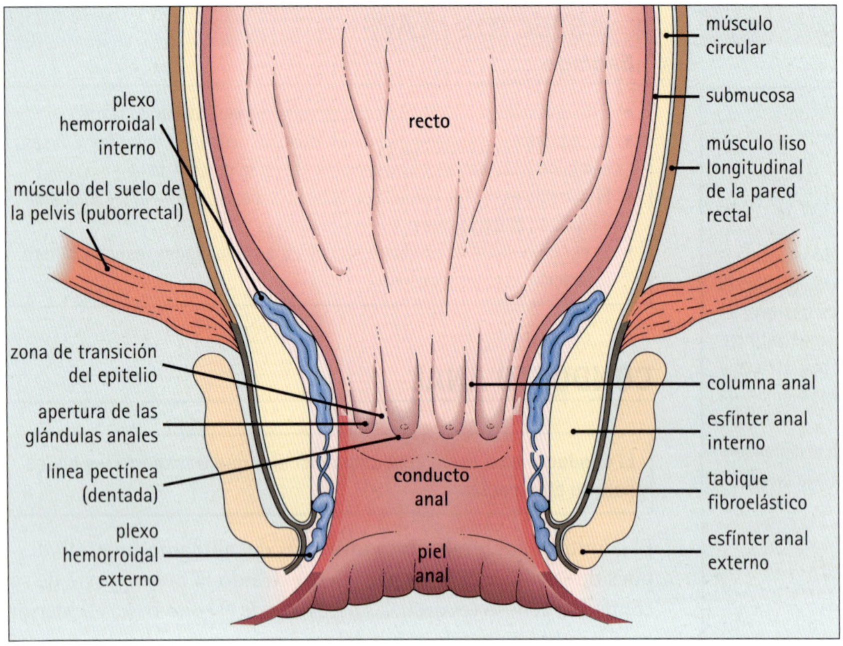

Fig. 11.24 Conducto anal. Conducto anal, donde se observan los revestimientos epiteliales de recto (cilíndrico), conducto anal (plano estratificado sin estrato córneo) y piel del ano (epidermis con estrato córneo rica en folículos pilosos, glándulas ecrinas y apocrinas). Existe una zona variable de transición epitelial en la línea pectínea. El esfínter interno es una continuación de la capa circular de músculo liso del recto y el esfínter externo está formado por músculo esquelético bajo control voluntario. El músculo longitudinal rectal pierde sus fibras a la altura del músculo puborrectal del suelo de la pelvis y se continúa con un tabique fibroelástico entre los esfínteres interno y externo. Obsérvese la posición de los plexos hemorroidales interno y externo; las hemorroides se deben al engrosamiento del plexo hemorroidal interno.

EJEMPLO CLÍNICO

El plexo hemorroidal interno es especialmente susceptible de aumentar de tamaño de forma notable como consecuencia de una congestión crónica secundaria al aumento de presión intrapélvica, como sucede durante el embarazo y cuando se realizan esfuerzos repetidos para la defecación en pacientes con estreñimiento. Este aumento de tamaño condiciona que las venas protruyan hacia el canal anal y pueden llegar a ser tan grandes que incluso lo hacen por fuera del orificio anal. En esta localización sufren traumatismos y se inflaman, causando mucho dolor. Estas protrusiones también se denominan **«hemorroides»** y cuando protruyen por el orificio anal se habla de «hemorroides prolapsadas».

TRACTO DIGESTIVO

En el tracto digestivo tienen lugar varios procesos:

- Digestión principal de los alimentos (en la boca se inicia en cierta medida la digestión gracias a la secreción salival de diastasa).
- Absorción de los productos finales de la digestión.
- Absorción de los líquidos ingeridos y reabsorción de los líquidos segregados.
- El tracto digestivo comprende estómago, intestino delgado (duodeno, yeyuno e íleon) e intestino grueso (ciego, apéndice, colon y recto). La figura 11.25 muestra su estructura básica.

La mucosa digestiva, compuesta por epitelio de revestimiento, lámina propia y muscular de la mucosa, es el componente más variable del tracto digestivo y generalmente contiene una mezcla de diferentes tipos de células epiteliales, tanto absortivas como secretoras. El epitelio se apoya sobre una capa variable, la lámina propia, formada por células de soporte y sus productos (entre ellos colágeno). Dentro de la lámina propia existen pequeños vasos sanguíneos, linfáticos, fibras nerviosas y células del sistema de defensa inmunitaria (v. cap. 8), especialmente eosinófilos, macrófagos y linfocitos. La porción profunda de la lámina propia descansa sobre una capa muscular habitualmente fina, la muscular de la mucosa.

El área superficial de las vías digestivas aumenta mediante la formación de pliegues y glándulas

La eficacia de los procesos absortivos y secretores mejora al aumentar la superficie de contacto entre las células epiteliales y la luz. Esto se logra mediante:

- Pliegues del epitelio de revestimiento hacia la luz (vellosidades o pliegues).
- Invaginaciones del epitelio formando estructuras tubulares, cuya luz comunica con la luz principal.
- Formación de glándulas complejas internas o externas respecto a la pared del tracto.

Veremos ejemplos de estas modificaciones estructurales en relación con áreas específicas del tracto digestivo.

La capa submucosa contiene vasos, nervios y plexos nerviosos especializados

La submucosa se sitúa entre la mucosa y la capa muscular principal de la pared del tracto digestivo. Está formada por fibroblastos, colágeno y matriz acelular, y contiene vasos sanguíneos, linfáticos y nervios, los cuales irrigan o drenan sus equivalentes de la lámina propia de la mucosa.

Además, la submucosa contiene acúmulos de células ganglionares asociadas con la inervación autonómica del tracto, y en algunas zonas contiene acúmulos y folículos linfoides, que forman parte del tejido linfoide asociado al tubo digestivo (GALT) (v. más adelante).

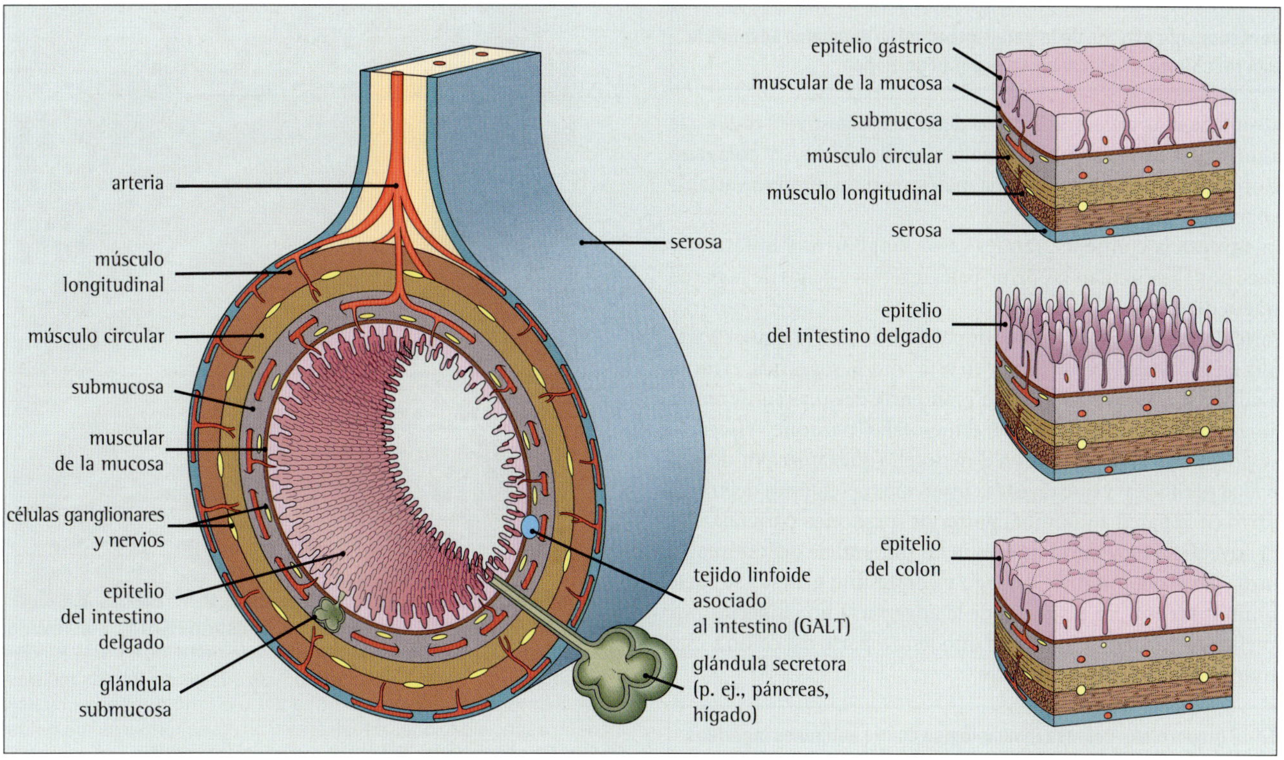

Fig. 11.25 Estructura básica del tracto digestivo. El tracto digestivo es un tubo muscular recubierto por dentro por epitelio especializado, que en la mayor parte de su longitud posee una función mixta secretora y absortiva. En este esquema se muestran tres patrones de estructura epitelial (estómago, intestino delgado y colon). Por fuera, el tracto presenta una capa externa de mesotelio plano en las zonas situadas en la cavidad peritoneal. Diversos órganos secretores, derivados embriológicamente como evaginaciones del tracto digestivo original, se sitúan parcial o totalmente fuera de él. Estos órganos (p. ej., páncreas e hígado) producen secreciones fundamentales para el funcionamiento normal del tracto, y las vierten a la luz a través de uno o más conductos.

El músculo liso de la pared intestinal se organiza en capas diferenciadas orientadas en distintas direcciones

La musculatura del tracto digestivo es la responsable de conducir el contenido luminal a lo largo del tracto progresivamente desde la boca hasta el ano. Por tanto, se extiende más allá de la parte digestiva del tracto, alcanzando las vías de transporte (orofaringe, esófago y conducto anal). El movimiento se logra mediante peristaltismo.

Existen dos capas de músculo liso a lo largo de la mayor parte del tubo digestivo y una tercera capa en el estómago (v. más abajo). Tradicionalmente identificadas como una capa longitudinal externa y una capa circular interna, en realidad están dispuestas en espiral, formando la capa circular interna una espiral compacta y la capa longitudinal externa una hélice más elongada (disposición similar a la del músculo liso ureteral, v. fig. 15.34).

Entre las dos capas musculares lisas principales del tracto digestivo se sitúan pequeños vasos sanguíneos y linfáticos, junto con los nervios y células ganglionares del sistema nervioso autónomo.

El patrón básico de dos capas musculares que se extiende a las zonas de transporte del tracto digestivo, proximalmente hacia el esófago y distalmente hacia el conducto anal, es modificado por la presencia de algo de músculo esquelético.

Los esfínteres son engrosamientos musculares localizados de la pared del tubo digestivo que actúan como válvulas

En algunas zonas el patrón muscular básico resulta modificado por un aumento localizado del músculo circular que actúa como esfínter. La contracción de un esfínter ocluye la luz e impide el paso del contenido luminal.

El esfínter pilórico es el más importante y se localiza en la unión entre estómago y duodeno. Cuando se contrae retrasa el vaciado gástrico, favoreciendo la degradación del alimento en el estómago.

El esfínter esofagogástrico se localiza entre el esófago distal y el estómago proximal; normalmente impide el reflujo del contenido gástrico hacia el esófago.

La válvula ileocecal se sitúa entre el íleon terminal y el ciego e impide el paso de contenido del íleon al ciego.

El esfínter anal interno, situado en el extremo superior del conducto anal, retiene el material fecal de desecho en el recto hasta el momento de la defecación controlada.

El revestimiento externo de la pared intestinal se denomina adventicia y está recubierto en algunas partes por el peritoneo

La adventicia es la capa más externa del tracto digestivo y rodea a la capa muscular externa. Está formada por fibroblastos y colágeno poco ordenados e incluidos en una matriz, con un número variable de adipocitos.

La adventicia contiene grandes vasos sanguíneos y linfáticos y nervios; por ella circulan las principales arterias y venas de la pared del tracto digestivo.

Parte del tracto digestivo es retroperitoneal pero la mayor parte se halla en la cavidad peritoneal, y en esta zona la superficie externa de la adventicia está recubierta en gran parte de su circunferencia por una capa de epitelio aplanado, el mesotelio (peritoneo visceral). Este es idéntico y se continúa con el mesotelio que tapiza por dentro la cavidad peritoneal y que reviste la inserción mesentérica del tracto digestivo en la pared abdominal posterior (peritoneo parietal).

La adventicia recubierta de mesotelio (adventicia del estómago, la mayor parte del intestino delgado y el intestino grueso) se suele denominar **serosa.** En las zonas de la adventicia no cubiertas por mesotelio (adventicia de parte del duodeno y parte del colon), esta se funde con los tejidos adyacentes.

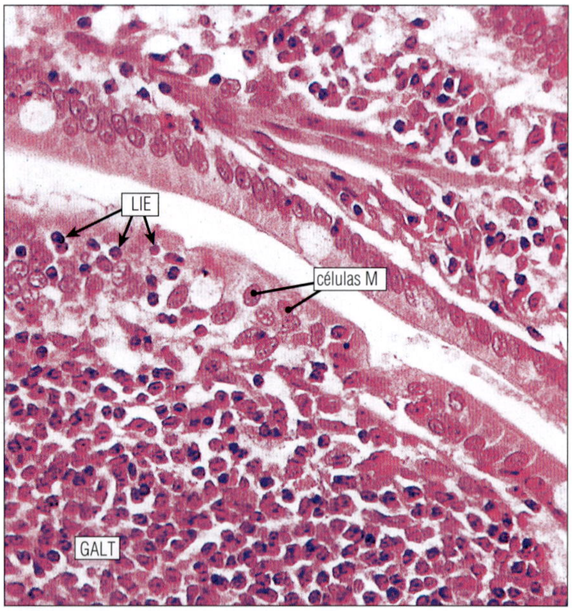

Fig. 11.26 Tejido linfoide asociado al intestino (GALT). Fotomicrografía que muestra el aspecto típico de un nódulo de tejido linfoide asociado al intestino (GALT) en la lámina propia. Las células epiteliales (células M), estrechamente asociadas con el acúmulo linfoide, son cúbicas y no poseen especializaciones citoplasmáticas como formación de gotitas de moco. Obsérvense los linfocitos intraepiteliales (LIE).

El GALT proporciona defensa inmunológica contra antígenos ingeridos en el tubo digestivo

A todo lo largo del tracto digestivo, la lámina propia contiene células del sistema inmunitario (v. cap. 8), entre ellas linfocitos, células plasmáticas y macrófagos. Además de estas células existen linfocitos intraepiteliales aislados (v. fig. 11.26).

Las células linfoides suelen organizarse en grandes folículos, a menudo con centros germinales, y se localizan parcialmente en la mucosa y parcialmente en la submucosa, interrumpiendo, por tanto, la muscular de la mucosa. En el íleon, los folículos se reúnen formando nódulos sólidos llamados «placas de Peyer» (v. pág. 138).

Aunque los folículos linfoides y las placas de Peyer contienen linfocitos B y T, el infiltrado difuso no folicular de la lámina propia está formado sobre todo por linfocitos T.

Las células epiteliales mucosas situadas sobre los folículos linfoides y las placas de Peyer difieren de las células epiteliales habituales, tanto en estructura como en función, y se denominan «células M» (v. fig. 11.26). Son cúbicas o planas en vez de cilíndricas y altas, y poseen micropliegues luminales en vez de microvellosidades.

Se considera que las células M captan macromoléculas antigénicas de la luz intestinal, incorporándolas en vesículas endocíticas y transportándolas posteriormente al espacio intercelular lateral en la vecindad de un linfocito intraepitelial.

El intestino posee inervación intrínseca y extrínseca

La inervación intrínseca se realiza a través de nervios y células ganglionares de la submucosa que forman una red interconectada denominada «plexo submucoso» (o de Meissner) (fig. 11.27a), mientras que los nervios y las células ganglionares situadas entre los componentes circular interno y longitudinal externo de la muscular propia forman una red llamada «plexo mientérico» (o de Auerbach) (fig. 11.27b).

El sistema extrínseco consta de aferencias autónomas de los plexos abdominales parasimpáticos (estimuladores) y simpáticos (inhibidores), que modulan la actividad de la inervación intrínseca intestinal. Además, en el intestino terminan nervios sensoriales derivados de neuronas de los núcleos craneales y medulares, en forma de terminaciones sensitivas en zarcillo.

Los impulsos autónomos aferentes median reflejos viscerales y sensaciones como la repleción rectal.

Las células intersticiales de Cajal son células marcapasos de la contracción intestinal

En la pared del intestino existe una red de células fusiformes poco definida que se llaman **células intersticiales de Cajal (CIC).**

Estas células se comportan como fuente de excitación para la contracción muscular rítmica que permite el peristaltismo, que es el origen de las ondas lentas en la motilidad intestinal. Estas células se comportan como transductores de la actividad neuronal originada en las capas de los plexos nerviosos y la excitación originada en las CIC es transferida a las células musculares lisas. Existen también evidencias de que estas células responden a la distensión de la pared intestinal, aumentando el peristaltismo cuando esto ocurre.

Las CIC se reconocen como células fusiformes con prolongaciones (bipolares o estrelladas), que no se pueden diferenciar en cortes histológicos teñidos de forma convencional de otras células fusiformes, como los fibroblastos. El estudio inmunohistoquímico del receptor de tirosina cinasa, c-Kit (CD117), sirve como marcador para valorar la extensión de esta importante red celular y permite identificar los grupos submuscular, intramuscular, mientérico y subseroso. En el estudio con microscopio electrónico las CIC tienen una membrana basal discontinua y caveolas y presentan uniones comunicantes en hendidura con las prolongaciones neuronales y las células musculares lisas.

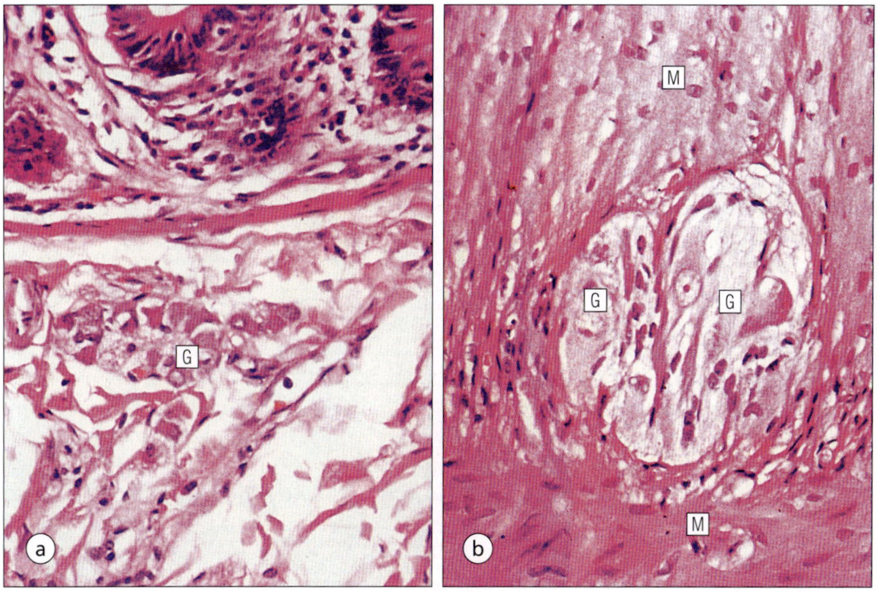

Fig. 11.27 Inervación intrínseca. **(a)** Fotomicrografía a gran aumento mostrando un cúmulo de células ganglionares (G) en la submucosa del intestino delgado (plexo de Meissner). **(b)** Fotomicrografía a gran aumento mostrando acúmulos de células ganglionares (G) entre las dos capas musculares (M) de la muscular propia (plexo mientérico o de Auerbach).

ESTÓMAGO

Desde el esófago, el alimento pasa al estómago, que es una porción dilatada del tracto digestivo donde el alimento fragmentado queda retenido mientras es macerado y parcialmente digerido. En el extremo inferior del estómago se halla el esfínter pilórico (v. fig. 11.33) que impide el paso del alimento hasta que se haya convertido en una espesa pasta o pulpa semilíquida (quimo).

Existen tres capas musculares en la pared gástrica

La pared muscular del estómago se diferencia del patrón habitual del tracto digestivo por la presencia de una tercera capa de fibras musculares oblicuas. Estas se sitúan por dentro de la capa circular y colaboran en la compleja acción de batido necesaria para mezclar el alimento perfectamente con las secreciones de la mucosa gástrica.

Las capas musculares del estómago son gruesas. Al contraerse reducen la capacidad del estómago y hacen que la mucosa forme pliegues longitudinales llamados «arrugas», más llamativos en la convexidad del estómago (curvatura mayor). Esta es la situación normal del estómago cuando se halla vacío; cuando está lleno la musculatura se relaja y adelgaza y las arrugas se aplanan al distenderse el estómago.

El estómago está perfectamente equipado para su función como reservorio gracias a su distensibilidad, a la presencia del esfínter pilórico y a los mecanismos que previenen el reflujo en su extremo proximal.

El epitelio gástrico segrega ácido clorhídrico, enzimas digestivas y moco. También contiene una población de células secretoras de hormonas

El alimento es convertido en quimo por las secreciones que vierte la mucosa gástrica a la luz.

Estas son:

- Una solución diluida de ácido clorhídrico (aproximadamente 0,16 N).
- Soluciones de enzimas proteolíticas, principalmente pepsina.
- Pequeñas cantidades de otras enzimas (p. ej., renina y lipasa gástrica).
- Mucinas, sobre todo en forma de mucinas neutras.

Las principales funciones del epitelio gástrico son la secreción de ácido y de enzimas digestivas. También segrega moco para lubricar los alimentos ingeridos y para protegerse a sí mismo de los efectos corrosivos del ácido y las enzimas. La superficie del epitelio gástrico es aumentada por invaginaciones que forman glándulas.

Las secreciones son producidas por tres tipos principales de células. Además, existe una población de células endocrinas y una población de células troncales de las que proceden el resto de tipos celulares. Los tipos celulares son:

- Células mucosas.
- Células productoras de ácido (células oxínticas o parietales).
- Células productoras de enzimas (células principales o pépticas).
- Células troncales.
- Células enteroendocrinas.

Las células mucosas gástricas son de dos tipos: células mucosas superficiales y células mucosas cervicales

Las células mucosas superficiales (fig. 11.28) son altas y cilíndricas con núcleos basales y un citoplasma luminal claro distendido por gran número de pequeñas vacuolas de mucina que se vierten a la luz gástrica mediante exocitosis. Las células poseen también un retículo endoplasmático y un complejo de Golgi muy desarrollados por encima del núcleo.

La superficie luminal de las células mucosas superficiales presenta algunas microvellosidades cortas con un glucocáliz superficial; las células adyacentes están unidas por complejos de unión cerca de la superficie luminal.

Los bordes laterales de las células suelen estar separados por un espacio intercelular considerable, atravesado por protrusiones citoplasmáticas de las paredes laterales; esta separación desaparece al aproximarse a la superficie apical, donde la unión entre células adyacentes es muy fuerte. Se cree que las células mucosas superficiales producen moléculas de grupo sanguíneo.

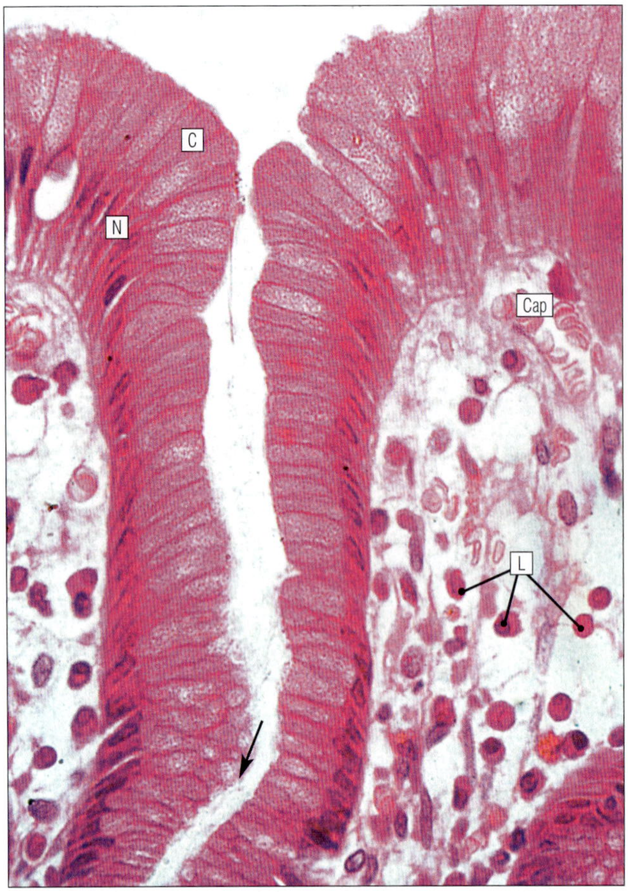

Fig. 11.28 **Células mucosas gástricas.** En esta fotomicrografía a gran aumento, las células mucosas superficiales gástricas muestran núcleos basales (N) y un voluminoso citoplasma luminal (C) lleno de moco pálido. Cuanto más cerca de la zona cervical *(flecha)*, las células (células mucosas cervicales) son menores y contienen menos moco. Obsérvense los abundantes capilares (Cap) y las células linfoides (L) en la lámina propia.

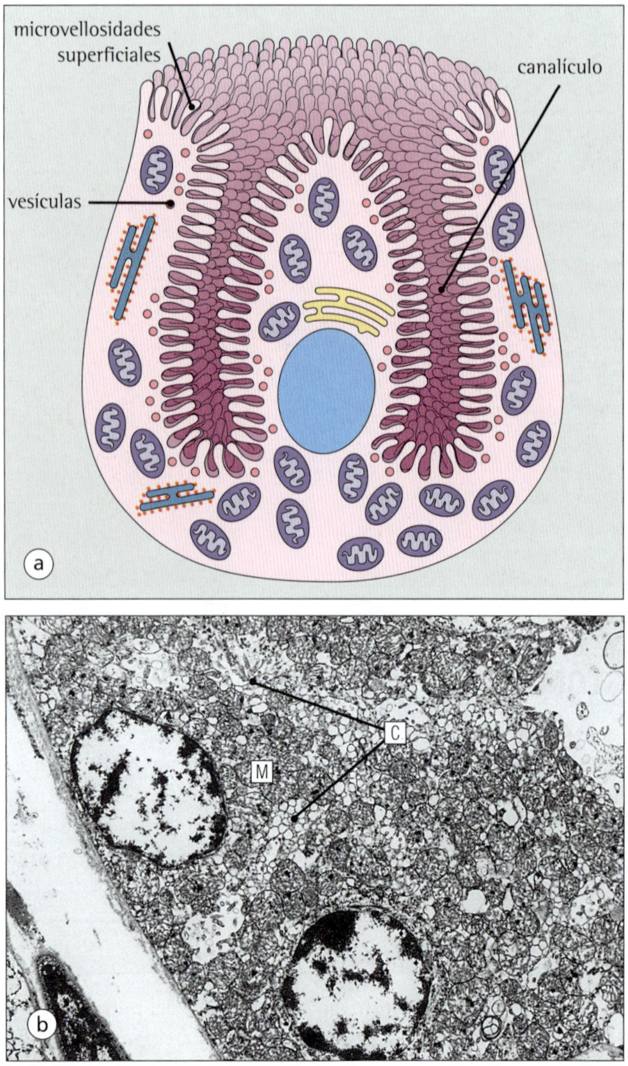

Fig. 11.29 **Células productoras de ácido. (a)** La célula productora de ácido posee un intrincado sistema de invaginaciones (canalículos) revestidas por microvellosidades, que producen el aspecto vacuolado perinuclear visible con el microscopio óptico. El resto del citoplasma está repleto de mitocondrias, especialmente en la periferia celular. Existe también un pequeño complejo de Golgi y algo de retículo endoplasmático rugoso, con vesículas cerca de los canalículos. **(b)** Fotomicrografía electrónica mostrando el intrincado sistema canalicular (c) de una célula productora de ácido; el citoplasma está ocupado en gran medida por abundantes mitocondrias (M).

Las células mucosas cervicales son menores y de morfología menos regular que las células mucosas superficiales, debido sobre todo a que están comprimidas y deformadas por las células adyacentes. Poseen un núcleo basal y un citoplasma finamente granular debido a la presencia de pequeñas vacuolas de mucina considerablemente menores que las de las células mucosas superficiales.

Las vacuolas se distribuyen por todo el citoplasma y no se acumulan cerca de la superficie luminal, como ocurre en las células mucosas superficiales. Con el microscopio óptico a veces no se observa el contenido en mucina de las células mucosas cervicales, y suele ser necesaria la tinción de PAS para destacarlo.

Las células gástricas productoras de ácido se denominan células parietales

Las células productoras de ácido son grandes células piramidales con núcleo central y citoplasma eosinófilo pálido. El citoplasma suele aparecer vacuolado, especialmente alrededor del núcleo. La inserción de la célula en la membrana basal es ancha, pero su cara luminal es estrecha, al ser comprimidas por las células adyacentes. A pesar de ello, estas células poseen una gran superficie luminal gracias a las profundas invaginaciones recubiertas por microvellosidades que conforman los denominados «canalículos» (fig. 11.29).

En el citoplasma cerca de los canalículos se observan agrupamientos de vesículas redondas u ovaladas con centro claro y bordes membranosos nítidos, posiblemente implicados en el transporte de sustancias del citoplasma a la luz del sistema canalicular. El resto del citoplasma está repleto de mitocondrias redondas u ovaladas, llenas de crestas. Esta gran concentración de mitocondrias es la responsable de la eosinofilia del citoplasma celular, especialmente en su periferia. Se observan también un pequeño complejo de Golgi y algo de retículo endoplasmático rugoso.

Las células parietales producen también factor intrínseco, la glucoproteína que se une con gran avidez a la vitamina B_{12} para favorecer su absorción por el tracto digestivo.

Las células principales segregan la enzima pepsina

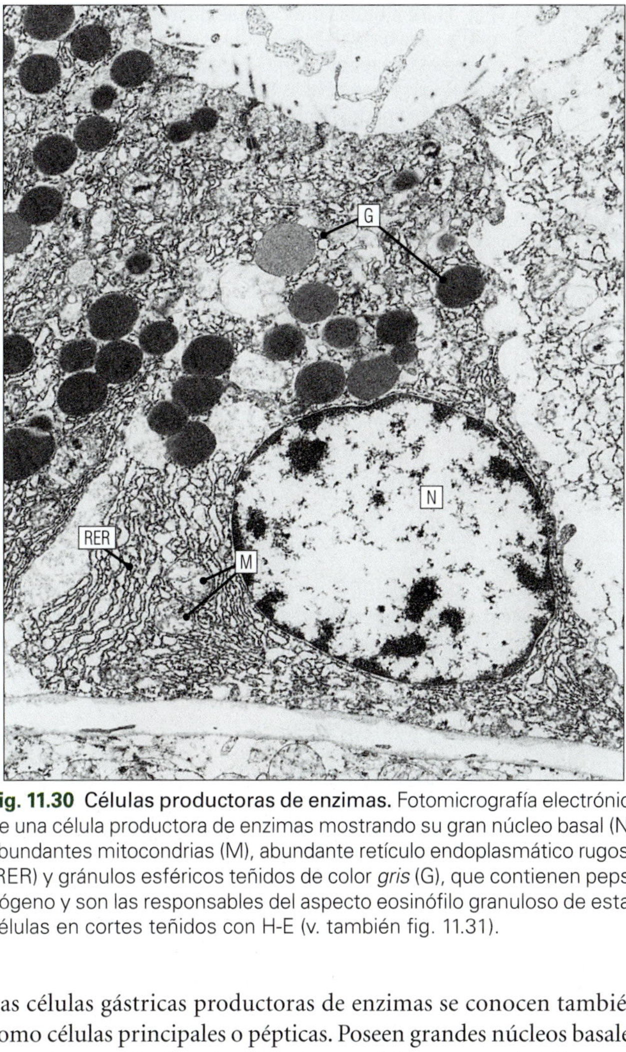

Fig. 11.30 **Células productoras de enzimas.** Fotomicrografía electrónica de una célula productora de enzimas mostrando su gran núcleo basal (N), abundantes mitocondrias (M), abundante retículo endoplasmático rugoso (RER) y gránulos esféricos teñidos de color *gris* (G), que contienen pepsinógeno y son las responsables del aspecto eosinófilo granuloso de estas células en cortes teñidos con H-E (v. también fig. 11.31).

Las células gástricas productoras de enzimas se conocen también como células principales o pépticas. Poseen grandes núcleos basales y contienen gránulos citoplasmáticos refringentes eosinófilos y un rico retículo endoplasmático rugoso (figs. 11.30 y 11.31); por ello se asemejan a las células exocrinas del páncreas (v. pág. 204).

CONCEPTOS AVANZADOS

Células productoras de ácido

Las células productoras de ácido poseen abundante anhidrasa carbónica, que se considera que desempeña un papel fundamental en la generación de iones H^+ para la producción de ácido clorhídrico (HCl).

El dióxido de carbono (CO_2) difunde a través de la membrana basal desde los capilares sanguíneos a la célula, donde se une con moléculas de agua (reacción catalizada por la anhidrasa carbónica) para producir ácido carbónico (H_2CO_3); este se disocia instantáneamente en un ion H^+ y un ion HCO^{3-}. Este último vuelve a la sangre, mientras el H^+ es bombeado a la luz de un canalículo. Los iones cloruro (Cl^-) son transportados activamente desde los capilares de la lámina propia, a través de la célula, hasta el canalículo.

Los gránulos contienen el precursor inactivo de la enzima, el pepsinógeno, que es expulsado hacia la luz gástrica, donde se convierte en la enzima proteolítica activa pepsina por acción del ácido gástrico.

La pepsina es una enzima potente, que degrada las grandes moléculas de proteínas en péptidos pequeños y convierte casi todas las proteínas estructurales en sustancias solubles de bajo peso molecular; es el principal responsable de la conversión de las partículas de alimento sólido en quimo fluido.

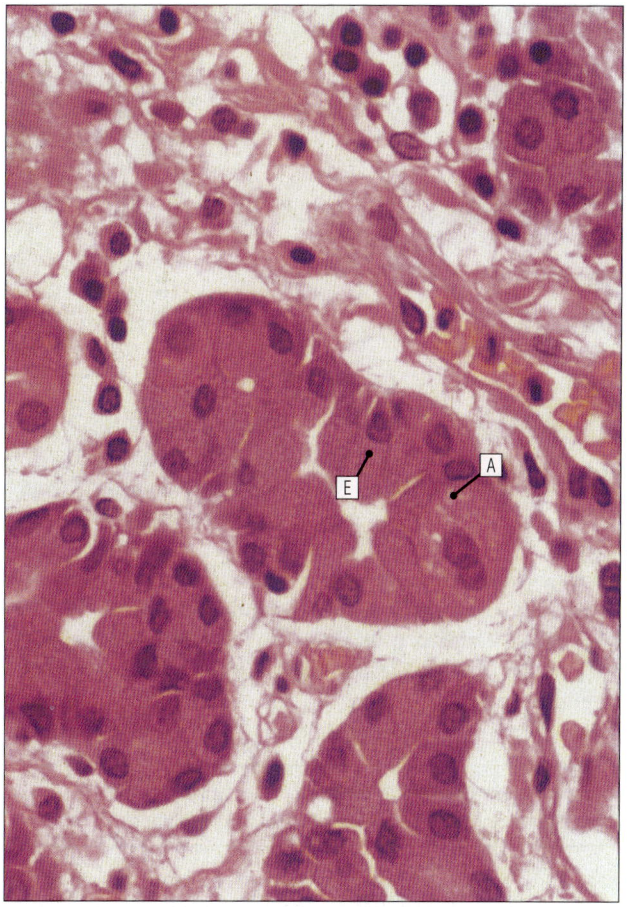

Fig. 11.31 Aspecto con H-E de una célula productora de ácido (A) del cuerpo gástrico. Obsérvense las células productoras de enzimas (E).

CONCEPTOS AVANZADOS

Células troncales

Las células epiteliales de la mucosa gástrica se forman a partir de células troncales. Las células troncales son las células precursoras de todas las células epiteliales de la mucosa gástrica. Son células pequeñas con núcleos basales ovalados y no presentan especializaciones citoplasmáticas cuando se hallan totalmente indiferenciadas, aunque son capaces de diferenciarse a células mucosas, productoras de ácido, productoras de enzimas o endocrinas.

Normalmente en el ser humano están presentes en número muy pequeño, pero aumentan en número y actividad en caso de lesión persistente del epitelio gástrico, por ejemplo, ante una irritación crónica de la mucosa gástrica (gastritis crónica). La oleada de actividad de las células troncales permite la reepitelización rápida del área ulcerada del estómago. Esta regeneración es un paso final importante en la cicatrización de las úlceras gástricas.

Las células endocrinas de la mucosa gástrica segregan diversas hormonas

Las células enteroendocrinas (v. cap. 14) del estómago son pequeñas y redondeadas y se sitúan sobre la membrana basal epitelial. En cortes de parafina teñidos con H-E presentan un núcleo redondo central muy teñido, rodeado de citoplasma claro (fig. 11.32a).

Ultraestructuralmente, el citoplasma contiene gránulos neurosecretores rodeados por membrana, cuya forma, tamaño, número y densidad electrónica varían según la sustancia segregada.

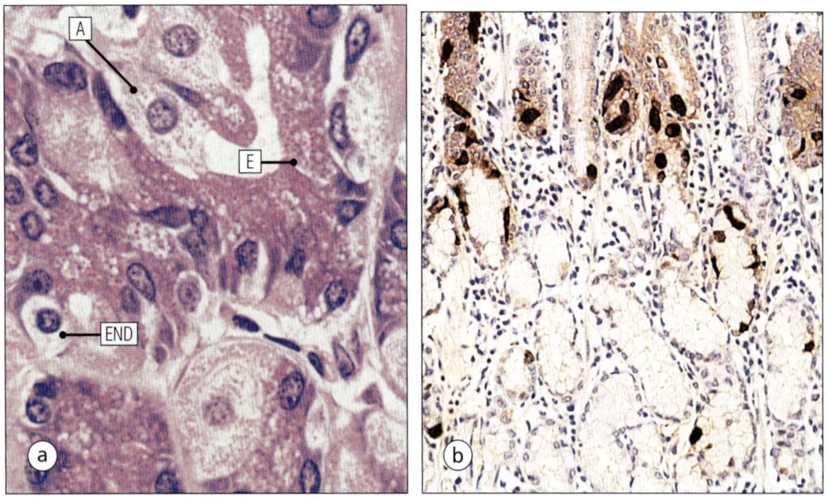

Fig. 11.32 Células endocrinas gástricas. **(a)** Fotomicrografía de la base de las glándulas del cuerpo gástrico que muestra el aspecto con H-E de las células enteroendocrinas gástricas (END). Son pequeñas, con citoplasma pálido y un pequeño núcleo oscuro central. Se observan también células productoras de ácido (A) y de enzimas (E). **(b)** Fotomicrografía de un corte de estómago teñido con inmunoperoxidasa que muestra la distribución de células endocrinas secretoras de somatostatina en la mucosa gástrica pilórica. Las células son numerosas en la región cervical, con unas pocas células diseminadas en las glándulas profundas.

- Las células secretoras de gastrina (células G) se concentran en la mucosa pilórica en la base de las glándulas.
- Las células endocrinas del estómago también secretan somatostatina (fig. 11.32b), colecistocinina, péptido intestinal vasoactivo, endorfinas y sustancia P, y una sustancia similar al polipéptido vasointestinal (VIP) en las regiones cardial, corporal y antral.

La mucosa gástrica puede dividirse en tres zonas histológicas: una zona superficial, una zona cervical y una zona profunda

Existen tres zonas en la mucosa gástrica. La zona superficial está formada por una capa de células mucosas superficiales con invaginaciones denominadas de diversas formas: «foveolas», fosas o criptas.

Las células mucosas que revisten las fosas no son tan altas y cilíndricas como las superficiales; además, contienen menos mucina.

La zona superficial es de composición y estructura bastante constante en todo el estómago.

La zona cervical, entre las zonas superficial y profunda, es estrecha y está formada en gran medida por células troncales inmaduras mezcladas con algunas células mucosas cervicales. Las células troncales inmaduras proliferan y emigran hacia la superficie para reponer las células predominantemente mucosas de la zona superficial, y hacia abajo para reponer los tipos celulares de las glándulas de la zona profunda.

La zona profunda está formada por glándulas, cuyas bases se sitúan cerca o llegan a contactar con la muscular de la mucosa, mientras que sus extremos superiores se abren en las bases de las fositas de la zona superficial.

La estructura de la zona profunda es variable, distinguiéndose tres patrones histológicos principales que delimitan tres áreas fundamentales en el estómago: cardias, cuerpo y píloro (figs. 11.33 y 11.34).

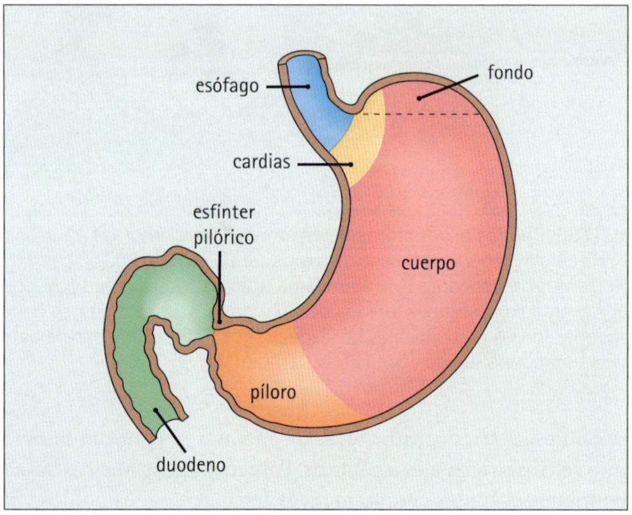

Fig. 11.33 Áreas del estómago. Estómago que muestra las áreas diferenciables histológicamente. El cardias se extiende desde la unión escamoso/cilíndrica situada en el extremo distal del esófago a lo largo de una distancia variable en la parte superior del estómago, normalmente 2-3 cm hacia la curvatura menor; la mucosa del cardias también se extiende en parte hacia el fondo gástrico, el cual es más una característica anatómica que fisiológica. La mucosa pilórica reviste una zona aproximadamente cónica en el tercio inferior del estómago, que se inicia hacia la mitad inferior de la curvatura menor. La zona es muy variable y suele empezar en un punto más alto de la curvatura menor en las mujeres. La mucosa del cuerpo ocupa el resto del estómago, incluida la mayor parte del fondo anatómico. La transición entre los diversos patrones de mucosa suele ser gradual, con una estrecha zona de unión que presenta características de ambos patrones.

INTESTINO DELGADO

Introducción

Cuando se abre el esfínter pilórico, el alimento parcialmente digerido (quimo) se vacía del estómago al intestino delgado, lugar principal de absorción de aminoácidos, azúcares, grasas y algunas moléculas de mayor tamaño producidas por la digestión de los alimentos. El intestino delgado segrega también enzimas que completan los procesos digestivos iniciados en el estómago. Comienza en el píloro, límite distal del estómago, y finaliza en la válvula ileocecal, límite proximal del intestino grueso. En la autopsia, cuando el músculo longitudinal se halla relajado, el intestino delgado suele medir unos 6 m, pero en vivo mide sólo unos 3 m. Está dividido en tres sectores (duodeno, yeyuno e íleon), aunque los límites entre ellos no son precisos.

El duodeno constituye los 20-25 cm proximales del intestino delgado y es totalmente retroperitoneal. Tiene forma de C, con la cabeza del páncreas incrustada en su borde cóncavo. Los conductos biliar y pancreático se abren al duodeno en esta concavidad.

El yeyuno comienza con la salida del duodeno del retroperitoneo y se prolonga hasta una unión imprecisa con el íleon.

El íleon se extiende desde el yeyuno hasta la válvula ileocecal.

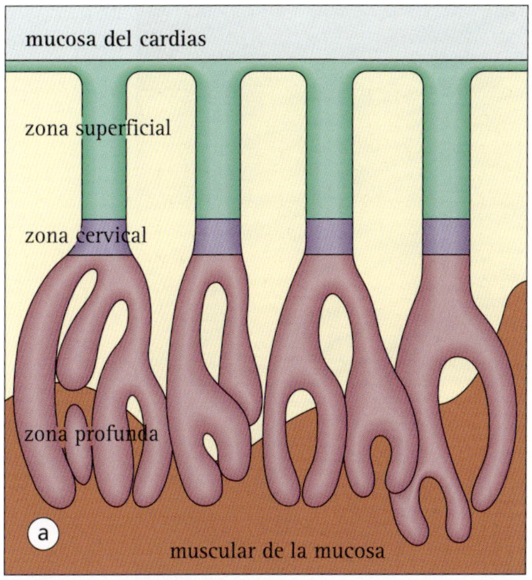

Fig. 11.34 Mucosa gástrica. **(a) Mucosa del cardias.** Las zonas superficial y profunda de la mucosa del cardias son de grosor similar. El epitelio superficial y de las criptas está formado por células mucosas, mientras la zona profunda está formada por glándulas tubulares y ramificadas revestidas por células mucosas, con células endocrinas y productoras de ácido diseminadas, más numerosas cerca de la unión con la mucosa del cuerpo. Algunas de las glándulas más complejas son contorneadas. La muscular de la mucosa es gruesa e irregular, y a menudo envía haces de fibras hacia la superficie, interdigitadas con las glándulas. La figura 11.22b muestra el aspecto histológico de la mucosa del cardias. **(b) Mucosa del cuerpo.** La zona superficial de la mucosa del cuerpo representa sólo el 25% o menos del grosor de la mucosa. La mayoría de las criptas se abren directamente y por separado en la superficie, aunque algunas se fusionan antes de abrirse, formando una grieta más ancha. La zona profunda está formada por glándulas tubulares rectas largas densamente agrupadas que terminan en fondo de saco en la muscular de la mucosa. En sus extremos superiores las glándulas se abren en las bases de las criptas a través de una región cervical de anchura variable. Las glándulas pueden abrirse en criptas únicas o fusionadas de mayor tamaño. La zona superficial está recubierta por células mucosas superficiales y las zonas más profundas por células mucosas cervicales que cubren las partes más profundas de las fosas. En la región cervical, las células mucosas cervicales están mezcladas con células troncales. Las glándulas están formadas por células productoras de ácido, células productoras de enzimas, células mucosas cervicales y células endocrinas diseminadas. **(c) Mucosa del cuerpo.** Corte de mucosa del cuerpo teñida con H-E mostrando la zona superficial (S) formada por células secretoras de moco, una zona cervical estrecha (C) que contiene principalmente células troncales y células mucosas cervicales, y la zona profunda (P), formada sobre todo por células productoras de ácido y células productoras de enzimas. **(d) Mucosa pilórica.** La zona superficial de la región pilórica ocupa un poco más del 50% del grosor de la mucosa y sus glándulas son a menudo ramificadas. La zona profunda está formada por glándulas simples o ramificadas tortuosas, que se extienden hasta la muscular de la mucosa. La composición celular de las zonas superficial y celular es la misma que la de la mucosa del cardias y del cuerpo. Las glándulas están revestidas por células mucosas, aunque existen también algunas células productoras de ácido y numerosas células endocrinas. Las células productoras de ácido son más numerosas cerca del esfínter pilórico. **(e) Mucosa pilórica.** Corte teñido con H-E de la mucosa pilórica mostrando la zona superficial (S), que ocupa alrededor del 50% del grosor de la mucosa. El cuello estrecho (C) y gran parte de las zonas profundas (P) están formados por células mucosas que forman glándulas ramificadas en la zona profunda.

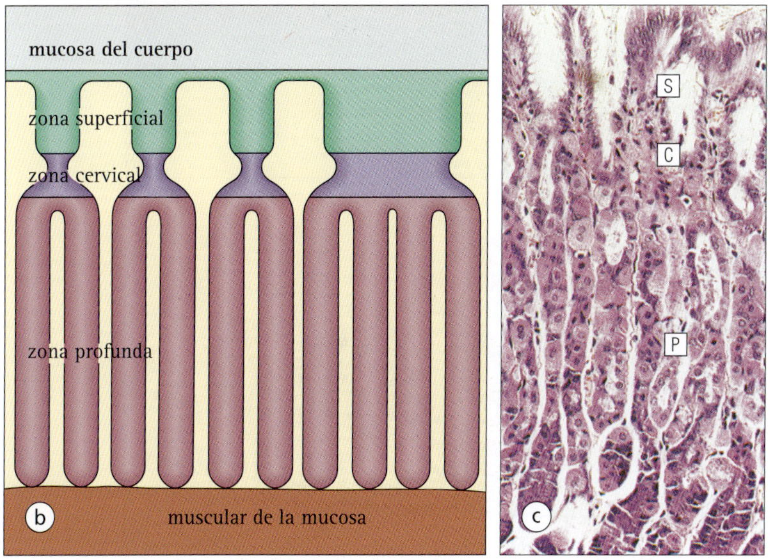

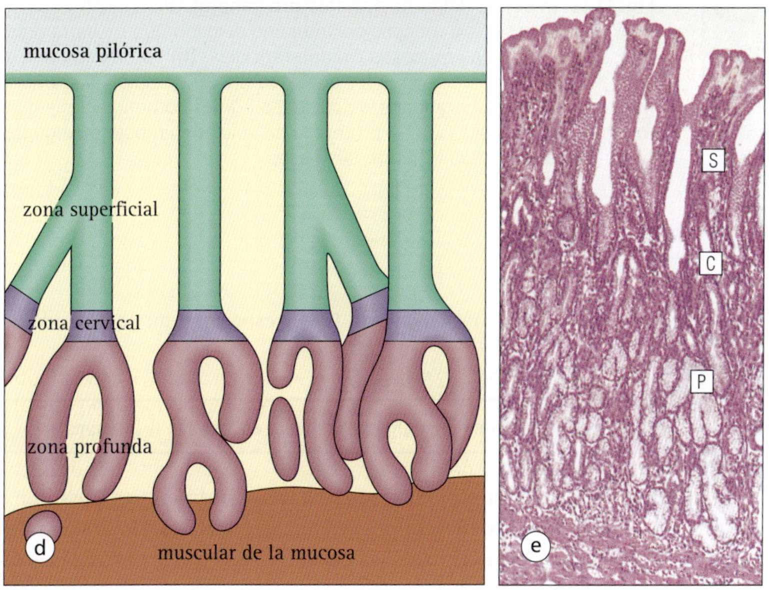

ASPECTOS CLAVE

Estómago

- Existen tres capas de músculo liso en su pared.
- La mucosa se divide en cardias, cuerpo y píloro.
- Las células parietales están especializadas en la producción de ácido y segregan también factor intrínseco.
- Las células principales segregan la enzima pepsina en forma de un precursor inactivo, pepsinógeno.
- Las células endocrinas de la mucosa segregan gastrina, somatostatina y VIP.

EJEMPLO CLÍNICO

Úlcera gástrica

El estómago contiene normalmente una solución ácida, pero se halla protegido de los efectos lesivos del ácido por diversos mecanismos, entre ellos la presencia de una fina capa de moco sobre la superficie de las células epiteliales.

En algunas circunstancias, especialmente en asociación con la infección por *Helicobacter pylori*, estos mecanismos protectores fallan y el contenido ácido gástrico lesiona la mucosa. La muerte resultante de las células epiteliales y de la lámina propia provoca la formación de una úlcera superficial. La exposición continua de esta zona desprotegida conduce a la formación de una úlcera profunda (úlcera gástrica crónica), que puede extenderse a través de las capas submucosa y muscular (fig. 11.35) y tarda mucho en cicatrizar.

Dado que el ácido gástrico pasa también a la primera porción del duodeno, esta zona puede también sufrir ulceración (úlcera duodenal), al igual que la porción inferior del esófago en caso de reflujo del ácido gástrico (v. fig. 11.23).

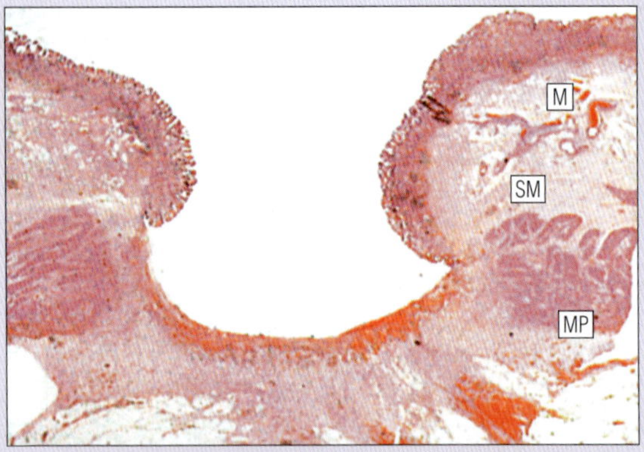

Fig. 11.35 Úlcera gástrica crónica. Fotomicrografía de un corte teñido con H-E a través de una úlcera gástrica crónica extendida a través de mucosa (M), submucosa (SM) y muscular propia (MP).

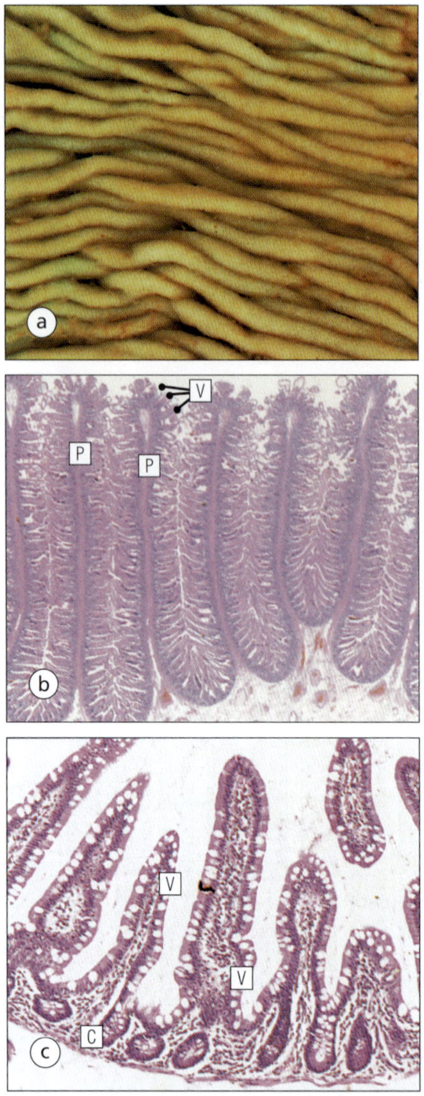

Fig. 11.36 Intestino delgado: arquitectura general. (a) Aspecto macroscópico de la superficie mucosa del intestino delgado que muestra gran densidad de pliegues mucosos circunferenciales. **(b)** Fotomicrografía a bajo aumento de los pliegues (P) que muestra su compleja superficie mucosa, formada por grandes vellosidades (V). **(c)** Fotomicrografía que muestra vellosidades (V) que protruyen en la luz del intestino delgado; obsérvense las criptas (C) entre sus bases.

El intestino delgado posee varias modificaciones para aumentar su superficie

Como principal lugar de absorción, el intestino delgado presenta modificaciones de la arquitectura de su mucosa y submucosa con el fin de aumentar su superficie.

La mucosa y la submucosa forman gran cantidad de pliegues circulares alrededor de su luz. Están más desarrollados en el yeyuno (fig. 11.36a).

La superficie de los pliegues, a su vez, está cubierta de vellosidades que protruyen hacia la luz intestinal (figs. 11.36b, c y 11.37). El músculo del intestino delgado sigue el patrón habitual (es decir, una capa externa de músculo longitudinal y una capa circular interna) y posee una submucosa amplia con un GALT especialmente desarrollado (v. pág. 137).

El epitelio del intestino delgado se divide en tres zonas funcionales

El epitelio del intestino delgado se puede dividir en tres zonas funcionales: vellosidades, criptas y zona cervical, donde se unen las vellosidades y las criptas. (Las características de las vellosidades se exponen en la figura 11.39 y la estructura de las criptas se muestra en las figuras 11.40 y 11.41).

Las células del epitelio son enterocitos, células mucosas, células de Paneth, células endocrinas y células troncales, y su número y distribución varían según las zonas del epitelio.

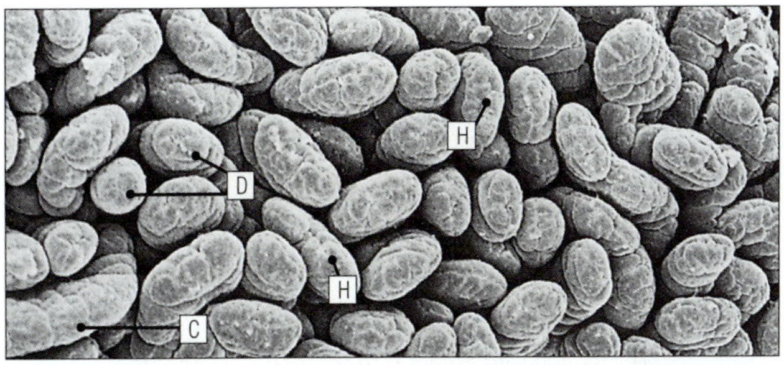

Fig. 11.37 En dos dimensiones, las vellosidades parecen tener una estructura común, pero en tres dimensiones se observa que su estructura puede corresponder a tres patrones principales; unas son digitiformes (D), otras en forma de hoja (H) y otras en forma de cresta (C), como se aprecia en esta fotomicrografía electrónica de barrido. Existen también algunas de características intermedias. La proporción de cada patrón varía de un lugar a otro y también con la edad. En recién nacidos y niños las vellosidades del duodeno y el yeyuno proximal son casi todas de tipo hoja o cresta, y las vellosidades digitiformes aparecen con la edad. El patrón adulto comienza a los 10-15 años.

EJEMPLO CLÍNICO

Enteropatía por gluten (enfermedad celíaca)

La función absortiva del yeyuno depende de la integridad de las vellosidades. Si hay muchas vellosidades dañadas los alimentos no pueden absorberse y se produce pérdida de peso, distensión abdominal y diarrea.

Una causa importante de pérdida extensa de vellosidades es la enfermedad celíaca, debida a alergia al gluten, una proteína del trigo. La inflamación por el mecanismo inmunitario resultante provoca un aplanamiento de la superficie yeyunal con pérdida extensa de vellosidades (fig. 11.38).

La enteropatía por gluten suele afectar a bebés y niños pequeños con retraso del desarrollo y disminución de peso y talla para su edad.

Las vellosidades suelen recuperar su estructura normal al excluir el trigo y sus derivados de la dieta (dieta sin gluten), con mejoría del estado de malabsorción.

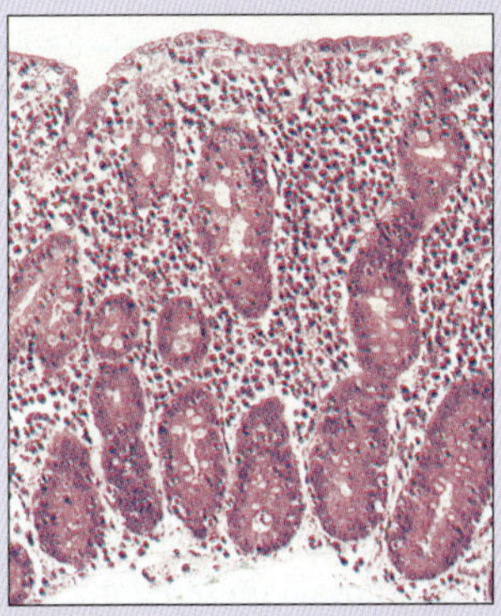

Fig. 11.38 Enteropatía por gluten (enfermedad celíaca). Fotomicrografía de las alteraciones de las vellosidades provocadas por la sensibilidad al gluten. La superficie de la mucosa yeyunal se convierte en plana debido a la amplia pérdida de vellosidades. Compárese con la figura 11.36c.

Los enterocitos son la principal célula de las vellosidades y su función es absortiva

Los enterocitos son células cilíndricas altas con núcleos redondos y ovalados en su tercio inferior.

La superficie luminal de los enterocitos está muy especializada; cada célula posee 2.000-3.000 microvellosidades largas y densamente agrupadas, revestidas por una glucoproteína, el glucocáliz (v. fig. 11.39c). Este está formado por finas prolongaciones filamentosas de la membrana celular de las microvellosidades.

El glucocáliz contiene diversas enzimas (enzimas del borde en cepillo, p. ej., lactasa, sacarasa, peptidasas, lipasas y fosfatasa alcalina), importantes en la digestión y el transporte (v. fig. 11.39e).

Por debajo de la superficie de las microvellosidades, el citoplasma del enterocito contiene lisosomas y retículo endoplasmático liso, así como centriolos emparejados en la región reticular terminal (v. fig. 3.3). En las proximidades del núcleo la célula es rica en retículo endoplasmático rugoso y mitocondrias, y posee un Golgi bien desarrollado. Entre el núcleo y la membrana basal se hallan mitocondrias y numerosos ribosomas y polirribosomas. Las paredes laterales de los enterocitos presentan complejas interdigitaciones y muestran actividad de ATPasa de Na^+ y K^+. Las paredes laterales están separadas de la superficie que tiene microvellosidades por desmosomas y uniones estrechas (v. fig. 3.6).

Las características ultraestructurales del enterocito se relacionan con su función absortiva. Por tanto, muchos de sus rasgos y mecanismos son comunes a otras células absortivas, como las del túbulo contorneado proximal renal. Estos mecanismos absortivos se exponen e ilustran en el capítulo 15.

Las células mucosas (caliciformes) abundan sobre todo en los dos tercios superiores de las criptas

Diseminadas entre los enterocitos de las vellosidades se observan algunas células mucosas aisladas (v. figs. 11.39a y b).

Las células mucosas contienen en su citoplasma luminal glóbulos de mucina que son expulsados a la superficie cuando el citoplasma se encuentra completamente repleto de gránulos de mucina. El escaso citoplasma basal es rico en retículo endoplasmático rugoso.

Las células mucosas son menos abundantes en el duodeno, y van aumentando en yeyuno e íleon, siendo más numerosas en el íleon terminal cercano al ciego.

Las células de Paneth se localizan en el tercio más profundo de las criptas

Las células de Paneth presentan núcleos basales y abundantes gránulos eosinófilos grandes en su citoplasma luminal (fig. 11.40). Ultraestructuralmente, estos gránulos son esféricos y electrodensos, y el resto del citoplasma es rico en retículo endoplasmático rugoso; estos rasgos son típicos de células secretoras de proteínas (v. fig. 3.2014).

Las células de Paneth contienen sustancias denominadas «defensinas» que se segregan y protegen frente a una posible infección. Los factores secretados también modulan la actividad de las células troncales en el crecimiento epitelial.

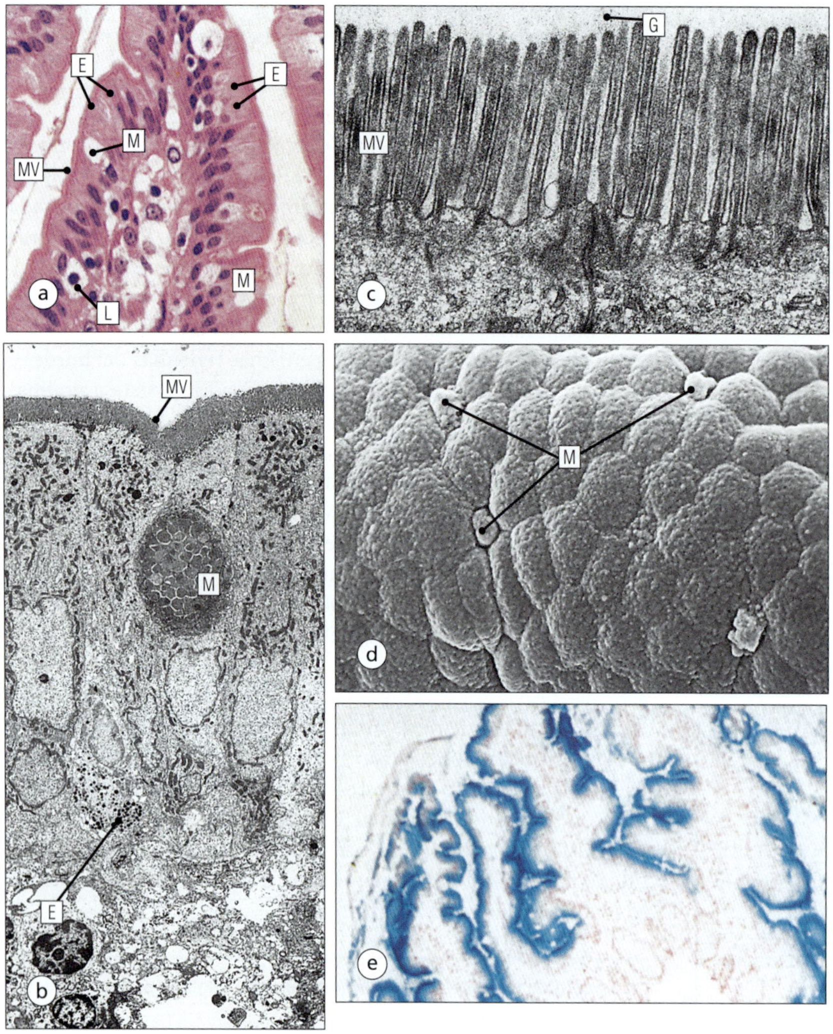

Fig. 11.39 Vellosidades del intestino delgado. **(a)** Corte fino de resina acrílica teñido con H-E mostrando una vellosidad aislada cubierta por enterocitos altos (E) con un borde en cepillo de microvellosidades muy desarrollado (MV). Entre los enterocitos hay ocasionales células mucosas (M) y linfocitos intraepiteliales (L). El núcleo estromal contiene pequeños capilares y linfáticos (no visibles en la figura) y cierto número de linfocitos, células plasmáticas y macrófagos. **(b)** Fotomicrografía electrónica de una fila de enterocitos. Obsérvese el borde de microvellosidades (MV), parte de una célula mucosa (M) y la célula endocrina con gránulos basales (E). **(c)** Fotomicrografía electrónica del borde en cepillo de las microvellosidades (MV) a gran aumento. Puede observarse el glucocáliz (G) como una tenue sombra grisácea sobre la superficie de las microvellosidades. **(d)** Fotomicrografía electrónica de barrido de parte de la superficie de la vellosidad. Obsérvense los enterocitos densamente ordenados, cuyas microvellosidades están parcialmente borradas por la capa de glucocáliz. Se observan claramente células mucosas descargando su moco (M). **(e)** Preparación histoquímica de intestino delgado mostrando la distribución de la enzima lactasa (teñida de *azul*), localizada en la superficie luminal de los enterocitos. Como muchas otras enzimas ligadas a células y responsables de la degradación de los alimentos en el intestino delgado, las moléculas de la enzima se sitúan en el glucocáliz.

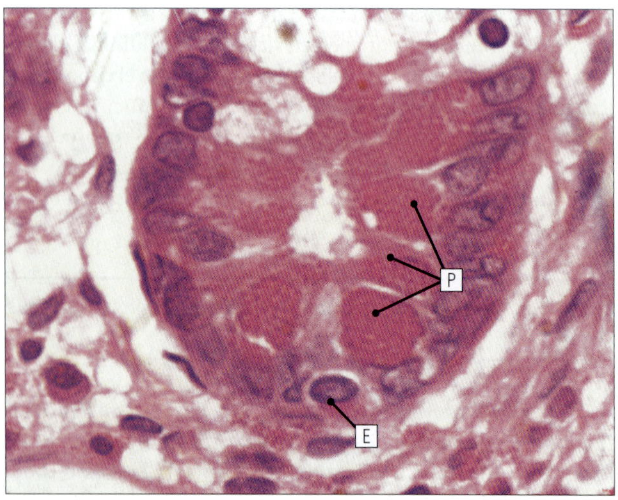

Fig. 11.40 Células de Paneth. Fotomicrografía de la base de una pequeña cripta intestinal en un corte de parafina, mostrando numerosas células de Paneth (P) con gran cantidad de gránulos rojos brillantes. Se observa también una pequeña célula endocrina (E) con gránulos eosinófilos finos basales mal definidos.

Las células endocrinas se localizan principalmente en el tercio inferior de las criptas, aunque también pueden observarse más arriba en las vellosidades

Las células endocrinas del intestino delgado son similares a las del estómago (v. fig. 11.32), de forma aproximadamente triangular, con la base ancha en contacto con la membrana basal y el vértice estrecho prolongado hasta la luz. Sus núcleos son esféricos y su citoplasma es claro (fig. 11.41).

Ultraestructuralmente, el citoplasma contiene gránulos neuroendocrinos y la superficie luminal presenta microvellosidades.

Las células endocrinas del intestino delgado segregan diversas hormonas y péptidos, entre ellos serotonina (5HT), colecistocinina, neurotensina, secretina, y péptido intestinal vasoactivo.

Las células troncales se sitúan en el tercio inferior de las criptas

La replicación de las células troncales repone las poblaciones de otras células, incluidas las células de Paneth y las endocrinas. La mayor parte de la replicación sirve para reponer las células mucosas y los enterocitos de las vellosidades, células que presentan una vida corta, al desprenderse de los vértices de las vellosidades unos 5 días después de su producción.

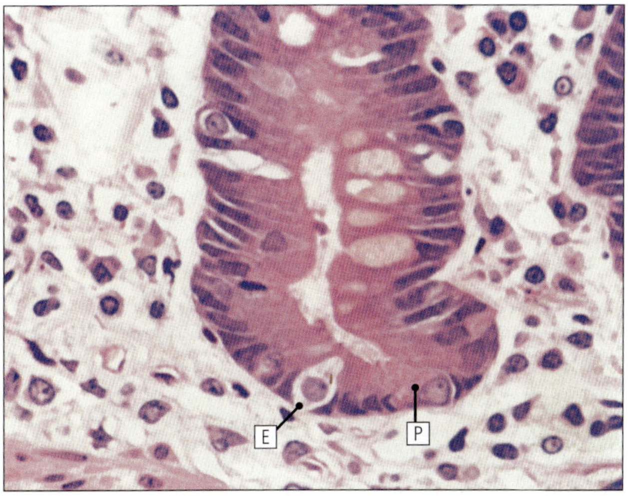

Fig. 11.41 Célula endocrina. Fotomicrografía de la base de una pequeña cripta intestinal mostrando una célula enteroendocrina (E) clara típica. En este corte fino de resina acrílica los gránulos de las células de Paneth (P) son difíciles de observar.

Antes de desarrollarse la forma madura de estos dos tipos celulares, las células troncales se diferencian en células intermedias, que poseen características de células mucosas y enterocitos. En este proceso participa la vía de señalización de Wnt. Estas células ocupan gran parte de los dos tercios superiores de las criptas.

Las células troncales y las células intermedias son especialmente numerosas cuando aumenta la pérdida de células en las vellosidades, rasgo común a muchas enfermedades del intestino delgado; la longitud de las criptas aumenta y se observa un mayor número de células en mitosis (hiperplasia de las criptas o glandular).

La lámina propia del intestino delgado se observa mejor en el centro de las vellosidades, pero también rodea y sirve de soporte para las criptas glandulares

La lámina propia del intestino delgado está formada por colágeno, fibras de reticulina, fibroblastos y una matriz de glucosaminoglucanos, por la cual discurren capilares sanguíneos, linfáticos y nervios. Contiene también algunas fibras musculares lisas.

Los vasos sanguíneos y los linfáticos son especialmente abundantes en las vellosidades, con un linfático central (quilífero) que discurre verticalmente por el centro de cada vellosidad.

La lámina propia contiene también linfocitos, células plasmáticas, eosinófilos, macrófagos y mastocitos.

Los linfocitos son en su mayoría linfocitos T con un porcentaje de células $\gamma\delta$ (v. cap. 8); la mayoría de las células plasmáticas producen IgA. Existen también linfocitos en el epitelio de la vellosidad, generalmente en posición basal entre los espacios intercelulares laterales y, al igual que los de la lámina propia, también son linfocitos T.

Los eosinófilos son frecuentes en la lámina propia a todo lo largo del tracto digestivo.

Los macrófagos se observan sobre todo por debajo de la membrana basal en la zona más alta de las vellosidades. Además de participar en la inmunidad innata, se cree que fagocitan partículas antigénicas e ingieren antígenos solubles antes de presentarlos a los linfocitos T.

Los mastocitos se observan sobre todo en las criptas.

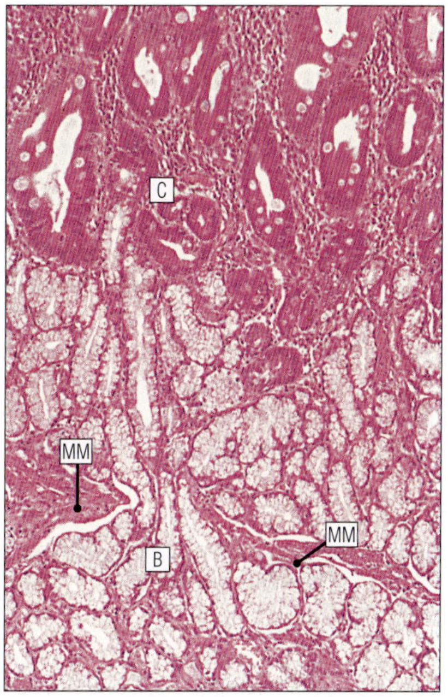

Fig. 11.42 Glándulas de Brunner. La primera porción del duodeno se caracteriza por la presencia de grandes glándulas mucosas secretoras de líquido, llamadas «glándulas de Brunner» (B), que se vacían en el cuello de las criptas (C). Las glándulas de Brunner se localizan parcialmente en la mucosa inferior, pero atraviesan la muscular de la mucosa (MM) penetrando en la submucosa.

La submucosa del intestino delgado contiene vasos, tejido linfoide y nervios

La submucosa del intestino delgado contiene linfáticos, vasos sanguíneos y el plexo submucoso de nervios y células ganglionares. Además, contiene parte de los cúmulos de agregados linfoides del GALT de mayor tamaño, que atraviesan la muscular de la mucosa.

En la primera mitad del duodeno la submucosa contiene glándulas de Brunner secretoras de moco.

El intestino delgado posee especializaciones regionales en duodeno, yeyuno e íleon

El duodeno se diferencia del resto del intestino delgado por lo siguiente:

- Es totalmente retroperitoneal.
- Entre sus vellosidades hay una elevada proporción de formas foliáceas y en cresta (v. fig. 11.37).
- Contiene abundantes glándulas submucosas secretoras de moco (glándulas de Brunner, fig. 11.42), que atraviesan e interrumpen la muscular de la mucosa de modo que algunos ácinos se localizan en la lámina propia de la mucosa.
- Recibe secreciones de glándulas localizadas fuera del tracto digestivo a través de largos conductos; estas glándulas son el hígado (v. cap. 12) y el componente exocrino del páncreas.

Las glándulas de Brunner son similares a las glándulas submucosas de la región pilórica del estómago, y están formadas por células mucosas que tapizan unos conductos cortos abiertos hacia las bases o lados de las criptas de la mucosa. Las glándulas de Brunner segregan un material mucoide alcalino (pH 8-9,5) que protegería a la mucosa duodenal del quimo ácido, acercando su pH al nivel en el cual las enzimas pancreáticas son más eficaces.

Se considera que las glándulas de Brunner segregan urogastrona, péptido que inhibe la secreción ácida gástrica. Se puede demostrar inmunocitoquímicamente la presencia de células endocrinas en estas glándulas.

El **yeyuno** es el principal lugar de absorción del tracto digestivo y no sólo presenta el máximo desarrollo de pliegues (v. fig. 11.36a), sino también el sistema de vellosidades más complejo, con predominio de las digitiformes.

El **íleon** se caracteriza por el máximo desarrollo de GALT. Las células linfoides se agrupan en grandes nódulos (placas de Peyer), que ensanchan la lámina propia de la mucosa, interrumpen la muscular de la mucosa y se extienden hacia la submucosa.

ASPECTOS CLAVE
Intestino delgado

- Se caracteriza por una mucosa elevada en vellosidades digitiformes que contienen abundantes vasos sanguíneos y linfáticos.
- Está revestido por epitelio cilíndrico con células caliciformes.
- El glucocáliz del epitelio superficial posee enzimas, por ejemplo, lactasa y fosfatasa alcalina.
- En el duodeno existen glándulas mucosas submucosas (glándulas de Brunner).
- Contiene células endocrinas mucosas que segregan hormonas intestinales.
- Posee dos capas de muscular propia, separadas por un plexo nervioso mientérico.

PÁNCREAS EXOCRINO

El páncreas exocrino es un órgano glandular que vierte su secreción al intestino a través de un sistema ductal

El páncreas es una estructura alargada, delgada y afilada, que se extiende desde su cabeza, que ocupa el espacio formado por la concavidad del duodeno, y va adelgazándose hasta su cola, situada en el hipocondrio izquierdo, cerca del hilio esplénico.

El conducto pancreático principal se une al extremo distal del conducto biliar, y juntos se abren a la luz duodenal en una pequeña elevación, la **ampolla de Vater.**

El páncreas posee una cápsula fibrocolágena fina y mal definida a partir de la cual penetran en él estrechos septos irregulares, que lo dividen en lobulillos. Cada lobulillo está formado por agrupaciones aproximadamente esféricas (ácinos) de células exocrinas secretoras (fig. 11.43). Cada ácino posee su propio conducto intraacinar, que desemboca en conductos progresivamente mayores.

Las células exocrinas pancreáticas son células secretoras de proteínas

Los ácinos están formados por células secretoras de proteínas (células acinares pancreáticas) con base ancha y superficie apical estrecha y cubierta por algunas microvellosidades cortas.

Estas células son ricas en retículo endoplasmático rugoso, que se concentra principalmente en la mitad inferior de la célula y es la responsable de su basofilia citoplasmática. La mitad superior de

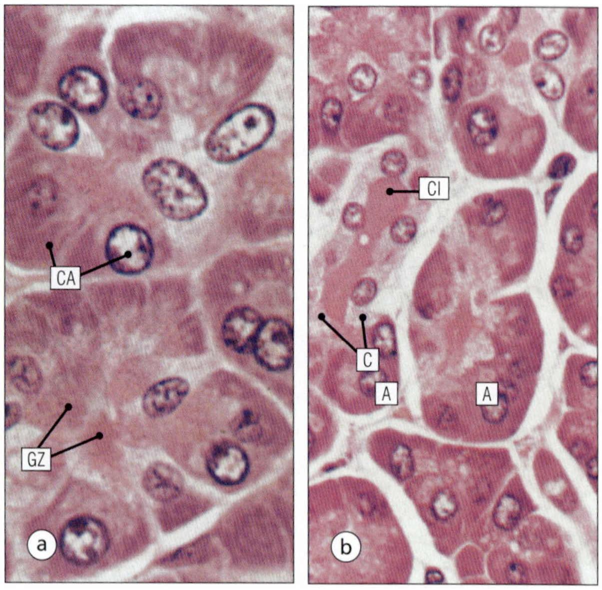

Fig. 11.43 Páncreas exocrino. **(a)** Acinos con células acinares (CA) y gránulos de zimógeno eosinófilos (GZ) junto a la luz. **(b)** Porción del sistema de conductillos con células centroacinares (C) originándose a partir del ácino (A) como componente intraacinar del conducto intercalado (CI).

la célula, la más cercana a la luz, contiene una cantidad variable de gránulos de zimógeno eosinófilos, en donde se encuentran las proenzimas sintetizadas por la célula (v. fig. 11.43a). Algunas células contienen gran número de estos gránulos, mientras que otras, que contienen pocos o ninguno, se considera que han vaciado recientemente sus gránulos por exocitosis hacia la luz acinar. Se considera que las preenzimas son sintetizadas por el retículo endoplasmático rugoso y luego transportadas al Golgi, que las almacena en gránulos.

Las células acinares pancreáticas producen y segregan los precursores de una amplia variedad de enzimas

Las secreciones de las células exocrinas pancreáticas están involucradas en la degradación de los alimentos en la luz duodenal e incluyen enzimas proteolíticas (especialmente tripsinógeno, quiotripsinógeno, procarboxipeptidasas A y B y proelastasa) y enzimas lipolíticas (profosfolipasa y prolipasa). El páncreas segrega también amilasa, colesterol esterasa y ribonucleasas.

La activación de las proenzimas se produce ya en la cavidad duodenal, con la conversión del tripsinógeno en tripsina activa por una enterocinasa localizada en el borde en cepillo duodenal, que pone en marcha una cascada de reacciones en la cual los precursores inactivos son convertidos en enzimas activas.

La secreción pancreática es alcalina debido a la secreción selectiva de iones bicarbonato, atribuida al sistema ductal más que a las células acinares.

El control de las secreciones exocrinas pancreáticas es realizado por mecanismos, hormonales y neurales. La interacción de los receptores de las células acinares con las hormonas (llamadas secretagogos) activa sistemas de segundo mensajero y estimula la secreción. Los secretagogos son, entre otros, secretina y VIP. La serotonina y la colecistocinina (CCK) estimulan las vías colinérgicas vagales y la secreción pancreática.

Las secreciones pancreáticas circulan por un sistema ductal ramificado que confluye en un conducto pancreático principal

El sistema ductal pancreático comienza en el ácino. Las células pálidas centroacinares representan el componente intraacinar del conducto intercalado, están recubiertas por un epitelio cúbico de una sola capa, y forman una compleja red (v. fig. 11.43b).

Los conductos intercalados de distintos ácinos se fusionan formando conductos interlobulillares de mayor tamaño, que discurren por los septos fibrocolágenos situados entre los lobulillos pancreáticos mal definidos, y están revestidos por epitelio cilíndrico.

Los conductos interlobulillares se unen a los conductos pancreáticos principales, que se extienden longitudinalmente desde la cola del páncreas hasta su cabeza y desembocan en la luz duodenal a través de la ampolla de Vater. Los conductos pancreáticos principales están tapizados por un epitelio cilíndrico alto que contiene algunas células caliciformes secretoras de mucina.

INTESTINO GRUESO

El intestino grueso modifica el contenido líquido de las heces mientras lo recorren para ser eliminadas

El intestino grueso comprende:

- Ciego.
- Colon ascendente, transverso y descendente.
- Colon sigmoide.
- Recto.

La estructura del intestino grueso es bastante constante en toda su longitud, aunque existen variaciones regionales, especialmente entre el ciego y el recto.

La función principal del intestino grueso es convertir el contenido líquido del intestino delgado en un material de desecho indigerible sólido, las heces. Esto se logra mediante la intensa reabsorción de agua y sales solubles del contenido intestinal, hasta que este sea semisólido. Al aumentar su consistencia, se necesita moco para lubricar su paso. El **apéndice** es una pequeña prolongación que surge del ciego.

El epitelio del intestino grueso está especializado en la secreción de moco y en la absorción de sales y agua

El componente epitelial de la mucosa del intestino grueso es una mezcla de células absortivas y células mucosas. Estas se disponen en invaginaciones tubulares no ramificadas simples, que se extienden desde la superficie hasta la muscular de la mucosa. Los tipos celulares presentes son células cilíndricas, células mucosas, células troncales y células endocrinas (v. fig. 11.44).

Otras células epiteliales, localizadas junto a los cúmulos linfoides de la lámina propia, son células epiteliales cúbicas o cilíndricas densamente agrupadas con una proporción núcleo-citoplasma relativamente elevada y que no contienen mucina. Estas células son similares a las células M asociadas con el tejido linfoide del intestino delgado.

Las células epiteliales más numerosas en el intestino grueso son las cilíndricas. Se trata de células estrechas y delgadas que parecen hallarse en minoría por estar comprimidas entre células mucosas (caliciformes), de tamaño mucho mayor. Sus superficies luminales poseen un borde en cepillo con microvellosidades y se ha observado que pueden producir y segregar un polisacárido neutro, probablemente material del glucocáliz.

Las células cilíndricas parecen desarrollar la función absortiva de agua y sales del colon. Carecen de enzimas en el borde en cepillo, por lo que no intervienen en la digestión, aunque presentan grandes espacios intercelulares laterales, lo que sugiere un transporte activo de líquidos. Además, están bien dotadas de ATPasas de Na^+ y K^+ en sus membranas celulares laterales.

Las células mucosas poseen gran cantidad de gránulos de mucina, que dan lugar al voluminoso citoplasma redondeado que les da el nombre de **células caliciformes.** Las vacuolas de mucina son mayores en el colon sigmoide y el recto que en el colon ascendente y el ciego, y parece haber diferencias en el tipo de mucina segregada. La mucina de colon y recto está muy sulfatada; la de ciego y colon ascendente está menos sulfatada y contiene radicales de ácido siálico.

Cuando las células caliciformes se acercan a la superficie del intestino grueso, comienzan a descargar su moco y siguen emigrando hacia arriba hasta formar parte del epitelio de superficie, que está formado principalmente por células cilíndricas.

Las células troncales son las precursoras de los otros tipos de células

Las células troncales dan origen a todas las células especializadas de la mucosa del intestino grueso. Se sitúan en las bases de las glándulas tubulares y pueden transformarse en células mucosas, cilíndricas o células endocrinas del intestino grueso.

Aunque la función principal de las células troncales es mantener las poblaciones celulares de las glándulas tubulares colónicas durante el recambio celular normal por desgaste, también son esenciales en el recambio rápido de las células lesionadas por una enfermedad.

Las células endocrinas son relativamente escasas en el intestino grueso y se hallan dispersas entre las otras células

En el intestino grueso las células endocrinas se localizan principalmente en la mitad inferior de cada invaginación tubular y poseen una base ancha, que se estrecha hacia la pequeña superficie luminal, recubierta de microvellosidades. Sus gránulos neuroendocrinos se sitúan basalmente respecto al núcleo y en ocasiones pueden observarse como un punteado eosinófilo en cortes de parafina con H-E.

Los métodos inmunocitoquímicos han demostrado que estas células contienen algunas sustancias relacionadas con su función endocrina, entre ellas cromogranina, sustancia P, somatostatina y glucagón.

La lámina propia del intestino grueso está formada por colágeno, fibras reticulares y fibroblastos incluidos en una matriz de glucosaminoglucanos

Inmediatamente por debajo de la membrana basal del epitelio superficial existe una capa de colágeno compacto muy delgada.

Entre las células de la lámina propia destacan linfocitos, principalmente células T, y eosinófilos diseminados. También existen pequeños folículos linfoides (parte del GALT, v. pág. 194), de los cuales algunos de los de mayor tamaño atraviesan la muscular de la mucosa, extendiéndose a la submucosa. Abundan células con gránulos PAS-positivos, conocidos como mucífagos, especialmente en el recto.

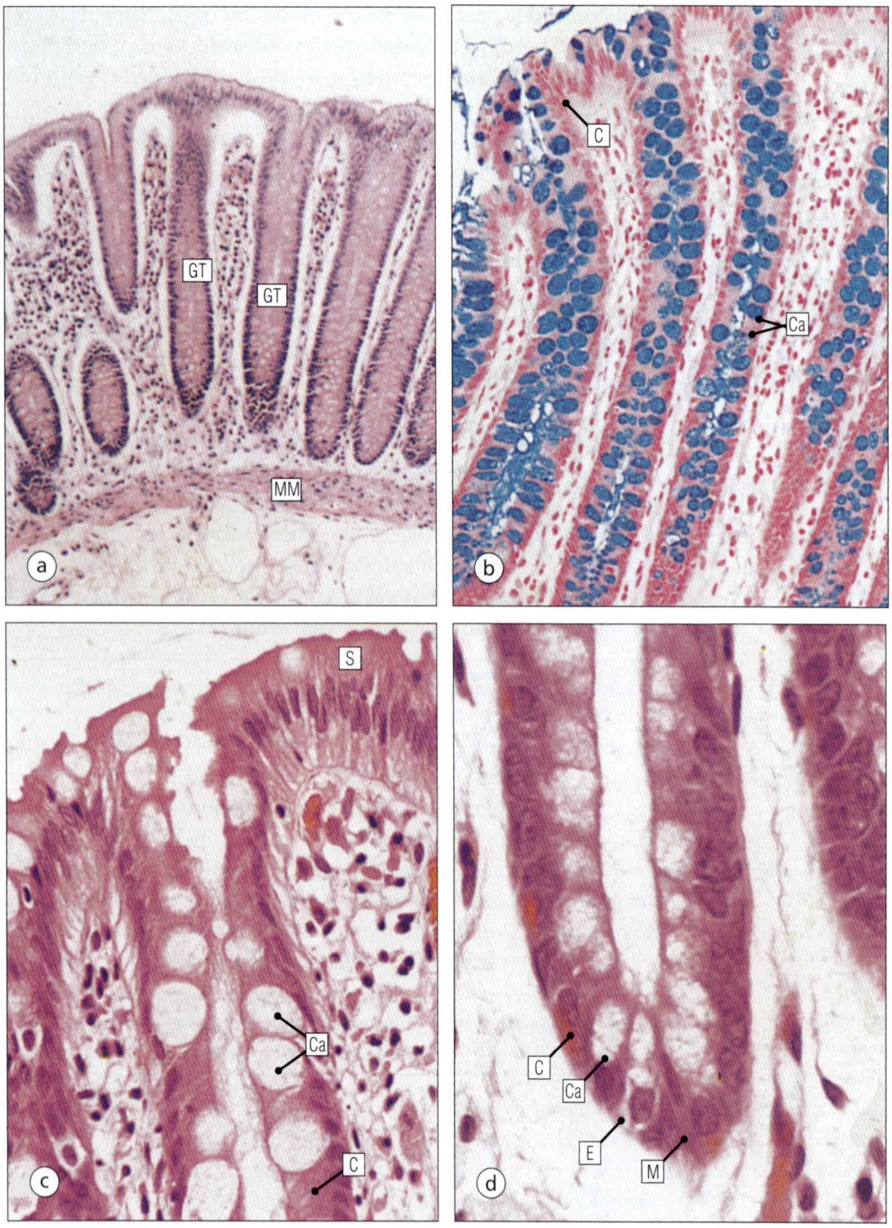

Fig. 11.44 Intestino grueso. **(a)** Fotomicrografía de la mucosa del intestino grueso. La superficie es plana y con glándulas tubulares (GT) rectas sencillas que llegan hasta la muscular de la mucosa (MM). **(b)** Las glándulas están recubiertas por dos poblaciones celulares; la más numerosa pero menos evidente de ellas son las células cilíndricas altas comprimidas (C). Las células más fáciles de ver son las células mucosas (células caliciformes secretoras de moco, Ca), teñidas aquí por el *azul* alcián. **(c)** Fotomicrografía a gran aumento de células cilíndricas (C) y células caliciformes (Ca) en la porción superior de la glándula tubular, mientras que las células superficiales (S) son principalmente cilíndricas y con poca mucina. **(d)** En las bases de las glándulas la población celular es una combinación de células troncales no comprometidas (M), células caliciformes (Ca), células cilíndricas (C) y algunas células endocrinas pequeñas débilmente teñidas (E).

EJEMPLO CLÍNICO

Cuando sólo se destruyen las células epiteliales de las glándulas tubulares del colon, las células troncales las reponen y el aspecto vuelve a ser el de una glándula tubular recta. Cuando la lesión es más grave y persistente, también se destruyen las células de sostén y la arquitectura del estroma que da soporte a las glándulas; en este caso las células troncales producen nuevas células epiteliales, pero las glándulas se forman mal desde un punto de vista arquitectural y con frecuencia son cortas y ramificadas, en lugar de rectas, largas y tubulares. Además, la proporción de células en las glándulas regeneradas también puede ser patológica, con reducción de las células caliciformes secretoras de mucina, sobre todo. La identificación histológica de estos cambios en una biopsia de colon indica una lesión grave de la mucosa previa, como por ejemplo sucede en la colitis ulcerosa (v. pág. 208).

La muscular de la mucosa está formada por dos capas de músculo liso

La muscular de la mucosa del intestino grueso presenta una capa circular interna y una capa longitudinal externa, pero esta distinción habitualmente sólo es nítida cuando las capas musculares están anormalmente engrosadas. Existen también fibras elásticas.

En la muscular de la mucosa penetran finas ramas nerviosas del plexo submucoso, que luego se prolongan verticalmente por la lámina propia. La inervación del colon es especialmente importante en el diagnóstico de la enfermedad de Hirschsprung (v. fig. 11.47).

La muscular propia es la responsable de las principales fuerzas propulsivas de la pared intestinal

La muscular propia del intestino grueso está compuesta por una capa muscular circular interna y una capa longitudinal externa discontinua, concentrada en tres bandas, las **tenias del colon.** Estas capas musculares son las responsables de la propulsión del contenido intestinal mediante el peristaltismo.

ASPECTOS CLAVE

Intestino grueso

- Mucosa especializada en la absorción de agua y sales y en la secreción de moco.
- Mucosa caracterizada por glándulas tubulares rectas y largas de epitelio cilíndrico que contiene células caliciformes y células absortivas.
- Dos capas de muscular propia con el plexo nervioso mientérico entre ambas; músculo longitudinal externo dispuesto en bandas estrechas (tenias del colon).

APÉNDICE

El apéndice posee la misma estructura básica que el intestino grueso

El apéndice es un pequeño divertículo tubular del ciego con fondo de saco ciego. Su longitud normal es de 5-10 cm y su diámetro de 0,8 cm. Ambas medidas varían de una persona a otra y además el diámetro disminuye con la edad, siendo máximo entre los 7 y 20 años.

La pared del apéndice está formada por una muscular propia, con un componente longitudinal externo y otro circular interno, al igual que el resto del tracto digestivo. La submucosa contiene vasos sanguíneos, nervios y una cantidad variable de tejido linfoide.

EJEMPLO CLÍNICO

En los niños el abundante tejido linfoide puede aumentar de tamaño en respuesta a una infección viral generalizada transitoria o una infección localizada en el intestino, que puede obstruir el apéndice. La luz puede quedar bloqueada por material fecal denso, que se puede solidificar en exceso (fecalito). La obstrucción del drenaje de la parte distal del apéndice provoca la estasis de las secreciones en este extremo distal bloqueado y predispone a la infección bacteriana. Esta es la base de la urgencia quirúrgica frecuente en niños denominada apendicitis aguda.

En niños, la lámina propia y la submucosa contienen abundante tejido linfoide con marcada formación de folículos (fig. 11.45a). Este tejido no se halla presente al nacer, pero coloniza progresivamente el apéndice en los primeros 10 años de vida, desapareciendo progresivamente después, de modo que el apéndice adulto normal sólo muestra restos de este tejido (fig. 11.45b).

Al atrofiarse el tejido linfoide en el adulto, la submucosa se colageniza progresivamente y en ancianos la mucosa se hace más fibrótica, especialmente cerca de la punta.

El epitelio de la mucosa del apéndice es de naturaleza colónica

La mucosa del apéndice está formada por glándulas tubulares rectas que contienen células absortivas cilíndricas, células caliciformes secretoras de mucina y algunas células enteroendocrinas, localizadas sobre todo en las bases de las glándulas. Existen también células enteroendocrinas en la submucosa, estrechamente relacionadas con los nervios y las células ganglionares, sobre todo cerca del extremo cerrado del apéndice.

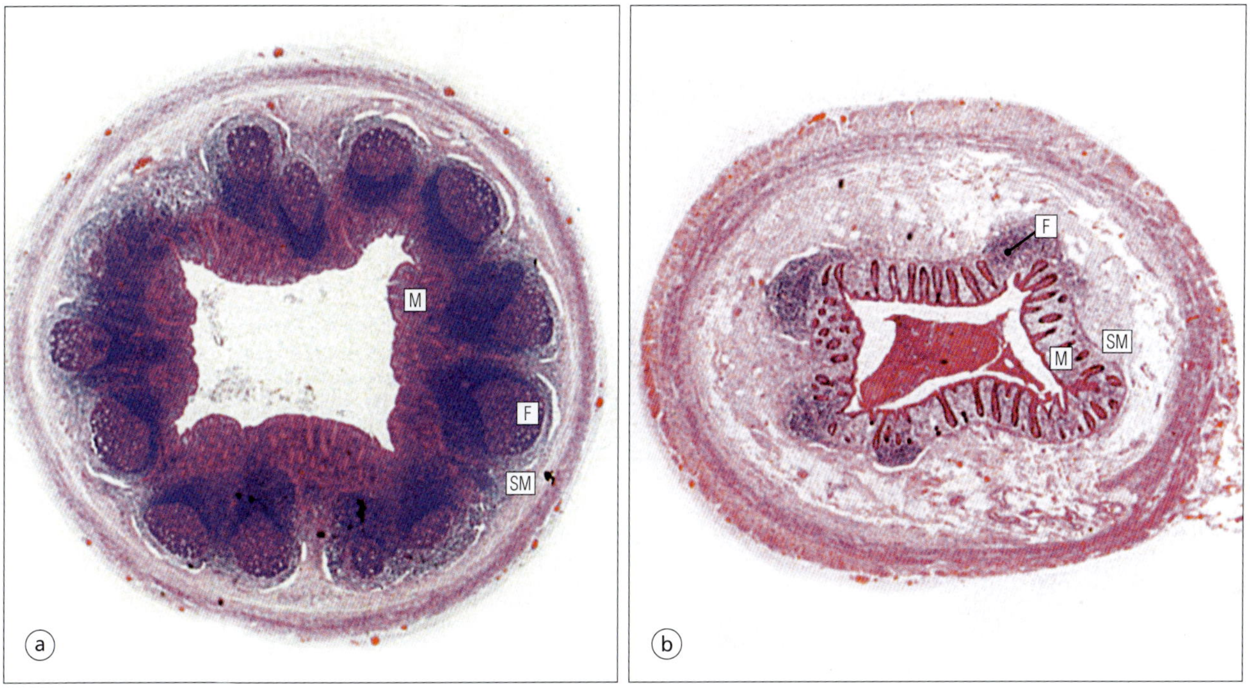

Fig. 11.45 Apéndice. **(a)** Corte transversal del apéndice de un niño de 10 años. Está recubierto por mucosa de tipo intestino grueso (M) en la que se observan folículos linfoides (F) que se extienden a la submucosa (SM). **(b)** Corte transversal del apéndice de un varón de 36 años con el mismo aumento que (a). Obsérvese la disminución relativa de tamaño y la práctica desaparición de los folículos linfoides (F). Mucosa (M); submucosa (SM).

EJEMPLO CLÍNICO

Enfermedades del intestino grueso

El colon y el recto pueden sufrir diversas patologías, muchas de ellas transitorias y causadas por excesos alimentarios, por ejemplo, tras la ingesta de cantidades elevadas de cerveza. Las tres enfermedades de larga duración más importantes en adultos son:

- **Cáncer** del epitelio del intestino grueso.
- **Enfermedad diverticular,** en la cual el aumento de presión en la luz intestinal empuja a la mucosa a través de las capas musculares.
- **Colitis ulcerosa,** una grave enfermedad ulcerativa de la mucosa colónica.

Colitis ulcerosa

En la colitis ulcerosa, cuya causa es desconocida, se produce la pérdida de la mucosa de una zona extensa del intestino grueso, con ulceración y destrucción del epitelio absortivo (fig. 11.46).

Esta lesión mucosa altera la reabsorción de agua del contenido colónico y, por tanto, las heces sólidas normales son sustituidas por una abundante diarrea acuosa, de composición y textura similares a las del contenido del íleon. La destrucción de la mucosa también provoca hemorragia, por lo que la diarrea acuosa suele estar mezclada con sangre.

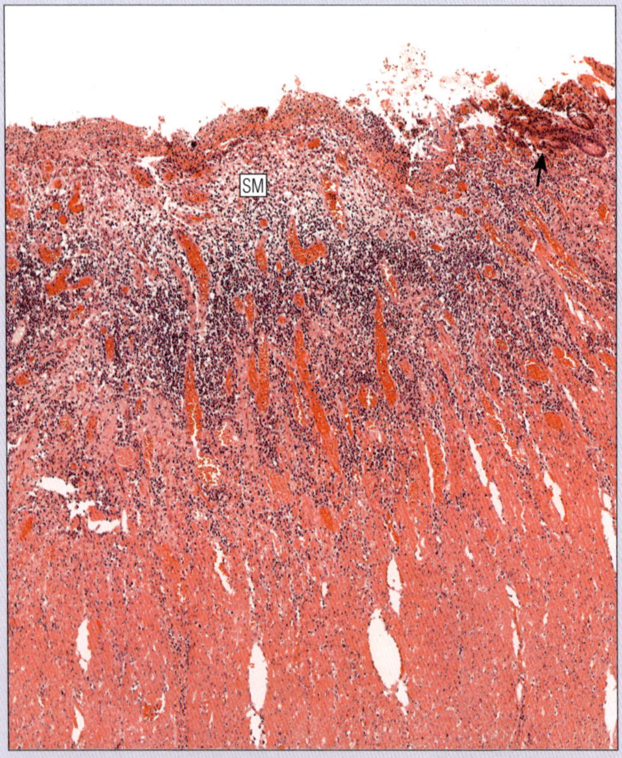

Fig. 11.46 Colitis ulcerosa. Fotomicrografía de la pared del colon sigmoide de un paciente con colitis ulcerosa. Obsérvese la destrucción completa de la mucosa y parte de la submucosa (SM) con infiltración por células inflamatorias (células pequeñas azules). Solo quedan unos restos aislados de epitelio absortivo y secretor de moco *(flecha)*.

Enfermedad de Hirschsprung

En niños y lactantes la enfermedad más importante del intestino grueso es la **enfermedad de Hirschsprung,** en la cual la defecación es imposible debido a que un segmento del recto inferior carece totalmente de células ganglionares en sus capas submucosa y muscular. La inervación normal se describe en la página 194 y se ilustra en la figura 11.27.

El segmento intestinal afectado está estenosado y el abdomen del niño está distendido por heces retenidas, produciéndose una perforación fatal en ausencia de tratamiento.

Aunque la anomalía afecta primordialmente al recto inferior, el segmento aganglionar puede ser extenso y afectar a gran parte del colon distal.

El diagnóstico se confirma mediante biopsia rectal que establece la ausencia de células ganglionares en la submucosa. Un signo típico es la hipertrofia de las ramas nerviosas preganglionares en la muscular de la mucosa, submucosa y lámina propia (fig. 11.47).

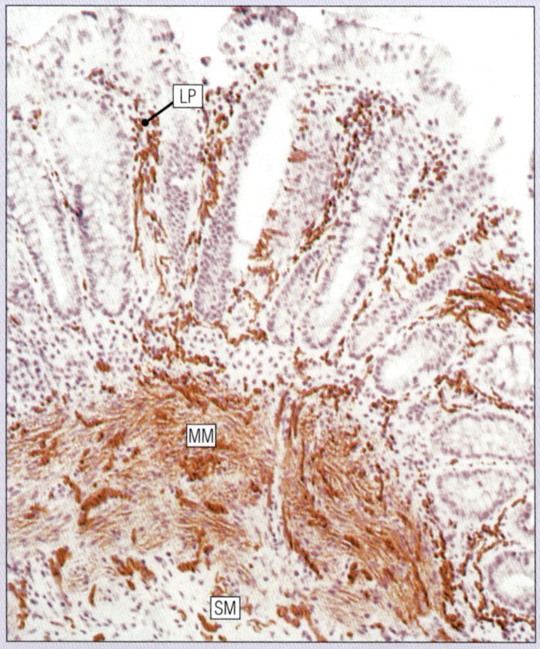

Fig. 11.47 Enfermedad de Hirschsprung. Fotomicrografía que muestra ramas nerviosas prominentes en la lámina propia (LP), muscular de la mucosa (MM) y submucosa (SM). Esta biopsia rectal de un niño con enfermedad de Hirschsprung ha sido teñida con técnica histoquímica para la enzima colinesterasa.

Para acceder a las preguntas de revisión en línea, visita, por favor, https://studentconsult.inkling.com.

12

Hígado

INTRODUCCIÓN

El hígado actúa como una gran fábrica química, sintetizando moléculas complejas y grandes a partir de sustancias de bajo peso molecular que le llegan por la sangre, especialmente sustancias recién absorbidas por el intestino y transportadas por la sangre del sistema porta.

El hígado realiza muchas funciones, lo que explica su compleja estructura

Todas las funciones bioquímicas del hígado se llevan a cabo por la célula parenquimatosa epitelial hepática, el hepatocito, y dependen de complejas interrelaciones entre:

- La vascularización (ramas de la arteria hepática y la vena porta, sinusoides y venas centrales).
- Los hepatocitos.
- Los sistemas de drenaje biliar (canalículos y conductos biliares intrahepáticos, fig. 12.1).

Síntesis y secreción de bilis. El hígado produce la bilis, una secreción alcalina que contiene agua, iones, fosfolípidos, pigmentos biliares (sobre todo glucurónido de bilirrubina) y ácidos biliares (glicocólico y taurocólico).

Excreción de bilirrubina. La bilirrubina se produce en el bazo mediante la degradación del componente hemo de la hemoglobina. En el hígado la bilirrubina se conjuga con ácido glucurónico y el conjugado (glucurónido de bilirrubina) se excreta en la bilis y posteriormente en las heces.

Metabolismo de las proteínas. El hígado tiene un papel central en el metabolismo de las proteínas. Realiza la desaminación de los aminoácidos, produce urea a partir del amoniaco circulante, interconvierte aminoácidos y produce los denominados aminoácidos no esenciales. El hígado sintetiza muchas proteínas, incluidas la mayor parte de las plasmáticas como albúmina y factores de la coagulación de la sangre, como el fibrinógeno y la protrombina.

El perfil de las proteínas secretadas por el hígado depende de las citocinas circulantes en la sangre. En los pacientes con trastornos inflamatorios, las citocinas circulantes pueden incrementar la concentración en la sangre de varias proteínas producidas por el hígado, como fibrinógeno, transferrina y proteína A del amiloide sérico. La producción de otras proteínas se regula a la baja, como por ejemplo la albúmina. Este proceso se denomina «respuesta de fase aguda».

Metabolismo de los hidratos de carbono. Los lípidos y aminoácidos se convierten en glucosa en el hígado mediante gluconeogénesis. El hígado sintetiza y almacena glucógeno, así como forma compuestos intermedios del metabolismo de los hidratos de carbono.

Metabolismo de los lípidos. El hígado participa en la síntesis de colesterol, lipoproteínas y fosfolípidos. Sintetiza grasa a partir de otros precursores y también oxida los ácidos grasos para aportar energía.

Almacenamiento. El hígado es un depósito de las vitaminas A, D y B_{12}, almacenando hierro en forma de ferritina.

Conjugación y eliminación de metabolitos y toxinas. El retículo endoplasmático liso del hígado está dotado de numerosas enzimas que rompen o conjugan metabolitos o sustancias tóxicas (alcohol, barbitúricos, etc.). Algunas hormonas se eliminan por el hígado.

VASCULARIZACIÓN HEPÁTICA

El hígado recibe sangre de dos vasos, la arteria hepática y la vena porta

El hígado recibe sangre de dos fuentes:

- La arteria hepática irriga el hígado con sangre oxigenada de ramas del eje celíaco de la aorta.
- La vena porta transporta sangre del tracto digestivo y el bazo hacia el hígado. La sangre del tracto digestivo es rica en aminoácidos, lípidos y carbohidratos absorbidos por el intestino, y la del bazo es rica en productos de degradación de la hemoglobina.

En el hígado, las dos circulaciones aferentes (arteria hepática y vena porta) vierten su sangre a un sistema común de pequeños canales vasculares, los sinusoides (fig. 12.2), que se hallan en íntimo contacto con los hepatocitos. Las porciones terminales de los sistemas porta y de la arteria hepática van juntas en una trama de tejido conjuntivo, que se denomina **espacio porta** y que también contiene los conductillos biliares.

Después de entrar en el hígado a nivel del hilio hepático, la vena porta se divide en venas de distribución más pequeñas, que después se siguen ramificando para formar finalmente las vénulas portales de menor calibre (ramas interlobulares, segmentarias e interlobulillares), que posteriormente se ramifican todavía más para dar origen a una amplia red anastomosada de vénulas porta terminales. Las ramas laterales (vénulas penetrantes) de las vénulas porta terminales vacían la sangre en los sinusoides, donde se mezcla con la sangre de las ramas de la arteria hepática terminal.

La arteria hepática se divide de forma sucesiva en ramas de menor calibre, cuyos elementos terminales van paralelos a las ramas terminales de la vena porta hepática antes de vaciarse en los sinusoides hepáticos a través de pequeñas ramas laterales (las ramas arteriosinusoidales). Un plexo peribiliar de pequeñas ramas arteriales aporta

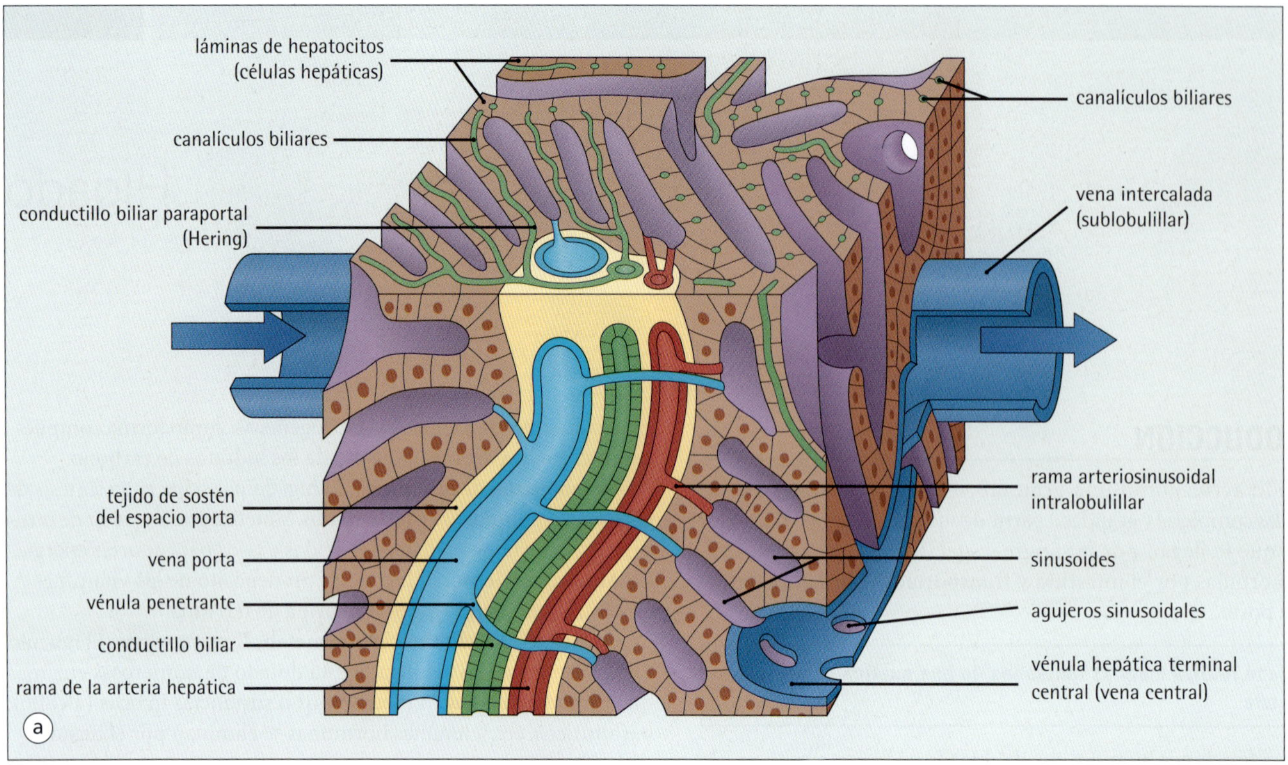

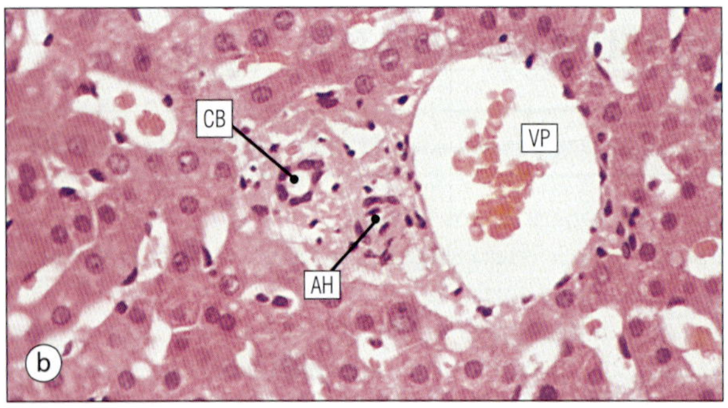

Fig. 12.1 Arquitectura hepática. **(a)** Los hepatocitos (células hepáticas) están organizados en láminas planas interconectadas, entre las cuales se encuentran los sinusoides que contienen sangre procedente de pequeñas ramas laterales de la arteria hepática y la vena porta. La sangre de los sinusoides drena en una vénula hepática terminal, que drena a su vez en una vena intercalada (sublobulillar). La bilis producida por los hepatocitos pasa a canalículos estrechos que drenan en pequeños conductos biliares que discurren junto a las ramas de la arteria hepática y de la vena porta. Los conductos biliares de mayor calibre y las ramas de la arteria hepática y la vena porta están rodeados de tejido colágeno en los espacios porta. **(b)** Los tractos portales contiene un pequeño conductillo biliar (CB), una rama terminal de la arteria hepática (AH) y un componente de la parte distal del sistema venoso portal hepático (VP). Todos están rodeados por un estroma fibrocolágeno de soporte. Alrededor del espacio porta se encuentran hepatocitos dispuestos en láminas.

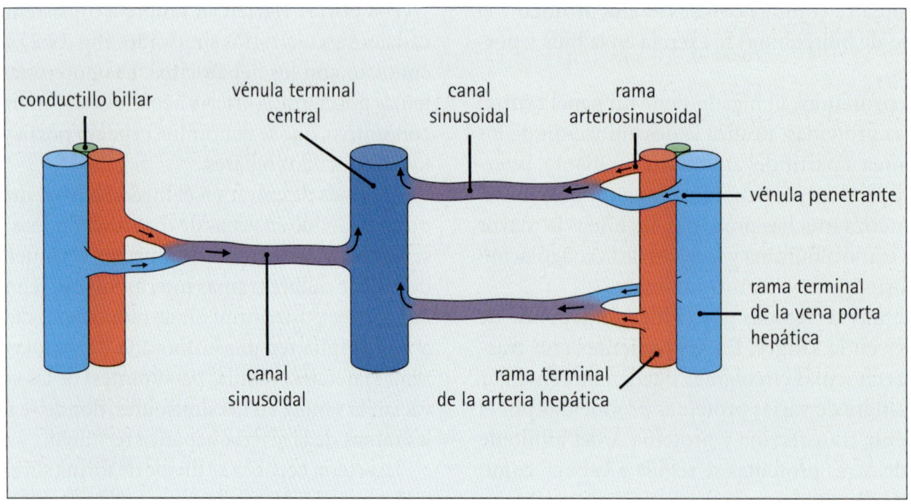

Fig. 12.2 Microcirculación hepática. Microcirculación hepática. La sangre de las ramas terminales de la arteria hepática y de la vena porta pasa al sistema sinusoidal a través de pequeñas ramas laterales, las ramas arteriosinusoidales y las vénulas penetrantes, respectivamente. Luego continúa por la luz del sinusoide hacia la vénula hepática terminal (vena central). Aunque en la imagen está muy simplificado, en realidad el sistema sinusoidal es un sistema interconectado de canales parecidos a capilares en estrecho contacto con los hepatocitos funcionales (células hepáticas).

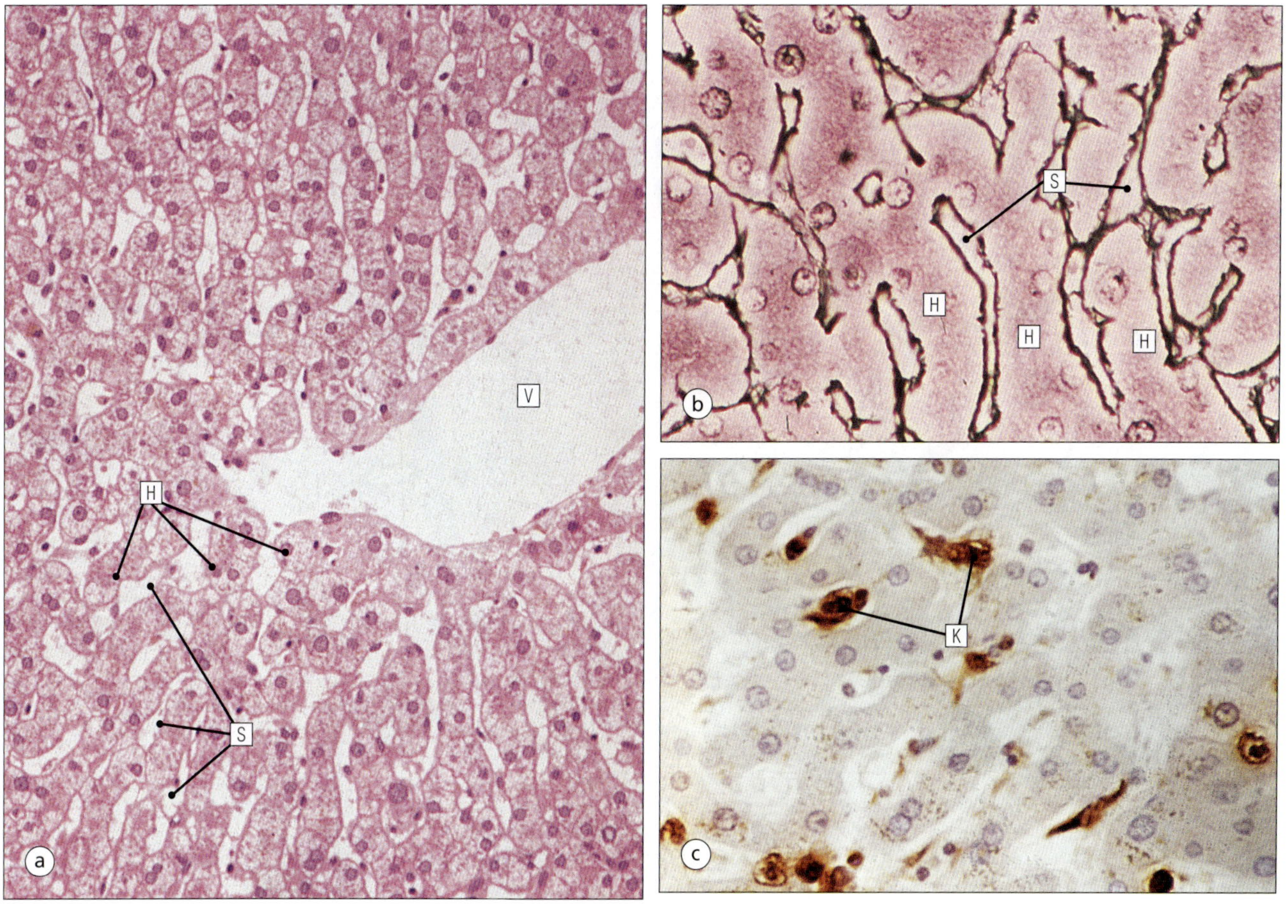

Fig. 12.3 Sinusoides hepáticos. **(a)** Fotomicrografía a gran aumento mostrando las relaciones entre los canales sinusoidales (S) y los hepatocitos (H) cúbicos. Obsérvese la vénula hepática terminal (V). **(b)** Fotomicrografía de hígado teñido para visualizar las fibras reticulares *(negro),* que se sitúan en el espacio de Disse entre la superficie del hepatocito y las células endoteliales que recubren el sinusoide (v. también fig.12.6c,d) Este método delinea la silueta del sinusoide (S) y las columnas de hepatocitos (H), y se emplea en el diagnóstico histológico de hepatopatías sobre pequeñas piezas de tejido hepático obtenido mediante biopsia por punción (v. también fig. 1.1). **(c)** Preparación de inmunoperoxidasa (contra lisozima) para identificar las células de Kupffer (K) fagocíticas dispersas por el revestimiento del sinusoide.

sangre oxigenada a los grandes conductos biliares intrahepáticos antes de drenar en los sinusoides, donde se mezcla con la sangre procedente del sistema porta venoso.

Los sinusoides están rodeados por todas partes de hepatocitos, de forma que la sangre que fluye a través del hígado se expone a una superficie masiva de hepatocitos.

Los sinusoides son capilares altamente especializados del hígado

Los sinusoides hepáticos atraviesan todo el hígado. Están revestidos por un endotelio fino muy fenestrado y una membrana basal discontinua y que por su cara externa se relaciona estrechamente con láminas y cordones de hepatocitos (fig. 12.3), aunque se halla separado de ellos por un espacio. En este espacio perisinusoidal de Disse tiene lugar en su mayor parte la transferencia de sustancias entre los sinusoides llenos de sangre y los hepatocitos, en ambas direcciones de forma que los hepatocitos captan material, pero también lo secretan.

Los sinusoides hepáticos están parcialmente tapizados por células fagocíticas **(células de Kupffer),** que son una forma de macrófago y derivan de los monocitos de la sangre circulante.

Las células estelares son células mesenquimales implicadas en el almacenamiento de vitamina A, la regeneración de las células hepáticas y la producción de colágeno en situaciones patológicas

Dentro del espacio perisinusoidal se encuentra una población de células pequeñas con escaso citoplasma, llamadas células estelares hepáticas (conocidas antes como células perisinusoidales o células de Ito). Representan aproximadamente un 5% de toda la población de células hepáticas. Resulta difícil identificarlas en los cortes histológicos convencionales y se reconocen mejor con métodos de inmunohistoquímica (fig. 12.4).

Las células estelares se localizan entre la superficie lateral de los hepatocitos y las células endoteliales sinusoidales y adoptan una morfología elongada multiramificada. Las prolongaciones celulares contienen protrusiones llamadas espinas, que tienen un papel funcional como estructuras quimiosensibles. Un rasgo característico de las células estelares es la presencia de vacuolas lipídicas citoplasmáticas en el sitio de almacenamiento intracelular de vitamina A.

Las células estelares participan en el hígado en desarrollo como células de soporte para los hepatocitos durante la regeneración celular, como inmunomoduladores que regulan las respuestas

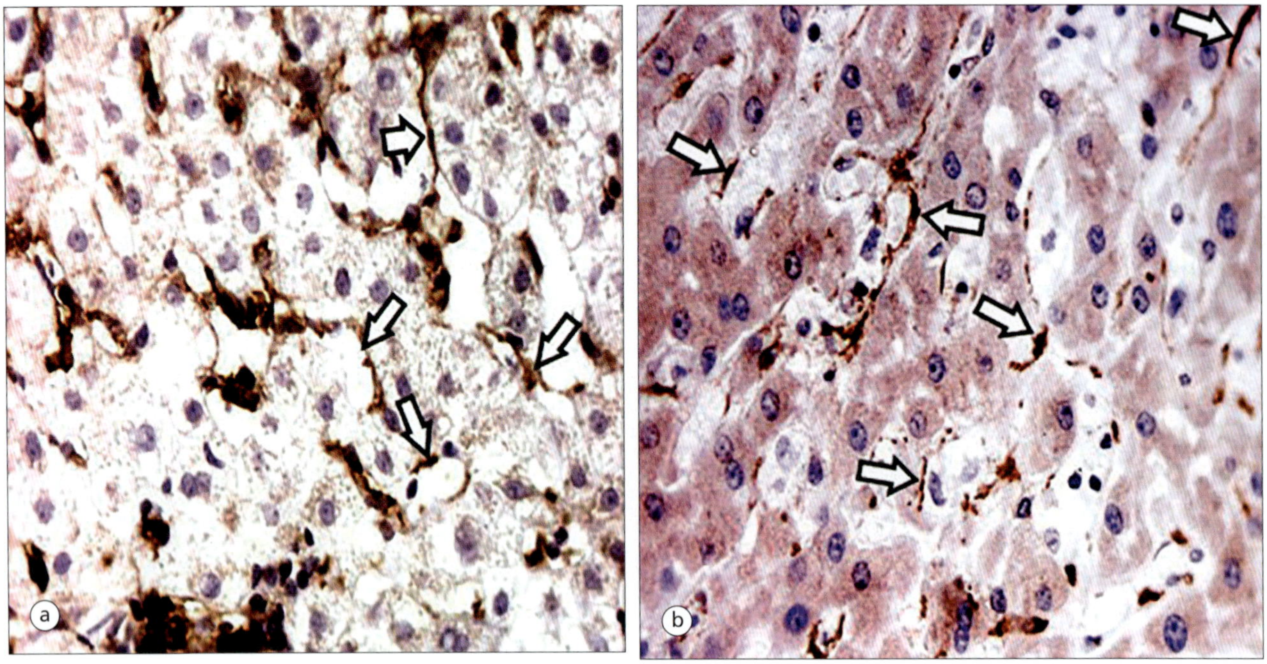

Fig. 12.4 **Células estelares hepáticas.** Las células estelares hepáticas pueden teñirse con técnicas inmunohistoquímicas y no resulta fácil identificarlas con técnicas histológicas convencionales. Las células se observan principalmente como estructuras lineales adyacentes a los sinusoides y los hepatocitos. Inmunotinción para **(a)** CD38 y **(b)** actina alfa de músculo liso (a-SMA) de las células estelares hepáticas. Las células estelares hepáticas son intensamente positivas para a-SMA en **(b)**; las mismas células se marcaron también en cortes seriados con CD38 en **(a)**. (Reproducido de Abdeen SM, Olusoji SO, Askar HA et al. The predictive value of CD38 positive hepatic stellate cell count for assessing disease activity and fibrosis in patients with chronic hepatitis. Acta Histochem. 2009; 111 (6): 520-530. Derecho de reproducción (2009) con permiso de Elsevier).

inflamatorias locales y muestran una gran plasticidad en respuesta a enfermedades, de manera que se transforman en células parecidas a miofibroblastos con capacidad contráctil y de secreción de colágeno.

En cuadros patológicos, por ejemplo, tras una lesión de los hepatocitos, las células estelares se activan por las citocinas y sufren un cambio de morfología de manera que tienen más citoplasma y expresan actina alfa de músculo liso. Se considera que las células estelares son responsables de la producción del colágeno durante la cicatrización fibrosa.

La sangre que sale de los sinusoides pasa a las vénulas centrales de los lobulillos hepáticos

La sangre que ha atravesado el parénquima funcional hepático pasa a las vénulas hepáticas terminales (venas lobulillares centrales, se comentan posteriormente en la pág. 215), que a su vez se unen formando las venas intercalares, que luego se fusionan para generar las ramas mayores de las venas hepáticas. Las venas hepáticas carecen de válvulas y se abren por separado en la vena cava inferior.

La linfa drena desde el hígado hacia el conducto torácico

El hígado produce un gran volumen de linfa. El líquido se drena del espacio de Disse a los espacios porta, dentro de los cuales viaja en canales delgados. El calibre de estos canales linfáticos aumenta conforme las ramas de los espacios porta se fusionan hacia el hilio hepático. Por último, la linfa drena en el conducto torácico. La importancia de la producción hepática de linfa es tal que representa la mitad del flujo total de la misma en condiciones de reposo.

HEPATOCITOS

La principal célula funcional del hígado es el hepatocito

Los hepatocitos (células hepáticas), íntimamente asociados con la red de vasos sanguíneos (sinusoides), son células poliédricas polarizadas con tres tipos de superficie identificables (v. más adelante). Como es de esperar en células tan activas metabólicamente, su citoplasma está lleno de una amplia variedad de organelas.

Los núcleos son grandes, esféricos y centrales, y contienen cúmulos dispersos de cromatina y nucléolos llamativos. Muchas células son binucleadas, y los núcleos son a menudo poliploides; con la edad se desarrollan cada vez más núcleos tetraploides.

El aparato de Golgi es grande y activo, o pequeño y múltiple, y se sitúa habitualmente cerca del núcleo, con una prolongación cercana a la superficie canalicular.

Existen numerosos ribosomas libres en el citosol, así como grandes depósitos de glucógeno y algunas gotitas lipídicas. El glucógeno suele estar en relación con el retículo endoplasmático liso.

Abundan lisosomas (v. pág. 28) de diversos tamaños, algunos con lipofuscina y lipoproteínas en láminas. Son especialmente grandes y numerosos cerca de la superficie canalicular.

Generalmente hay entre 200 y 300 peroxisomas (v. pág. 30) por célula.

También son abundantes las mitocondrias, hasta más de 1.000 por célula y distribuidas al azar. Este vasto componente mitocondrial confiere al hepatocito su aspecto granular eosinófilo en cortes de parafina teñidos con H-E.

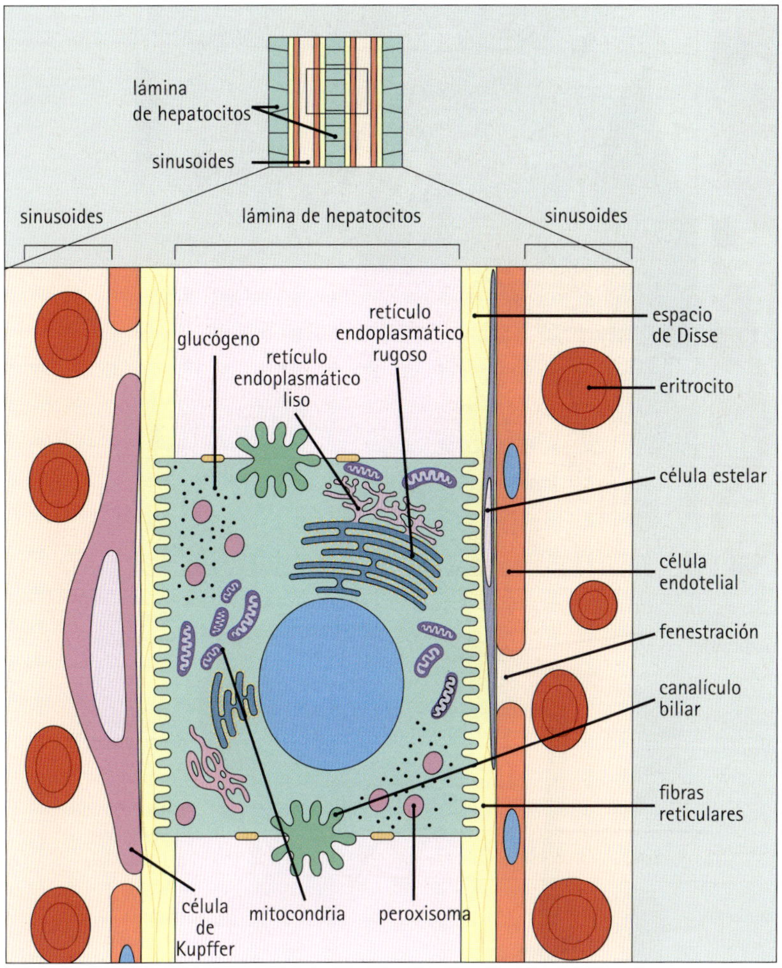

Fig. 12.5 Hepatocito. Los hepatocitos son células epiteliales unidas entre ellas por uniones intercelulares. Existen tres tipos de superficie celular, pero en este diagrama en dos dimensiones sólo se reconocen dos de estas tres superficies de los hepatocitos, una que corresponde a la que afronta al sinusoide con la superficie de microvellosidades y la otra que forma el canalículo biliar. Cada hepatocito contiene abundante retículo endoplasmático rugoso y liso, lo que indica una función sintética. Las mitocondrias y peroxisomas también son abundantes. El glucógeno se almacena en el citosol. El espacio de Disse separa los hepatocitos de una lámina discontinua de células endoteliales que reviste los sinusoides. Las células fagocitarias de Kupffer también revisten los sinusoides. Las células estelares también se localizan adyacentes al espacio de Disse.

Los hepatocitos poseen tres superficies importantes

Las superficies hepatocitarias son importantes porque intervienen en el transporte de sustancias entre el hepatocito, los vasos sanguíneos y los canalículos biliares.

Los tres tipos de superficie son: sinusoidal, canalicular e intercelular (figs. 12.5 y 12.6).

Las superficies sinusoidales están separadas de los vasos sinusoidales por el espacio de Disse

Representan aproximadamente un 70% de la superficie hepatocitaria total. Están recubiertas de microvellosidades cortas que protruyen en el espacio de Disse. Entre las bases de las microvellosidades existen fosas recubiertas (v. fig. 2.5), involucradas en la endocitosis.

La superficie sinusoidal es el lugar de transferencia de sustancias entre los sinusoides y el hepatocito.

Las superficies canaliculares son las superficies a través de las cuales la bilis drena de los hepatocitos a los canalículos

Representan aproximadamente el 15% de la superficie del hepatocito y están firmemente yuxtapuestas excepto en la zona del canalículo, que es un tubo formado por la oposición exacta de dos pequeños surcos en la superficie de hepatocitos adyacentes.

Los canalículos tienen un diámetro de 0,5-2,5 μm, que disminuye al acercarse a la vénula hepática terminal, y están recubiertos de microvellosidades irregulares que nacen de las superficies canaliculares de los hepatocitos.

El citoplasma de los hepatocitos cercano a los canalículos es rico en filamentos de actina, que probablemente son capaces de influir sobre el diámetro del canalículo y, por tanto, sobre su flujo.

La membrana celular que rodea a la luz canalicular es rica en fosfatasa alcalina y adenosina trifosfatasa, y la luz canalicular está aislada del resto de la superficie canalicular por complejos de unión (fig. 12.7b).

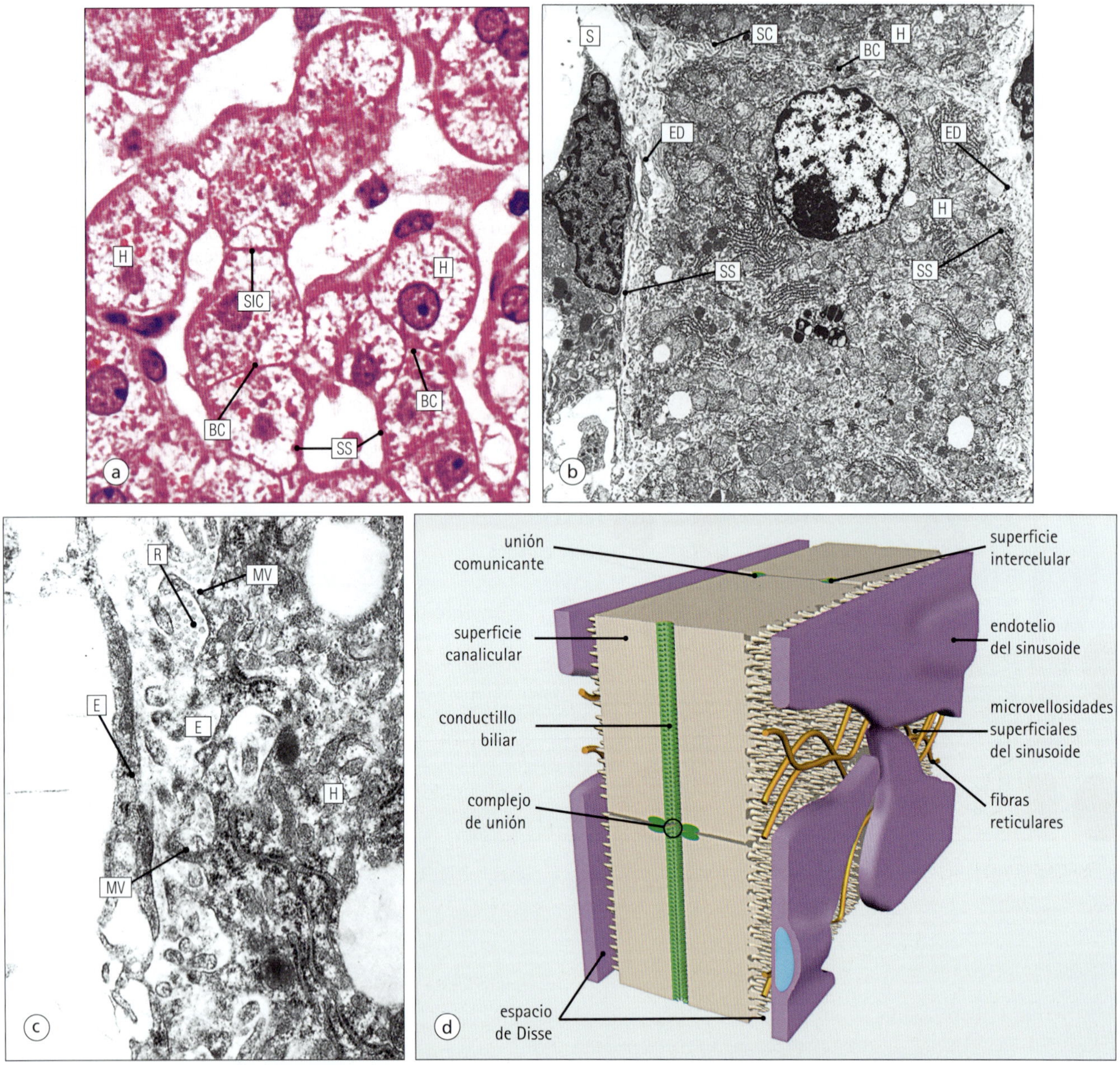

Fig. 12.6 Hepatocito. **(a)** Fotomicrografía de un corte fino en resina acrílica teñido con H-E de hepatocitos (H), de forma cúbica y con citoplasma eosinófilo granuloso y pálido debido a la presencia de glucógeno. Los núcleos son centrales, con una nítida membrana nuclear y nucléolos desarrollados. Parte de la superficie hepatocitaria reviste el canal sinusoidal (superficie sinusoidal, SS), mientras otras superficies se hallan en contacto con los hepatocitos adyacentes (superficies intercelulares, SIC) y algunas de las superficies hepatocitarias adyacentes presentan canalículos biliares (BC) situados entre ellas. Los detalles de los canalículos no se distinguen con el microscopio óptico. **(b)** Fotomicrografía electrónica a bajo aumento que muestra parte del citoplasma de dos hepatocitos (H) adyacentes, unidos por sus superficies canaliculares (SC) en las que puede observarse un canalículo biliar (BC). Las demás superficies del hepatocito son las superficies sinusoidales (SS) que bordean la luz sinusoidal (S). El espacio entre la superficie del hepatocito y el sinusoide es el espacio de Disse (ED). **(c)** Fotomicrografía electrónica a mediano aumento mostrando el espacio de Disse (ED) entre la superficie sinusoidal del hepatocito (H) y la célula endotelial (E) que recubre el sinusoide. Algunas microvellosidades (MV) irregulares protruyen hacia el espacio de Disse a partir de la superficie hepatocitaria. Las microvellosidades son mucho menos regulares en el hombre que en roedores. Pueden observarse algunas de las fibras reticulares de la red de sostén (R). **(d)** Espacio de Disse entre el hepatocito y el endotelio discontinuo que tapiza el sinusoide. El espacio contiene procesos de microvellosidades de la superficie del hepatocito y fibras reticulares colágenas, que forman una estructura de sostén.

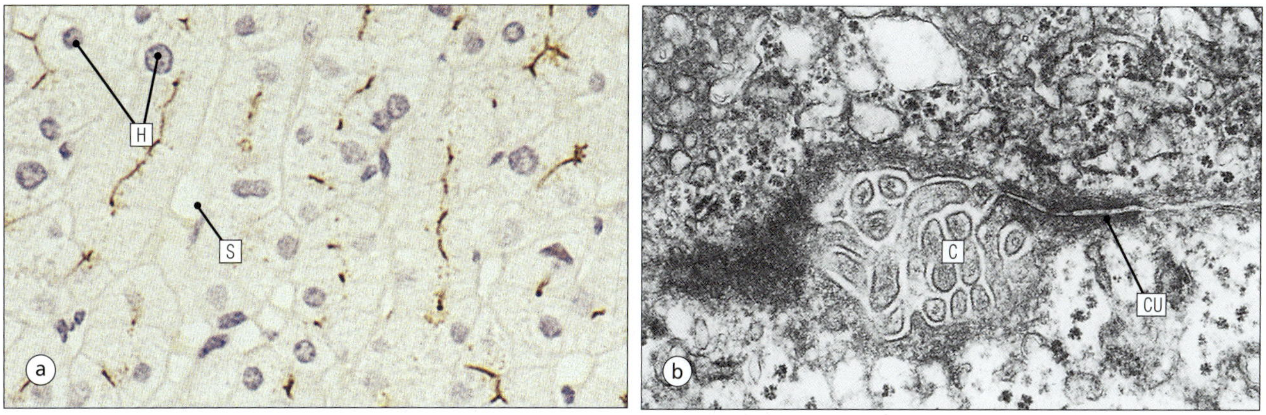

Fig. 12.7 Canalículos biliares. **(a)** Fotomicrografía de canalículos biliares resaltados mediante un método de inmunoperoxidasa para CEA, que muestra los canalículos como líneas o puntos marrones, según hayan sido seccionados longitudinal o transversalmente. Pueden observarse núcleos y siluetas de hepatocitos (H), así como algún sinusoide (S). **(b)** Fotomicrografía electrónica de la superficie canalicular de dos hepatocitos yuxtapuestos. Obsérvese el canalículo (C) lleno de microvellosidades y los complejos de unión (CU) que separan la luz canalicular del resto del hepatocito adyacente.

Las superficies intercelulares son las superficies entre hepatocitos adyacentes que no se hallan en contacto con sinusoides ni canalículos

Las superficies intercelulares representan alrededor del 15% de la superficie de los hepatocitos. Estas superficies intercelulares son relativamente simples, aunque están especializadas en la adherencia celular y en la comunicación de célula a célula a través de uniones comunicantes (v. fig. 3.7).

ASPECTOS CLAVE

Hepatocitos

- Muy activos metabólicamente y ricos en organelas citoplasmáticas.
- Altos requerimientos energéticos con muchas mitocondrias.
- Gran parte de superficie celular relacionada con sinusoides, donde tiene lugar el intercambio de sustancias con la sangre.
- Parte de la superficie se halla en contacto con los canalículos biliares, donde la bilis excretada por los hepatocitos pasa al sistema de drenaje biliar.

Células troncales y regeneración hepática

La capacidad del hígado de regenerarse ha fascinado a los científicos desde hace siglos y se ha convertido en el prototipo de regeneración de órganos de mamíferos. Existen dos formas fundamentales de regeneración en respuesta a los distintos tipos de lesiones hepáticas. En la primera línea de defensa se encuentran los hepatocitos adultos maduros, normalmente quiescentes, que proliferan y regeneran el hígado después de la mayor parte de lesiones hepáticas debidas a fármacos, toxinas, resección o enfermedades virales agudas. La segunda línea de defensa se corresponde con la población de células progenitoras de reserva, que se activan cuando la lesión es grave o cuando los hepatocitos maduros no consiguen ya regenerar el hígado por envejecimiento o detención del crecimiento. Los estudios de resecciones hepáticas en las personas han demostrado que se recupera el tamaño del hígado residual en 3-6 meses.

ORGANIZACIÓN FUNCIONAL DE LOS HEPATOCITOS

Los hepatocitos muestran distintos perfiles metabólicos en función de su proximidad a los espacios porta

No todos los hepatocitos son iguales y muestran distintos perfiles metabólicos según su distancia al espacio porta.

Los hepatocitos próximos al espacio porta están expuestos a sangre rica en oxígeno y contienen enzimas implicadas en las reacciones oxidativas. Estas células producen y almacenan glucógeno y producen y secretan proteínas.

Los hepatocitos más alejados de los espacios porta, es decir los adyacentes a las venas centrales, son los más lejanos del flujo arterial oxigenado. Estos hepatocitos tienen escasa capacidad oxidativa y contienen muchas esterasas, de forma que participan en las reacciones de conjugación y detoxificación.

Los hepatocitos localizados entre estos dos extremos muestran propiedades metabólicas intermedias.

Estos diferentes perfiles metabólicos explican en parte porque distintos grupos de hepatocitos son susceptibles a distintos procesos patológicos, sobre todo en respuesta a determinadas toxinas.

La anatomía microscópica del hígado se ha descrito de dos formas, según los conceptos denominados acinar y lobulillar, respectivamente.

El hígado se puede dividir desde el punto de vista funcional en estructuras llamadas lobulillos

Los componentes del hígado (hepatocitos, vénulas hepáticas terminales, tríadas portales y sinusoides) están organizados según un patrón bastante constante, que ha sido descrito como lobulillar (fig. 12.8). El lobulillo clásico es una estructura aproximadamente hexagonal en un corte transversal constituida por:

- Una vénula hepática central terminal, en la cual drena una serie convergente de canales sinusoidales, como los radios de una rueda de bicicleta.

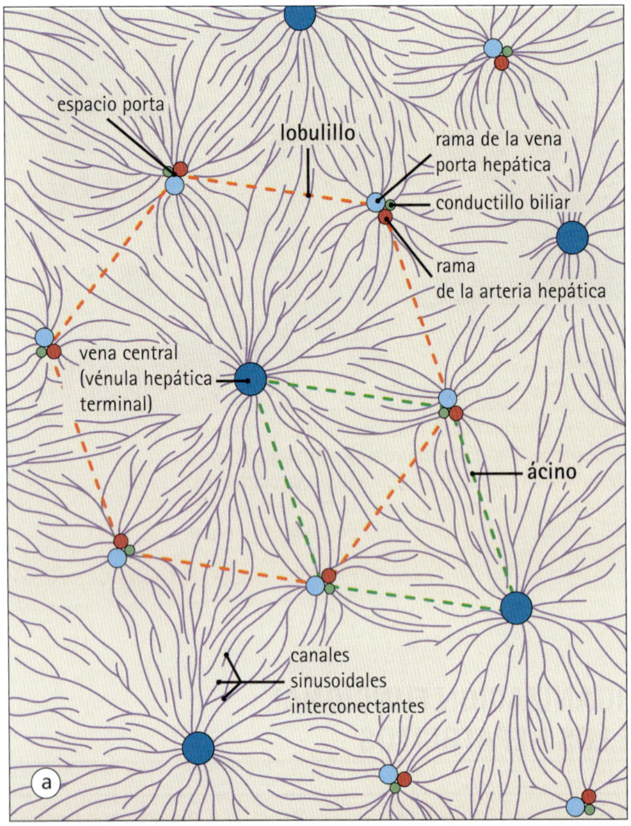

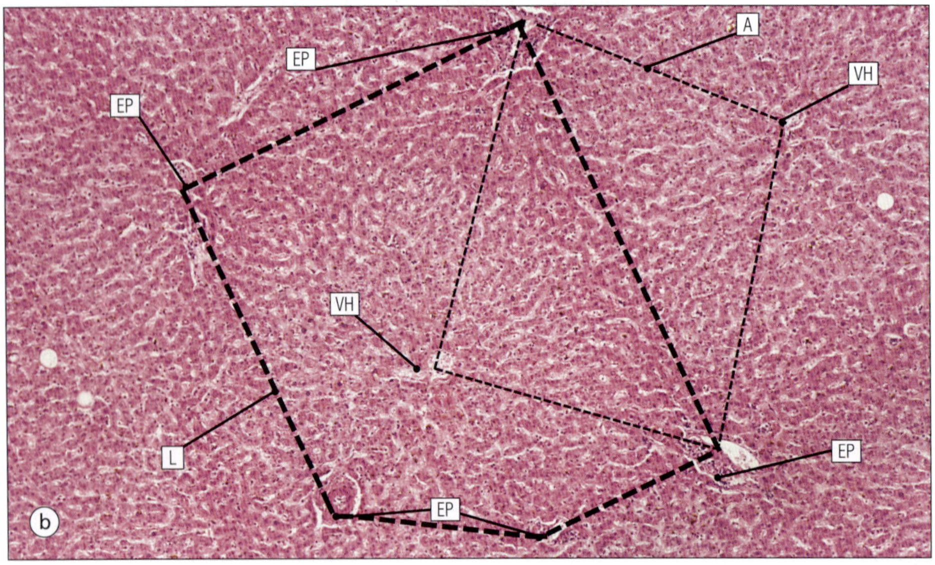

Fig. 12.8 Arquitectura hepática: lobulillo y acino. **(a)** Arquitectura hepática y relaciones entre vasos y conductos en los espacios porta, el sistema de sinusoides y las venas centrales. Se han representado superpuestos los conceptos lobulillar *(naranja)* y acinar *(verde)* (v. también fig. 12.13b). **(b)** Fotomicrografía a bajo aumento que muestra la arquitectura general hepática. Obsérvense las vénulas hepáticas (VH) terminales, los espacios porta (EP) y los cordones interconectados de hepatocitos. Los conceptos de lobulillo (L) y acino (A) hepático se comentan en la página 217 y se superponen en un dibujo.

- Láminas interconectadas de hepatocitos, que rodean a cada canal sinusoidal y se extienden desde la vénula hepática terminal central hasta la periferia del lobulillo.
- Espacios porta periféricos, cada uno de los cuales contiene ramas terminales de la arteria hepática y de la vena porta y un pequeño tributario del conducto biliar.

Así pues, un anillo de espacios porta forma el límite externo de cada lobulillo clásico.

Los canales de cada espacio porta están rodeados por una pequeña cantidad de tejido fibrocolágeno y, en algunos animales, sobre todo el cerdo, se extienden tabiques fibrocolágenos entre una tríada portal y otra, delimitando nítidamente los límites de cada lobulillo. En el hombre, sin embargo, no existen estos tabiques fibrosos, por lo que el lobulillo no se observa con tanta claridad.

En el lobulillo pueden identificarse tres zonas hepatocitarias principales. Éstas son las zonas centrolobulillar, periportal y media. La mayor parte de la nomenclatura empleada en las descripciones de los procesos patológicos (p. ej., necrosis centrolobulillar) se basa en el concepto de lobulillo.

La capa más externa de hepatocitos periportales, inmediatamente adyacente al espacio porta, se denomina «lámina limitante»; es el primer grupo de hepatocitos dañado en los trastornos hepáticos que afectan primordialmente a los espacios porta.

El hígado también se puede dividir desde el punto de vista funcional en estructuras denominadas acinos

El concepto de lobulillo ha resistido la prueba del tiempo; sin embargo, también se ha planteado que la estructura hepática se puede analizar mejor con otra unidad estructural, los acinos (v. fig. 12.8). Esta propuesta se basa en las observaciones realizadas mediante estudios de inyección en la microcirculación hepática; el concepto de acino se basa en el volumen de hígado que recibe la irrigación a partir de una rama terminal única de la arteria hepática contenida dentro de un espacio porta. En esta unidad estructural la periferia del acino es la vena central, mientras que el centro es el espacio porta. En este modelo acinar los hepatocitos se dividen en tres zonas:

Zona I: hepatocitos más próximos al espacio porta y que sintetizan glucógeno y proteínas.

Zona II: hepatocitos entre las zonas I y III.

Zona III: hepatocitos adyacentes a la vénula central y que contienen esterasas y enzimas responsables de la conjugación.

La organización arquitectural del hígado sigue inmutable. Los conceptos acinar y lobulillar son sencillamente dos formas distintas de analizar la estructura, ya que en el ser humano no se reconocen ninguna de las dos estructuras en los cortes histológicos.

ÁRBOL BILIAR INTRAHEPÁTICO

La bilis producida por los hepatocitos pasa a los canalículos biliares

Los canalículos biliares transportan la bilis hacia los espacios porta (es decir, en dirección contraria a la sangre).

Al acercarse a los conductillos biliares (fig. 12.10a) de los espacios porta, los canalículos desembocan en unos pasadizos cortos tapizados por células cúbicas (los canales de Hering). Desde ahí, la bilis fluye hacia los conductillos biliares del espacio porta.

Los conductillos biliares se anastomosan libremente, se fusionan y aumentan de tamaño formando conductos mayores, los «conductos trabeculares» (fig. 12.10b).

Muchos de estos conductos se fusionan formando grandes conductos intrahepáticos, que convergen cerca del hilio hepático en los conductos hepáticos principales (v. pág. 218).

EJEMPLO CLÍNICO

Cirrosis

Muchas enfermedades lentamente progresivas destruyen los hepatocitos y provocan una distorsión de la arquitectura hepática, sobre todo de las relaciones entre los sinusoides, el sistema venoso portal y los conductos biliares.

La muerte de los hepatocitos va seguida por la cicatrización y, aunque los hepatocitos pueden regenerarse y producir una nueva población celular, sus conexiones con el sistema portal y el drenaje biliar se destruyen. Este patrón de alteración hepática, conocido como cirrosis (fig. 12.9), es una causa frecuente de insuficiencia hepática crónica.

La cirrosis se caracteriza por:

- Muerte continua de hepatocitos.
- Colapso de la arquitectura normal.
- Aumento de producción de tejido fibrocolágeno, que conduce a cicatrización irregular.

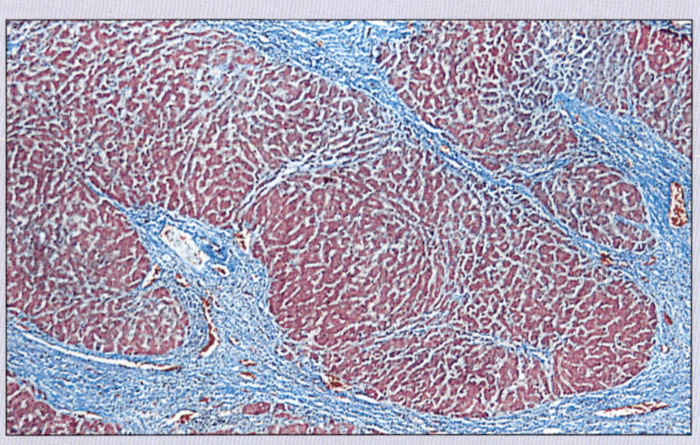

Fig. 12.9 Cirrosis. (Tinción tricrómica de Masson) Fotomicrografía de un hígado cirrótico. Obsérvese la cicatriz fibrosa *(azul)*, que ha distorsionado la arquitectura normal. Se observan nódulos de células hepáticas regenerativas pero sus conexiones con el aporte vascular y el sistema de drenaje biliar están interrumpidas por las gruesas bandas cicatrizales que aparecen teñidas en azul. Aquí se ha empleado la tinción tricrómica de Masson.

- Intentos de regeneración por parte de los hepatocitos supervivientes, que forman nódulos irregulares y presentan relaciones anormales con la microvascularización y el sistema de drenaje biliar. Los hepatocitos regenerativos son capaces de continuar algunas funciones de síntesis, pero, con el tiempo, no logran hacer frente a las demandas normales, y comienzan a manifestarse los síntomas de la insuficiencia hepática.

La cirrosis produce insuficiencia hepática crónica y sus síntomas aparecen progresivamente a lo largo de varios años, culminando con la muerte por coma o a consecuencia de las complicaciones de la hipertensión portal.

Hipertensión portal

En la cirrosis se bloquean o destruyen las conexiones sinusoidales entre el sistema venoso portal y las vénulas hepáticas terminales centrales de drenaje y las venas hepáticas.

La sangre venosa portal no puede, por tanto, fluir a través de sus canales normales (es decir, de los sinusoides a las vénulas hepáticas terminales centrales). Por tanto, la presión sanguínea del sistema venoso portal aumenta considerablemente y provoca hipertensión portal.

Una vía de escape para la sangre venosa portal es a través de anastomosis con el sistema venoso general; éstas se hallan habitualmente cerradas cuando la presión portal es baja, pero se abren cuando ésta se eleva.

Cuando los canales anastomóticos se encuentran distendidos por la sangre se denominan varices.

Uno de los lugares donde existen anastomosis es en el extremo distal del esófago, lo que resulta desafortunado, puesto que los vasos sanguíneos submucosos distendidos (varices esofágicas) protruyen hacia la luz esofágica y son fácilmente erosionados por el ácido gástrico, provocando una hemorragia torrencial.

La hemorragia por varices esofágicas es una complicación grave de la hipertensión portal y de la cirrosis que puede resultar fatal.

La cirrosis y la hipertensión portal se deben generalmente a una destrucción continua de hepatocitos por toxicidad alcohólica, algunas formas de infección vírica y hepatopatías autoinmunitarias.

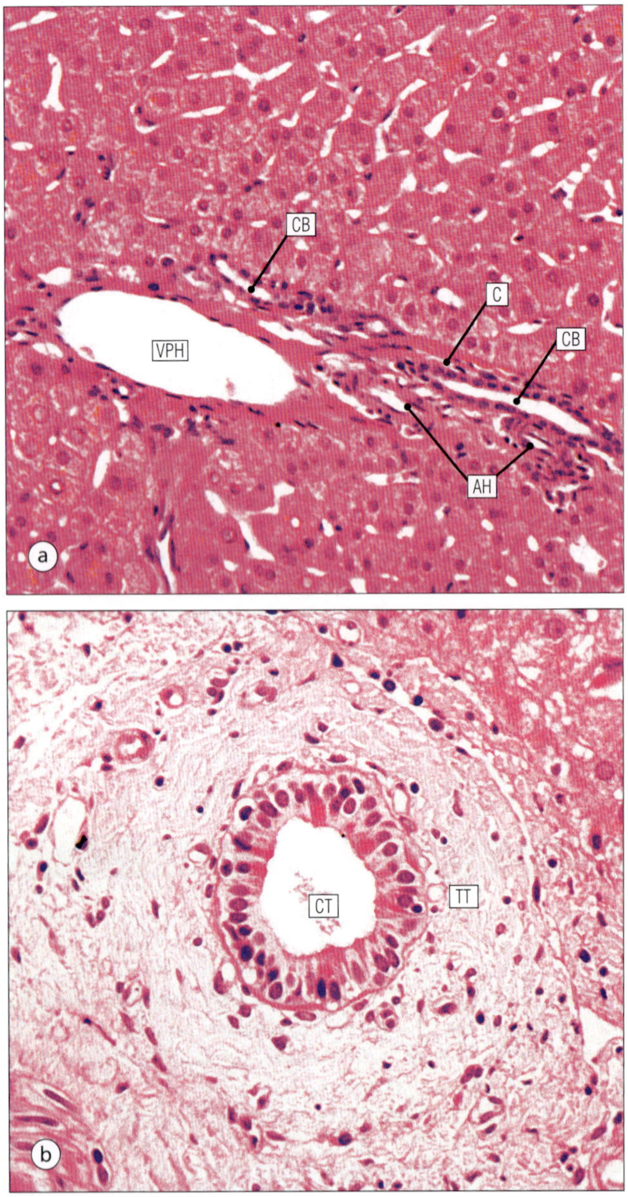

Fig. 12.10 Conductos biliares intrahepáticos. **(a)** Fotomicrografía mostrando un pequeño conductillo biliar (CB) en el espacio porta. Su estructura es sencilla, con un epitelio cúbico bajo y una estrecha zona circundante de colágeno (C), así como algunas fibras musculares lisas. En el espacio porta hay también una rama terminal de la vena porta hepática (VPH) y otra de la arteria hepática (AH). **(b)** Fotomicrografía de un corte transversal de un conducto trabecular (CT), que es mayor que un conductillo biliar, con una luz mayor y una pared bien formada. El conducto está rodeado por tejido fibrocolágeno denso del tabique trabecular (TT) por el que circula.

La bilis formada en el hígado pasa al intestino a través de los conductos biliares extrahepáticos

Los pequeños tributarios del árbol biliar intrahepático se fusionan formando dos grandes conductos, los conductos biliares lobulares derecho e izquierdo. Éstos se unen en el hilio hepático formando el conducto hepático común, que constituye la porción inicial del sistema de conducción biliar extrahepático.

Unos 3-4 cm después de salir del hígado, el conducto hepático común recibe al conducto cístico (un pequeño conducto de la vesícula biliar) y se convierte en el conducto colédoco.

El conducto colédoco tiene una longitud de 6-7 cm y desemboca en el duodeno a nivel de la ampolla de Vater, tras atravesar la cabeza del páncreas y unirse al conducto pancreático.

ASPECTOS CLAVE

Sistema biliar

- La bilis es producida por los hepatocitos a partir de productos de degradación de la hemoglobina.
- La bilis sigue la ruta: superficie canalicular de los hepatocitos → canalículos biliares → conductillos biliares de los espacios porta → conductillos trabeculares → conductos biliares intrahepáticos → conductos lobulares → conducto hepático común.
- La bilis es concentrada en la vesícula biliar mediante la extracción de agua por el epitelio absortivo, y luego es almacenada, posteriormente la bilis es conducida por el conducto colédoco que atraviesa la cabeza del páncreas y se une al conducto pancreático.

VESÍCULA BILIAR

Introducción

La vesícula biliar es un saco ovalado con una pared muscular y capaz de una moderada distensión. Concentra y almacena bilis; recibe una bilis acuosa y diluida del conducto hepático común y la convierte en una bilis densa y concentrada, de mucosidad variable, que envía hacia el conducto colédoco.

La bilis es transportada hacia dentro y fuera de la vesícula biliar por un conducto corto, el conducto cístico. Este conducto contiene una proliferación espiral de la mucosa, que forma la válvula espiral de Heister.

La vesícula biliar tiene una capa muscular

La pared de la vesícula biliar tiene una mucosa, que incluye un epitelio absortivo que reposa en una lámina propia muy vascularizada. No dispone de muscular de la mucosa. La capa muscular suele ser delgada y aparenta disponerse de forma aleatoria, aunque con tendencia a ser circunferencial. Se reconoce una capa externa de tejido fibroso denso revestida en parte por la serosa del peritoneo, pero una parte más laxa une una región de la vesícula biliar a la superficie inferior del hígado (fig. 12.11).

La mucosa de la vesícula biliar está tapizada por células epiteliales cilíndricas altas especializadas en la absorción

Las células de revestimiento poseen numerosas microvellosidades en sus superficies luminales, e interdigitaciones complejas en sus paredes laterales (fig. 12.12). Estas diferentes superficies especializadas están separadas por complejos de unión (v. fig. 3.16).

Las células epiteliales de la vesícula biliar están adaptadas para la absorción de sales y agua, y poseen abundantes mitocondrias basales y apicales, así como ATPasas transportadoras de Na^+ y K^+ en sus paredes laterales.

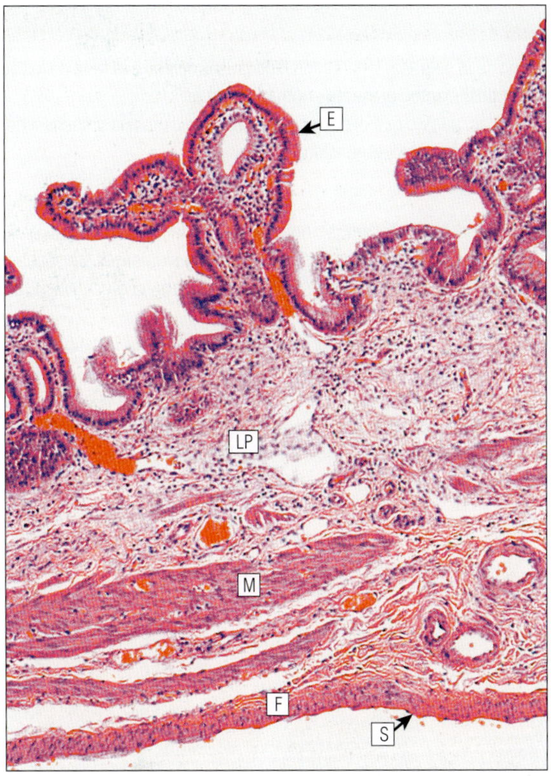

Fig. 12.11 Pared de la vesícula biliar. La vesícula biliar recibe bilis del hígado a través del conducto hepático común desde el conducto cístico. La bilis se concentra (mediante la absorción de agua) y se almacena en la vesícula hasta que se necesita, momento en el cual es extraída hacia el conducto colédoco mediante la contracción de la vesícula para empujarla hasta el duodeno. La vesícula tiene un revestimiento interno de células epiteliales absortivas (E) (v. fig. 12.12), que crean pliegues para aumentar la superficie absortiva. La lámina propia (LP) contiene vasos sanguíneos prominentes y algunos linfocitos y células plasmáticas dispersos. Las capas musculares lisas (M) son delgadas en la vesícula sana, pero sufren un marcado engrosamiento en presencia de obstrucción al flujo biliar (v. fig. 12.12). Se reconoce una capa externa de tejido fibroso compacto (F), que tiene una superficie serosa (S) en parte de la vesícula. En la zona en que la vesícula contacta con la superficie inferior del hígado, la capa fibrosa se fusiona de forma laxa con el tejido fibroso de la cápsula hepática, aunque es posible separarlo con facilidad mediante disección roma cuando se extirpa la vesícula biliar (colecistectomía).

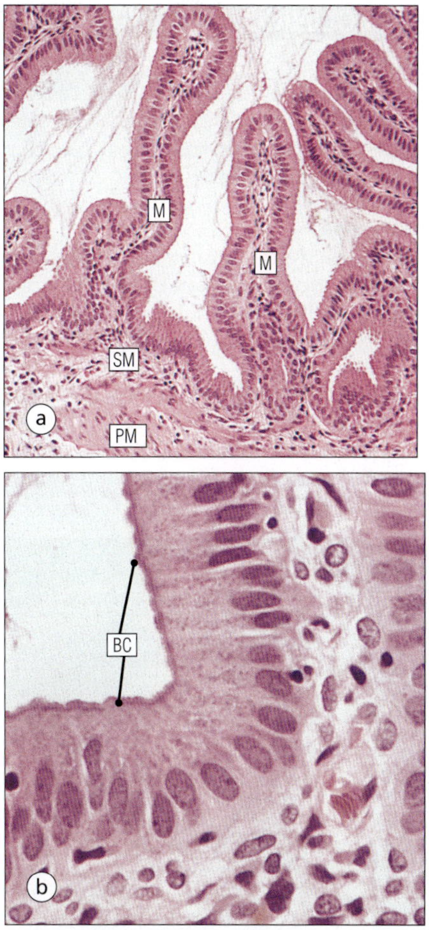

Fig. 12.12 Vesícula biliar. (a) Fotomicrografía a bajo aumento de la vesícula biliar mostrando la mucosa (M) con sus pliegues mucosos en cresta, la submucosa (SM) y la pared muscular (PM). **(b)** Fotomicrografía a gran aumento del epitelio de la vesícula biliar. Las células son altas y cilíndricas con núcleos basales y una superficie luminal con microvellosidades. Las microvellosidades forman un tenue borde en cepillo (BC).

Los iones Na^+ y Cl^- son bombeados activamente fuera del citoplasma celular, hacia el espacio intercelular lateral, produciendo un gradiente osmótico entre éste y la luz vesicular. En consecuencia, se absorbe agua del espacio luminal, que entra en la abundante red capilar de la lámina propia.

Este mecanismo es similar al empleado por las células epiteliales del túbulo contorneado proximal en el riñón para absorber agua e iones (v. cap. 15).

El epitelio de la vesícula biliar forma pliegues que se aplanan con la distensión de la misma.

EJEMPLO CLÍNICO

Cálculos biliares

Los cálculos biliares (cálculos en la vesícula biliar o en el árbol biliar) se forman cuando concreciones sólidas de bilis actúan como nidos para el depósito de sales cálcicas. Los cálculos pequeños son asintomáticos; los cálculos grandes pueden producir ictericia obstructiva o colecistitis.

Ictericia obstructiva

La ictericia obstructiva se debe a la obstrucción de un conducto biliar, por ejemplo, por un cálculo originado en la vesícula biliar e impactado en el conducto colédoco en su camino hacia el duodeno.

La obstrucción del conducto biliar impide el flujo de bilis hacia el duodeno. Esto provoca:

- Retención de bilis en el árbol biliar proximal, los conductos biliares intrahepáticos y los canalículos biliares.
- Paso de la bilis retenida en los canalículos a los sinusoides hepáticos y de ahí al torrente sanguíneo, produciendo ictericia.
- Alteración de la degradación intestinal de grasas debido a la falta de los ácidos biliares emulsificantes presentes normalmente en la bilis.
- Heces pálidas, puesto que el color fecal normal se debe a la presencia de bilis y de sus productos de degradación.

Colecistitis

Los cálculos pueden quedar impactados en el conducto cístico (fig. 12.13a) y obstruir el flujo de bilis en este punto. Esto tiene las siguientes consecuencias, que son las características básicas de la denominada «colecistitis crónica» (fig. 12.13b):

- La vesícula biliar se contrae con más fuerza para tratar de superar la obstrucción y su musculatura se engruesa.
- El aumento de presión en la luz de la vesícula condiciona que se evagine la mucosa hacia la capa muscular (senos de Rokitansky-Aschoff).
- La estasis de la bilis en la vesícula biliar predispone a la infección con frecuentes episodios de dolor y fiebre.

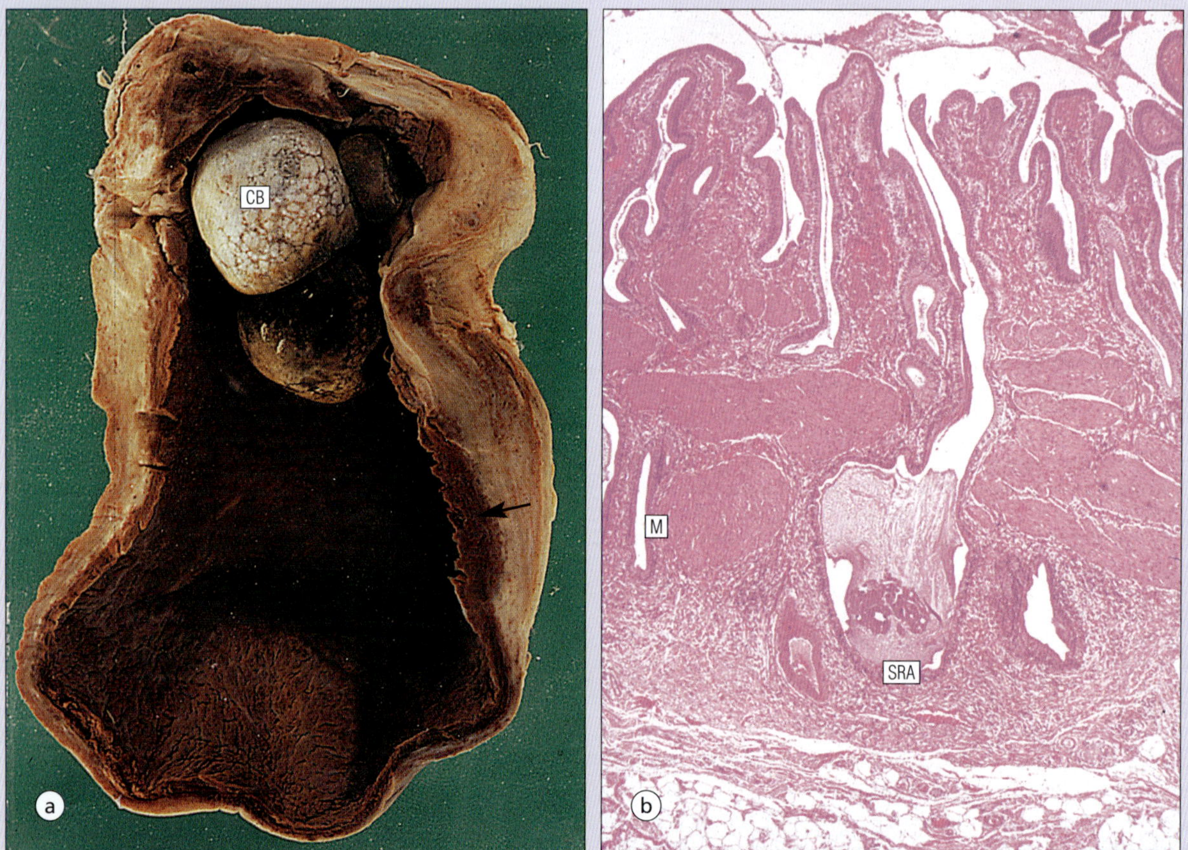

Fig. 12.13 Patología obstructiva biliar. (a) Vesícula biliar muy aumentada de tamaño con un cálculo biliar (CB) impactado en el cuello, cerca del conducto cístico. La obstrucción del drenaje biliar ha provocado estasis biliar, con la consiguiente infección, provocando enrojecimiento e inflamación de la mucosa *(flecha)*. **(b)** Fotomicrografía de una vesícula biliar con obstrucción crónica. La capa muscular (M) está hipertrofiada y una bolsa de mucosa tapizada por epitelio (seno de Rokitansky-Aschoff, SRA) lo ha atravesado. Compárese con la figura 12.11.

EJEMPLO CLÍNICO *(CONT.)*

Insuficiencia hepática

La insuficiencia hepática puede afectar a cualquiera de sus funciones, aunque cuando hay gran cantidad de hepatocitos lesionados todas las funciones tienden a alterarse.

Fallo de las funciones de síntesis

El hígado deja de producir proteínas importantes como la albúmina y los diversos factores proteicos de coagulación.

La menor síntesis de albúmina hace disminuir la presión oncótica de la sangre, originando edema y acumulación de líquido acuoso en la cavidad peritoneal (ascitis).

La falta de síntesis de factores de coagulación causa hemorragias espontáneas.

Fallo de las funciones de detoxificación

El hígado deja de convertir los productos de desecho metabólicos en sustancias inocuas. Las sustancias tóxicas, por tanto, circulan con la sangre y causan diversos síntomas como confusión, alteraciones de la conciencia y finalmente coma hepático, rápidamente fatal.

Fallo en la secreción de bilis

La falta de secreción suficiente de bilis hacia el tracto digestivo provoca retención de bilis en el hígado, y alguno de los componentes de la bilis retenida vuelve a la sangre, produciendo una coloración amarillenta del plasma sanguíneo y los tejidos (ictericia).

Insuficiencia hepática crónica

Si la lesión de los hepatocitos es lentamente progresiva las anomalías antes descritas aparecen insidiosamente a lo largo de varios años. Esto se denomina «insuficiencia hepática crónica» y suele asociarse con cirrosis (v. fig. 12.9).

Insuficiencia hepática aguda

Si la hepatopatía es grave y de instauración brusca, las alteraciones metabólicas aparecen bruscamente. Se trata entonces de una insuficiencia hepática aguda, asociada con mayor frecuencia con algunas infecciones víricas agudas (p. ej., infección por el virus de la hepatitis B) o con la exposición a toxinas hepáticas (p. ej., paracetamol/ acetaminofén). En ambos casos la insuficiencia hepática aguda provoca la muerte generalizada de células hepáticas.

EJEMPLO CLÍNICO

Tumores del hígado y la vía biliar

El tumor que con más frecuencia afecta al hígado es la metástasis secundaria a la diseminación de un tumor de otro origen primario. Los tumores de origen digestivo se suelen diseminar por vía venosa portal al hígado, como le sucede al carcinoma de colon o estómago. Las metástasis hepáticas por vía hematógena también son frecuentes en carcinomas de pulmón o mama.

Los tumores malignos primarios hepáticos pueden originarse en los hepatocitos (hepatocarcinomas). Este tumor es más frecuente en pacientes con cirrosis o infección por virus de la hepatitis B o C.

Los tumores originados en la vía biliar son infrecuentes y, cuando aparecen, suelen corresponder a adenocarcinomas que se originan en el epitelio glandular que suele revestir la vía biliar normal.

Para acceder a las preguntas de revisión en línea, visita, por favor, https://studentconsult.inkling.com.

13

Sistema musculoesquelético

INTRODUCCIÓN

El sistema musculoesquelético, que proporciona sostén mecánico y permite los movimientos, está formado por músculos esqueléticos, tendones, huesos, articulaciones y ligamentos.

Los **músculos esqueléticos** actúan como palancas contráctiles y están unidos a los huesos por **tendones.** Los **huesos** actúan como palancas rígidas y se articulan con otros huesos a través de **articulaciones,** que se mantienen unidas por **ligamentos.**

Una característica especial de músculos, tendones y articulaciones es su rica inervación sensitiva, que detecta la postura corporal y la velocidad de los movimientos. La integración de esta información sensitiva por el sistema nervioso central es fundamental para el funcionamiento normal del sistema musculoesquelético.

El principal componente funcional del hueso es su matriz extracelular especializada, endurecida por el depósito de calcio, lo que le permite actuar como una palanca rígida.

La rigidez y la dureza del hueso no deben hacer olvidar su importancia como reservorio metabólico de sales minerales y el hecho de que se halla en constante estado de remodelación dinámica.

MÚSCULO ESQUELÉTICO

El músculo esquelético es el responsable de los movimientos voluntarios

Las características histológicas de las células musculares esqueléticas y la base estructural de la contracción muscular se describen en las páginas 71-75.

Las células musculares están organizadas en grandes agrupaciones formando músculos anatómicamente diferenciados. Éstos se caracterizan por:

- Un alineamiento ordenado de las células que los componen, lo que genera una fuerza direccional al contraerse.
- Anclaje a otras estructuras a través de tejidos conjuntivos fibrocolágenos altamente organizados.
- Un rico aporte sanguíneo, que es un reflejo de las elevadas demandas metabólicas.
- Inervación y control por neuronas especializadas (neuronas motoras) que terminan contactando con las células musculares a través de unas terminaciones nerviosas especializadas (placas motoras terminales).
- Incorporación de células musculares esqueléticas especialmente adaptadas en estructuras llamadas husos, que actúan como sensores del estiramiento muscular.

Embriológicamente, las fibras musculares proceden de tejidos mesenquimales

En la embriogénesis, el músculo esquelético deriva de tejidos mesenquimales primitivos del mesodermo. Las células mesenquimales primitivas se transforman en pequeñas células en forma de huso o banda con un núcleo único y abundante citoplasma que se tiñe de rosa. Éstas son las precursoras de la célula muscular esquelética, o rabdomioblastos (fig. 13.1). Numerosos rabdomioblastos se fusionan formando fibras musculares multinucleadas, y las células aumentan de tamaño al conectarse al sistema nervioso y recibir estimulación motora. Las células que se diferencian a músculo expresan un factor de transcripción en el núcleo, denominado MyoD, y la inmunotinción para esta proteína permite diagnosticar el origen muscular de una muestra de tejido.

En el músculo esquelético adulto persisten células residuales con función de rabdomioblastos (es decir, capaces de diferenciarse a células musculares estriadas funcionales), denominadas **células satélite** (v. fig. 13.6). Tras una lesión muscular con pérdida de fibras, estas células proliferan y pueden dar lugar a nuevas células musculares.

Un músculo está formado por numerosas fibras musculares

Una fibra muscular madura está formada por gran número de miofibrillas envueltas por una membrana celular llamada «sarcolema» (v. pág. 73 y fig. 13.2).

Las células musculares esqueléticas típicas son extremadamente largas (hasta 10 cm de longitud), por lo que se les suelen denominar «fibras musculares esqueléticas» en vez de células.

Los músculos están formados por numerosas fibras musculares asociadas (fig. 13.3). A pesar de su gran longitud, las células musculares aisladas no se extienden a lo largo de todo un músculo, sino que se disponen en haces superpuestos y la fuerza de su contracción se transmite a través de los tejidos de sostén.

Los diferentes músculos se caracterizan por distintas propiedades fisiológicas y metabólicas

Las propiedades fisiológicas y metabólicas de los músculos esqueléticos vienen determinadas por diferencias en la estructura de las fibras musculares que los forman.

Tanto en animales como en el hombre se han podido definir varios subtipos de fibras musculares según criterios macroscópicos,

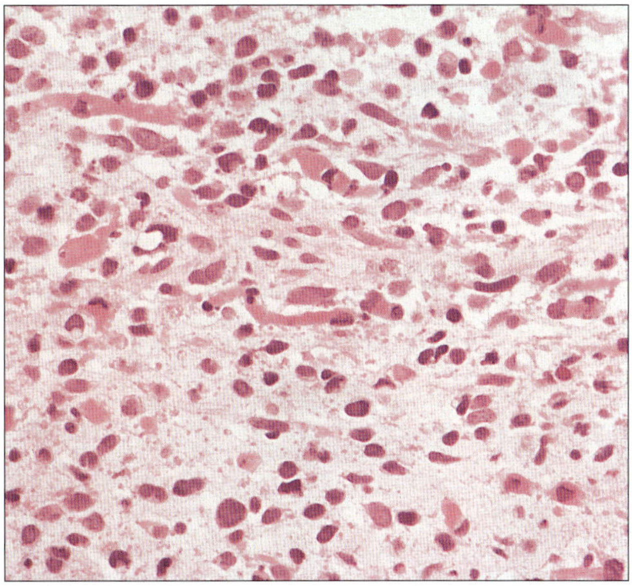

Fig. 13.1 Desarrollo del músculo esquelético. Esta fotomicrografía muestra rabdomioblastos elongados, con abundante citoplasma teñido de rosa, desarrollándose a partir del mesénquima primitivo en tejido embrionario humano.

fisiológicos, bioquímicos e histoquímicos, aunque existen grandes variaciones entre especies.

Las tinciones histoquímicas para determinadas enzimas diferencian varios tipos de fibras y son útiles para analizar los músculos. Se han identificado dos tipos principales de fibras (tipos 1 y 2); las fibras tipo 2 pueden subdividirse a su vez en tipos 2A, 2B y 2C (fig. 13.4). Las fibras tipo 2C parecen ser una forma primitiva de fibra tipo 2 y, con una inervación adecuada, probablemente sean capaces de transformarse en fibras 2A o 2B. Las tinciones histoquímicas se emplean rutinariamente en el estudio de las patologías musculares y permiten el diagnóstico histológico de algunas enfermedades del músculo.

Las tinciones histoquímicas también pueden correlacionarse con otras propiedades funcionales y bioquímicas del músculo (fig. 13.4c).

No todos los músculos poseen la misma proporción de fibras tipo 1 y tipo 2. En general, los músculos que intervienen en el mantenimiento de la postura (p. ej., músculos gemelos) presentan una proporción elevada de fibras tipo 1, mientras que los músculos empleados en movimientos enérgicos y rápidos poseen abundantes fibras de tipo 2.

Cada individuo está dotado genéticamente de una proporción determinada de cada tipo de fibra en diferentes músculos, lo que podría limitar el rendimiento atlético en un deporte dado; el entrenamiento no modifica la proporción de fibras en un músculo concreto, aunque sí influye sobre su tamaño.

El músculo posee un rico aporte sanguíneo debido a los altos requerimientos energéticos de su contracción

Grandes arterias penetran en el epimisio y se dividen en pequeñas ramas, que circulan por los tejidos de sostén del perimisio, formando las arterias y venas perimisiales. Estas ramas terminan en una extensa red capilar situada en el endomisio. Cada fibra muscular es nutrida por varios vasos capilares.

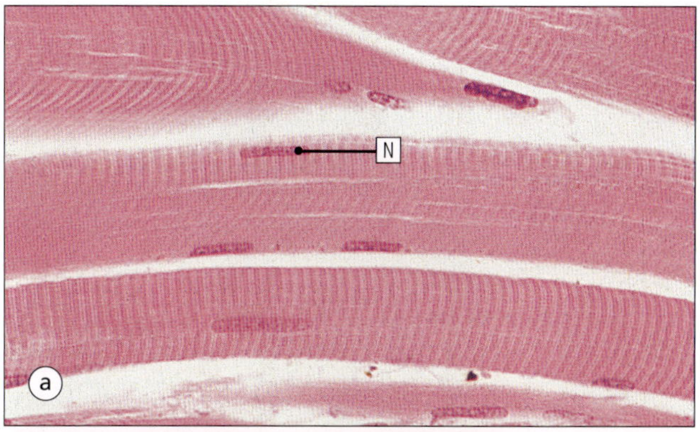

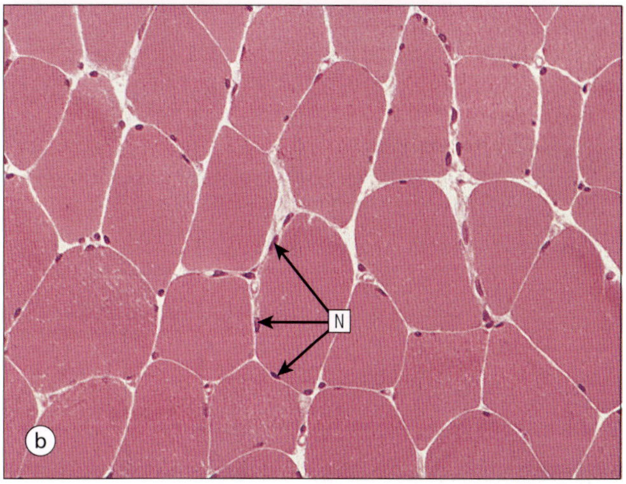

Fig. 13.2 Fibras musculares esqueléticas. (a) Fotomicrografía de fibras musculares esqueléticas en un corte longitudinal que muestra estriaciones transversales desarrolladas. Las bandas oscuras se denominan «bandas A» (anisotrópicas, es decir, birrefringentes con la luz polarizada), mientras las bandas claras se denominan «bandas I» (isotrópicas, sin interferencia con la luz polarizada). Estas bandas se corresponden con el depósito de los filamentos finos y gruesos en las miofibrillas (v. fig. 5.2). Los núcleos (N) aparecen como estructuras alargadas inmediatamente por debajo de la membrana celular y cada fibra contiene numerosos núcleos. **(b)** Fotomicrografía de fibras musculares esqueléticas en un corte transversal congelado que muestra contornos aproximadamente hexagonales con los lados aplanados al estar comprimidos por las fibras adyacentes. Los núcleos (N) se observan como pequeños círculos en la periferia de cada fibra. Con el microscopio óptico no se observan habitualmente las miofibrillas.

Las células musculares esqueléticas adultas normales no pueden dividirse

Cualquier aumento de la demanda sobre un músculo, por ejemplo, el entrenamiento con pesas provoca un incremento del tamaño muscular debido al aumento del tamaño de las propias células (hipertrofia).

Las células musculares esqueléticas pueden, sin embargo, regenerarse, ya que tras una lesión se estimulan una serie de células troncales inactivas llamadas «células satélite». Estas células no pueden distinguirse con el microscopio óptico, aunque sí ultraestructuralmente (fig. 13.5). Son poco numerosas y aparecen como pequeñas células fusiformes situadas inmediatamente por debajo de la lámina externa de una fibra muscular.

Las fibras regeneradas en la vida adulta tras una lesión muscular pueden detectarse histológicamente porque suelen presentar núcleos centrales en vez de los núcleos periféricos típicos de las fibras normales.

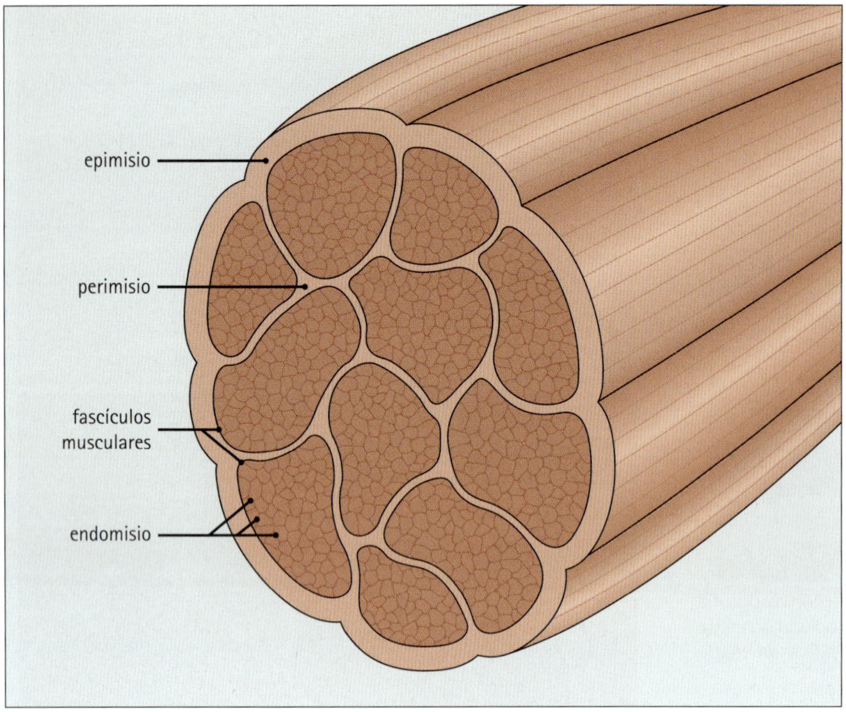

Fig. 13.3 Organización de las fibras musculares en el músculo. Las fibras musculares (v. fig. 5.1) están rodeadas por el endomisio, formado por láminas externas idénticas a la membrana basal (v. pág. 62). El endomisio fija las fibras musculares entre sí y contiene tantos vasos sanguíneos capilares como axones aislados (v. cap. 6). Las agrupaciones de fibras musculares se mantienen juntas por finas láminas de tejido fibrocolágeno de sostén (perimisio), formando fascículos. Los vasos sanguíneos, vasos linfáticos y nervios discurren por los tejidos de soporte del endomisio. Un músculo anatómicamente definido está formado por numerosos fascículos, rodeados por fuera por una gruesa capa de tejido fibrocolágeno de sostén, el epimisio.

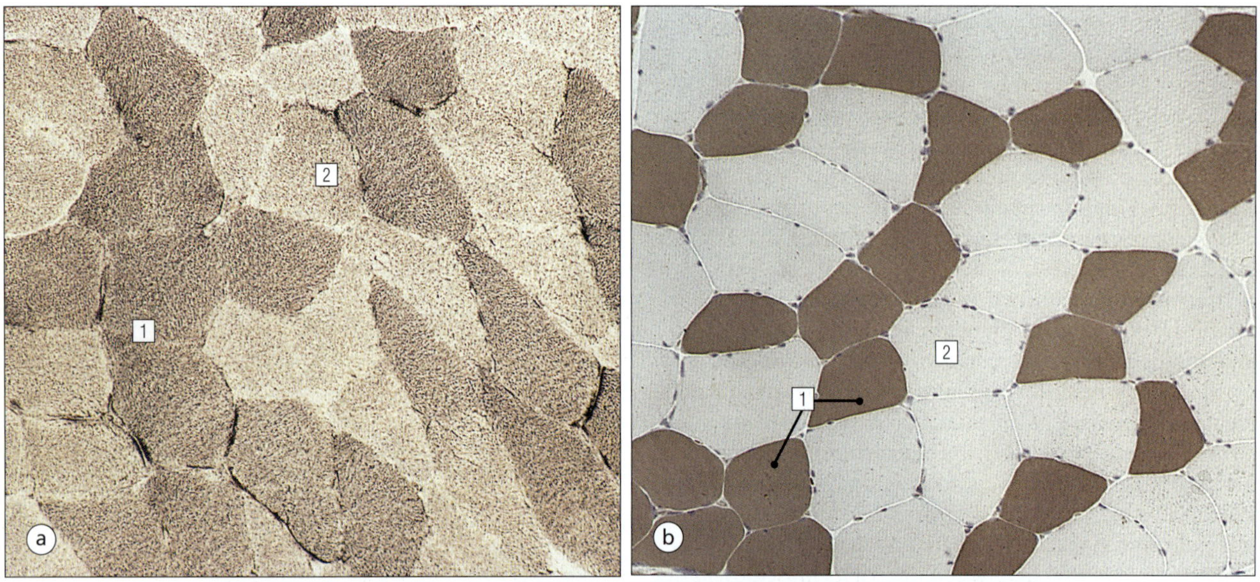

(c)

Tipo de fibra	Metabolismo	Capacidad contráctil
1	oxidativo	contracción lenta
2A	oxidativo y glucolítico	contracción rápida, resistente a la fatiga
2B	glucolítico	contracción rápida, sensible a la fatiga

Fig. 13.4 Tipos de fibras. **(a)** Fotomicrografía de un corte transversal congelado de músculo teñido mediante un método histoquímico enzimático para la NADH transferasa, que indica capacidad oxidativa. Son evidentes dos subtipos diferentes de fibra. Las fibras tipo 1 (1) muestran un alto nivel de actividad y se tiñen de color oscuro, mientras que las fibras tipo 2 (2) son más claras debido a su menor nivel de actividad. **(b)** Fotomicrografía de músculo teñido para un tipo de ATPasa miofibrilar a pH 4,2. Esta técnica también distingue dos tipos de fibra. Las fibras tipo 1 se tiñen oscuras, por presentar un alto nivel de actividad, mientras que las fibras 2 presentan un bajo nivel de actividad y se tiñen muy poco. Obsérvese que las fibras tipo 1 y tipo 2 están distribuidas al azar o en damero. **(c)** Tabla-resumen de las propiedades fisiológicas de los diferentes tipos de fibra.

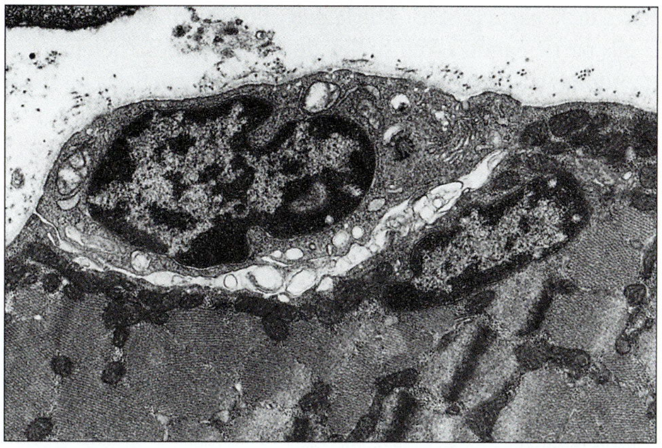

Fig. 13.5 Células satélite. Fotomicrografía electrónica de una célula satélite. Estas células, pequeñas y fusiformes, se sitúan inmediatamente por debajo de la lámina externa de una fibra muscular y actúan como células troncales en el músculo adulto.

El músculo contiene receptores de estiramiento

Aunque no existen receptores de dolor en el músculo esquelético, sí existen receptores sensibles al estiramiento, que forman parte de un sistema de retroalimentación para mantener el tono muscular normal (arco reflejo medular de estiramiento).

Las fibras sensitivas que proporcionan información sobre la tensión del músculo esquelético tienen dos procedencias:

- Terminaciones nerviosas encapsuladas que responden al estiramiento del tendón asociado a un músculo.
- Terminaciones nerviosas espirales (fibras aferentes sensitivas) que captan el estiramiento y la tensión de unas fibras musculares especializadas situadas en un órgano sensitivo especial denominado huso muscular (fig. 13.7).

El mecanismo sensitivo del huso muscular mantiene el tono normal y la coordinación muscular.

Los nervios motores del músculo terminan en las placas motoras terminales

A los músculos llegan largos nervios con axones motores y sensitivos, que penetran en el epimisio y se ramifican formando pequeños nervios que continúan por el perimisio.

Los nervios perimisiales contienen axones con función motora y sensitiva. Los axones motores destinados a inervar el músculo esquelético (fibras eferentes α) llegan al endomisio en forma de ramitas nerviosas y se ramifican para inervar varias fibras.

Al final de cada ramita, el axón se modifica formando una placa motora terminal, que es la encargada de activar la contracción del músculo esquelético (fig. 13.8).

La activación del axón motor provoca la liberación de acetilcolina de sus gránulos de almacenamiento por exocitosis. La acetilcolina difunde entonces a través del espacio entre el axón y la fibra muscular e interacciona con receptores específicos de membrana despolarizando la fibra muscular, con lo que se inicia la contracción (v. pág. 225).

La actividad de la acetilcolina secretada cesa rápidamente por acción de una enzima llamada «acetilcolinesterasa», situada en la membrana basal de los pliegues de la unión.

Además de las fibras nerviosas que controlan los movimientos voluntarios, existen axones motores especializados (fibras eferentes γ) que inervan las fibras del huso muscular.

EJEMPLO CLÍNICO

Enfermedades del músculo

Varias enfermedades del músculo han sido atribuidas a alteraciones metabólicas o estructurales determinadas. En muchos casos la enfermedad guarda relación con una mutación en un gen de una de las proteínas implicadas en el anclaje de las proteínas contráctiles del músculo a la membrana celular (fig. 13.6a).

La distrofia muscular de Duchenne es la miopatía hereditaria más frecuente y afecta típicamente a niños varones. Los afectados son incapaces de mantenerse de pie sin ayuda en la primera infancia y desarrollan una debilidad muscular progresiva, quedando confinados en una silla de ruedas a mediados de la segunda década de vida y muriendo al comienzo de la etapa adulta.

La causa de la distrofia muscular de Duchenne es un defecto del gen que codifica una proteína denominada «distrofina» (fig. 13.6b). Esta proteína ancla el citoesqueleto de actina en la lámina externa y su ausencia produce una gran fragilidad de la fibra muscular.

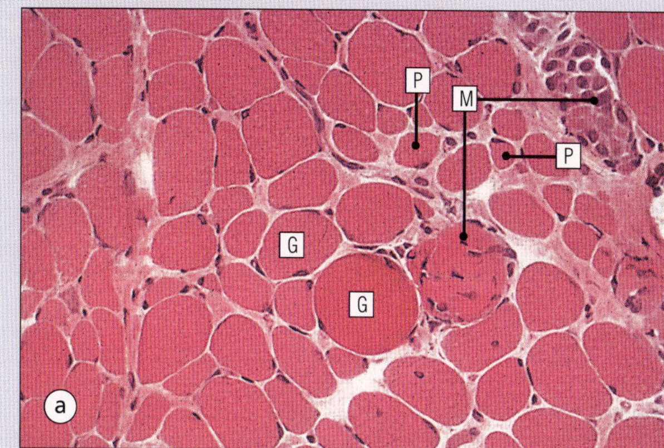

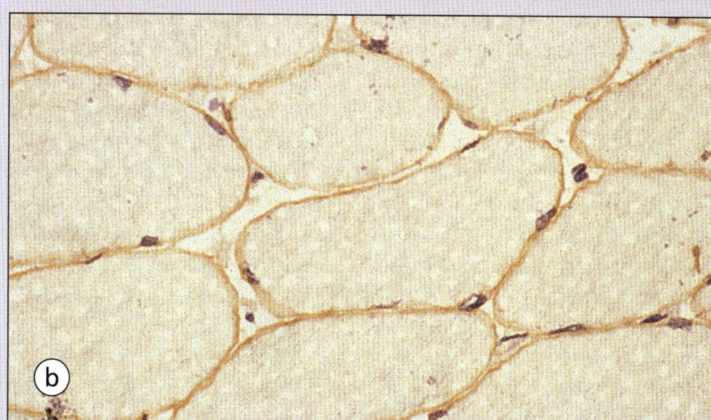

Fig. 13.6 Enfermedades del músculo. (a) Fotomicrografía de un corte congelado de músculo esquelético de un niño con las alteraciones típicas de la distrofia, una miopatía primaria congénita. El tamaño de las fibras es muy variable, con algunas fibras grandes (G) y otras anormalmente pequeñas (P). Algunas fibras están muertas (M) y están siendo eliminadas por células fagocíticas. **(b)** Fotomicrografía de un músculo esquelético normal teñido con un método inmunocitoquímico para la distrofina (que se tiñe de marrón). Se observa su localización en el sarcolema. En la distrofia muscular de Duchenne falta esta proteína.

INSERCIONES MUSCULARES

Para transmitir la fuerza de la contracción, la superficie de la célula muscular en el extremo de las fibras musculares está adaptada para su fijación a tejidos de sostén fibrocolágenos altamente organizados que anclan el músculo a otras estructuras.

Este anclaje puede ser proporcionado por:

- Tendones anatómicamente definidos.

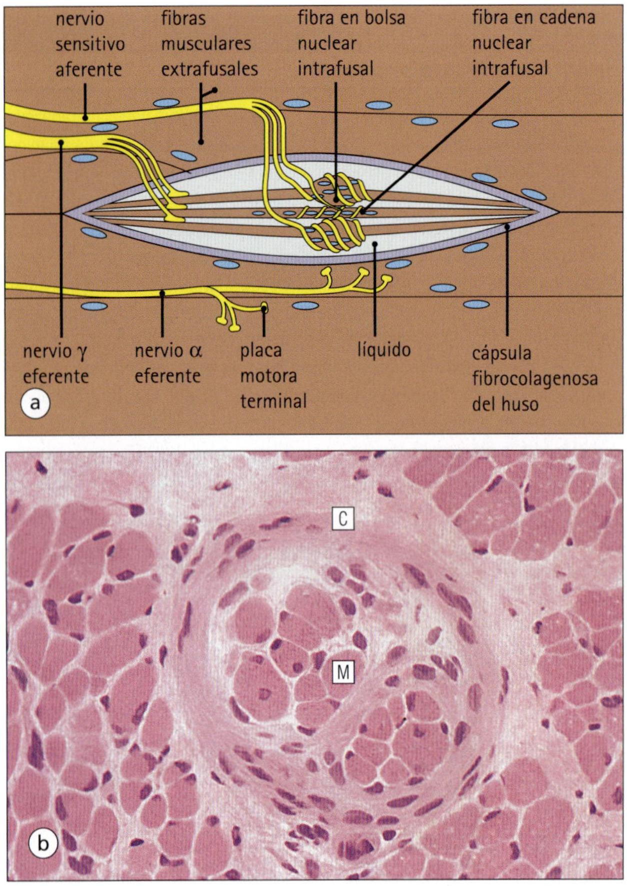

Fig. 13.7 Inervación sensitiva del músculo esquelético. **(a)** Inervación sensitiva del músculo, que procede de dos orígenes: terminaciones nerviosas encapsuladas en los tendones que responden al estiramiento, y terminaciones nerviosas espirales en los husos musculares que detectan el estiramiento y la tensión. El huso muscular está formado por una cápsula fusiforme de tejido fibrocolágeno (conectado con el perimisio) que rodea a un grupo de 8-15 fibras musculares finas. Estas fibras se denominan «fibras intrafusales» para distinguirlas de las fibras musculares esqueléticas (fibras extrafusales). Se pueden distinguir dos tipos de fibras intrafusales; unas fusiformes con los núcleos acumulados en su centro (fibras de la bolsa nuclear) y otras de anchura uniforme con los núcleos dispersos (fibras de cadena nuclear). Las fibras intrafusales son inervadas por fibras nerviosas motoras especializadas (fibras eferentes gamma [o]), que ajustan su longitud según el estado de estiramiento del músculo, que es detectado por las terminaciones nerviosas espirales. Las terminaciones nerviosas espirales rodean a las fibras intrafusales y forman fibras aferentes sensitivas especiales que vuelven a la médula espinal. **(b)** Fotomicrografía de un corte congelado de un músculo infantil en el que se observa un huso muscular, identificado por su cápsula de fibrocolágeno circular (C) y sus fibras musculares intrafusales (M).

- Áreas extensas de anclaje a una superficie ósea.
- Áreas extensas de anclaje a láminas de tejido de sostén fibrocolágeno (fascias) situadas entre los músculos.

Los tendones fijan algunos músculos al hueso

Los músculos se conectan a los huesos mediante un tejido colágeno compacto y denso, denominado «tejido tendinoso», que puede adoptar la forma de grandes sábanas que anclan el hueso en una zona extensa, con frecuencia lineal, o estructuras cilíndricas y alargadas que conectan algunos músculos con los huesos de las manos y los dedos o los pies y sus dedos. El tipo más grande y definido de tendón cilíndrico es el tendón de Aquiles, que conecta las importantes masas musculares de la parte posterior de la pierna con los huesos posteriores del pie, participando así en su flexión y extensión. Existen una serie de tendones largos y cilíndricos que van de la mano hacia los dedos.

EJEMPLO CLÍNICO

Miastenia grave

La miastenia grave es una enfermedad producida por la formación de anticuerpos contra el receptor de acetilcolina del sarcolema de los pliegues de la unión de las placas motoras terminales. Los anticuerpos se unen a los receptores de acetilcolina, lo que impide que la acetilcolina liberada interaccione con los receptores provocando su despolarización.

Los individuos afectados desarrollan una enorme debilidad muscular que se manifiesta por fatigabilidad, imposibilidad de elevar los brazos y de mantener erguida la cabeza, y caída de los párpados.

El tratamiento se realiza mediante la administración de fármacos (anticolinesterásicos) que inhiben la acción de la enzima acetilcolinesterasa. Esto potencia la acción de la acetilcolina liberada y permite que se una a los receptores no bloqueados por el anticuerpo.

La miastenia grave es una enfermedad autoinmunitaria.

El tejido tendinoso está formado por fibras de colágeno fuertemente empaquetadas longitudinalmente, con los núcleos y el escaso citoplasma de los fibrocitos casi totalmente comprimido entre ellas (fig. 13.9). En el tendón estos fibrocitos se pueden denominar «tenocitos» o «tendinocitos».

El tejido tendinoso es relativamente acelular y sus demandas de oxígeno y nutrientes son bajas, por lo que tiene una irrigación muy limitada. A causa de esta pobre vascularización, los tendones que han resultado parcial o completamente seccionados por un traumatismo (en general por estiramiento, sobre todo en accidentes deportivos) cicatrizan con extrema lentitud, por ejemplo, tras una ruptura del tendón de Aquiles o en la tendinitis de los extensores del codo («codo de tenista»).

Los tendones se unen a los músculos esqueléticos a nivel de estructuras especializadas denominadas uniones miotendinosas

Las fibras de colágeno de los tendones están firmemente ancladas a las fibras musculares esqueléticas en áreas especializadas, que se denominan **uniones o inserciones miotendinosas** (fig. 13.10). En estas zonas, las fibras musculares individuales desarrollan una superficie interdigitante compleja, que está anclada firmemente a las fibras de colágeno de la porción intramuscular del extremo del tendón.

Muchos tendones están envueltos en vainas tendinosas fibrocolágenas

En las zonas donde los tendones cilíndricos largos se deslizan sobre huesos, se deben proteger de las lesiones por roce repetido. Un ejemplo serían los tendones flexores largos de la mano que van hacia los dedos. Esta protección del roce se consigue porque los tendones muestran una delgada cápsula fibrosa externa, que a veces se denomina **epitendón,** revestida en su superficie más externa por células mesoteliales planas, de tipo sinovial, que secretan pequeñas cantidades de líquido sinovial, que actúa como lubricante, igual que en las articulaciones sinoviales (v. pág. 243). Estos tendones se rodean de una delgada vaina colágena que se reviste en su parte interna por células mesoteliales de aspecto sinovial, que también secretan líquido lubricante. Esta estructura se denomina **vaina tendinosa**

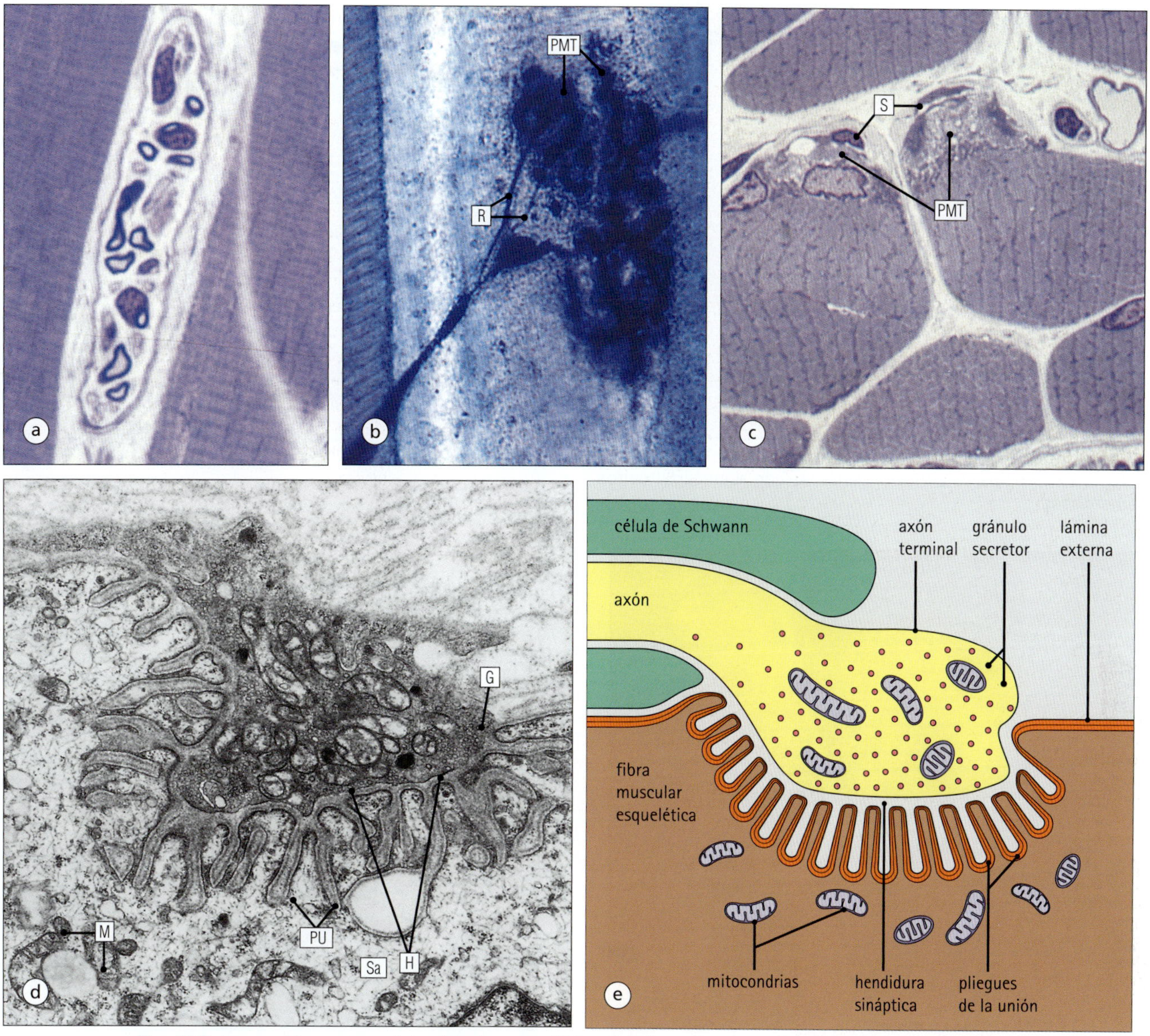

Fig. 13.8 **Inervación motora del músculo esquelético.** **(a)** Corte fino en resina de músculo esquelético teñido con azul de toluidina que muestra un pequeño nervio perimisial, que contiene tanto fibras motoras (eferentes) como sensitivas (aferentes). **(b)** Preparación de músculo teñida con azul de metileno que muestra varias ramitas nerviosas (R) ramificándose a partir de un único axón para inervar fibras musculares. Se observa un engrosamiento bulboso (la placa motora terminal, PMT) al final de cada ramita en la zona de contacto con el músculo. El conjunto de fibras inervadas por un único axón constituye una unidad motora. **(c)** Fotomicrografía de un corte fino en resina de músculo esquelético teñido con azul de toluidina para visualizar la placa motora terminal (PMT). El axón termina en un engrosamiento cupuliforme de la terminación nerviosa en aposición directa a la membrana celular de la fibra muscular, formando la PMT. Esta está rodeada por una capa de citoplasma de la célula de Schwann (S). **(d)** Fotomicrografía electrónica de una placa motora terminal mostrando la membrana celular de la fibra muscular formando una serie de pliegues profundos (pliegues de la unión, PU) por debajo de los cuales el sarcoplasma (Sa) contiene numerosas mitocondrias (M). En el engrosamiento terminal del axón motor abundan gránulos neurosecretores (G) que contienen el transmisor acetilcolina. El engrosamiento terminal del axón está separado de la membrana celular muscular por un espacio de 30-50 nm (la hendidura sináptica, H), que incluye la lámina externa del músculo. **(e)** Placa motora terminal. La membrana sarcoplásmica de la región de la placa motora terminal contiene receptores especializados que, al ser activados por la acetilcolina, permiten la despolarización de la membrana de la célula muscular.

y la sinovial relacionada con el epitendón y la vaina tendinosa se denomina **tenosinovial.** Así, el tendón se puede deslizar sin esfuerzo ni rozamiento dentro de una vaina lubricada (fig. 13.11).

A pesar de estas medidas preventivas, el uso excesivo y repetido de algunos tendones (sobre todo de las manos) puede ocasionar lesiones estructurales del epitendón y la vaina tendinosa, que se manifiestan con dolor localizado en el tendón afectado («tendinitis»). Se describen varias formas de tendinitis, sobre todo de manos y brazos, como parte del denominado «daño por uso repetido».

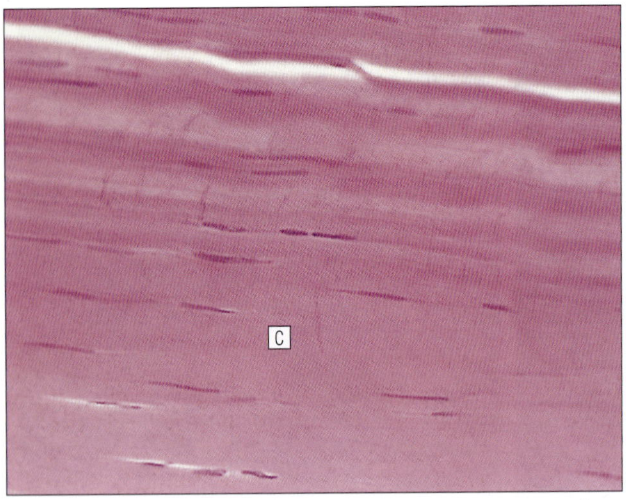

Fig. 13.9 Tendón. Fotomicrografía de un tendón que muestra haces de colágeno (C) regulares y muy organizados con algunos fibrocitos entremezclados.

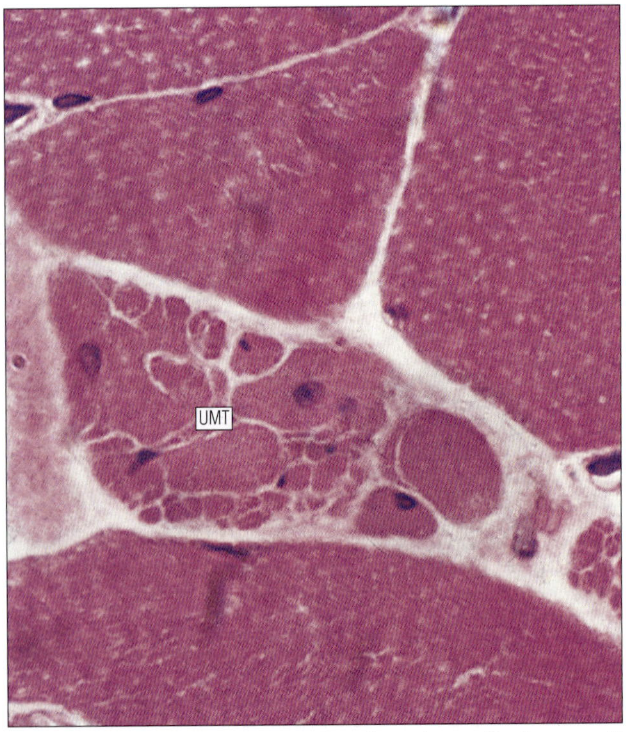

Fig. 13.10 Unión miotendinosa. Esta fotomicrografía de una unión miotendinosa (UMT) muestra la aparente interrupción del contorno redondeado de una fibra muscular para formar varias estructuras redondeadas separadas por tejido fibrocolágeno. Estos pliegues de la porción terminal de la fibra aumentan la superficie disponible para el anclaje de los tejidos de sostén y, por tanto, contribuye a la resistencia mecánica de la inserción.

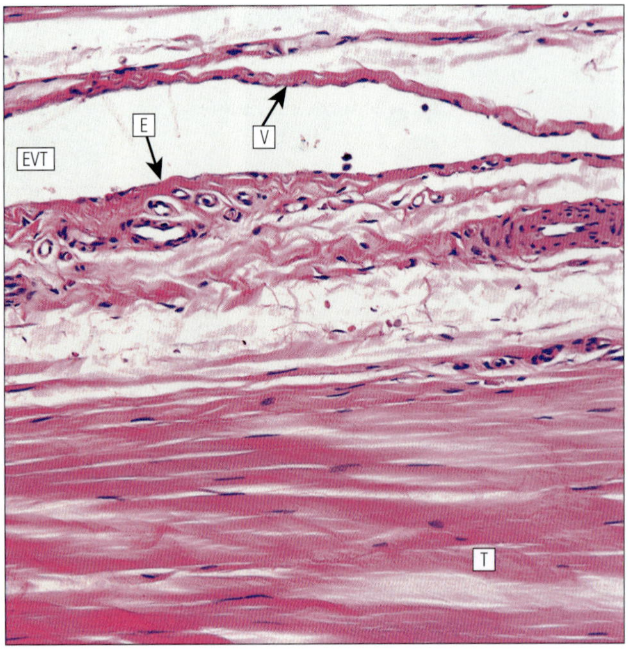

Fig. 13.11 Vaina tendinosa. Este largo tendón flexor (T) de un dedo muestra un epitendón (E) revestido por células mesoteliales planas en su superficie externa. Una vaina tendinosa fibrosa fina (V) muestra una capa parecida de células mesoteliales planas en su superficie interna. El espacio de la vaina tendinosa (EVT) contiene un líquido fino lubricante secretado por las células mesoteliales. Las células de revestimiento se parecen a las que forman la íntima de la sinovial (v. pág. 243).

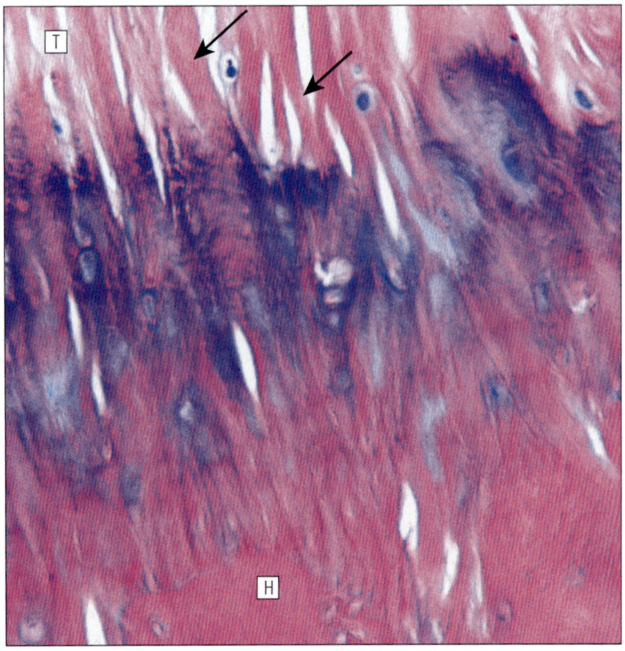

Fig. 13.12 Inserción del tendón en el hueso. Las fibras de colágeno *(flechas)* del tendón (T) se insertan de forma oblicua en el hueso (H). Se denominan «fibras de Sharpey». Otras fibras colágenas del tendón se fusionan con las fibras de colágeno del periostio.

El tendón se ancla al hueso a través de fibras que atraviesan el periostio y penetran parcialmente en el hueso

En la unión con el hueso las fibras de colágeno de tipo I del tendón se fusionan con las del periostio y envían fibras que se introducen algo en el hueso (fig. 13.12) y se denominan fibras de Sharpey.

El colágeno original del tendón posiblemente se incorpora al hueso cuando se sintetiza nuevo hueso, inicialmente durante el desarrollo óseo intrauterino y posteriormente se refuerza durante los períodos de alta actividad perióstica, como el crecimiento óseo en la infancia.

El mantenimiento del tendón en el lugar de inserción ósea es responsabilidad de los fibroblastos que sintetizan colágeno en el periostio. Estas células también poseen capacidad de convertirse en células condroprogenitoras (precursoras de condroblastos) o células osteoprogenitoras (precursoras de osteoblastos, v. fig. 13.16). Por ello, el tendón puede contener pequeños islotes de cartílago o hueso en las proximidades de su inserción ósea.

Otras estructuras importantes del sistema musculoesquelético muestran una estructura similar al tendón

Los **ligamentos** unen un hueso con otro (v. fig. 13.29). Igual que los tendones están constituidos por fibras de colágeno densas, que se orientan principalmente en la misma dirección, aunque de forma menos regular que en los tendones cilíndricos largos, y en las que se reconocen fibrocitos elongados e inactivos entre los haces de colágeno. En algunas áreas los ligamentos deben ser elásticos, como por ejemplo sucede con los ligamentos prominentes y extensos que ayudan a unir los huesos de la columna vertebral (como el ligamento amarillo). En estas regiones los ligamentos contienen abundantes fibras elásticas que también se sitúan de forma regular y paralela entre las fibras de colágeno; estos ligamentos se denominan a veces **ligamentos elásticos.**

Las **aponeurosis** son sábanas planas, con frecuencia extensas, de tejido fibrocolágeno parecido a un tendón, que pueden conectar músculos entre sí (p. ej., en la pared abdominal anterior), el músculo con el hueso en una inserción o el músculo con un tendón cilíndrico largo. Por tanto, muchas aponeurosis se pueden considerar parte del sistema tendinoso. Como las fibras musculares se insertan en las aponeurosis en direcciones distintas, el componente colágeno de las mismas se dispone en capas en direcciones diferentes. Las aponeurosis mayores se encuentran en palmas y plantas.

HUESO

Introducción

El hueso es un tejido de sostén altamente especializado y caracterizado por su rigidez y dureza. Sus cuatro funciones principales son: proporcionar **sostén mecánico** (p. ej., costillas), permitir la **locomoción** (p. ej., huesos largos), proporcionar **protección** (p. ej., cráneo) y actuar como **reservorio metabólico** de sales minerales.

El hueso está formado por:

- Células de sostén (osteoblastos y osteocitos).
- Una matriz no mineralizada de colágeno y glucosaminoglucanos (osteoide).
- Sales minerales inorgánicas depositadas en la matriz.
- Células de remodelación (osteoclastos).

El hueso contiene una matriz extracelular especializada denominada osteoide

El osteoide es un tejido colagenoso de sostén formado por colágeno tipo 1 rodeado por un gel de glucosaminoglucanos que contiene glucoproteínas específicas (p. ej., osteocalcina) que fijan fuertemente el calcio. El depósito de sales minerales en el osteoide confiere al hueso su rigidez característica y su resistencia funcional.

El osteoide se sintetiza por células de sostén especializadas, denominadas «osteoblastos», que tienen la misma capacidad de síntesis de colágeno que los fibroblastos (v. pág. 64). El hueso calcificado puede ser erosionado por los osteoclastos, unas células multinucleadas fagocíticas modificadas que se incluyen dentro de la familia monocito/macrófago (v. pág. 124).

La actividad coordinada de los osteoclastos (que erosionan el hueso formado) y los osteoblastos (que sintetizan osteoide nuevo) es importante para mantener la estructura ósea y cualquier alteración estructural necesaria para cumplir unas demandas aumentadas o modificadas, en un proceso denominado «remodelación ósea».

El hueso está siendo remodelado constantemente

El hueso es un tejido dinámico, que se forma y destruye constantemente bajo el control de factores hormonales y físicos. Esta actividad constante permite el proceso de la remodelación (es decir, la modificación de la arquitectura ósea según los requerimientos físicos).

El recambio óseo normalmente es lento en adultos, pero en lactantes y niños es elevado, lo que permite el crecimiento y la remodelación activa necesarios para hacer frente a nuevas demandas, por ejemplo, al comenzar a andar.

En el adulto el recambio óseo puede aumentar a partir de su nivel basal normal cuando aumenta la demanda, por ejemplo, para acoplarse a un aumento de la actividad física, como correr, saltar o trepar en actividades deportivas, o para reparar una fractura. Además, el aumento del recambio óseo puede deberse a procesos patológicos, como por ejemplo la secreción excesiva de parathormona por glándulas paratiroides hiperfuncionantes o por un tumor de paratiroides (v. págs. 256) Otro ejemplo es la enfermedad de Paget (v. más adelante y en la pág. 239 en el «ejemplo clínico»). En estos casos la remodelación ósea es caótica y aleatoria, sin guardar relación con la necesidad de compensar un estrés mecánico, de forma que la arquitectura ósea sufre graves lesiones y aparecen síntomas, como dolor o tendencia a sufrir fracturas.

La remodelación ósea se comenta en mayor detalle a continuación.

Los dos principales tipos de hueso se denominan trabecular (esponjoso) y compacto (laminar)

Según las características del colágeno que forma el osteoide pueden identificarse dos tipos de hueso:

- **El hueso trabecular** se caracteriza por fibras colágenas desordenadas al azar y es mecánicamente débil.
- **El hueso compacto** se caracteriza por una alineación regular y paralela del colágeno formando láminas y es mecánicamente fuerte (fig. 13.13).

El hueso trabecular se forma cuando los osteoblastos producen osteoide rápidamente; las fibras de colágeno se depositan de forma irregular, entrelazadas con laxitud. Esto ocurre inicialmente en todos los huesos fetales (v. fig. 13.25), pero en este caso el hueso trabecular resultante es sustituido gradualmente por remodelación y depósito de hueso compacto más resistente.

En adultos se forma hueso trabecular cuando la formación de nuevo hueso es muy rápida, como en la reparación de una fractura o en la enfermedad de Paget (v. fig. 13.24). Tras una fractura el hueso trabecular es remodelado y se deposita hueso compacto, pero en la enfermedad de Paget el hueso trabecular persiste, provocando debilidad mecánica y deformidades óseas. Prácticamente todo el hueso del adulto sano es laminar.

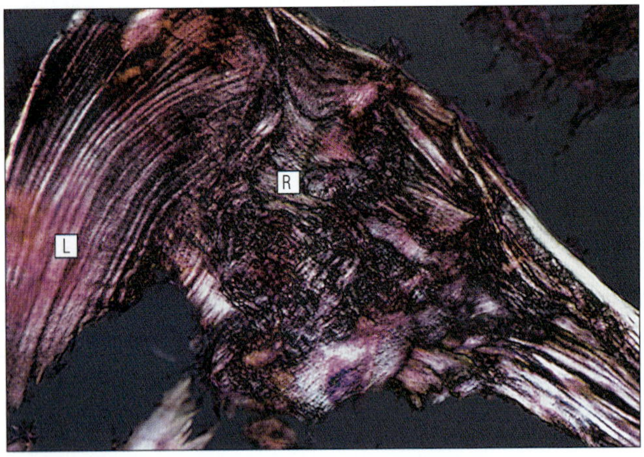

Fig. 13.13 Hueso trabecular y hueso laminar. Fotomicrografía de polarización de un hueso en proceso de reparación que muestra hueso reticular (R) recién formado en el centro y el hueso laminar (L) original a ambos lados de la fotografía. Obsérvense la disposición al azar de las fibras de colágeno en el hueso trabecular y la ordenación paralela regular en el hueso laminar.

Los huesos poseen una corteza externa densa y una región trabecular interna

La mayoría de los huesos presenta una arquitectura básica compuesta por:

- Una zona externa, cortical o compacta.
- Una zona interna, trabecular o esponjosa.

El hueso cortical forma un escudo rígido externo, resistente a la deformación, mientras que la malla trabecular interna proporciona resistencia al formar un complejo sistema de contrafuertes internos. Los espacios libres entre las trabéculas óseas están ocupados por la médula ósea (v. cap. 7).

En huesos con función de soportar pesos importantes el patrón trabecular está organizado de modo que proporcione la máxima resistencia ante las cargas físicas a las que está sometido normalmente ese hueso.

Las células de sostén especializadas del hueso se localizan en la superficie ósea o dentro de pequeños espacios del hueso formado denominados «lagunas».

Las figuras 13.14 y 13.15 muestran detalles de la arquitectura ósea normal.

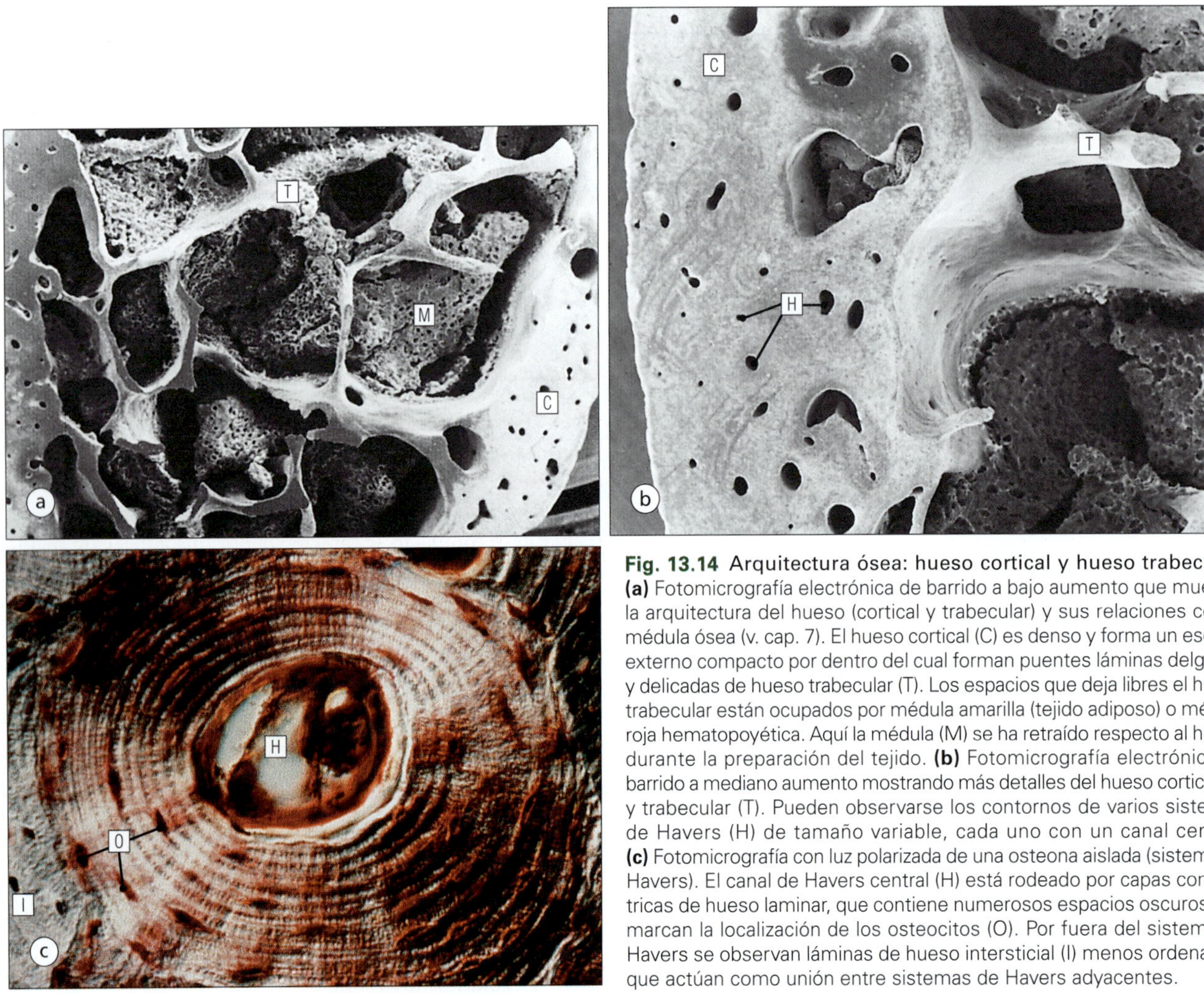

Fig. 13.14 Arquitectura ósea: hueso cortical y hueso trabecular. **(a)** Fotomicrografía electrónica de barrido a bajo aumento que muestra la arquitectura del hueso (cortical y trabecular) y sus relaciones con la médula ósea (v. cap. 7). El hueso cortical (C) es denso y forma un escudo externo compacto por dentro del cual forman puentes láminas delgadas y delicadas de hueso trabecular (T). Los espacios que deja libres el hueso trabecular están ocupados por médula amarilla (tejido adiposo) o médula roja hematopoyética. Aquí la médula (M) se ha retraído respecto al hueso durante la preparación del tejido. **(b)** Fotomicrografía electrónica de barrido a mediano aumento mostrando más detalles del hueso cortical (C) y trabecular (T). Pueden observarse los contornos de varios sistemas de Havers (H) de tamaño variable, cada uno con un canal central. **(c)** Fotomicrografía con luz polarizada de una osteona aislada (sistema de Havers). El canal de Havers central (H) está rodeado por capas concéntricas de hueso laminar, que contiene numerosos espacios oscuros que marcan la localización de los osteocitos (O). Por fuera del sistema de Havers se observan láminas de hueso intersticial (I) menos ordenadas, que actúan como unión entre sistemas de Havers adyacentes.

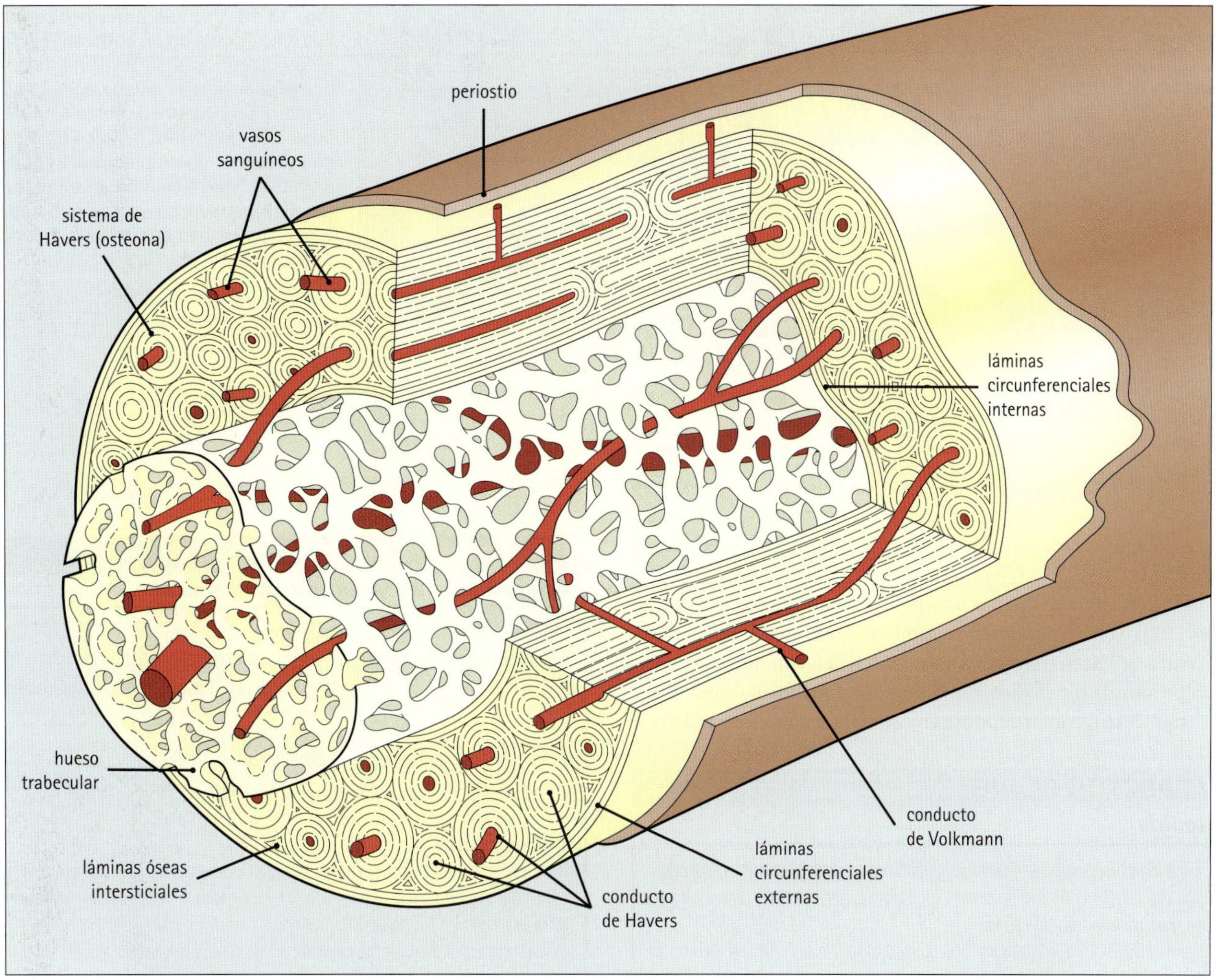

Fig. 13.15 **Diáfisis de un hueso largo típico.** En la corteza existe una red de conductos de Havers conectados por conductos transversales de Volkmann. Los conductos contienen vasos sanguíneos y algunos nervios. Cada conducto de Havers está rodeado por capas concéntricas de hueso compacto. Estas capas contienen anillos concéntricos de osteocitos, situados en pequeñas lagunas y comunicados con los osteocitos de su propia capa y de las adyacentes a través de prolongaciones citoplasmáticas que van por dentro de estrechos canalículos. El conducto de Havers y su sistema concéntrico de hueso y osteocitos se denomina sistema de Havers u osteona. El interior de cada conducto de Havers está tapizado por células osteoprogenitoras planas u osteoblastos inactivos, al igual que la superficie interna del hueso cortical y las superficies externas de las trabéculas óseas. Esta capa, denominada endostio, proporciona una superficie de nuevos osteoblastos necesarios para la formación de nuevo hueso si es necesaria la remodelación. Es frecuente la remodelación cortical en los conductos de Havers. Los sistemas de conductos de Havers, salpicados por láminas óseas intersticiales irregulares que actúan como relleno, ocupan la mayor parte de la corteza; unas láminas circunferenciales interna y externa separan los sistemas de Havers del endostio y de la superficie externa del hueso, el periostio fibrocolágeno. El potente hueso cortical denso rodea la cavidad medular que incluye la médula ósea y una red interconectada de hueso trabecular, de forma que consigue firmeza a la vez que ligereza.

CÉLULAS ÓSEAS

El hueso es mantenido por cuatro tipos principales de célula

Las células que participan en la producción, mantenimiento y remodelación del osteoide son:

- Células osteoprogenitoras.
- Osteoblastos.
- Osteocitos.
- Osteoclastos.

Las células osteoprogenitoras son las células troncales del hueso y forman osteoblastos

Las células osteoprogenitoras derivan de células mesenquimales primitivas. Forman una población de células troncales que pueden diferenciarse a células formadoras de hueso más especializadas (osteoblastos y osteocitos).

En el hueso maduro en el que no haya neoformación ósea ni remodelación activas, las células osteoprogenitoras se convierten en células fusiformes aplanadas que revisten la superficie ósea; en

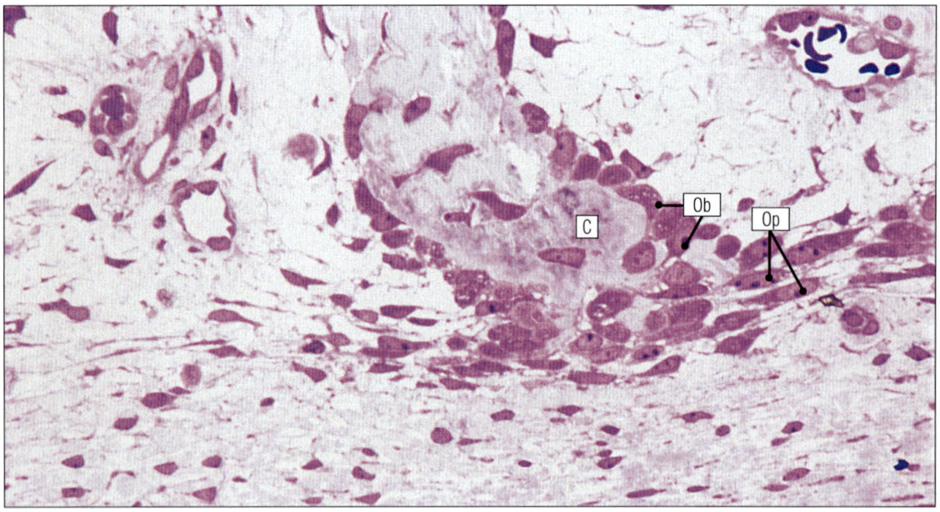

Fig. 13.16 Células osteoprogenitoras. Fotomicrografía de un corte en resina epoxi teñido con azul de toluidina mostrando numerosas células osteoprogenitoras (Op) fusiformes y voluminosas en el cráneo en desarrollo de un feto humano de 15 semanas. Derivan de células mesenquimales primitivas y se transforman en osteoblastos (Ob), mayores y más cúbicos. Los osteoblastos han comenzado a depositar colágeno osteoide (C).

estos casos, algunas veces pueden recibir el nombre de «osteoblastos inactivos».

En el hueso en crecimiento activo, sin embargo, por ejemplo, en el hueso fetal o en un período de recambio rápido en el hueso adulto, estas células se hacen mayores y más numerosas, con núcleos ovalados voluminosos hinchados y un citoplasma fusiforme más abundante (fig. 13.16), convirtiéndose en osteoblastos cúbicos activos.

ASPECTOS CLAVE

Osteoide

- Es una forma especializada de colágeno tipo 1 en un gel de glucosaminoglucanos.
- El gel de sostén contiene proteínas específicas, por ejemplo, osteocalcina, con gran afinidad por el calcio.
- Es sintetizado y segregado por los osteoblastos, que también dirigen el depósito de sales minerales.
- Puede ser depositado por los osteoblastos en láminas paralelas y regulares (laminar) o al azar (reticular).
- El hueso sano formado por osteoide laminar es resistente y eficiente.
- El hueso formado por osteoide reticular es relativamente débil, voluminoso e ineficaz, y a menudo patológico, originado por una fractura o por la enfermedad de Paget.

CONCEPTOS AVANZADOS

Las células troncales mesenquimales activan en primer lugar una serie de genes para convertirse en un tipo de célula osteoprogenitora. Esta transformación implica la síntesis de varios factores de transcripción esenciales para la diferenciación de los osteoblastos, entre los que se incluye Runx2 como un gen clave en la diferenciación de los osteoblastos y la producción de las proteínas morfogenéticas óseas (BMP).

Los osteoblastos sintetizan el componente orgánico de la matriz ósea (osteoide)

Los osteoblastos son los responsables de la formación del hueso. Cuando se hallan plenamente activos, los osteoblastos son células cúbicas o poligonales. Su citoplasma es basófilo debido a la abundancia de retículo endoplasmático rugoso, que refleja su función de células sintetizadoras y secretoras de proteínas.

Para más detalles sobre la estructura y función del osteoblasto ver las figuras 13.17 y 13.20.

EJEMPLO CLÍNICO

Alteraciones de la arquitectura ósea

Una arquitectura ósea anormal puede deberse a:

- Una lesión del hueso cortical y trabecular por una fractura.
- Disminución del hueso cortical y trabecular a consecuencia de una osteoporosis.
- Destrucción del hueso trabecular por un cáncer.
- Alteraciones del desarrollo del hueso.
- Enfermedades óseas metabólicas (v. recuadros «ejemplo clínico», págs. 238).

Osteoporosis

Durante la vejez, tanto el hueso cortical como el trabecular se hacen más delgados (osteoporosis, v. fig. 13.23) y, por tanto, más frágiles y propensos a fracturarse. La fractura del cuello del fémur es frecuente en ancianos. La osteoporosis puede deberse también a falta de uso, por ejemplo, en los huesos de las piernas de una persona en silla de ruedas.

Hay datos que indican que ciertos trastornos hormonales podrían inducir osteoporosis en mujeres posmenopáusicas.

Afectación ósea en el cáncer

La médula ósea es un lugar frecuente de diseminación de algunos tipos de cáncer, especialmente los originarios de mama (v. fig. 18.31), bronquios, próstata, tiroides y riñón. La proliferación de células tumorales destruye a menudo el hueso trabecular, provocando propensión a las fracturas óseas (fracturas patológicas), una importante complicación del cáncer diseminado.

Alteraciones del desarrollo

Existen diversas enfermedades causadas por alteraciones de la formación ósea durante el desarrollo embrionario. Muchas de ellas son incompatibles con la vida y los niños mueren en el útero o poco después de nacer. La alteración más frecuente del desarrollo óseo que es compatible con la vida es la acondroplasia, que produce un tipo de enanismo caracterizado por tamaño normal del tronco, pero acortamiento de los miembros.

Los osteoblastos se adhieren a la matriz ósea gracias a la expresión en superficie de las integrinas, que se unen a las proteínas del osteoide. Para poder responder a las señales sistémicas y locales, los osteoblastos tienen receptores para la hormona paratiroidea (PTH), la vitamina 1-25 D3, los corticosteroides, las prostaglandinas y los estrógenos.

El principal producto de los osteoblastos es el osteoide, que está constituido por colágeno de tipo I; proteínas distintas del colágeno,

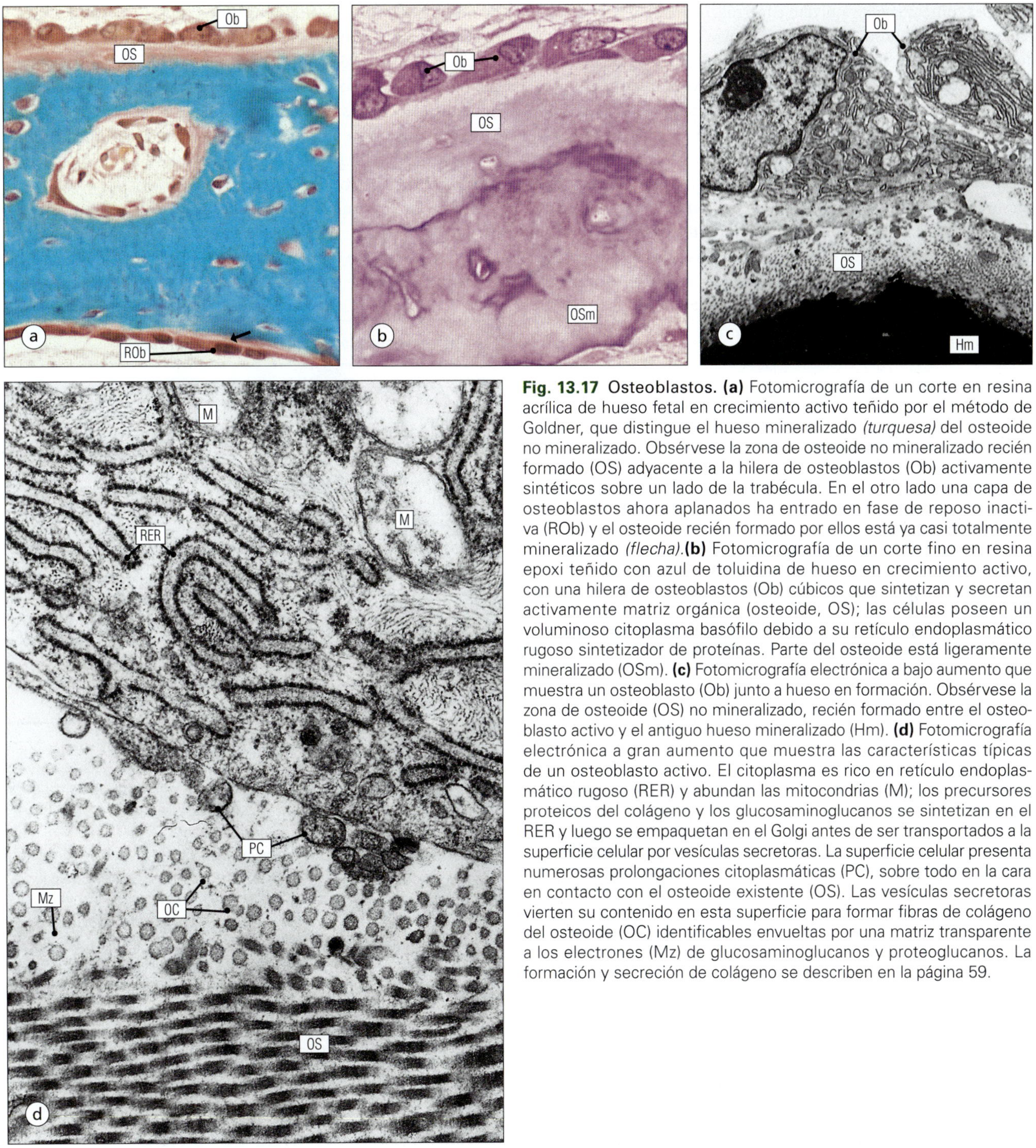

Fig. 13.17 Osteoblastos. **(a)** Fotomicrografía de un corte en resina acrílica de hueso fetal en crecimiento activo teñido por el método de Goldner, que distingue el hueso mineralizado *(turquesa)* del osteoide no mineralizado. Obsérvese la zona de osteoide no mineralizado recién formado (OS) adyacente a la hilera de osteoblastos (Ob) activamente sintéticos sobre un lado de la trabécula. En el otro lado una capa de osteoblastos ahora aplanados ha entrado en fase de reposo inactiva (ROb) y el osteoide recién formado por ellos está ya casi totalmente mineralizado *(flecha)*.**(b)** Fotomicrografía de un corte fino en resina epoxi teñido con azul de toluidina de hueso en crecimiento activo, con una hilera de osteoblastos (Ob) cúbicos que sintetizan y secretan activamente matriz orgánica (osteoide, OS); las células poseen un voluminoso citoplasma basófilo debido a su retículo endoplasmático rugoso sintetizador de proteínas. Parte del osteoide está ligeramente mineralizado (OSm). **(c)** Fotomicrografía electrónica a bajo aumento que muestra un osteoblasto (Ob) junto a hueso en formación. Obsérvese la zona de osteoide (OS) no mineralizado, recién formado entre el osteoblasto activo y el antiguo hueso mineralizado (Hm). **(d)** Fotomicrografía electrónica a gran aumento que muestra las características típicas de un osteoblasto activo. El citoplasma es rico en retículo endoplasmático rugoso (RER) y abundan las mitocondrias (M); los precursores proteicos del colágeno y los glucosaminoglucanos se sintetizan en el RER y luego se empaquetan en el Golgi antes de ser transportados a la superficie celular por vesículas secretoras. La superficie celular presenta numerosas prolongaciones citoplasmáticas (PC), sobre todo en la cara en contacto con el osteoide existente (OS). Las vesículas secretoras vierten su contenido en esta superficie para formar fibras de colágeno del osteoide (OC) identificables envueltas por una matriz transparente a los electrones (Mz) de glucosaminoglucanos y proteoglucanos. La formación y secreción de colágeno se describen en la página 59.

como osteocalcina, osteonectina, sialoproteína ósea y osteopontina; y proteoglucanos, como decorina y biglicano.

Los osteocitos son osteoblastos inactivos atrapados en el hueso mineralizado

Cuando los osteoblastos finalizan un brote de actividad productora de osteoide, la mayoría regresa al estado inactivo, haciéndose planos y fusiformes, y se adosan firmemente sobre la superficie ósea ahora inactiva. Algunos osteoblastos, sin embargo, son rodeados por la

EJEMPLO CLÍNICO

Una gammagrafía ósea con radioisótopos se basa en la administración de tecnecio 99 seguida de una visualización de su captación en el hueso. El tecnecio 99 es captado por los osteoblastos e incorporado al hueso mineralizado recién formado. Por tanto, las «zonas calientes» de la gammagrafía ósea pueden considerarse como las áreas de máxima actividad de los osteoblastos y pueden indicar áreas de actividad de una enfermedad ósea con un recambio anormal del hueso.

matriz ósea mineralizada y quedan encerrados en pequeñas cavidades (lagunas) en el hueso. Cuando esto ocurre la célula se denomina «osteocito», que representa aproximadamente un 90% de todas las células del hueso (fig. 13.18). En general los osteocitos se disponen al azar, pero en el hueso cortical se disponen de forma regular (v. pág. 230). Los osteocitos se han considerado células inactivas, pero existen bastantes evidencias de que tienen mucha actividad metabólica y se comportan como sensores esenciales del estrés mecánico sobre el hueso, siendo clave para la transmisión de señales a otras células involucradas en el mantenimiento de la estructura celular.

Los osteocitos adyacentes pueden comunicarse entre sí a través de largas prolongaciones citoplasmáticas situadas en estrechos canales denominados «canalículos». Esta comunicación se produce a través de uniones de tipo hendidura entre los osteocitos adyacentes en las que participa la proteína conexina 43. Se cree que los sistemas que perciben el estrés mecánico sobre el hueso se localizan en las prolongaciones de los osteocitos, posiblemente mediadas por la capacidad de detectar el estrés de cizallamiento en el líquido pericelular en los canalículos. Este hecho tiene importancia porque permite que la transmisión de señales module el remodelado del hueso local en función de las tensiones mecánicas encontradas.

Los osteocitos pueden modificar su entorno local en determinadas circunstancias, incluida la lactancia, para producir la resorción ósea y de este modo aumentar las concentraciones de calcio para la producción de leche. Este proceso se denomina osteólisis osteocítica.

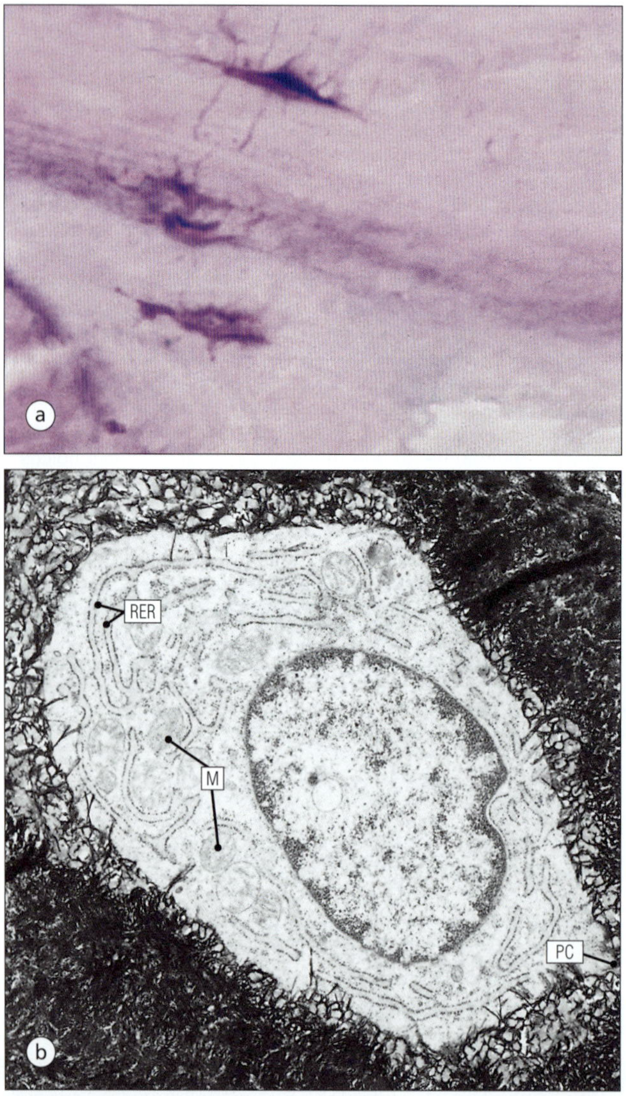

Fig. 13.18 Osteocitos. **(a)** Fotomicrografía de un corte de hueso en resina acrílica teñido con azul de toluidina; se observan osteocitos atrapados dentro de la matriz ósea mineralizada. Obsérvense las finas prolongaciones citoplasmáticas, que se sitúan en estrechos canales canaliculares que atraviesan el hueso mineralizado y unen un osteocito con otro. **(b)** Fotomicrografía electrónica de un osteocito recién atrapado. Muestra parte del retículo endoplasmático rugoso (RER) y de las mitocondrias (M) del osteoblasto del que deriva. Obsérvese el nacimiento de una de sus prolongaciones citoplasmáticas (PC), el resto de la cual queda fuera del plano de corte.

Los osteoclastos erosionan el hueso mineralizado

Los osteoclastos son células grandes con múltiples núcleos y abundante citoplasma, que derivan de precursores de estirpe mieloide/monocitaria, que circulan en la sangre tras formarse en la médula ósea. Los precursores de los osteoclastos se forman en los lugares de la superficie ósea destinados para la resorción y se fusionan con otro para dar origen a células multinucleadas.

Los osteoclastos se hallan adheridos a la superficie ósea en zonas de resorción ósea activa, a menudo en depresiones que ellos mismos han excavado en el hueso. Estas depresiones reciben la denominación de «bahías de resorción» o «lagunas de Howship» (v. fig 13.19).

EJEMPLO CLÍNICO

Tumores de los osteoblastos

Osteosarcoma

El tumor más importante derivado de las células óseas es el osteosarcoma, que es un tumor maligno de los osteoblastos. Es más frecuente en niños y adolescentes y suele afectar a los huesos que forman la rodilla, bien al extremo inferior del fémur o al extremo superior de la tibia.

Las células tumorales recuerdan a los osteoblastos en su estructura y en su función, ya que sintetizan osteoide; sin embargo, la producción de osteoide es escasa, aleatoria e irregular, y no se mineraliza adecuadamente.

Los osteoblastos malignos son en gran medida primitivos y recuerdan más a las células osteoprogenitoras inmaduras que a los osteoblastos maduros.

El osteosarcoma se disemina ampliamente por vía sanguínea, produciendo a menudo tumores secundarios (metastásicos) en los pulmones.

Los tumores benignos de los osteoblastos (osteoma osteoide) se manifiestan por engrosamientos localizados del hueso, a menudo dolorosos. Pueden aumentar de tamaño con lentitud, pero no se diseminan a distancia.

MINERALIZACIÓN DEL OSTEOIDE

La rigidez del hueso se debe al depósito de minerales

La dureza y rigidez del hueso se debe a la presencia de sal mineral en la matriz osteoide. Esta sal es un complejo cristalino de calcio e hidróxidos de fosfato denominado «hidroxiapatita» ($Ca_{10}[PO_4]_6[OH]_2$).

Para que se produzca la mineralización, las concentraciones locales combinadas de iones Ca^{2+} e iones PO_4^- deben situarse por encima de un valor umbral en forma de una concentración supersaturada. En la mineralización se producen dos fases llamadas fase vesicular y fibrilar.

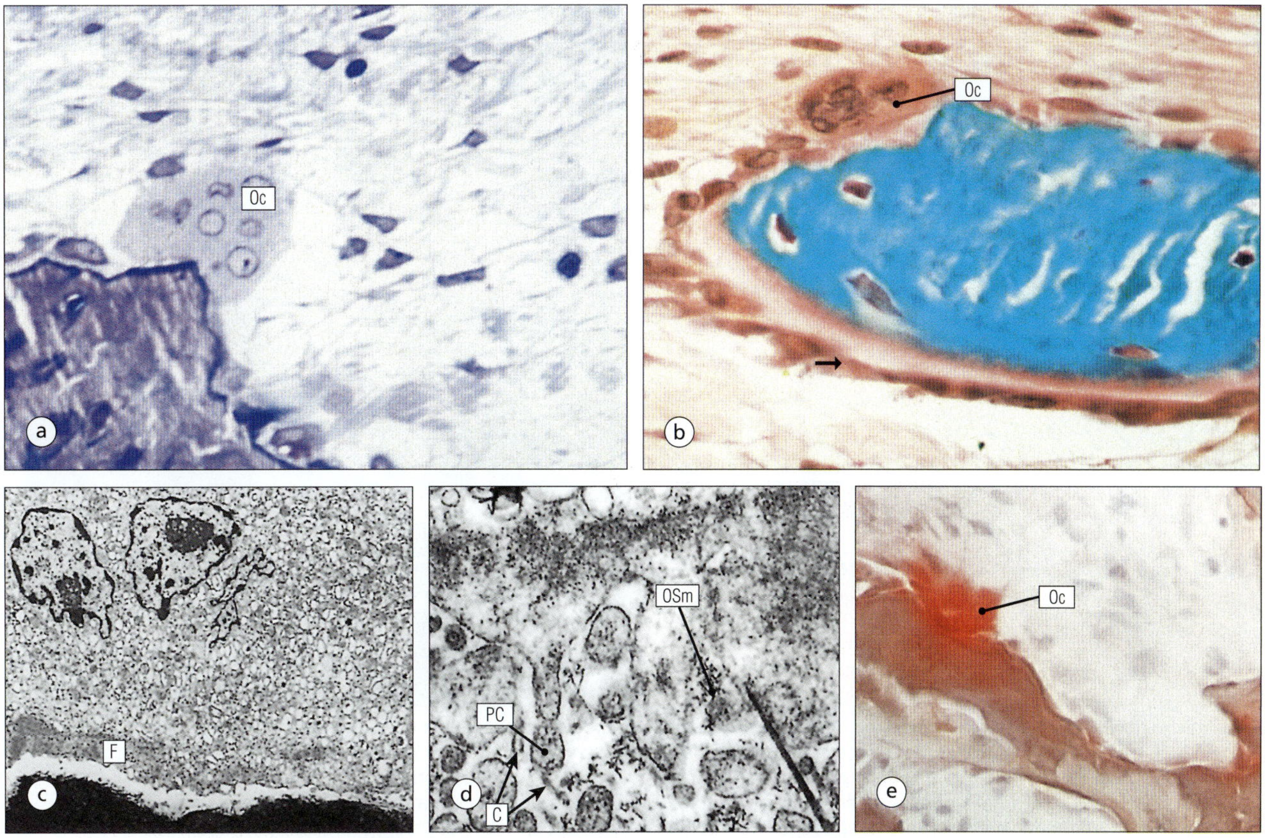

Fig. 13.19 Osteoclastos. **(a)** Fotomicrografía de un corte en resina epoxi teñido con azul de toluidina que muestra un osteoclasto (Oc) aislado, que se ha situado sobre una espícula ósea irregular para su reabsorción. En una fase posterior la espícula ósea estará erosionada al nivel del resto del hueso como consecuencia de la actividad osteoclástica. **(b)** Fotomicrografía de un corte en resina acrílica con tinción de Goldner de un hueso que muestra reabsorción ósea activa en una cara, con un osteoclasto (Oc) multinucleado en una laguna de Howship. En la otra cara existe depósito osteoblástico activo de nuevo osteoide *(flecha);* el hueso está sufriendo una remodelación activa (v. fig. 13.21). **(c)** Fotomicrografía electrónica de un osteoclasto; se observa la abundancia de aparato de Golgi, lisosomas, vesículas secretoras y mitocondrias. En su interfase con el hueso se observan protrusiones citoplasmáticas de gran complejidad que forman un borde festoneado (F) en la superficie del osteoclasto. **(d)** Fotomicrografía electrónica a gran aumento de la región del borde festoneado, con numerosos procesos citoplasmáticos finos (PC) que nacen de la superficie del osteoclasto, algunos se interdigitan con las fibras de colágeno (C) del osteoide. Pueden observarse fragmentos de osteoide mineralizado (OSm) entre las prolongaciones citoplasmáticas. **(e)** Fotomicrografía de un corte congelado de hueso; se observa abundante actividad de fosfatasa ácida *(rojo)* en un osteoclasto (Oc) que está erosionando activamente la superficie ósea.

- Se forman unas vesículas llamadas vesículas de matriz de entre 30 y 200 nm de diámetro en la membrana apical de los osteoblastos. Estas vesículas se unen a los proteoglucanos del osteroide y son ricas en las enzimas fosfatasa alcalina y pirofosfatasa, las cuales pueden separar los iones PO_4^- de los sustratos que contienen fosfato.
- Existe una alta concentración local de iones calcio en el osteoide mediada por una glucoproteína (osteocalcina), que fija iones de Ca^{2+} extracelulares. En el proceso de mineralización, los osteoblastos son la fuente de enzimas que degradan los proteoglucanos que se ligan al calcio, determinando la movilización de los iones calcio libres. Este calcio extracelular libre entra de forma activa en las vesículas de la matriz a través de canales de calcio constituidos por unas proteínas llamadas anexinas.
- La enzima fosfatasa alcalina, producida por los osteoblastos, aumenta la concentración local de PO_4^- en las vesículas de matriz.
- Mediante estos procesos, las vesículas de matriz que pueden acumular iones Ca^{2+} y PO_4^-, que alcanzan concentraciones de sobresaturación y forman núcleos a partir de los cuales se originan los cristales de hidroxiapatita.
- En la fase fibrilar de la mineralización los cristales determinan la ruptura de las vesículas de la matriz con salida de la hidroxiapatita hacia la matriz circundante. La fase fibrilar sigue mediante la incorporación de más cristales a través de focos que crecen originados en otras vesículas de la matriz. De este modo una onda de mineralización barre el osteoide nuevo (fig. 13.20).

Otras células que producen vesículas de matriz son los ameloblastos y odontoblastos del diente en desarrollo (v. pág. 182) y los condrocitos; a esto se debe la frecuente mineralización del cartílago.

En situaciones de recambio óseo elevado, los osteoblastos producen una gran cantidad de osteoide en poco tiempo y la mineralización se retrasa, completándose sólo si disminuye la velocidad de producción de osteoide nuevo. En este caso pueden observarse claramente capas de osteoide no mineralizado entre la capa de osteoblastos activos y el hueso previamente mineralizado. Esto es manifiesto en las fases de rápido crecimiento óseo de la vida fetal, y también en la vida adulta durante períodos de remodelación activa del hueso, como, por ejemplo, después de una fractura o como parte de los procesos de alguna enfermedad.

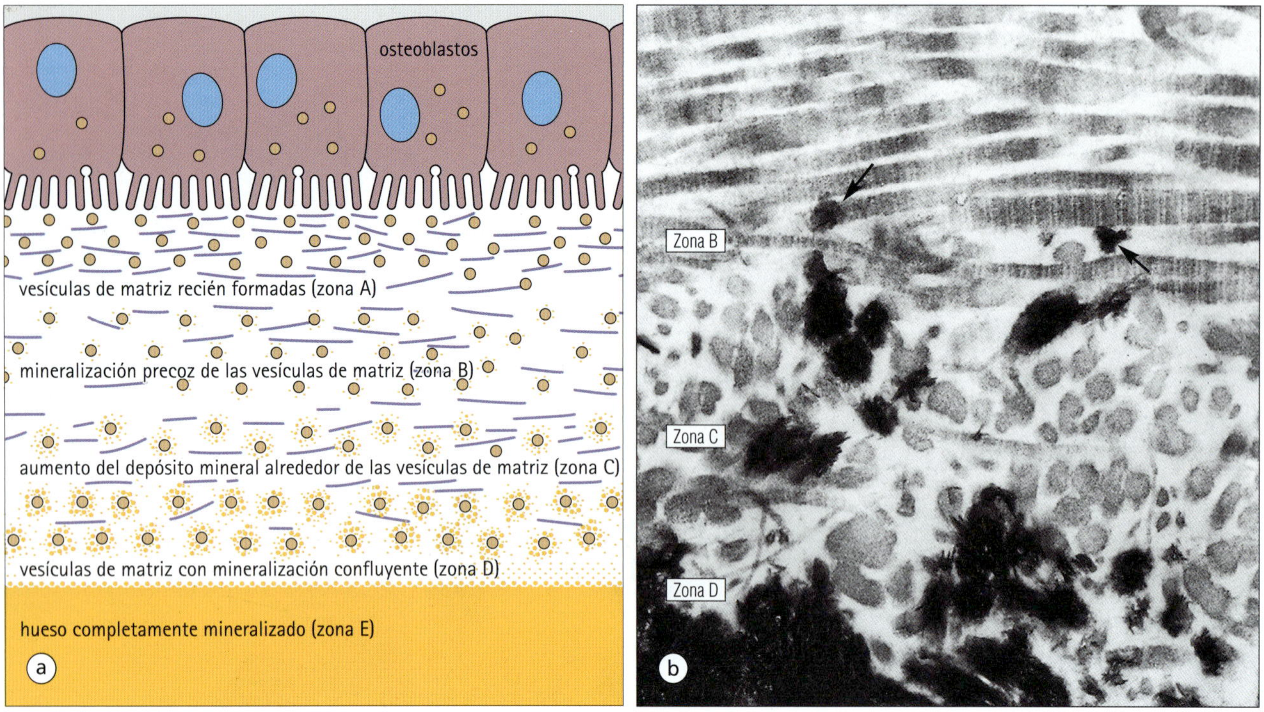

Fig. 13.20 Mineralización del hueso. **(a)** Hechos que se cree que tienen lugar en el osteoide recién formado. En las inmediaciones de la superficie irregular de los osteoblastos existe una zona (A) de colágeno osteoide y glucosaminoglucanos recién depositados, con vesículas de matriz recién formadas. A continuación, existe una zona (B) en la que se están depositando cristales iniciales de hidroxiapatita sobre vesículas de matriz ligeramente más viejas, y después existe otra zona (C) en la cual los focos de mineralización crecen con rapidez por depósito de sales minerales. En la zona D los focos separados de mineralización, centrados sobre los restos de una vesícula de matriz, han confluido casi por completo. En la zona E la mineralización es completa y no se distingue el colágeno osteoide subyacente. La unión entre las zonas C y D constituye el llamado frente de calcificación, pero como este término se usa inapropiadamente en un contexto totalmente diferente en los estudios anatomopatológicos de las enfermedades óseas, es mejor evitarlo a no ser que se defina con exactitud. **(b)** Fotomicrografía electrónica a gran aumento que muestra el depósito precoz de mineral en una zona de osteoide recién formado en un hueso fetal. Obsérvense el patrón inicialmente cristalino de la mineralización de una vesícula de matriz *(flechas)* en la zona B, el crecimiento de los focos de mineralización en la zona C y su confluencia en la zona D. No se muestran las zonas A y E.

La resorción selectiva del hueso formado se produce en la zona de contacto del osteoclasto con la superficie ósea

Los osteoclastos maduros son células muy especializadas que se polarizan para formar superficies con una funcionalidad distinta.

La zona de sellado es una región en la periferia del osteoclasto responsable de la adhesión de la célula a la superficie ósea. Se forma por la organización local de las fibrillas de actina y las proteínas que se ligan a la actina y es el lugar de expresión en la membrana de unas moléculas de adhesión especializadas (la integrina $\alpha_v\beta_3$ y CD44), que se unen a proteínas en la matriz ósea, incluida la sialoproteína y la osteopontina.

El margen festoneado es el lugar donde ocurre la fusión activa de la membrana mediante la resorción ósea y se forma por las microvellosidades en contacto con la matriz ósea. Las vesículas del sistema del lisosoma/endosoma se fusionan con la membrana celular en el margen festoneado y secretan enzimas líticas, como la fosfatasa ácida resistente a tartrato (TRAP) y la metaloproteinasa de matriz 9 (MMP-9) en la superficie ósea. La membrana de esta zona también es el lugar donde se localiza la H^+-ATPasa, que produce iones hidrógeno que reducen el pH en la superficie ósea por debajo del osteoclasto para disolver los cristales de hidroxiapatita mineral.

Se cree que la resorción ósea tiene lugar del modo siguiente:

- Los osteoclastos son reclutados a los focos de resorción ósea por la transmisión de señales locales por los osteocitos y otros tipos celulares.
- Se liberan enzimas líticas a partir del citoplasma del osteoclasto mediante exocitosis en el margen festoneado donde se encuentra en contacto con el hueso.
- Las enzimas liberadas hidrolizan la proteína de colágeno y los glucosaminoglucanos de la matriz ósea adyacente.
- La matriz ósea deteriorada libera las sales minerales ligadas.
- La acidez local, resultante probablemente de la secreción de ácidos orgánicos como los ácidos carbónico, láctico y cítrico por los osteoclastos, degrada la hidroxiapatita, liberando iones Ca^{2+} y PO_4^- solubles.
- Algunos de los productos de degradación solubles de la desmineralización y de la hidrólisis proteica pueden ser reabsorbidos por los osteoclastos por endocitosis.

Los osteoclastos son sumamente móviles y resorben el hueso mientras se desplazan sobre la superficie ósea. En algunas enfermedades óseas los osteoclastos son estimulados y desarrollan una actividad resortiva excesiva, al tiempo que parecen perder su movilidad, permaneciendo en una zona de la superficie ósea. En estas condiciones horadan en profundidad el hueso en un lugar (resorción por tunelización) en vez de desgastar el hueso en una gran superficie.

CONCEPTOS AVANZADOS

La diferenciación de los monocitos a osteoclastos se estimula por señales que fomentan la activación de unos factores de transcripción específicos. Estas señales se generan en las células osteoprogenitoras y los osteoblastos del hueso, que producen el **factor estimulador de las colonias de macrófagos (M-CSF)** y también por los osteoblastos, los osteocitos y las células estromales, que producen el **ligando de RANK (RANKL)** que, cuando se une a su receptor llamado **receptor activador del factor nuclear κB (RANK)** expresado en la membrana de los osteoclastos, determina la activación de los osteoclastos que resorben el hueso. La producción de RANKL por los osteoblastos puede estimularse por el péptido relacionado con la parathormona (PTHrP), la vitamina D, la prostaglandina E2 (PGE2) y las interleucinas 1 y 2. Los osteoblastos y las células estromales elaboran otro factor, llamado **osteoprotegerina (OPG)**, que se une a RANKL y a su vez impide la unión a RANK, lo que inhibe la formación de osteoclastos. El equilibrio de la actividad del sistema RANKL/RANK/OPG regula la actividad de la osteoclastogénesis.

ASPECTOS FUNDAMENTALES

Células óseas

Células osteoprogenitoras
- Son las precursoras de los osteoblastos.

Osteoblastos
- Sintetizan colágeno osteoide, que luego se mineraliza gracias al depósito de calcio e hidróxidos de fosfato (hidroxiapatita).
- Producen vesículas de matriz ricas en iones Ca^{2+} y PO_4^- y enzimas como fosfatasa alcalina y pirofosfatasa, imprescindibles para la mineralización.
- Sólo son células grandes y metabólicamente activas cuando es necesario el depósito de nuevo osteoide; si se hallan inactivas son células fusiformes insignificantes situadas sobre la superficie ósea (células de revestimiento óseo).
- Se comporta como un componente del nicho de células progenitoras para las células hematopoyéticas en la médula ósea.

Osteocitos
- Son osteoblastos inactivos atrapados en el hueso que han producido.
- Regulan el remodelado óseo por la secreción de varios factores que actúan sobre otros tipos celulares, como RANKL, OPG, esclerostina.

Osteoclastos
- Son células multinucleadas derivadas de los monocitos sanguíneos.
- Son células muy móviles capaces de erosionar el hueso mineralizado mediante hidrólisis enzimática del colágeno osteoide, con liberación de minerales del hueso.
- Expresan el receptor de RANK que, tras la unión de su ligando, activa la formación de los osteoclastos.
- La resorción osteoclástica del hueso puede ser estimulada por la hormona paratiroidea en respuesta a un nivel sérico bajo de calcio.

REMODELACIÓN ÓSEA

Tras el depósito inicial, se remodela la matriz ósea y los brotes que forman el hueso trabecular

En el rápido crecimiento óseo que sucede durante el desarrollo fetal y la infancia se producen grandes cantidades de hueso gracias a la síntesis por parte de los osteoblastos de la matriz ósea, que posteriormente se mineraliza. El patrón de remodelado posterior viene determinado por las tensiones mecánicas, de forma que la matriz ósea se alinea para resistir las fuerzas de cizallamiento y compresión locales.

La remodelación (fig. 13.21) se consigue gracias a un equilibrio cuidadoso de:
- Depósito de hueso nuevo y mineralización por los osteoblastos activos (v. fig. 13.17).
- Resorción selectiva de hueso formado por los osteoclastos (fig. 13.19).

La resorción de hueso por los osteoclastos puede ser estimulada por la hormona paratiroidea (parathormona)

La parathormona es segregada por las glándulas paratiroides, que mantienen un nivel constante de iones Ca^{2+} en la sangre al aumentar la liberación de parathormona en respuesta a concentraciones bajas de Ca^{2+} sérico (v. pág. 255).

La parathormona aumenta el nivel sérico del ion Ca^{2+} al estimular la actividad osteoclástica. Además, la parathormona puede aumentar el Ca^{2+} sanguíneo reduciendo la pérdida de iones Ca^{2+} por los riñones y aumentando la absorción de Ca^{2+} en el intestino delgado.

El efecto de la actividad de la parathormona sobre el hueso no suele detectarse histológicamente salvo en casos de secreción excesiva y prolongada de la misma.

La elevación del Ca^{2+} sanguíneo producida por la resorción osteoclástica no se acompaña de una elevación del PO_4^- sérico porque la parathormona estimula también la excreción renal de PO_4^-.

La calcitonina inhibe la actividad de los osteoclastos y la resorción ósea

La calcitonina es una hormona producida por las células C del tiroides (v. fig. 14.18). Antagoniza a la parathormona y es segregada en respuesta a niveles séricos elevados de Ca^{2+}. Ejerce un efecto directo sobre los osteoclastos al inhibir su actividad resortiva sobre el hueso, pero también actúa a nivel renal, donde aumenta la tasa de excreción de calcio y fosfato. El efecto neto de la calcitonina es un descenso de los niveles de calcio y fosfato en la sangre. La capacidad de la calcitonina para suprimir la actividad resortiva ósea de los osteoclastos se ha empleado en el tratamiento de la enfermedad de Paget; el tratamiento con calcitonina de salmón reduce a veces el nivel de actividad de la enfermedad.

CONCEPTOS AVANZADOS

- La remodelación del hueso se basa en la actividad coordinada de todos los tipos celulares del hueso, cuya actividad se controla por factores locales y sistémicos.
- Existe un recambio y remodelación constante del hueso en respuesta a las fuerzas mecánicas y los factores metabólicos.
- Los factores locales incluyen los efectos de los factores de crecimiento, las citocinas y las prostaglandinas elaboradas por las células óseas.
- Los factores sistémicos incluyen la hormona paratiroidea (PTH), la calcitonina, la 1-25 dihidroxivitamina D3 (calcitriol), los esteroides (corticosteroides, andrógenos y estrógenos).
- El ciclo de remodelación ósea se ha caracterizado por unas estructuras microscópicas transitorias, llamadas **unidades multicelulares básicas (BMU)** como parte del **compartimento de remodelación ósea (BRC).** Este corresponde a un frente de avance de osteoclastos destructivos, un grupo que les sigue de osteoblastos reparadores y una cubierta de células óseas de revestimiento junto con vasos sanguíneos. El BRC recibe las señales celulares generadas por los osteocitos y las células que recubren el hueso y que parecen coordinar y regular la actividad de la remodelación.

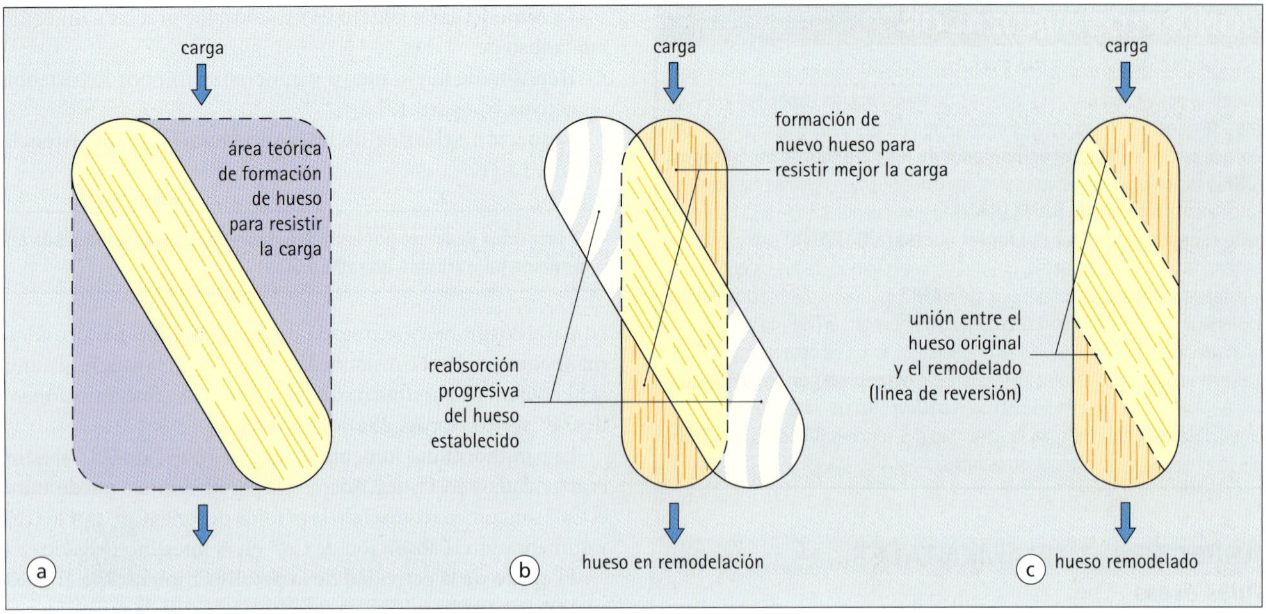

Fig. 13.21 Remodelación ósea. **(a)** Fragmento óseo con orientación inadecuada para resistir óptimamente la dirección de la fuerza a la que está sometida. La fuerza podría resistirse mediante el depósito de nuevo hueso sobre el antiguo en el área indicada, pero esto produciría un bloque óseo grande y pesado que, si se repitiera el fenómeno en todo el organismo, la masa resultante sería tan voluminosa que impediría los movimientos. Mediante la remodelación se logra un cociente fuerza/peso más eficaz. **(b)** Cómo puede remodelarse el hueso para ser más eficaz. Las uniones entre el hueso original y el hueso remodelado no se observan fácilmente en cortes histológicos de hueso mineralizado, pero sí son evidentes al estudiar cortes descalcificados, especialmente cuando se examinan con luz polarizada, que acentúa las diferentes direcciones de las fibras de colágeno. Las uniones entre fases de depósito óseo en diferentes direcciones se denominan líneas de reversión y son especialmente numerosas y desorganizadas cuando la remodelación ósea ha sido al azar y descontrolada, como ocurre en la enfermedad de Paget. **(c)** Hueso remodelado final con las líneas de reversión.

EJEMPLO CLÍNICO

Osteomalacia (falta de mineralización)

La mineralización del osteoide sólo puede producirse en presencia de suficientes iones de Ca^{2+} y PO_4^-.

Si el nivel sanguíneo de iones Ca^{2+} es bajo por trastornos que producen hipocalcemia o si los niveles de ion PO_4^- son bajos (caso infrecuente y generalmente debido a pérdidas excesivas de PO_4^- con la orina), la mineralización se altera. Entonces aparece la enfermedad conocida como «osteomalacia» (fig. 13.22).

Los pacientes con osteomalacia desarrollan un reblandecimiento óseo, que contiene un mayor porcentaje de osteoide no mineralizado y pueden presentar dolor óseo y fracturas.

Cuando la osteomalacia afecta a los huesos en crecimiento de los niños se produce la enfermedad llamada «raquitismo», que origina deformidades permanentes en los huesos blandos y pobremente mineralizados.

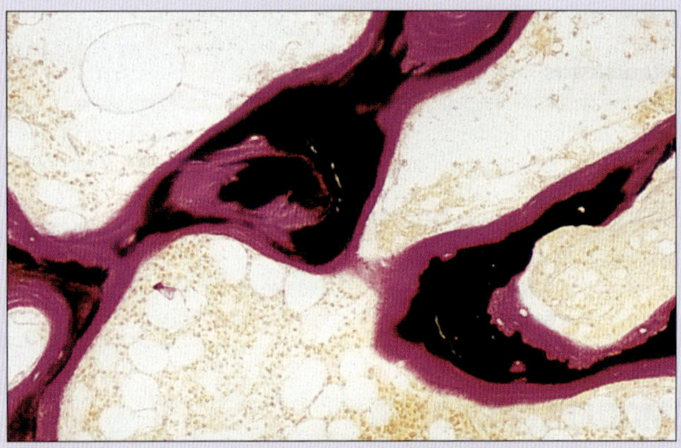

Fig. 13.22 Osteomalacia. Fotomicrografía de hueso de la cresta ilíaca en resina acrílica sin descalcificación previa en un paciente con osteomalacia. Obsérvense la banda ancha de osteoide no mineralizado *(púrpura)* y la zona central de hueso mineralizado *(negro)* en este corte teñido con la técnica de plata de von Kossa. La reducción del contenido mineral del hueso determina una debilidad anormal.

EJEMPLO CLÍNICO

Osteoporosis y enfermedad de Paget

La osteoporosis (fig. 13.23) puede deberse al desuso (p. ej., encamamiento prolongado, parálisis de miembros) o aparecer en personas por lo demás sanas, especialmente en mujeres posmenopáusicas. Provoca una mayor propensión a sufrir fracturas óseas, sobre todo aplastamientos vertebrales.

La enfermedad de Paget se caracteriza por un aumento de la remodelación óseo que afecta a uno o más huesos. Existe una fase de actividad osteoclástica excesiva, que condiciona la resorción del hueso, y una fase posterior de actividad osteoblástica, que trata de llenar las erosiones que queden (fig. 13.24). Este cuadro se relaciona cada vez más con una predisposición genética con mutaciones de los genes SQSTM1 y RANK y se ha descrito asociación a los cromosomas 5 y 6. Se cree que este cuadro se debe a factores que interfieren con la transmisión de señales normales entre los osteoclastos y los osteoblastos.

Cuando la ola de resorción osteoclástica cede o se traslada a otro lugar, los osteoblastos continúan produciendo nuevo hueso en un intento de reparar los daños. Por ello, paradójicamente, la pieza ósea afectada suele acabar siendo de mayor tamaño que la original.

El hueso reparado, sin embargo, es menos resistente al estrés físico, ya que el hueso nuevo depositado es desorganizado y reparativo, en vez de organizado y constructivo; por tanto, es más propenso a fracturarse.

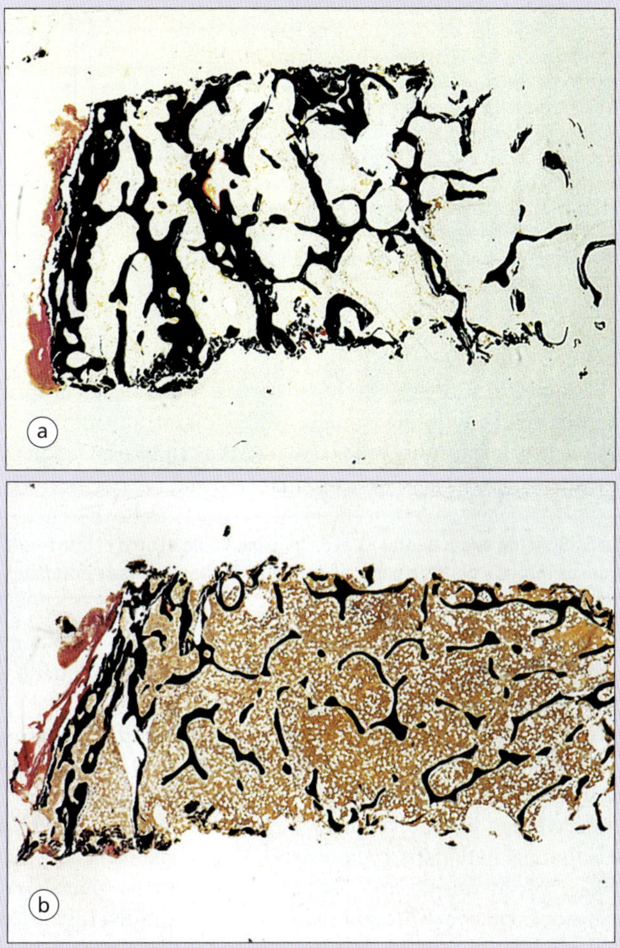

Fig. 13.23 Osteoporosis. **(a)** Fotomicrografía de un corte en resina de una biopsia ósea de cresta ilíaca, que muestra hueso cortical y trabecular normal, teñido con un método de plata, que tiñe de negro el hueso calcificado. **(b)** Fotomicrografía de hueso de un paciente con osteoporosis. En comparación con (a), que muestra la masa ósea de un paciente sano de la misma edad, es evidente que la zona cortical es más delgada y que las trabéculas son más finas y menos numerosas.

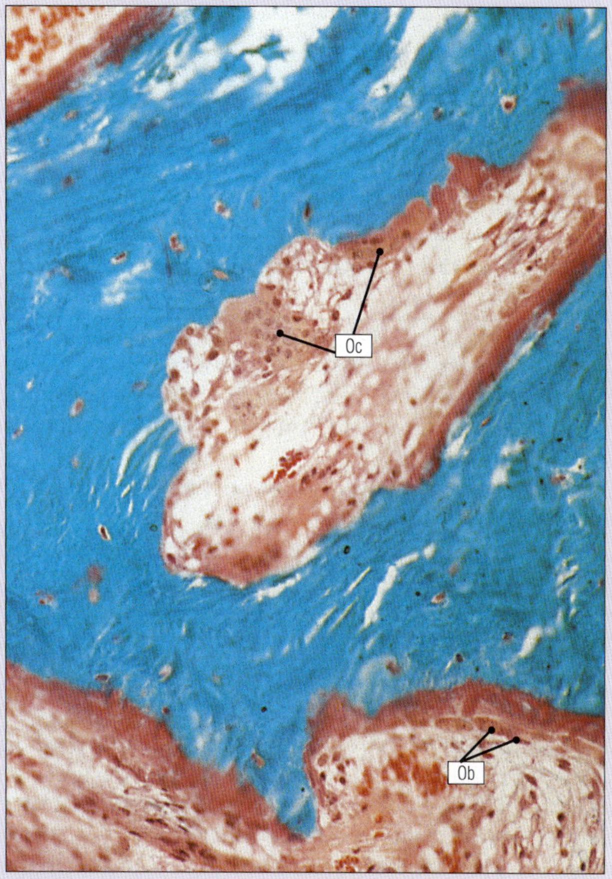

Fig. 13.24 Enfermedad de Paget. Fotomicrografía de un corte incluido en resina con tinción de Goldner de un paciente con enfermedad de Paget activa. Existe una resorción incontrolada de hueso por osteoclastos (Oc) y los osteoblastos (Ob) están intentando rellenar las zonas adyacentes recién erosionadas por osteoclastos.

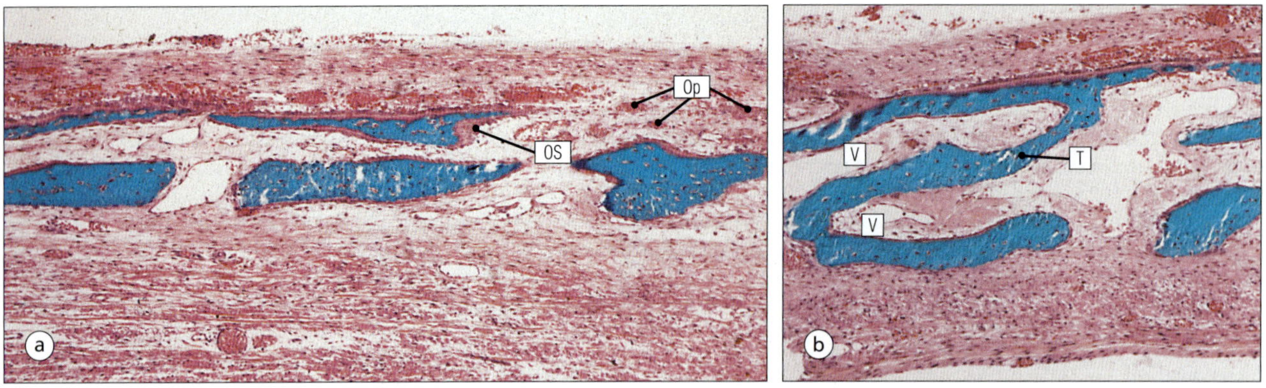

Fig. 13.25 Osificación intramembranosa. **(a)** Fotomicrografía de un corte en resina acrílica, con tinción de Goldner, del cráneo de un feto en desarrollo. Dentro de la membrana fibrocolágena hay islotes de células mesenquimales que se convierten en agrupaciones de células osteoprogenitoras (Op, v. fig. 13.16), que maduran a osteoblastos. Los osteoblastos producen entonces osteoide (OS), que se mineraliza *(azul)*. Aunque los islotes óseos iniciales son de forma irregular, la remodelación por la acción sincronizada de osteoblastos y osteoclastos produce láminas óseas aplanadas. **(b)** Fotomicrografía de un cráneo fetal que muestra una fase algo posterior del mismo proceso. El hueso está ahora organizado aproximadamente en forma de placa, con unas capas interna y externa casi continuas, unidas por trabéculas (T). Los espacios libres están ocupados por mesénquima primitivo, en el que se desarrolla tejido fibrocolágeno y un sistema de canales vasculares interconectados (V). Más tarde las placas óseas se engrosarán y la médula hemopoyética rellenará estos espacios.

En el feto, la formación de nuevo hueso puede ser intramembranosa o endocondral

El hueso se forma en el feto por dos mecanismos:

- Condensación a partir de láminas de células mesenquimales que actúan como membranas formadoras de hueso (osificación intramembranosa).
- Transformación de cartílagos depositados previamente (osificación endocondral).

En la osificación intramembranosa el hueso se forma entre membranas preexistentes

La osificación intramembranosa da origen a huesos planos como los del cráneo y también contribuye en parte a la formación de las diáfisis corticales de los huesos largos. En la osificación intramembranosa (fig. 13.25), algunas de las células mesenquimales fusiformes primitivas de la membrana mesenquimatosa aumentan de tamaño y desarrollan un abundante retículo endoplasmático rugoso, convirtiéndose en células osteoprogenitoras activas y, en último término, en osteoblastos.

Los osteoblastos resultantes empiezan a depositar hueso en islotes aislados, que comienzan a remodelarse inmediatamente por la acción osteoblástica y osteoclástica combinadas, formándose una red de hueso trabecular.

En el tejido mesenquimatoso intermedio se desarrollan abundantes vasos sanguíneos, y algunas de las células mesenquimales dan origen finalmente a la médula ósea hematopoyética (v. cap. 7).

El desarrollo posterior se asocia con un aumento de la formación de nuevo hueso en las superficies externa e interna, formando placas óseas completas (las tablas externa e interna).

Las superficies externas del hueso cortical se mantienen de forma continua en el adulto mediante la osificación intramembranosa a partir del periostio, sobre todo en respuesta a cambios en las fuerzas o lesiones.

La osificación endocondral es el método mediante el cual el feto forma huesos largos y cortos a partir de modelos cartilaginosos preformados

En este proceso se forma un cartílago hialino (v. fig. 4.16) con la forma del hueso requerido, y posteriormente es transformado en hueso mediante depósito de osteoide y mineralización.

La osificación endocondral permite la elongación y el engrosamiento del hueso durante el desarrollo fetal y toda la infancia, hasta que se detiene el crecimiento óseo.

El cartílago hialino se forma a partir de una masa de tejido mesenquimal inmaduro y adquiere la forma aproximada del hueso. En el caso de los huesos largos ésta consiste en un tallo (diáfisis) con expansiones en forma de maza en los extremos (epífisis) (fig. 13.26).

El modelo de cartílago hialino está rodeado por una capa de células mesenquimales fusiformes, condroblastos y algunas células osteoprogenitoras, que forman un pericondrio. Más tarde, cuando las células osteoprogenitoras son más numerosas que las precursoras de condroblastos, esta capa se denominará «periostio».

En la mitad de la diáfisis, las células osteoprogenitoras se transforman en osteoblastos y depositan osteoide, que se mineraliza formando un anillo de hueso alrededor de la diáfisis. Al mismo tiempo, los condrocitos del modelo cartilaginoso se multiplican, con lo que aumentan en longitud y anchura; los condroblastos del pericondrio/periostio producen nuevo cartílago. Posteriormente se depositan sales de calcio en la matriz cartilaginosa.

Una vez formado el anillo óseo, el diámetro de la diáfisis aumenta por depósito óseo en la superficie externa del anillo y resorción ósea en la superficie interna.

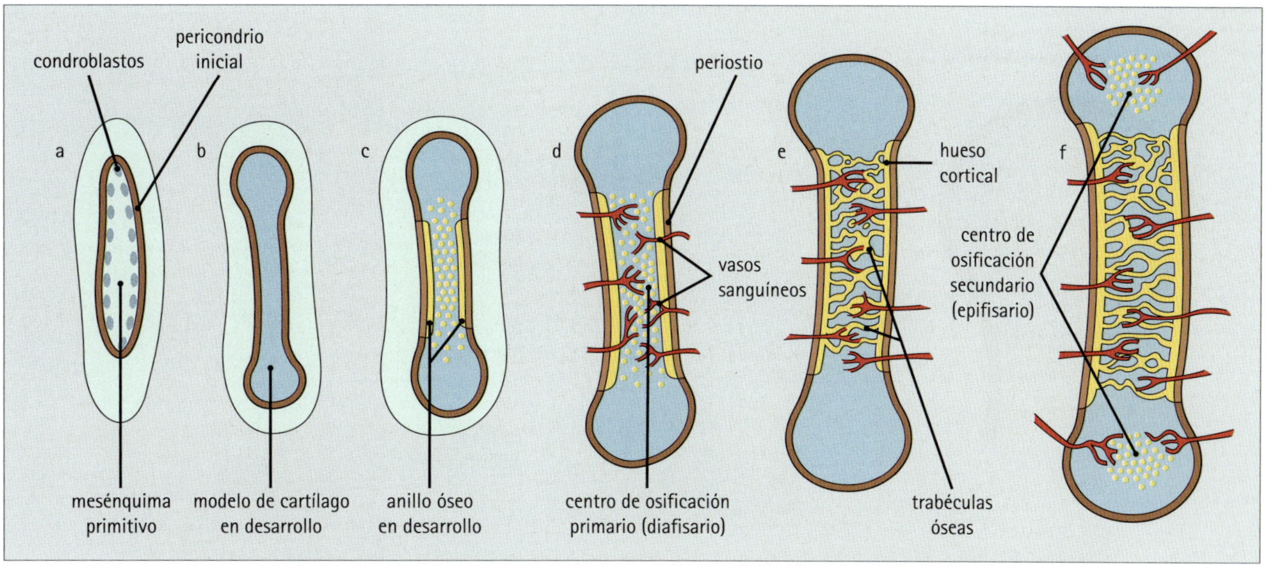

Fig. 13.26 Desarrollo prenatal de un hueso largo (osificación endocondral). **(a)** En el mesénquima primitivo surgen condroblastos que forman un pericondrio inicial y un modelo cartilaginoso. **(b)** El modelo del cartílago en desarrollo adquiere la morfología del hueso que se va a formar; se puede distinguir el pericondrio circundante. **(c)** En la mitad de la diáfisis el pericondrio se convierte en periostio al desarrollarse células osteoprogenitoras y osteoblastos; estos últimos producen un anillo de hueso por osificación intramembranosa. En el modelo cartilaginoso en crecimiento se depositan sales de calcio. **(d)** A través del periostio y del anillo óseo penetran vasos sanguíneos, llevando con ellos células osteoprogenitoras. Éstas establecen un centro de osificación primario (o diafisario) en el centro de la diáfisis. **(e)** A partir del centro de osificación primario se extienden trabéculas al resto de la diáfisis, que se unen al anillo óseo previamente formado, que ahora constituye el hueso cortical de la diáfisis. En esta fase las epífisis en forma de maza de los extremos están todavía formadas por cartílago. **(f)** Alrededor del nacimiento (el momento preciso varía de un hueso largo a otro) se establecen centros de osificación epifisarios en el centro de cada epífisis gracias a la penetración de vasos sanguíneos con células mesenquimales que se transforman en células osteoprogenitoras y osteoblastos.

En la diáfisis del modelo penetran capilares a través del periostio; con ellos discurren células osteoprogenitoras que establecen un centro de osificación primario en el centro de la diáfisis.

Las células osteoprogenitoras del centro de osificación primario diafisario se transforman en osteoblastos y comienzan a depositar osteoide, que sustituye progresivamente al cartílago calcificado del modelo original.

La mineralización del osteoide, seguida por su remodelación, produce una red de hueso trabecular que ocupa progresivamente el centro de la diáfisis y se une con el hueso compacto más denso del anillo óseo periférico.

Alrededor de la época del nacimiento penetran vasos sanguíneos y células osteoprogenitoras en los extremos cartilaginosos en forma de maza del hueso en desarrollo (epífisis) a cada lado de la diáfisis, formando los centros de osificación secundarios (o epifisarios).

Los huesos largos continúan creciendo a lo largo de toda la infancia y adolescencia

El aumento de longitud se debe a la continua formación endocondral de hueso en los extremos de los huesos largos.

En la unión entre epífisis y diáfisis persiste una placa cartilaginosa (la placa epifisaria) con proliferación activa. Esta placa da lugar a la aposición de nuevo cartílago en los extremos de la diáfisis, que se convierte en hueso trabecular, provocando un aumento progresivo de longitud (fig. 13.27). La actividad de la placa epifisaria cesa normalmente después de la pubertad.

En el lado diafisario de la placa epifisaria se forma nuevo hueso del siguiente modo:

- El cartílago de la cara epifisaria de la placa epifisaria prolifera produciendo columnas de condrocitos rodeados por una matriz.
- Los condrocitos que se acercan a la cara diafisaria de la placa epifisaria se hacen grandes y pálidos, y comienzan a producir fosfatasa alcalina, que facilita la calcificación de la matriz.
- Los osteoblastos depositan osteoide sobre la matriz cartilaginosa calcificada como primera fase de la osificación de las trabéculas cartilaginosas calcificadas.
- El hueso depositado se remodela conforme se incorpora a la diáfisis.

La placa epifisaria y la zona de trabéculas de matriz cartilaginosa en osificación forman la metáfisis.

El aumento de la circunferencia de la diáfisis se logra mediante la formación de nuevo hueso en la superficie externa del hueso cortical, que está sujeto a una resorción ligeramente menos activa en su cara interna. Esto no sólo aumenta el diámetro de la diáfisis, sino también el espesor del hueso cortical.

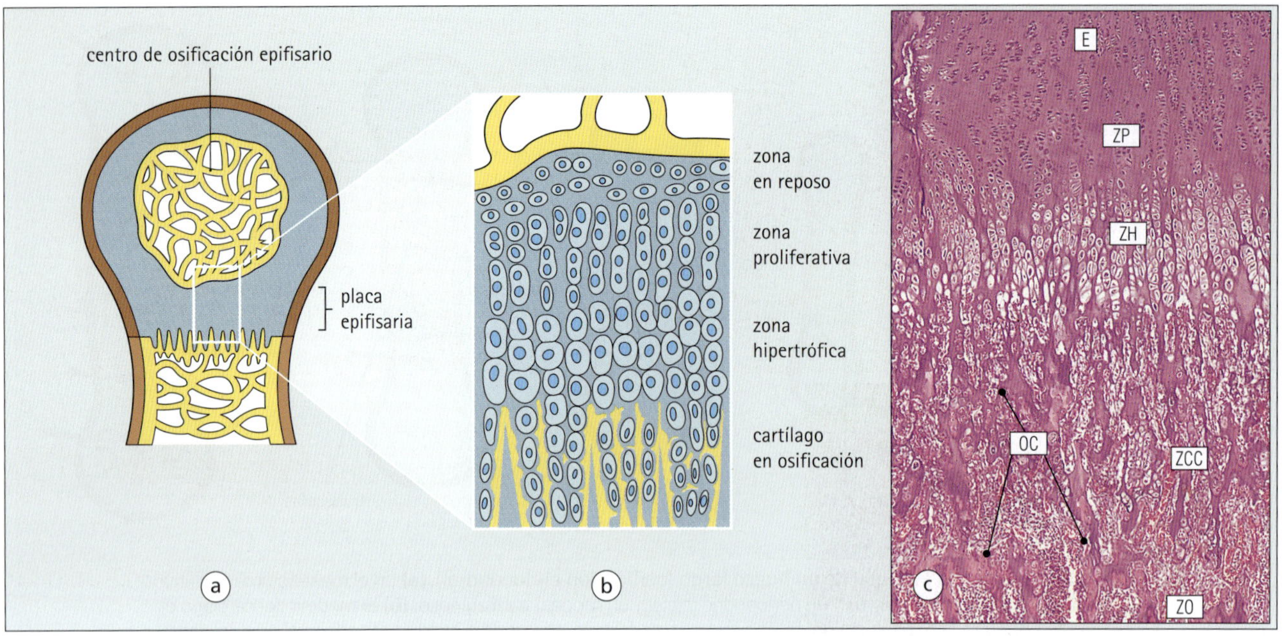

Fig. 13.27 Desarrollo posnatal de los huesos largos (osificación endocondral). **(a)** Desarrollo inicial del centro de osificación secundario (epifisario) dentro del cartílago epifisario dejando una placa cartilaginosa epifisaria y una envoltura cartilaginosa que se convertirá finalmente en el cartílago articular. **(b)** Esquema detallado de la placa epifisaria situada entre el centro de osificación secundario epifisario en un lado y el hueso trabecular diafisario en desarrollo en el otro. Los condrocitos de la placa epifisaria proliferan en columnas hacia la diáfisis, hipertrofiándose al tiempo que depositan matriz cartilaginosa. La matriz se mineraliza progresivamente antes de que los osteoblastos depositen osteoide sobre la matriz calcificada del modelo. **(c)** Fotomicrografía a bajo aumento de la región epifisaria, descalcificada y teñida con H-E, de un hueso largo fetal, para comparación con (b). Se observan la placa cartilaginosa epifisaria (E), la zona proliferativa (ZP), la zona hipertrófica (ZH), la zona de cartílago calcificado (ZCC) y el comienzo de la zona de osificación (ZO). En esta fase existe médula hematopoyética en los espacios entre las placas de osificación cartilaginosas (OC). Los centros de osificación secundarios aparecen en el cartílago epifisario en una fase posterior del desarrollo.

ARTICULACIONES

Introducción

Los huesos están conectados entre sí por articulaciones que permiten un grado variable de movimientos entre los huesos articulados.

Las articulaciones pueden dividirse en dos grupos principales:

- Las que permiten un movimiento limitado.
- Las que permiten el libre movimiento (diartrosis).

Algunas articulaciones entre huesos están formadas por tejido fibrocolágeno o cartilaginoso.

En articulaciones que permiten sólo movimiento limitado, los huesos están conectados por tejido fibrocolágeno y cartilaginoso flexible. Estas articulaciones suelen situarse entre huesos de función primordialmente de protección o sostén, por ejemplo, entre:

- Los huesos planos del cráneo, unidos por tejidos fibrosos o ligamentosos (sindesmosis).
- Costillas y esternón, unidos por cartílago (sincondrosis).

Con la edad, el tejido de sostén que forma las sindesmosis y sincondrosis tiende a ser sustituido por hueso, formándose una articulación inmóvil rígida (sinostosis).

Un grupo clínicamente importante de articulaciones de movimiento limitado son las situadas entre las vértebras

Los cuerpos vertebrales están unidos entre sí formando una columna ininterrumpida (columna vertebral) gracias a los discos intervertebrales. Éstos son unas almohadillas gruesas y elásticas que no sólo sirven para amortiguar traumatismos, sino que también permiten cierto movimiento, por lo que la columna es flexible dentro de unos límites.

Los discos intervertebrales están formados fundamentalmente por tejido fibrocolágeno que contiene algunos condrocitos y matriz cartilaginosa (fibrocartílago, v. pág. 68). Las dos superficies en contacto con los cuerpos vertebrales consisten en una fina capa de cartílago hialino que cubre una estructura fibrocartilaginosa elástica en láminas concéntricas (el anillo fibroso). En el centro del disco existe un núcleo blando semilíquido de matriz gelatinosa (el núcleo pulposo, fig. 13.28).

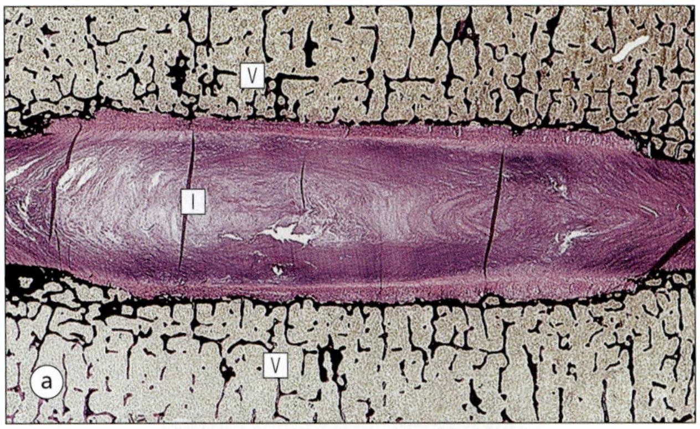

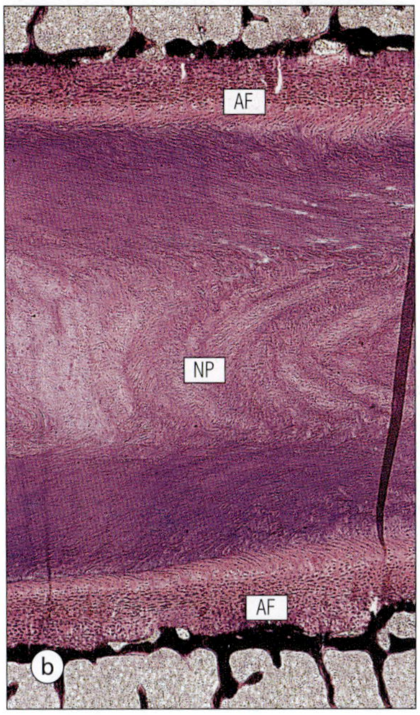

Fig. 13.28 Disco intervertebral. **(a)** Fotomicrografía de un corte en resina acrílica de un disco intervertebral (I) entre dos vértebras (V) teñido con H-E. **(b)** Fotomicrografía de parte del mismo disco intervertebral a mayor aumento, que muestra el anillo fibroso (AF) que forma una región compacta externa adyacente al hueso vertebral, y el gel semilíquido del núcleo pulposo (NP) en el centro.

EJEMPLO CLÍNICO

Ciática

El desgaste de los discos intervertebrales puede conducir a la degeneración del anillo fibroso, con protrusión hacia afuera del núcleo pulposo. Esto resulta en:

- Un deterioro de la eficacia del disco como amortiguador.
- Una expansión del anillo fibroso, causando que se abulte.

Si el anillo fibroso se abulta en la región de los nervios espinales a medida que emergen de la médula espinal, los nervios pueden estirarse y dañarse, produciendo síntomas nerviosos periféricos.

La degeneración del disco intervertebral es más frecuente en la región lumbar de la columna vertebral y causa presión en los nervios, produciendo ciática, dolor que viaja por la parte posterior y el lado externo de la pierna.

EJEMPLO CLÍNICO

Artritis

Artrosis

Algunas articulaciones sinoviales, especialmente la cadera y las articulaciones de los dedos, están expuestas a un continuo desgaste con los años. Ello provoca en algunos casos la degeneración del cartílago articular, que pierde su dotación normal de glucosaminoglucanos hidratados y es incapaz de resistir las fuerzas de compresión. Esto hace que se erosione el cartílago y las superficies óseas adyacentes rocen entre sí.

Con el tiempo la superficie ósea se hace muy compacta y similar al marfil; esto se denomina «eburnación».

El roce continuo entre los huesos y el excesivo movimiento articular provocan una inflamación dolorosa de la articulación con:

- Engrosamiento de la cápsula articular.
- Protuberancias irregulares de nuevo hueso anormal en los bordes de las superficies articulares (osteofitos).
- Disminución del espacio sinovial.

Estos son los cambios típicos de la artrosis.

Artritis reumatoide

Otro tipo frecuente de artritis es la artritis reumatoide, una enfermedad autoinmunitaria que lesiona por mecanismos inmunitarios la membrana sinovial, con la consiguiente destrucción inflamatoria del cartílago articular adyacente.

La membrana sinovial está engrosada y ampliamente infiltrada por células del sistema inmunitario (principalmente linfocitos y células plasmáticas), y el cartílago articular lesionado es sustituido por tejido fibrocolágeno vascular (pannus). Este cuadro determina la pérdida del espacio articular radiológico por pérdida del cartílago articular y deformidad de las articulaciones afectadas.

Las articulaciones que permiten libre movimiento entre huesos adyacentes se denominan articulaciones sinoviales

Los extremos de los huesos se mantienen unidos por bandas de tejido colágeno (ligamentos) que pueden hallarse fuera o dentro de la cavidad articular; los ligamentos externos rodean una cápsula fibrosa que envuelve las cabezas de los huesos, que se hallan separadas por un líquido lubricante, el líquido sinovial.

Dado que los extremos óseos se desplazan entre sí (diartrosis), están revestidos por una capa lisa y deslizante de cartílago hialino (cartílago articular), y el líquido sinovial crea una película deslizante entre los cartílagos articulares.

El revestimiento interno de la cápsula articular es un epitelio secretor especializado, la sinovial, que produce el líquido sinovial

La sinovial reviste los espacios de las articulaciones diartrósicas, pero también revisten las vainas tendinosas y las bolsas. La capa íntima de la superficie recubre una subíntima subyacente y genera una superficie lubricada que permite el movimiento entre los tejidos adyacentes.

La íntima sinovial está formada por 1-4 capas celulares, que van desde células planas parecidas a mesotelio a otras fusiformes, cúbicas o poliédricas. Se han definido dos tipos de célula en la membrana sinovial: las células de tipo A son fagocíticas y contienen numerosos lisosomas con marcadores celulares que confirman el origen macrofágico, mientras que las células tipo B contienen abundante retículo endoplasmático rugoso, derivan de los fibroblastos y están adaptadas para la producción de ácido hialurónico.

La capa subtimal corresponde a una zona de tejido fibrocolágeno laxo, que contiene fibroblastos, mastocitos y macrófagos. Existen vasos sanguíneos y linfáticos, además de nervios. En la subíntima se suelen encontrar un pequeño número de células linfoides, sobre todo linfocitos T.

El término sinovial fibrosa se emplea para describir la sinovial que recubre los tendones y las estructuras como las almohadillas anulares que se encuentran en las articulaciones de los dedos y las estructuras meniscales de la articulación de la rodilla. En estas localizaciones la capa íntima se apoya directamente sobre la estructura especializada subyacente separada por una capa de colágeno delgada poco definida.

Los ligamentos, formados por tejido colágeno denso, estabilizan las articulaciones

Las estructuras periarticulares que impiden movimientos excesivos son los ligamentos externos colagenosos y las inserciones musculares tendinosas (fig. 13.29). Los ligamentos externos rodean a las articulaciones sinoviales, uniendo entre sí los huesos por la superficie externa de la cápsula articular.

Los ligamentos están formados por fibras de colágeno densamente empaquetadas y dispuestas en la misma dirección, con fibrocitos comprimidos entre ellas; por tanto, se parecen a los tendones. Difieren de ellos por contener fibras elásticas. Los ligamentos refuerzan la articulación; permiten movimientos normales, pero impiden la hiperflexión o hiperextensión. La inserción de los ligamentos en el hueso es similar a la de los tendones.

En algunas articulaciones complejas existen ligamentos internos (p. ej., los ligamentos cruzados de la rodilla) para prevenir la separación y la rotación, y meniscos fibrocartilaginosos (también en la rodilla) para estabilizar y guiar los movimientos de deslizamiento.

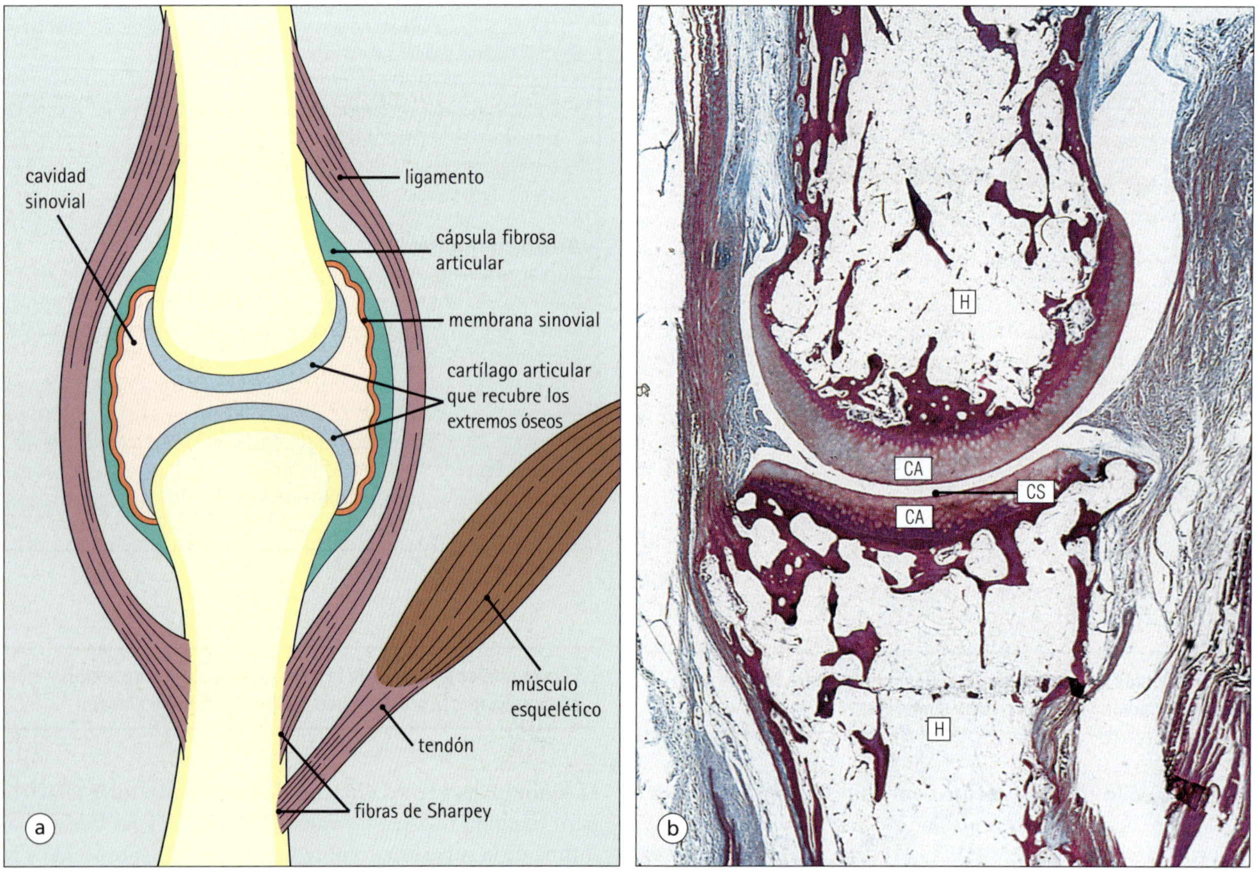

Fig. 13.29 Articulación sinovial. **(a)** Articulación sinovial simple, mostrando los dos extremos óseos articulados, separados entre sí por el líquido sinovial y rodeados por una cápsula fibrocolágena. Los ligamentos y las inserciones musculares tendinosas circundantes previenen los movimientos excesivos. **(b)** Fotomicrografía a bajo aumento de una articulación interfalángica de un dedo. Obsérvense los extremos de los huesos articulares (H), los cartílagos articulares (CA) y la cápsula articular que delimita la cavidad sinovial (CS), llena de líquido sinovial. La cavidad sinovial está revestida internamente por la membrana sinovial.

EJEMPLO CLÍNICO

Bursitis

Las bolsas articulares pueden inflamarse (bursitis) y ocasionar dolor durante el movimiento en la región periarticular, con hipersensibilidad y tumefacción por la acumulación de líquido sinovial en la luz. En muchos casos la bursitis se atribuye a traumatismos repetitivos (fig. 13.30). Con menos frecuencia la bolsa puede inflamarse por una infección o un trastorno autoinmune, como la enfermedad reumatoide. En la bursitis el revestimiento sinovial de la bolsa se engrosa por el aumento de los sinoviocitos de tipo A (macrófagos) y B (parecidos a fibroblastos). Existe una proliferación de vasos pequeños en la capa fibrosa externa asociada a una infiltración por células inflamatorias, como linfocitos y macrófagos. Con la cronicidad se observa un engrosamiento de la capa fibrosa externa por el depósito de colágeno.

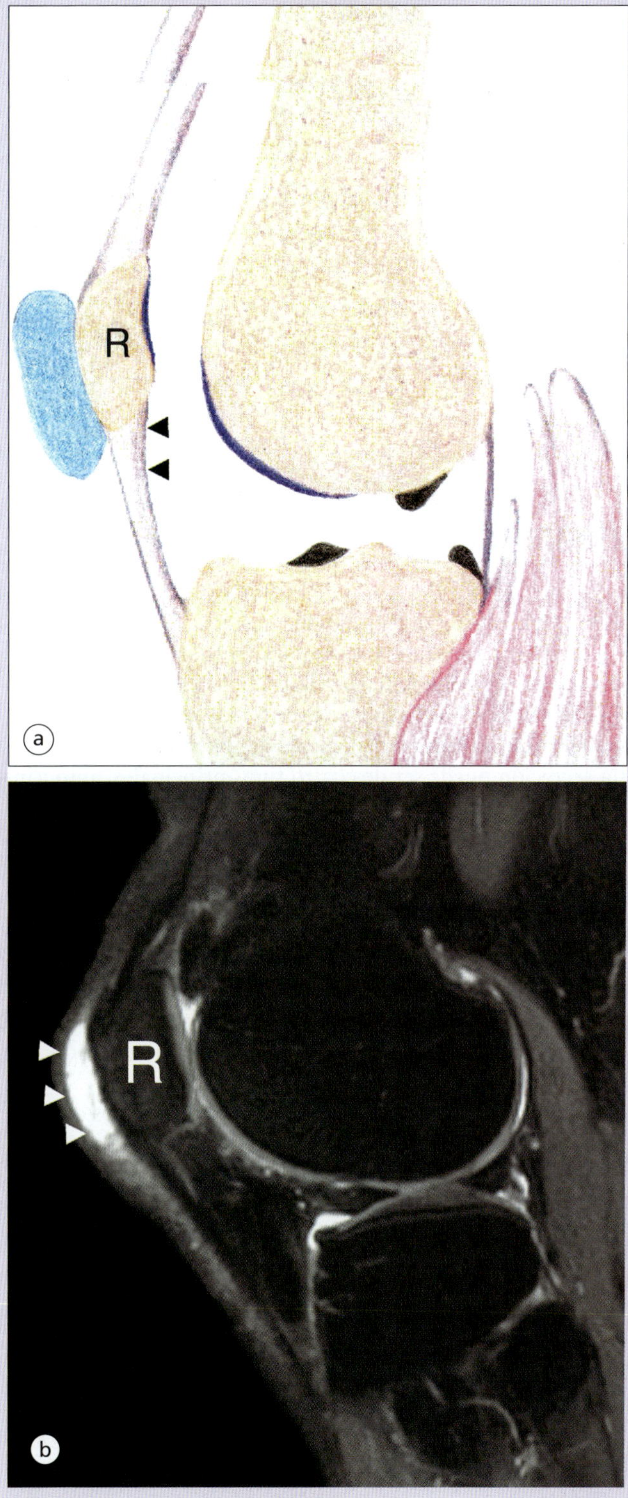

Fig. 13.30 Bursitis prerrotuliana. La bursitis puede afectar a las bolsas prerrotulianas que recubren la rodilla entre la rótula y la piel que la recubre. La causa más frecuente es el traumatismo crónico, que se debe habitualmente a ponerse a menudo de rodillas, por lo que se denomina «rodilla de la criada». En la resonancia magnética, la bursitis prerrotuliana se observa como una colección de líquido. **(a)** El dibujo muestra una colección de líquido en la bolsa prerrotuliana *(azul)*, localizada anterior a la rótula (R) y la parte proximal del tendón rotuliano *(puntas de flecha)*. **(b)** RM sagital que muestra una colección con señal líquida anterior a la rótula (R), que indica una bursitis prerrotuliana *(puntas de flecha)*. (Reproducido de The Knee vol. 15 Monica D, Marra, Michel D. Crema, Margaret Chung. Frank W. Roemer, David J. Hunter, Souhil Zaim, Luis Díaz, Ali Guermazi. MRI features of cystic lesions around the knee p. 423-438.) Derechos de reproducción (2008) con permiso de Elsevier.

Para acceder a las preguntas de revisión en línea, visita, por favor,https://studentconsult.inkling.com.

14

Sistema endocrino

INTRODUCCIÓN

La comunicación celular es fundamental para el funcionamiento eficiente de cualquier organismo multicelular.

A nivel local, las células se comunican mediante moléculas de la superficie celular y uniones en hendidura, mientras que la comunicación a distancia es mediada por la secreción de mensajeros químicos que activan las células interaccionando con receptores específicos. Esta secreción puede ser de cuatro tipos principales: autocrina, paracrina, endocrina o sináptica (fig. 14.1).

La secreción autocrina se efectúa cuando una célula segrega un mensajero químico para que actúe sobre sus propios receptores. Esto ocurre sobre todo en el control local del crecimiento celular por sustancias como el factor de crecimiento epidérmico.

La secreción paracrina sucede cuando los mensajeros químicos actúan sobre las células adyacentes. Esto ocurre también principalmente en el control local del crecimiento celular y es un mecanismo de acción de muchas de las células del sistema neuroendocrino difuso (v. pág. 263).

La secreción endocrina es la secreción de mensajeros químicos (hormonas) a la sangre para que actúen sobre tejidos distantes.

La secreción sináptica se refiere a la comunicación directa, estructuralmente dirigida, de una célula a otra a través de sinapsis y se limita al sistema nervioso.

Los mensajeros químicos pertenecen a cuatro clases moleculares principales:

- Derivados de aminoácidos (p. ej., adrenalina, noradrenalina, tiroxina).
- Pequeños péptidos (p. ej., encefalina, vasopresina, hormona liberadora de hormona tiroidea).
- Proteínas (p. ej., factor de crecimiento nervioso, factor de crecimiento epidérmico, insulina, hormona del crecimiento, paratohormona, hormona estimuladora del tiroides).
- Esteroides (p. ej., cortisol, progesterona, estradiol, testosterona).

La mayoría de los mensajeros químicos son moléculas hidrosolubles e hidrófilas que difunden libremente y suelen interaccionar con una proteína receptora de la superficie celular. Sin embargo, los esteroides y la tiroxina son hidrófobos; tras ser transportados a una célula por proteínas sanguíneas especiales atraviesan la membrana e interaccionan con proteínas receptoras intracelulares.

CÉLULA ENDOCRINA Y TEJIDO ESPECIALIZADO

Las células cuya función principal es secretar sustancias mediadoras se denominan células endocrinas

Las células endocrinas se hallan en tres distribuciones anatómicas distintas:

- Agrupadas en un órgano especializado formando una glándula endocrina (p. ej., suprarrenal, hipófisis y glándula pineal).
- Formando agrupamientos dentro de un órgano especializado (p. ej., ovario, testículo, páncreas).
- Dispersas y aisladas entre otras células en tejidos epiteliales, especialmente en el tracto digestivo y en las vías respiratorias, en cuyo caso forman parte de lo que se denomina sistema neuroendocrino difuso.

Las células y los tejidos endocrinos presentan características especiales relacionadas con su función secretora

Ciertas células denominadas «células neuroendocrinas» poseen vesículas envueltas por membranas, que son gránulos que contienen el mediador químico. La secreción se realiza mediante exocitosis, durante la cual la membrana de la vesícula se fusiona con la membrana celular, vertiendo su contenido al espacio extracelular. Algunas células neuroendocrinas almacenan temporalmente el mediador en gránulos neuroendocrinos específicos, que pueden identificarse en las células mediante técnicas de tinción inmunohistoquímica.

Los tejidos endocrinos suelen estar muy bien vascularizados para facilitar el rápido paso de los productos segregados a la sangre. A diferencia de otros tipos de células secretoras, el polo secretor de las células endocrinas se halla adyacente a la pared vascular capilar, mientras que el núcleo se sitúa en el polo opuesto.

Los mediadores autocrinos y paracrinos actúan con rapidez, al no tener que difundir a la sangre. Actúan sobre receptores celulares locales y son rápidamente destruidos tras su secreción, lo que limita su actividad.

Los mediadores endocrinos actúan con relativa lentitud, al tener que difundir hasta la sangre, circular hasta un órgano diana y llegar

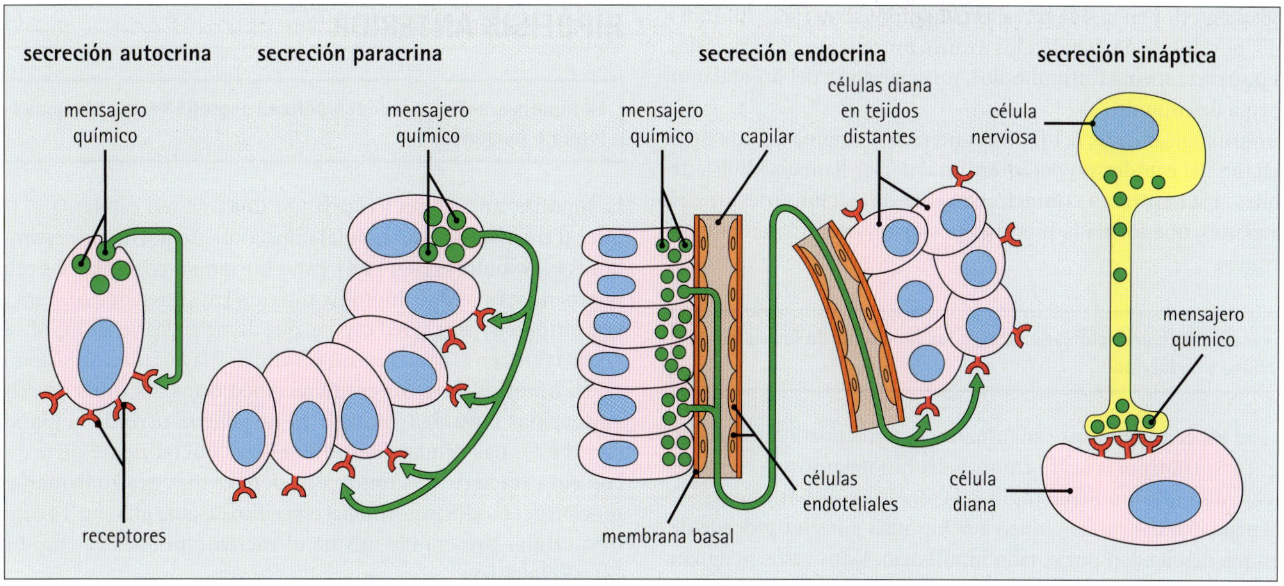

Fig. 14.1 Secreción de mensajeros químicos. Cuatro mecanismos de secreción de mensajeros químicos.

a la célula diana. Muchas células neuroendocrinas secretan aminas o péptidos y poseen características metabólicas comunes que involucran la captación de aminas que luego son decarboxiladas en el proceso de síntesis hormonal. Esto ha dado origen al término «células APUD» (del inglés *amine precursor uptake and decarboxylation*).

Las células que contienen gránulos neuroendocrinos y de estirpe neuroendocrina poseen una serie limitada de isoenzimas metabólicas y proteínas estructurales que pueden detectarse histoquímicamente. La γ-enolasa es una isoenzima de la vía glucolítica presente en gran concentración en las células neuroendocrinas junto con PGP 9.5 (ubiquitina-C-terminal hidrolasa). En los gránulos neuroendocrinos, la cromogranina es un componente de la proteína nuclear y la sinaptofisina es una glucoproteína de la membrana. La detección histoquímica de estas sustancias permite emplearlas como marcadores de diferenciación neuroendocrina.

HIPÓFISIS

La hipófisis es una glándula endocrina multifuncional

La hipófisis segrega numerosas hormonas que activan muchas células endocrinas periféricas, por ejemplo, las de glándulas suprarrenales, tiroides, testículos y ovarios.

La hipófisis es una glándula en forma de alubia de un tamaño aproximado de 12 × 10 × 9 mm y un peso de 0,4-0,9 g en el adulto. Se localiza bajo el cerebro, al cual se halla unida por el tallo hipofisario, y está rodeada por el hueso de la base del cráneo en una depresión del hueso esfenoides denominada «silla turca» (fig. 14.2).

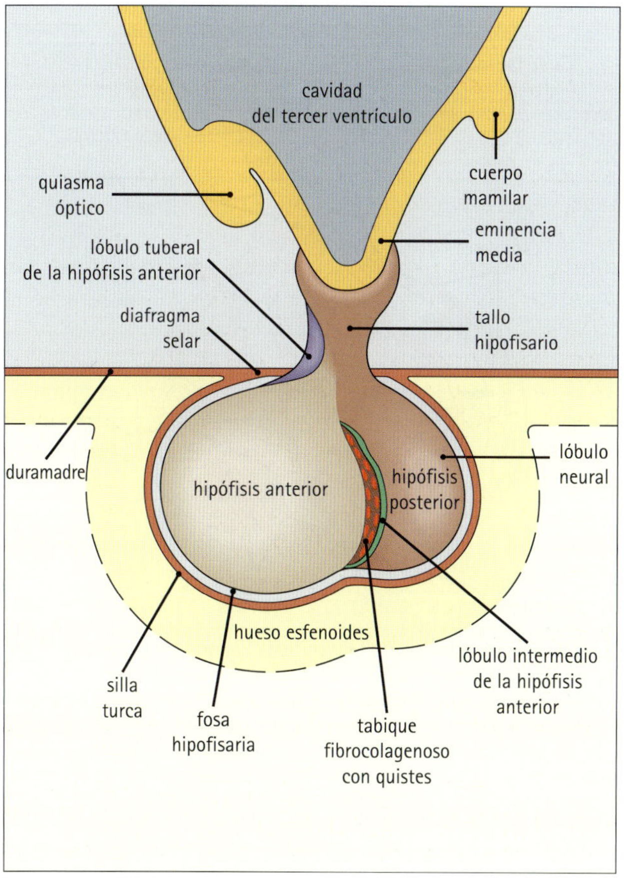

Fig. 14.2 Hipófisis. Glándula hipófisis y sus relaciones con las estructuras circundantes.

Anatómicamente la hipófisis está dividida en dos partes

La hipófisis anterior (adenohipófisis) es un tejido de origen epitelial con tres componentes diferenciados: el lóbulo distal *(pars distalis)* que forma la mayor parte de la glándula; el lóbulo intermedio *(pars intermedia)*, que es una zona rudimentaria en el hombre, pero muy desarrollada en otros mamíferos; y el lóbulo tuberal *(pars tuberalis)*, que es una capa de células que ascienden por el tallo hipofisario.

La hipófisis posterior (neurohipófisis) está formada por prolongaciones neuronales y glía, y posee tres componentes: el lóbulo neural (pars nervosa, proceso infundibular) situado por detrás de la hipófisis anterior en la silla turca; el tallo hipofisario (tallo infundibular), por donde descienden los axones procedentes del encéfalo; y la eminencia media (infundíbulo), una extensión del hipotálamo en forma de embudo.

Embriológicamente, la hipófisis anterior se origina de una prolongación del ectodermo del intestino anterior llamada «bolsa de Rathke». Ésta entra en contacto con una dilatación inferior del hipotálamo, que forma la hipófisis posterior y se sitúa en la base del cráneo.

La vascularización hipofisaria integra las funciones de los sistemas nervioso y endocrino

Una red especial de vasos sanguíneos (sistema porta hipofisario, v. fig. 14.3) transporta las hormonas del hipotálamo a la hipófisis anterior, donde estimulan o inhiben la secreción de hormonas.

El principal aporte sanguíneo a la hipófisis anterior procede de vasos que descienden por el tallo hipofisario. Estos vasos se dañan fácilmente en traumatismos craneoencefálicos graves, produciendo la muerte de la hipófisis anterior, con la consiguiente ablación de su función endocrina.

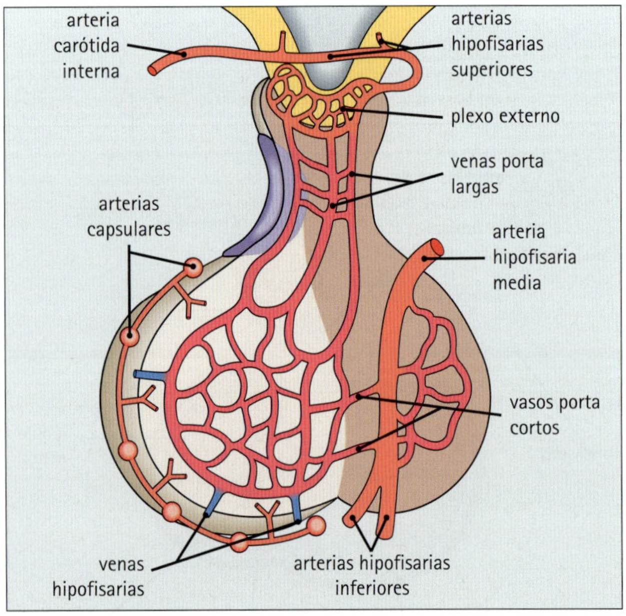

Fig. 14.3 **Vascularización de la hipófisis.** El riego sanguíneo hipofisario procede de tres pares de arterias que nacen de las arterias carótidas internas. Las arterias hipofisarias superiores entran por la eminencia media y forman el plexo externo, próximo a las terminaciones nerviosas de las células neuroendocrinas del hipotálamo. Esto da origen a una red capilar en paralelo que rodea a los grandes vasos musculares centrales y desciende por el tallo hipofisario formando los vasos porta largos. De los vasos porta surgen vasos capilares que se dirigen a la hipófisis anterior, proporcionando una conexión vascular directa entre el hipotálamo y las células neuroendocrinas de la hipófisis anterior. Un riego sanguíneo adicional para la hipófisis posterior procede de las pequeñas arterias hipofisarias media e inferior. Otro riego sanguíneo secundario llega a la periferia de la hipófisis anterior a través de pequeños vasos sanguíneos de la cápsula de la glándula.

HIPÓFISIS ANTERIOR

La hipófisis anterior (adenohipófisis) segrega varias hormonas al torrente sanguíneo

La hipófisis anterior es irrigada por una fina red capilar (fig. 14.3) que, al traer sangre del hipotálamo, contiene hormonas estimuladoras e inhibidoras (fig. 14.4). Estas hormonas controlan las células neuroendocrinas de la hipófisis anterior. Las secreciones de ésta, a su vez, difunden hacia la red capilar, que drena en las venas hipofisarias y, por tanto, en el seno venoso carotídeo y la circulación sistémica.

La hipófisis anterior contiene cinco tipos distintos de células endocrinas cuya distribución es variable dentro de la glándula (fig. 14.5). Las células fueron llamadas inicialmente de acuerdo con sus características tintoriales, pero es más exacto llamarlas en función del producto hormonal específico de cada una (fig. 14.6); cada tipo celular presenta la misma ultraestructura básica (fig. 14.7). Estas células son:

- Somatotropas (fig. 14.8) que segregan hormona del crecimiento (GH).
- Lactotropas (fig. 14.9), que segregan prolactina (PRL).
- Corticotropas (fig. 14.10), que segregan hormona adrenocorticotropa (ACTH), β-lipotropina (β-LPH), hormona estimuladora de melanocitos α (α-MSH) y β-endorfina.
- Tirotropas, que segregan hormona estimulante del tiroides (TSH).
- Gonadotropas (fig. 14.11), que segregan las hormonas gonadotropas, hormona estimulante del folículo (FSH) y hormona luteinizante (LH).

El lóbulo intermedio de la hipófisis anterior es relativamente pequeño en el hombre

El lóbulo intermedio de la hipófisis anterior se localiza entre la hipófisis posterior y el lóbulo distal (v. fig. 14.2). En el hombre se encuentra muy poco desarrollado en comparación con otros mamíferos, y consiste en una serie de acinos de tipo glandular revestidos por un epitelio cúbico. Estas células suelen ser inmunorreactivas para hormonas corticotropas y se ha sugerido que podrían producir alguna de las subunidades menores del péptido pre-pro-opiomelanocortina, como β-LPH, α-MSH o β-endorfina, más que ACTH.

El lóbulo tuberal es una extensión superior de la hipófisis anterior que rodea al tallo hipofisario

El lóbulo tuberal está formado por una fina capa de células epiteliales cúbicas. Inmunohistoquímicamente, la mayoría de las células son gonadotropas.

En ocasiones pueden observarse nidos de células escamosas, a partir de las cuales pueden desarrollarse quistes e incluso tumores. Se ha supuesto que constituyen restos embriológicos de la bolsa ectodérmica de Rathke.

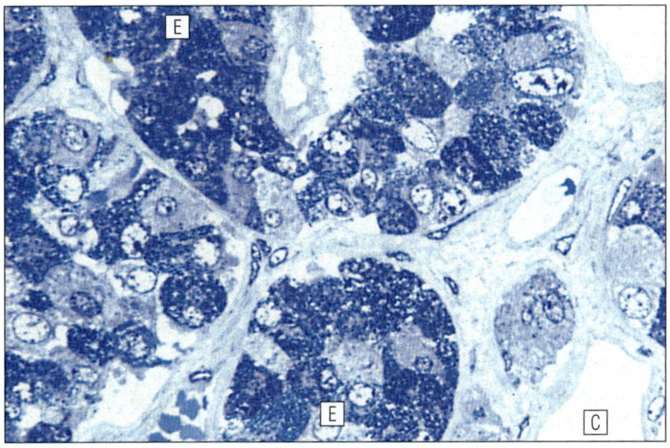

Fig. 14.4 **Células y vasos de la hipófisis anterior.** Corte en resina teñido con azul de toluidina que muestra células endocrinas (E) ordenadas en grupos y rodeadas por capilares (C).

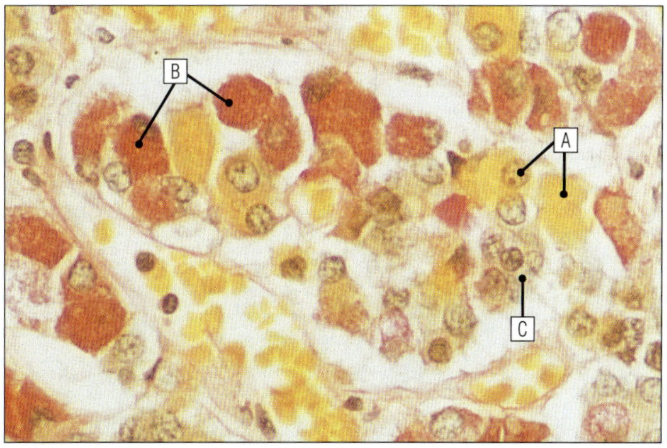

Fig. 14.6 **Métodos tradicionales para visualizar las células de la hipófisis anterior.** Tradicionalmente las células de la hipófisis anterior se han clasificado en tres tipos: acidófilas (su citoplasma se tiñe con colorantes ácidos), basófilas (su citoplasma se tiñe con colorantes básicos y ácido peryódico de Schiff, PAS) y cromófobas (células cuyo citoplasma no se tiñe). Con la tinción de PAS-naranja G-hematoxilina, las células acidófilas (A) se tiñen de amarillo vivo, las basófilas (B) más oscuras, y las cromófobas (C) no se tiñen. Los núcleos se tiñen de negro por la hematoxilina. Actualmente se acostumbra a clasificar las células según su contenido hormonal, demostrable con tinciones inmunohistoquímicas empleando anticuerpos para cada tipo de hormona. También es posible distinguir las células de la hipófisis anterior con el microscopio electrónico. Estas técnicas han demostrado que las células acidófilas segregan GH o PRL (hormonas somatotropa y lactotropa), y las basófilas son tirotropas, corticotropas y gonadotropas. Todas estas células contienen abundantes gránulos con núcleos densos. Las basófilas se tiñen bien con hematoxilina y PAS, que detectan grupos glucosilo, ya que TSH, LH y FSH son glucoproteínas y la proteína precursora de la ACTH está glucosilada. Las células cromófobas no se tiñen porque contienen pocos gránulos, pero pueden ser de naturaleza lactotropa, somatotropa, tirotropa, gonadotropa o corticotropa. Algunas células que contienen escasos gránulos con núcleos densos sin inmunotinción reconocible se han denominado «células nulas».

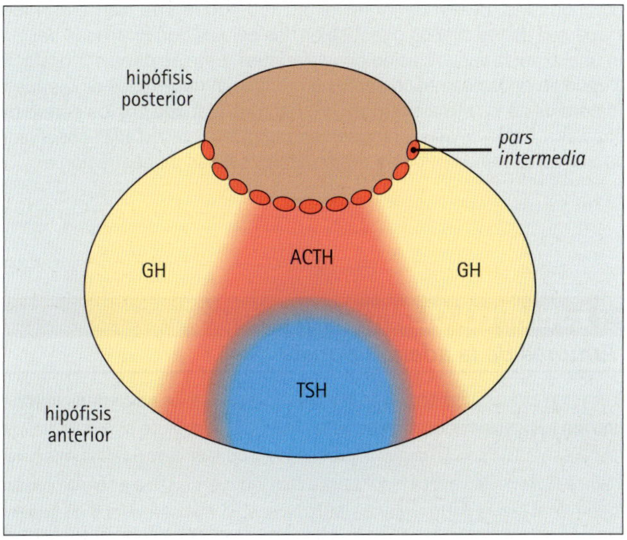

Fig. 14.5 **Distribución regional de las células hipofisarias anteriores.** Corte horizontal del lóbulo distal de la hipófisis. Las zonas laterales contienen sobre todo células somatotropas, que segregan GH, mientras las corticotropas, que segregan ACTH, β-lipotrofina, α-MSH y β-endorfina, se concentran en la porción media de la glándula, inmediatamente por delante de la hipófisis posterior. Las tirotropas, que segregan TSH, se concentran por delante. Las células lactotropas secretoras de PRL y las gonadotropas secretoras de FSH y LH están distribuidas uniformemente por toda la glándula.

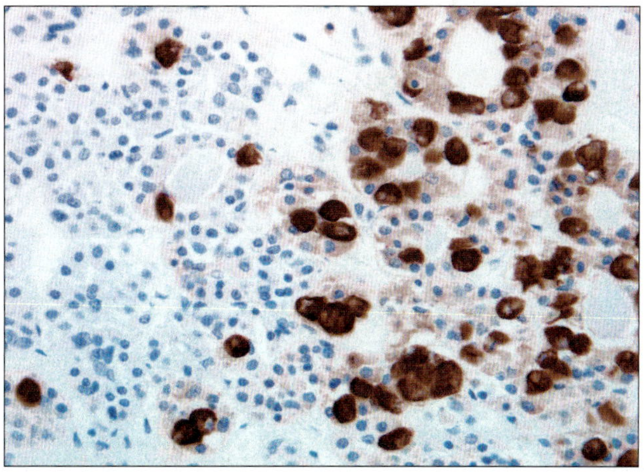

Fig. 14.8 **Células somatotropas.** Las células somatotropas constituyen alrededor del 50% de la hipófisis anterior y son generalmente grandes, ovaladas o poligonales, como muestra este corte teñido para GH mediante un método de inmunoperoxidasa. Ultraestructuralmente, las células somatotropas contienen abundantes gránulos electrondensos distribuidos al azar, y miden unos 300-600 nm de diámetro, aunque la mayoría se hallan entre 350-450 nm. El retículo endoplasmático rugoso está ordenado en apilamientos paralelos, muchos de ellos dispuestos de manera paralela a la membrana celular. Los tumores derivados de las células somatotropas contienen haces esféricos de filamentos intermedios llamados «cuerpos fibrosos».

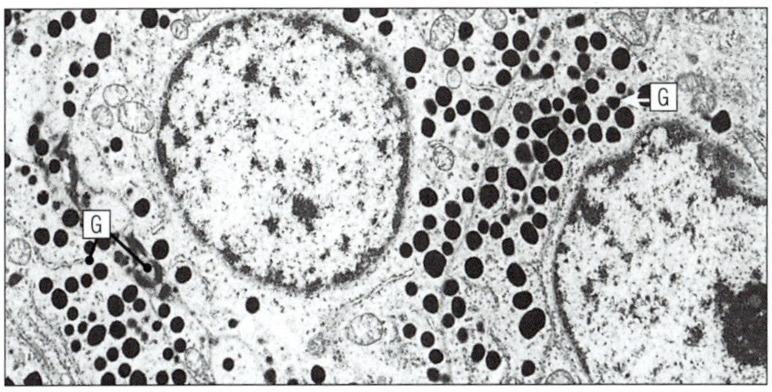

Fig. 14.7 **Ultraestructura de las células de la hipófisis anterior.** Fotomicrografía electrónica de células de la hipófisis anterior que muestra sus numerosos gránulos densos (G) que contienen hormona.

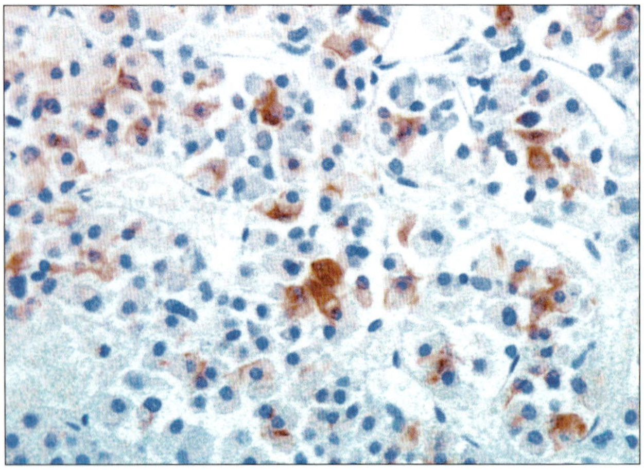

Fig. 14.9 Células lactotropas. Las células lactotropas constituyen alrededor del 25% de la hipófisis anterior. Aunque algunas son redondeadas y poligonales, la mayoría están comprimidas por las células adyacentes y sus contornos presentan ángulos agudos, como se observa en este corte de una glándula teñida con un método de inmunoperoxidasa para detectar la prolactina. Estas células aumentan en número y tamaño durante el embarazo y la lactancia. Ultraestructuralmente, las células lactotropas poseen un Golgi desarrollado en comparación con el resto de las células de la hipófisis anterior y sus gránulos tienen un diámetro de 200-350 nm. Llama la atención que la exocitosis puede observarse en sus bordes laterales (exocitosis desplazadas) además de en la localización habitual, junto a la membrana basal capilar. Este rasgo puede emplearse en estudios diagnósticos y sólo se da en tumores derivados de células lactotropas.

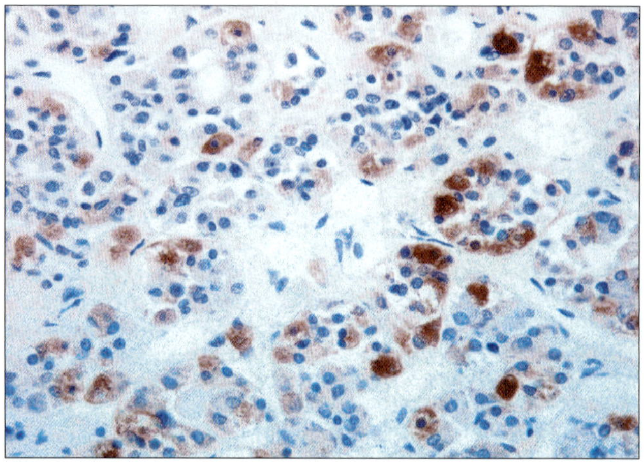

Fig. 14.11 Células gonadotropas. Las células gonadotropas constituyen alrededor del 10% de las células de la hipófisis anterior, y están dispersas por toda la glándula, aisladas o en pequeños grupos, como se observa en este corte teñido para la subunidad β de la FSH mediante una técnica de inmunoperoxidasa. En la misma célula puede haber FSH y LH. Ultraestructuralmente, presentan gránulos de 150-400 nm de diámetro. Tras la extirpación de los ovarios o testículos, las células gonadotropas desarrollan una extensa vacuolización citoplasmática. Esto se debe a la dilatación del retículo endoplasmático por los productos almacenados en respuesta a la pérdida de la retroalimentación inhibitoria ejercida por los esteroides gonadales. Estas células, grandes, redondeadas y vacuoladas observadas con el microscopio óptico se denominan «células de castración».

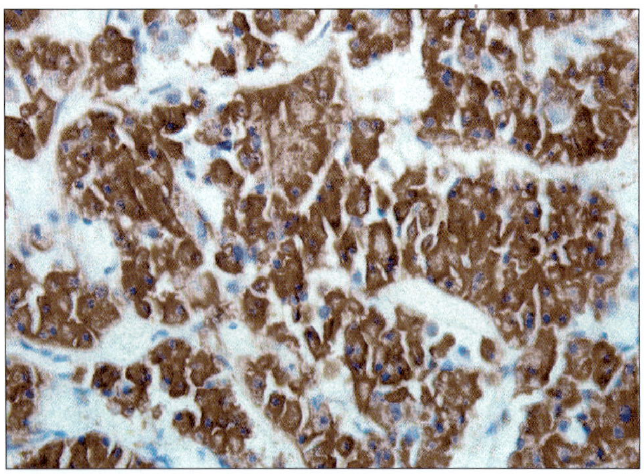

Fig. 14.10 Células corticotropas. Las células corticotropas, que representan un 15-20% de la hipófisis anterior, son grandes y poligonales, como muestra esta fotomicrografía teñida para ACTH mediante una técnica de inmunoperoxidasa. Muchas células corticotropas poseen una vacuola perinuclear no teñida, llamada «cuerpo enigmático», derivada de lisosomas secundarios. Los gránulos de las células corticotropas son grandes y miden típicamente 250-700 nm de diámetro. Ultraestructuralmente, destacan grandes haces perinucleares de filamentos intermedios de citoqueratina, que se hacen aún más llamativos cuando existe un exceso de glucocorticoides, haciéndose visibles con el microscopio óptico como inclusiones de color rosa (hialina de Crooke).

EJEMPLO CLÍNICO

Tumores de la adenohipófisis

Los tumores más importantes de la adenohipófisis son los **adenomas hipofisarios** benignos. Aunque son benignos, este tumor produce síntomas graves por dos mecanismos. En primer lugar, puede alcanzar un tamaño suficiente para salirse de la pequeña fosa hipofisaria y comprimir el quiasma y nervio ópticos que pasan por la parte superior de la misma, lo que se traduce en graves alteraciones visuales e incluso ceguera. La segunda razón es que son tumores que secretan cantidades excesivas de hormonas, originando diversos síndromes endocrinos. Por ejemplo, el tumor de la figura 14.12 está constituido sobre todo por células somatotropas, que secretan grandes cantidades de hormona del crecimiento. En niños se traduce en gigantismo y en adultos en el síndrome denominado «acromegalia».

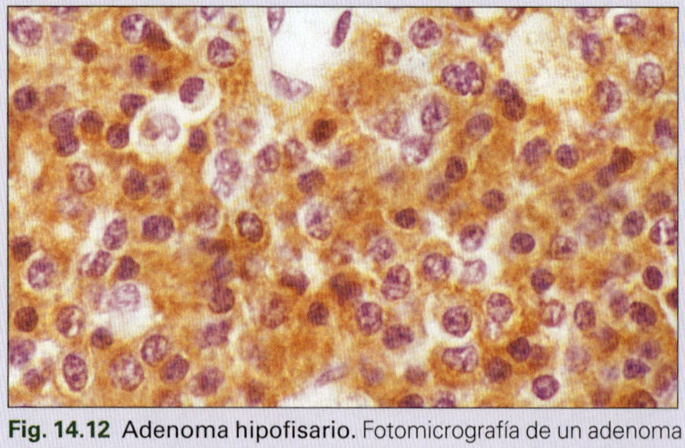

Fig. 14.12 Adenoma hipofisario. Fotomicrografía de un adenoma hipofisario teñido mediante un método inmunohistoquímico que pone de manifiesto la presencia de hormona de crecimiento en el citoplasma de las células somatotropas. El paciente padecía acromegalia.

La hipófisis posterior es una continuación de la región hipotalámica del encéfalo

La hipófisis posterior se extiende hacia abajo en dirección al tallo hipofisario y la silla turca (v. fig. 14.2) y segrega oxitocina y hormona antidiurética (vasopresina).

Está formada por los axones de células neuronales situadas en los núcleos supraóptico y paraventricular del hipotálamo, junto con células gliales de sostén denominadas «pituicitos» (fig. 14.13). Los axones terminan en la hipófisis posterior junto a una rica red de vasos capilares.

HIPOTÁLAMO

Las acciones de los sistemas endocrino y nervioso son coordinadas por el hipotálamo

El hipotálamo es una región del encéfalo formada por varios acúmulos de neuronas que segregan hormonas. Estas hormonas actúan como factores liberadores o inhibidores de las hormonas segregadas por la hipófisis anterior y son transportados hasta la hipófisis por dos vías:

- Un sistema especializado de vasos sanguíneos transporta las hormonas hipotalámicas para que actúen localmente sobre células neuroendocrinas de la hipófisis anterior (fig. 14.14).
- Desde el hipotálamo salen axones que forman el tallo hipofisario, que termina en la hipófisis posterior.

CONCEPTOS AVANZADOS

Hormonas hipotalámicas

Se conocen al menos ocho hormonas segregadas por las neuronas hipotalámicas. Dos de ellas son los péptidos **oxitocina** y **arginina vasopresina,** sintetizadas por los cuerpos celulares de las neuronas de los núcleos supraóptico y paraventricular del hipotálamo. Estos péptidos descienden por los axones hasta la hipófisis posterior a través del tallo hipofisario y son liberados en los capilares de la hipófisis posterior.

Las demás hormonas hipotalámicas son hormonas inhibidoras o liberadoras que controlan la secreción de las hormonas de la hipófisis anterior. Son transportadas a través de los vasos porta hipofisarios (v. fig. 14.14). Estas hormonas son:

- Hormona liberadora de tirotropina (TRH): proviene principalmente del núcleo paraventricular.
- Hormona liberadora de gonadotropinas (GnRH): proviene principalmente del núcleo arcuato y de la zona preóptica.
- Hormona liberadora de hormona del crecimiento (GHRH): proviene principalmente del núcleo arcuato.
- Hormona liberadora de corticotropina (CRH): se produce en la porción anterior de los núcleos paraventriculares.
- Hormona inhibidora de hormona del crecimiento (GIH) (también conocida como **somatostatina** [SS]): se produce en los núcleos paraventriculares.
- Hormona inhibidora de la liberación de prolactina (PIH) (también conocida como **dopamina** [DA]): proviene de los núcleos arcuatos.

No se ha hallado una hormona liberadora de prolactina única, aunque otras hormonas realizan esta acción, por ejemplo, oxitocina, VIP y TRH.

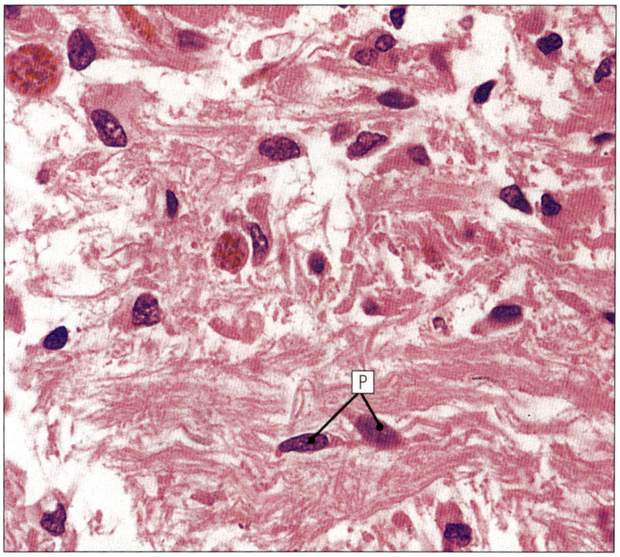

Fig. 14.13 Hipófisis posterior. La hipófisis posterior está formada por axones originados en células hipotalámicas que poseen numerosos gránulos neurosecretores con oxitocina o vasopresina, junto con una proteína transportadora denominada «neurofisina», y ATP. En los lugares donde los axones están adyacentes a un capilar forman tumefacciones fusiformes llenas de gránulos neurosecretores (cuerpos de Herring). La hipófisis posterior contiene también células gliales estrelladas especializadas llamadas «pituicitos». En esta fotomicrografía los axones forman un fondo pálido fibrilar donde se observan los núcleos de los pituicitos (P) y pequeños vasos capilares.

ASPECTOS CLAVE

Hipófisis e hipotálamo

- La hipófisis anterior segrega prolactina, GH, ACTH, TSH, FSH, LH y otras hormonas.
- La hipófisis posterior almacena y secreta oxitocina y ADH, sintetizadas en los núcleos hipotalámicos.
- El hipotálamo se halla directamente comunicado con la hipófisis posterior a través del tallo hipofisario y con la hipófisis anterior mediante los vasos porta hipofisarios.
- El hipotálamo produce hormonas que estimulan o inhiben la liberación de las hormonas de la hipófisis anterior.

GLÁNDULA PINEAL

La epífisis o glándula pineal segrega melatonina

La epífisis está situada inmediatamente debajo del extremo posterior del cuerpo calloso del encéfalo. Es una estructura cónica aplanada de 6-10 mm de longitud y 5-6 mm de anchura; está recubierta por leptomeninges y formada por lobulillos de células especializadas, separados por tabiques que contienen nervios no mielinizados y vasos sanguíneos (fig. 14.15). Posee dos tipos principales de células: pinealocitos y células gliales.

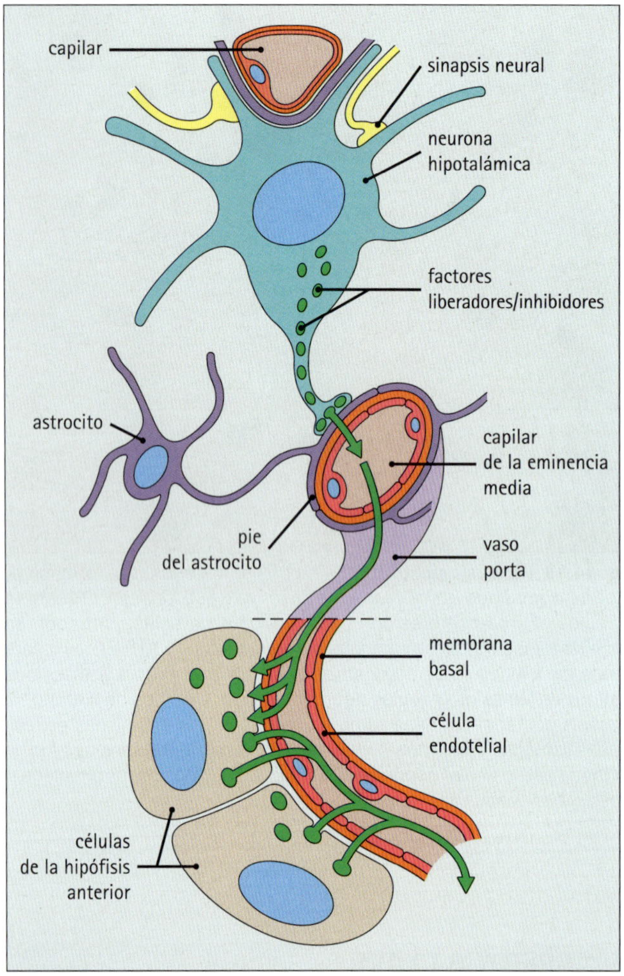

Fig. 14.14 Control hipotalámico de la producción de hormonas por la hipófisis anterior. Las neuronas hipotalámicas segregan factores liberadores/inhibidores en respuesta a aferencias quimiorreceptoras y neurales. Estas hormonas difunden a los capilares en la eminencia media y son transportadas hasta la hipófisis anterior por los vasos porta. Los pies de los astrocitos que rodean los vasos capilares forman parte de su barrera de difusión.

Los pinealocitos son células parecidas a las neuronas productoras de melatonina, sustancia que induce cambios rítmicos en las secreciones de hipotálamo, hipófisis y gónadas, y se considera un transductor endocrino. Los pinealocitos tienen un citoplasma rosado y núcleos redondeados oscuros, y a menudo forman rosetas, con varias células rodeando una zona fibrilar central compuesta por prolongaciones celulares dirigidas hacia un pequeño vaso capilar.

Las células gliales tienden a ser bipolares y alargadas, y conectan nidos de pinealocitos. No se distinguen salvo con tinciones especiales.

Un cambio frecuente de la pineal relacionado con la edad es la acumulación de partículas de calcio, visibles en la radiografía de cráneo; por ello, la glándula puede emplearse como marcador radiológico de la línea media.

La glándula pineal es inervada por los sistemas nerviosos simpático y parasimpático. Además, recibe señales indirectas de la retina, como muestra la figura 14.15a.

GLÁNDULA TIROIDES

Introducción

La glándula tiroides segrega dos hormonas, las hormonas tiroideas (triyodotironina [T_3] y tiroxina [T_4]) y calcitonina. Las hormonas tiroideas son importantes para la regulación del metabolismo basal, mientras la calcitonina está involucrada en la homeostasis del calcio.

La glándula tiroides está formada por dos lóbulos laterales y un istmo

Los lóbulos laterales de la hipófisis se sitúan a ambos lados del cartílago tiroides y de la tráquea proximal, en la porción anterior del cuello. Ambos lóbulos están unidos cerca de sus polos inferiores por un istmo que cruza por delante de la laringe inferior; a veces desde la porción media del istmo se proyecta hacia arriba un pequeño lóbulo piramidal triangular.

Cada lóbulo lateral tiene unos 5 cm de longitud, 3-4 cm de anchura y 2-3 cm de profundidad. En un adulto sano el tiroides pesa 15-20 g, siendo ligeramente más pesado en varones, aunque muchos factores influyen sobre su peso en un momento dado, por ejemplo, diversas patologías.

El tiroides está envuelto por una cápsula colágena a partir de la cual penetran en el parénquima tabiques internos, dividiéndolo en lobulillos irregulares.

Embriológicamente, el tiroides se forma a partir de una invaginación del endodermo cerca de la raíz de la lengua llamada «conducto tirogloso», que se atrofia dejando un nódulo de tejido tiroideo en su posición anatómica correcta.

En ocasiones el conducto tirogloso no se atrofia por completo y persiste tejido del mismo en la línea media del cuello, en general formando un quiste o trayecto sinusal (quiste del conducto tirogloso).

La glándula tiroides contiene coloide rico en tiroglobulina

El componente glandular del tiroides está formado por epitelio organizado en unidades esféricas llamadas «acinos» (fig. 14.16).

Cada acino está revestido por una capa única de epitelio tiroideo especializado apoyado sobre una membrana basal, y engloba una luz llena de coloide tiroideo, un material proteináceo que se tiñe de rosa (eosinófilo), rico en tiroglobulina.

La tiroglobulina es la forma de almacenamiento de la tiroxina; se trata de una glucoproteína yodada (fig. 14.17). El tamaño del acino varía según se halle en fase secretora o de almacenamiento.

Durante una fase de secreción activa las células foliculares del tiroides muestran los siguientes cambios:

- El retículo endoplasmático se hace más prominente.
- Los ribosomas libres se hacen más abundantes.
- El aparato de Golgi aumenta de tamaño.
- Las microvellosidades superficiales aumentan en número y longitud.
- Aparecen gotitas intracitoplasmáticas (que representan el coloide en vesículas endocitóticas generadas por seudópodos citoplasmáticos en la superficie luminal).

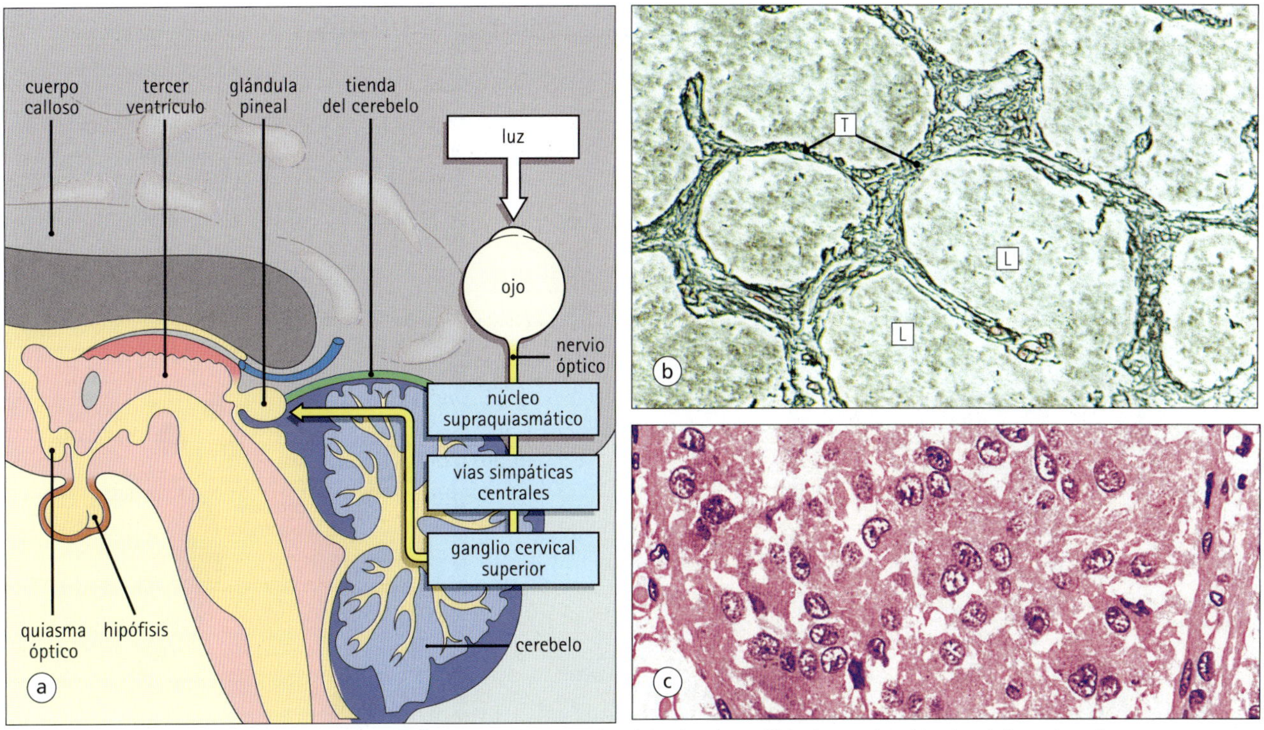

Fig. 14.15 Glándula pineal. **(a)** Localización de la glándula pineal o epífisis. La producción pineal de melatonina es modulada por la luz a través de vías nerviosas aferentes en forma de inervación simpática de la glándula. **(b)** Fotomicrografía a bajo aumento de un corte de la glándula pineal teñido para fibras reticulares que muestra los tabiques (T) que la dividen en lobulillos (L) de pinealocitos. **(c)** Fotomicrografía a gran aumento de un corte de glándula pineal teñido con H-E que muestra un lobulillo pineal rodeado por tabiques formados por procesos gliales y pequeños vasos. En el centro del lobulillo se observan cuerpos celulares de pinealocitos sobre un fondo de prolongaciones teñidas de rosa, algunas de ellos formando una estructura en roseta.

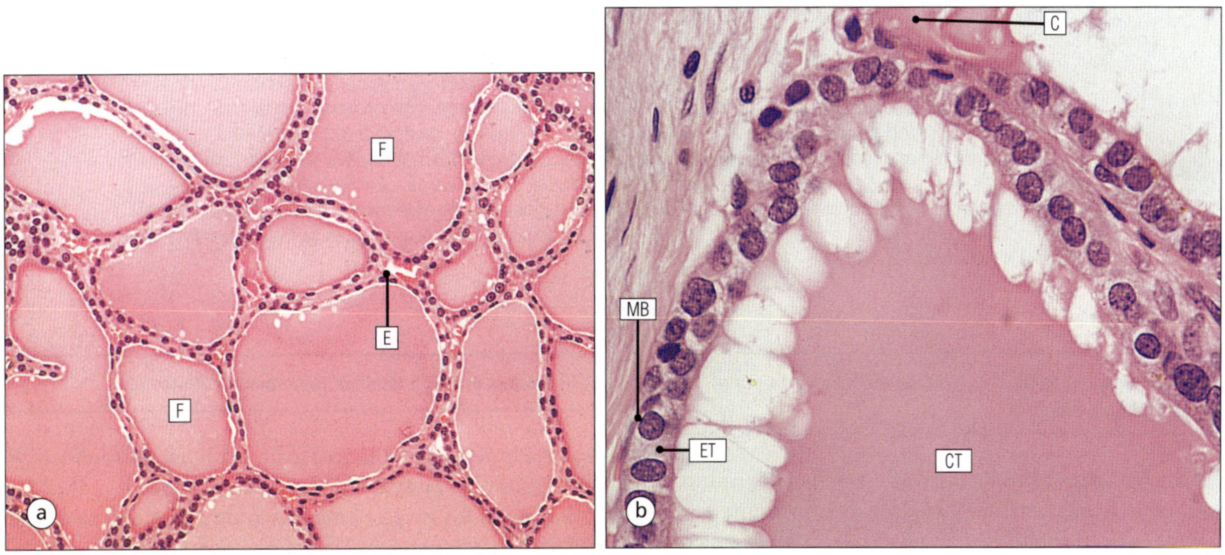

Fig. 14.16 Tiroides. **(a)** Fotomicrografía que muestra un tiroides humano normal compuesto por folículos de tamaño variable (F) llenos de coloide teñido de rosa. En esta ilustración los folículos se encuentran en fase de almacenamiento, de forma que el epitelio que los reviste (E) es cúbico o plano y el folículo esté lleno de coloide almacenado. Existe una compleja red capilar entre los folículos adyacentes. La figura 14.17 ilustra los detalles de una célula epitelial tiroidea en fase activa y en la figura 14.18 se reconoce el componente secretor de calcitonina de la tiroides. **(b)** Fotomicrografía de un acino tiroideo, compuesto por un epitelio tiroideo (ET) especializado apoyado sobre una membrana basal (MB). Estas células epiteliales rodean una luz llena de coloide tiroideo (CT) y están rodeadas por una fina red de capilares (C) asociados con tabiques fibrosos.

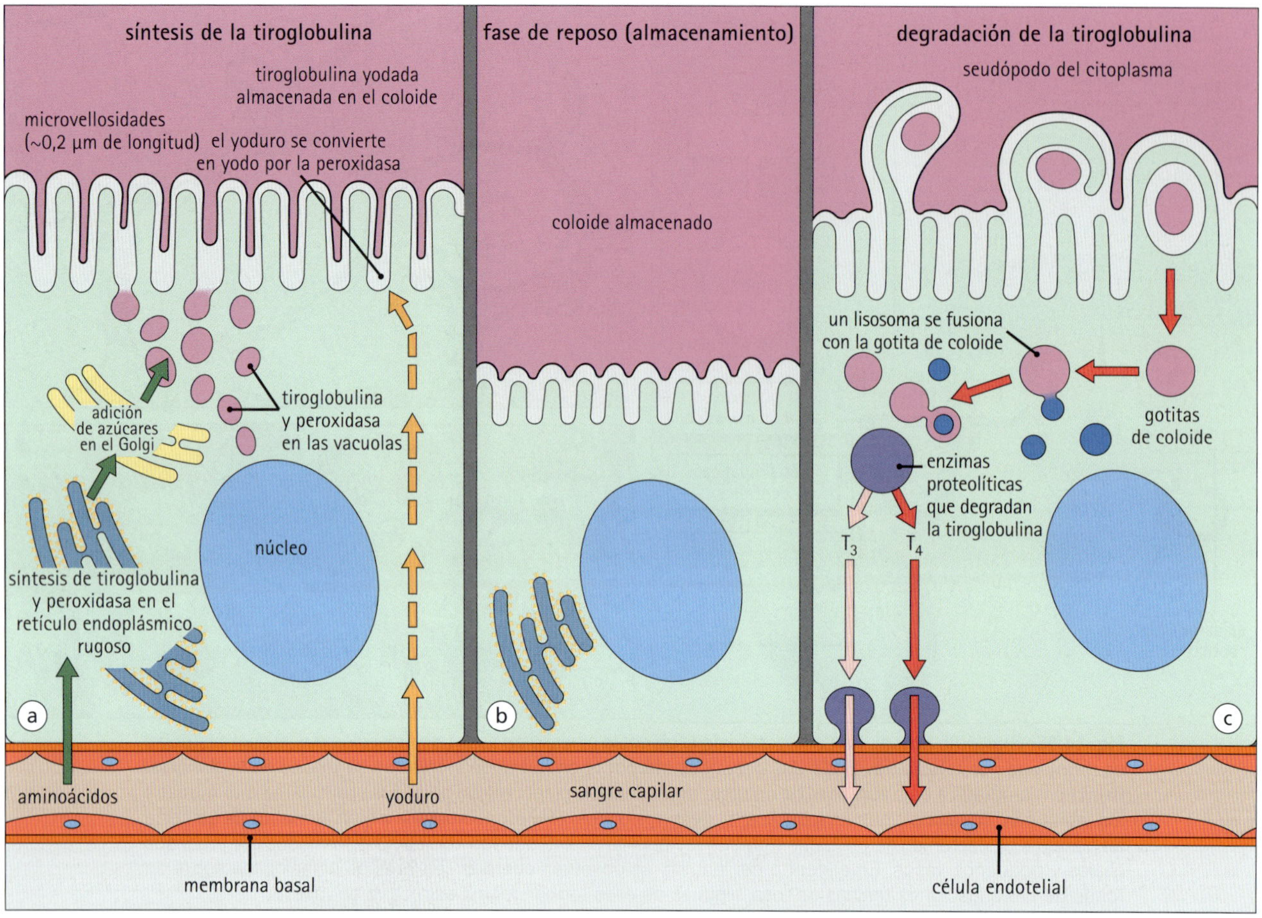

Fig. 14.17 Coloide tiroideo. **(a)** La formación de la hormona tiroidea necesita de la interacción entre la tiroglobulina y el yoduro. La tiroglobulina es producida por las células epiteliales del tiroides; su componente proteico es sintetizado en el retículo endoplasmático rugoso y transportado por el Golgi, donde adquiere la mayor parte de su componente hidrocarbonado por glucosilación. La célula epitelial tiroidea es capaz de transportar yodo frente a un gradiente de concentración desde la sangre capilar hasta la luz del folículo donde se concentra. Sin embargo, el yodouro se tiene que convertir en yodo, mediante la acción de la peroxidasa tiroidea. Esta enzima también se sintetiza en las células epiteliales y entra en las mismas vesículas secretoras que contienen la tiroglobulina. La tiroglobulina y la peroxidasa tiroidea salen del Golgi en pequeñas vacuolas que son transportadas hasta la superficie luminal, donde es liberada por exocitosis. Una vez secretadas a nivel de la membrana celular la peroxidasa tiroidea se activa y convierte el yoduro en yodo, que posteriormente se incorpora al componente tirosina de la tiroglobulina. **(b)** La tiroglobulina actúa como reservorio a partir del cual se puede producir y segregar tiroxina a la circulación capilar cuando sea necesario. **(c)** Para liberar tiroxina a partir del coloide almacenado la célula tiroidea emite seudópodos citoplasmáticos en su superficie luminal; éstos engloban pequeñas gotitas de coloide que son incorporadas al citoplasma. Los lisosomas se fusionan con las pequeñas vacuolas produciéndose una proteólisis de la tiroglobulina, que se rompe en unidades menores, la más importante de las cuales es la tetrayodotironina (T_4) o tiroxina. Otro producto es la triyodotironina (T_3). Ambas son aminoácidos yodados.

La síntesis y degradación de tiroglobulina es controlada por el hipotálamo y la glándula hipófisis

Los niveles sanguíneos bajos de tiroxina estimulan la producción por el hipotálamo de hormona liberadora de tirotropina (TRH), que estimula la producción en la hipófisis anterior de hormona estimulante del tiroides (TSH). La TSH, a su vez, estimula la síntesis de tiroglobulina y su degradación, con el consiguiente aumento de la liberación de tiroxina a la circulación capilar. Cuando los niveles de tiroxina aumentan, la producción de TRH y TSH disminuye.

El tiroides produce también la hormona calcitonina

La calcitonina inhibe la resorción del hueso por los osteoclastos, antagonizando la acción de la paratohormona (v. pág. 255) y disminuyendo los niveles sanguíneos de calcio. Puede aumentar la velocidad de mineralización del osteoide.

Las células productoras de calcitonina (células C) están diseminadas entre las células que revisten los acinos tiroideos (folículos), aunque en ocasiones forman pequeños cúmulos en los espacios intersticiales entre acinos adyacentes. Esta última localización, más frecuente en animales como el perro, explica el antiguo nombre de «células parafoliculares».

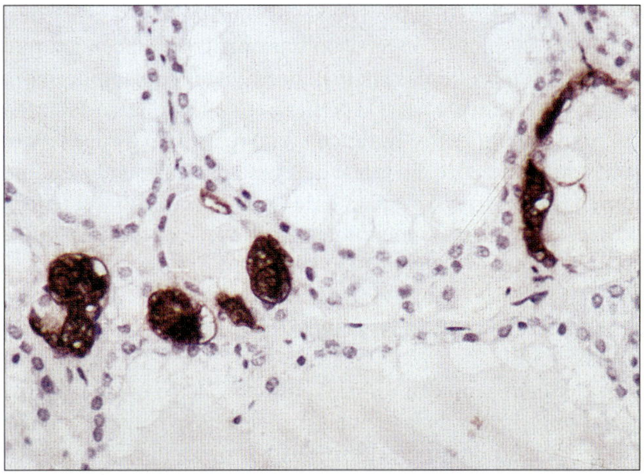

Fig. 14.18 Células C del tiroides. Fotomicrografía que muestra la distribución de las células C tiroideas (identificadas mediante un método de inmunoperoxidasa para calcitonina) en un tiroides adulto humano; se hallan dispersas entre las células de los acinos tiroideos, solas, agrupadas y en cúmulos intersticiales. Las células del acino tienden a situarse sobre la membrana basal, sin mantener contacto aparente con la luz llena de coloide.

Las células C son células pequeñas y pálidas, difíciles de ver con el microscopio óptico, pero que pueden identificarse con el microscopio electrónico o mediante técnicas de inmunoperoxidasa (fig. 14.18). Ultraestructuralmente, contienen los gránulos neurosecretores de núcleo denso característicos de las células neuroendocrinas.

La secreción de calcitonina parece estar controlada directamente por los niveles sanguíneos de calcio.

CONCEPTOS AVANZADOS

Hormonas tiroideas

Las dos hormonas son la triyodotironina (T_3) y la tiroxina, o tetrayodotironina (T_4); ambas son derivados yodados de la tirosina. Las células foliculares del tiroides producen y segregan principalmente T_4 (sólo el 5-10% de la producción del tiroides en T_3), aunque T_3 es funcionalmente mucho más potente que T_4. La mayor parte de la T_3 activa es producida en otros tejidos mediante la eliminación de una molécula de yodo de la T_4; el riñón y el hígado son desyodadores especialmente importantes de T_4. En el plasma, T_3 y T_4 están unidas en gran parte a una proteína, la globulina transportadora de tiroxina, o TBG; probablemente sólo las hormonas no unidas a proteínas son fisiológicamente activas.

ASPECTOS CLAVE

Tiroides

- Las células acinares tiroideas sintetizan y liberan tiroxina.
- La tiroxina es almacenada en forma de tiroglobulina en el coloide de las luces de los acinos tiroideos.
- La síntesis y liberación de tiroxina es controlada por una hormona de la hipófisis anterior (TSH), controlada a su vez por una hormona hipotalámica, TRH.
- Las células C (principalmente intersticiales) segregan calcitonina en respuesta a niveles sanguíneos altos de calcio.

EJEMPLO CLÍNICO

Cáncer de tiroides

La mayor parte de los tumores malignos tiroideos se originan en las células epiteliales glandulares que revisten los folículos tiroideos, de forma que son adenocarcinomas tiroideos. Un tumor raro, denominado «carcinoma medular», se origina en las células C tiroideas y secreta una cantidad excesiva de calcitonina. Ambos se diseminan a los ganglios linfáticos del cuello por vía linfática y debutan con adenomegalias cervicales. Algunos tipos de cáncer de tiroides se diseminan por la corriente sanguínea al pulmón y el hueso.

EJEMPLO CLÍNICO

La causa más frecuente de tirotoxicosis es una enfermedad autoinmune

En la tirotoxicosis se produce tiroxina en exceso. La causa más frecuente es la enfermedad de Graves, en la cual se producen autoanticuerpos frente a los receptores de TSH en las células epiteliales tiroideas. Las células se estimulan y aumentan de número y tamaño, elaborando un exceso de hormonas tiroideas (fig. 14.19).

El hipertiroidismo asociado a la enfermedad de Graves se manifiesta clínicamente por pérdida de peso e intolerancia al calor (debido al aumento del metabolismo basal), temblor y pulso rápido. Se observa protrusión de los ojos (exoftalmos) debido al aumento de los tejidos de soporte orbitarios, en relación con el proceso autoinmune.

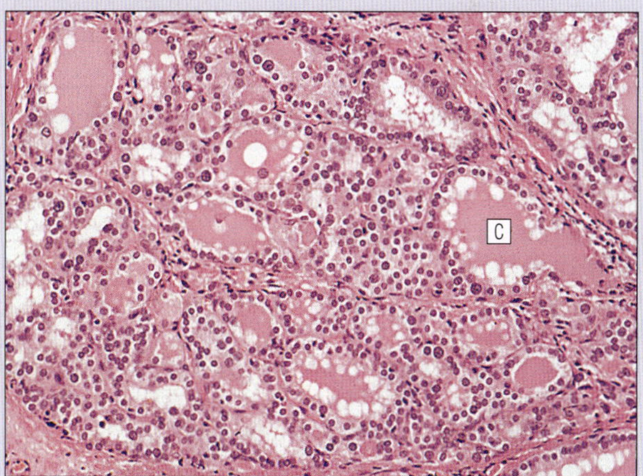

Fig. 14.19 Hiperplasia tiroidea. Fotomicrografía que muestra los rasgos característicos del tiroides hiperplásico. El aumento del número de células epiteliales tiroideas se manifiesta por la formación de pliegues papilares de epitelio acinar; además, las células epiteliales se hacen grandes y cilíndricas, y los bordes del coloide (C) son festoneados, indicando reabsorción activa del coloide almacenado para su procesamiento a tiroxina.

PARATIROIDES

Las glándulas paratiroides segregan paratohormona, que participa en la homeostasis del calcio

Las glándulas paratiroides, de las que existen al menos cuatro y en algunas personas hasta ocho, son glándulas endocrinas pequeñas y pardas pálidas. Suelen ser de forma ovalada, en ocasiones aplanadas por compresión de los órganos o tejidos adyacentes.

Cada glándula tiene unos 5 mm de longitud, 3 mm de anchura y 1-2 mm de grosor, aunque su tamaño varía considerablemente con la edad y el metabolismo del calcio. En adultos cada glándula pesa aproximadamente 130 mg, siendo ligeramente más pesadas en mujeres que en varones.

Las glándulas paratiroides se sitúan en el cuello, en la región tiroidea, aunque su localización exacta es muy variable. Derivan de la tercera y cuarta bolsas branquiales, situándose más cerca del polo inferior del tiroides las derivadas de la tercera bolsa y más cerca del polo superior las de la cuarta, detrás del mismo o en la unión cricotiroidea; cuando se sitúan detrás del polo superior suelen encontrarse dentro de la cápsula tiroidea y, por tanto, aparentan ser intratiroideas.

Las paratiroides del polo inferior tienen una localización mucho más variable. Aproximadamente la mitad se sitúa sobre la superficie anterior o posterior del polo inferior de los lóbulos laterales, y la otra mitad se sitúa junto al asta del timo, justo debajo del polo inferior. Ocasionalmente pueden hallarse glándulas paratiroides en el mediastino, dentro de los restos del timo.

Las glándulas paratiroides secretan la paratohormona, que es importante para mantener la homeostasis del calcio. Incrementa la calcemia de la sangre mediante la movilización del calcio almacenado en el hueso mineralizado. La paratohormona realiza su efecto estimulando a los osteoclastos para que erosionen el hueso en las superficies de las trabéculas óseas (v. pág. 235). Cuando disminuye la calcemia, el incremento de la secreción de paratohormona lo compensa movilizando el calcio del hueso. Una secreción excesiva de esta hormona determina daño estructural en el hueso y un exceso de calcio en la sangre (hipercalcemia, v. «ejemplo clínico» al lado).

En la paratiroides se hallan tres tipos celulares histológicos principales

La paratiroides normal del adulto está rodeada por una fina cápsula fibrosa y posee tres tipos celulares:

- Adipocitos.
- Células principales, productoras de paratohormona.
- Células oxífilas.

Los adipocitos aparecen en la paratiroides durante la pubertad y aumentan gradualmente en número hasta aproximadamente los 40 años, formando a partir de entonces una proporción bastante constante de la glándula, aunque su número puede disminuir en edades avanzadas. Forman un estroma de fondo en el cual se disponen las células principales y oxífilas, formando cordones y nidos, cercanos a una fina red de vasos capilares.

Cuando las necesidades de hormona paratiroidea son persistentemente altas, por ejemplo, ante un nivel sérico de calcio crónicamente bajo, como ocurre en la insuficiencia renal, el número de células principales aumenta (hiperplasia) en detrimento de los adipocitos.

Las células principales paratiroideas son el componente endocrino activo de la glándula

Las células principales tienen un diámetro de 8-10 μm y son redondeadas. Sus núcleos son pequeños, redondos, oscuros y centrales, y su citoplasma suele ser pálido y rosa-púrpura (fig. 14.21), aunque en ciertas fases presentan vacuolas de glucógeno y lípidos, y se conocen como «células claras».

Su aspecto ultraestructural depende sobre todo de si se hallan en fase de reposo, síntesis o secreción hormonal. Contienen gránulos neuroendocrinos rodeados por membrana llenos de paratohormona, situados generalmente hacia la periferia celular. En la fase de síntesis presentan apilamientos de retículo endoplasmático rugoso y un aparato de Golgi activo. En la fase de reposo sigue habiendo gránulos neuroendocrinos, pero el aparato de Golgi es pequeño y el retículo endoplasmático rugoso menos desarrollado; se observan también gránulos de glucógeno y pequeñas gotitas lipídicas. El glucógeno y los lípidos son menos evidentes durante la síntesis hormonal, pero reaparecen cuando las células están segregando la hormona almacenada.

En el adulto sano con un metabolismo cálcico normal aproximadamente el 80% de las células principales se hallan en fase de reposo. En caso de hipercalcemia esta proporción sube hasta el 100% (y las células contienen numerosas gotitas lipídicas finas), pero disminuye en caso de hipocalcemia transitoria o permanente. Las células en fase de síntesis o secreción pueden identificarse con el microscopio óptico por su citoplasma morado y por la ausencia de gotitas lipídicas (fig. 14.20).

EJEMPLO CLÍNICO

Tumores de la paratiroides

El principal tumor que afecta a la paratiroides es el **adenoma paratiroideo** benigno (fig. 14.20). Estos tumores casi siempre son solitarios y determinan un aumento de tamaño de la paratiroides afectada. Este tumor secreta un exceso de paratohormona de forma constante independientemente de la calcemia y se produce una erosión constante del hueso por los osteoclastos, con la consiguiente destrucción ósea y una calcemia muy elevada **(hipercalcemia).** Este proceso se denomina **hiperparatiroidismo primario.**

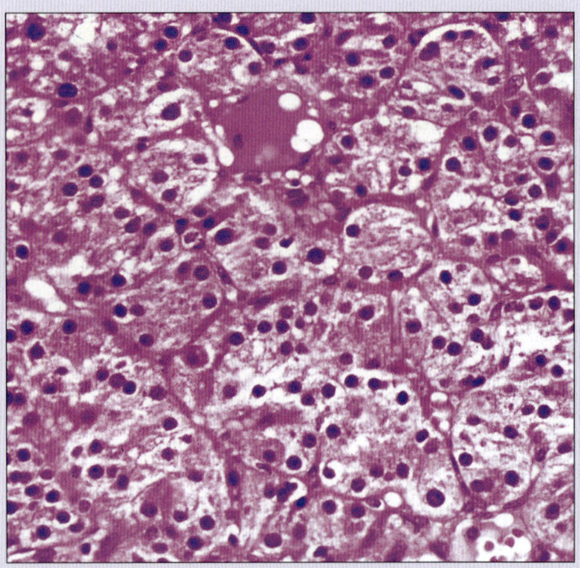

Fig. 14.20 Adenoma paratiroideo. Fotomicrografía de un tumor benigno (adenoma) de la glándula paratiroides. Obsérvese que el tumor está constituido casi de forma exclusiva por células principales activas, que forman láminas, de forma que el tejido adiposo habitual se ha sustituido casi por completo por células neoplásicas.

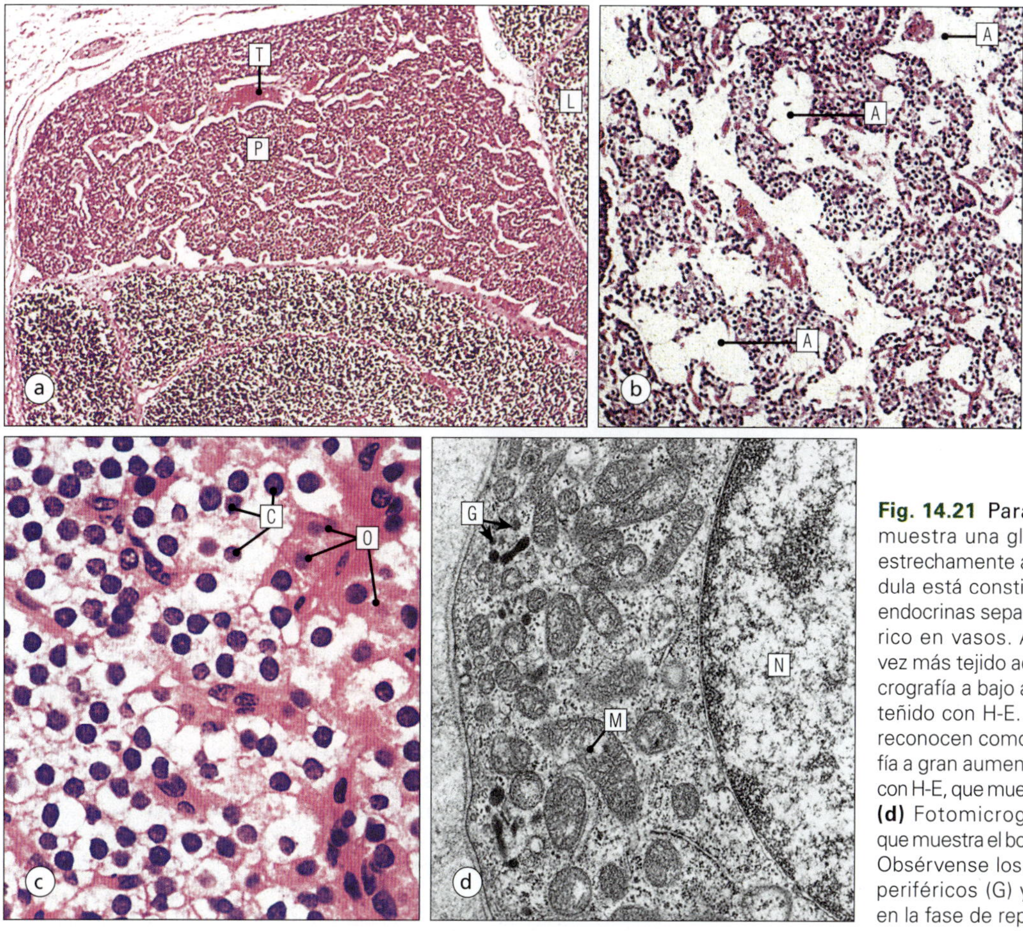

Fig. 14.21 Paratiroides. **(a)** Fotomicrografía que muestra una glándula paratiroides de un niño (P) estrechamente asociada a tejido linfoide (L). La glándula está constituida casi por completo por células endocrinas separadas por tabiques fibrocolágenos (T) rico en vasos. Al envejecer, va apareciendo cada vez más tejido adiposo en la paratiroides. **(b)** Fotomicrografía a bajo aumento de un corte de paratiroides teñido con H-E. Observe los adipocitos (A), que se reconocen como áreas no teñidas. **(c)** Fotomicrografía a gran aumento de un corte de paratiroides teñido con H-E, que muestra células principales (C) y oxífilas (O). **(d)** Fotomicrografía electrónica de paratiroides que muestra el borde de una célula oxífila y su núcleo (N). Obsérvense los escasos gránulos neurosecretores periféricos (G) y las numerosas mitocondrias (M) en la fase de reposo celular.

EJEMPLO CLÍNICO

Trastornos de la secreción de paratohormona: hipocalcemia

La secreción de paratohormona por las glándulas paratiroides se controla de forma fina mediante un asa de retroalimentación que depende de los iones calcio de la sangre. Cuando la calcemia disminuye por debajo de un umbral aceptable, se produce un brote de secreción de hormona que estimula a los osteoclastos para que erosionen el hueso suficiente para liberar una cantidad adecuada de calcio y normalizar la calcemia, momento en el cual el mecanismo de retroalimentación interrumpe la secreción de hormona. Cuando se produce una pérdida de calcio excesiva y persistente (p. ej., en algunas nefropatías, cuando se pierden iones calcio de forma constante en grandes cantidades por la orina), los niveles de calcio persistentemente bajos (hipocalcemia), actúan como un estímulo constante para la producción de paratohormona en un intento de compensar. Todas las glándulas paratiroideas se pueblan de células principales en fase de secreción activa de hormona y aumentan de tamaño. Este incremento del número de células se denomina **hiperplasia paratiroidea.** La masiva y constante liberación de paratohormona estimula la erosión amplia del hueso por los osteoclastos y se destruye la arquitectura del hueso, lo que ocasiona una osteopatía grave. La hiperplasia de la paratiroides en respuesta a la hipocalcemia se denomina **hiperparatiroidismo secundario;** a pesar de la enorme liberación de calcio que determina, no consigue compensar las grandes pérdidas por orina en enfermos con riñones patológicos y la calcemia rara vez se normaliza.

También se puede producir hipocalcemia cuando todas las glándulas paratiroides son resecadas inadvertidamente en una tiroidectomía total, en general por un cáncer. También puede ser consecuencia de una mala absorción del calcio de la dieta.

Las células paratiroideas oxífilas son mayores que las células principales y poseen un abundante citoplasma eosinófilo

Las células oxífilas paratiroideas son mayores de 10 μm de diámetro y su citoplasma es muy eosinófilo y granuloso, debido a la presencia de numerosas mitocondrias. Sus núcleos son pequeños, esféricos y se tiñen intensamente.

Ultraestructuralmente, el citoplasma de la célula oxífila está repleto de grandes mitocondrias activas, con citoplasma interpuesto que contiene escasos ribosomas libres y gránulos de glucógeno; no se observa apenas retículo endoplasmático ni vacuolas neurosecretoras, lo que indica que las células no son endocrinológicamente activas. Se observan ocasionalmente formas celulares de transición con características de células oxífilas y también de células principales activas.

Las células oxífilas son escasas antes de la pubertad, pero aparecen en número creciente al comienzo de la vida adulta, aisladas o en grupos. En ancianos suelen ser numerosas y a veces forman nódulos seudotumorales redondeados u ovalados de tamaño variable dentro de una paratiroides de tamaño normal.

Se considera que este tipo de cambio (cambio oxífilo) es una forma de metaplasia por envejecimiento con acumulación de mitocondrias con relación a la aparición de mutaciones en el ADN mitocondrial.

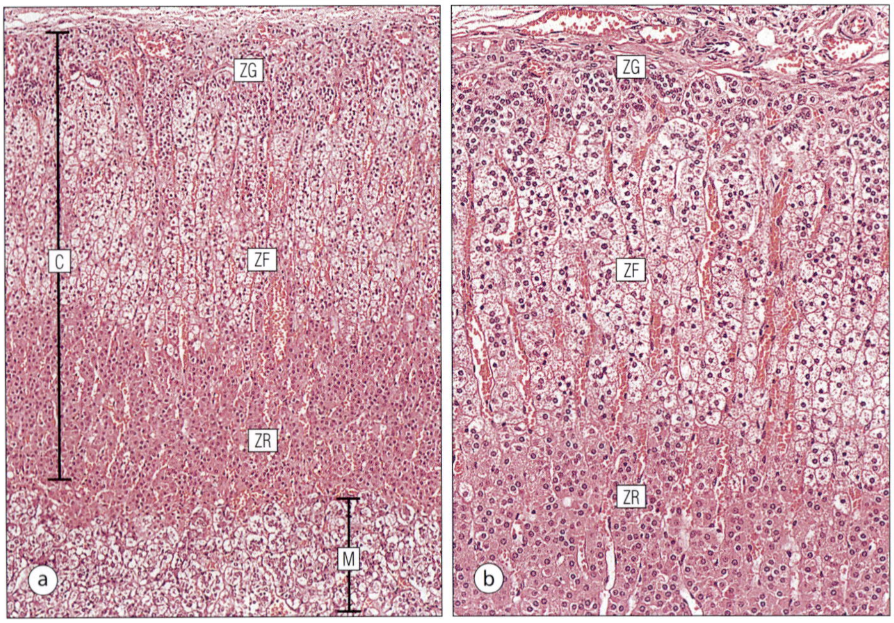

Fig. 14.22 Corteza suprarrenal. **(a)** Fotomicrografía a bajo aumento que muestra la corteza (C) y la médula (M) suprarrenal. En la corteza se pueden reconocer tres zonas definidas, zona glomerular (ZG), zona fasciculada (ZF) y zona reticular (ZR). **(b)** Fotomicrografía a gran aumento de la corteza suprarrenal. Observe la zona glomerular (ZG), la zona fasciculada (ZF) y la zona reticular (ZR). La zona fascicular es la zona intermedia y está compuesta por células pálidas, ricas en gotas de lípidos. Los detalles histológicos de estas zonas se describen con mayor detalle en las figuras 14.23, 14.24 y 14.25.

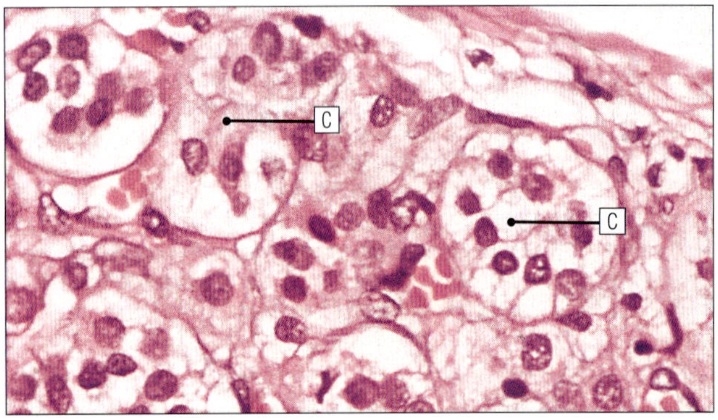

Fig. 14.23 Zona glomerular. La zona glomerular está formada por pequeñas células compactas (C) dispuestas en acúmulos y separadas por un estroma formado en gran parte por capilares de pared fina. Las células contienen escasas gotitas lipídicas asociadas con un retículo endoplasmático liso bien desarrollado y una cantidad relativamente menor de retículo endoplasmático rugoso.

SUPRARRENALES

Introducción

Las glándulas suprarrenales se localizan en los polos superiores de los riñones y combinan dos sistemas endocrinos distintos en un solo órgano. La corteza suprarrenal sintetiza y segrega hormonas esteroides producidas a partir del colesterol. La médula suprarrenal forma parte del sistema neuroendocrino, que sintetiza y segrega aminas vasoactivas, adrenalina (epinefrina) y noradrenalina (norepinefrina).

Corteza suprarrenal

La corteza suprarrenal segrega hormonas esteroides

La corteza suprarrenal, porción externa de la glándula suprarrenal en el adulto, está formada por tres zonas distintas. Estas zonas, la zona glomerular, la zona fasciculada y la zona reticular, están rodeadas por fuera por una fina cápsula fibrosa y por dentro por la médula suprarrenal (fig. 14.22).

La zona glomerular externa (fig. 14.23) sintetiza y segrega mineralcorticoides, sobre todo aldosterona y desoxicorticosterona. La zona glomerular es la fina zona subcapsular de la corteza suprarrenal que se funde imperceptiblemente en su superficie interna con la zona fasciculada media. No siempre forma una capa continua, sino que adopta una distribución parcheada.

La zona fasciculada media (fig. 14.24) secreta glucocorticoides, principalmente cortisol y corticosterona, así como pequeñas cantidades del esteroide androgénico dehidroepiandrosterona (DHA). La zona fasciculada ocupa la mayor parte de la corteza suprarrenal y está formada por grandes células rectangulares con citoplasma claro y poco teñido o finamente vacuolado por acúmulo intracitoplasmático de gotitas lipídicas que contienen colesterol y lípidos intermediarios, además de glucocorticoides sintetizados.

La zona reticular interna (fig. 14.25) produce esteroides androgénicos y algunos glucocorticoides, pero normalmente sólo en pequeña cuantía. Esta zona interna de la corteza suprarrenal es más delgada que la zona fasciculada, pero más gruesa que la zona glomerular. Está formada por células con citoplasma eosinófilo, organizadas en una red de agrupamientos y columnas interconectados, con una red capilar muy próxima a las membranas celulares. Un rasgo típico de esta capa, en tinciones con H-E, es la presencia de pigmento pardo (lipofuscina). A simple vista la capa parece marrón claro, mientras la zona fasciculada es amarilla brillante.

Ultraestructuralmente, las células poseen abundante retículo endoplasmático liso y agregados irregulares electrondensos de lipofuscina, así como lisosomas y mitocondrias ovaladas o alargadas con crestas tubulares similares a las que se observan en las células de la zona fasciculada.

La suprarrenal fetal posee una capa celular externa adicional

En el feto y el recién nacido la corteza suprarrenal es proporcionalmente mucho mayor que en el adulto y posee una zona cortical externa adicional. Esta capa externa adicional involuciona después del nacimiento y las tres capas de la corteza adulta se desarrollan a partir de las células restantes. Las células que involucionan tienen

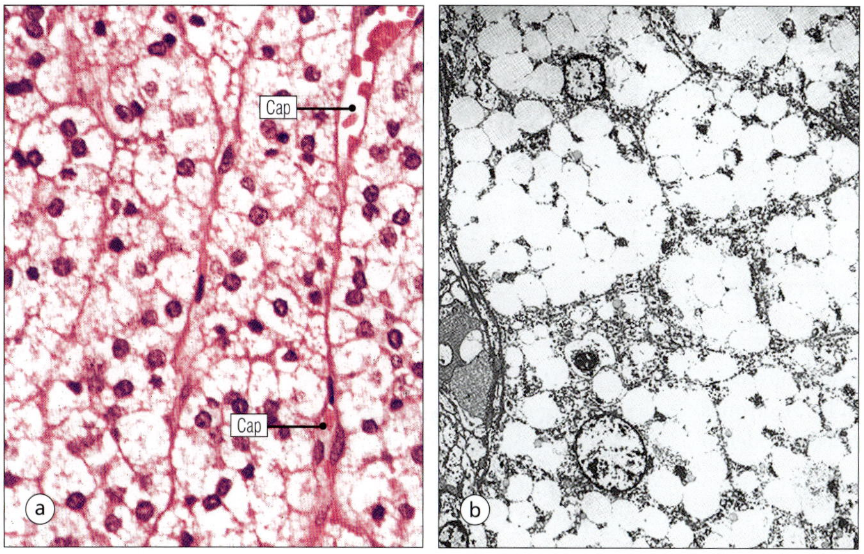

Fig. 14.24 Zona fasciculada. **(a)** Estas células están dispuestas en columnas verticales, de 2-3 células de anchura y separadas por capilares (Cap). **(b)** Ultraestructuralmente, las células muestran un retículo endoplasmático rugoso bien desarrollado, mitocondrias típicas, pequeñas y redondeadas u ovaladas con crestas tubulares, y abundantes vacuolas lipídicas. Las superficies celulares adyacentes a los capilares pueden presentar pequeñas microvellosidades que se extienden hasta la pared capilar.

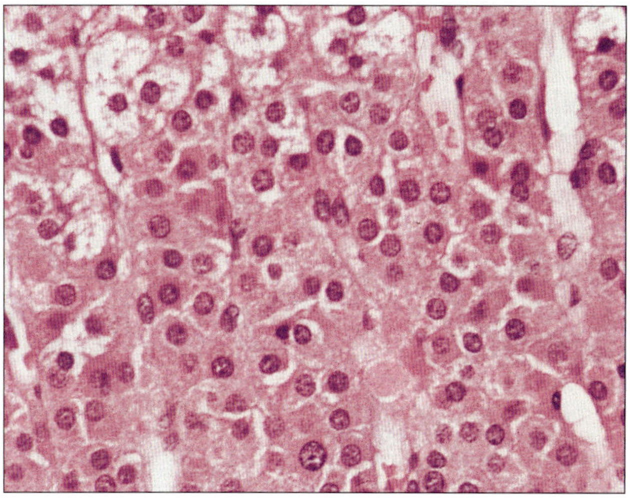

Fig. 14.25 Zona reticular.

aspecto de células secretoras de esteroides, con un gran aparato de Golgi y numerosas gotitas lipídicas; además poseen mitocondrias redondeadas y con crestas tubulares muy similares a las de la zona fasciculada del adulto.

La actividad de la corteza suprarrenal fetal está controlada en parte por la hipófisis fetal, mediante retroalimentación del cortisol sobre la secreción hipofisaria de ACTH, y en parte por la placenta.

Médula suprarrenal

La médula suprarrenal secreta catecolaminas

La médula suprarrenal, en el centro de la glándula suprarrenal, está rodeada por la corteza. La médula suprarrenal deriva de la cresta neural y forma parte del sistema neuroendocrino. Segrega adrenalina, noradrenalina y péptidos asociados, entre ellos encefalinas.

EJEMPLO CLÍNICO

Tumores y otros trastornos de la corteza suprarrenal

Los trastornos más frecuentes de la corteza suprarrenal son el hipoadrenalismo y el hiperadrenalismo, causados respectivamente por la deficiencia o el exceso de todas las hormonas esteroides corticosuprarrenales; sus manifestaciones clínicas se deben en gran medida, no obstante, a las hormonas producidas en la zona fasciculada, los glucocorticoides.

La causa más frecuente de hipoadrenalismo (síndrome de Addison) es la destrucción de ambas suprarrenales por alguna enfermedad que deja corteza suprarrenal insuficiente para la producción de hormonas. La causa suele ser autoinmunitaria, aunque también puede deberse a la tuberculosis.

Además, el hipoadrenalismo puede inducirse con la administración de dosis altas de glucocorticoides con fines terapéuticos; esto suprime la secreción hipofisaria de ACTH, con lo que la corteza suprarrenal deja de producir las hormonas esteroides nativas. Si se suspende bruscamente el esteroide terapéutico puede desencadenarse una crisis hipoadrenal aguda.

El hipoadrenalismo se manifiesta clínicamente por hipotensión, hiponatremia y pigmentación parda cutánea, y puede presentarse en forma de colapso súbito asociado con shock grave.

El tumor más frecuente de la corteza suprarrenal es un tumor benigno, denominado **adenoma cortical suprarrenal.** La mayor parte de ellos no son funcionantes, pero unos pocos producen glucocorticoides y ocasionan un síndrome de Cushing, mientras que la producción de mineralcorticoides ocasiona un síndrome de Conn. Estas son las manifestaciones más frecuentes del hiperadrenalismo.

El síndrome de Cushing se manifiesta clínicamente por facies cushingoide, hirsutismo, acné, obesidad central, estrías, osteoporosis, diabetes mellitus, hipertensión, hipopotasemia, debilidad muscular y trastornos mentales.

El síndrome de Conn se asocia a hipertensión, hipopotasemia causante de poliuria y debilidad muscular, y alcalosis.

La síntesis de adrenalina y noradrenalina es controlada por ramas nerviosas simpáticas y parasimpáticas presentes en la glándula.

Las células de la médula suprarrenal presentan núcleos grandes, generalmente claros, y su citoplasma es finamente granuloso, tiñéndose de color morado. Suelen ser de forma poliédrica, dispuestas en agregados, cordones o columnas y están rodeadas por una rica red capilar (fig. 14.26a).

Las células de la médula suprarrenal contienen gránulos neurosecretores

Ultraestructuralmente, las células de la médula suprarrenal contienen gránulos neuroendocrinos de tamaño y aspecto variables, de 150-350 nm de diámetro.

Las células secretoras de adrenalina poseen pequeños gránulos neuroendocrinos esféricos, ocupados casi totalmente por un material electrodenso con un halo claro entre el material central y la fina membrana circundante.

Las células secretoras de noradrenalina contienen gránulos neuroendocrinos mayores, con una capa transparente a los electrones más marcada por dentro de la membrana y un material electrodenso irregular y a menudo angulado (fig. 14.26b).

Las células de la médula suprarrenal sintetizan y almacenan sus hormonas peptídicas respectivas, liberándolas normalmente sólo en pequeñas cantidades, aunque en períodos de estrés agudo o excitación se segregan cantidades mayores bajo la influencia del sistema nervioso autónomo.

Debido al elevado contenido en catecolaminas, las células de la médula suprarrenal presentan un color pardo intenso tras su exposición al aire o a otro agente oxidante potente, como el dicromato potásico, debido a la formación de un pigmento pardo al oxidarse las aminas. A esto se debe el antiguo nombre de «células cromafines».

La corteza y la médula poseen un rico aporte vascular

Las glándulas suprarrenales poseen abundante irrigación arterial, que forma un plexo arterial de arterias capsulares en su superficie. De estas arterias derivan dos tipos de vasos: arteriolas corticales y arteriolas medulares, que llevan sangre a la corteza y a la médula, respectivamente, aunque existe comunicación entre los dos sistemas en la interfase entre corteza y médula. La figura 14.27 muestra la vascularización.

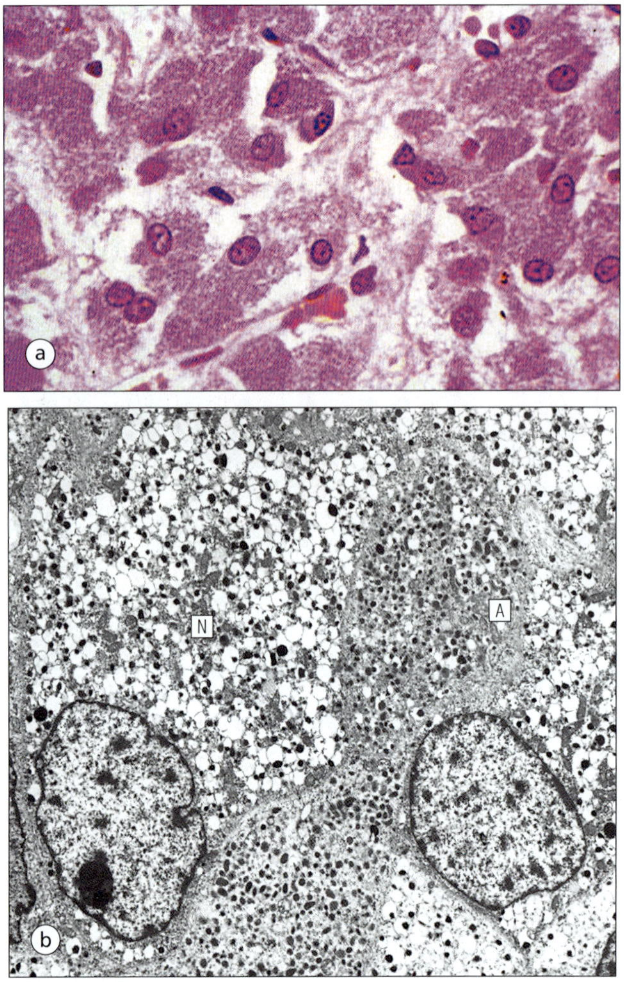

Fig. 14.26 Médula suprarrenal. **(a)** Fotomicrografía de células medulares suprarrenales, que muestra sus grandes núcleos y un citoplasma finamente granuloso. **(b)** Fotomicrografía electrónica con grandes gránulos de núcleo denso correspondientes a gránulos de noradrenalina (N) y adrenalina (A).

EJEMPLO CLÍNICO

Existen dos tumores de la médula suprarrenal, infrecuentes pero muy importantes.

El **feocromocitoma** suele ser benigno porque aumenta de tamaño, pero no se disemina a distancia. Aunque benigno, produce síntomas graves y puede ser mortal. Esto se debe a que se origina en células productoras de adrenalina y noradrenalina y los tumores producen estas sustancias químicas en cantidad excesiva, lo que ocasiona una hipertensión arterial no controlable, que se puede complicar por un ictus o insuficiencia cardíaca grave, que conduzcan a la muerte.

El **neuroblastoma** es un tumor muy maligno de la médula suprarrenal que suele afectar a niños y derivado de las células troncales embrionarias de la cresta neural primitiva (neuroblastos), a partir de las cuales se origina la médula en la vida embrionaria. En ocasiones algunas de estas células persisten después del nacimiento y originan este tumor. Éste es un ejemplo de los denominados tumores «embrionarios», de los que otro tipo se origina a nivel renal en niños (nefroblastoma, v. pág. 288).

ASPECTOS CLAVE

Suprarrenal

- La zona glomerular (zona subcapsular de la corteza, delgada) secreta mineralcorticoides, principalmente aldosterona.
- La zona fasciculada (zona media amarilla de la corteza, ancha) secreta glucocorticoides, principalmente cortisol y corticosterona.
- La zona reticular (zona interna de la corteza) segrega principalmente esteroides androgénicos.
- La médula suprarrenal (envuelta por la corteza, parda, central) es neuroendocrina y segrega adrenalina (epinefrina) y noradrenalina (norepinefrina).

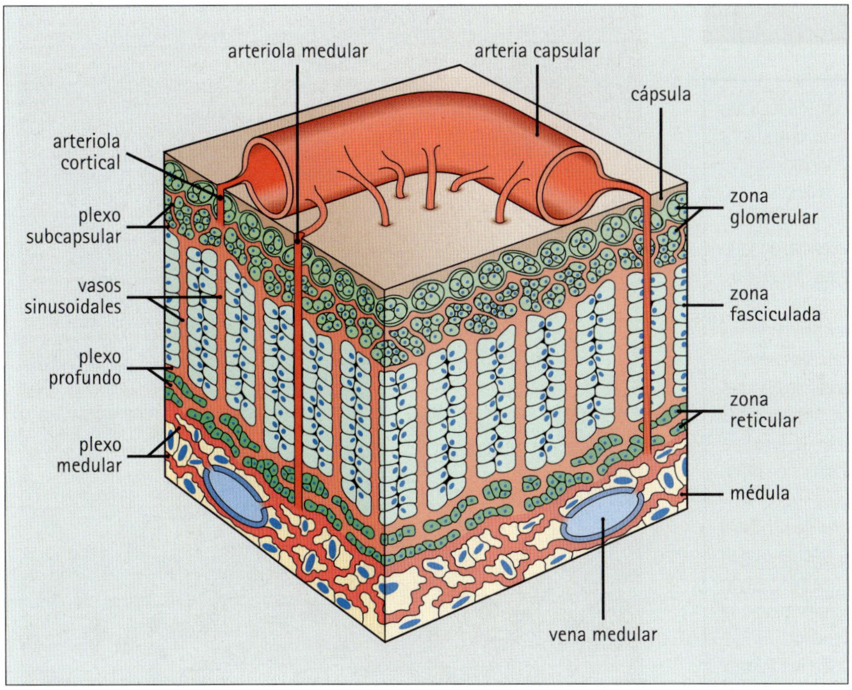

Fig. 14.27 Anatomía vascular de la glándula suprarrenal. Las arteriolas corticales forman un plexo subcapsular. De éste surgen los vasos sinusoidales, que circulan entre las columnas de la zona fasciculada de la corteza suprarrenal, antes de formar un nuevo plexo profundo en la zona reticular. Este plexo profundo está comunicado con el plexo vascular que irriga la médula. Las arteriolas medulares nacen directamente de las arterias capsulares y atraviesan la corteza directamente hasta la médula, donde forman un plexo medular. El plexo medular profundo drena a través de pequeños vasos venosos a la gran vena medular.

PÁNCREAS

Introducción

El componente neuroendocrino del páncreas humano tiene tres formas:

- Los islotes de Langerhans son estructuras diferenciadas, donde se hallan la mayoría de las células productoras de hormonas.
- Nidos o grupos aislados de células neuroendocrinas, distintos de los islotes y que forman una población celular minoritaria.
- Células aisladas dispersas por los componentes exocrino (v. pág. 204) y ductal del páncreas, y demostrables con métodos inmunocitoquímicos.

Las células endocrinas pancreáticas están agrupadas en cúmulos llamados islotes de Langerhans

Los islotes de Langerhans son agrupaciones celulares redondeadas, diseminadas por todo el tejido pancreático. Están inmersos en el componente exocrino y son más numerosos en la zona de la cola. Su tamaño y el número de células que contienen son muy variables. Las células de los islotes son más pequeñas y más pálidas que las células exocrinas y adquieren formas esféricas o poligonales por el amoldamiento de las células adyacentes. Cada islote posee su propia red capilar, que se halla en contacto con todas las células (fig. 14.28b).

Los islotes pancreáticos se forman a partir de brotes celulares de los mismos conductillos que dan lugar a los componentes exocrinos del páncreas. Ocasionalmente pueden hallarse en los seres humanos islotes de tamaño variable asociados con un conducto pancreático en el tejido fibroso de sostén.

Cada islote pancreático contiene diferentes células neuroendocrinas

Cada tipo celular participa en la secreción de una única hormona. La nomenclatura de los tipos celulares es confusa por lo que identificaremos cada tipo celular por su hormona principal, e indicaremos otros términos entre paréntesis.

Existen cuatro tipos celulares principales y al menos dos secundarios. Del número total de células pancreáticas endocrinas las proporciones de los principales tipos celulares son las siguientes:

- Aproximadamente un 70% son células secretoras de insulina y amilina (células B o β) (fig. 14.29).
- Aproximadamente un 20% son células secretoras de glucagón (células A o α) (fig. 14.30).
- Aproximadamente un 5-10% son células secretoras de somatostatina (células D, δ o tipo III) (fig. 14.31).
- Aproximadamente un 1-2% son células secretoras de polipéptido pancreático (células PP o F).

Las células PP, relativamente escasas al observar un fragmento pancreático al azar, son más abundantes en el lóbulo posterior del páncreas, en la cabeza y en la región del cuello. También se hallan diseminadas en las paredes de los conductos. Sus vacuolas neurosecretoras son esféricas, con un núcleo central electrodenso rodeado por una amplia zona transparente a los electrones.

Los tipos celulares menores son:

- Células secretoras de péptido intestinal vasoactivo (VIP) (células D-1 o tipo IV).
- Células secretoras de grelina (células ε).
- Células secretoras mixtas (células EC o enterocromafines).

Otros tipos celulares minoritarios se hallan presentes en pequeña cantidad en los islotes y dispersos por los componentes exocrino y ductal. Se ha observado que las células de secreción mixta producen diversos péptidos activos, como motilina y sustancia P, y también serotonina.

EJEMPLO CLÍNICO

Diabetes mellitus

La diabetes mellitus es una enfermedad en la que existe una acción inadecuada de la hormona insulina. Se trata de una enfermedad multisistémica, que afecta al metabolismo de los hidratos de carbono, las grasas y las proteínas.

Se distinguen a nivel clínico dos tipos esenciales de diabetes mellitus:

- **Diabetes de tipo 1** (diabetes mellitus dependiente de la insulina [DMDI] o de inicio juvenil). Suele desarrollarse en la infancia o la adolescencia, aunque cada vez se reconoce más en adultos. Se trata de un proceso autoinmunitario, en el cual se destruyen las células secretoras de insulina de los islotes pancreáticos. En el páncreas se observa una pérdida de células β de los islotes con infiltrados linfocitarios, que son responsables de su destrucción. Se trata de un proceso autoinmunitario específico contra las células β, que puede aparecer por una respuesta inmunitaria anormal frente a determinadas infecciones virales. La destrucción de las células secretoras de insulina puede ocasionar una deficiencia de esta sustancia, que se traduce en hipoglucemia y otras complicaciones metabólicas secundarias.
- **Diabetes de tipo 2** (diabetes mellitus no dependiente de la insulina [DMNDI] o de inicio en la madurez). Este tipo de enfermedad es más frecuente que la de tipo I. A diferencia de lo que sucede en ésta, es decir una pérdida de células secretoras de insulina de los islotes pancreáticos, en este caso la enfermedad se produce por una resistencia periférica a la insulina.

En las enfermedades que destruyen el páncreas las células de los islotes se pierden, además de la parte exocrina del páncreas. Los pacientes con pancreatitis crónica o fibrosis quística del páncreas pueden sufrir una diabetes mellitus como consecuencia de esta enfermedad pancreática.

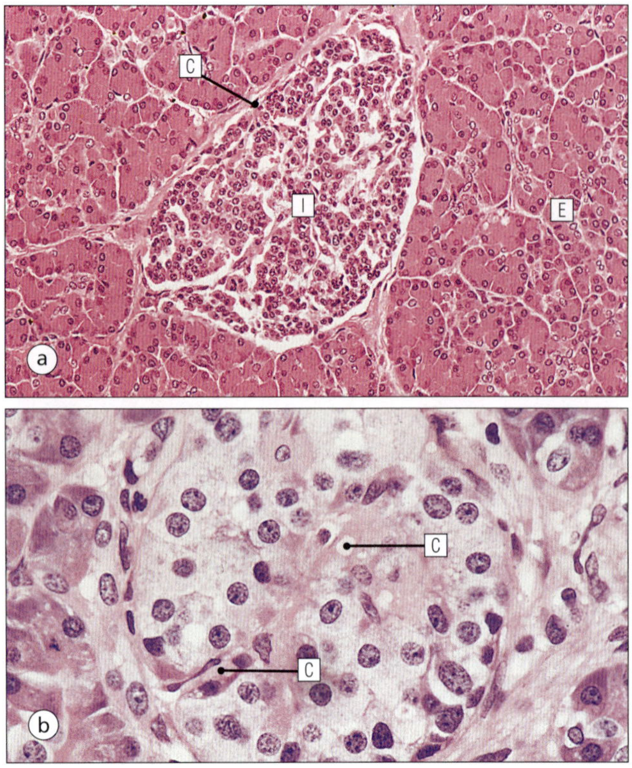

Fig. 14.28 Islotes de Langerhans. **(a)** Fotomicrografía a medio aumento de un islote de Langerhans (I), inmerso en el componente exocrino (E) del páncreas. Los islotes, aproximadamente esféricos, están formados por células mucho menores que las del páncreas exocrino, de las que se encuentran separados por una fina cápsula fibrocolágena (C). **(b)** Fotomicrografía a gran aumento de células de islotes. Obsérvese que todas las células se hallan en contacto con la red capilar (C).

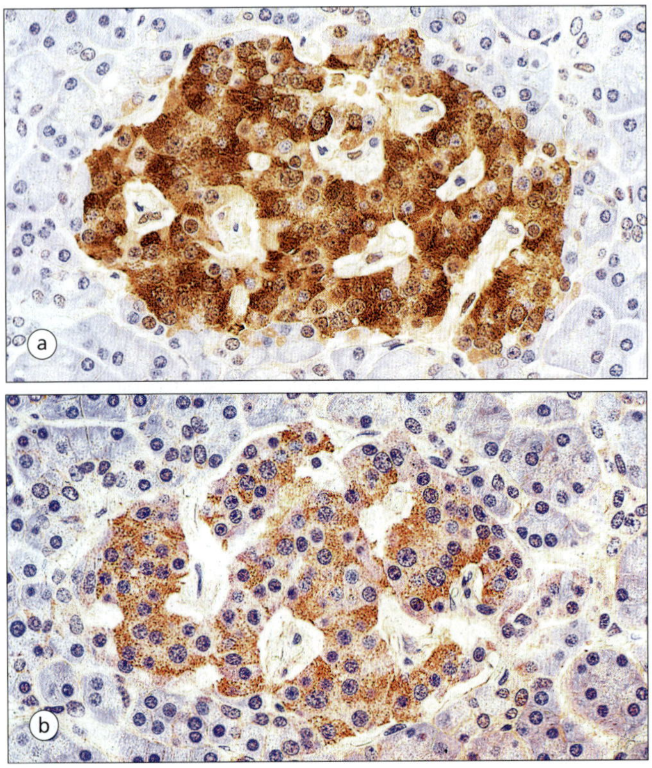

Fig. 14.29 Células secretoras de insulina. **(a)** Método inmunocitoquímico para insulina. **(b)** Método inmunocitoquímico para amilina (el mismo islote). Las células secretoras de insulina/amilina ocupan el área central de los islotes pancreáticos y son el tipo celular más abundante. Estas células poseen un retículo endoplasmático rugoso muy desarrollado, un Golgi prominente y numerosas vesículas neurosecretoras de unos 300 nm de diámetro. Las vesículas presentan un núcleo central electrondenso en forma de estructura cristalina romboidal o poliédrica rodeada por un halo transparente a los electrones y envuelta por una membrana fina. En algunas vesículas falta el núcleo, probablemente debido a la reciente descarga de la insulina (el núcleo central parece estar compuesto por insulina formando complejos con zinc). Se cree que el péptido amilina modula la acción de la insulina.

Los islotes contienen una compleja red de capilares con endotelio fenestrado

Estos capilares nacen de pequeñas arteriolas externas al islote y, tras penetrar en el islote, se unen con los capilares que irrigan el componente exocrino del páncreas. El endotelio capilar fenestrado es un rasgo frecuente de los tejidos endocrinos.

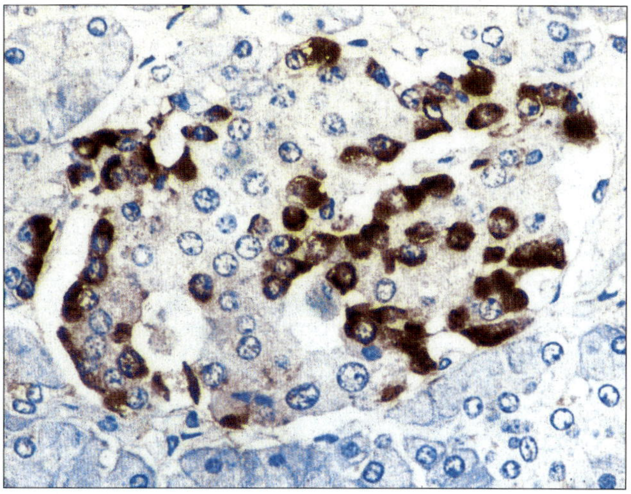

Fig. 14.30 **Células secretoras de glucagón.** Las células secretoras de glucagón se localizan principalmente en la periferia de los islotes pancreáticos, como muestra esta fotomicrografía de un corte teñido para visualizar el glucagón mediante una técnica de inmunoperoxidasa. Las células secretoras de glucagón poseen rasgos ultraestructurales similares a las células secretoras de insulina, excepto que las vesículas secretoras son menores y su núcleo electrodenso es más esférico y generalmente excéntrico.

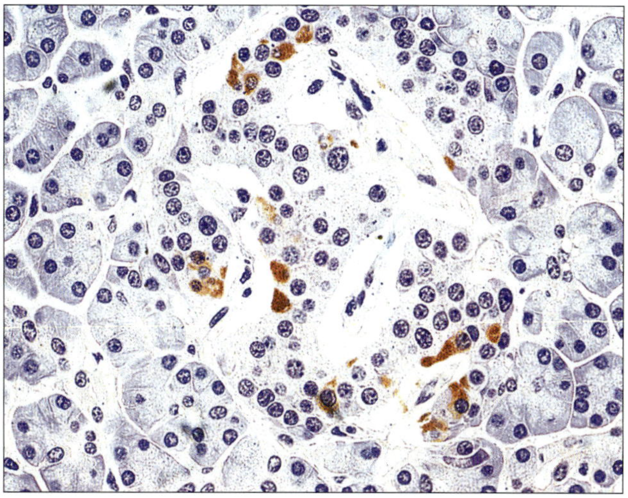

Fig. 14.31 **Células secretoras de somatostatina.** Las células secretoras de somatostatina son una población minoritaria y, en el hombre, están diseminadas de forma aparentemente aleatoria entre los islotes pancreáticos, como muestra esta fotomicrografía teñida con una técnica de inmunoperoxidasa para somatostatina. Algunos islotes contienen un número importante de estas células, mientras otros no poseen ni una sola. Las células secretoras de somatostatina contienen vesículas neurosecretoras más grandes que las células secretoras de insulina y de glucagón, de hasta 35 nm de diámetro, y su núcleo es mucho menos electrodenso.

Los islotes pancreáticos están inervados por el sistema nervioso autónomo

Existen ramas nerviosas simpáticas y parasimpáticas que contactan directamente con la superficie de alrededor del 10% de las células. Existen uniones en hendidura bien desarrolladas entre células de los islotes adyacentes, que pueden proporcionar el mecanismo a través del cual el estímulo neural llega a todas las células. El sistema nervioso autónomo inerva también los vasos sanguíneos y probablemente influye sobre la perfusión.

La estimulación parasimpática aumenta la producción de insulina y glucagón, mientras que la estimulación simpática inhibe la liberación de insulina.

OVARIO Y TESTÍCULO

Aunque su función principal es producir los gametos femeninos y masculinos, ovario y testículo actúan también como órganos endocrinos (v. caps. 16 y 17).

SISTEMA NEUROENDOCRINO DIFUSO

Introducción

Hasta ahora sólo nos hemos ocupado de las células neuroendocrinas que se reúnen para formar glándulas endocrinas diferenciadas. Existe, sin embargo, un amplio sistema de células neuroendocrinas diseminadas, productoras de hormonas y péptidos activos, muchas de las cuales actúan sobre el entorno local, en vez de ejercer un impacto sistémico a distancia. Casi todas estas células pertenecen al denominado sistema «APUD» o «sistema neuroendocrino difuso» y poseen las siguientes características comunes:

- Captación y decarboxilación de compuestos precursores de aminas, produciendo aminas, péptidos y hormonas activos (células APUD, *amine precursor uptake and decarboxylation*).
- Poseen organelas citoplasmáticas características, conocidas como gránulos de núcleo central denso, vesículas neurosecretoras o vacuolas con borde.

Éstas presentan una estructura básica común, con un núcleo electrodenso (generalmente esférico, pero a veces angulado), un halo transparente a los electrones alrededor del núcleo denso, una membrana delgada nítida rodeando al halo y, sea cual sea la forma del núcleo denso central, la vesícula completa suele ser esférica u ovalada. Las vesículas difieren en tamaño (generalmente 100-600 nm de diámetro), forma (esférica u ovalada), anchura del halo transparente a los electrones y densidad electrónica del núcleo central, según la naturaleza de la amina, el péptido o la hormona producidos. En algunos casos su secreción se halla bajo control neural.

Se han descrito ya ejemplos de células neuroendocrinas en este capítulo, por ejemplo, las células de la médula suprarrenal (v. pág. 260), las células C secretoras de calcitonina (v. pág. 254) y las células de los islotes pancreáticos (v. pág. 261). En otros capítulos veremos otros ejemplos, por ejemplo, las células yuxtaglomerulares productoras de renina (v. pág. 285).

Las importantes células del sistema neuroendocrino difuso son células endocrinas asociadas con el tubo digestivo y células endocrinas asociadas con las vías respiratorias.

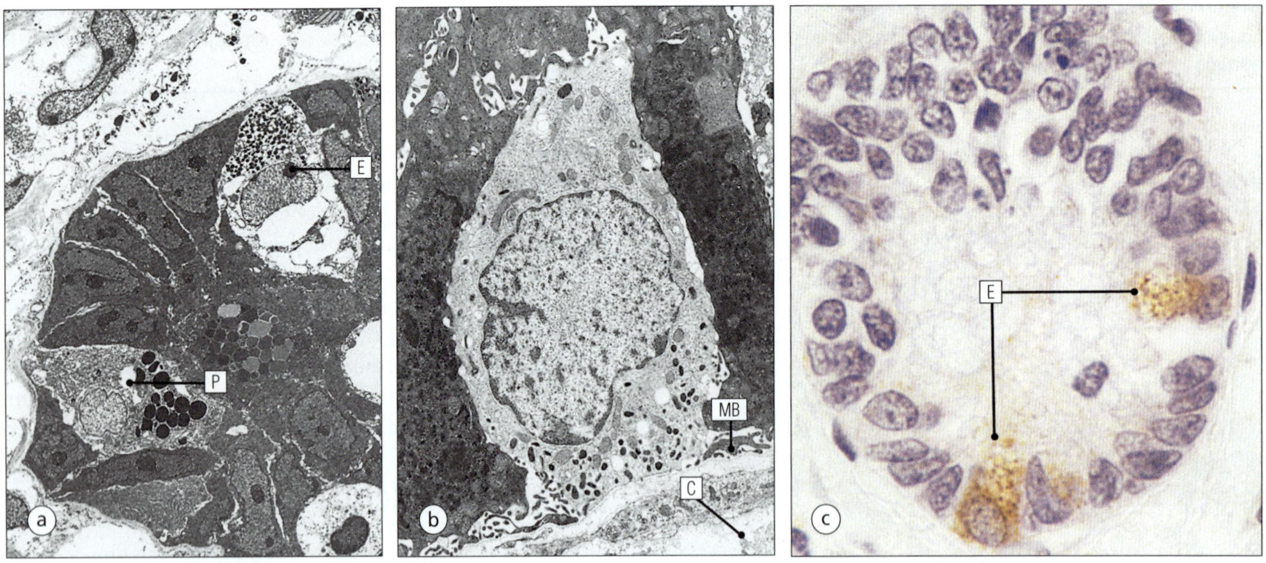

Fig. 14.32 Célula enteroendocrina. **(a)** Fotomicrografía a bajo aumento que muestra células enteroendocrinas (E) en la base de una pequeña glándula intestinal. Compárese con una célula de Paneth (P) (v. también fig. 11.40). **(b)** Fotomicrografía electrónica a gran aumento de vesículas neuroendocrinas junto a la membrana basal (MB) de la glándula y un vaso capilar adyacente (C). **(c)** Fotomicrografía de células enteroendocrinas (E) teñidas con método de inmunoperoxidasa para detectar sinaptofisina, una glucoproteína específica de la membrana de las vesículas neuroendocrinas.

A lo largo de todo el tubo digestivo existen células endocrinas asociadas con el intestino

A lo largo de todo el tubo digestivo el epitelio que lo recubre contiene células endocrinas diseminadas denominadas «células endocrinas asociadas con el intestino» o «células enteroendocrinas». Las células enteroendocrinas se concentran sobre todo en estómago e intestino delgado (v. figs. 11.32 y 11.41). También existen en el esófago inferior y el intestino grueso, y en los conductos de los órganos que drenan en el intestino (conductos biliar y pancreático).

En general, las células enteroendocrinas son pequeñas, con núcleo esférico y citoplasma pálido, y se hallan en contacto con la membrana basal del epitelio de la mucosa (fig. 14.32); muchas no llegan hasta la luz. Las vesículas neurosecretoras se concentran sobre todo en la porción basal de estas células.

Las células enteroendocrinas son difíciles de identificar con la tinción rutinaria de H-E, pero pueden ser resaltadas con ciertas tinciones de plata; por ello se las denominaba «células argentafines» o «argirófilas». Otro antiguo sinónimo, «células enterocromafines», se debe a su reacción con el dicromato potásico, produciendo un pigmento pardo. Los métodos inmunocitoquímicos han demostrado la existencia de muchas más células enteroendocrinas que las visibles con los métodos de plata; también indican la secreción principal de las células. Estos métodos, por tanto, han sustituido ventajosamente a los métodos de tinción con plata en la búsqueda de estas células.

Las características ultraestructurales de las células enteroendocrinas, sobre todo el tamaño, forma y número de las vesículas neurosecretoras, varían según la amina o la hormona peptídica producidas, habiéndose identificado más de 20 de estos productos. La mayoría de estas hormonas no pueden asignarse a un tipo celular ultraestructuralmente definido, y es probable que algunas o todas estas células puedan producir más de una secreción activa.

Los tumores de las células endocrinas asociadas al intestino son raros, aunque existen. Por razones históricas reciben el nombre poco representativo de **tumores carcinoides.** Se localizan sobre todo en el intestino delgado y son malignos, pero crecen mucho tiempo antes de diseminarse a distancia.

En todo el árbol respiratorio existen células endocrinas asociadas con las vías respiratorias

Las células neuroendocrinas respiratorias en el hombre aparecen de dos formas, diseminadas y agregadas.

En la tráquea, las vías respiratorias intrapulmonares y ocasionalmente en la pared alveolar existen células neuroendocrinas aisladas. Estas células son pálidas en tinciones con H-E y son difíciles de distinguir sin la ayuda de métodos especiales como las técnicas inmunocitoquímicas. La mayor parte de las células descansan sobre la membrana basal de modo similar a las células enteroendocrinas (v. fig. 14.32a), aunque una prolongación citoplasmática se extiende hacia la luz entre las células epiteliales adyacentes.

Pequeños agregados de células neuroendocrinas forman pequeñas elevaciones que protruyen en la luz de la vía respiratoria o de los alveolos. Estos agregados, especialmente desarrollados en las ramificaciones de las vías respiratorias, reciben axones no mielinizados de los nervios peribronquiales y peribronquiolares, y se han denominado «cuerpos neuroepiteliales» (v. fig. 10.13b).

El citoplasma de las células neuroendocrinas pulmonares aisladas y agrupadas contiene numerosas vesículas neurosecretoras. Se han hallado en estas células serotonina, bombesina y péptido relacionado con el gen de la calcitonina.

En el ser humano, las células neuroendocrinas asociadas con las vías respiratorias son más numerosas y llamativas al nacer, y disminuyen rápidamente después, mientras que, en otros animales, especialmente los roedores, se mantienen en cantidad significativa durante toda la vida.

Un tumor maligno de las células neuroendocrinas de la mucosa bronquial (llamado carcinoma indiferenciado de células pequeñas) es uno de los más frecuentes e importantes tipos de «cáncer de pulmón». Es una lesión muy agresiva y se disemina con rapidez y de forma extensa (v. pág. 166).

PARAGANGLIOS

Los paraganglios son glándulas neuroendocrinas especializadas asociadas al sistema nervioso autónomo

Los paraganglios están formados por células neuroendocrinas prominentes que contienen vesículas neurosecretoras. Sintetizan aminas activas u hormonas peptídicas y, por lo tanto, se les considera parte del sistema neuroendocrino.

En algunos casos su función precisa y la naturaleza de sus secreciones no están claras, pero se sabe que algunos de los paraganglios de mayor tamaño del tórax y el cuello (p. ej., cuerpo aórtico y cuerpo carotídeo) actúan como quimiorreceptores.

El tamaño de los paraganglios varía desde unas pocas células, asociadas con un nervio y visibles sólo con el microscopio, hasta estructuras de 3 mm de diámetro anatómicamente diferenciadas. Los mayores paraganglios son los paraganglios intercarotídeos (cuerpos carotídeos) y los paraganglios simpáticos aórticos (órgano de Zuckerkandl).

Los paraganglios están formados por células tipo I (glómicas o principales), células tipo II (sustentaculares) y vasos sanguíneos

Las células tipo I (principales o glómicas) son células neuroendocrinas que contienen vesículas neurosecretoras, agrupadas en cúmulos o nidos redondeados («bolas de células», del alemán *zellballen*). Cada grupo está rodeado por una densa red de capilares con endotelio fenestrado y membrana basal. Las células neuroendocrinas son de dos tipos.

La mayoría se denominan «células claras» debido a su citoplasma pálido y vacuolado, con un número moderado de vesículas neurosecretoras electrodensas esféricas de unos 100-150 nm de diámetro.

Una pequeña proporción se denominan «células oscuras»; su citoplasma se tiñe más oscuro y contienen gran número de vesículas neurosecretoras pleomórficas, a menudo anguladas, de 50-250 nm de diámetro.

Entre las células neuroendocrinas y los capilares existen algunas células de sostén aplanadas, las células tipo II (sustentaculares) (fig. 14.33).

Las células tipo II (sustentaculares), que representan entre el 20 y el 30% de las células paraganglionares, presentan un núcleo fusiforme y alargado y un citoplasma pálido, que rodean a los nidos o cúmulos de las células tipo I. Se concentran en la periferia de los agregados de células neuroendocrinas y envían prolongaciones citoplasmáticas al interior de los agregados y también alrededor de los axones nerviosos. Se cree que las células tipo II son células de Schwann modificadas, ya que son positivas para la proteína S-100 y se comportan igual que ellas, además de parecerse histológica y ultraestructuralmente.

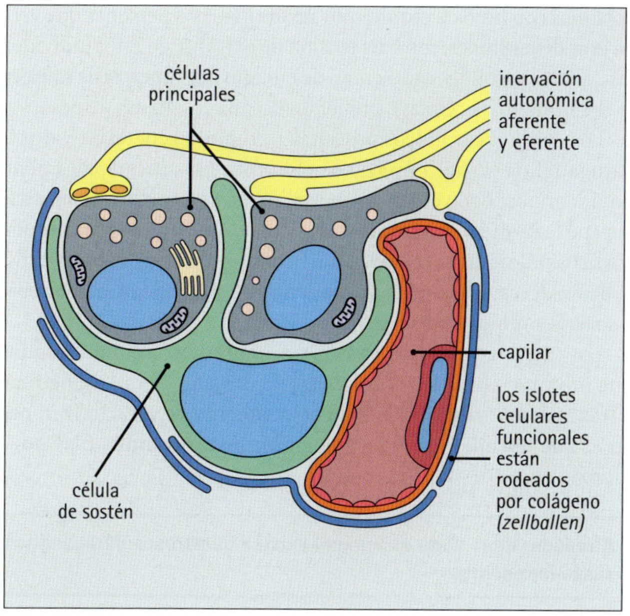

Fig. 14.33 Paraganglio. Un paraganglio, compuesto por células principales agregadas y rodeadas por células sustentaculares y capilares.

Los paraganglios están ricamente inervados por los sistemas nerviosos simpático y parasimpático.

ASPECTOS CLAVE
Función del cuerpo carotídeo

El cuerpo carotídeo humano contiene una mezcla de péptidos, especialmente metionina encefalina y leucina encefalina, con cantidades menores de neurotensina y bombesina. Además, algunas de las vacuolas neurosecretoras contienen aminas activas, como adrenalina (epinefrina), noradrenalina (norepinefrina), serotonina y dopamina.

El cuerpo carotídeo actúa como quimiorreceptor periférico, respondiendo a alteraciones significativas de las tensiones de los gases arteriales y al pH sanguíneo. La hipoxia aguda es contrarrestada con un aumento de la frecuencia respiratoria; esto se cree mediado por la liberación de algunos de los transmisores antes citados, que a su vez estimularían las terminaciones nerviosas aferentes.

La hipoxia crónica (como la fisiológica en personas que viven en grandes altitudes y la patológica en neumopatías crónicas o cardiopatías congénitas cianóticas) induce un aumento de tamaño persistente de los cuerpos carotídeos, de hasta 2 o 3 veces su tamaño normal, debido a la hiperplasia de las células de tipo I y II.

En edades avanzadas, los cuerpos carotídeos pueden presentar infiltración linfocítica progresiva y fibrosis.

El cuerpo carotídeo y los cuerpos aórticos son paraganglios importantes

Un único cuerpo carotídeo ovalado se sitúa en el tejido fibrocolágeno de sostén entre la bifurcación de cada arteria carótida común en sus ramas interna y externa. Cada cuerpo carotídeo mide unos 3 × 2 × 2 mm y pesa 5-15 mg.

Los cuerpos carotídeos están más desarrollados en los niños y adolescentes, y disminuyen progresivamente con la edad, excepto en personas con hipoxia crónica por neumopatías o personas que viven en grandes altitudes, con baja tensión de oxígeno; en estos individuos los cuerpos carotídeos aumentan de tamaño por hiperplasia (aumento del número de células), pudiendo llegar a los 40 mg de peso.

Los cuerpos carotídeos poseen la estructura general de todos los paraganglios (v. fig. 14.33) y en el hombre los principales péptidos identificados en él son las encefalinas. De estructura similar a los cuerpos carotídeos, pero de menor tamaño, son los paraganglios aórticos pulmonares (cuerpos aórticos), localizados en la superficie cóncava del cayado aórtico, junto al lugar por donde pasa por debajo la arteria pulmonar derecha.

Los cuerpos carotídeos y aórticos actúan como quimiorreceptores que monitorizan la tensión arterial de oxígeno y el pH sanguíneo, a través de un mecanismo todavía pendiente de caracterizar, pero en el que posiblemente participan los factores inducibles por la hipoxia 1α y 2α.

Alrededor de la aorta abdominal existen numerosos paraganglios simpáticos aórticos

Los paraganglios simpáticos aórticos se localizan sobre todo alrededor de la aorta abdominal desde por encima del origen de las arterias renales hasta la bifurcación ilíaca y más abajo. Son especialmente numerosos en la superficie anterior de la aorta, alrededor del tronco celíaco y alrededor del origen de la arteria mesentérica inferior. Aunque están muy desarrollados en el niño, en el adulto no suelen apreciarse a simple vista. Se conocen colectivamente como «órgano de Zuckerkandl», especialmente los agrupados en torno al origen de la arteria mesentérica inferior.

Histológicamente, los paraganglios simpáticos aórticos presentan la misma estructura general que otros paraganglios, aunque las células neuroendocrinas poseen gránulos neurosecretores mayores que los del cuerpo carotídeo y más parecidos a los de la médula suprarrenal (fig. 14.34).

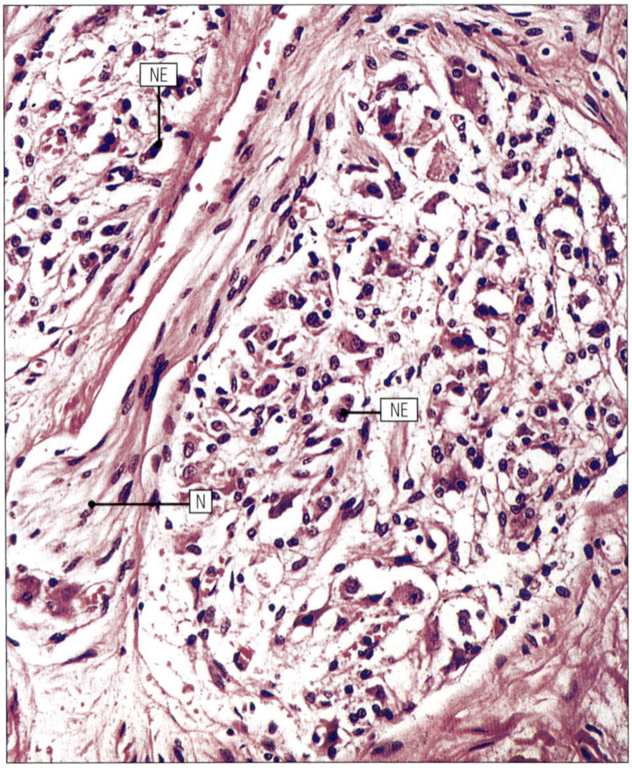

Fig. 14.34 Paraganglio simpático aórtico. Fotomicrografía a bajo aumento de un pequeño paraganglio simpático aórtico. Obsérvense las fibras nerviosas aferentes (N) y los nidos de células neuroendocrinas (NE).

Para acceder a las preguntas de revisión en línea, visita, por favor,https://studentconsult.inkling.com.

Aparato urinario

INTRODUCCIÓN

La principal función del aparato urinario es la producción, almacenamiento y eliminación de la orina.

La orina es una solución acuosa de los aniones y cationes sobrantes y de los productos de degradación de los procesos metabólicos del organismo, especialmente los que serían tóxicos en caso de acumularse.

Los metabolitos tóxicos más importantes son los productos nitrogenados de la degradación de proteínas, como la urea y la creatinina. Es posible modificar la composición y la concentración de la orina para mantener la homeostasis interna.

La producción de orina y el control de su composición son responsabilidad de los riñones y de su almacenamiento y expulsión se ocupa la vejiga.

Los sistemas pielocaliciales y los uréteres transportan la orina desde los riñones hasta la vejiga, y la uretra es el conducto a través del cual la orina acumulada es expulsada de la vejiga.

Los sistemas pielocaliciales, los uréteres, la vejiga y la uretra presentan una estructura relativamente sencilla (v. pág. 288). El riñón, sin embargo, realiza muy diversas tareas bioquímicas y fisiológicas durante la producción de la orina y su estructura es, por consiguiente, compleja.

ESBOZO DEL SISTEMA URINARIO

La figura 15.1 muestra la disposición general del aparato urinario.

Los riñones son órganos sólidos, en forma de alubia, localizados en la parte superior de la pared abdominal posterior por detrás del peritoneo

Las caras cóncavas de cada riñón miran hacia la línea media, por donde pasan los principales conductos de riego arterial (aorta) y drenaje venoso (vena cava inferior). Estas zonas cóncavas se denominan «hilios» y por ellos entran las arterias renales y salen el drenaje venoso renal y el sistema de transporte de la orina.

El sistema pielocalicial y los uréteres son túbulos musculares huecos revestidos por un epitelio especializado

El epitelio es resistente a lesiones causadas por oscilaciones de la osmolaridad urinaria y por la concentración de solutos tóxicos en su interior. Las paredes de los tubos están formadas por un músculo liso capaz de empujar el líquido hacia la vejiga mediante contracción y relajación alternativas; este proceso se denomina «peristaltismo».

La vejiga actúa como reservorio y como bomba

La vejiga presenta básicamente la misma estructura que el sistema pielocalicial y los uréteres, pero la organización de sus fibras musculares es más sofisticada, para permitirle actuar como reservorio de gran capacidad para la orina y como bomba para expulsar la orina a través de la uretra bajo control voluntario.

ESTRUCTURA RENAL

El riñón se divide en corteza y médula

Cada riñón presenta dos zonas diferenciadas, una corteza externa y una médula interna (fig. 15.2).

La corteza está formada por una capa externa y por unas columnas (las denominadas «columnas de Bertin») situadas entre las unidades de la médula.

La médula está formada por una serie de estructuras cónicas (pirámides medulares), cuya base limita con la cara interna de la corteza y cuyo vértice agudo protruye parcialmente en el sistema colector de la orina (el sistema calicial), en dirección al hilio renal. Este vértice agudo de las pirámides medulares se conoce como la «papila».

Cada riñón humano contiene 10-18 pirámides medulares, por ello en los cálices colectores hacen protrusión en 10-18 papilas.

Cada pirámide medular, con su porción de corteza correspondiente, constituye un lóbulo renal funcional y estructuralmente. La arquitectura lobular es claramente visible en el riñón fetal (v. fig. 15.1), pero se hace menos evidente al aumentar el tamaño del riñón con la edad.

FUNCIÓN RENAL

El riñón es fundamental para el equilibrio hidroelectrolítico y acidobásico, y además realiza una función endocrina

La orina es producida por el riñón mediante una eliminación selectiva de sustancias del plasma sanguíneo. La posterior reabsorción controlada de agua, iones, sales, azúcares y otros carbohidratos, así como de proteínas de pequeño peso molecular, permite al riñón producir orina, con la composición adecuada para el medio interno corporal y sus necesidades en ese momento.

Por ejemplo, si el volumen plasmático está expandido y diluido por una ingesta importante de agua, el riñón excretará el exceso

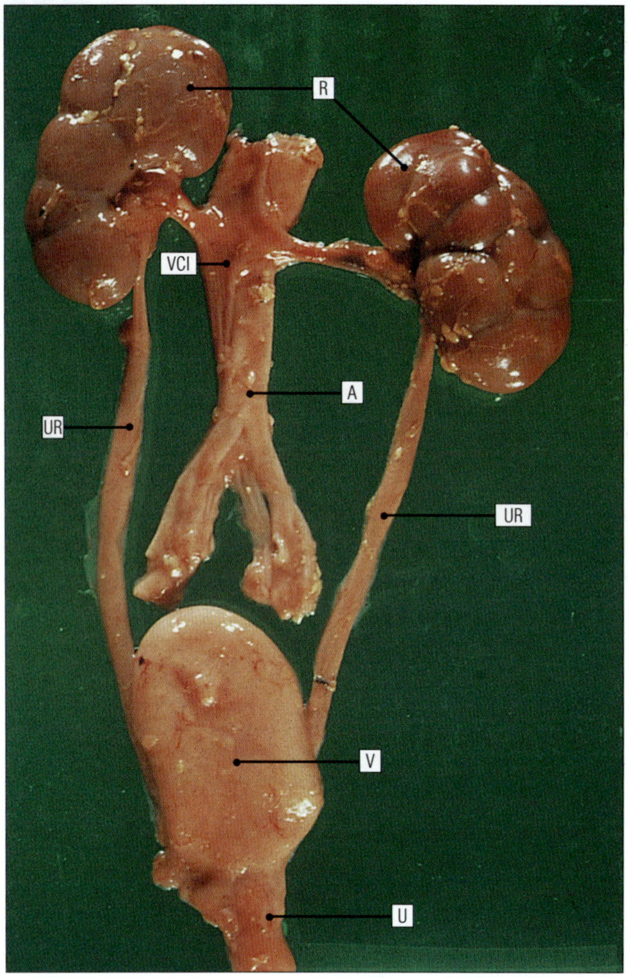

Fig. 15.1 Aparato urinario. Aparato urinario, disecado a partir de un feto varón a término, nacido muerto mostrando las interrelaciones entre aorta (A), vena cava inferior (VCI), riñones (R), uréteres (UR), vejiga (V) y uretra (U). En el adulto la vejiga es más esférica.

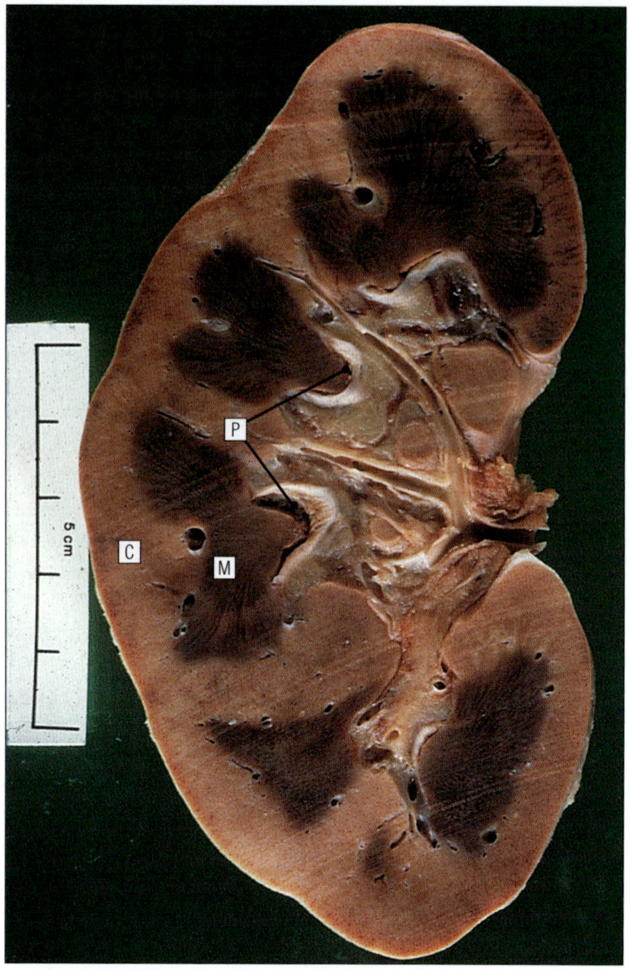

Fig. 15.2 Riñón humano adulto normal. Riñón humano adulto seccionado longitudinalmente para mostrar la disposición de la corteza (C), la médula (M) y las papilas (P).

de agua produciendo una gran cantidad de orina diluida. Si por el contrario la ingesta de líquidos es limitada, el riñón producirá una pequeña cantidad de orina muy concentrada.

Sea cual sea la cantidad y la concentración de la orina, ésta contendrá la cantidad de productos de desecho e iones adecuada para mantener la homeostasis bioquímica interna.

La incapacidad para producir orina concentrada o diluida es un rasgo importante de la insuficiencia renal, al igual que los datos de excreción insuficiente de productos de desecho nitrogenados y otras sustancias, por ejemplo, iones potasio (v. pág. 280).

Es importante subrayar que los riñones (y los pulmones) difieren de la mayoría de los órganos en un aspecto importante. En la mayoría de los órganos el aporte vascular es el servidor de los tejidos parenquimatosos, proporcionándoles el oxígeno y otras sustancias básicas para los procesos metabólicos tisulares, y llevándose los productos celulares y materiales de desecho. En el riñón, sin embargo, son los componentes parenquimatosos del órgano los servidores del riego sanguíneo, ya que la función del riñón, en términos generales, es la filtración y limpieza de la sangre.

Por tanto, la unidad parenquimatosa renal, la nefrona, que está formada por el glomérulo y los sistemas tubulares cortical y medular, puede considerarse como un apéndice del sistema vascular renal, unido a él para darle servicio. No resulta sorprendente, por tanto, que el sistema vascular renal sea material y estructuralmente especial, reflejando su importante papel. Los dos riñones reciben el 25% del gasto cardíaco total. Por consiguiente, las enfermedades más importantes y frecuentes del riñón se deben a alteraciones del componente vascular (v. pág. 285).

El riñón también produce las hormonas eritropoyetina y renina.

VASCULARIZACIÓN RENAL

Las arterias que irrigan el riñón dan ramas dentro del parénquima renal para regiones distintas

En la mayoría de los casos el riego arterial llega a cada riñón a través de una arteria renal única para cada lado, que es una rama lateral destacada y directa de la aorta abdominal. Una variante frecuente es la presencia de una arteria separada que surge directamente de la aorta e irriga uno de los polos.

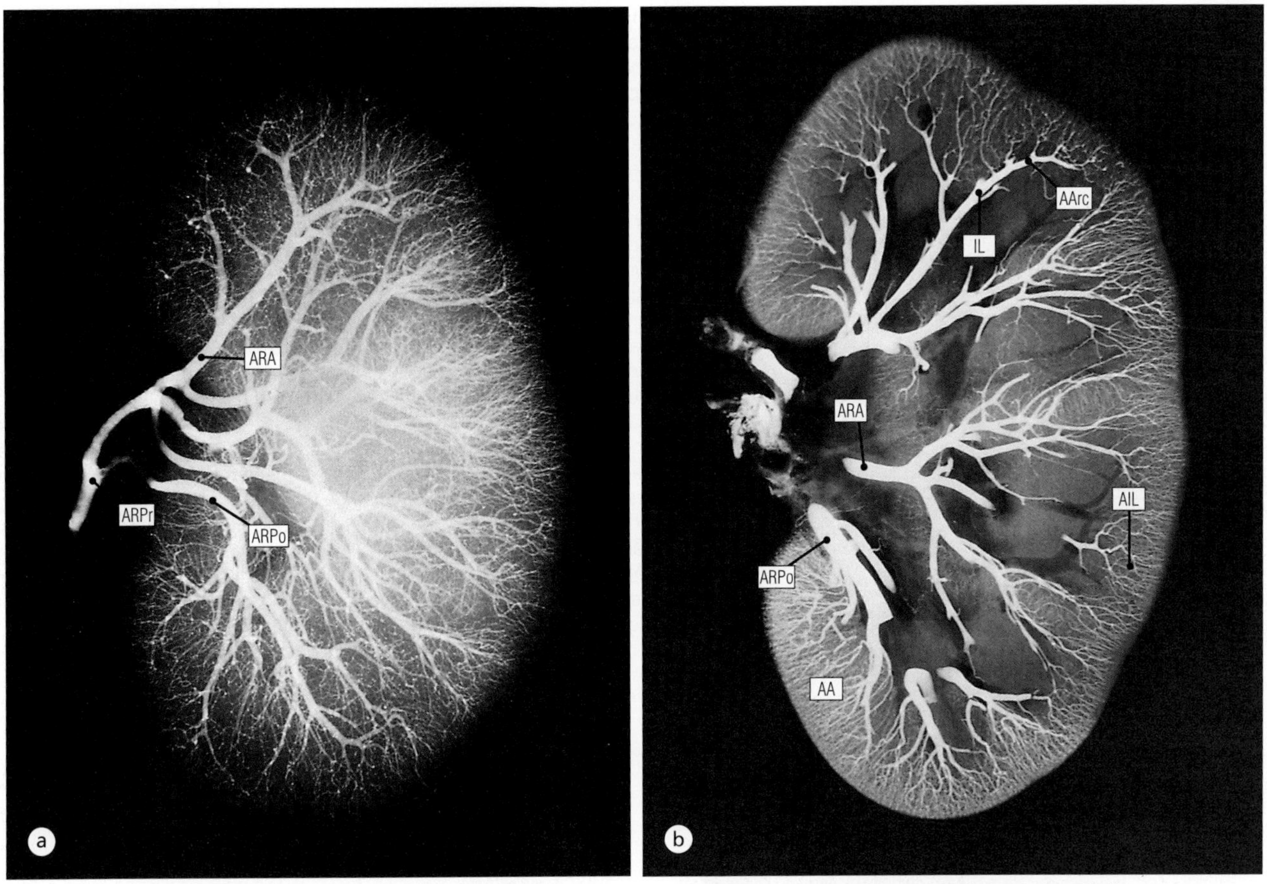

Fig. 15.3 Sistema arterial renal. **(a)** Arteriografía de un riñón humano *post mortem* completo mostrando la división de la arteria renal principal (ARPr) en dos ramas, una rama posterior relativamente menor (ARPo) y una rama anterior más destacada (ARA). La rama posterior irriga el polo inferior, mientras que la rama anterior, de mayor tamaño, se divide, en este caso, en cuatro arterias segmentarias, que irrigan en conjunto la zona media y el polo superior del riñón. **(b)** En este corte pueden observarse las ramas posterior (ARPo) y anterior (ARA) de la arteria renal, aunque faltan algunos segmentos debido a la tortuosidad de las arterias en el hilio. Obsérvense las arterias interlobulares (IL), las arterias arciformes (AArc) y la fina red de arterias interlobulillares (AIL). La tenue borrosidad de algunas zonas de la corteza indica repleción de las arteriolas aferentes (AA).

La arteria renal se dirige hacia el hilio cóncavo del riñón y se divide en dos ramas principales, una anterior y otra posterior (fig. 15.3), que se dividen en varias arterias interlobulares que circulan entre las pirámides medulares, una rama para cada lóbulo en desarrollo.

Aproximadamente en la mitad del grosor del parénquima renal, donde la corteza protruye sobre la ancha base de la pirámide medular (la unión corticomedular), la arteria interlobular se divide en varias arterias arciformes, que hacen un giro en ángulo recto y se dirigen lateralmente siguiendo la unión corticomedular.

Las arterias arciformes dan origen a una serie de ramas laterales (arterias interlobulillares), que vuelven a girar en ángulo recto y se dirigen en sentido vertical ascendente hacia la corteza.

Las arterias interlobulillares dan lugar lateralmente a una serie de arteriolas, llamadas «arteriolas aferentes», casi siempre directamente, pero a veces a través de una corta arteria intralobulillar. Estas arterias terminan en la periferia renal, inmediatamente bajo la cápsula, irrigando un plexo capilar y arteriolar subcapsular estrellado.

Hasta ahora, el riego arterial anatómicamente no tiene ninguna característica particular. Sin embargo, a partir de las arteriolas aferentes, el sistema vascular renal se vuelve único.

MICROCIRCULACIÓN RENAL

La microcirculación renal contiene dos sistemas capilares

En casi todos los órganos, la red capilar se extiende entre la parte terminal del sistema arterial/arteriolar y la parte proximal del sistema venular/venoso, y constituye el principal lugar de intercambio de oxígeno/dióxido de carbono. El sistema vascular renal, en cambio, posee una red capilar preliminar altamente especializada, el ovillo glomerular, que recibe sangre de la arteriola aferente y es el lugar de filtración de los productos de desecho del plasma, junto con un segundo sistema capilar, que surge de la arteriola eferente y cuya estructura y función varían según su localización dentro del riñón (fig. 15.4).

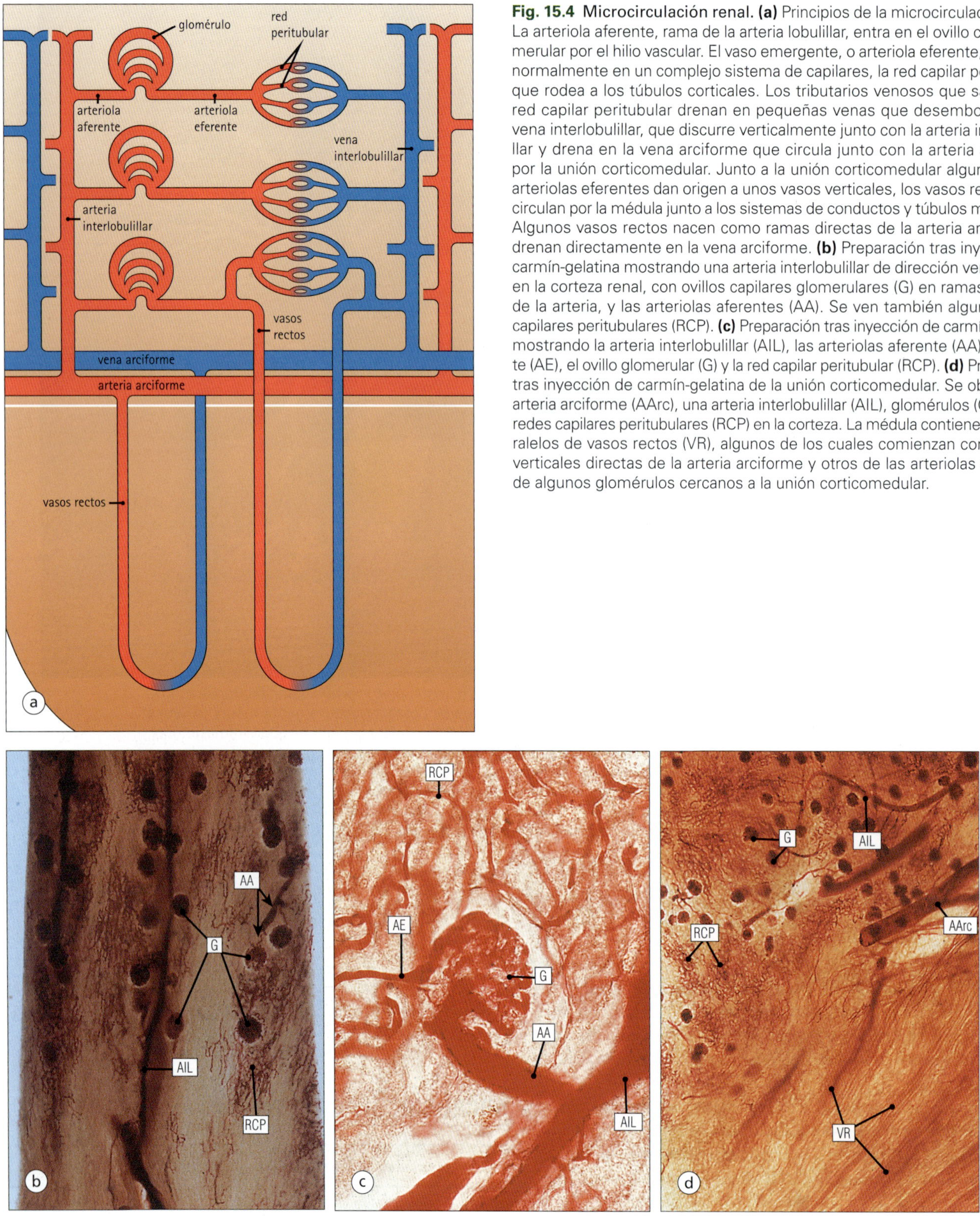

Fig. 15.4 Microcirculación renal. **(a)** Principios de la microcirculación renal. La arteriola aferente, rama de la arteria lobulillar, entra en el ovillo capilar glomerular por el hilio vascular. El vaso emergente, o arteriola eferente, se divide normalmente en un complejo sistema de capilares, la red capilar peritubular, que rodea a los túbulos corticales. Los tributarios venosos que salen de la red capilar peritubular drenan en pequeñas venas que desembocan en la vena interlobulillar, que discurre verticalmente junto con la arteria interlobulillar y drena en la vena arciforme que circula junto con la arteria arciforme por la unión corticomedular. Junto a la unión corticomedular algunas de las arteriolas eferentes dan origen a unos vasos verticales, los vasos rectos, que circulan por la médula junto a los sistemas de conductos y túbulos medulares. Algunos vasos rectos nacen como ramas directas de la arteria arciforme y drenan directamente en la vena arciforme. **(b)** Preparación tras inyección de carmín-gelatina mostrando una arteria interlobulillar de dirección vertical (AIL) en la corteza renal, con ovillos capilares glomerulares (G) en ramas laterales de la arteria, y las arteriolas aferentes (AA). Se ven también algunas redes capilares peritubulares (RCP). **(c)** Preparación tras inyección de carmín-gelatina mostrando la arteria interlobulillar (AIL), las arteriolas aferente (AA) y eferente (AE), el ovillo glomerular (G) y la red capilar peritubular (RCP). **(d)** Preparación tras inyección de carmín-gelatina de la unión corticomedular. Se observan la arteria arciforme (AArc), una arteria interlobulillar (AIL), glomérulos (G) y varias redes capilares peritubulares (RCP) en la corteza. La médula contiene haces paralelos de vasos rectos (VR), algunos de los cuales comienzan como ramas verticales directas de la arteria arciforme y otros de las arteriolas eferentes de algunos glomérulos cercanos a la unión corticomedular.

En la mayoría de los casos, tras abandonar el glomérulo, la arteriola eferente se divide en un complejo sistema capilar, que circula por los espacios intersticiales entre los componentes del sistema de túbulos corticales. Todos los capilares se hallan en íntimo contacto con estos túbulos y su situación es, por tanto, ideal para captar las sustancias reabsorbidas a partir del filtrado glomerular por las células epiteliales tubulares (v. pág. 279).

Sin embargo, el sistema capilar originado a partir de las arteriolas eferentes que salen de glomérulos situados en la corteza profunda, cercanos a la unión corticomedular (glomérulos yuxtamedulares), es diferente (v. fig. 15.4). Estas arteriolas eferentes se dividen en una serie de vasos largos y de pared fina, los vasos rectos, que descienden hacia la profundidad de la médula, junto a los componentes medulares de los sistemas tubulares. Estos vasos desempeñan un papel importante en los intercambios de líquido e iones que tienen lugar en la médula (v. pág. 284). Algunos vasos rectos nacen como ramas laterales directas, de dirección vertical, de las arterias arciformes.

El primer sistema capilar, el ovillo glomerular, no transfiere su oxígeno a los tejidos, ni capta una cantidad significativa de dióxido de carbono. El principal intercambio de gases disueltos tiene lugar en el segundo sistema capilar. El oxígeno es suministrado a las porciones cortical y medular del parénquima renal con mayores demandas por su mayor actividad metabólica.

El drenaje venoso del riñón es simétrico al riego arterial

En general, el drenaje venoso renal es simétrico al riego arterial, a excepción de la falta de equivalente venoso del ovillo capilar glomerular. El plexo capilar y arteriolar subcapsular drena en un plexo venoso y venular subcapsular de venas estrelladas que forman el origen de las venas interlobulillares. En su camino hacia la unión corticomedular, las venas interlobulillares reciben tributarios venosos de la red capilar peritubular y, al aproximarse a la zona yuxtamedular, de algunos de los tributarios venosos de la médula, que son los equivalentes venosos de los vasos rectos arteriales.

Muchos de los vasos venosos medulares drenan directamente en las venas arciformes, que circulan junto con la arteria equivalente por la unión corticomedular. Éstas, a su vez, drenan en grandes venas interlobulillares, situadas entre pirámides medulares adyacentes, y posteriormente en las principales venas tributarias del hilio renal. La vena renal principal desemboca término-lateralmente en la vena cava inferior.

NEFRONA

La unidad funcional del parénquima renal irrigado por la sangre se denomina nefrona

La nefrona tiene dos componentes principales:

- El glomérulo, asociado con el primer sistema capilar.
- Los sistemas tubulares cortical y medular, asociados con el segundo sistema capilar.

El glomérulo es el lugar de filtración inicial de la sangre y los sistemas tubulares son el lugar donde se controla la concentración y la composición química de la sangre que regresa a la circulación general sistémica y, por tanto, la concentración y composición de la orina expulsada del organismo.

La figura 15.5 muestra la estructura de la neurona y su relación con la microcirculación. Este esquema simplificado de las distintas funciones homeostásicas del componente tubular de la neurona se aborda con mayor detalle posteriormente en este capítulo.

Dentro de la corteza renal, las nefronas se organizan según un patrón lobulillar repetido característico

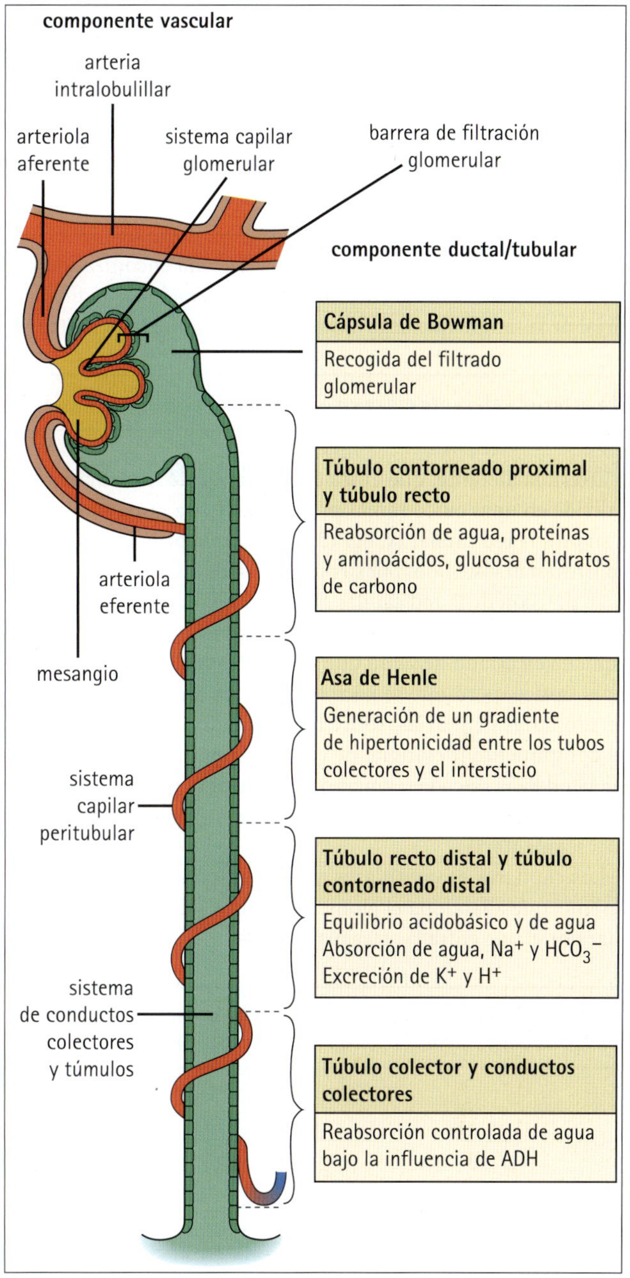

Fig. 15.5 La nefrona. Esquema sencillo que muestra las distintas partes de la nefrona y los vasos sanguíneos asociados.

Los glomérulos y los túbulos proximal y distal se sitúan sobre todo a ambos lados de las arterias interlobulillares que los irrigan (v. fig. 15.4).

En la zona entre arterias interlobulillares adyacentes existe una serie de túbulos y conductos verticales conocidos como «rayo medular» (v. fig. 15.36c), en cuyo centro se halla un conducto colector principal que recoge la orina, en general poco concentrada, de las nefronas circundantes. El resto de componentes tubulares del rayo medular son los túbulos colectores rectos, que transportan orina desde el final del túbulo distal hasta el conducto colector cortical principal. Los sistemas ductales del rayo medular se dirigen verticalmente hacia la médula.

La subunidad de corteza formada por un rayo medular central y las nefronas que lo rodean se denomina «lobulillo renal». Las arterias interlobulillares discurren por la corteza entre lobulillos adyacentes. La figura 15.36 muestra esta estructura lobulillar y el sistema de rayos medulares.

GLOMÉRULO

El primer componente funcional de la nefrona encontrado por la microcirculación es el **glomérulo,** donde tiene lugar la filtración inicial de la sangre que llega a través de las arteriolas aferentes.

La arteriola aferente entra en el glomérulo por el polo vascular

La arteriola aferente, que entra en el glomérulo inmediatamente, se divide en unas cinco ramas principales. Cada rama se subdivide en su propia red capilar (v. fig. 15.4), y la rama principal corta y sus capilares están sostenidos por su propio tallo de mesangio (v. pág. 277).

La división de la red capilar glomerular en unos cinco segmentos independientes confiere al ovillo glomerular una lobulación implícita en estado de salud que no suele apreciarse con el microscopio óptico, pero que se hace evidente en algunos tipos de glomerulopatías primarias, sobre todo cuando aumenta el tamaño del componente mesangial de cada segmento (v. fig. 15.15). La independencia de cada segmento glomerular se observa también en enfermedades que afectan sólo a un segmento (p. ej., glomerulonefritis segmentaria).

Los capilares glomerulares convergen en una única arteriola eferente, que abandona el glomérulo a través del mismo polo vascular por el que entra la arteriola aferente.

El glomérulo es una estructura compleja en la cual los capilares se hallan en íntimo contacto con un epitelio especializado

En términos sencillos, la estructura del glomérulo puede compararse con una red capilar globular que se introduce en una esfera hueca de células epiteliales, llamada «cápsula de Bowman», que constituye el extremo cerrado, bulboso y distendido de un largo sistema tubular hueco (fig. 15.6). Esto significa que el sistema capilar glomerular, tapizado internamente por células endoteliales, adquiere una capa externa de células epiteliales que se continúa en el polo vascular con las células que revisten la cápsula de Bowman.

Las células epiteliales de la cápsula de Bowman son aplanadas y sencillas, salvo en las cercanías de la apertura del sistema tubular, donde se hacen más cúbicas y adquieren algunas de las organelas citoplasmáticas características de las células epiteliales del túbulo contorneado proximal (v. págs. 281).

En cambio, las células epiteliales que recubren el ovillo capilar glomerular son mayores y poseen una estructura poco habitual y muy especializada, que ha hecho que se las denomine «podocitos» (v. pág. 275).

El espacio tapizado por epitelio entre la red capilar glomerular y la lámina parietal de la cápsula de Bowman se denomina «espacio urinario», y se continúa con la luz del largo sistema tubular de la nefrona.

Además del revestimiento epitelial externo (podocitos), la red capilar glomerular presenta otras características especiales, entre ellas la existencia de una membrana basal inusualmente gruesa derivada de la fusión de las membranas basales de los podocitos y la célula endotelial (la membrana basal glomerular) y la presencia de una banda de sostén o tallo conjuntivo, análogo al mesenterio del intestino delgado, denominado «mesangio» (fig. 15.7 y v. pág. 277).

La sangre llega a la red capilar glomerular por la arteriola aferente. La ultrafiltración de la sangre se produce entonces en la red capilar glomerular y el filtrado pasa al espacio urinario antes de continuar por el sistema tubular. La sangre parcialmente filtrada sale del glomérulo por la arteriola eferente y continúa su flujo proporcionando oxigenación a los sistemas tubulares.

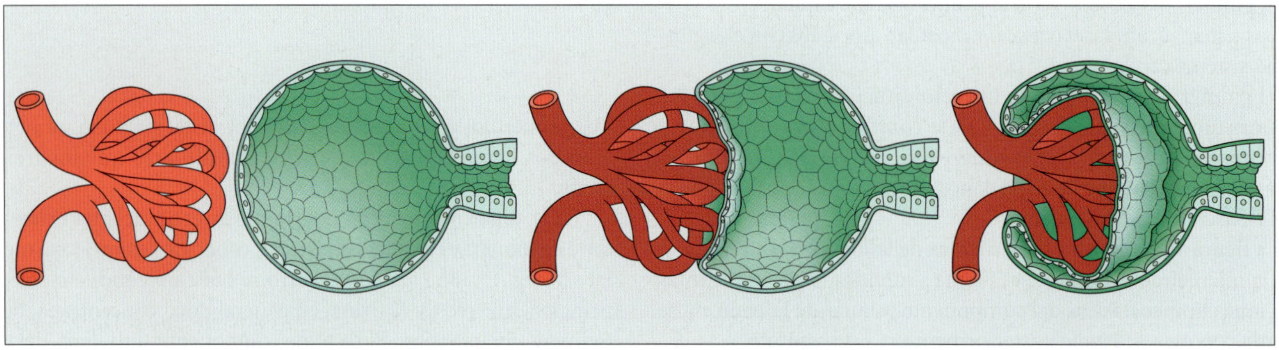

Fig. 15.6 Relación entre el ovillo capilar glomerular y la cápsula de Bowman. Aunque el glomérulo y la cápsula de Bowman no se desarrollan realmente de este modo, las relaciones entre ambos se comprenden mejor imaginando la penetración del ovillo glomerular en el extremo cerrado, distendido y esférico del sistema tubular. Esto es especialmente útil para conceptualizar el ovillo glomerular con su capa externa de células epiteliales, que se continúa con las células que forman la cápsula de Bowman.

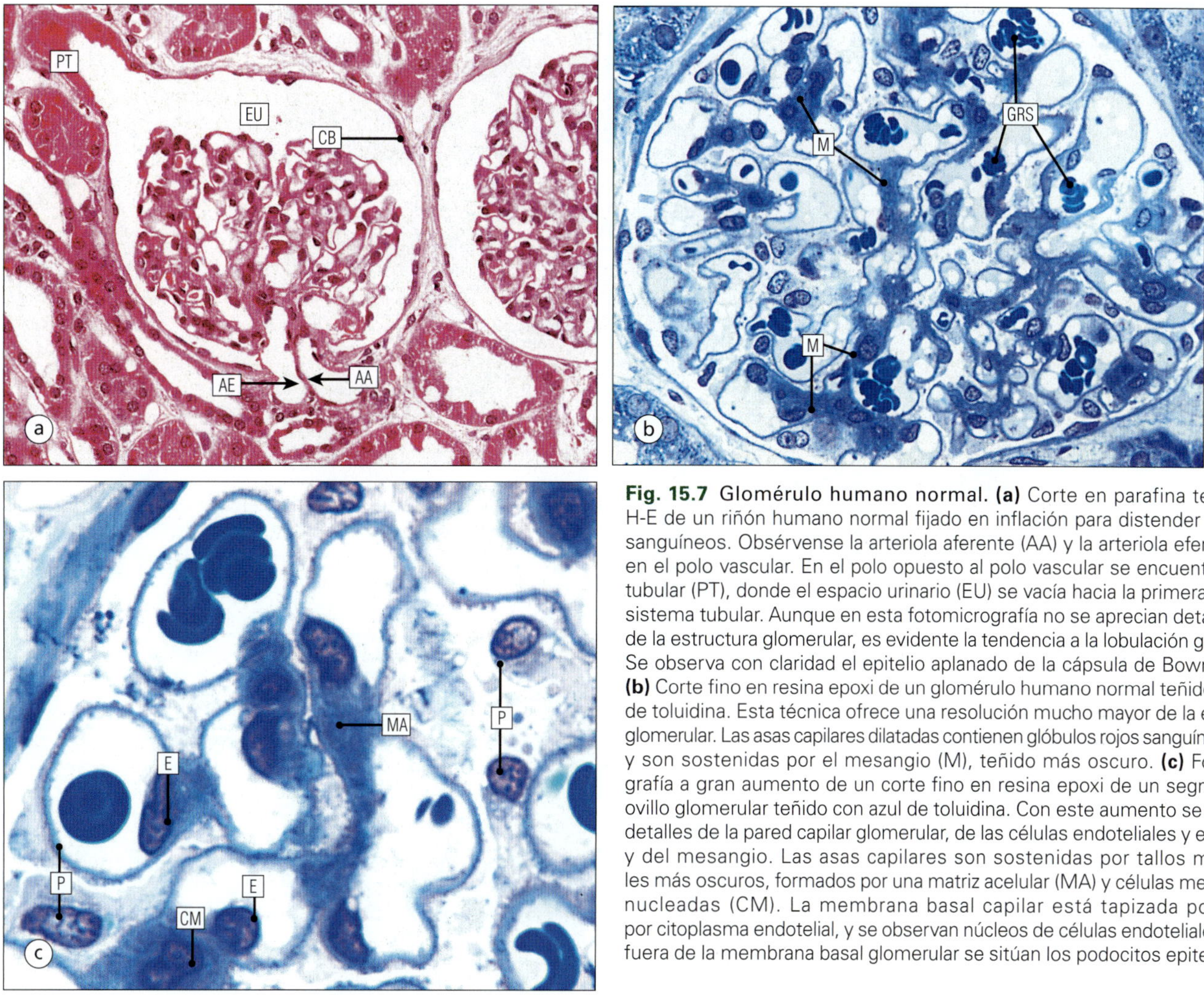

Fig. 15.7 Glomérulo humano normal. **(a)** Corte en parafina teñido con H-E de un riñón humano normal fijado en inflación para distender los vasos sanguíneos. Obsérvense la arteriola aferente (AA) y la arteriola eferente (AE) en el polo vascular. En el polo opuesto al polo vascular se encuentra el polo tubular (PT), donde el espacio urinario (EU) se vacía hacia la primera parte del sistema tubular. Aunque en esta fotomicrografía no se aprecian detalles finos de la estructura glomerular, es evidente la tendencia a la lobulación glomerular. Se observa con claridad el epitelio aplanado de la cápsula de Bowman (CB). **(b)** Corte fino en resina epoxi de un glomérulo humano normal teñido con azul de toluidina. Esta técnica ofrece una resolución mucho mayor de la estructura glomerular. Las asas capilares dilatadas contienen glóbulos rojos sanguíneos (GRS) y son sostenidas por el mesangio (M), teñido más oscuro. **(c)** Fotomicrografía a gran aumento de un corte fino en resina epoxi de un segmento del ovillo glomerular teñido con azul de toluidina. Con este aumento se observan detalles de la pared capilar glomerular, de las células endoteliales y epiteliales, y del mesangio. Las asas capilares son sostenidas por tallos mesangiales más oscuros, formados por una matriz acelular (MA) y células mesangiales nucleadas (CM). La membrana basal capilar está tapizada por dentro por citoplasma endotelial, y se observan núcleos de células endoteliales (E). Por fuera de la membrana basal glomerular se sitúan los podocitos epiteliales (P).

BARRERA DE FILTRACIÓN GLOMERULAR

La barrera entre la sangre circulante y el espacio urinario es la barrera de filtración glomerular (fig. 15.8). Está formada por:

- La capa endotelial interna del capilar.
- La membrana capilar glomerular, inusualmente gruesa.
- La capa de podocitos (capa epitelial externa).

Otro componente de la barrera funcional es la elevada carga polianiónica de algunos de los anteriores componentes estructurales.

Las células endoteliales de los capilares glomerulares son más finas y están fenestradas

Las células endoteliales de los glomérulos renales están adaptadas para su función especializada de filtración. El citoplasma forma una fina lámina interrumpida por numerosos poros circulares o fenestraciones de unos 70 nm de diámetro. Sus núcleos suelen localizarse cerca del mesangio (v. fig. 15.8). La fig. 15.14b muestra una representación esquemática de la estructura del endotelio y sus relaciones con otros componentes glomerulares.

La membrana basal glomerular se divide en tres zonas definidas

La membrana basal glomerular es mucho más gruesa que las membranas capilares normales de otras localizaciones. Mide aproximadamente 310-350 nm en adultos sanos, y es algo más gruesa en los varones. A su producción contribuyen tanto las células endoteliales internas como las epiteliales externas. Posee tres capas:

- Una lámina densa central electrondensa.
- Una lámina rara interna electronlúcida en la cara capilar o endotelial.
- Una lámina rara externa electronlúcida en el lado del podocito epitelial, o lado del espacio urinario.

Esta estructura en capas no se aprecia bien en la mayoría de los adultos (v. fig. 15.8b).

La lámina densa está formada en parte por colágeno tipo IV (v. cap. 4).

Las capas de la lámina rara y las superficies de algunos pedicelos secundarios de los podocitos contienen lugares fijos de carga negativa (polianiónicos), compuesta por glucosaminoglucanos (v. pág. 275). En la membrana basal hay heparán sulfato, y en las superficies de

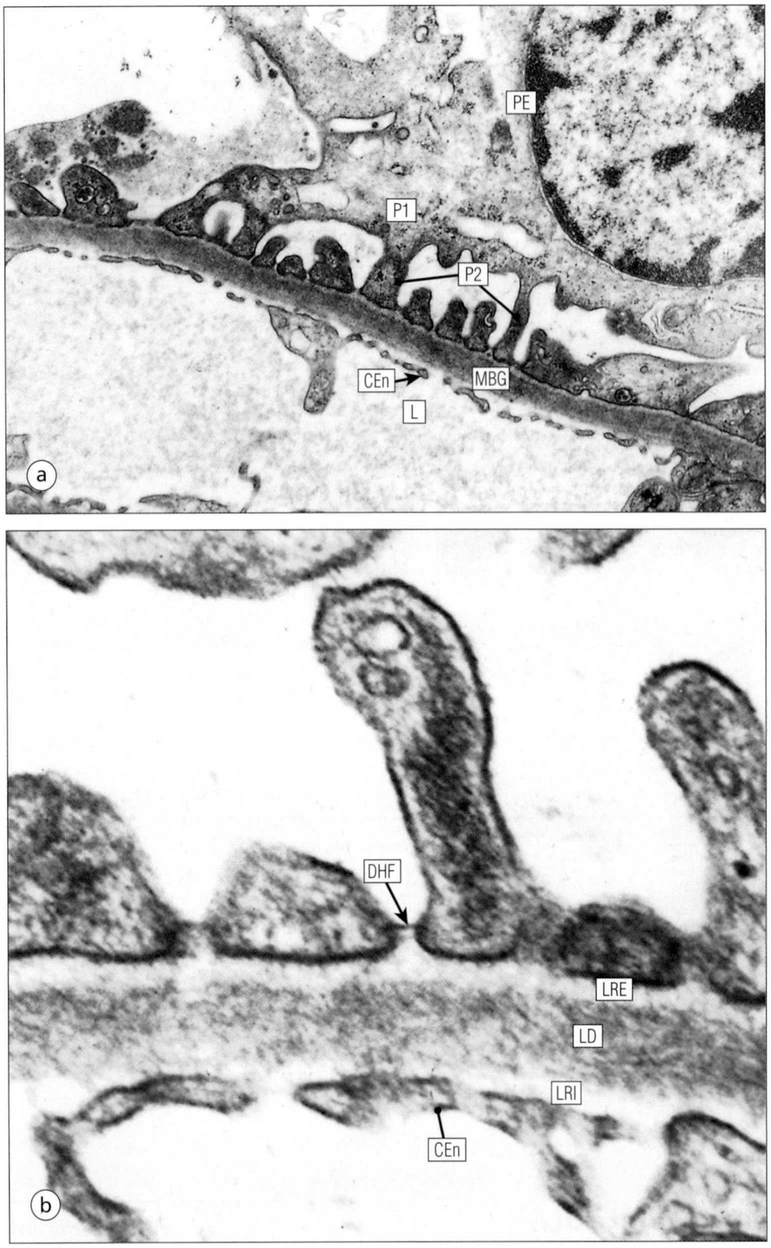

Fig. 15.8 **Pared capilar glomerular. (a)** Fotomicrografía electrónica mostrando la relación entre la membrana basal glomerular (MBG), la luz capilar (L), el citoplasma endotelial (CEn) y el podocito epitelial (PE) con su sistema de pedicelos primarios (P1) y secundarios (P2). **(b)** Fotomicrografía electrónica a gran aumento de la barrera de filtración glomerular, formada por citoplasma endotelial fenestrado (CEn), la membrana basal glomerular y los pedicelos. Obsérvese el diafragma de la hendidura de filtración (DHF, v. pág. 275). A este gran aumento la fotomicrografía electrónica muestra las tres capas de la membrana basal, aunque en los adultos no se distinguen (como aquí). Estas capas son la lámina densa (LD) y, a cada lado de ella, las láminas rara interna (LRI) y externa (LRE).

los podocitos hay una sustancia rica en ácido siálico llamada «podocalixina». Al observarlos ultraestructuralmente empleando una sustancia catiónica (fig. 15.10), estos lugares parecen organizarse en una retícula bastante regular, con un espaciamiento de aproximadamente 60 nm.

Se considera que los sitios polianiónicos actúan como barrera de carga, impidiendo el paso de moléculas catiónicas.

La combinación de las capas de la membrana basal glomerular constituye una barrera física y eléctrica para el paso de moléculas grandes (más de 70 kD) y moléculas altamente catiónicas de muchos tamaños. No obstante, ciertas moléculas grandes, incluidas algunas proteínas, pueden pasar al espacio urinario y deben ser reabsorbidas en el sistema tubular.

Todo el espesor de la membrana basal glomerular ocupa unas tres cuartas partes, faltando parcialmente en la zona de inserción del capilar en el mesangio. La lámina rara interna se continúa con una capa mal definida entre el citoplasma endotelial y los componentes citoplasmático y matricial del mesangio (v. fig. 15.14b).

EJEMPLO CLÍNICO

Alteraciones del endotelio glomerular

En algunas glomerulopatías primarias se produce un gran aumento del tamaño y número de las células endoteliales, resultando bloqueadas las luces de los capilares glomerulares (fig. 15.9). Se produce también una lesión de la membrana basal glomerular, que se asocia a rupturas de su estructura. Esto provoca el síndrome nefrítico agudo, caracterizado por:

- Aumento de la presión arterial debido al incremento de la resistencia periférica a consecuencia del bloqueo del extenso lecho capilar glomerular.
- Aumento de los niveles sanguíneos de productos de desecho nitrogenados (azotemia) debido a la falta de filtración en los glomérulos alterados.
- Hematuria (presencia de glóbulos rojos sanguíneos en la orina).
- Edema (acumulación de líquidos en los tejidos de sostén).

Las alteraciones estructurales primarias del glomérulo, como la ilustrada aquí, se conocen con el nombre de «glomerulonefritis». La fotomicrografía muestra un ejemplo de glomerulonefritis endocapilar aguda.

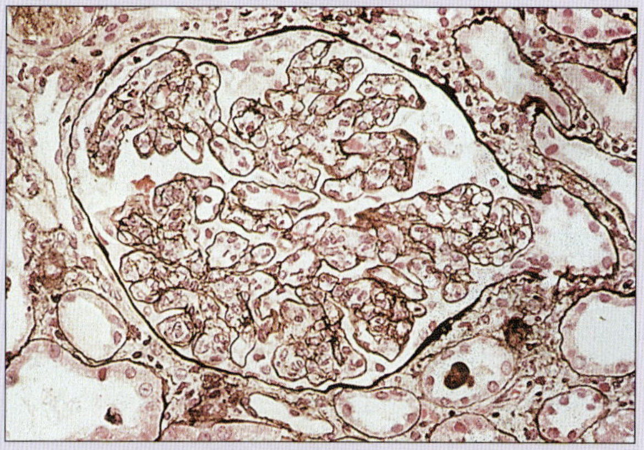

Fig. 15.9 Síndrome nefrítico agudo. Este corte en parafina del riñón de un niño con síndrome nefrítico agudo ha sido teñido con la técnica de plata metenamina de Jones con el fin de resaltar las membranas basales y el mesangio de las asas capilares glomerulares *(marrón-negro)*. Las luces capilares están obliteradas por la proliferación de células por dentro de la membrana basal, que corresponden, por tanto, sobre todo a células endoteliales. Si esto ocurre en todos los glomérulos, como suele suceder, disminuirá el flujo sanguíneo a través de la red capilar glomerular.

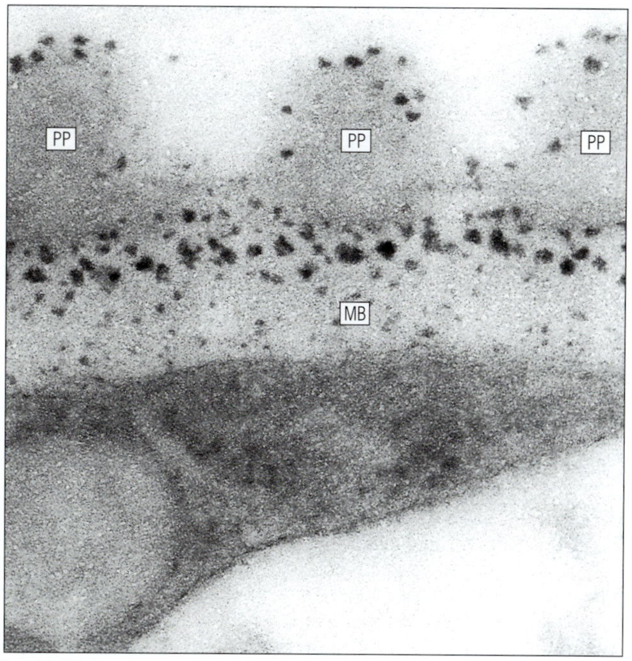

Fig. 15.10 Lugares polianiónicos de la membrana basal glomerular (método de la polietilenimina). Fotomicrografía electrónica de la barrera de filtración glomerular, que identifica los lugares de elevada carga polianiónica, tanto en la membrana basal (MB) como sobre las superficies de las prolongaciones podocitarias (PP). La pérdida de esta carga aniónica superficial provoca pérdida excesiva de proteínas.

La capa de podocitos se halla sobre la superficie externa de los capilares glomerulares

La capa de podocitos está formada por un epitelio especializado que se continúa en el hilio vascular con el epitelio plano y relativamente inerte de la cápsula de Bowman. Su estructura es muy especializada, al igual, probablemente, que su función, aunque no se conocen muchos detalles sobre su funcionamiento.

Los podocitos se llaman así porque el cuerpo principal de la célula está apartado de la superficie externa del capilar glomerular y envía extensiones citoplasmáticas (pedicelos) que entran en contacto con la membrana basal (v. figs. 15.8 y 15.11).

Entre los pedicelos adyacentes sobre la membrana basal glomerular existen espacios bastante constantes de 30-60 nm, las hendiduras de filtración. Una fina membrana, el diafragma de la hendidura de filtración, cierra el hueco entre pedicelos adyacentes. Este diafragma contiene una molécula de adhesión celular denominada «nefrina», que conecta los filamentos de actina dentro de los podocitos adyacentes.

No comprendemos bien los aspectos funcionales de esta complicada organización citoplasmática, aunque obviamente juega un papel importante para impedir el paso de algunas moléculas al espacio urinario. La pérdida del patrón de pedicelos en algunas enfermedades renales se asocia con una pérdida de proteínas (principalmente albúmina) tan importante que el paciente desarrolla un síndrome nefrótico (v. más adelante).

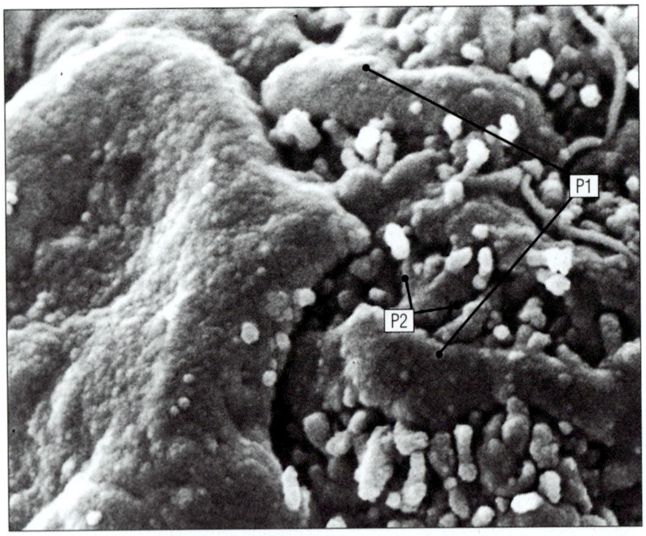

Fig. 15.11 **Podocito epitelial.** Fotomicrografía electrónica de barrido de un podocito epitelial y sus pedicelos en un individuo adulto. De cada cuerpo celular de las células epiteliales surge una serie de prolongaciones citoplasmáticas anchas, los pedicelos primarios (P1), que se extienden sobre el capilar, envolviéndolo y originando a intervalos regulares una serie de pedicelos menores, los pedicelos secundarios (P2), que se apoyan sobre la membrana basal glomerular. Estos pedicelos secundarios están interdigitados, con lo cual pedicelos adyacentes pueden derivar de podocitos distintos. El patrón de pedicelos del adulto no es tan nítido como el que se observa en recién nacidos o en roedores.

EJEMPLO CLÍNICO

Alteraciones de los podocitos en las glomerulopatías

En niños, la causa más frecuente de síndrome nefrótico es la llamada «nefropatía de cambios mínimos». Con el microscopio óptico el glomérulo parece normal, pero el microscopio electrónico revela una pérdida de la estructura de los pedicelos, con la superficie externa de los capilares glomerulares cubierta por una capa casi continua de citoplasma de los podocitos (fig. 15.13). Las alteraciones de los podocitos se asocian a pérdida de la carga polianiónica (v. pág. 275).

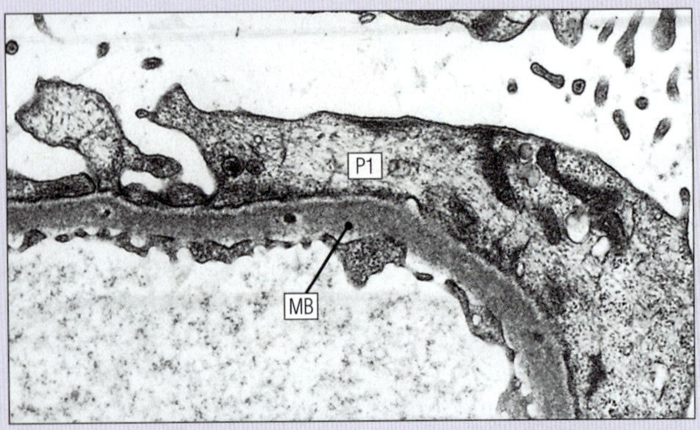

Fig. 15.13 **Fusión de pedicelos.** Compárese la estructura de los pedicelos en esta fotomicrografía electrónica con la normal (fig. 15.9). En este riñón de un niño con síndrome nefrótico por nefropatía de cambios mínimos se ha perdido la estructura de los pedicelos secundarios y los pedicelos primarios (P1) contactan directamente con la membrana basal (MB). La nefropatía de cambios mínimos es la causa más frecuente de síndrome nefrótico en la infancia y se resuelve espontáneamente sin alterar la función renal a largo plazo.

EJEMPLO CLÍNICO

Alteraciones de la membrana basal en las glomerulopatías

Las alteraciones estructurales de la membrana basal glomerular son responsables de algunas nefropatías importantes, caracterizadas por la pérdida excesiva de proteínas con la orina (proteinuria). A veces se pierden tantas proteínas con la orina que la capacidad del hígado para sintetizar nuevas proteínas (especialmente albúmina) se ve superada. El paciente desarrolla hipoalbuminemia y edemas por la baja presión oncótica de la sangre.

La combinación de proteinuria, hipoalbuminemia y edemas se denomina **síndrome nefrótico.**

Existen muchas causas de síndrome nefrótico, pero todas parecen relacionarse con una alteración estructural o funcional de la membrana basal glomerular.

Entre las enfermedades en las cuales la alteración es estructural destacan la diabetes mellitus y la nefropatía membranosa.

En el síndrome nefrótico asociado a la diabetes mellitus la membrana basal glomerular está engrosada 3-5 veces y se pierde la demarcación en tres láminas (fig. 15.12a).

En la nefropatía membranosa la membrana basal está lesionada por el depósito de complejos antígeno-anticuerpo (fig. 15.12b).

Aunque en estos ejemplos la membrana basal está físicamente engrosada, funcionalmente es permeable y muchas moléculas grandes pasan al espacio urinario, entre ellas las proteínas de elevado peso molecular.

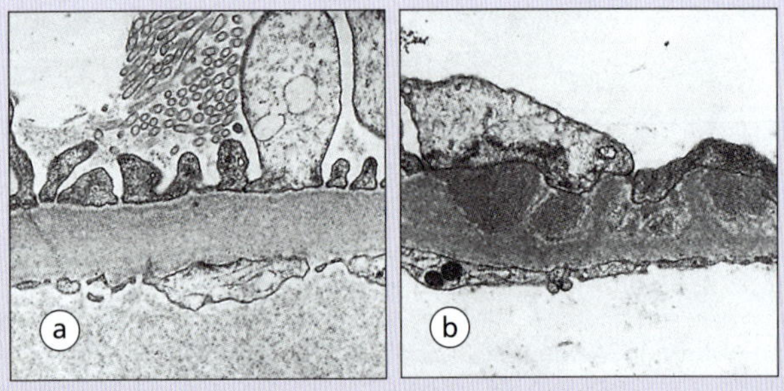

Fig. 15.12 **Patrones de engrasamiento patológico de la membrana basal.** **(a)** Fotomicrografía electrónica de una membrana basal uniformemente engrosada de un paciente con diabetes mellitus que sufrió un síndrome nefrótico. Fotografiada con el mismo aumento que la fig. 15.8a. **(b)** Fotomicrografía electrónica de una membrana basal engrosada por la deposición de complejos antígeno-anticuerpo en la cara epitelial. Fue obtenida de un paciente con nefropatía membranosa que sufrió un síndrome nefrótico. Fotografiada con el mismo aumento que la figura 15.8a.

Las células mesangiales tienen una forma irregular y presentan una serie de prolongaciones citoplasmáticas

Las prolongaciones de las células mesangiales siguen una orientación aparentemente aleatoria por la matriz mesangial extracelular. El núcleo de las células mesangiales es ovalado o redondeado y más grande que el de una célula endotelial (v. fig. 15.7). Existe un denso ribete de cromatina nuclear dentro de la membrana nuclear y numerosos cúmulos pequeños de cromatina dispersos por todo el nucleoplasma.

El citoplasma de las células mesangiales contiene filamentos parecidos a la miosina y expresa receptores de la angiotensina II. En los animales de experimentación se ha demostrado que la angiotensina II estimula la contracción de los filamentos de las células mesangiales.

MESANGIO

El soporte mesangial de la red capilar glomerular posee dos componentes, las células mesangiales y la matriz mesangial extracelular. El papel del mesangio como soporte del sistema capilar glomerular puede observarse en la figura 15.7, mientras la figura 15.14 presenta los detalles de la estructura del mesangio y sus relaciones con los capilares glomerulares y la membrana basal glomerular.

La matriz mesangial es un material acelular producido por la célula mesangial

La matriz mesangial rodea en gran parte a las células mesangiales y está atravesada por sus prolongaciones citoplasmáticas. Ultraestructuralmente su densidad electrónica es variable; las partes más transparentes a los electrones son muy similares a la lámina rara interna de la membrana basal glomerular, con la que se continúa en la unión entre el capilar glomerular y el mesangio.

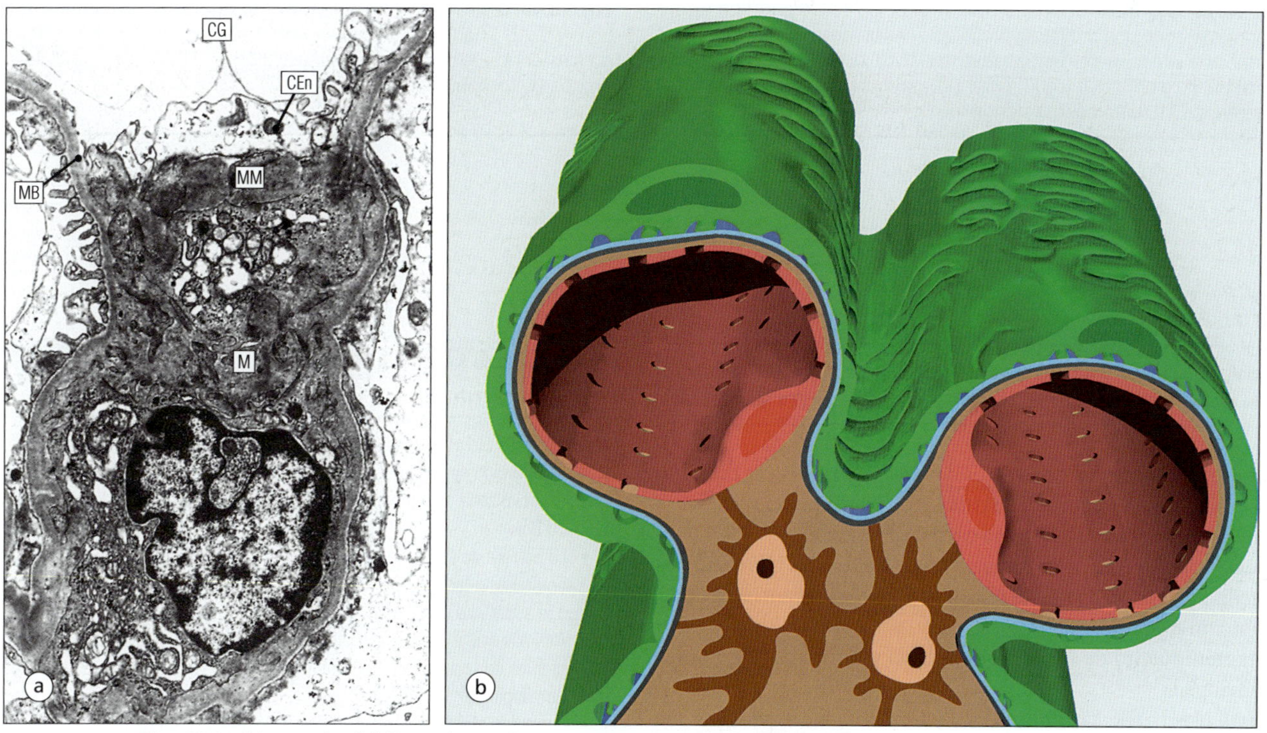

Fig. 15.14 Mesangio. **(a)** Fotomicrografía electrónica del mesangio (M) y sus relaciones con los capilares glomerulares (CG). La pared capilar carece de membrana basal (MB) en la zona de inserción del mesangio, por lo que la pared está compuesta por el citoplasma de la célula endotelial (CEn), en contacto directo con la matriz mesangial (MM). La membrana basal continúa sobre la superficie del mesangio hasta el asa capilar más próxima. **(b)** Los podocitos, con sus pedicelos *(verde)* están separados del endotelio fenestrado *(rojo)* por la membrana basal glomerular. Obsérvese la función de sostén del mesangio (matriz *castaño claro,* citoplasma *marrón*). La lámina densa *(morada)* y la lámina rara externa *(azul)* de la membrana basal no rodean completamente al capilar, sino que se reflejan sobre la superficie mesangial hacia el capilar próximo. La lámina rara interna *(color castaño claro)* parece fundirse con la matriz mesangial en la unión entre el capilar y el mesangio.

EJEMPLO CLÍNICO

Alteraciones mesangiales

Las alteraciones del mesangio son un componente importante de muchas glomerulopatías.

En algunos tipos de lesión inmunológica del glomérulo se produce una proliferación de células mesangiales que comprime los capilares glomerulares (glomerulonefritis mesangial); esto a menudo se asocia con el depósito de inmunocomplejos en el mesangio (fig. 15.15).

En la diabetes mellitus, las células mesangiales de uno o más segmentos glomerulares producen una cantidad excesiva de matriz acelular, formando nódulos esféricos conocidos como «nódulos de Kimmelstiel-Wilson» (fig. 15.16).

En glomérulos crónicamente dañados, por cualquier motivo, la formación excesiva de matriz mesangial en todos los segmentos acaba convirtiendo el ovillo glomerular en una masa esférica acelular (hialinización, v. riñón terminal, fig. 15.30).

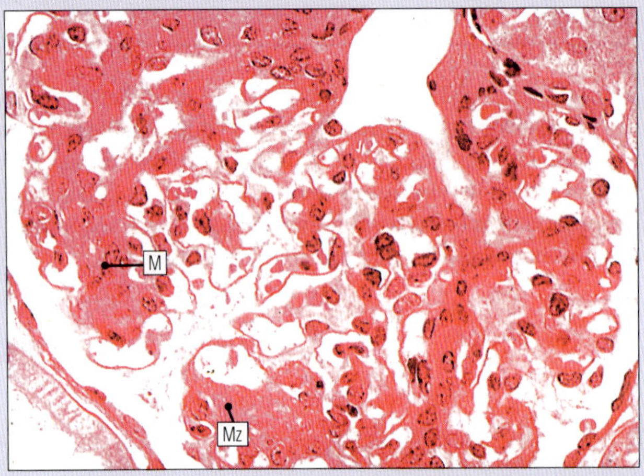

Fig. 15.15 Glomerulonefritis mesangial. Corte en parafina de un riñón mostrando una proliferación de las células mesangiales (M) y una producción excesiva de matriz mesangial (Mz), que expande los lobulillos del ovillo glomerular y comienza a comprimir las luces capilares glomerulares. Esta patología se denomina «glomerulonefritis mesangial».

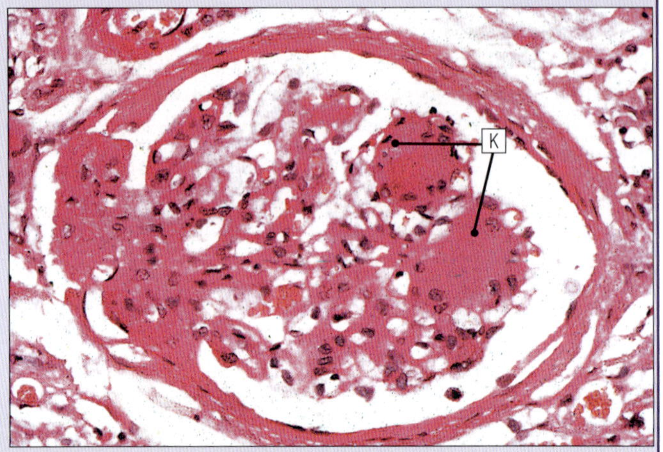

Fig. 15.16 Nódulo de Kimmelstiel-Wilson. Corte en parafina, teñido con H-E, del riñón de un paciente con diabetes mellitus, mostrando un nódulo localizado de matriz mesangial (nódulo de Kimmelstiel-Wilson, K) en dos de los lobulillos glomerulares.

El mesangio puede tener funciones de fagocitosis, de mantenimiento de la membrana basal y de regulación del flujo sanguíneo glomerular

Los mecanismos de acción exactos del mesangio en el ser humano no se conocen con exactitud. Se conocen varias funciones:

- Soporte mecánico del sistema capilar glomerular.
- Regulación del flujo sanguíneo a través de las asas glomerulares mediante el mecanismo de miosina-angiotensina antes descrito.
- Función fagocítica.
- Mantenimiento de la membrana basal glomerular y la matriz mesangial.

Partículas (p. ej., carbón coloidal y ferritina) inyectadas por vía intravenosa en animales de experimentación e inmunocomplejos circulantes en el hombre, aparecen en el mesangio en algunas patologías. La discontinuidad de la membrana basal en la zona de unión al mesangio facilitaría la función fagocítica.

Obsérvense la gran similitud y la continuidad entre la matriz mesangial y la lámina rara interna. La importancia del mesangio en las glomerulopatías humanas sugiere que se trata de un componente funcional básico del glomérulo cuya importancia se ha infraestimado.

ASPECTOS CLAVE

El glomérulo

- El glomérulo es la zona donde tiene lugar la ultrafiltración de la sangre.
- La filtración se produce a través de la pared capilar glomerular, altamente especializada, y el filtrado pasa al espacio urinario limitado por la cápsula de Bowman.
- La barrera de filtración consta de: el endotelio capilar glomerular, la membrana basal glomerular (MBG) y las prolongaciones del podocito adheridas a la superficie externa de la MBG.
- Además existe una barrera fisicoquímica formada por la elevada carga polianiónica de la superficie externa de la MBG y de la superficie del podocito, que impide el paso de moléculas catiónicas.
- El filtrado glomerular inicial circula por los sistemas de túbulos y conductos colectores, donde se produce la reabsorción controlada y la excreción de pequeñas moléculas (incluidas las de agua).
- La sangre filtrada que sale del glomérulo por la arteriola eferente entra en un segundo sistema capilar que rodea a los túbulos.

SISTEMA TUBULAR Y COLECTOR

Introducción

El filtrado glomerular sale del espacio urinario por el polo tubular del glomérulo, pasando a un túbulo que modifica su composición. Los nombres de las partes de este túbulo y el recorrido del filtrado glomerular tras abandonar el glomérulo para ser excretado se ilustran en la figura 15.17.

Las porciones contorneadas de los túbulos proximal y distal se hallan cerca de los glomérulos, que se encuentran agrupados habitualmente alrededor de las arterias interlobulillares ascendentes de las que proceden sus arteriolas aferentes.

Por el contrario, las porciones rectas del sistema tubular y las porciones corticales del sistema de conductos colectores se concentran en segmentos de la corteza prácticamente carentes de glomérulos; estos segmentos reciben el inadecuado nombre de «rayos medulares».

Esta zonificación divide la corteza en lobulillos. Un lobulillo es el segmento de la corteza situado entre las arterias interlobulillares y posee un rayo medular en su centro.

El túbulo proximal es fundamental para la reabsorción del filtrado glomerular

En el túbulo proximal se produce una gran reabsorción de diversos componentes del filtrado glomerular (fig. 15.18).

Las células que revisten el túbulo proximal se continúan con las células de la cápsula de Bowman, incidiendo en una brusca transición del tipo celular en el polo tubular del glomérulo.

Las células que revisten el túbulo proximal están adaptadas para el intercambio de agua e iones

Las células del túbulo proximal son cúbicas o cilíndricas y poseen un núcleo central y un borde en cepillo luminal bien desarrollado. El borde en cepillo está formado por numerosas microvellosidades de alrededor de 1 μm de longitud. En la base del borde en cepillo microvelloso existen vesículas de pinocitosis, próximas a lisosomas. Todas las células descansan sobre una membrana basal, continua con la membrana basal de la cápsula de Bowman.

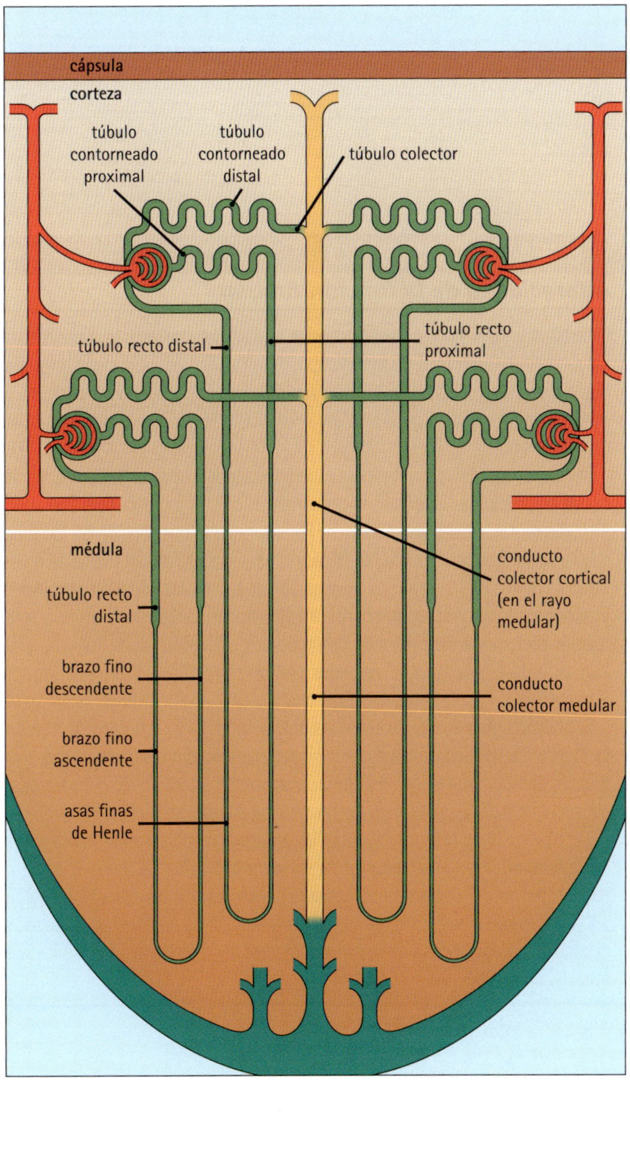

Fig. 15.17 Sistema tubular y colector de la nefrona. La primera parte del sistema tubular es el túbulo proximal, que es una continuación de la cápsula de Bowman y sigue inicialmente un curso contorneado (el túbulo contorneado proximal), permaneciendo cerca del glomérulo del que procede. El túbulo proximal se rectifica y desciende hacia la médula (túbulo recto proximal, o brazo descendente grueso del asa de Henle), uniéndose con la porción de pared fina del sistema tubular (brazo delgado del asa de Henle). Éste desciende por la corteza y posteriormente la médula, hacia el vértice papilar (brazo delgado descendente). Luego gira sobre sí mismo (brazo grueso ascendente) y vuelve a entrar en la corteza. La pared se hace más gruesa, formando el segmento recto del túbulo distal (brazo ascendente grueso del asa de Henle o túbulo recto distal). En la corteza, cerca de los glomérulos, el túbulo distal se hace contorneado (túbulo contorneado distal) y se vacía en un túbulo colector, que a su vez se vacía en un conducto colector situado dentro del rayo medular. Los conductos colectores descienden hacia la médula, donde convergen dando lugar a conductos de gran diámetro en las papilas (conductos papilares o conductos de Bellini). Estos conductos se abren en los cálices en los vértices de las papilas, donde la concentración de orificios da al vértice capilar aspecto de colador (área cribosa). La longitud de los diversos componentes del sistema tubular varía, dependiendo sobre todo de la localización del glomérulo del que procede. La principal variación de longitud se da entre los brazos ascendente y descendente delgados del asa de Henle. El túbulo contorneado proximal es más largo que el túbulo contorneado distal.

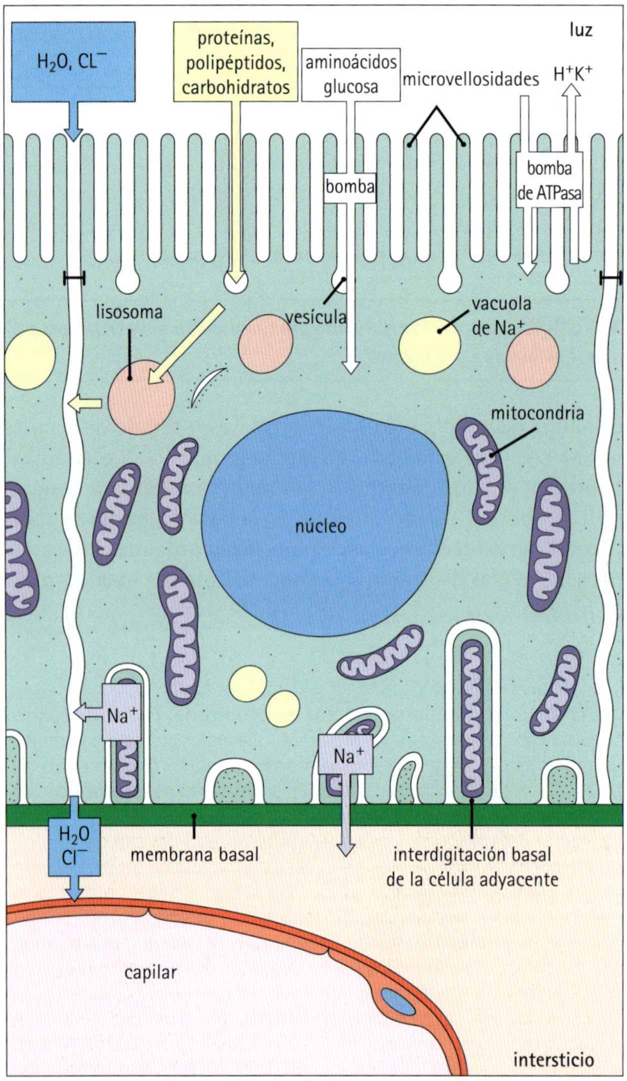

Fig. 15.18 Aspectos funcionales de las células del túbulo contorneado proximal. En el túbulo proximal se reabsorbe gran parte de los componentes del filtrado glomerular. Las microvellosidades apicales de las células del túbulo proximal proporcionan una inmensa superficie absorbente y las mitocondrias, especialmente numerosas y desarrolladas en la porción contorneada, proporcionan la energía para el transporte activo de diversos componentes en contra de sus gradientes. En el borde en cepillo las bombas iónicas de membrana (ATPasas) introducen iones sodio en la célula desde el filtrado glomerular atravesando la luz tubular. Otros iones, como H^+ o K^+, pueden intercambiarse y pasar a la luz desde la célula. Cuando está dentro de la célula, otras bombas de membrana localizadas en la superficie basolateral empujan el Na^+ al espacio intercelular, dónde su presencia genera una elevada fuerza osmótica. Esta fuerza tracciona el agua y los Cl^- de la luz, para que atraviesen las uniones estrechas y alcancen el espacio intercelular (vía paracelular). Desde aquí el agua y los Cl^- llegan al intersticio tras cruzar la membrana basal, donde las presiones hidrostáticas los introducen en los capilares peritubulares adyacentes. Las proteínas, los polipéptidos y algunos hidratos de carbono se reabsorben también hacia el interior de la célula mediante endocitosis y son rotos por enzimas lisosómicas (v. pág. 28) en aminoácidos y pequeñas moléculas de azúcar, que posteriormente pasan al espacio intercelular y al intersticio y los capilares. La glucosa y algunos aminoácidos de la luz tubular son transportados al interior de la célula mediante sistemas de transporte específicos de la superficie con microvellosidades.

La membrana basal de cada célula tubular presenta extensas interdigitaciones basales y algunas interdigitaciones laterales que hace que los bordes laterales sean irregulares y difíciles de definir excepto en el vértice, donde el espacio intercelular está sellado de la luz tubular por una unión estrecha (fig. 15.19).

Aunque el espacio intercelular lateral de la célula tubular proximal es estrecho y difícil de definir en toda su longitud desde el vértice hasta la base, a menudo se visualizan fácilmente lugares donde el espacio está distendido formando sáculos más o menos esféricos.

En la mitad inferior de cada célula tubular proximal existen numerosas mitocondrias alargadas asociadas con las interdigitaciones basales de células adyacentes y colocadas en paralelo con las membranas citoplasmáticas basales interdigitantes.

La membrana y las especializaciones citoplasmáticas están más desarrolladas en la porción contorneada del túbulo proximal. En la porción descendente recta, al acercarse a la porción fina del asa de Henle, las microvellosidades se hacen más pequeñas y escasas, el grado de interdigitación basal y lateral menos marcado, y disminuye el número de mitocondrias y lisosomas. Además, las células se hacen más cúbicas.

EJEMPLO CLÍNICO

Alteraciones de la función tubular

El sistema tubular y ductal renal depende casi totalmente para su suministro de oxígeno de la integridad de la red capilar glomerular y de los vasos arteriales que irrigan los glomérulos, ya que reciben oxígeno de las redes capilares peritubulares, que son ramas de las arteriolas eferentes que abandonan los glomérulos (v. fig. 15.4).

Por tanto, las células epiteliales tubulares pueden sufrir una hipoxia significativa en patologías arteriales o glomerulares que reduzcan el flujo sanguíneo a través de las arteriolas eferentes. Por ejemplo, la obstrucción de las luces capilares glomerulares por la proliferación de las células endoteliales de revestimiento (v. fig. 15.9) dificulta la oxigenación de las células epiteliales tubulares. El cuadro clínico y bioquímico suele estar dominado, sin embargo, por las manifestaciones de la retención de productos nitrogenados de desecho y del aumento de la resistencia vascular periférica (síndrome nefrítico agudo, v. pág. 275).

Si la lesión glomerular persiste, las células epiteliales tubulares sufren una falta de oxígeno tan intensa que sus sistemas enzimáticos y diversos mecanismos de bombeo no pueden funcionar, y aparecen alteraciones bioquímicas a consecuencia de la pérdida de los mecanismos homeostáticos sensitivos.

Las alteraciones bioquímicas más importantes resultantes de la alteración de la función tubular se deben a la falta de excreción de iones H^+ y K^+. La sangre, por tanto, contiene una elevada concentración de iones H^+ (acidosis) y K^+ (hiperpotasemia). Esto, junto con la retención de sustancias de desecho nitrogenadas por fracaso de la función glomerular, son signos de insuficiencia renal (v. pág. 289).

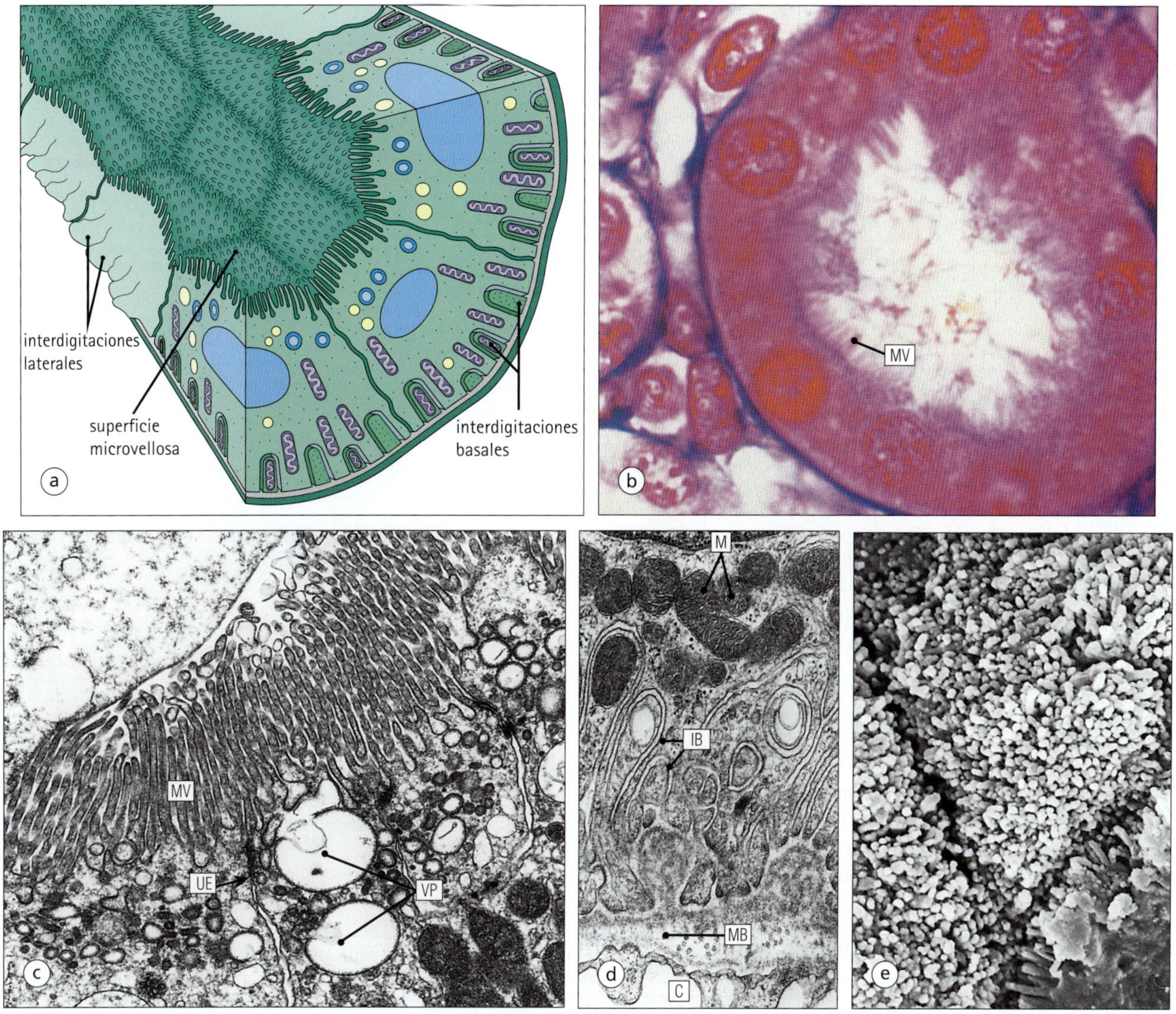

Fig. 15.19 Túbulo contorneado proximal. **(a)** Superficie microvellosa, las complejas interdigitaciones basales y las interdigitaciones laterales de las células del túbulo contorneado proximal. **(b)** Fotomicrografía a gran aumento mostrando el borde en cepillo microvelloso (MV) que reviste la luz del túbulo proximal, teñido con azán. **(c)** Fotomicrografía electrónica a gran aumento del borde en cepillo microvelloso (MV) y el sistema de vesículas pinocitóticas (VP). Obsérvese la unión estrecha (UE) que une células adyacentes cerca de la base del borde en cepillo. **(d)** Fotomicrografía electrónica mostrando el sistema de interdigitaciones basales (IB) en la zona de inserción de la célula del túbulo contorneado proximal a su membrana basal (MB). Obsérvense las abundantes mitocondrias (M) de gran tamaño y la proximidad de un capilar intersticial (C). **(e)** Fotomicrografía electrónica de barrido de la luz de un túbulo contorneado proximal mostrando el complejo sistema de microvellosidades.

El asa de Henle se divide en porciones gruesa y fina

Tradicionalmente, el asa de Henle se considera dividida en porciones gruesas ascendente y descendente, con una porción de pared fina entre ambas. Es mejor, sin embargo, considerar la porción de pared fina como una entidad estructural y funcional diferente por dos razones.

En primer lugar, los componentes gruesos descendente y ascendente son ultraestructuralmente identificables con los túbulos contorneados proximal y distal.

En segundo lugar, las transiciones entre los túbulos grueso y delgado son bruscas, mientras que las porciones gruesas ascendente y descendente se unen gradualmente con los túbulos contorneados proximal y distal.

Las ramas finas del asa de Henle están revestidas por un epitelio plano y tienen una longitud variable

Las ramas finas del asa de Henle poseen una longitud variable. Las ramas asociadas con glomérulos yuxtamedulares son generalmente largas y se extienden profundamente en la médula hacia el vértice de la papila, mientras que las ramas finas asociadas con glomérulos de la parte media de la corteza o subcapsulares solamente se extienden parcialmente en la médula.

Los brazos finos, tanto ascendente como descendente, presentan un epitelio de revestimiento plano con poca especialización citoplasmática (fig. 15.20). En su forma más sencilla el asa fina se confunde en el microscopio óptico con un capilar dilatado y puede ser difícil de distinguir en cortes habituales en parafina.

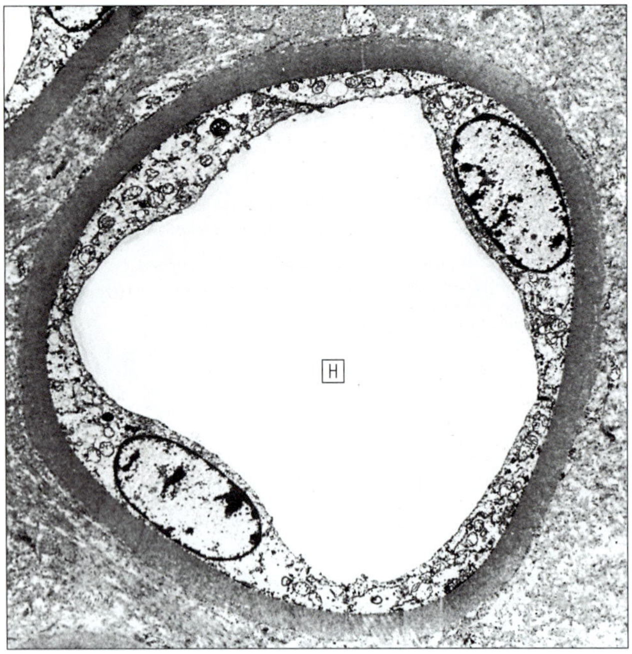

Fig. 15.20 Asa de Henle. Esta fotomicrografía electrónica muestra la sencillez estructural de las asas de Henle finas (H) en la médula.

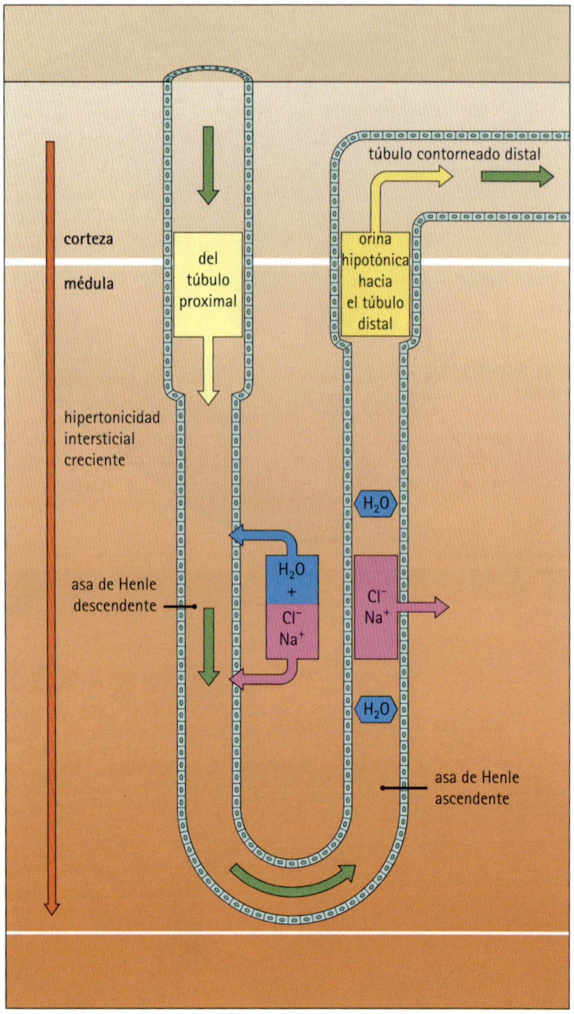

Fig. 15.21 Sistema del multiplicador por contracorriente. El brazo descendente fino del asa de Henle es libremente permeable para el agua y los iones Na^+ y Cl^-, mientras el brazo ascendente grueso, impermeable para el agua, bombea activamente iones Cl^- fuera de la luz, hacia el intersticio, con lo cual los iones de Na^+ siguen para mantener la neutralidad iónica. Por tanto, el brazo ascendente vierte iones Na^+ y Cl^- al intersticio, pero retiene agua en la luz. Parte de los iones de Na^+ y Cl^- difunden de nuevo hacia la luz tubular en el brazo fino descendente, pero son expulsados de nuevo al llegar al brazo ascendente. Esto produce un efecto multiplicador y genera una hipertonicidad del tejido intersticial en relación con el líquido de la luz tubular, sobre todo cerca del vértice papilar. El líquido que sale del extremo del brazo ascendente del asa de Henle y pasa al sistema tubular distal es hipotónico.

En otras zonas, sin embargo, el epitelio, aunque aplanado, está bastante más desarrollado, y ultraestructuralmente presenta microvellosidades y algunas de las interdigitaciones basales y laterales que se observan en mayor grado en los túbulos proximales.

El brazo fino del asa de Henle mantiene un gradiente osmótico en el parénquima renal

El brazo fino del asa de Henle crea un gradiente de hipertonicidad. El gradiente se establece entre la unión corticomedular y el vértice de la papila renal, y se debe al paso variable de iones de sodio y cloruro entre la luz del asa de Henle y el intersticio. Este gradiente hace posible la concentración de la orina al atravesar la médula por el sistema de conductos colectores. La explicación ampliamente aceptada de este mecanismo es la llamada «sistema multiplicador por contracorriente» (fig. 15.21).

El túbulo distal sigue al asa de Henle

El brazo fino ascendente del asa de Henle se continúa con la porción recta corta del túbulo distal, que pasa a la corteza en un rayo medular y luego se hace contorneado antes de conectarse con el túbulo colector. En la zona de unión entre las porciones recta y contorneada, el túbulo distal pasa cerca del hilio glomerular, formando un segmento especializado denominado «mácula densa» (v. pág. 285).

CONCEPTOS AVANZADOS

Las células que tapizan el túbulo distal están adaptadas para el intercambio de agua e iones

El túbulo distal está tapizado por células epiteliales cúbicas con muchas interdigitaciones basales y laterales. Éstas son similares a las del túbulo proximal, pero las microvellosidades de la superficie luminal están menos desarrolladas y son relativamente escasas (fig. 15.22). Las mitocondrias son numerosas y se sitúan sobre todo junto a las interdigitaciones basales y laterales. No existen las invaginaciones luminales y vesículas que se observan cerca del borde microvelloso en el túbulo contorneado proximal.

La estructura del túbulo distal es prácticamente idéntica en los segmentos contorneado y recto (brazo grueso ascendente del asa de Henle), pero la mácula densa presenta una variación local de la estructura.

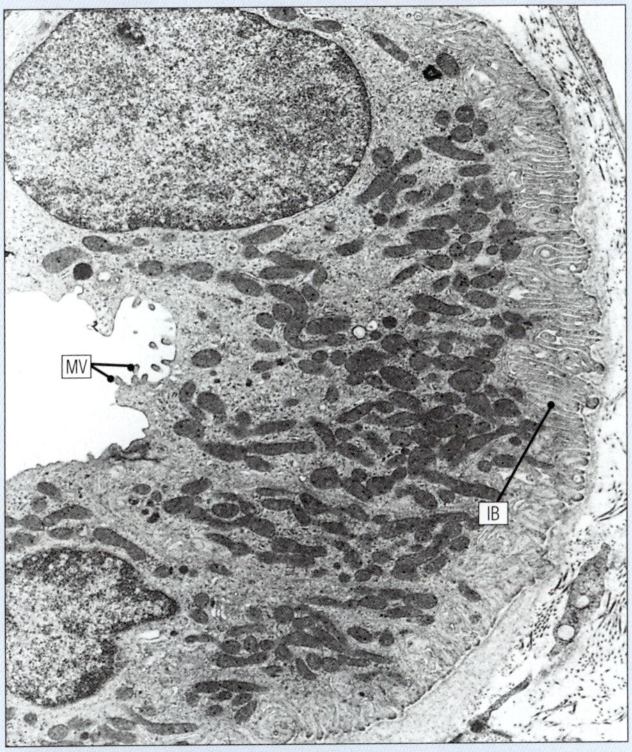

Fig. 15.22 Túbulo distal. Fotomicrografía electrónica mostrando las características de una célula del túbulo contorneado distal. Obsérvese que presenta interdigitaciones basales (IB) similares a las de las células del túbulo contorneado proximal, aunque las microvellosidades (MV) son más escasas y peor formadas.

El túbulo distal es crucial para el control del equilibrio acidobásico, y también es importante para la concentración de la orina

Como puede deducirse de su rico contenido en mitocondrias, la célula del túbulo distal posee capacidad de bombear iones en contra de sus gradientes de concentración.

En el túbulo distal:

- Los iones sodio son reabsorbidos de la orina diluida en la luz y los iones potasio son excretados.
- Los iones bicarbonato son reabsorbidos y los iones hidrógeno son excretados, acidificando la orina.

Estas funciones dependen de la presencia de la hormona aldosterona, un mineralocorticoide segregado por la corteza suprarrenal (v. pág. 258).

La hormona antidiurética controla la permeabilidad del epitelio tubular distal para el agua

La hormona antidiurética (ADH), segregada por la hipófisis posterior, actúa en la porción final del túbulo contorneado distal. Su efecto es aumentar la permeabilidad del túbulo, permitiendo la absorción del agua, produciéndose una orina más concentrada.

La ADH actúa también sobre los conductos colectores, de forma similar, permitiendo la absorción de agua de la luz ductal hacia el intersticio hipertónico, y de ahí al sistema vascular (vasos rectos). Este movimiento de agua depende del sistema de intercambio por contracorriente (v. fig. 15.25).

EJEMPLO CLÍNICO

Diabetes insípida

En ausencia permanente de ADH, como ocurre en la diabetes insípida, se forma una enorme cantidad de orina diluida, debido a la falta de reabsorción de agua en el túbulo contorneado distal y en los conductos colectores.

La depleción acuosa fatal sólo se evita bebiendo gran cantidad de agua, lo que es estimulado por una constante sensación de sed.

Los túbulos y conductos colectores comienzan a partir del túbulo distal

El segmento contorneado del túbulo distal desemboca en el sistema colector de túbulos y conductos. Esta transición no es brusca, ya que existe un segmento variable (llamado a veces «segmento conector») en donde el revestimiento epitelial contiene células de tipo tubular distal y de tipo conducto colector mezcladas al azar.

Los túbulos colectores están revestidos por dos tipos de células

El túbulo colector (fig. 15.23) está revestido por dos tipos de células: células claras (la mayoría) y células oscuras intercaladas.

Las células claras son cúbicas o más bien aplanadas en la porción proximal del sistema colector; su citoplasma es claro y contiene pocas organelas citoplasmáticas (sobre todo pequeñas mitocondrias redondas desordenadas). Los pliegues de la membrana basal están presentes en la porción proximal del sistema colector, pero se hacen menos evidentes más adelante, mientras las vellosidades son cortas y escasas.

Las células intercaladas, o células oscuras, son más ricas en organelas citoplasmáticas y poseen numerosas mitocondrias. Su superficie luminal presenta un sistema de microvellosidades bien desarrollado, con vesículas citoplasmáticas en la base de las microvellosidades. Normalmente no existen invaginaciones basales.

Los túbulos colectores de la corteza entran en los rayos medulares y se abren a los conductos colectores

Los conductos colectores discurren verticalmente en el interior de los rayos medulares. Todos los conductos colectores medulares se unen cerca de la papila formando grandes conductos papilares rectos, que alcanzan el vértice de la papila, donde se abren al sistema pielocalicial.

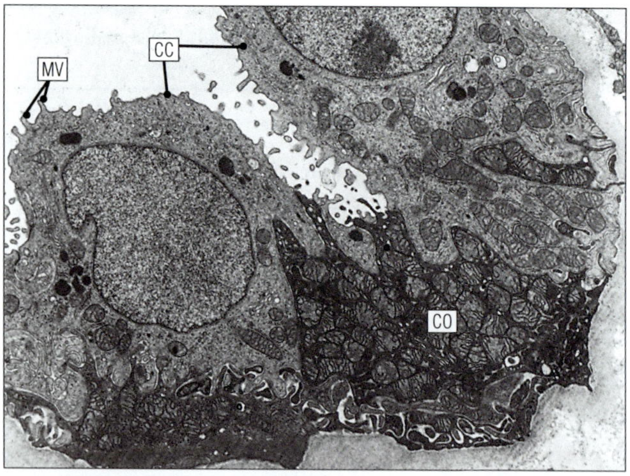

Fig. 15.23 Túbulo colector. Fotomicrografía electrónica del túbulo colector que conecta el extremo del túbulo contorneado distal y el conducto colector en el rayo medular de la corteza. Obsérvese la célula intercalada oscura (CO), rica en mitocondrias, y las microvellosidades (MV) cortas y escasas de las células claras (CC).

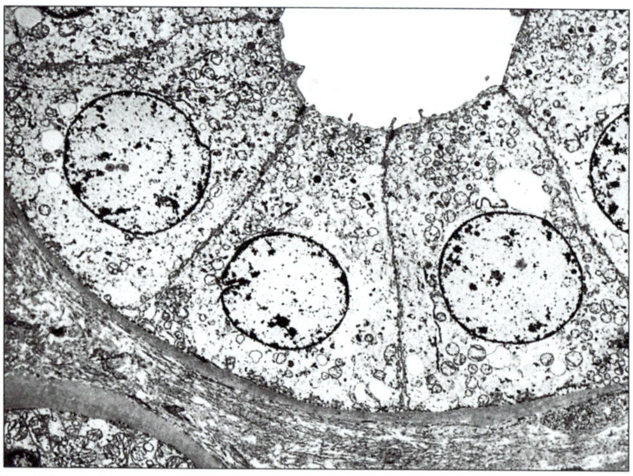

Fig. 15.24 Conducto colector. Fotomicrografía electrónica de un gran conducto colector medular. Obsérvese el revestimiento de células claras cúbicas o cilíndricas regulares y la escasez de organelas.

Los conductos colectores están tapizados inicialmente por un epitelio idéntico al de los conductos colectores. Sin embargo, al profundizar en los rayos medulares y en la médula, disminuye el número de células oscuras intercaladas y las células claras se hacen progresivamente más altas y abundantes, con lo cual, al acercarse a la papila, los conductos están tapizados por células claras cilíndricas, regulares y con los lados rectos (fig. 15.24).

En el hombre, la membrana basal del sistema de conductos colectores se engrosa progresivamente al acercarse al vértice papilar. Este rasgo se exagera con la edad.

Los túbulos y conductos colectores juegan un papel importante en la concentración final de la orina

Los túbulos y conductos colectores son esenciales para concentrar la orina hasta un grado aproximadamente igual a la hidratación de la sangre. Esto se logra gracias a la interacción entre los túbulos y conductos colectores, el intersticio y los vasos rectos, que producen un sistema intercambiador por contracorriente (fig. 15.25). El transporte controlado de agua es posible gracias a la variable permeabilidad del conducto colector bajo la influencia de la ADH (v. pág. 251). La cantidad de ADH liberada depende de las necesidades corporales de retención o excreción de agua.

En presencia de niveles elevados de ADH, pasa agua de la luz del conducto colector al intersticio, desde donde pasa a la circulación sanguínea a través de los vasos rectos ascendentes. En este caso se produce orina en pequeña cuantía y muy concentrada. En presencia de niveles bajos de ADH, el agua permanece en la luz del conducto colector y se pierde en forma de orina abundante y diluida.

Las redes vasculares de los vasos rectos juegan también un papel importante en la concentración de la orina en la médula

En la porción descendente (arterial) de las asas vasculares, las paredes son permeables para el agua y las sales; sale agua al intersticio

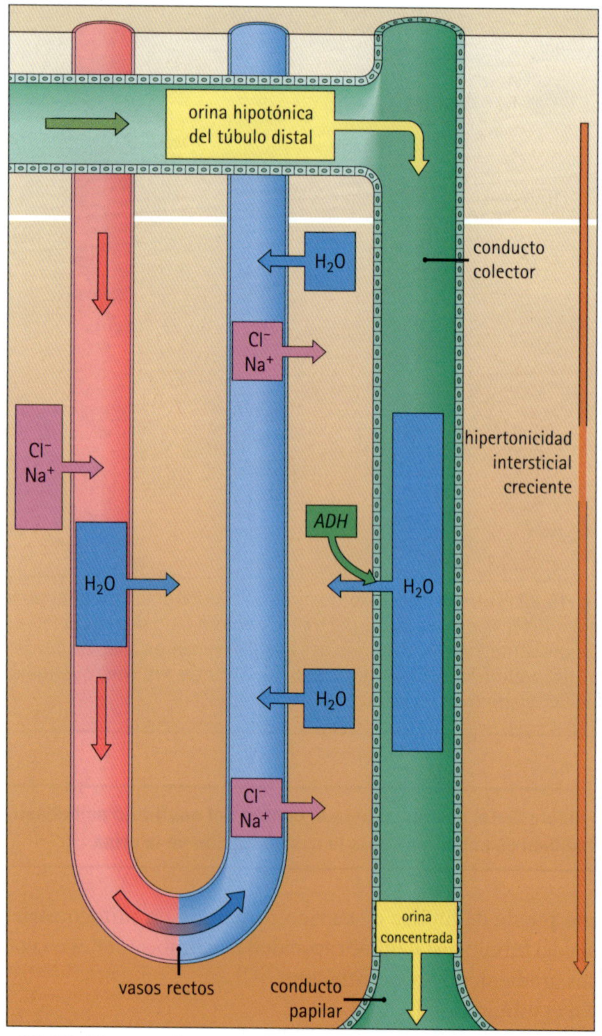

Fig. 15.25 Sistema intercambiador por contracorriente. La orina diluida del sistema colector del sistema tubular es progresivamente concentrada mediante el paso osmótico de agua desde la luz al tejido intersticial medular hipertónico, desde donde es reabsorbida a los vasos rectos. La hipertonicidad se debe a la elevada concentración de iones Na^+ y Cl^- en la médula, resultante de la actividad multiplicadora por contracorriente de las asas de Henle. De este modo se produce una orina cada vez más concentrada.

y entran sodio y cloruro a los vasos. Por tanto, la sangre de los vasos rectos se halla más o menos en equilibrio con el intersticio medular hipertónico.

En la porción ascendente (venosa) del asa vascular, salen iones sodio y cloruro del vaso al intersticio y se reabsorbe agua desde el intersticio a la sangre venosa.

EJEMPLO CLÍNICO

Lesión renal aguda

La alteración de la función tubular por mala oxigenación puede producirse también en ausencia de patología significativa de las arterias o los glomérulos. La causa más frecuente es la insuficiencia central de la circulación sanguínea por disminución del gasto cardíaco, que a su vez suele deberse a pérdidas de sangre (hipovolemia), por ejemplo, tras una hemorragia masiva, o a disminución de la presión arterial (hipotensión), por ejemplo, tras un infarto de miocardio.

La mala perfusión de la red capilar peritubular conduce a un aporte insuficiente de oxígeno a las células epiteliales tubulares; esto provoca el fracaso de los sistemas enzimáticos y mecanismos de bomba, con las consiguientes alteraciones bioquímicas, especialmente acidosis e hiperpotasemia. Dado que los glomérulos no son perfundidos con sangre arterial a la presión adecuada, la filtración es muy escasa, con lo cual la producción de orina disminuye y puede llegar a detenerse. El síndrome de insuficiencia renal aguda comprende:

- Oliguria o anuria (cese parcial o total de la producción de orina).
- Hiperpotasemia (nivel sanguíneo de K^+ elevado).
- Acidosis (nivel sanguíneo de H^+ elevado).

Cuando la insuficiencia renal se debe a una causa central, como hipovolemia o hipotensión, las células epiteliales tubulares degeneran (fig. 15.26). Su aspecto histológico se debe a la acumulación de agua en el citosol.

Si la hipovolemia o la hipotensión se corrigen con prontitud, las células epiteliales tubulares pueden recuperar su estructura y función normales; en caso contrario las células epiteliales mueren (necrosis tubular aguda).

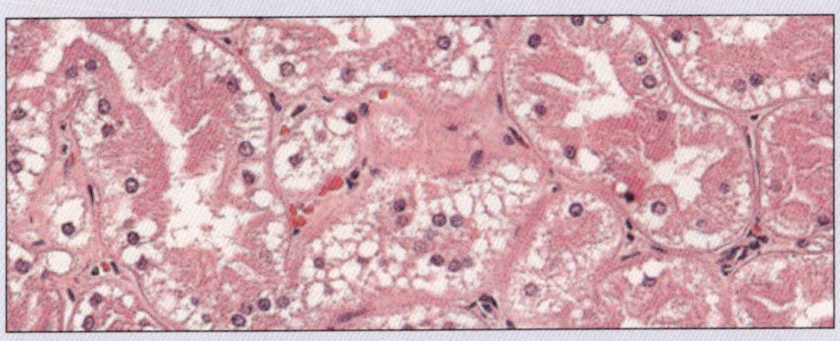

Fig. 15.26 Lesión tubular aguda. Fotomicrografía de un corte en parafina teñido con H-E de un paciente con insuficiencia renal aguda precoz debido a un shock hipovolémico. El epitelio del túbulo contorneado proximal muestra cambios degenerativos precoces resultantes de una oxigenación insuficiente tras una caída prolongada de la presión arterial. Las células están hinchadas de agua debido al fracaso de la bomba Na^+/K^+ ATPasa; esto provoca una excreción insuficiente de agua al intersticio. Obsérvese que muchas células han perdido los núcleos. Compárese con la figura 15.19.

ASPECTOS CLAVE

Funciones del sistema de conductos y túbulos colectores

- Túbulo contorneado proximal: reabsorción de agua, glucosa y aminoácidos mediante la bomba Na^+/K^+/ATPasa, y de moléculas mayores por endocitosis.
- Asa fina de Henle: crea un gradiente de hipertonicidad que permite que se concentre la orina en el sistema de conductos colectores.
- Túbulo distal: reabsorción de iones Na^+ y HCO_3^- de la orina, en intercambio por K^+ y H^+, que son excretados, dependiente de aldosterona.
- Túbulos y conductos colectores: control final de la concentración urinaria mediante la reabsorción regulada de agua de la orina bajo la influencia del gradiente de hipertonicidad y de la hormona antidiurética.

APARATO YUXTAGLOMERULAR

El aparato yuxtaglomerular participa en el mantenimiento de la presión arterial y la volemia mediante la producción de la enzima renina. Se trata de una adaptación especializada de los tejidos vasculares y tubulares que permite al flujo sanguíneo influir sobre la producción de renina. El aparato yuxtaglomerular consta de:

- Células productoras de renina, localizadas en las paredes de las arteriolas aferente y eferente, en el hilio vascular del glomérulo.
- Células mesangiales extraglomerulares o de red.
- La zona de la mácula densa del túbulo distal (fig. 15.27).

Las células yuxtaglomerulares contienen gránulos neuroendocrinos

Las células productoras de renina se concentran principalmente en las paredes de la arteriola aferente, aunque también existen unas pocas en la arteriola eferente.

Las células yuxtaglomerulares presentan rasgos ultraestructurales de células mioepiteliales altamente especializadas, con algunos filamentos contráctiles. También contienen gránulos neuroendocrinos de muchas formas y tamaños, aunque pueden reconocerse dos tipos diferenciados.

Los gránulos tipo I son irregulares y contienen cuerpos cristalinos romboidales (protogránulos), considerados precursores de los otros tipos de gránulos.

Los gránulos tipo II son mayores, esféricos y electrodensos, y poseen una membrana mal definida; se consideran gránulos secretores de renina maduros.

Las células mesangiales extraglomerulares o de red (lacis) son similares a las células mesangiales.

Las células de red (del francés, redecilla, encaje; en inglés, *lace*) poseen una red de finas prolongaciones enredadas y separadas por una matriz acelular de material similar al de la membrana basal. Las células de red ocupan la región triangular limitada por la mácula densa en su base y las arteriolas aferente y eferente en los lados; el vértice está formado por la base del mesangio glomerular.

No se conoce de forma definitiva la función de estas células, pero tienen numerosas prolongaciones que contienen uniones en hendidura y parecen permitir el acoplamiento eléctrico entre ellas y con el mesangio y las arteriolas glomerulares.

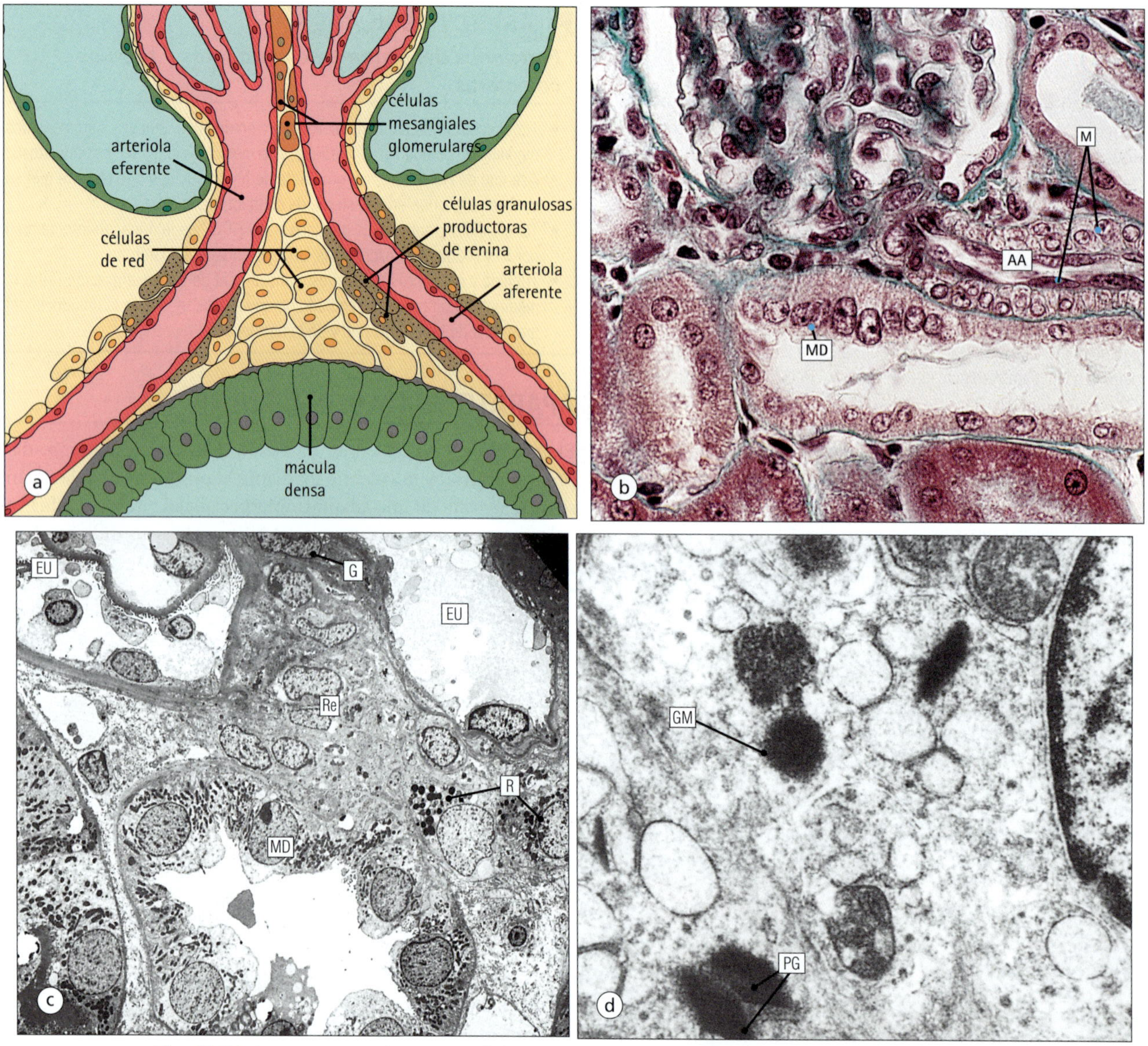

Fig. 15.27 Aparato yuxtaglomerular. **(a)** Aparato yuxtaglomerular, consistente en mácula densa, células de red, y arteriolas aferente y eferente. En las paredes de las arteriolas existen células granulosas secretoras de renina. **(b)** Tinción con el método tricrómico de Masson de la mácula densa (MD) y la arteriola aferente (AA) con células musculares (M) desarrolladas, que contienen gránulos de renina. El vaso eferente y las células de red no son visibles en este corte. **(c)** Fotomicrografía electrónica del aparato yuxtaglomerular humano. Obsérvense la mácula densa (MD), las células productoras de renina (R), las células de red (Re), las células mesangiales glomerulares (G) y el espacio urinario (EU). **(d)** Fotomicrografía electrónica a gran aumento de las células granulosas secretoras de renina en la pared de la arteriola aferente. Obsérvense los protogránulos (PG) (tipo I) y los gránulos maduros (GM) (tipo II).

La mácula densa es una adaptación especializada del epitelio tubular distal

La mácula densa es una zona especializada del túbulo distal en estrecho contacto con el hilio vascular del glomérulo.

En esta región las células epiteliales del túbulo distal son más altas y están más densamente agrupadas que en el resto del túbulo y sus núcleos se sitúan más cerca de la superficie luminal; el aparato de Golgi se localiza entre el núcleo y la membrana basal.

No se conoce la función precisa de esta zona especializada del túbulo distal, aunque podría actuar como sensor para regular la función yuxtaglomerular monitorizando los niveles de sodio y cloruro en la luz del túbulo distal.

La renina convierte el angiotensinógeno en angiotensina activa, que estimula la secreción de aldosterona por las suprarrenales

La renina producida por el aparato yuxtaglomerular cataliza la conversión del angiotensinógeno inactivo. El angiotensinógeno es una α_2-globulina producida en el hígado y convertida por la renina en el decapéptido angiotensina I. La angiotensina I es posteriormente convertida en angiotensina II, que estimula la secreción de aldosterona por la zona glomerulosa de la corteza suprarrenal (v. pág. 258).

La aldosterona es una hormona mineralocorticoide que regula los niveles corporales de sodio y potasio mediante su acción sobre los mecanismos de bombeo de sodio de las membranas celulares.

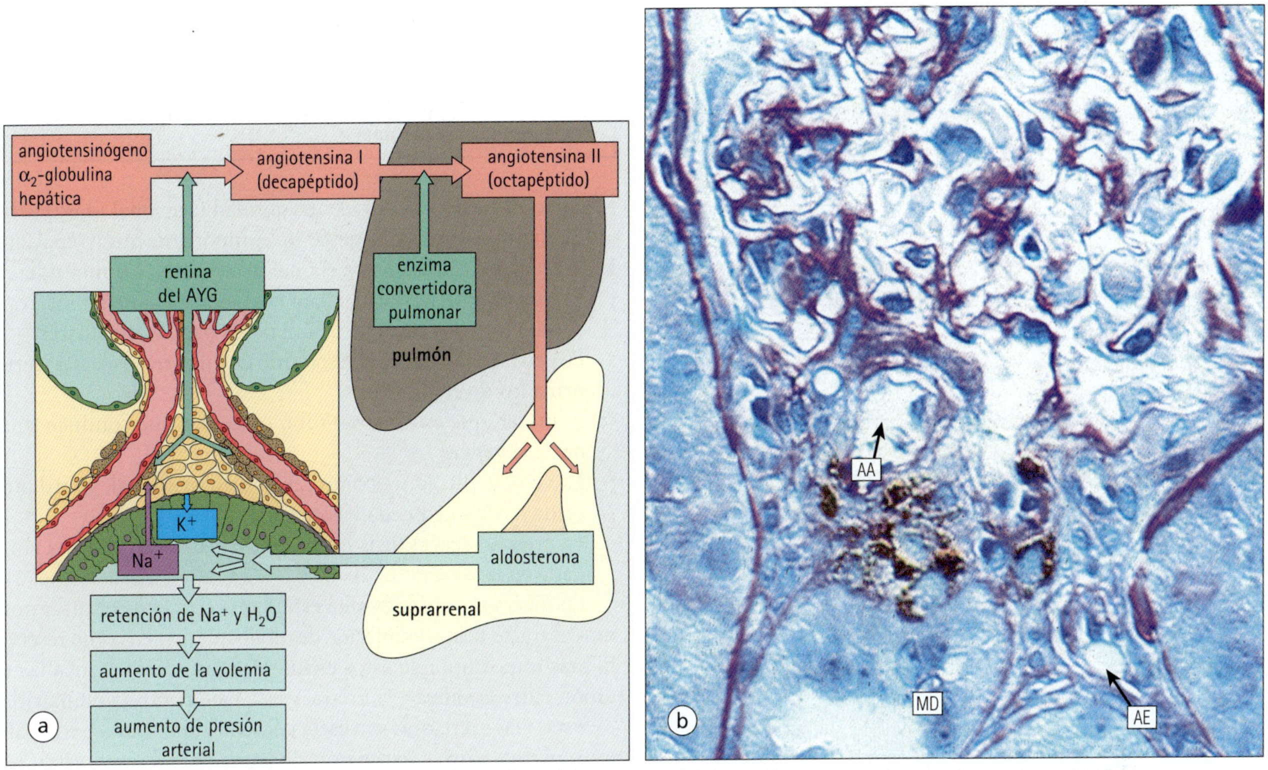

Fig. 15.28 Sistema renina-angiotensina-aldosterona. **(a)** La renina segregada por el aparato yuxtaglomerular (AYG) cataliza la producción de angiotensina I a partir de su precursor inactivo, el angiotensinógeno. La angiotensina I es posteriormente convertida en el pulmón en un octapéptido activo, el angiotensinógeno II, que estimula la liberación de aldosterona por la corteza suprarrenal. La aldosterona estimula la absorción de sodio y agua del filtrado glomerular en el túbulo distal. No se conoce el control por retroalimentación de la secreción de renina. **(b)** Método inmunocitoquímico para renina *(marrón)* mostrando su localización en el hilio vascular en relación con las arteriolas aferente (AA) y eferente (EA). Obsérvese la mácula densa (MD).

En el túbulo distal renal, la aldosterona estimula la reabsorción de iones sodio y agua del filtrado glomerular (fig. 15.28), contribuyendo así a mantener el volumen plasmático y la presión arterial.

La síntesis de renina puede ser modulada por la concentración de sodio o la presión arterial

Las células de la mácula densa monitorizan la concentración de sodio en el contenido de la luz del túbulo distal y regulan la liberación de renina por las células yuxtaglomerulares de las paredes arteriolares mediante la producción de prostaglandinas (PGI_2 y PGE_2) y óxido nítrico. La liberación de renina renal se relaciona de forma inversa con la presión de perfusión renal, de forma que la reducción de la presión de perfusión estimula la secreción de renina, mientras que el aumento de presión la inhibe. Este mecanismo se denomina «mecanismo barorreceptor renal». Todavía no se ha caracterizado de forma exacta el acoplamiento señal-efector entre la presión de la arteria renal y la secreción de renina. Actualmente se acepta en general que los cambios de la presión arterial se detectan en la misma arteriola aferente y la regulación dependiente de la presión de la liberación de renina no depende absolutamente de la función de la mácula densa.

SÍNTESIS DE ERITROPOYETINA

El riñón es la principal fuente de eritropoyetina (EPO) en adultos

La eritropoyetina (EPO) es un regulador fundamental de la eritropoyesis porque fomenta la supervivencia, la proliferación y la diferenciación de las células progenitoras eritroides y regula el número de eritrocitos en la sangre periférica.

En los adultos aproximadamente un 90% de la EPO se produce por los fibroblastos intersticiales de la corteza y la médula externa del riñón, mientras que un 10% procede de fuentes extrarrenales, principalmente hepatocitos. En el feto, el hígado es el principal lugar de producción de EPO, sobre todo por los hepatocitos que rodean a las venas centrales.

DRENAJE LINFÁTICO E INERVACIÓN DEL RIÑÓN

La importancia del drenaje linfático y de la inervación del riñón para su funcionamiento normal es probablemente mínima, ya que ambos resultan destruidos en el transplante renal, sin efectos secundarios serios evidentes.

Los linfáticos renales acompañan a los vasos sanguíneos

El drenaje linfático de la corteza renal se realiza principalmente a través de una serie de linfáticos que acompañan a los vasos sanguíneos corticales. Los linfáticos principales discurren junto a los vasos sanguíneos interlobulillares, arciformes e interlobulares, y salen por el hilio renal. Un sistema linfático secundario discurre por la cápsula renal y recibe pequeños tributarios de la corteza externa. Existen algunas comunicaciones entre ambos sistemas dentro de la corteza.

El riñón es inervado por nervios autónomos

La inervación renal procede principalmente del plexo celíaco. Se han hallado fibras adrenérgicas y colinérgicas. En general, estos nervios acompañan a los vasos sanguíneos por toda la corteza y la médula externa.

CONCEPTOS AVANZADOS

Intersticio renal

El intersticio renal contiene vasos y células intersticiales especializadas

En la corteza del riñón humano el espacio intersticial es escaso y está ocupado en gran parte por pequeños vasos sanguíneos, linfáticos y aisladas células intersticiales. En la médula, el intersticio es un componente más importante, tanto en volumen como funcionalmente. El intersticio es más voluminoso e importante cuanto más cerca del vértice de las papilas (v. figs. 15.35 y 15.41).

Ultraestructuralmente, el intersticio medular está formado principalmente por un material acelular transparente a los electrones, compuesto en parte por proteínas y en parte por glucosaminoglucanos, con fibras de colágeno, gotitas lipídicas y un material similar al de la lámina basal.

También existen células intersticiales en número variable (fig. 15.29). Hay dos tipos de células:

- Fibroblastos, que se unen mediante uniones a los vasos y la membrana basal de los túbulos y producen la eritropoyetina en la corteza renal.
- Células dendríticas (v. cap. 8), que se comportan como células inmunitarias residentes en el tejido y que pueden responder reclutando a otras células efectoras inmunitarias.

En las nefropatías la activación de las células intersticiales condiciona que los fibroblastos adquieran un fenotipo de miofibroblasto y esta célula puede producir colágeno y ocasionar cicatrices intersticiales.

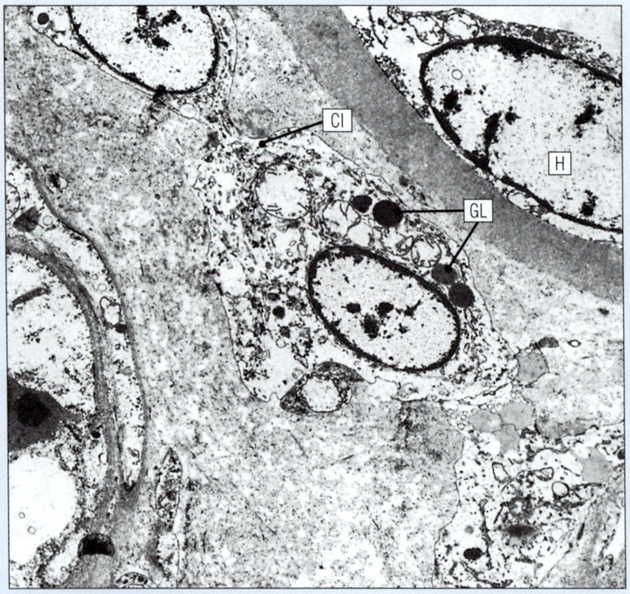

Fig. 15.29 Célula intersticial medular y matriz. Fotomicrografía electrónica mostrando una típica célula intersticial medular humana (CI) localizada en la matriz laxa cerca del asa de Henle (H). El rasgo más característico del citoplasma es la presencia de gotitas lipídicas esféricas electrondensas (GL); el retículo endoplasmático rugoso es abundante y existen pocas mitocondrias.

TRACTO URINARIO INFERIOR

El tracto urinario inferior está formado por una serie de conductos y reservorios para la orina

El tracto urinario inferior es una entidad funcional más que topográfica, ya que se extiende desde un componente intrarrenal alto, en la cavidad abdominal, hasta el final de la uretra. Comprende:

- El sistema colector calicial, al cual vierten la orina los grandes conductos colectores de Bellini de las papilas medulares.
- La pelvis renal, que es el reservorio del hilio renal al cual vierten la orina los diversos cálices.
- El uréter, que es un largo tubo muscular que conduce la orina hasta la vejiga.
- La vejiga, que actúa como reservorio principal, guardando la orina hasta que pueda ser vaciada.
- La uretra, a través de la cual se vacía al exterior la orina almacenada en la vejiga.

En diversos puntos existen esfínteres capaces de obturar porciones del tracto urinario inferior, de modo que actúen como reservorio. El más importante de estos esfínteres musculares se localiza en la unión entre la vejiga y la uretra, y está bajo control voluntario.

Estas vías excretoras son esencialmente tubos huecos con paredes musculares. Con la excepción de parte de la uretra, están revestidas por un epitelio especializado capaz de resistir el contacto con un líquido de concentración variable y que contiene diversas sustancias tóxicas. Este revestimiento especial es un epitelio estratificado conocido como «epitelio de transición» o, en este lugar, «urotelio» (fig. 15.31).

EJEMPLO CLÍNICO

Tumores renales más importantes

El tumor más frecuente originado en el parénquima renal (carcinoma de células renales) es maligno y se deriva de las células glandulares que revisten los túbulos, de forma que se trata de un **adenocarcinoma.** Afecta a pacientes de mediana edad y ancianos y puede diseminarse a distancia por vía hematógena.

El otro tipo importante afecta sólo a niños pequeños y se origina en una célula troncal multipotencial, denominada «nefroblasto», que durante la vida embrionaria se diferencia en todas las células específicas renales. En raras ocasiones estas células persisten después del parto y pueden dar lugar a tumores malignos de crecimiento rápido, que se llaman **nefroblastomas.**

EJEMPLO CLÍNICO

Insuficiencia renal

Dado que el componente más importante del riñón es su sistema circulatorio, no es sorprendente que muchas enfermedades renales se deban a alteraciones de este sistema. Enfermedades vasculares frecuentes, como la hipertensión sistémica, la diabetes mellitus y la aterosclerosis, lesionan a menudo el riñón, afectando a las funciones excretora y homeostática.

Insuficiencia renal crónica

La disminución del flujo sanguíneo a través del sistema capilar glomerular debido al engrosamiento de las paredes arterial y arteriolar, con la consiguiente disminución de la luz de estos vasos, produce isquemia crónica del sistema tubular y reduce la filtración glomerular. Si es crónica, provoca una retracción por inactividad de los componentes glomerulares (hialinización glomerular) y atrofia de los túbulos (fig. 15.30). Cuando estos cambios afectan a la mayor parte del glomérulo y sus sistemas tubulares asociados, se alteran todas las funciones renales, y el paciente desarrolla síntomas de insuficiencia renal crónica.

El fracaso de la función excretora del riñón provoca retención en la sangre de sustancias metabólicas de desecho tóxicas, especialmente urea y creatinina, procedentes de la degradación endógena de proteínas corporales. Esto se denomina **uremia;** el acúmulo de urea y creatinina puede medirse químicamente. Con el tiempo, sin tratamiento, esta intoxicación conduce al coma y a la muerte. El fracaso de las funciones homeostáticas llevadas a cabo por los túbulos renales provoca pérdida de control de la concentración corporal de agua y electrolitos; los iones de hidrógeno y potasio se acumulan en la sangre, produciendo acidosis e hiperpotasemia.

Los riñones son incapaces de producir orina con una concentración o dilución adecuadas a las necesidades del organismo. En su lugar, se produce una orina de densidad específica constante, sea cual sea el grado de hemoconcentración o hemodilución.

Estos trastornos bioquímicos se deben a una inexorable destrucción de todas las actividades de todas las nefronas. La insuficiencia renal crónica es irreversible.

Insuficiencia renal aguda

En la insuficiencia renal aguda se produce un cese transitorio y brusco de toda la actividad de las nefronas, debida generalmente a la lesión de todos los túbulos, todos los glomérulos o ambos. Según la causa, suele ser posible cierta recuperación si se mantiene al paciente con hemodialisis durante el período de intensas alteraciones metabólicas mientras las nefronas están inactivas.

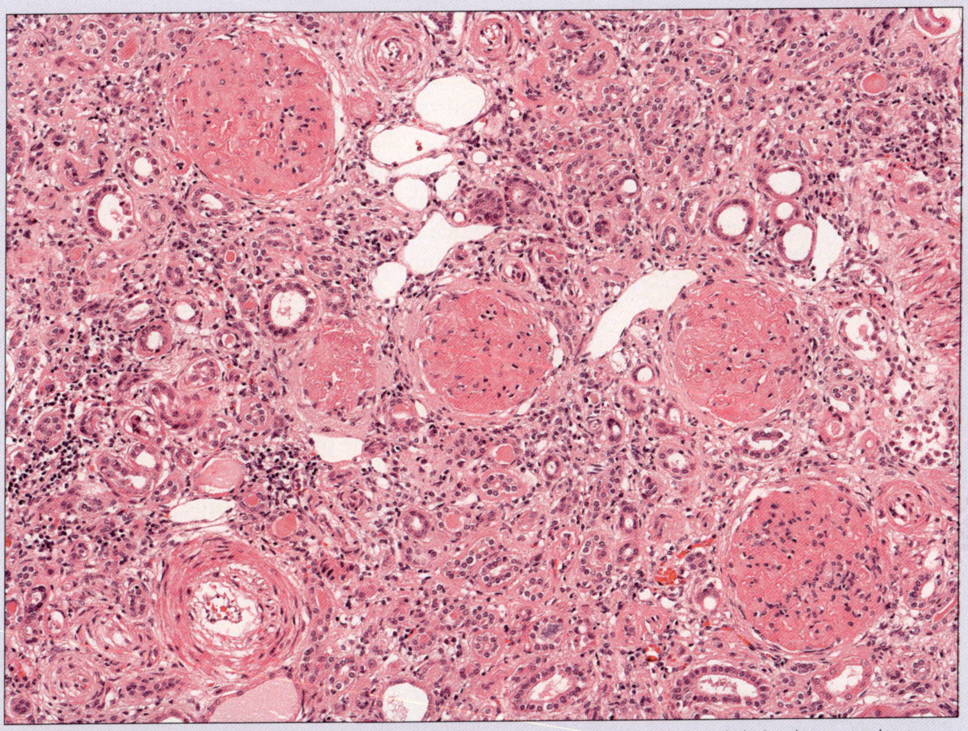

Fig. 15.30 Insuficiencia renal terminal. Este corte teñido con H-E muestra el riñón de un paciente con insuficiencia renal crónica de larga evolución secundaria a una enfermedad progresiva del aporte arterial renal. Queda poco de la estructura normal de la nefrona. Los glomérulos se han convertido en esferas acelulares carentes de red capilar y los túbulos se han atrofiado, con células epiteliales aplanadas o cúbicas. Hay fibrosis intersticial.

El tracto urinario inferior está tapizado por un epitelio de transición especializado denominado urotelio

El urotelio es un epitelio de múltiples capas y grosor variable según la zona del tracto urinario inferior. En los cálices pequeños posee sólo 2-3 capas, pero en la vejiga vacía puede tener hasta 5 o 6 capas; esto refleja, probablemente, los distintos grados de distensión a los que se ven sometidos en esas dos localizaciones. Puesto que estas células epiteliales poseen la capacidad de estirarse, deslizarse unas sobre otras, y aplanarse, una vejiga distendida parece estar revestida por una capa de sólo 2-3 células distendidas y planas.

Cuando no está distendido, el urotelio presenta una capa cúbica basal, más bien compacta, varias capas medias de células poligonales, y una capa superficial formada por células altas, más bien cilíndricas, a menudo binucleadas, con una superficie luminal convexa que sobresale hacia la luz (conocidas en ocasiones como células en paraguas).

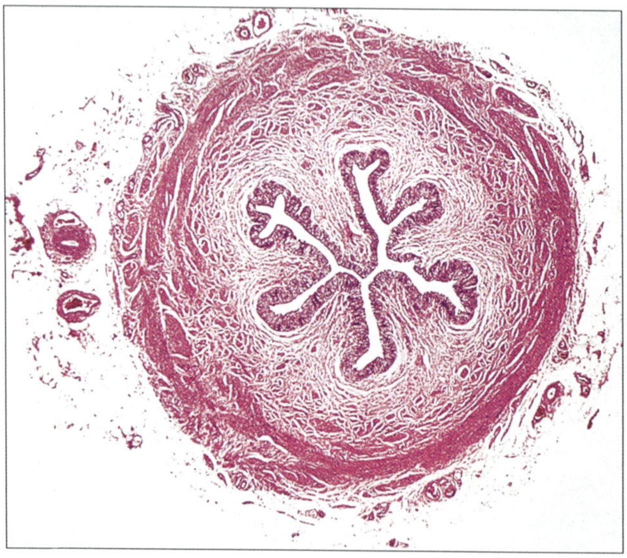

Fig. 15.31 Estructura básica del tracto urinario inferior. Fotomicrografía a bajo aumento de un corte transversal de uréter humano mostrando la estructura básica del tracto urinario inferior. Las paredes son musculares y existe un revestimiento interno de urotelio especializado.

Con el microscopio óptico la superficie luminal del urotelio suele tener un aspecto borroso con vejigas no distendidas, debido a la relajación de la compleja y contorneada membrana superficial celular (fig. 15.32).

Las células uroteliales poseen placas especializadas en la membrana celular apical

Ultraestructuralmente, la capa superficial del urotelio está muy especializada. La cara luminal de cada célula es contorneada, con profundas hendiduras en el citoplasma, que también contiene vesículas fusiformes envueltas por una membrana celular idéntica a la de la superficie luminal (fig. 15.33).

No se ha aclarado aún si todas esas vesículas comunican con la luz (es decir, representan brechas seccionadas oblicuamente) o si representan segmentos de membrana superficial en reserva que pueden incorporarse a la superficie cuando la luz es distendida por la orina y se necesita una mayor área superficial.

En estado de distensión, las células altas de la capa superficial se aplanan y pierden su protrusión apical convexa, a la vez que ultraestructuralmente desaparecen en gran medida las hendiduras profundas y las vesículas multilaminares. En la mayor parte del tracto urinario inferior el urotelio descansa sobre una membrana basal fina, borrosa, sostenida por una capa variable de denso tejido de sostén subepitelial, principalmente colágeno (la lámina propia).

La lámina propia y las capas musculares se sitúan por fuera del urotelio

El urotelio descansa sobre una lámina propia vascular. Por debajo de la lámina propia se sitúan las capas musculares que, en el sistema pielocalicial y en los uréteres, son las responsables de las contracciones peristálticas que empujan la orina hacia la vejiga en dirección única.

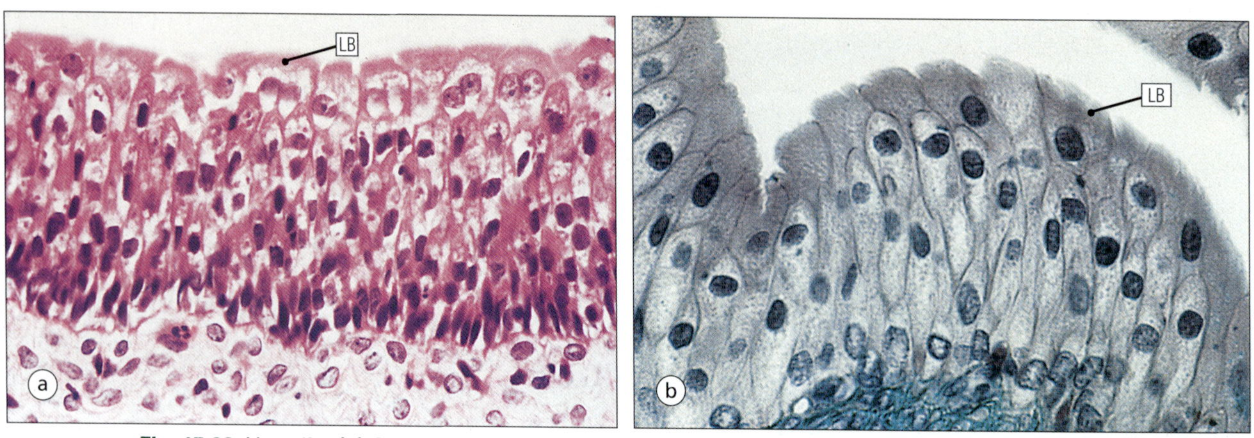

Fig. 15.32 Urotelio. **(a)** Fotomicrografía a gran aumento mostrando el aspecto típico del urotelio no distendido, teñido con H-E. Cuando la luz está distendida por la orina las células se aplanan y forman una capa más fina. Obsérvense las 5-6 capas, algunas células superficiales binucleadas y la superficie luminal borrosa (LB). **(b)** Tinción con el método tricrómico de Masson mostrando los bordes celulares laterales del urotelio y su naturaleza estratificada. Obsérvese la membrana luminal borrosa (LB).

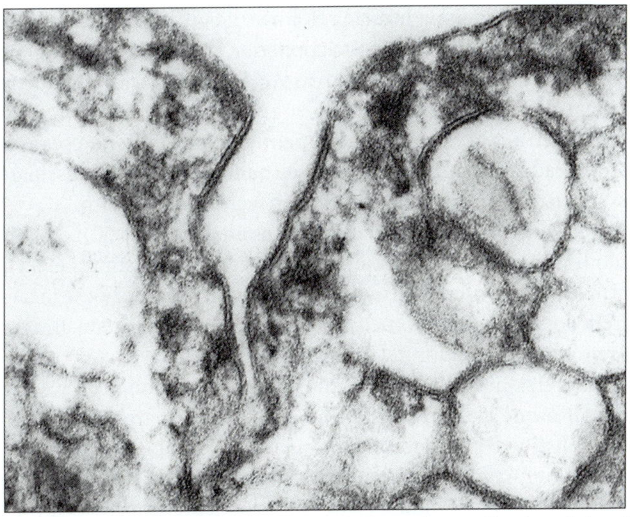

Fig. 15.33 Superficie celular urotelial. Fotomicrografía electrónica de una vejiga humana no distendida postmortem, mostrando parte de la singular estructura de la superficie de la célula urotelial. La superficie luminal muestra áreas de membrana celular de tres capas (membrana asimétrica), que se observan más claramente en la invaginación, formando placas membranosas. La membrana posee una lámina central transparente a los electrones entre una lámina externa electrodensa gruesa y una lámina interna densa más fina. Inmediatamente por debajo de la superficie el citoplasma contiene numerosas vesículas redondas u ovaladas (vesículas multilaminares) revestidas por una membrana trilaminar idéntica. Estas vesículas se incorporan a la superficie luminal fusionándose con las frecuentes invaginaciones cuando la vejiga se llena y el urotelio superficial se distiende.

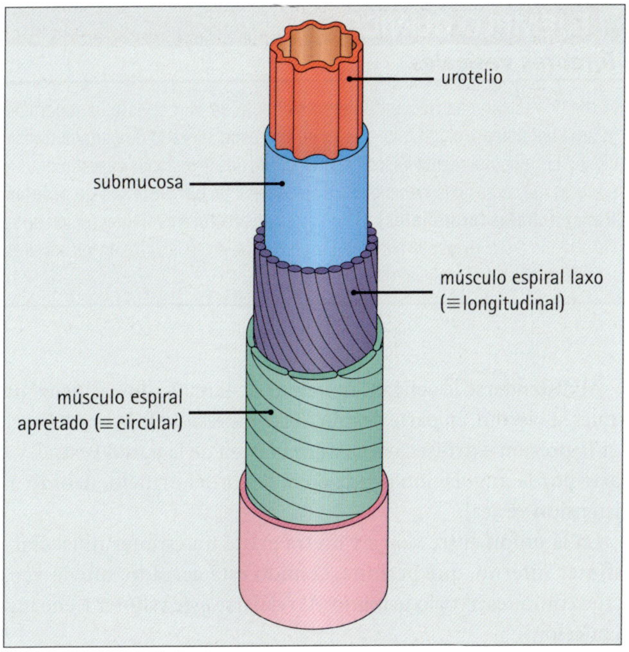

Fig. 15.34 Musculatura del tracto urinario inferior. Se muestra la disposición de las capas musculares en el uréter, insistiendo en que los músculos no son verdaderamente circulares y longitudinales, sino hélices apretadas y hélices laxas.

El uréter muestra músculo liso dispuesto en espiral en su pared

En un uréter tubular simple parecen existir dos capas musculares diferenciadas: una capa longitudinal interna y una capa circular externa (v. fig. 15.31). Sin embargo, estudios tridimensionales sugieren que ambas capas musculares son en realidad helicoidales, con una hélice interna arrollada laxamente y una hélice externa más intensamente apretada (fig. 15.34), que aparentan ser longitudinal y circular, respectivamente, en cortes transversales del uréter.

En el sistema pielocalicial, de arquitectura más compleja, y en la vejiga, prácticamente esférica, la disposición de las capas musculares está peor definida.

La vejiga urinaria posee tres capas de músculo liso

La vejiga se considera formada por tres capas musculares:

- Una capa interna que se continúa con la capa longitudinal interna del uréter.
- Una capa media que se continúa con la capa circular externa del uréter.
- Una capa externa adicional cuyas fibras se disponen aproximadamente en la misma dirección que en la capa más interna (es decir, aproximadamente longitudinal).

Puesto que la vejiga es aproximadamente esférica en vez de cilíndrica, y la musculatura vesical es, en cualquier caso, una continuación distorsionada de la disposición helicoidal observada en el uréter, los términos longitudinal y circular no tienen mucho significado.

El músculo parece a menudo ordenado al azar en cortes histológicos, excepto en el estrecho cuello vesical, donde las capas se hacen de nuevo más nítidas (fig. 15.35).

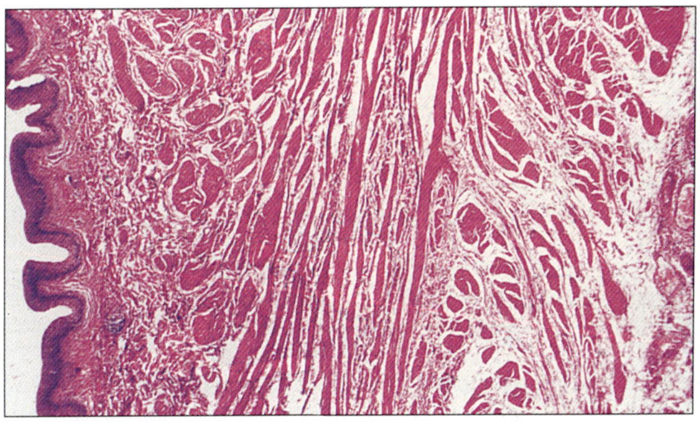

Fig. 15.35 Pared vesical. Por debajo del urotelio existe una región submucosa fibrocolágena. La mayor parte de la pared está formada por músculo liso, tenuemente organizado en tres capas. Esta disposición se observa más claramente en el cuello vesical, como en esta fotomicrografía.

Una «válvula» funcional impide el reflujo de orina durante la micción

En el uréter normal, que es un tubo de calibre estrecho, la orina es empujada hacia abajo por el peristaltismo para evitar que refluya hacia el riñón. En la vejiga, de mayor tamaño y esférica, esto no es posible, ya que la luz del reservorio completamente distendido es demasiado grande para que un segmento se cierre por completo al contraerse su músculo; por tanto, al contraerse la musculatura vesical durante la micción, la orina podría refluir a través de los uréteres abiertos y lesionar el riñón.

Aunque no existen válvulas anatómicas en la unión entre los uréteres y la vejiga, el reflujo, potencialmente lesivo, es impedido por una válvula fisiológica, resultante del trayecto oblicuo que siguen los uréteres a través de la musculatura de la pared vesical posterolateral.

EJEMPLO CLÍNICO

Tumores vesicales

El tumor vesical más frecuente deriva del epitelio que reviste la superficie interna del órgano, el urotelio, que es un tipo especializado de epitelio transicional. El comportamiento de los tumores oscila desde lesiones casi benignas a tumores muy agresivos, aunque todos se denominan **carcinomas de células transicionales (uroteliales).** El tumor puede afectar a cualquier región de la vía urinaria distal revestida por urotelio, pero también se localiza en los uréteres y en el epitelio pielocalicial renal.

Al distenderse la vejiga y aumentar de tamaño, los orificios ureterales se cierran, en parte debido a la compresión de la luz del uréter por la presión extrínseca de la musculatura de la pared vesical, y en parte por la angulación aguda en el lugar del orificio, debido a la distensión vesical.

En la unión entre vejiga y uretra existe un esfínter muscular, el esfínter interno, que permite, cuando está cerrado, que la vejiga actúe como reservorio urinario. Al relajarse este esfínter tiene lugar la micción.

La vejiga está inervada por el sistema autónomo

La inervación de la vejiga procede del sistema nervioso autónomo, con nervios simpáticos y parasimpáticos.

Las fibras sensitivas de la vejiga transmiten señales sobre el grado de distensión vesical a la médula espinal sacra.

Las fibras parasimpáticas que terminan en los músculos y en la adventicia de la vejiga actúan como nervios efectores de la micción.

Los nervios simpáticos inervan los vasos sanguíneos vesicales.

La uretra conduce la orina de la vejiga al exterior

La uretra es el conducto final a través del cual la orina pasa al exterior. La anatomía de la uretra difiere entre varones y mujeres.

La uretra femenina humana es corta, de unos 5 cm de longitud. Se extiende desde la vejiga hasta el exterior, en la línea media del vestíbulo genital, justo entre el clítoris y el borde superior del introito vaginal.

La uretra está tapizada principalmente por epitelio escamoso estratificado y su lámina propia posee numerosos canales vasculares, así como algunas pequeñas glándulas secretoras de moco.

Aunque la pared muscular uretral es una continuación del músculo liso involuntario vesical, existe un esfínter, el esfínter externo, formado por músculo estriado y bajo control voluntario; se localiza alrededor de la porción media de la uretra, en donde ésta atraviesa los músculos estriados del suelo de la pelvis.

La uretra masculina tiene unos 20-25 cm de longitud y es más compleja que la uretra femenina, ya que sirve para dos fines. No sólo constituye el tramo final del aparato urinario, sino que forma también el tramo terminal del sistema reproductor masculino (v. fig. 16.1). Puede dividirse en tres segmentos: uretra prostática, uretra membranosa y uretra peneana.

La uretra prostática comienza en el cuello vesical y discurre a través de la glándula prostática, desde la cual se abren a ella muchas glándulas periuretrales a través de conductos cortos. También recibe las desembocaduras de los conductos eyaculadores.

La uretra membranosa es el segmento corto (de aproximadamente 1 cm de longitud), que discurre a través de los músculos del suelo de la pelvis. Ésta es la zona del control voluntario de la micción, ya que es aquí donde el esfínter externo, de músculo estriado, rodea a la uretra.

La uretra peneana es la parte distal de la uretra y discurre a través del cuerpo esponjoso del pene, abriéndose al exterior en el meato externo del glande del pene; pequeñas glándulas mucosas, análogas a las de la mujer, se abren a la uretra peneana.

La uretra masculina está tapizada proximalmente por epitelio de transición similar al del resto del tracto urinario inferior, pero se hace progresivamente menos urotelial en los segmentos membranoso y peneano, donde se transforma en un epitelio cilíndrico, seudoestratificado y no especializado. Finalmente se convierte en un epitelio escamoso estratificado en la uretra peneana distal, cerca del meato urinario externo, donde el epitelio se continúa con el epitelio escamoso estratificado del glande.

HISTOLOGÍA PRÁCTICA

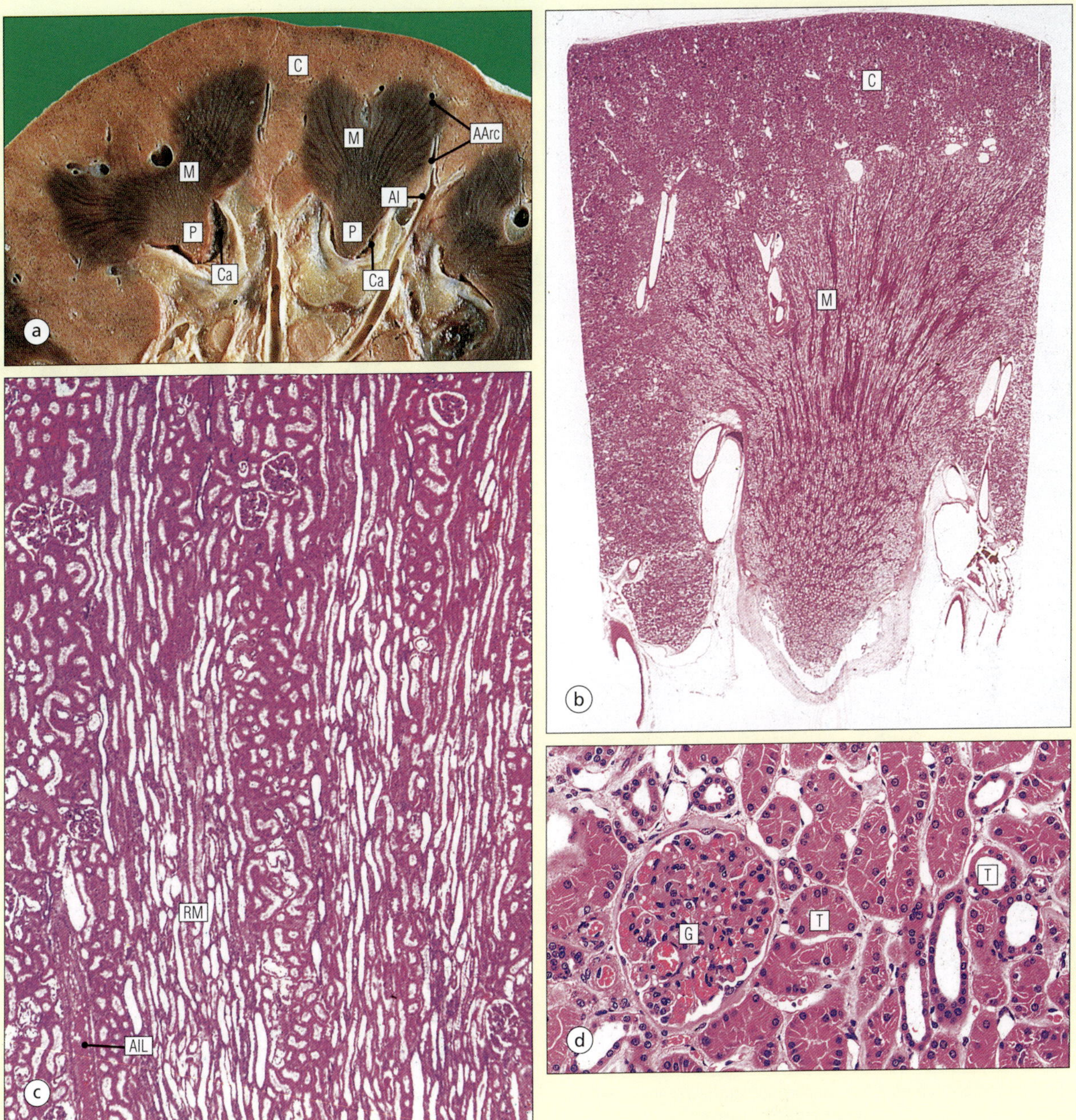

Fig. 15.36 Anatomía del riñón adulto. (a) Riñón adulto seccionado, fijado con formol y con el color, casi natural, restaurado con alcohol. Obsérvense la corteza (C), la pirámide medular (M) con su vértice papilar (P), que protruye en la luz de un cáliz (Ca). Se observan también las arterias interlobulares (AI) y las arterias arciformes (AArc). A simple vista no se aprecian grandes detalles, pero la linealidad vertical de los componentes de la médula es sugerida por agrupamientos de vasos sanguíneos destacados (vasos rectos). **(b)** En este corte en parafina teñido con H-E se observa claramente la distinción entre corteza (C) y médula (M). Este corte muestra también la linealidad vertical de los componentes de la médula, tanto túbulos como vasos. Con este bajo aumento, los glomérulos se observan como pequeños puntos en la corteza. Obsérvese que algunas áreas de la corteza carecen de glomérulos, pero contienen sistemas de conductos verticales; estas zonas se conocen como «rayos medulares» y representan el lugar donde los túbulos corticales drenan en los conductos colectores. **(c)** En esta fotomicrografía de la corteza a mayor aumento que en (b) puede observarse cómo la zona del rayo medular (RM) carece de glomérulos y cómo las arterias interlobulillares (AIL) discurren por la zona rica en glomérulos. **(d)** Corteza renal: glomérulo (G) y túbulos corticales (T).

(Continúa)

HISTOLOGÍA PRÁCTICA *(CONT.)*

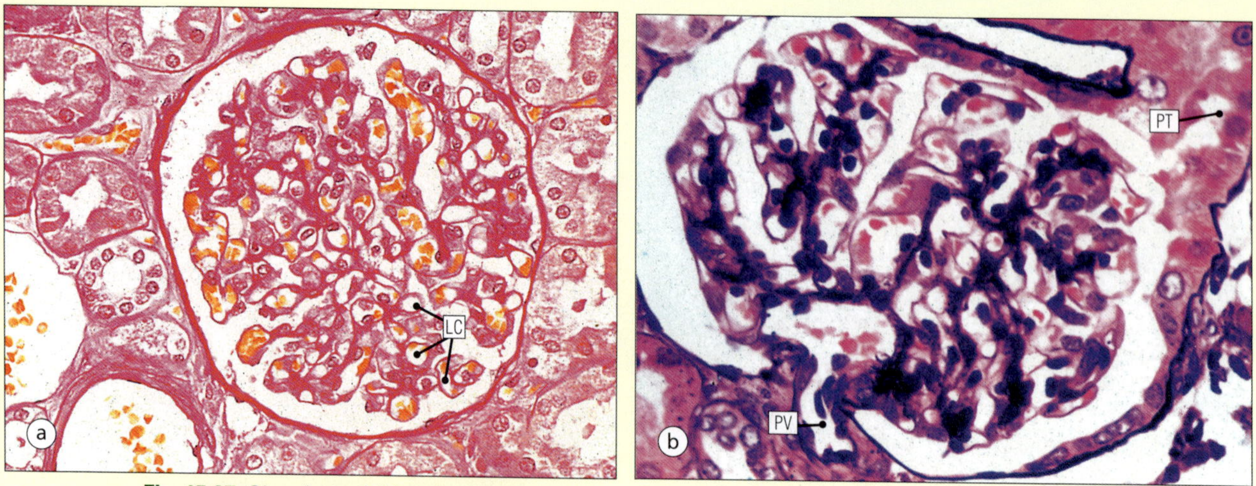

Fig. 15.37 Glomérulo. **(a)** Los detalles de la estructura del ovillo glomerular no son fáciles de observar en los cortes en parafina habituales sin ayuda de tinciones especiales para delimitar las membranas basales capilares. En esta fotomicrografía a gran aumento se observan algunas luces capilares (LC), pero es difícil distinguir claramente entre células endoteliales, mesangiales y podocitos epiteliales. **(b)** Glomérulo teñido con el método de plata metenamina de Jones para visualizar el mesangio y las membranas basales capilares. La clara delineación de la membrana basal capilar permite distinguir las células endoteliales (dentro de la membrana) y los podocitos epiteliales (fuera de la membrana). Obsérvese que este corte fortuito muestra los polos vascular (PV) y tubular (PT).

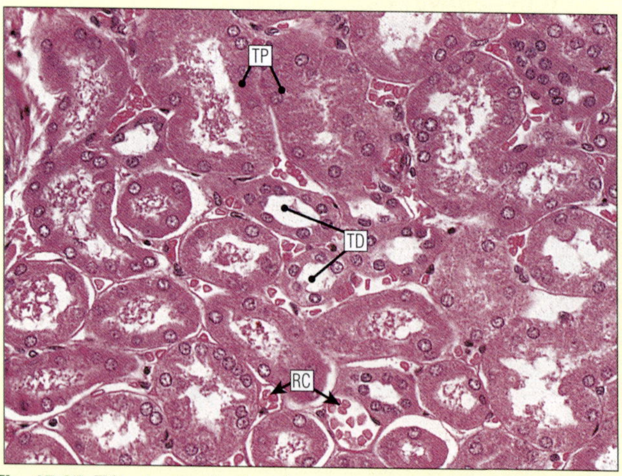

Fig. 15.38 Túbulos corticales. En esta fotomicrografía a gran aumento de los túbulos corticales son más numerosos y llamativos los túbulos proximales (TP), con epitelio alto y luces pequeñas. Los túbulos distales (TD) son más pequeños, poseen un epitelio cúbico y sus luces son proporcionalmente mayores. Obsérvese la intrincada red capilar (RC). Son asimismo visibles conductos colectores, que se dirigen hacia el rayo medular, y asas de Henle finas y gruesas.

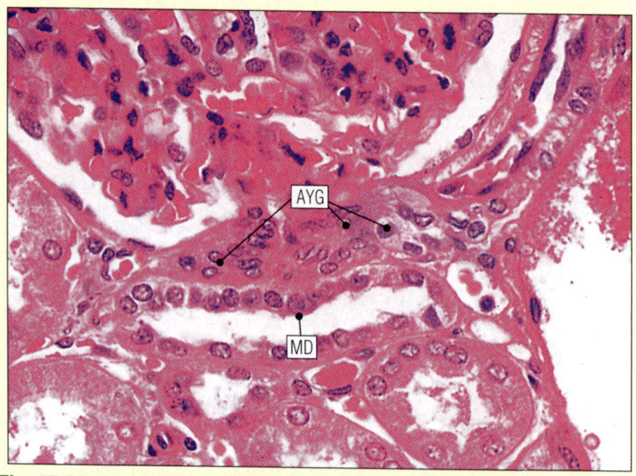

Fig. 15.39 Aparato yuxtaglomerular. Cualquier glomérulo seccionado a través del hilio vascular puede mostrar parte del aparato yuxtaglomerular (AYG), aunque habitualmente no se aprecia con detalle su estructura. El componente más fácil de observar en un corte en parafina es la mácula densa (MD) y, a veces, las arteriolas aferente y eferente. Sin ayuda de tinciones especiales, las células yuxtaglomerulares y las células de red no pueden identificarse específicamente.

HISTOLOGÍA PRÁCTICA *(CONT.)*

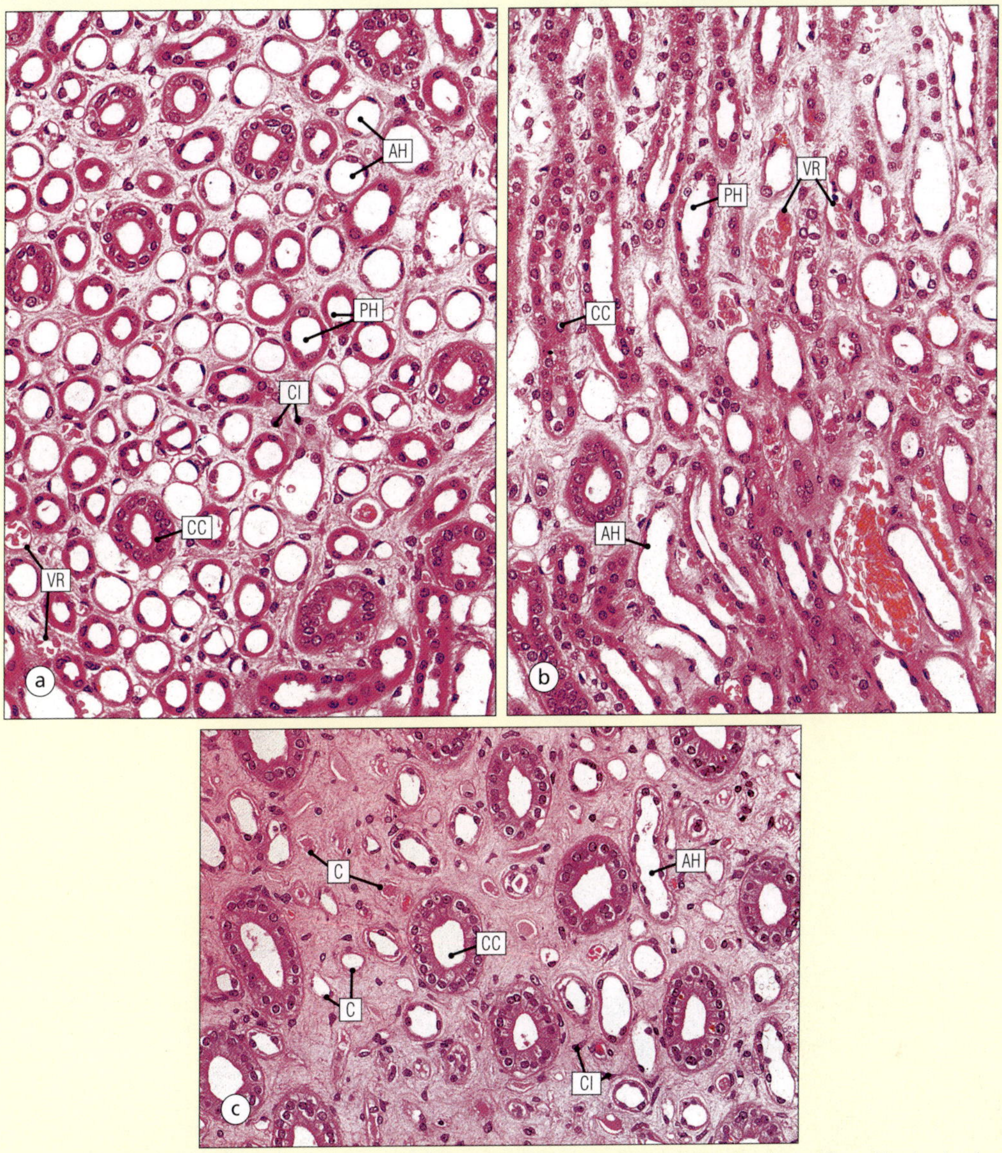

Fig. 15.40 Médula. En la médula, todos los túbulos, conductos y vasos siguen la misma dirección, hacia el vértice papilar. Su aspecto en el estudio histológico depende de si el corte se ha realizado longitudinalmente respecto al eje de los túbulos (en cuyo caso los túbulos y conductos estarán cortados longitudinalmente) o transversalmente. En la mayoría de los bloques tisulares seccionados al azar el corte suele ser oblicuo en mayor o menor grado respecto al plano longitudinal de la médula. **(a)** En esta fotomicrografía de la médula externa, inmediatamente por debajo de la unión corticomedular, los túbulos y conductos aparecen cortados transversalmente. La médula externa contiene una mezcla de porciones gruesas descendentes y ascendentes de las asas de Henle (PH), muy similares histológicamente a los túbulos contorneados proximal y distal, asas finas de Henle (AH), pequeños conductos colectores (CC) y vasos rectos (VR). En esta región existe una pequeña cantidad de intersticio en el que pueden observarse unas pocas células intersticiales (CI). **(b)** Fotomicrografía de un corte casi longitudinal de la misma zona de la médula externa. **(c)** En esta fotomicrografía de la médula inferior obsérvese la diferencia en el contenido de túbulos y conductos respecto a la de la médula externa representada en (a) y (b). No se observan porciones gruesas de las asas de Henle y las porciones finas del Henle (AH) son numerosas, al igual que los capilares de pared fina (C). Los conductos colectores (CD) son más gruesos y están tapizados por un epitelio nítido, de células claras. El pálido intersticio constituye ahora una parte importante del tejido, con numerosas células intersticiales (CI) estrelladas y fusiformes. En esta fotomicrografía las asas de Henle, los vasos y los conductos colectores están cortados transversalmente.

(Continúa)

HISTOLOGÍA PRÁCTICA *(CONT.)*

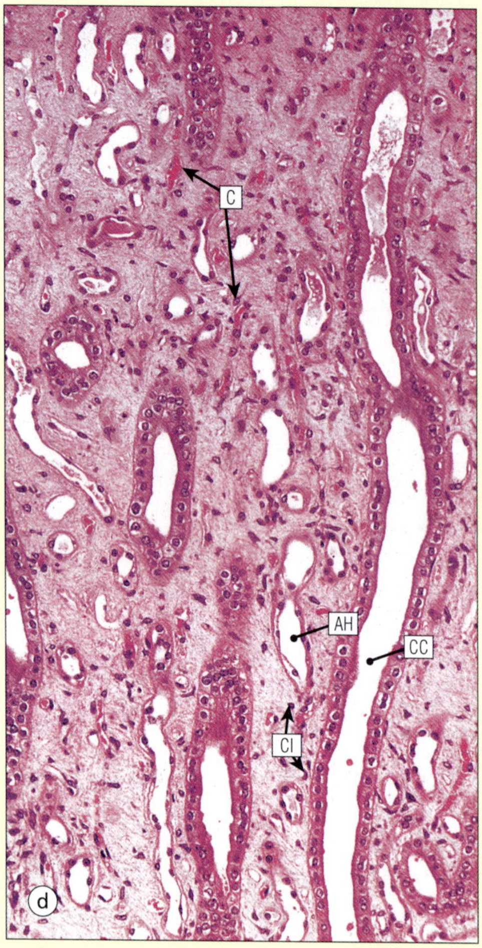

Fig. 15.40 *(cont.)* **(d)** Fotomicrografía de la misma zona de la médula inferior mostrada en (c), pero cortada longitudinalmente. Destacan los conductos colectores rectos, orientados hacia la papila; cuanto más cerca del vértice papilar, mayores se hacen los túbulos.

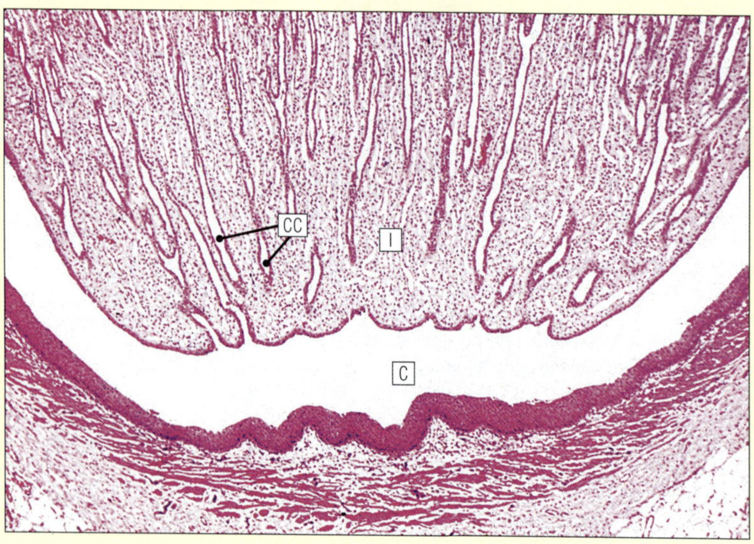

Fig. 15.41 Papila. Los grandes conductos colectores (CC) son pocos debido a su fusión; se abren al cáliz (C) en el vértice papilar. En la papila, la médula distal está formada casi totalmente por conductos colectores, con un intersticio (I) abundante, con muy pocas asas de Henle y algunos vasos rectos. Las células intersticiales son numerosas.

Para acceder a las preguntas de revisión en línea, visita, por favor, https://studentconsult.inkling.com.

Aparato reproductor masculino

INTRODUCCIÓN

El aparato reproductor masculino es el responsable de:

- La producción, el mantenimiento y el almacenamiento transitorio de los gametos masculinos haploides (espermatozoides).
- La introducción de una suspensión de espermatozoides (semen) en el aparato genital femenino.
- La producción de hormonas sexuales masculinas (andrógenos).

Mientras que las dos primeras funciones sólo son importantes durante los años de la madurez sexual, la producción de hormonas es necesaria durante toda la vida, incluso en la intrauterina.

El sistema genital masculino (fig. 16.1) comprende:

- Testículos, que producen espermatozoides, y sintetizan y secretan andrógenos.
- Epidídimos, conducto deferente, conducto eyaculador y parte de la uretra masculina, que forman el sistema ductal responsable del transporte de los espermatozoides al exterior.
- Vesículas seminales, próstata y glándulas bulbouretrales (de Cowper), que son las glándulas secretoras que proporcionan líquido y nutrientes para sustentar y nutrir a los espermatozoides, y forman la mayor parte del semen.
- Pene, órgano capaz de ponerse rígido para hacer posible su inserción en la vagina femenina durante las relaciones sexuales.

Los testículos, epidídimos y conductos deferentes se localizan en el saco escrotal (fig. 16.2), que es una bolsa recubierta de piel con una cavidad revestida por un mesotelio, y que se continúa con la cavidad peritoneal a través del conducto inguinal.

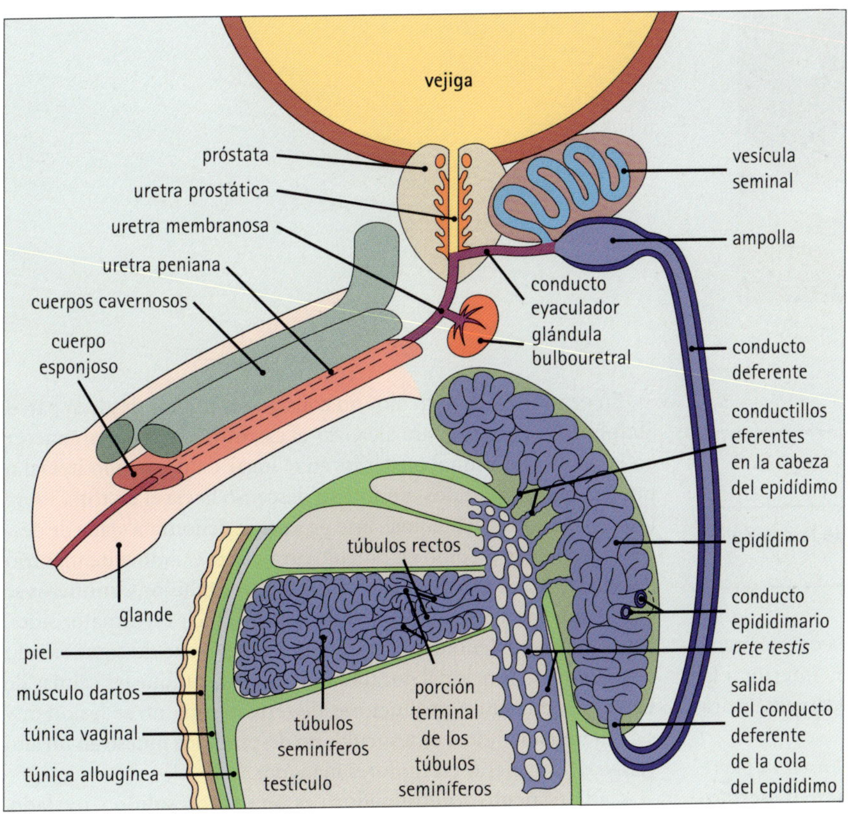

Fig. 16.1 Aparato genital masculino. La espermatogénesis tiene lugar en los túbulos seminíferos; los espermatozoides resultantes pasan a la *rete testis* del hilio (mediastino) testicular. Desde la *rete testis,* los espermatozoides son transportados por alrededor de una docena de conductillos eferentes a la cabeza del epidídimo, donde los conductillos se fusionan formando un único conducto epididimario muy contorneado. Dentro de este conducto adquieren su movilidad. A continuación, los espermatozoides pasan a un tubo recto y largo, el conducto deferente, que los transporta desde el saco escrotal hasta el corto conducto eyaculador, tras recibir abundantes secreciones de las vesículas seminales. Los conductos eyaculadores izquierdo y derecho atraviesan los tejidos de la próstata y desembocan en la uretra prostática. La secreción prostática y la secreción de las glándulas bulbouretrales acompañan o preceden al semen a lo largo de la uretra peneana.

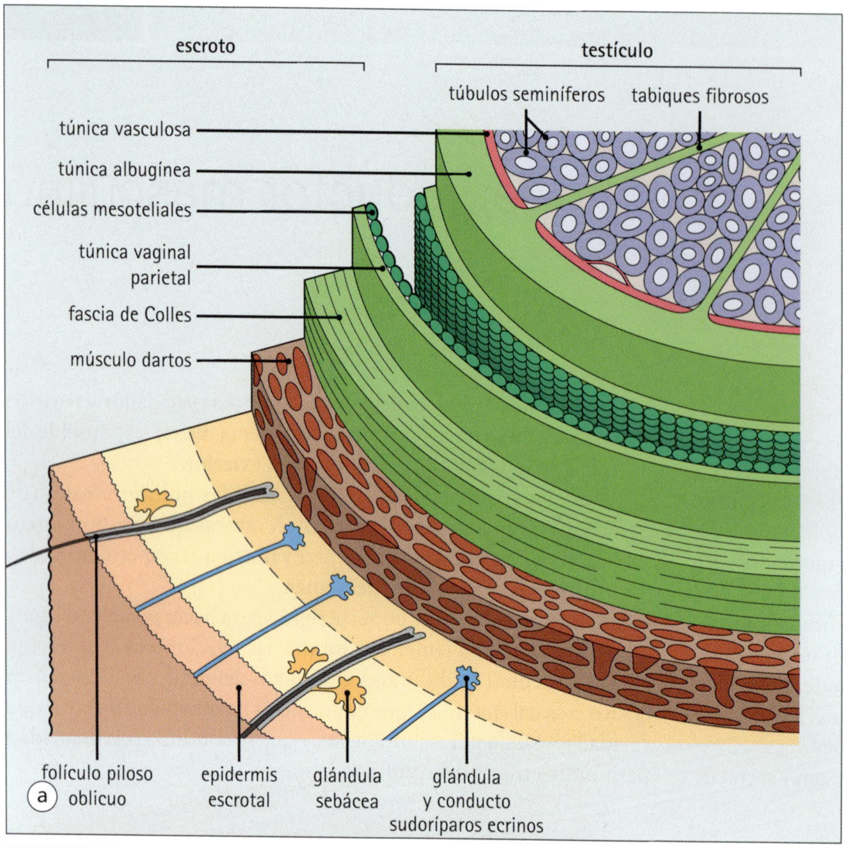

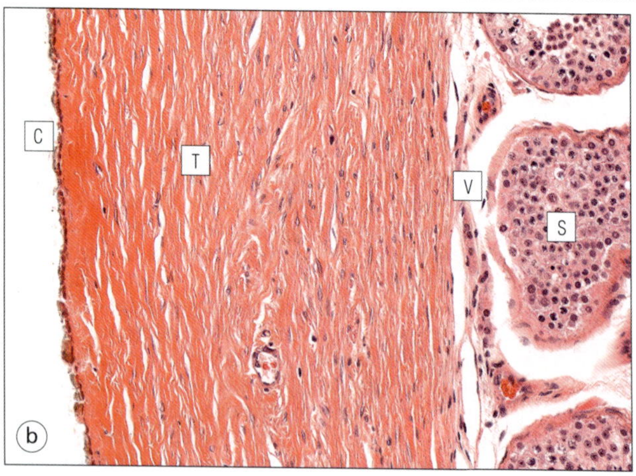

Fig. 16.2 Escroto y túnica vaginal. **(a)** El escroto está cubierto externamente por piel (epidermis, dermis y tejido subcutáneo) con folículos pilosos oblicuos (productores de pelos rizados) y numerosas glándulas sudoríparas ecrinas. En las capas más profundas de la piel hay fibras musculares lisas poco ordenadas, que forman el mal definido músculo dartos, cuya contracción produce un arrugamiento de la piel escrotal. Por debajo del músculo dartos existe una fascia fibrocolágena (fascia de Colles), cuya capa más profunda se halla más compactada, formando la capa parietal densa de la túnica vaginal, revestida internamente por células mesoteliales aplanadas similares a las que tapizan la cavidad peritoneal, con las que se continúan. Esta túnica vaginal parietal recubierta de mesotelio forma la capa interna del saco escrotal y está separada de la superficie externa del testículo por un espacio potencial que contiene un líquido acuoso. Este líquido actúa como lubricante, permitiendo al testículo moverse libremente dentro del escroto sin roce. El testículo está cubierto por fuera por una cápsula colágena gruesa, la capa visceral de la túnica vaginal (túnica albugínea), cuya superficie externa está recubierta por células mesoteliales aplanadas. Por debajo de la túnica albugínea se sitúa una capa estrecha variable de colágeno laxo que contiene vasos sanguíneos superficiales; por dentro de ella se hallan los túbulos seminíferos. **(b)** Fotomicrografía de la túnica albugínea del testículo. Obsérvese la cavidad escrotal (C), la túnica albugínea colágena (T) cubierta por fuera por pequeñas células mesoteliales, la estrecha capa vascular (V), llamada a veces «túnica vasculosa», y los túbulos seminíferos (S).

TESTÍCULOS

Anatomía y desarrollo

Los testículos son órganos pares localizados fuera de la cavidad corporal, en el escroto

La localización de los testículos en el escroto implica que se mantengan a una temperatura aproximadamente 2-3 °C inferior a la temperatura corporal; esta menor temperatura es fundamental para la espermatogénesis normal.

Embriológicamente, los testículos se desarrollan en la parte superior de la pared abdominal posterior y emigran al escroto, alcanzándolo habitualmente en el séptimo mes de vida intrauterina.

En ocasiones los testículos no consiguen emigrar desde la pared abdominal posterior para alcanzar el escroto. Pueden permanecer en la pared abdominal posterior en el lugar de desarrollo inicial o pueden quedar parados durante su descenso hacia el escroto, sobre todo en el conducto inguinal. Este proceso se denomina «falta de descenso testicular». Como el testículo no alcanza el ambiente más frío del saco escrotal, las células germinales de los túbulos somníferos se degeneran y mueren sin llegar siquiera a producir espermatozoides. Este proceso se denomina **criptorquidia** y el testículo sigue siendo pequeño y no funcional durante toda la vida, aunque las células de Leydig (v. pág. 300) productoras de testosterona no se lesionan y siguen funcionando. Los testículos no descendidos muestran un alto riesgo de degenerar en tumores malignos.

Cada testículo adulto maduro es un órgano sólido y ovalado, de aproximadamente 4-5 cm de longitud, 3 cm de espesor y 2,5 cm de anchura, y un peso de 11-17 g. El testículo derecho es ligeramente mayor y más pesado que el izquierdo.

Cada testículo posee un epidídimo (v. pág. 306), adherido a su superficie posterior y suspendido en el saco escrotal por el cordón espermático, que contiene el conducto deferente (v. pág. 307), el suministro arterial y el drenaje venoso y linfático y está rodeado por una prolongación del peritoneo pélvico, la túnica vaginal.

El testículo está completamente rodeado por una capa de tejido conjuntivo fibroso de aspecto blanquecino por su alto contenido en colágeno, la túnica albugínea. Esta capa tiene un engrosamiento en la zona posterior, el mediastino testicular, que se introduce un poco hacia el cuerpo del testículo (fig. 16.3). La sangre y los vasos linfáticos, y los conductos que transportan los espermatozoides pasan por esta zona (*rete testis*, v. pág. 305). Tabiques fibrosos a partir del mediastino dividen el cuerpo del testículo en 250-350 lobulillos, cada uno con 1-4 túbulos seminíferos.

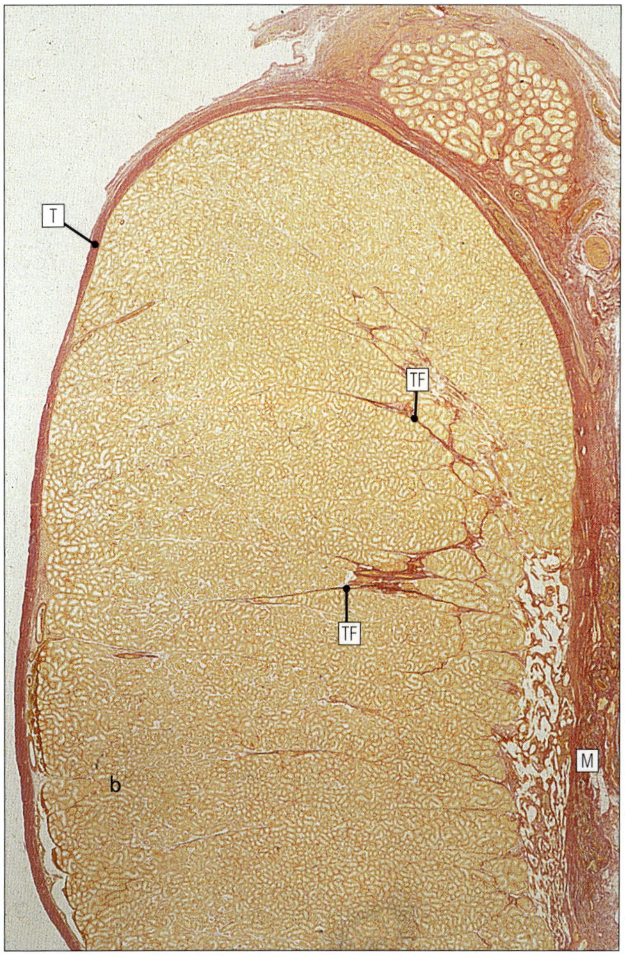

Fig. 16.3 Testículo. Fotomicrografía a bajo aumento de un corte sagital de un testículo teñido con el método de van Gieson, que tiñe el colágeno de *rojo*. Obsérvese la túnica albugínea (T), engrosada en la parte posterior formando el mediastino testicular (M). A partir del mediastino penetran en el testículo tabiques fibrosos (TF), dividiéndolo en lobulillos.

Túbulos seminíferos

Un túbulo seminífero es un asa cerrada, sin ramificaciones y contorneada, comunicada por ambos extremos con la *rete testis*

La *rete testis* es un sistema de conductos localizados en el hilio posterior del testículo, junto al mediastino.

Cada túbulo seminífero tiene un diámetro de 150 μm de diámetro y 80 cm de longitud. Se ha calculado que la longitud combinada de todos los túbulos seminíferos de cada testículo es de 300-900 m.

En adultos sexualmente maduros, cada túbulo seminífero presenta una luz central tapizada por un epitelio en replicación activa, el epitelio seminífero o germinal, mezclado con una población de células de sostén, las células de Sertoli.

Las células de revestimiento descansan sobre una membrana basal bien delimitada, situada por dentro de una capa colágena que contiene fibroblastos y otras células fusiformes. Éstas son células mioides contráctiles que contienen filamentos intermedios y desmina, como las células musculares lisas. En algunos animales, estas células mioides forman una capa peritubular continua y se contraen rítmicamente, probablemente empujando los espermatozoides inmóviles hacia la *rete testis* (los espermatozoides no adquieren su movilidad hasta después de atravesar el epidídimo). En el testículo humano las células mioides forman una capa menos nítida y generalmente no circunferencial.

La pared externa del túbulo, que consta de una lámina basal, una capa colágena y una capa de células mioides, se suele denominar «túnica propia».

Entre túbulos seminíferos adyacentes se encuentran vasos sanguíneos y agrupaciones de células intersticiales productoras de hormonas (células de Leydig) (fig. 16.4).

Epitelio germinal y espermatogénesis.

El epitelio germinal que reviste los túbulos seminíferos produce los gametos masculinos haploides (espermatozoides) mediante una serie de pasos denominados, secuencialmente, «espermatocitogénesis, meiosis y espermiogénesis» (fig. 16.5).

EJEMPLO CLÍNICO

Tumefacciones escrotales

Las causas más frecuentes de tumefacción escrotal son el hidrocele, el hematocele y la hernia inguinal.

1. Un **hidrocele** se produce cuando se forma o acumula un exceso de líquido dentro de la cavidad escrotal.
2. Tras un traumatismo, la hemorragia en la cavidad escrotal puede producir un **hematocele.**
3. La **hernia inguinal** se produce al deslizarse asas intestinales al escroto a través del conducto inguinal.

Aunque son poco frecuentes, los tumores testiculares son muy importantes y se presentan como una masa escrotal sólida. Casi todos los tumores testiculares se originan a partir de las células germinales y existen dos tipos fundamentales. El **seminoma** afecta a varones ancianos y las células tumorales se parecen a los espermatocitos (v. fig. 16.6), mientras que el **teratoma** afecta a jóvenes y las células tumorales recuerdan a estructuras del embrión en desarrollo, pudiendo ser bien diferenciados con estructuras que recuerdan a los tejidos maduros de todos los tipos embriológicos, como pelo, grasa o cartílago.

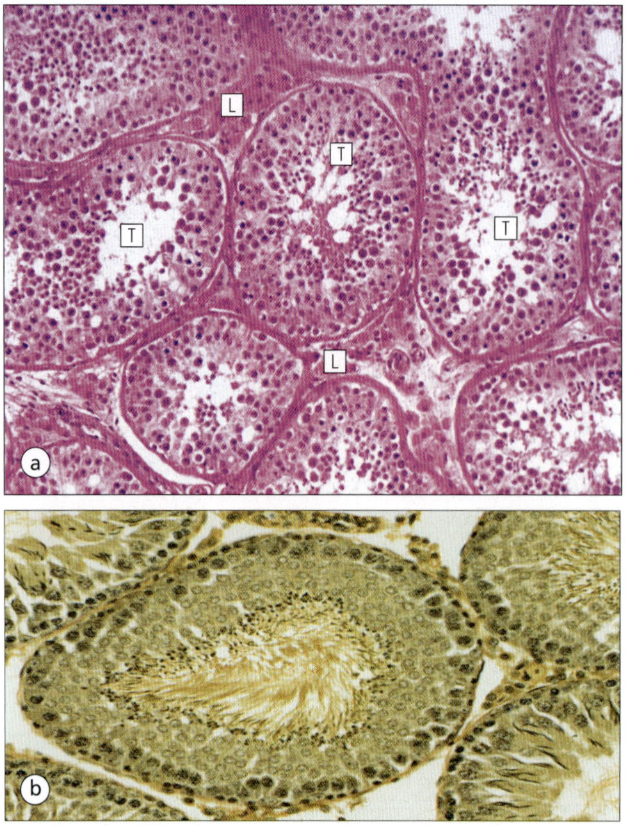

Fig. 16.4 Túbulos seminíferos e intersticio. **(a)** Fotomicrografía que muestra túbulos seminíferos (T) cortados transversal, longitudinal y oblicuamente, revestidos por epitelio germinal y recubiertos por la túnica propia. En los intersticios se observan vasos sanguíneos y grupos de células de Leydig (intersticiales) (L). **(b)** Tinción de van Gieson de un túbulo seminífero que contiene espermátides maduras.

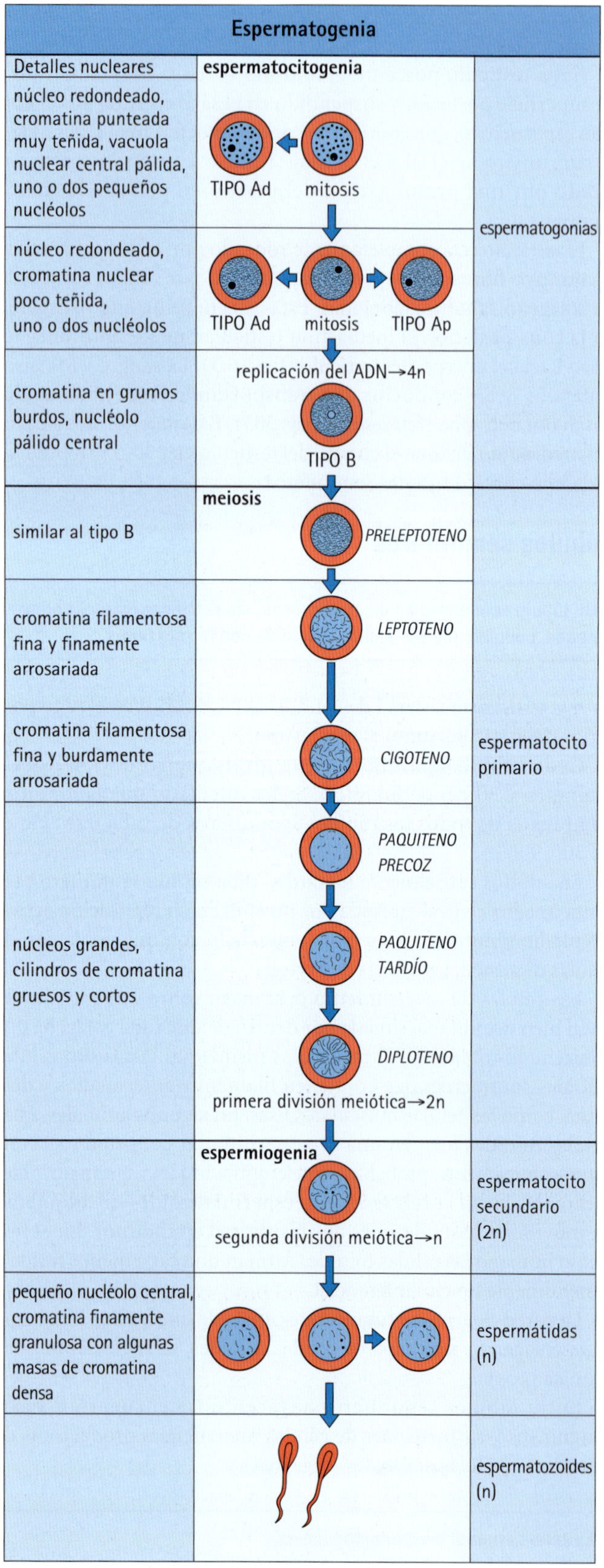

Fig. 16.5 Espermatocitogénesis, meiosis y espermiogénesis. La espermatocitogénesis comienza con el desarrollo de las espermatogonias, de las que se distinguen tres tipos: células tipo A oscuras (Aa), células tipo A claras (Ac) y células tipo B. Se cree que las células Aa son las células troncales de reserva, que se dividen produciendo células Ac; estas últimas se comportan como reserva de células troncales comprometidas, que dan origen a las células tipo B, que posteriormente, a través de una fase meiótica, dan origen a los espermatocitos. Las células B pasan por varias fases de maduración antes de la primera división meiótica y, en estas fases iniciales, se conocen como «espermatocitos primarios». La célula en preleptoteno es similar a la célula tipo B, pero no se halla en contacto con la membrana basal del túbulo seminífero. Tras la maduración en estadio de diploteno, la célula sufre la primera división meiótica, dando lugar a un espermatocito secundario, de menor tamaño que su espermatocito primario progenitor y con cromatina finamente granular. Éste sufre inmediatamente la segunda división meiótica, produciendo las espermátides haploides a partir de las cuales se desarrollarán los espermatozoides. Las espermátides se localizan cerca de la luz del túbulo seminífero y poseen núcleos centrales esféricos con cromatina finamente granular y algunas masas de cromatina mayores. Su diámetro nuclear es aproximadamente la mitad del de los espermatocitos primarios de los que proceden.

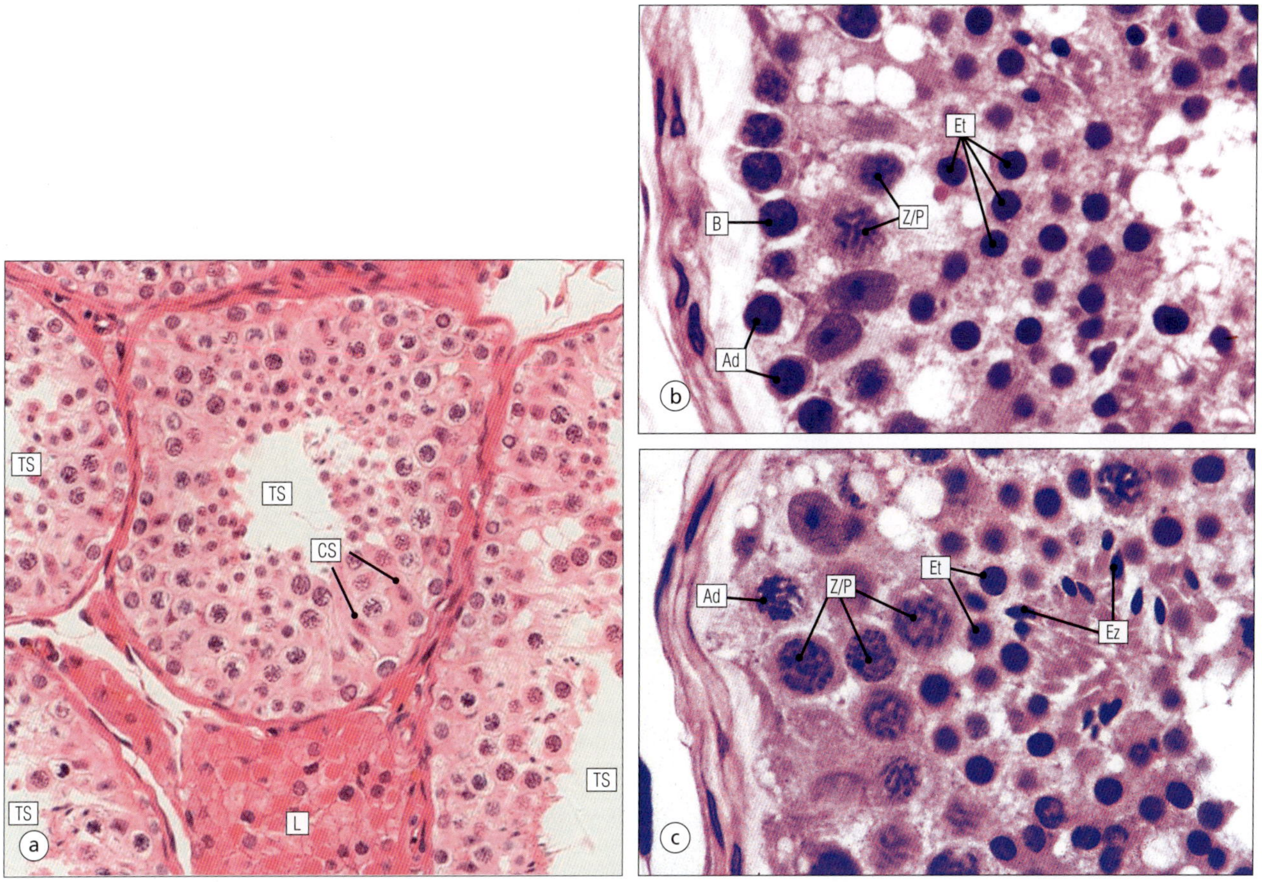

Fig. 16.6 **Espermatocitogénesis y espermiogénesis en los túbulos seminíferos.** La espermatogénesis se produce en ondas a todo lo largo de los túbulos seminíferos, por lo que zonas adyacentes del mismo túbulo muestran espermatocitogénesis y espermiogénesis en diversas fases. **(a)** Fotomicrografía que muestra más detalles de los túbulos seminíferos (TS), las células intersticiales de Leydig (L) y la túnica propia. Se reconocen las células de Sertoli (CS) como células altas de tipo fantasma en la periferia de los túbulos seminíferos. **(b)** Fotomicrografía que muestra espermatogonias de diversos tipos, entre ellos, de tipo Ad y B y espermatocitos primarios en fases de zigoteno/paquiteno (Z/P). Se observan también algunas espermátides (Et). **(c)** Fotomicrografía en una fase posterior, con espermiogénesis además de espermatocitogénesis. Se observan espermatogonias (Ad), espermatocitos primarios en fase de zigoteno/paquiteno (Z/P), y espermátides (Et), así como espermatozoides en desarrollo (Ez) rodeados por citoplasma de células de Sertoli. Las células de Sertoli no se aprecian muy bien en los cortes al microscopio óptico en el testículo humano.

En la espermatocitogénesis, las células troncales (espermatogonias) sufren una mitosis

Esta división mitótica (v. fig. 2.33) no produce sólo más espermatogonias, sino también células que se diferencian a espermatocitos primarios (fig. 16.6).

En el hombre, las espermatogonias pueden dividirse en tres grupos según sea el aspecto de sus núcleos: células oscuras tipo A (Ad), células claras tipo A (Ap) y células tipo B. Se cree que las espermatogonias tipo Ad son las células troncales del sistema y su infrecuente división mitótica produce más células tipo Ad y algunas tipo Ap nuevas. Las espermatogonias de tipo Ap son células troncales comprometidas que se dividen y maduran a células tipo B, que se dividen por mitosis produciendo más células tipo B; estas células se dividen y maduran posteriormente por grupos, produciendo espermatocitos primarios.

El ADN de los espermatocitos primarios se duplica poco después de su formación (por tanto, son 4n). La formación del espermatocito primario marca el final de la espermatocitogénesis.

La división meiótica se produce en las fases de espermatocito

Los espermatocitos primarios presentan una larga profase que dura unos 22 días, durante los cuales se identifican las fases de preleptoteno, leptoteno, zigoteno, paquiteno y diploteno, según el patrón de la cromatina nuclear (v. fig. 16.5). La meiosis se describe en la página 37.

La primera división meiótica se produce tras las fases de paquiteno tardío/diploteno, con la formación de espermatocitos secundarios diploides que sufren rápidamente (en unas pocas horas) la segunda división meiótica, originando espermátides haploides.

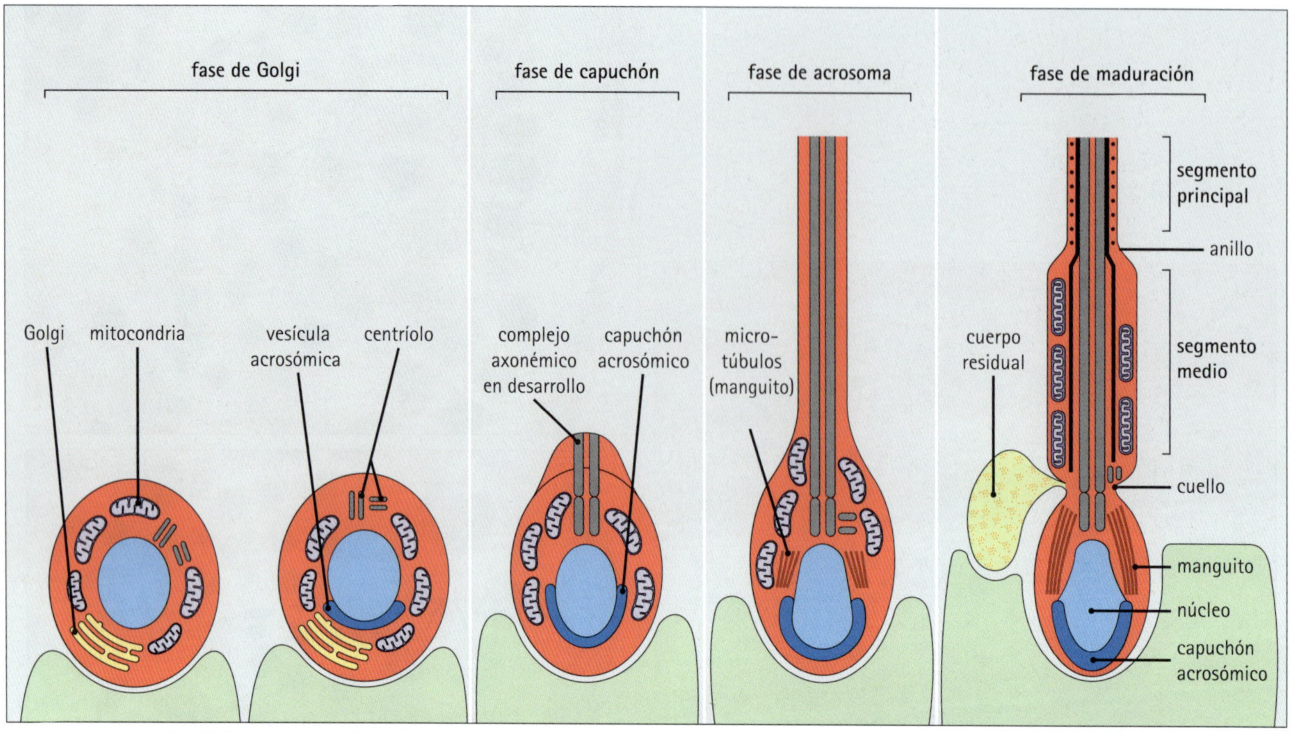

Fig. 16.7 Espermiogénesis. En la fase de Golgi aparecen gránulos PAS-positivos (pre-acrosoma) en el aparato de Golgi, que se fusionan formando una vesícula acrosómica, envuelta por una membrana, junto a la membrana nuclear. Esta vesícula crece y su localización indica lo que será el polo anterior del espermatozoide. Los dos centriolos emigran hacia el polo contrario (posterior) de la espermátide, quedando el centriolo distal alineado en ángulo recto con la membrana celular. Entonces comienza a formarse el complejo axonémico de la cola del espermatozoide. En la fase de capuchón, la vesícula acrosómica cambia de forma, envolviendo la mitad anterior del núcleo, y se convierte en el capuchón acrosómico. La membrana nuclear bajo el capuchón acrosómico se hace más gruesa y pierde sus poros, y la cromatina nuclear se condensa más. En la fase de acrosoma, el núcleo progresivamente más denso se aplana y alarga; se pueden identificar un polo anterior, cubierto por el capuchón acrosómico, y un polo posterior, estrechamente relacionado con el complejo axonémico en desarrollo. Al cambiar la forma del núcleo, el citoplasma entre el capuchón acrosómico y la membrana celular anterior emigra hacia la porción posterior de la célula. Toda la célula se orienta por sí misma de tal modo que el polo anterior queda embutido en la superficie luminal de la célula de Sertoli, con el vértice dirigido hacia la base del túbulo seminífero; el polo posterior de la espermátide, rico en citoplasma, protruye hacia la luz tubular. Al mismo tiempo, una vaina de microtúbulos, denominada «manguito», se extiende desde la parte posterior del capuchón acrosómico hacia la cola en desarrollo. Los centriolos (v. fig. 2.22), que han emigrado hacia atrás, forman el cuello del futuro espermatozoide, que es el segmento que conecta la cabeza (con el núcleo y el capuchón acrosómico) y la futura cola. Un centriolo sigue sintetizando el complejo axonémico de la cola, produciendo un complejo tubular regular formado por dos microtúbulos centrales rodeados por un anillo de nueve dobletes periféricos. En la región del cuello se producen nueve fibras toscas, que se extienden hacia la cola, alrededor de los microtúbulos del complejo axonémico. A esto se añaden mitocondrias en el cuello y más abajo, rodeando las nueve fibras toscas; así se forma la porción conocida como «segmento medio». Las mitocondrias desaparecen bruscamente en un anillo que delimita el segmento medio de las partes principales de la cola (segmento principal y segmento terminal). La fase de maduración se caracteriza por la separación del exceso de citoplasma, especialmente en las zonas del cuello y el segmento medio, y su fagocitosis por las células de Sertoli. A continuación, los espermatozoides inmaduros se desprenden de la superficie de la célula de Sertoli y quedan libres en la luz del túbulo seminífero, con lo cual finaliza la espermiogénesis. Los gametos masculinos inmaduros serán modificados posteriormente en los sistemas ductales que llevan hasta el pene. La duración de la espermatocitogénesis desde la espermatogonia tipo Ad hasta la liberación del espermatozoide maduro es de unos 70 días.

La espermiogénesis es el proceso mediante el cual las espermátides haploides se transforman en espermatozoides

La espermiogénesis puede dividirse en cuatro fases, todas las cuales se desarrollan mientras las espermátides se hallan situadas en pequeños huecos en la superficie luminal libre de las células de Sertoli (v. pág. 304) (fig. 16.7). Estas cuatro fases son:

- La fase de Golgi.
- La fase de capuchón.
- La fase de acrosoma.
- La fase de maduración.

Espermatozoide maduro. El espermatozoide maduro consta de una cabeza y una cola, esta última compuesta a su vez por cuello, segmento medio, segmento principal y segmento terminal (fig. 16.8).

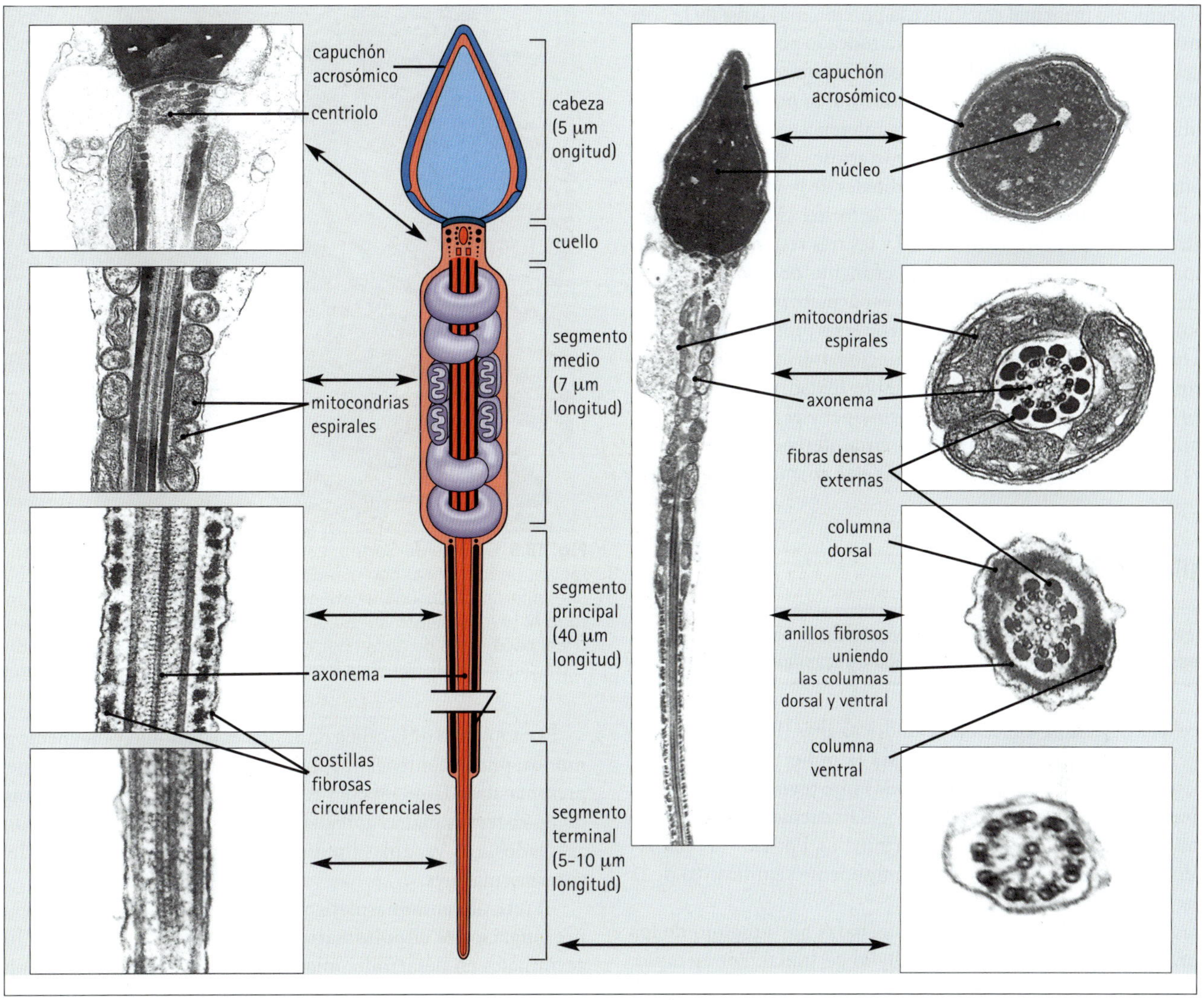

Fig. 16.8 Espermatozoide humano maduro. Dibujo de un espermatozoide maduro acompañado por fotomicrografías electrónicas que confirman su estructura en orientación longitudinal *(izquierda)* y transversal *(derecha)*.

La cabeza de un espermatozoide está formada por el núcleo, cubierto por el capuchón acrosómico

La cabeza del espermatozoide es aplanada y puntiaguda y la cromatina nuclear está condensada, salvo algunas vacuolas nucleares claras.

El capuchón acrosómico cubre entre dos tercios y tres cuartos del núcleo por delante; se trata de una glucoproteína que contiene numerosas enzimas, entre ellas una proteasa, fosfatasa ácida, neuraminidasa y hialuronidasa, y que puede considerarse como un lisosoma gigante especializado.

Las enzimas acrosómicas son liberadas cuando el espermatozoide entra en contacto con el óvulo; facilitan la penetración de la corona radiada y la zona pelúcida del óvulo (v. cap. 17) por la cabeza nuclear del espermatozoide.

La cola del espermatozoide maduro está formada por el cuello y los segmentos medio, principal y terminal

A todo lo largo de la cola discurre el axonema, responsable de la motilidad del espermatozoide; básicamente se trata de un largo cilio especializado, con nueve dobles túbulos alrededor de un par de túbulos centrales (v. fig. 3.17).

La porción proximal de la cola es el cuello. Se trata de un segmento estrecho que contiene el par de centriolos y un segmento conector que forma los nueve anillos fibrosos que rodean al axonema. Estas son las fibras densas externas (FDE), formadas por las proteínas del citoesqueleto y que aportan protección y elasticidad a la cola del espermatozoide. Las FDE se encuentran en todo el segmento medio y principal de la cola.

El axonema discurre a todo lo largo del centro del segmento medio y está rodeado por las FDE desde el segmento conector del cuello y una zona externa de mitocondrias alargadas y densamente agrupadas. El límite inferior del segmento medio es marcado por un brusco estrechamiento, asociado a veces con un engrosamiento anular de la membrana celular, el anillo.

El segmento principal constituye la porción más larga de la cola y consta del axonema, que se encuentra rodeado por las nueve FDE, envueltas a su vez por una vaina fibrosa. En esta región no existen mitocondrias. La vaina fibrosa está constituida por dos columnas longitudinales unidas por costillas circunferenciales. Dado que una de las FDE anteriores y una de las posteriores (FDE 3 y 8) están fusionadas con las columnas longitudinales de la vaina fibrosa, las siete FDE restantes están distribuidas de forma asimétrica, cuatro de ellas en un compartimento lateral y las tres restantes en el otro compartimento. Se ha relacionado la función de la vaina fibrosa con la motilidad y flexibilidad del espermatozoide y también se comportan como un andamiaje para diversas proteínas implicadas en la función de los mismos. Un mal funcionamiento de las FDE y/o la vaina fibrosa se relaciona con una subfertilidad.

En la unión entre el segmento principal y el corto segmento terminal, las fibras longitudinales y circunferenciales desaparecen. Por tanto, el segmento terminal está formado sólo por el axonema.

Células de Sertoli

La célula de Sertoli descansa sobre una membrana basal y su vértice irregular se extiende hacia la luz del túbulo seminífero

Las células de Sertoli son células cilíndricas altas (fig. 16.9) y constituyen el principal tipo celular hasta la pubertad, tras la cual representan sólo un 10% de las células que revisten los túbulos seminíferos. En ancianos, sin embargo, es frecuente la disminución del número de células epiteliales germinales. Por ello, las células de Sertoli vuelven a constituir un componente significativo de la población celular tubular.

Las células de Sertoli no se ven afectadas por ninguno de los factores que lesionan al sensible epitelio germinal. Por ejemplo, no degeneran al ser expuestas a la temperatura corporal normal y pueden, por tanto, sobrevivir en testículos no descendidos.

El núcleo celular es irregular, con profundos pliegues, y tiende a ser ovalado con el eje largo en ángulo recto con la membrana basal. El núcleo presenta un patrón cromatínico vesicular y un nucléolo muy desarrollado.

El contorno de la célula de Sertoli es irregular, con numerosas ramificaciones citoplasmáticas que contactan con las de las células de Sertoli adyacentes, formando un entramado de citoplasma. Este entramado rodea a las células en desarrollo del epitelio germinal y forma uniones estrechas (v. fig. 3.6) que dividen grosso modo el revestimiento del túbulo seminífero en compartimentos basal y adluminal. Estas uniones oclusivas entre las células de Sertoli forman la barrera hematotesticular, que aísla el compartimento adluminal de los túbulos seminíferos de la sangre y el sistema linfático. A nivel funcional esta barrera permite mantener un microambiente muy especializado en la luz del túbulo seminífero, que permite la maduración del espermatozoide. Además, esta barrera parece evitar la exposición de los antígenos de las células germinales al sistema inmunitario y la consiguiente aparición de una respuesta autoinmunitaria.

Se han descrito (v. cap. 3) otros tipos de uniones intercelulares entre las células de Sertoli, como uniones comunicantes y (ocasionalmente) desmosomas, y se han observado estructuras similares a uniones intercelulares entre las células de Sertoli y las células epiteliales germinales en desarrollo.

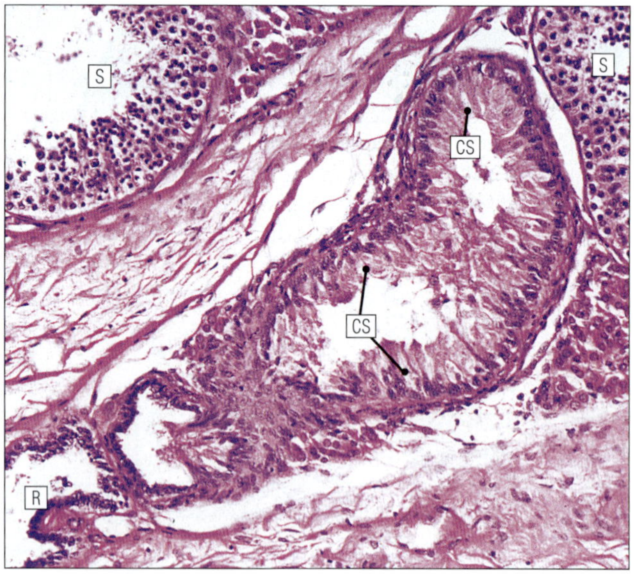

Fig. 16.9 Células de Sertoli. Las células de Sertoli (CS) no suelen ser fáciles de identificar con claridad en el revestimiento de los túbulos seminíferos (S) cuando existe espermatogénesis activa, pero forman todo el revestimiento del túbulo en un corto trayecto en su extremo distal poco antes de desembocar en el sistema de la *rete testis* (R), en el mediastino testicular. Esta fotomicrografía se ha obtenido en esa área.

El citoplasma de la célula de Sertoli es eosinófilo y finamente granuloso; puede contener vacuolas lipídicas. Ultraestructuralmente presenta abundante retículo endoplasmático, a menudo organizado en cisternas planas apiladas (láminas anulares) con ribosomas asociados. Las vacuolas lipídicas suelen encontrarse cerca de las cisternas mayores.

El retículo endoplasmático es también muy abundante en las prolongaciones citoplasmáticas interdigitadas entre las células germinales en desarrollo, mientras que los grupos de ribosomas libres son numerosos en la base de la célula. Las microfibrillas y microtúbulos son abundantes en áreas del citoplasma cercanas a las espermátides en desarrollo.

Las espermatogonias y los espermatocitos en preleptoteno ocupan el compartimento basal, mientras que el resto de los espermatocitos primarios, los espermatocitos secundarios y las espermátides se localizan en el compartimento adluminal. Estos compartimentos son fáciles de distinguir en algunas especies animales, incluidos los primates, pero no en el hombre.

Las células de Sertoli poseen funciones de sostén, fagocíticas y secretoras

Las células de Sertoli juegan un papel clave como parte del nicho de células troncales en el cual ocurre la espermiogénesis. Aunque inicialmente se consideró que las células de Sertoli eran células sustentaculares con un papel fundamentalmente de sostén y de mantenimiento del espermatozoide en las distintas fases de la espermiogénesis, ahora se sabe que son polifuncionales con tareas endocrinas adicionales.

Entre las funciones de sostén probablemente están la provisión de nutrientes a las células germinales en desarrollo, que se anclan en las células de Sertoli a través de sus prolongaciones citoplasmáticas y de uniones, y el transporte de productos de desecho de la espermiogénesis a la sangre y los vasos linfáticos que rodean los túbulos seminíferos.

Las células de Sertoli fagocitan todo el citoplasma residual (cuerpos residuales) desprendido de las espermátides en maduración durante la espermiogénesis. También pueden fagocitar cualquier material celular inútil procedente de células germinales degeneradas que no han logrado completar la espermatogénesis.

Las funciones secretoras varían con la madurez sexual. En el embrión masculino, alrededor de la 8.ª o 9.ª semana del desarrollo fetal, las células de Sertoli segregan sustancia inhibidora mülleriana (MIS), una glucoproteína de la familia TGF-β, que parece inhibir el desarrollo ulterior del sistema del conducto de Müller en los varones. En el testículo prepuberal podrían secretar una sustancia que impide la división meiótica de las células epiteliales germinales. En la pubertad disminuyen las concentraciones de MIS cuando la expresión del gen se inhibe por la testosterona.

CONCEPTOS AVANZADOS

Células de Sertoli

En el testículo maduro, las células de Sertoli segregan proteína ligadora de andrógenos (ABP), que se une a la testosterona y a la hidroxitestosterona producidas fuera del túbulo seminífero por las células de Leydig intersticiales; en el epitelio germinal y la luz tubular son necesarias elevadas concentraciones de estas hormonas para la maduración normal de la célula germinal. La ABP permite que la concentración de estos andrógenos sea muy superior a la que se podría acumular en función de su solubilidad normal en la luz del túbulo seminífero.

La secreción de ABP depende de la secreción de hormona estimulante del folículo (FSH) por la hipófisis y de la presencia de receptores de FSH en las células de Sertoli. La FSH estimula la espermatogénesis, probablemente por inducir la producción por las células de Sertoli de una cantidad variable de ABP.

Las células de Sertoli segregan también la hormona inhibina, una glucoproteína de la familia de TGF-β, que inhibe la secreción de FSH por la hipófisis y, por tanto, juega un papel importante de retroalimentación en el control de la velocidad de la espermatogénesis.

El intersticio testicular contiene células de Leydig (intersticiales) secretoras de hormonas

El tejido intersticial, que se encuentra situado entre los túbulos seminíferos, es una red de tejido fibrocolágeno laxo compuesto por:

- Fibroblastos.
- Colágeno, con algunos macrófagos y mastocitos.
- Vasos sanguíneos y linfáticos.
- Grupos de células de Leydig o intersticiales.

Las células de Leydig sintetizan testosterona y, aunque son más abundantes en el intersticio tubular, se observan a veces en el mediastino testicular, el epidídimo e, incluso, en el cordón espermático. A menudo están estrechamente relacionadas con nervios, como su equivalente femenino, las células hiliares del ovario (v. cap. 17).

Las células de Leydig presentan núcleos redondos vesiculares con la membrana nuclear muy desarrollada y uno o dos nucléolos. Algunas de las células son pequeñas y fusiformes, y se consideran formas inmaduras, pero la mayoría son redondas o poligonales.

Las células de Leydig poseen un citoplasma granuloso eosinófilo que contiene lipasas, enzimas oxidativas, esterasas y diversas deshidrogenasas de esteroides.

Un rasgo típico de las células de Leydig es el cristaloide de Reinke, que es una masa intracitoplasmática, eosinófila, alargada, rectangular o romboidal, de unos 3 μm de grosor y hasta 20 μm de longitud (fig. 16.10).

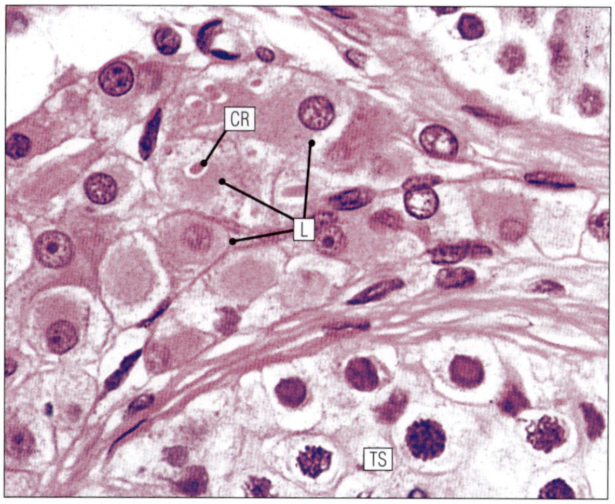

Fig. 16.10 **Células de Leydig (intersticiales).** Fotomicrografía de un grupo de células de Leydig (L) situadas en el intersticio entre los túbulos seminíferos (TS). Poseen un abundante citoplasma eosinófilo; algunas contienen cristaloides de Reinke (CR).

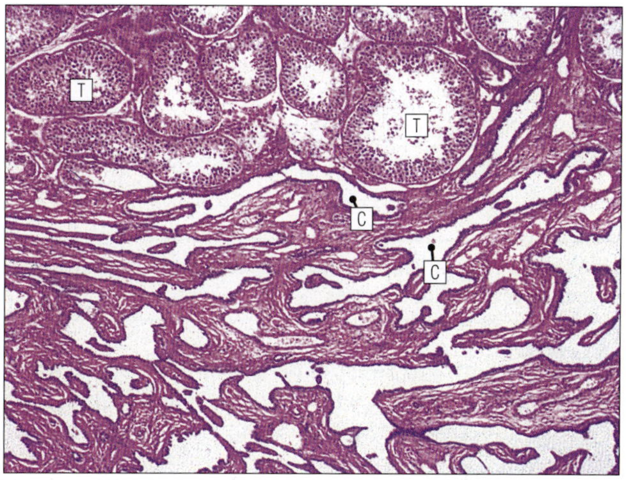

Fig. 16.11 *Rete testis.* La *rete testis* es una red de canales interconectados (C) a donde vierten su producción los túbulos seminíferos (T). Los espermatozoides pasan de la *rete testis* al epidídimo a través de los conductillos eferentes.

Los cristaloides de Reinke no se observan antes de la pubertad. Su número aumenta durante los años de madurez sexual, siendo más frecuentes en ancianos.

En la mayoría de las células de Leydig existe el pigmento pardoamarillento lipofuscina.

La *rete testis* es un complejo entramado de canales interconectados localizado en el mediastino testicular

Los espermatozoides formados en las asas de los túbulos seminíferos llegan a las porciones terminales, recubiertas solamente por células de Sertoli (v. fig. 16.9) y de ahí, a través de los túbulos rectos, a la *rete testis* (fig. 16.11), englobada en un estroma fibroso que se continúa con la túnica albugínea.

Tanto los túbulos rectos como la *rete testis* están recubiertos por un epitelio simple de células cúbicas o cilíndricas bajas con

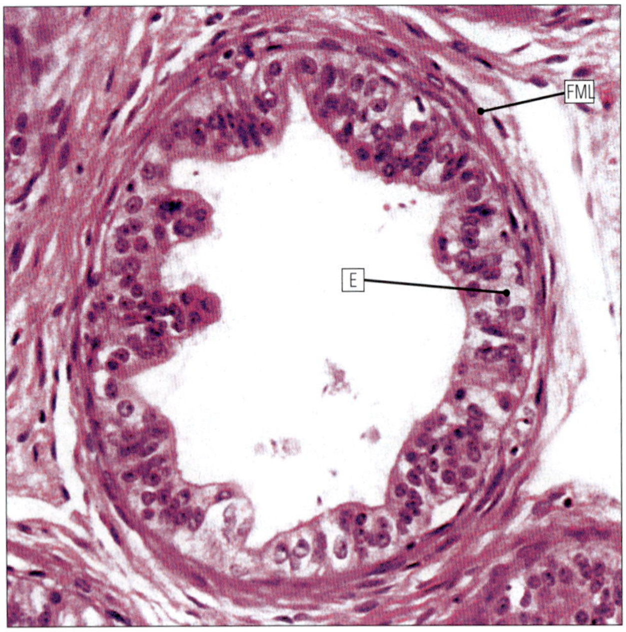

Fig. 16.12 Conductillos eferentes. Obsérvese el epitelio mixto cilíndrico y cúbico (E), la típica luz interna con flecos y el anillo circular de fibras musculares lisas (FML).

microvellosidades en la superficie luminal. La mayor parte de las células epiteliales de la *rete testis* poseen un único flagelo central largo.

Los canales de la *rete testis* se fusionan en aproximadamente una docena de conductillos eferentes

Estos salen del extremo superior del mediastino testicular, atravesando la túnica albugínea (v. fig. 16.1) y entran en la cabeza del epidídimo. Ahí convergen en un único tubo, el conducto epididimario.

Los conductillos eferentes están recubiertos por un epitelio mixto de células cilíndricas altas ciliadas y células cúbicas o cilíndricas bajas no ciliadas, con microvellosidades en la superficie luminal (fig. 16.12). Los cilios baten hacia el epidídimo, empujando a los espermatozoides, al tiempo que las células no ciliadas absorben parte del líquido testicular que sirve de medio de transporte para los espermatozoides inmaduros y, todavía, inmóviles.

Los conductillos eferentes están muy contorneados y poseen una vaina estrecha de células musculares lisas circulares, entremezcladas con fibras elásticas; las contracciones peristálticas de este músculo favorecen la progresión de los espermatozoides.

EPIDÍDIMO

El conducto epididimario *(ductus epididymis)* se forma por la fusión de los conductillos eferentes

El conducto epididimario es un tubo único inmerso en un estroma vascular laxo de fibroblastos, colágeno y matriz de glucosaminoglucanos, y rodeado por una cápsula fibrocolágena densa, formando un cuerpo en forma de coma denominado «epidídimo».

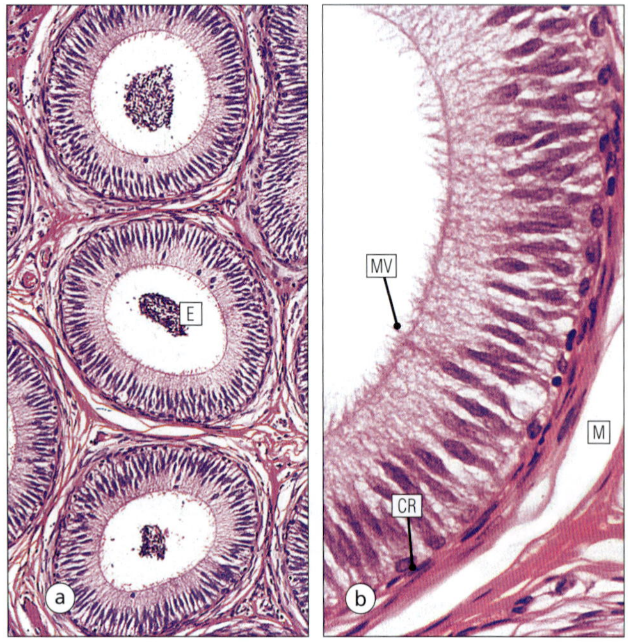

Fig. 16.13 Conducto epididimario. **(a)** Fotomicrografía del conducto epididimario revestido por epitelio cilíndrico alto con núcleos basales; las luces contienen grumos de espermatozoides (E). **(b)** Fotomicrografía a gran aumento mostrando un único conducto. Obsérvense las microvellosidades (MV), inusualmente altas, las pequeñas células redondas diseminadas en la base del epitelio cilíndrico (CR) y la estrecha banda de fibras musculares circulares (M).

El epidídimo puede dividirse en cabeza, cuerpo y cola; los conductillos eferentes entran por la cabeza y el extremo distal del conducto epididimario sale por la cola, convirtiéndose en el conducto deferente.

El epidídimo humano tiene una longitud de unos 5 cm y una anchura de 1 cm, por lo que, como los 5 m del conducto epididimario están contenidos en su interior, es obvio que el conducto está enormemente contorneado.

El conducto epididimario genera un microambiente muy especializado esencial para la maduración de los espermatozoides

Durante la circulación por el epidídimo se produce la maduración de los espermatozoides, que adquieren la motilidad y por último la capacidad de fecundar el óvulo. Durante el proceso de maduración las proteínas elaboradas por las células que revisten el epidídimo se transfieren al espermatozoide en maduración y se generan modificaciones de la membrana del espermatozoide, de forma que la función final del espermatozoide dependerá del éxito en la interacción con estas proteínas.

El conducto epididimario está revestido por un epitelio seudoestratificado en el que se han descrito varios tipos celulares: principales, basales, claras, estrechas, apicales y en halo.

Las células principales representan más de un 80% del total y se trata de células cilíndricas altas, que tienen microvellosidades gigantes, responsables en gran medida de mantener un microambiente muy especializado en la luz del epidídimo. Se ha descrito que el líquido de la luz del epidídimo es el más complejo producido por ningún epitelio glandular. Estas microvellosidades gigantes (fig. 16.13) son casi inmóviles y se las denomina estereocilios, aunque ni contienen las estructuras microtubulares internas de los cilios

(v. fig. 3.17) ni funcionan como cilios. Tienen una longitud de unos 80 µm en la cabeza del epidídimo y de unos 40 µm en la cola. La función de estos estereocilios es mantener el microambiente de la luz absorbiendo el líquido secretado hacia la misma. Las células poseen también vesículas revestidas y lisosomas, retículo endoplasmático rugoso y un Golgi bien desarrollado por su función secretora. Las uniones estrechas entre las células principales mantienen la barrera hematoepididimaria, un concepto parecido a la barrera hematotesticular descrita antes.

La función de las células principales en el hombre solo varía ligeramente entre las distintas secciones anatómicas del epidídimo, a diferencia de lo que sucede en roedores donde existen diferencias importantes. En general las células principales expresan una serie de genes relacionados con la secreción de distintas proteínas, incluidos factores de señalización y reguladores hacia la luz. Las células adyacentes pueden tener diferencias en relación con sus vecinas. Algunas de las proteínas interactúan de forma directa con el espermatozoide en maduración dado que son necesarias para su función final. Algunos productos son secretados hacia la luz por las células principales mediante secreción apocrina y generan vesículas rodeadas por membrana en el líquido llamadas epididimosomas.

Los demás tipos celulares en el epitelio de revestimiento del epidídimo realizan las siguientes funciones:

- Las **células basales** se limitan a la zona de la membrana basal y se localizan por debajo y rodean parcialmente a las células principales suprayacentes, donde parecen realizar una función de señalización y soporte celular.
- Las células **apicales** y claras contienen una H + -ATPasa y secretan iones hidrógeno hacia la luz para reducir el pH y mantener un ambiente ácido.
- Las **células claras y apicales** tienen actividad endocítica y parece que eliminan material de la luz epididimaria.
- Parece que las **células en halo** son la principal célula efectora inmunitaria en el epidídimo y corresponden a linfocitos T colaboradores y citotóxicos y monocitos.

Todo el conducto epididimario está rodeado por una vaina estrecha de músculo circular similar a la de los conductillos eferentes, aunque en la cola existe también una capa longitudinal por dentro de la capa circular y una capa longitudinal externa. Estas capas musculares permiten la propulsión peristáltica del contenido.

Todas las capas musculares se engrosan dentro de la cola del epidídimo, convirtiéndose en capas bien desarrolladas cuando el conducto se transforma en el conducto deferente.

CONDUCTO DEFERENTE

El conducto (vaso) deferente es un tubo recto originado en el epidídimo y que se dirige verticalmente hacia arriba por detrás del epidídimo, dentro del cordón espermático

El cordón espermático contiene también arterias, venas, linfáticos y nervios. Las venas forman un complejo plexo anastomótico denominado «plexo pampiniforme». Por fuera, el cordón espermático contiene fibras longitudinales de músculo estriado voluntario, el músculo cremáster.

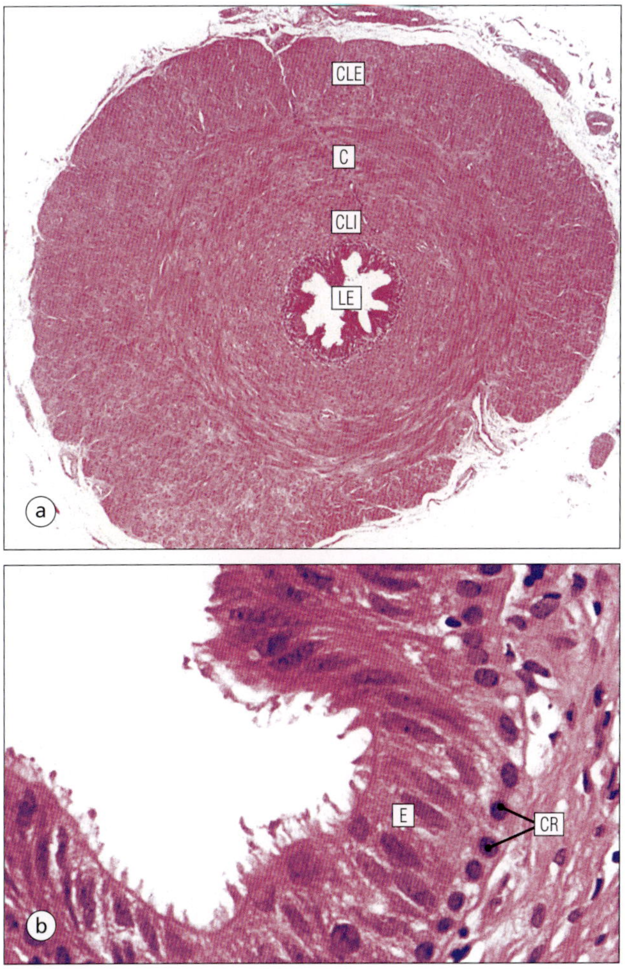

Fig. 16.14 **Conducto deferente.** **(a)** Fotomicrografía a bajo aumento mostrando las tres capas musculares: una capa circular central (C) entre dos capas longitudinales externa (CLE) e interna (CLI) y la luz estrellada (LE). **(b)** Fotomicrografía a gran aumento mostrando el epitelio cilíndrico alto (E), la capa basal de pequeñas células redondas regulares (CR) y el patrón de pliegues.

El conducto deferente posee una pared muscular gruesa, formada por una capa circular media, y dos capas longitudinales, externa e interna. Por dentro de la capa interna existe una lámina propia fibroelástica recubierta por un epitelio cilíndrico alto casi idéntico al del epidídimo, elevado en pliegues longitudinales por la lámina propia, produciendo una luz pequeña y estrellada (fig. 16.14). El peristaltismo de la gruesa capa muscular empuja a los espermatozoides durante la eyaculación.

Ambos conductos deferentes entran en la cavidad pélvica a través del conducto inguinal y luego se dirigen medialmente y hacia abajo, en dirección a la base de la vejiga. Cerca de su extremo distal, junto a la base de la vejiga, ambos conductos deferentes presentan una dilatación (la ampolla), donde la capa muscular se hace más delgada; la capa mucosa de la ampolla parece más gruesa porque sus pliegues, algunos ramificados, son más altos.

En el extremo distal de la ampolla al conducto deferente se une a un corto conducto procedente de las vesículas seminales.

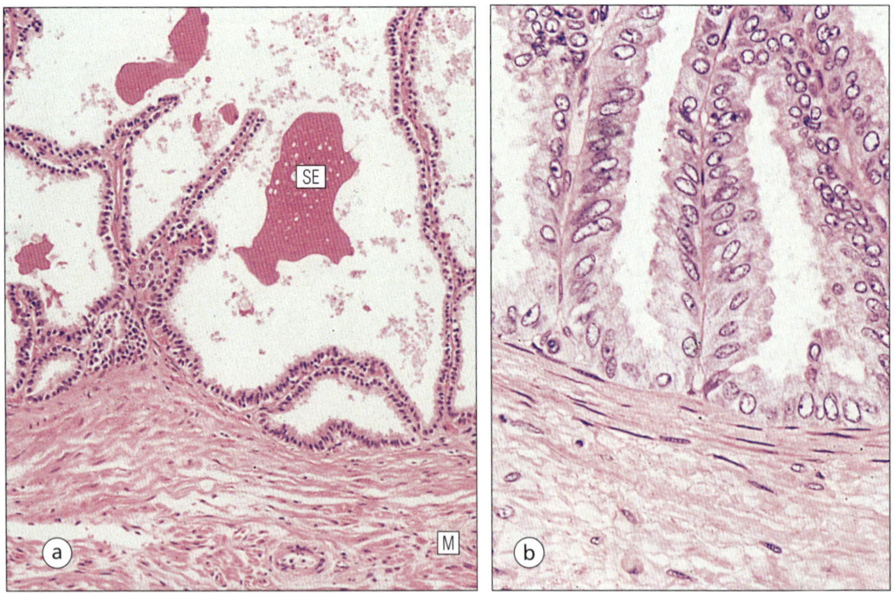

Fig. 16.15 Vesícula seminal. **(a)** Fotomicrografía de la vesícula seminal mostrando parte de la envoltura muscular (M) y el patrón de pliegues elevados en la mucosa. La luz contiene gotas de secreción eosinófila (SE). **(b)** Fotomicrografía mostrando el epitelio cilíndrico alto secretor a gran aumento.

VESÍCULAS SEMINALES

Las vesículas seminales son divertículos tubulares no ramificados, pero muy contorneados, del conducto deferente, en cuya luz no se identifican espermatozoides.

La vesícula seminal tiene unos 15 cm de longitud, pero se halla contorneada sobre sí misma formando un cuerpo de unos 5-6 cm. Este tubo está rodeado por una capa de músculo liso circular interna y otra longitudinal externa, con una capa externa de tejido fibrocolágeno que contiene abundantes fibras elásticas.

La mucosa de la vesícula seminal está formada por una lámina propia fibroelástica elevada en pliegues altos, estrechos y complicados (fig. 16.15), cubierta por células epiteliales cilíndricas altas, no ciliadas y una población de células redondas basales no especializadas, similares a las observadas en los conductos y conductillos proximales. Las células altas tienen rasgos de células secretoras, con grandes vacuolas secretoras cerca de la superficie luminal y abundante retículo endoplasmático rugoso; pueden contener también pequeños gránulos pardoamarillentos de lipofuscina.

La complejidad de los pliegues mucosos hace que el área secretora sea muy grande; el 70-80% del eyaculado humano consiste en una secreción densa, cremosa y amarillenta de las vesículas seminales. Esta secreción contiene abundante fructosa y otros azúcares, prostaglandinas, proteínas, aminoácidos, ácido cítrico y ácido ascórbico. La fructosa es el nutriente principal para los espermatozoides.

La contracción del músculo liso de las vesículas seminales empuja la secreción acumulada hacia el conducto eyaculador

El conducto eyaculador está formado por la unión del corto conducto de la vesícula seminal con el conducto deferente distal a la ampolla.

Cada conducto eyaculador tiene sólo 1 cm de longitud y está revestido por un epitelio de células redondas pequeñas y cilíndricas altas idénticas a las de la ampolla; no existe músculo liso en su pared. Los conductos eyaculadores derecho e izquierdo atraviesan la próstata y desembocan en la uretra prostática en el utrículo prostático.

PRÓSTATA

Introducción

La función de la próstata es elaborar un líquido alcalino que representa aproximadamente un 30% del volumen del semen eyaculado. La próstata está formada por glándulas secretoras que se abren a la uretra. Estas glándulas y conductos prostáticos se encuentran inmersos en un estroma conjuntivo de fibroblastos, colágeno y músculo liso.

Toda la próstata está rodeada por una cápsula fibrocolágena de la que parten tabiques que se introducen parcialmente en su cuerpo, dividiéndola en lóbulos poco definidos. Macroscópicamente se describen lóbulos transicional, periférico y central.

Las glándulas prostáticas están ordenadas en tres grupos concéntricos

Un pequeño grupo de glándulas mucosas se abren directamente a la uretra; otro grupo mayor de glándulas submucosas se abren a la uretra a través de conductos cortos, lo que equivale a las zonas central y transicional. Un abundante grupo más externo de las denominadas glándulas prostáticas principales se abren a la uretra a través de conductos largos y esta zona es equivalente a la periférica (fig. 16.16).

Los conductos de las glándulas prostáticas submucosas y principales desembocan en los senos uretrales posteriores a cada lado de una cresta longitudinal denominada «cresta uretral».

El epitelio que reviste las glándulas prostáticas forma pliegues complejos acompañados por una estrecha lámina propia de sostén (fig. 16.17a-b). Existen dos tipos de células epiteliales:

- Células cilíndricas altas o cúbicas con citoplasma espumoso claro y núcleos basales claros.
- Células basales planas, escasas y con núcleos oscuros, en contacto con la membrana basal, que se comportan como células mioepiteliales (fig. 16.17c).

Ultraestructuralmente, las células cilíndricas altas poseen un Golgi muy desarrollado, localizado entre el núcleo basal y la superficie luminal, y abundantes lisosomas, gránulos secretores y retículo endoplasmático rugoso.

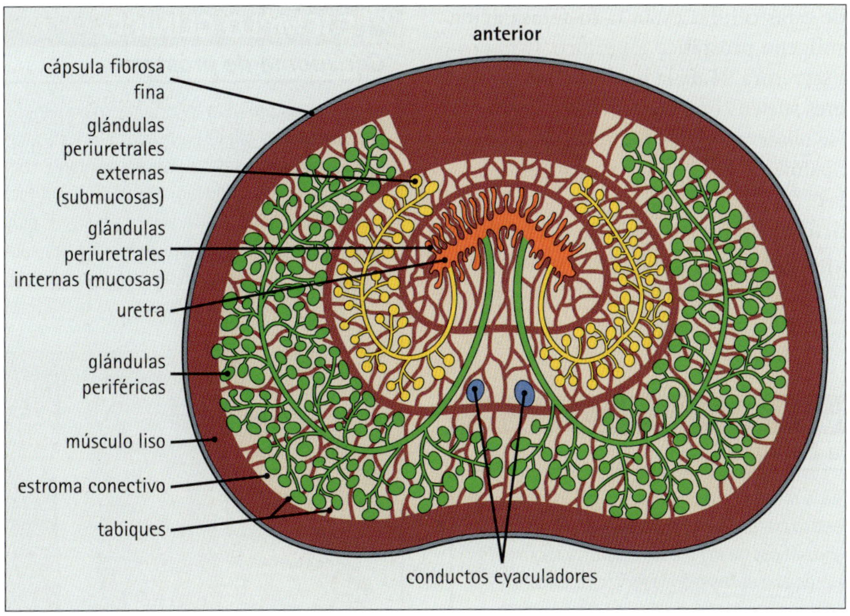

Fig. 16.16 Próstata. La próstata está rodeada por una cápsula fibrosa fina por dentro de la cual existe una gran capa de músculo liso de la que parten tabiques (principalmente musculares pero con un fino componente fibrocolágeno) que penetran en el órgano proporcionando un estroma adherente que sostiene y separa los elementos glandulares. La división en zonas central y periférica es poco nítida. Las glándulas periuretrales (mucosas) internas son pequeñas y se abren directamente hacia la uretra en toda su superficie; las glándulas periuretrales externas son más numerosas y se abren a la uretra a través de conductos cortos que entran en los senos uretrales posterolaterales, en la cara posterior de la uretra, a cada lado de la cresta central, o cresta uretral. Estos dos grupos glandulares constituyen la zona central. Las glándulas de la zona periférica vierten sus secreciones en la uretra a través de largos conductos abiertos a los lados de la cresta uretral.

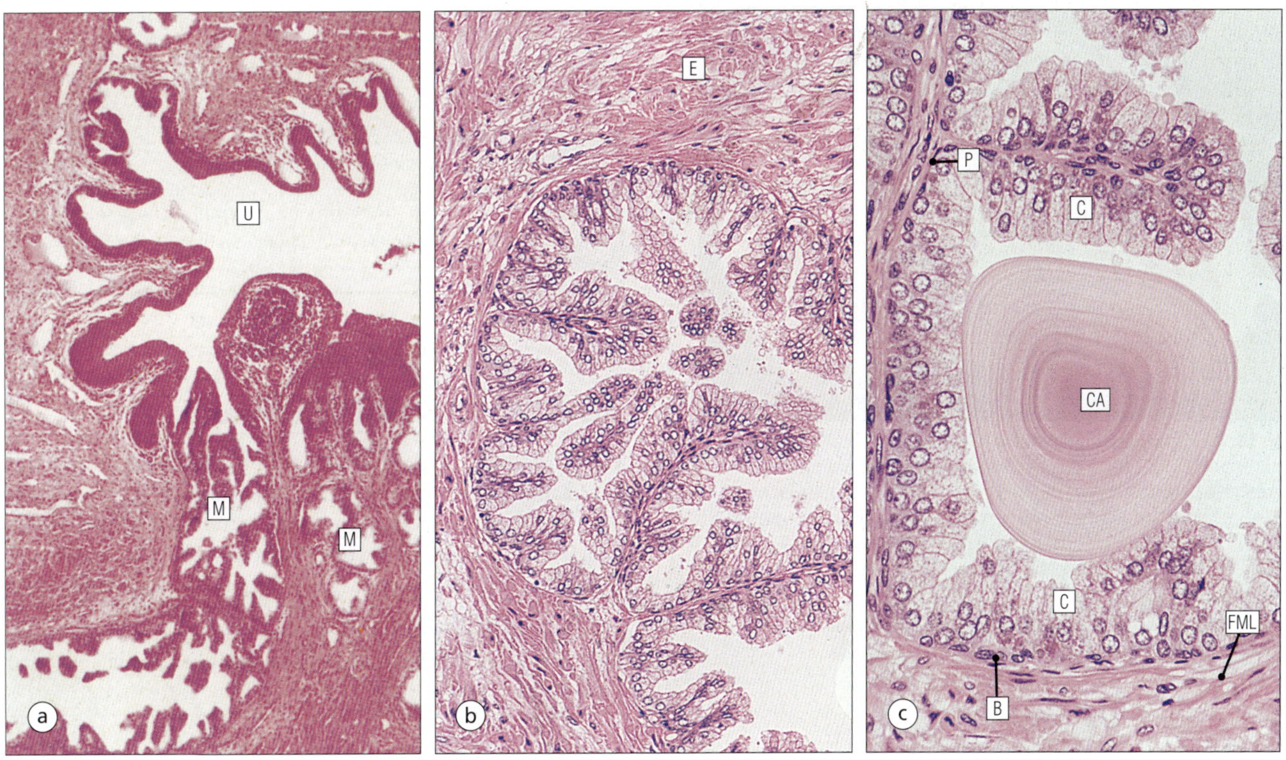

Fig. 16.17 Glándulas prostáticas. (a) Fotomicrografía de glándulas mucosas prostáticas (M) abiertas directamente a la uretra (U). **(b)** Fotomicrografía mostrando la arquitectura general de una glándula prostática típica, con su patrón de prolongaciones papilares. Obsérvese el estroma muscular liso y fibrocolágeno (E). **(c)** Fotomicrografía mostrando en detalle la citología del epitelio que reviste una glándula prostática. Está formado por células cilíndricas altas y claras (C) y algunas células basales pequeñas (B) con núcleos más oscuros. Obsérvense el delicado estroma de sostén de la prolongación papilar (P) y la fina capa periglandular de fibras musculares lisas (FML). La luz contiene cuerpos amiláceos (CA) en láminas concéntricas no calcificados.

Entre las secreciones de estas células están la fosfatasa ácida específica de la próstata, antígeno prostático específico, ß-microseminoproteína (proteína secretora 94 de la próstata) y azúcares simples. Las luces glandulares suelen contener algunas secreciones almacenadas; en ancianos se observan pequeños cuerpos esféricos amiláceos, formados principalmente por glucoproteínas condensadas y, a menudo, calcificadas.

Los conductos prostáticos pueden estar recubiertos también por epitelio cilíndrico alto, pero al acercarse a la uretra se hace progresivamente más cúbico, e incluso de transición, como el propio epitelio uretral.

EJEMPLO CLÍNICO

Hiperplasia prostática benigna

La enfermedad más frecuente de la próstata es la hiperplasia prostática benigna (HPB), que afecta a varones de edad avanzada. Se caracteriza por un crecimiento considerable de las glándulas prostáticas de los grupos mucoso y submucoso, debido al aumento del número y tamaño de las glándulas y los conductos, y al aumento de la masa del estroma fibromuscular de sostén. Muchas glándulas se hallan sobredistendidas por su secreción (fig. 16.18). Dado que las glándulas aumentadas de tamaño se localizan en la zona central y transicional, cerca de la uretra, la HPB comprime la uretra y produce retención de orina y síntomas urinarios bajos, como interrupción del chorro y aumento de la frecuencia miccional (incluida nicturia). Entre las opciones para aliviar estos síntomas se encuentran los α_1-bloqueadores (antagonistas de los receptores adrenérgicos) para relajar el músculo liso de la pared uretral y aliviar la presión, reducción de la testosterona circulante mediante inhibidores de la 5α-reductasa o resección prostática transuretral quirúrgica.

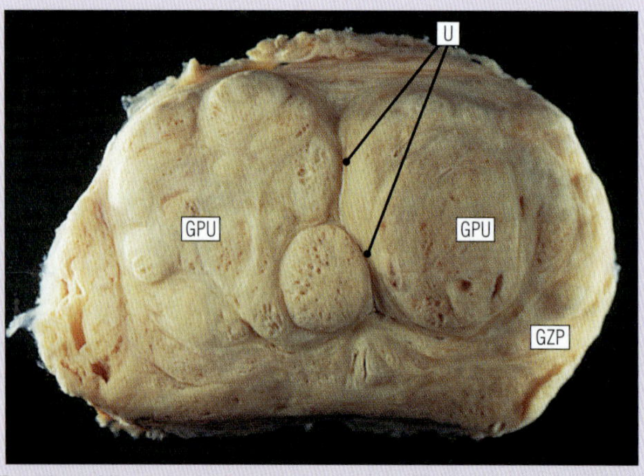

Fig. 16.18 Hiperplasia prostática benigna. Fotografía macroscópica de la superficie de corte de una próstata obtenida en una autopsia que muestra el aspecto típico de una hiperplasia prostática benigna. Se observa un sobrecrecimiento nodular de las glándulas periuretrales (GPU), que provoca una compresión y distorsión de la uretra (U). Obsérvese que las glándulas de la zona periférica (GZP) no están implicadas.

EJEMPLO CLÍNICO

Carcinoma de próstata

El cáncer de próstata se origina casi siempre en las glándulas principales periféricas. Este origen periférico determina que no ocasione síntomas urinarios porque están lejos de la uretra y por tanto cuando aparecen síntomas, suele encontrarse avanzado (fig. 16.19). Su localización periférica explica también que se pueda detectar el adenocarcinoma de próstata mediante tacto rectal (TR), que identifica una próstata dura y fija, en contraste con la HPB, que es lisa y elástica. La biopsia con aguja gruesa guiada por ecografía transrectal permite obtener cilindros de tejido para el diagnóstico y gradación histológica.

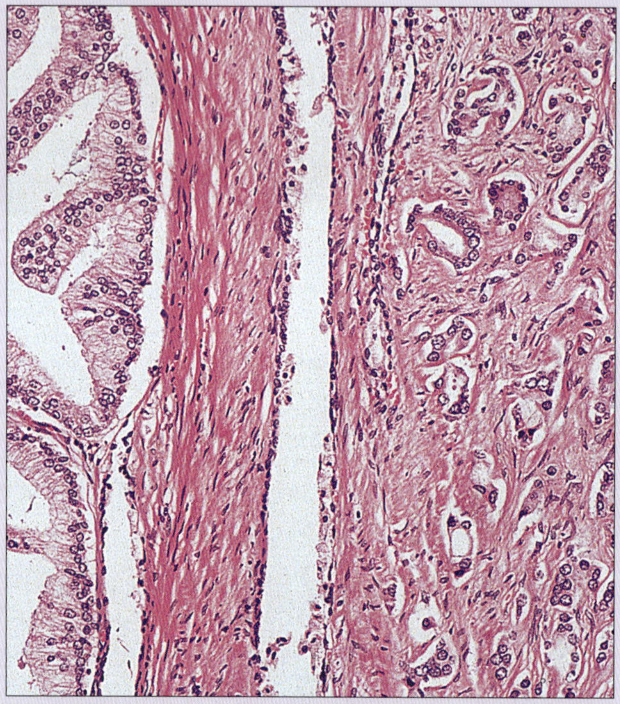

Fig. 16.19 Adenocarcinoma de próstata. Fotomicrografía mostrando una transformación cancerosa de las glándulas prostáticas. Las de la izquierda presentan una estructura normal, con epitelio cilíndrico alto regular. Las glándulas prostáticas cancerosas de la derecha han perdido su patrón cilíndrico, además de su arquitectura regular.

GLÁNDULAS BULBOURETRALES

El líquido seminal llega a la uretra prostática por los conductos eyaculadores derecho e izquierdo, atravesando la corta uretra membranosa y la uretra peneana antes de entrar en la vagina durante la relación sexual. En la uretra membranosa se abren los conductos largos y estrechos de los pares de las pequeñas glándulas bulbouretrales.

Las glándulas bulbouretrales están recubiertas por un epitelio alto y secretor de moco

Las glándulas bulbouretrales tienen un diámetro de unos 5 mm y su epitelio produce un líquido acuoso y ligeramente mucoso, que contiene abundantes azúcares (principalmente galactosa) y algo de ácido siálico. Este líquido precede al semen más denso a lo largo de la uretra peneana durante la eyaculación y puede tener una función lubricante.

PENE

El pene está formado por tejido eréctil y contiene parte de la uretra masculina.

El tejido eréctil se halla en dos cilindros dorsales (cuerpos cavernosos) y un cilindro ventral central más pequeño (cuerpo esponjoso) por cuyo interior discurre la uretra peneana. Estos cilindros están rodeados por una densa vaina fibrocolágena, la túnica albugínea, que también los mantiene unidos (fig. 16.20).

Los tejidos eréctiles consisten básicamente en espacios interconectados que permanecen vacíos en el pene fláccido (figs. 16.21 y 16.22), pero se llenan de sangre durante la erección, formando un órgano más grande y rígido.

La vascularización del pene se realiza a través de las arterias dorsal y profunda. A partir de las arterias profundas surgen arterias que irrigan la túnica albugínea y las arterias helicinas, que irrigan el tejido eréctil. Las arterias helicinas se llaman así por ser espirales en el pene fláccido, pero durante la erección se dilatan y rectifican, llenando de sangre los cuerpos cavernosos.

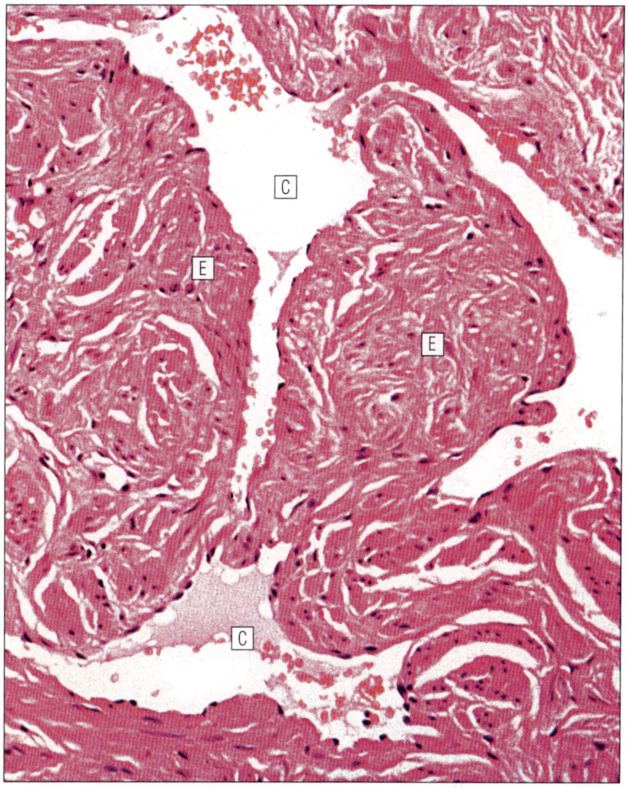

Fig. 16.21 Cuerpo esponjoso. Fotomicrografía del cuerpo esponjoso mostrando grandes canales (C) vasculares interconectados, irregulares, revestidos por endotelio plano y separados por un estroma fibrocolágeno (E) que contiene algunos haces musculares lisos.

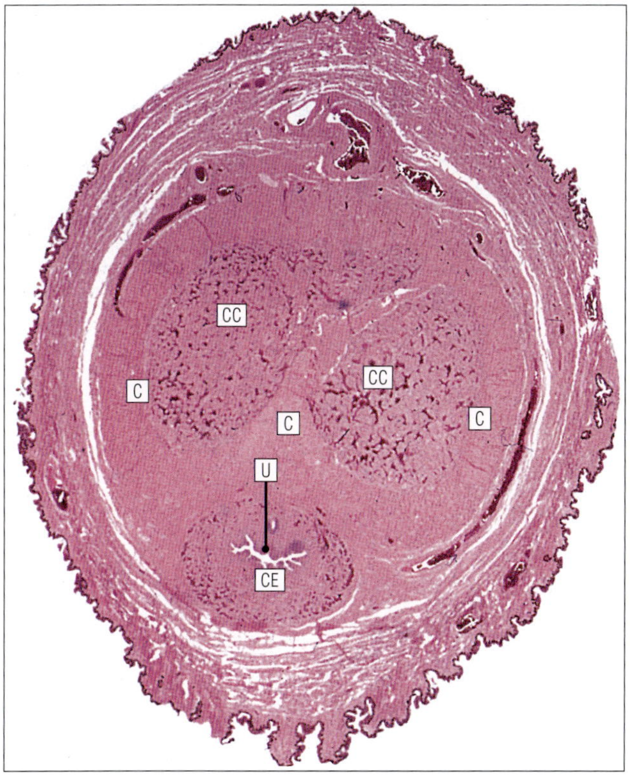

Fig. 16.20 Pene. Corte transverso de un pene mostrando la disposición del tejido vascular eréctil en dos cuerpos cavernosos dorsales (CC) y un único cuerpo esponjoso ventral (CE) a través del cual discurre la uretra (U) peneana. Las pequeñas glándulas mucosas del cuerpo esponjoso están especialmente concentradas alrededor de la uretra peneana, a la que se abren. Los cuerpos están envueltos y divididos por una cápsula fibrocolágena ancha (C). El núcleo eréctil está rodeado por una vaina de piel a la que se encuentra unido por un tejido subcutáneo muy laxo con algunos vasos sanguíneos, entre ellos las dos pequeñas arterias dorsales y las venas superficial y dorsal profunda.

Estas arterias helicinas contienen un cojinete intimal constituido por músculo liso, que se encuentra normalmente contraído, lo que mantiene un flujo bajo y permite el flujo de la sangre hacia la vena dorsal profunda del pene. Esto mantiene el estado de flaccidez. Durante la excitación la estimulación parasimpática determina la relajación del musculo liso de la arteria y el tejido eréctil, con la consiguiente vasodilatación y entrada de la sangre en los espacios cavernosos.

Tras la eyaculación cesa la estimulación parasimpática, el músculo liso se vuelve a contraer y la sangre es conducida directamente a la vena dorsal, con pérdida de la erección.

Durante la erección los dos cuerpos cavernosos se hacen más turgentes que el cuerpo esponjoso. La presión ejercida por el cuerpo esponjoso sobre la uretra que la atraviesa no basta para impedir el paso del semen, empujado por la contracción del músculo liso, pero sí para impedir la micción normal completa.

El componente eréctil del pene está rodeado por piel, con un tejido subcutáneo muy laxo, que le permite desplazarse considerablemente durante el coito.

En el extremo distal del pene el cuerpo esponjoso forma el glande del pene, recubierto por epitelio escamoso sin estrato córneo, con glándulas sebáceas.

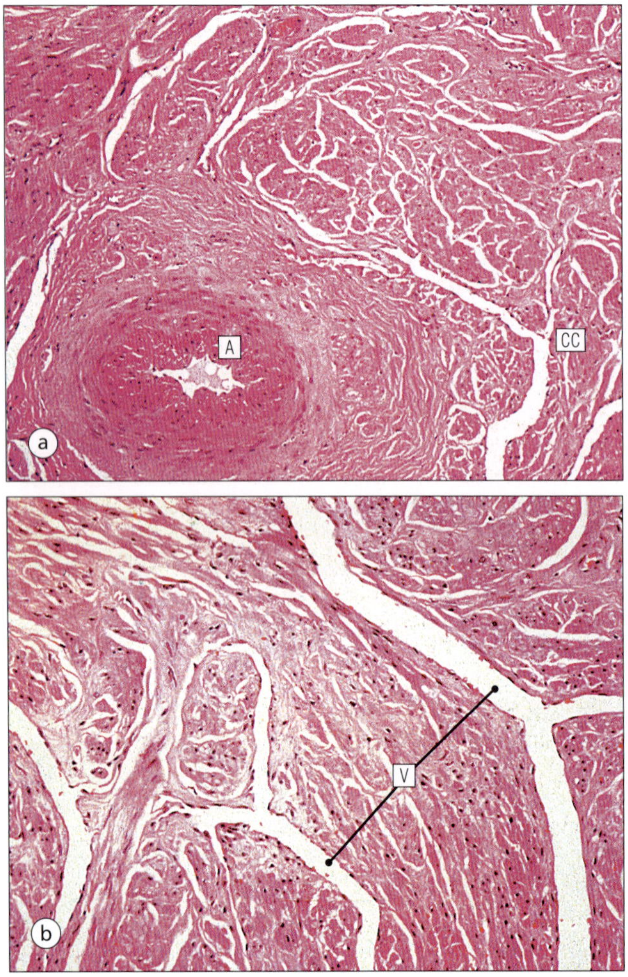

Fig. 16.22 Cuerpos cavernosos. **(a)** Fotomicrografía de parte de los cuerpos cavernosos (CC), con la arteria central profunda (A). **(b)** Fotomicrografía del sistema de canales vasculares (V) interconectados de los cuerpos cavernosos en estado de flaccidez.

La uretra peneana se abre al exterior en el meato, en el centro del glande

La mayor parte de la uretra peneana está revestida por epitelio cilíndrico no secretor, en el que drenan pequeñas glándulas mucosas situadas en el cuerpo esponjoso. Dentro del glande, sin embargo, la uretra se dilata (fosa navicular) y está revestida por epitelio escamoso estratificado sin estrato córneo idéntico al que recubre el glande.

El extremo del pene está cubierto normalmente por un pliegue superpuesto de piel del pene (el prepucio), rico en fibras elásticas que permiten su retracción sobre el glande durante el coito.

EJEMPLO CLÍNICO

Los fármacos que se emplean en el tratamiento de la disfunción eréctil mantienen la relajación del músculo liso

Esta relajación del músculo liso que permite la derivación de la sangre hacia los tejidos eréctiles se consigue gracias a la liberación de óxido nítrico (NO). Este se une a la enzima guanilato ciclasa, que aumenta las concentraciones de guanosina monofosfato cíclica (cGMP), que media la relajación del músculo liso y permite el flujo de la sangre hacia los tejidos eréctiles del pene. Sin embargo, tras formarse, cGMP es degradada por la enzima fosfodiesterasa tipo t (PDE5) específica para ella, lo que determina la reaparición de la contracción del músculo liso, la derivación de la sangre y la pérdida de la erección. Algunos fármacos, como sildenafilo, tadalafilo y vardenafilo, inhiben la degradación de cGMP por PDE5, lo que prolonga la relajación del músculo liso, manteniendo la vasodilatación y el flujo de sangre a través de las arterias helicinas hacia los cuerpos cavernosos y manteniendo de este modo la erección del pene.

CONTROL ENDOCRINO

La hormona masculina testosterona es fundamental para el funcionamiento adecuado del aparato reproductor masculino

En el embrión, la testosterona y otros andrógenos producidos por los testículos inmaduros son los responsables del desarrollo del pene y las glándulas sexuales accesorias, como la próstata y el epidídimo.

Con la instauración de la pubertad, los caracteres sexuales secundarios masculinos se desarrollan por influencia de la testosterona (fig. 16.23). Esta hormona induce también la maduración y división de las espermatogonias en los túbulos seminíferos, induciendo incluso la espermatogénesis completa, con producción de espermatozoides maduros.

Además, la testosterona es la responsable de la maduración de los epitelios característicos de los conductos genitales masculinos y de las glándulas accesorias que vierten sus secreciones a ellos.

En el varón adulto, la producción continua de espermatozoides y el mantenimiento de la estructura y función normales de los conductos y de las glándulas accesorias dependen de la producción continua de testosterona.

La falta de producción de testosterona en las edades avanzadas provoca un cese parcial o un cese completo de la espermatogénesis, y además una transformación del epitelio microvelloso, absortivo y secretor especializado de los conductos y glándulas accesorias, en un epitelio cúbico o escamoso más simplificado, incapaz de realizar sus funciones previas.

Por tanto, la testosterona es el eje estructural y funcional del sistema genital masculino. Es producida por las células de Leydig (intersticiales) a partir del colesterol y bajo la influencia de la hormona luteinizante segregada por las células gonadotropas de la hipófisis (v. pág. 250).

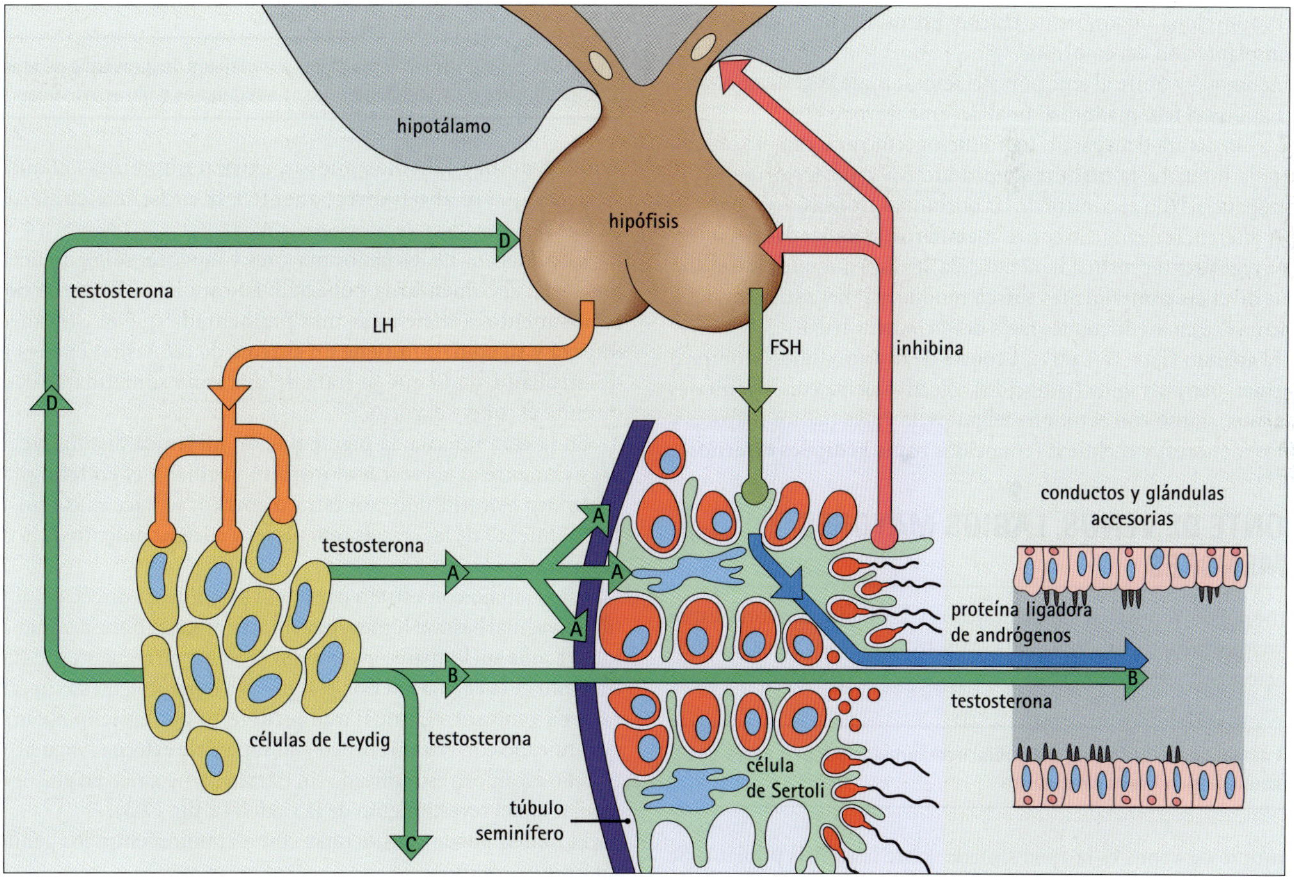

Fig. 16.23 Control hormonal del aparato reproductor masculino. La testosterona estimula la espermatogénesis en los túbulos seminíferos (A), mantiene la estructura y función de los conductos y de las glándulas accesorias (B), estimula y mantiene los caracteres sexuales secundarios (C), y proporciona un mecanismo de retroalimentación (D) para el control de la liberación hipofisaria de hormona luteinizante (HL). La secreción de testosterona por las células de Leydig es estimulada por la HL. Las células de Sertoli secretan proteína ligadora de andrógenos bajo la influencia de la hormona estimuladora de los folículos (HEF) de la hipófisis, y también producen inhibina, que es la responsable de la retroalimentación.

Para acceder a las preguntas de revisión en línea, visita, por favor,https://studentconsult.inkling.com.

17

Aparato reproductor femenino

INTRODUCCIÓN

El aparato reproductor femenino:

- Produce los gametos femeninos haploides (óvulos).
- Recibe los gametos masculinos haploides (espermatozoides) antes de la fertilización.
- Proporciona un ambiente favorable para la fertilización de los óvulos por los espermatozoides.
- Proporciona un ambiente físico y hormonal favorable para la implantación del embrión.
- Acomoda y nutre al embrión y el feto durante la gestación.
- Expulsa el feto maduro al final del embarazo.

La estructura del aparato reproductor femenino cambia mucho entre la infancia, la madurez reproductiva y, posteriormente, la menopausia, bajo el control de las hormonas tróficas.

A diferencia de muchos otros mamíferos, la mujer ovula a intervalos regulares (aproximadamente cada 28 días) durante todo el año y sus diversos componentes sufren modificaciones estructurales y funcionales en las diferentes fases del ciclo menstrual.

El aparato (figs. 17.1 y 17.2) consta de ovarios, tubas (trompas) uterinas, útero y vagina (conocidos colectivamente como **genitales internos**), junto con el monte del pubis, la vulva (labios mayores y labios menores) y el clítoris (conocidos como **genitales externos**).

MONTE DE VENUS, LABIOS MAYORES Y MENORES

El monte de Venus, los labios mayores y los labios menores están formados por piel modificada (v. cap. 18) como se indica a continuación.

El monte de Venus (monte del pubis) está formado por piel sobre una almohadilla de grasa subcutánea

El monte de Venus es la zona situada sobre la sínfisis pubiana. Se caracteriza por la presencia de folículos pilosos oblicuos que dan lugar al vello pubiano rizado y basto habitual en la mayoría de las razas. Por debajo de la piel existe una almohadilla adiposa.

Los labios mayores son extensiones posterolaterales del monte de Venus a ambos lados del introito vaginal

Los labios mayores están dotados también de grasa subcutánea y folículos pilosos oblicuos (v. fig. 17.1c). En la grasa subcutánea existen fibras musculares lisas.

La acumulación de grasa subcutánea y el desarrollo de los folículos pilosos oblicuos y del vello pubiano es hormonodependiente y comienza con la instauración de la madurez sexual, generalmente entre las edades de 10-13 años.

Esta zona es rica también en glándulas apocrinas y glándulas sebáceas muy desarrolladas, que maduran y se hacen activas con el comienzo de la madurez sexual, mientras que las glándulas sudoríparas ecrinas, presentes desde el nacimiento, no muestran cambios.

Los labios menores son finos pliegues cutáneos desprovistos de tejido adiposo, pero con abundantes vasos sanguíneos y fibras elásticas

Aunque no hay folículos pilosos, existen numerosas glándulas sebáceas que se abren directamente a la superficie epidérmica (v. fig. 17.1d).

La epidermis de los labios mayores y menores se pigmenta con melanina al comenzar la pubertad. La cara lateral externa de los labios menores suele estar más pigmentada que la cara medial interna y su epidermis tiene un sistema de crestas reticulares más desarrollado, dado que se trata de una zona sometida a fricción durante el coito y el parto.

En la cara interna, la pigmentación melánica disminuye progresivamente al acercarse al introito vaginal y el epitelio plano, escamoso estratificado con estrato córneo, se hace más fino, con aplanamiento de las crestas reticulares y adelgazamiento de la capa de queratina.

Este epitelio con estrato córneo se extiende en dirección al vestíbulo vaginal hasta el himen, una fina membrana fibrosa, raramente intacta, que suele aparecer como un «volante» irregular en el revestimiento de la vagina inferior, el tegmento himeneal. En su superficie externa (vulvar), el himen está recubierto por epitelio escamoso estratificado con estrato córneo y su superficie externa (vaginal) por epitelio escamoso estratificado sin estrato córneo, rico en glucógeno, similar al del revestimiento de la vagina (v. fig. 17.3).

El himen puede considerarse como la unión entre los genitales internos y externos.

CLÍTORIS

El clítoris se localiza por debajo del monte de Venus y es el equivalente femenino del pene

En 1998 se completó un mapeo completo del clítoris humano, que comprende una parte externa pequeña, que corresponde al glande y el capuchón, y un cuerpo interno más extenso. El glande del tamaño

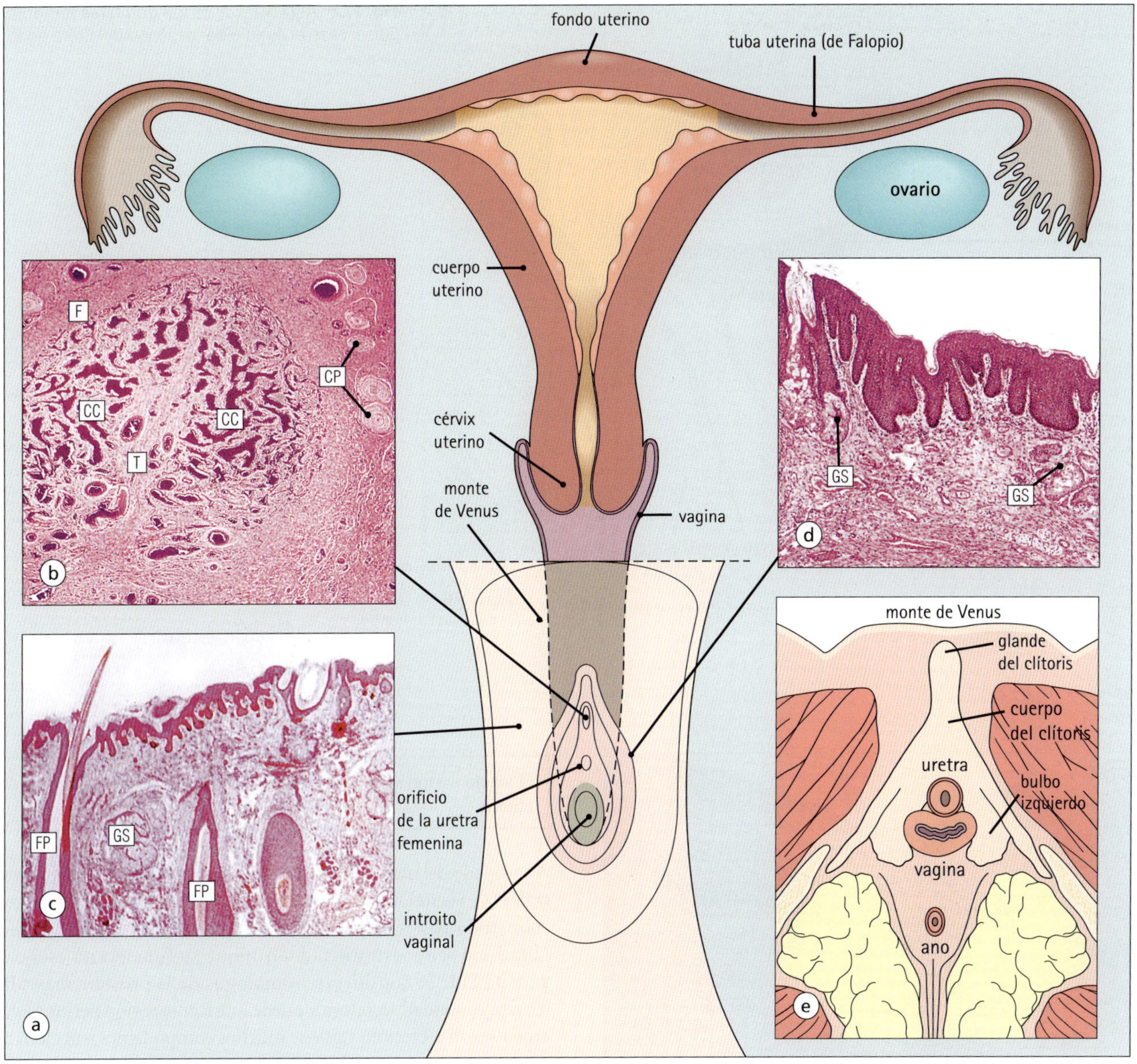

Fig. 17.1 Genitales internos y externos. **(a)** Relaciones entre los genitales externos e internos. **(b)** Fotomicrografía del clítoris; obsérvense los dos cuerpos cavernosos (CC), dispuestos a cada lado e ingurgitados con sangre, el tabique central incompleto (T) y la vaina fibrocolágena (F), por fuera de la cual existen abundantes terminaciones nerviosas (principalmente corpúsculos táctiles de Pacini [CP], v. cap. 18). **(c)** Fotomicrografía de los labios mayores. La piel contiene muchos folículos pilosos (FP), glándulas sebáceas (GS) y glándulas y conductos sudoríparos ecrinos. **(d)** Fotomicrografía de los labios menores. La piel carece de folículos pilosos, pero es rica en glándulas sebáceas (GS), que se abren directamente a la superficie. Obsérvese que la dermis está muy vascularizada. **(e)** Figura que muestra la extensión y localización del clítoris con relación a los genitales externos.

de un guisante se localiza en el vértice de los labios menores y por encima del orificio uretral. Está formado por dos cuerpos cavernosos de tejido vascular eréctil, uno a cada lado y rodeados por una vaina fibrocolágena; un tabique central incompleto separa los dos cuerpos (v. fig. 17.1b).

El clítoris está recubierto por epidermis fina carente de folículos pilosos, glándulas sebáceas, glándulas ecrinas y apocrinas, pero ricamente inervado por nervios sensitivos y diversos receptores. El clítoris solo sirve para el placer sexual en las personas, dado que está ricamente inervado sensitivamente y contiene distintos receptores y se rodea por terminaciones nerviosas de Pacini, sensibles a la presión profunda y la vibración.

En la superficie superior del clítoris la piel forma un capuchón incompleto (el prepucio del clítoris) y, en su superficie inferior, un fino frenillo central. En la base del clítoris, los cuerpos cavernosos divergen siguiendo las ramas del pubis, y contienen fibras del músculo isquiocavernoso y terminan en un pilar. Considerados también como parte del clítoris, porque están constituidos por tejido eréctil, los bulbos vestibulares se encuentran situados en la profundidad de los labios mayores. La estructura del clítoris se muestra en la figura 17.1e.

El clítoris, pequeño antes de la pubertad, crece en mayor o menor grado con la instauración de la madurez sexual. Durante la excitación sexual el tejido eréctil se ingurgita de sangre.

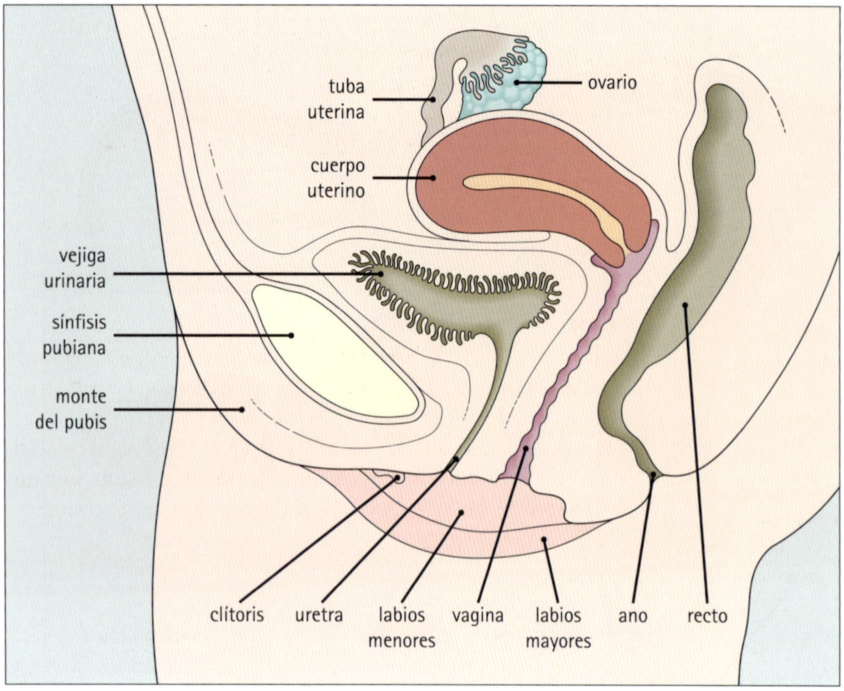

Fig. 17.2 Vista lateral de los genitales femeninos. Obsérvese el ángulo de inserción del útero en la vagina.

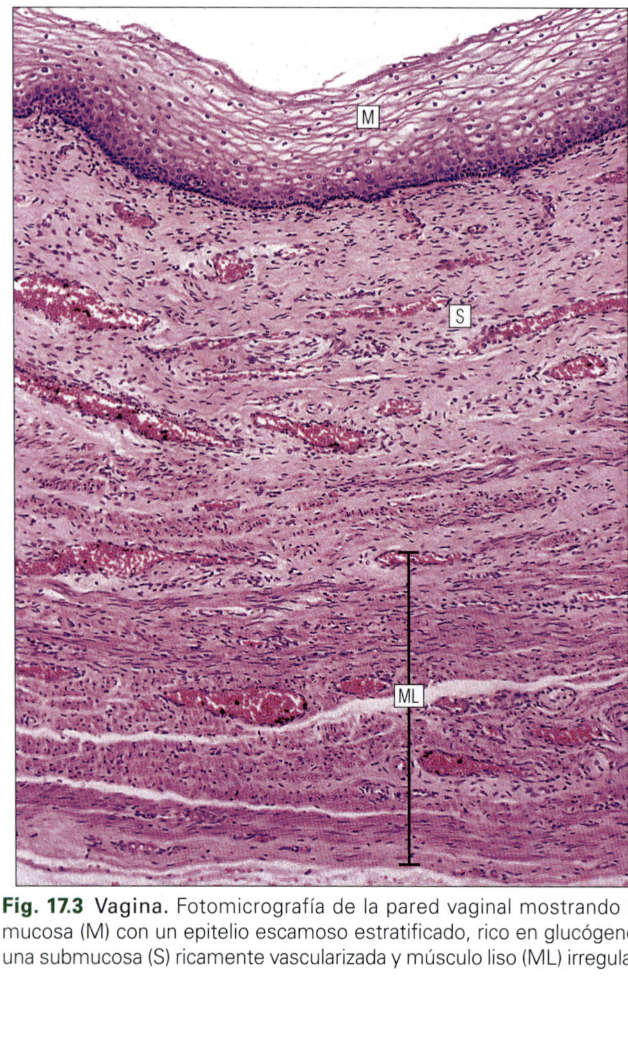

Fig. 17.3 Vagina. Fotomicrografía de la pared vaginal mostrando la mucosa (M) con un epitelio escamoso estratificado, rico en glucógeno, una submucosa (S) ricamente vascularizada y músculo liso (ML) irregular.

El meato uretral se abre al exterior en la línea media por debajo del clítoris

A cada lado del meato se sitúan los orificios de las glándulas parauretrales (de Skene). Estas glándulas se localizan alrededor de la uretra, sobre todo posterior y lateralmente, y están recubiertas de epitelio cilíndrico seudoestratificado. Aunque su función no está clara, actualmente se consideran homólogos de la próstata masculina. Tienen capacidad secretora y puede lubricar la región periuretral; sin embargo, su secreción contiene muchos componentes parecidos a las secreciones prostáticas, incluido el antígeno específico de la próstata (PSA) y puede contribuir al eyaculado femenino.

VAGINA

La vagina es un tubo fibromuscular que se extiende desde el vestíbulo hasta el útero

En la mujer madura la vagina tiene una longitud de 7-9 cm, pero es capaz de distenderse y elongarse en gran medida (v. fig. 17.1). Forma un ángulo de más de 90° con el útero antevertido normal (v. fig. 17.2).

En su extremo interno, la vagina forma un manguito alrededor del cuello uterino, formando unas bolsas anterior, posterior y laterales conocidas como «fondos de saco».

La vagina posee cuatro capas (v. fig. 17.3), que son:

- Mucosa con epitelio escamoso estratificado.
- Lámina propia (región subepitelial), rica en fibras elásticas y vasos sanguíneos de pared fina, principalmente venas y vénulas.
- Una capa fibromuscular que contiene haces mal definidos de músculo liso circular y una capa externa más prominente de músculo liso longitudinal.
- Adventicia, formada por tejido fibrocolágeno con numerosas fibras elásticas gruesas, grandes vasos sanguíneos, nervios y grupos de células ganglionares. En el extremo inferior la capa fibromuscular contiene también algo de músculo esquelético, localizado fundamentalmente alrededor del introito vaginal en la región himenal.

El rico entramado de fibras elásticas de la pared vaginal es el responsable de su elasticidad y permite la gran distensión transitoria necesaria durante el parto. El extenso plexo submucoso de vasos sanguíneos de pared fina parece permitir la difusión de líquido acuoso a través del epitelio y contribuye al flujo vaginal.

Aunque estructuralmente constituye un tubo, en reposo la vagina se halla colapsada, con la pared anterior en contacto con la posterior, y en gran parte de su longitud existen surcos longitudinales poco profundos en la línea media de ambas paredes. Además, la mucosa vaginal es rugosa, con una serie de pliegues o crestas mucosas transversas.

La estructura de la vagina varía con la edad y con la actividad hormonal

El epitelio escamoso estratificado no queratinizado que reviste la vagina sufre transformaciones.

Antes de la pubertad el epitelio es fino, situación que vuelve a darse después de la menopausia, pero durante los años reproductores el epitelio responde a la actividad de los estrógenos engrosándose. Las células basales y la capa parabasal diferenciada presentan un aumento de la actividad mitótica, mientras que las células más superficiales aumentan no sólo en número sino también en tamaño a consecuencia de la acumulación de glucógeno y algunos lípidos en el citoplasma.

El contenido en glucógeno es máximo en el momento de la ovulación, y algunas escamas superficiales ricas en glucógeno se desprenden en la cavidad vaginal tras la ovulación, durante la fase secretora del ciclo menstrual.

La degradación del glucógeno por lactobacilos comensales en la cavidad vaginal produce ácido láctico, lo que condiciona un pH ácido. Esto restringe la flora bacteriana vaginal a comensales acidófilos e impide la invasión por patógenos bacterianos y hongos como *Candida albicans*, que es la causa de la candidiasis vaginal.

Las glándulas de Bartholin (vulvovaginales) se localizan alrededor de la porción inferior de la vagina

Las glándulas de Bartholin están formadas por ácinos recubiertos por células cilíndricas altas secretoras de moco con citoplasma pálido y pequeños núcleos basales. Se consideran homólogas a las glándulas bulbouretrales del varón.

Estas glándulas se abren posterolateralmente en la vagina a nivel de los restos del himen a través de un conducto revestido por un epitelio de transición con una capa superficial secretora de moco.

ÚTERO

El útero es un órgano muscular y recibe las tubas uterinas (de Falopio) derecha e izquierda. Está revestido por epitelio cilíndrico y en su extremo inferior se abre a la vagina.

El útero puede dividirse en tres partes: fondo, cuerpo y cérvix (cuello) (fig. 17.4). Mientras el fondo y el cuerpo poseen la misma estructura histológica (v. pág. 321), la del cuello es diferente.

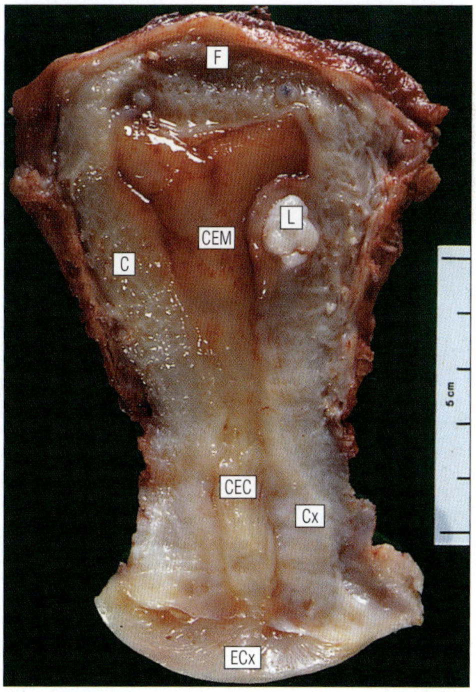

Fig. 17.4 **Útero.** Corte a través del útero de una mujer de 35 años mostrando el fondo (F), cuerpo (C) y cérvix (Cx). Obsérvese la cavidad endometrial (CEM), el conducto endocervical (CEC) y el ectocérvix (ECx). El músculo liso del cuerpo contiene un pequeño tumor, un leiomioma (L) (v. fig. 17.11).

Cérvix o cuello uterino

El cérvix es la porción inferior del útero y protruye en parte hacia la vagina

La unión entre cérvix y cuerpo uterino es el orificio cervical interno, punto donde cambia la naturaleza del epitelio y de la pared uterina (fig. 17.5).

La luz cervical se abre a la cavidad vaginal en el orificio externo, donde, de nuevo, se produce un cambio importante en la naturaleza del epitelio de revestimiento. En esta zona tienen lugar importantes cambios patológicos (v. figs. 17.8 y 17.9).

El cérvix es cilíndrico y simétrico, de unos 3 cm de longitud y 2-2,5 cm de diámetro, aunque adquiere una forma más de tonel tras la gestación y el parto. Después del nacimiento, el orificio externo se convierte en una hendidura transversal que divide el extremo distal del cérvix en dos labios, anterior y posterior, mientras el orificio externo del cérvix nulíparo es circular.

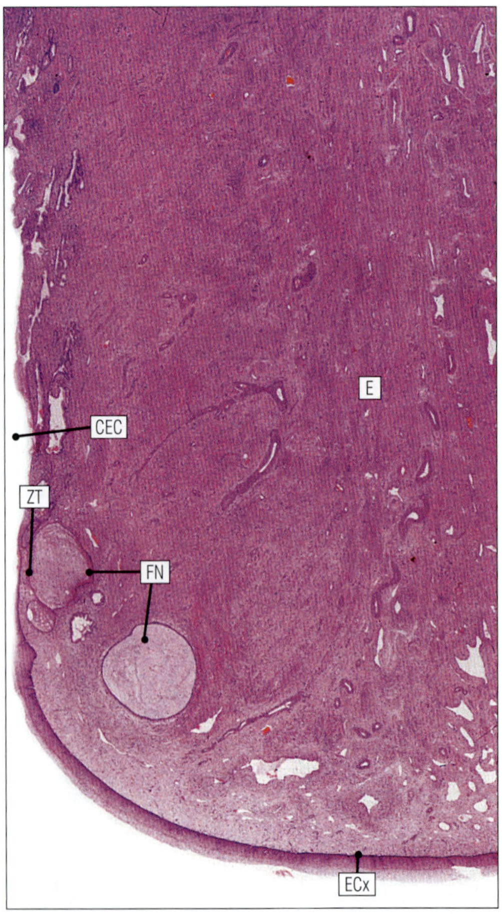

Fig. 17.5 Cérvix. Fotomicrografía del cérvix a bajo aumento. El estroma (E) está formado por fibras musculares lisas rodeadas por colágeno, variando la proporción de músculo y tejido fibroso según la edad y la paridad; los vasos sanguíneos y linfáticos son numerosos y bien desarrollados. El ectocérvix (ECx) está cubierto por epitelio escamoso estratificado (v. detalles en fig. 17.6), mientras que el conducto endocervical (CEC) está tapizado por epitelio cilíndrico alto (v. detalles en fig. 17.7). La unión entre el epitelio escamoso y cilíndrico se localiza en la región del orificio externo. En este ejemplo se observa una zona de transformación (ZT) (v. pág. 320) de epitelio escamoso que se ha extendido hacia el conducto endocervical; obsérvense los quistes de Naboth (FN) (v. fig. 17.8c).

El estroma cervical es importante en el parto

El estroma cervical está formado por fibras musculares lisas inmersas en el seno de colágeno, variando la proporción de ambos componentes con la edad y la paridad. Normalmente, el cérvix es firme y elástico y la luz cervical es un canal estrecho, pero el cérvix puede dilatarse en algunas circunstancias, hecho empleado en la práctica ginecológica para obtener muestras del epitelio uterino para su estudio histológico. Una muestra de la capacidad de dilatación del cérvix es el hecho de que la luz cervical, que normalmente consiste en un canal estrecho incapaz de alojar un lápiz, puede, durante el parto, permitir el paso de un niño. Además, tras el parto el cérvix se normaliza en muy poco tiempo.

Esta capacidad depende de alteraciones radicales en la naturaleza del estroma cervical, acompañadas por un cambio de textura («reblandecimiento cervical»).

CONCEPTOS AVANZADOS

El cérvix en el parto

El cérvix uterino, normalmente firme y elástico y con una luz estrecha, de menos de 1 cm de diámetro, se dilata hasta unos 10 cm durante el parto. Esto se logra gracias al reblandecimiento y al aumento de la elasticidad del estroma cervical. Las transformaciones del cérvix al final del embarazo son complejas.

En la matriz de glucosaminoglucanos, la concentración de ácido hialurónico entre las fibras de colágeno aumenta, absorbiendo moléculas de agua que aumentan el volumen de la matriz y la hacen más blanda, separando las fibras de colágeno del estroma cervical. La concentración de dermatán sulfato disminuye, con lo que se debilitan los puentes de dermatán sulfato que mantienen juntas las fibras de colágeno y elastina adyacentes. Esto contribuye a separar más aún las fibras de colágeno.

Se producen también transformaciones en las fibras de colágeno y elastina. Las fibras de colágeno tipo I y tipo II se separan entre sí, pierden su ordenamiento en paralelo y se hacen más cortas. La separación de las fibras de colágeno, su transformación de una ordenación en paralelo a otra más al azar, y el acortamiento de las fibras provocan una reducción de la tensión y disminuyen la resistencia frente a la presión ejercida por la presentación fetal que sale del cuerpo uterino. Probablemente se producen cambios similares en las fibras de elastina.

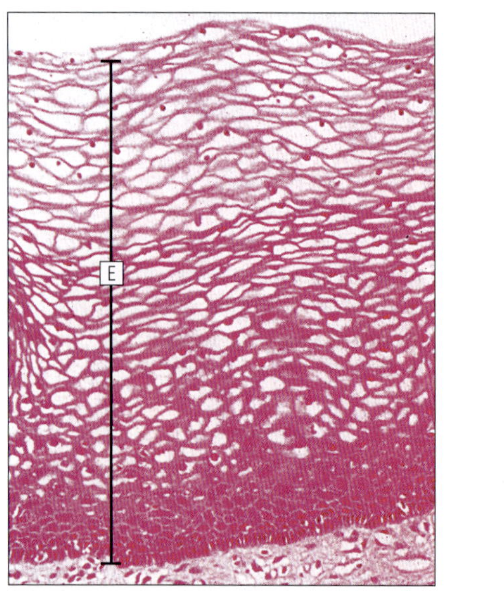

Fig. 17.6 Ectocérvix. El ectocérvix está tapizado por un epitelio escamoso estratificado (E). Como las de la vagina, estas células son ricas en glucógeno durante el período de madurez sexual.

El contenido epitelial del cérvix

La superficie externa de la parte del cérvix que protruye en la vagina es el ectocérvix y el revestimiento de la luz, el endocérvix.

El ectocérvix está recubierto por un epitelio que se continúa con el de la vagina en los fondos de saco vaginales

El epitelio ectocervical es escamoso, estratificado sin estrato córneo y rico en glucógeno en el período de madurez sexual (fig. 17.6).

Antes de la menarquia y después de la menopausia el epitelio es mucho más fino, con menos capas y células más pequeñas y con menos glucógeno.

El conducto endocervical se extiende entre las cavidades uterina y vaginal

Este conducto se encuentra tapizado por una única capa de epitelio cilíndrico mucosecretor alto, el epitelio endocervical (fig. 17.7a).

Los cortes histológicos longitudinales o transversales dan la impresión de que existen estructuras glandulares (glándulas mucosas cervicales) que penetran en el estroma subyacente. Sin embargo, los estudios tridimensionales muestran que las estructuras son, en realidad, invaginaciones profundas del epitelio superficial, con túbulos de fondo ciego que surgen de las hendiduras (fig. 17.7b). Por tanto, la superficie para la producción de moco cervical, que llena el conducto endocervical, es muy amplia. Antes de la pubertad y después de la menopausia, la cantidad de moco cervical es mucho menor.

El moco del conducto endocervical actúa como barrera protectora que impide el ascenso de bacterias hacia la cavidad endometrial.

El movimiento del moco endocervical hacia el conducto vaginal es facilitado por algunas células epiteliales cilíndricas ciliadas, dispersas entre las células endocervicales mucosecretoras.

Tanto las células secretoras de moco como las células ciliadas poseen finas microvellosidades, visibles sólo ultraestructuralmente.

El epitelio cilíndrico del conducto endocervical y el epitelio escamoso del ectocérvix confluyen en la unión escamocolumnar del cérvix

Ésta es la zona del epitelio cervical más afectada por enfermedades.

La unión escamocolumnar suele localizarse en la región del orificio externo, pero su localización exacta al nacer depende de la exposición intrauterina a hormonas maternas.

En la época puberal, las influencias hormonales hacen que el epitelio cilíndrico se extienda hacia el ectocérvix, formando un ectropión o erosión cervical (fig. 17.8), que es exacerbado por el primer embarazo, especialmente si se produce poco después de la menarquia.

Antes de la pubertad el pH de la vagina y el cérvix es alcalino, pero posteriormente la degradación bacteriana del glucógeno del epitelio escamoso cervical y vaginal genera un ambiente ácido, con un pH en torno a 3.

La exposición del epitelio cilíndrico sensible del ectropión al ambiente pospuberal ácido de la vagina induce un cambio del tipo de epitelio, que pasa a ser escamoso estratificado (llamada metaplasia escamosa) y una zona de transformación entre el epitelio cilíndrico endocervical y el epitelio escamoso ectocervical.

Por tanto, la unión escamocolumnar es de tamaño variable, pero su localización siempre es cercana al orificio externo. En mujeres mayores puede retirarse hacia el conducto endocervical.

La zona de transformación está formada por epitelio escamoso nuevo en una zona ocupada previamente por epitelio cilíndrico.

Una consecuencia casi invariable de la metaplasia escamosa cerca del orificio externo es que los orificios de algunas de las criptas profundas de las glándulas mucosas endocervicales previamente evertidas se obstruyen, con lo que el moco producido en la profundidad de las glándulas no puede excretarse a la luz endocervical ni a la vagina, sino que se acumula dentro de las hendiduras bloqueadas, produciendo masas quísticas esféricas de moco endurecido recubierto por epitelio endocervical mucosecretor; son los llamados **quistes de Naboth.**

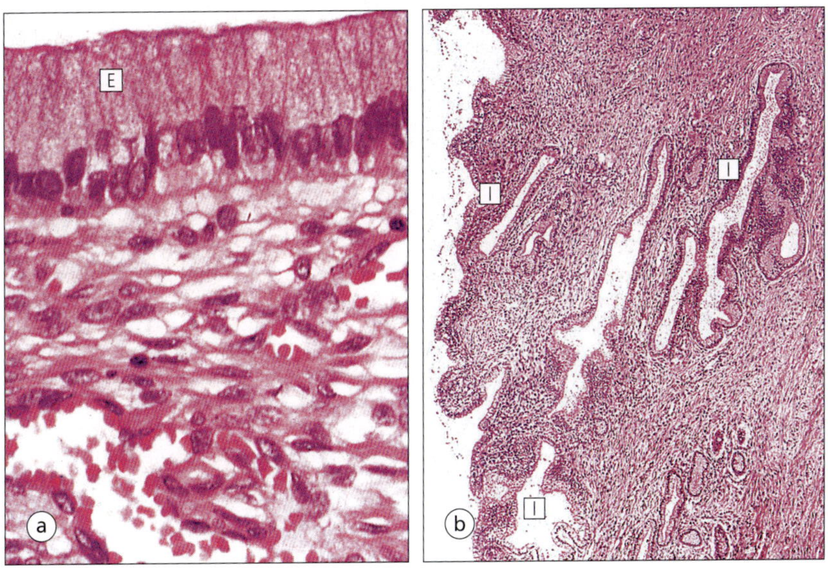

Fig. 17.7 Endocérvix. **(a)** El conducto endocervical está tapizado por una única capa de epitelio cilíndrico alto mucosecretor (E). **(b)** Numerosas invaginaciones (I) profundas del epitelio mucosecretor se extienden hacia el estroma cervical y aumentan enormemente la superficie productora de moco.

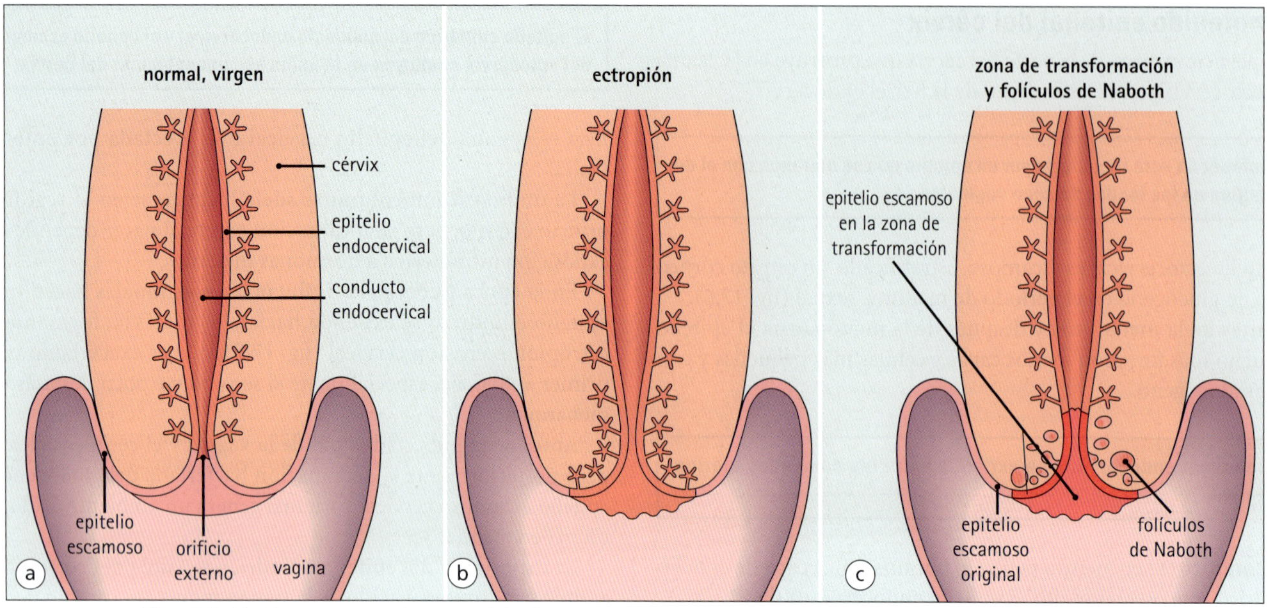

Fig. 17.8 Unión escamocolumnar del cérvix. Movilidad de la unión escamocolumnar, el desarrollo del ectropión, y la formación de la zona de transformación. **(a)** La unión escamocolumnar se sitúa originariamente en la región del orificio externo. **(b)** En la pubertad, el epitelio endocervical se extiende distalmente hacia el ambiente ácido vaginal, formando un ectropión. **(c)** Se forma una zona de transformación al volver a crecer epitelio sobre el ectropión. Los orificios de las criptas pueden resultar obstruidos por este proceso, formándose folículos de Naboth llenos de moco (v. fig. 17.5).

EJEMPLO CLÍNICO

Carcinoma de cérvix

La zona de transformación del epitelio cervical es el origen más frecuente del carcinoma de cérvix. Las investigaciones actuales sugieren que la inmensa mayoría de los cánceres del cérvix se deben a la infección por virus del papiloma humano inductores de cáncer «de alto riesgo» y se ha desarrollado una vacuna frente a los tipos peligrosos de VPH. El desarrollo de un cáncer de cérvix suele venir precedido por una alteración histológica en las células epiteliales escamosas de la zona de transformación. Las células anormales:

- Pierden su patrón estratificado regular.
- Presentan un índice núcleo-citoplasmático elevado.
- Muestran variaciones de tamaño y forma, y un aumento de la actividad mitótica.

Estas características citológicas son típicas de las células tumorales malignas y suelen asociarse con datos de comportamiento invasivo. Sin embargo, en el cérvix, los cambios citológicos malignos pueden estar presentes durante años antes de que el epitelio anormal comience a invadir el estroma subyacente; esto se denomina carcinoma *in situ* o neoplasia intraepitelial cervical (CIN) (fig. 17.9a). El estudio citológico de las células descamadas del epitelio de superficie para descartar cambios displásicos es la base de los programas de detección selectiva basados en la citología cervical.

Con el tiempo, las células epiteliales anormales rompen la membrana basal e invaden el estroma cervical (fig. 17.9b), entrando en la sangre y los vasos linfáticos, a través de los cuales se diseminan a otros lugares, como los ganglios linfáticos que rodean a las arterias ilíacas. Entonces se trata de un carcinoma invasivo. El diagnóstico precoz del CIN puede realizarse mediante citología cervical (frotis cervical); se raspan células de la superficie epitelial en la región del orificio cervical y se estudian microscópicamente en busca de células anormales. Entonces se pueden tratar las zonas anormales, generalmente mediante extirpación quirúrgica, previniendo así el futuro desarrollo de un cáncer invasivo.

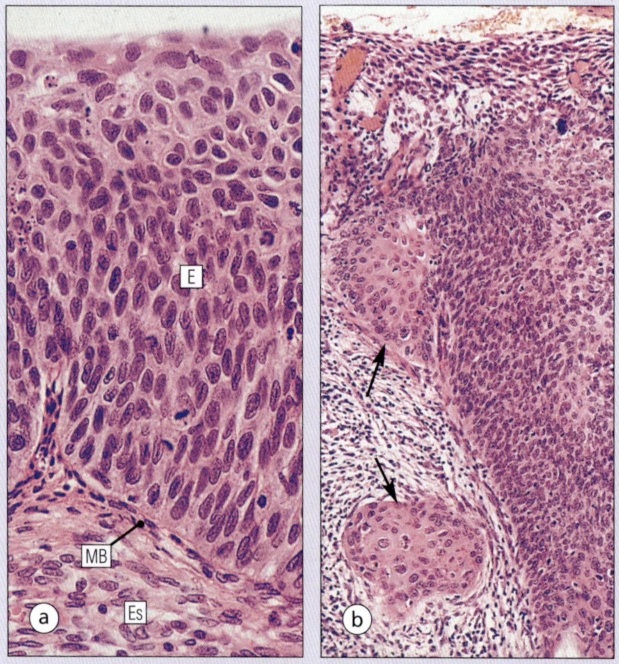

Fig. 17.9 Carcinoma de cérvix. (a) Las células epiteliales cervicales (E) han perdido su patrón estratificado regular, poseen índices núcleo-citoplasma elevados y muestran una gran actividad mitótica (compárese con la fig. 17.6). Puesto que la membrana basal (MB) entre el epitelio y el estroma subyacente (Es) se halla intacta, se trata de un carcinoma *in situ* o de una neoplasia intraepitelial cervical. **(b)** Algunas de las células epiteliales anormales han roto la membrana basal e invadido el estroma cervical *(flechas)*; se trata de un carcinoma invasivo.

ASPECTOS CLAVE

Cérvix uterino

- Porción inferior del útero, que protruye en la vagina.
- El conducto está tapizado por epitelio cilíndrico alto mucosecretor.
- La superficie que protruye en la vagina está tapizada por un epitelio escamoso estratificado.
- La unión escamocolumnar es afectada con frecuencia por enfermedades (zona de transformación).
- Posee un estroma de fibras de músculo liso rodeadas de colágeno; la proporción de cada uno varía según la edad y la paridad.

Cuerpo uterino

El cuerpo y el fondo uterinos poseen paredes gruesas formadas por músculo liso (miometrio)

El músculo liso miometrial está organizado en tres capas poco definidas.

El miometrio es hormonosensible y sufre tanto una hipertrofia (aumento del tamaño de las células) como una hiperplasia (aumento del número de células) durante el embarazo (fig. 17.10), recuperando progresivamente su tamaño normal (involución) en las semanas siguientes al parto.

En el miometrio existen abundantes vasos sanguíneos, tanto arteriales como venosos, que presentan una gran dilatación y engrosamiento de sus paredes durante el embarazo. Existen numerosas uniones en hendidura entre las células miometriales para facilitar la contracción coordinada de la pared muscular durante el parto.

Con el cese de la estimulación hormonal tras la menopausia, las células miometriales se atrofian y el útero se reduce de tamaño. El tejido fibrocolágeno presente entre los haces musculares se hace más visible.

El cuerpo uterino está tapizado por el endometrio, formado por glándulas y estroma de sostén

Antes de la pubertad, el endometrio es simple, formado por un epitelio cúbico bajo y un estroma escaso de células fusiformes. Invaginaciones del epitelio hacia el estroma forman un pequeño número de glándulas tubulares rudimentarias.

Entre la menarquia (primer período menstrual) y la menopausia, la función del endometrio es generar un ambiente favorable en el que se pueda implantar el óvulo fecundado. Para ello experimenta un ciclo mensual de expansión para generar abundantes glándulas ricas en nutrientes y una extensa irrigación. Si no se produce la fecundación, esta cubierta se elimina con la menstruación. Durante la vida fértil en el endometrio pueden distinguirse dos capas, una capa basal profunda en la unión con el miometrio y una capa funcional superficial que recubre la luz. La capa funcional es la que responde a las hormonas y sufre el **ciclo menstrual.** La relación entre los cambios histológicos del endometrio y las secreciones de hormonas ováricas e hipofisarias se describen e ilustran en la figura 17.24, página 330.

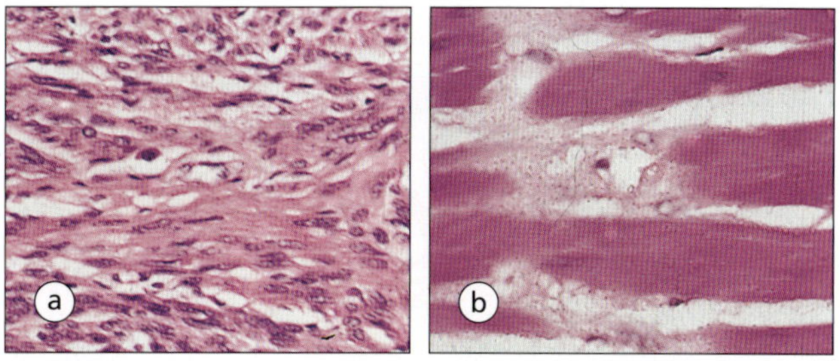

Fig. 17.10 Miometrio. **(a)** Miometrio normal de una mujer de 35 años no gestante. Las células musculares son pequeñas y están densamente agrupadas. **(b)** Miometrio de una mujer de 28 años en el octavo mes de gestación, fotografiado con el mismo aumento que en (a). Obsérvese el enorme aumento de tamaño de las fibras musculares, debido casi totalmente al aumento del citoplasma. Esto constituye un ejemplo de hipertrofia fisiológica y es una respuesta frecuente de las células musculares al aumento de la carga, en este caso de la necesidad de aumentar la fuerza propulsiva del útero para expulsar al feto en el parto.

Si tiene lugar la fertilización y la implantación con éxito de un óvulo, el endometrio no se desprende y forma la decidua (v. pág. 336).

La capa basal, que no se desprende con la menstruación, proporciona una reserva celular a partir de la cual se desarrolla una capa funcional tras el desprendimiento menstrual. El endometrio no responde uniformemente a la estimulación por las hormonas ováricas; el endometrio funcional del segmento inferior, cercano a la unión con el cérvix, y el de algunas áreas alrededor de las entradas de las tubas uterinas pueden presentar escasa actividad proliferativa o secretora, y a menudo se parecen a la capa basal.

EJEMPLO CLÍNICO

Leiomioma

En el miometrio asienta uno de los tumores benignos que se producen más frecuentemente, el leiomioma o fibroma (fig. 17.11, v. también fig. 17.4), derivado del músculo liso de la pared uterina. Estos tumores están bien delimitados con relación al tejido normal que los rodea, a menudo rodeados por tejido fibroso, y contienen elementos estromales, lo que explica la consistencia elástica de la lesión.

Al igual que el músculo liso uterino normal, los leiomiomas son hormonodependientes y crecen progresivamente hasta la menopausia, tras la cual remite.

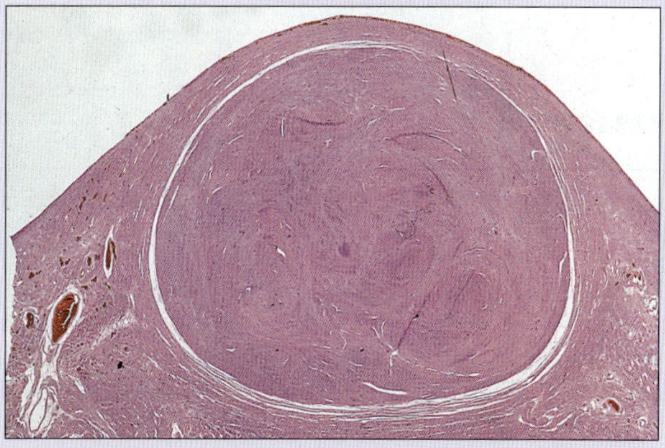

Fig. 17.11 Leiomioma. Fotomicrografía de un pequeño leiomioma típico.

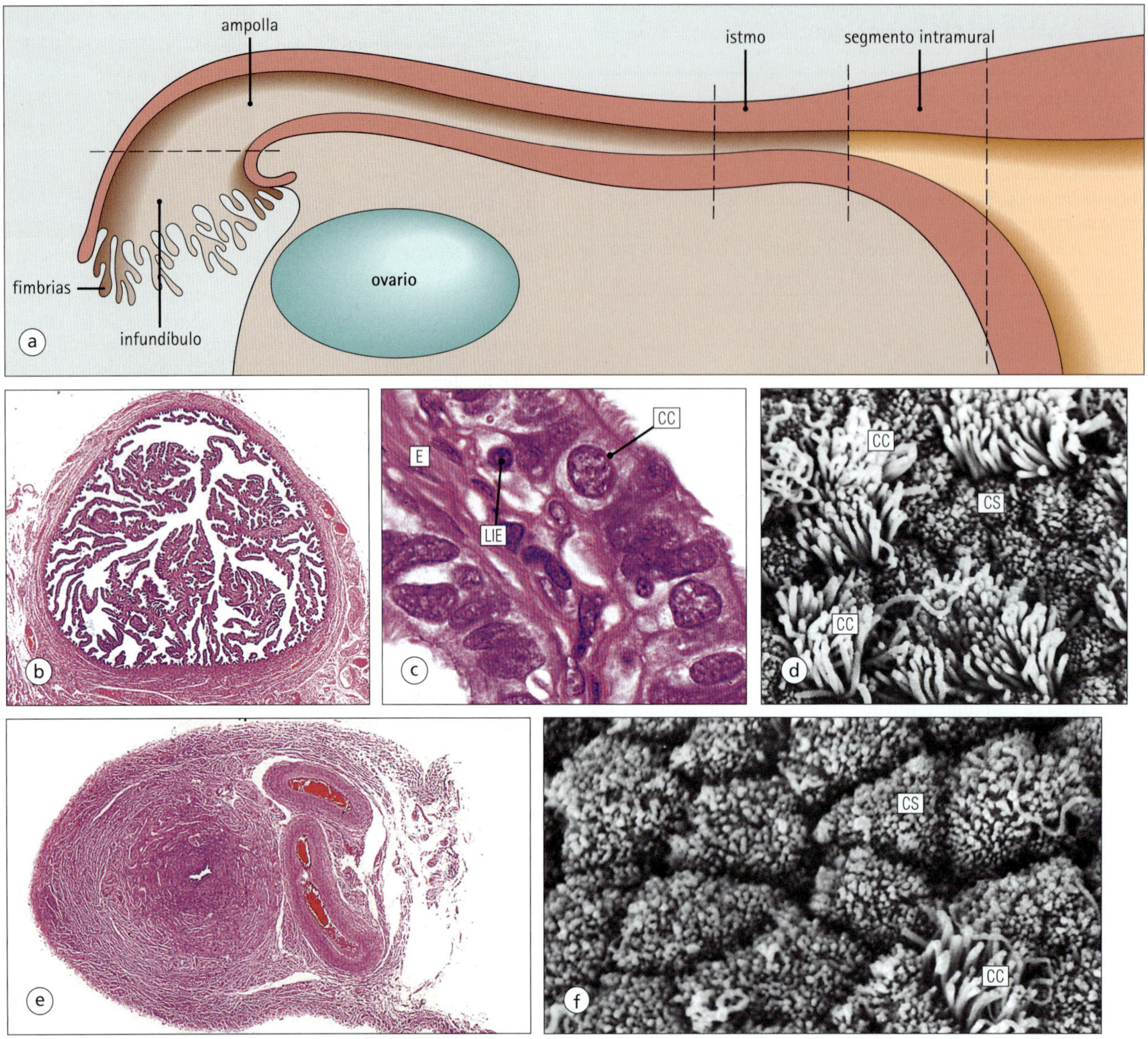

Fig. 17.12 Tuba uterina (de Falopio). **(a)** Tuba uterina, ovario y útero. **(b)** Fotomicrografía a bajo aumento de la ampolla, mostrando su fina pared muscular y una gran luz con una mucosa marcadamente papilar. **(c)** Fotomicrografía a gran aumento del epitelio tubárico de la ampolla, mostrando una elevada proporción de células ciliadas (CC), un fino y delicado estroma (E) y algún linfocito intraepitelial (LIE) ocasional. **(d)** Fotomicrografía electrónica de barrido de la mucosa tubárica en la ampolla, mostrando numerosas células ciliadas (CC) y relativamente pocas células secretoras (CS). **(e)** Fotomicrografía a bajo aumento del istmo, mostrando su gruesa pared muscular y su pequeña luz con una mucosa más sencilla, no papilar. **(f)** Fotomicrografía electrónica de barrido de la mucosa tubárica en el istmo, mostrando pocas células ciliadas (CC) y muchas células secretoras (CS) con abundantes microvellosidades.

Tubas uterinas

Las tubas uterinas (de Falopio) transportan los óvulos desde el ovario hasta la luz del cuerpo uterino (cavidad endometrial)

Son también el lugar donde se produce la fertilización del óvulo por el espermatozoide. Tras la fertilización, la tuba lleva el óvulo fertilizado a la cavidad endometrial, donde puede tener lugar la implantación.

Cada tuba tiene unos 10-12 cm de longitud y se extiende desde un extremo abierto y dilatado, cercano al ovario, hasta una porción estrecha que atraviesa la pared miometrial del útero, antes de desembocar en la cavidad uterina. Se pueden distinguir cuatro segmentos en la tuba (fig. 17.12), con distinta histología, especialmente en cuanto a la proporción de músculo y epitelio, y al grado de contorneamiento de su epitelio.

El infundíbulo está rodeado por un borde de **fimbrias** revestidas por epitelio, algunas de las cuales se adhieren al cercano ovario. Medialmente al infundíbulo se encuentra una zona de pared fina llamada «ampolla», donde suele tener lugar la fertilización del óvulo.

La ampolla conduce hasta un segmento más estrecho, de pared gruesa, llamado «istmo». El istmo, a su vez, se continúa con el corto segmento intramural, que desemboca en el útero.

La tuba uterina es básicamente un tubo muscular revestido por un epitelio especializado, con crestas y pliegues, de aspecto distinto según las zonas.

La pared de músculo liso de la tuba uterina está formada por dos capas

La capa de músculo liso interna de la tuba uterina parece circular en cortes histológicos y la capa externa parece ser longitudinal. En realidad, es casi seguro que ambas capas son espirales, una más apretada (circular) y otra más laxa (longitudinal), como ocurre en el uréter (v. fig. 15.34). Cerca del útero existe una tercera capa muscular. Por dentro de las capas musculares, una delgada lámina propia vascular mantiene el revestimiento epitelial de la tuba.

Existen dos tipos de células epiteliales en la tuba uterina: células ciliadas y células secretoras

Las células ciliadas son especialmente numerosas cerca del extremo ovárico de la tuba, donde constituyen la población mayoritaria (en torno al 60-80%), pero cerca del útero son minoritarias (en torno al 25%), predominando las células secretoras (v. fig. 17.12).

La célula epitelial tubárica ciliada es una célula cilíndrica, cuya altura varía a lo largo del ciclo menstrual

La célula epitelial tubárica ciliada responde a los estrógenos y alcanza su máxima altura y cantidad de cilios en torno al momento de la ovulación, tras la cual se acorta progresivamente y pierde algunos cilios, hasta la menstruación. La disminución de altura y número de cilios es, probablemente, debida a la progesterona, ya que cambios similares se producen y mantienen a lo largo de toda la gestación. Al reanudarse la secreción de estrógenos tras la menstruación o el parto, la altura de las células y el número de cilios aumenta de nuevo.

Las células ciliadas pueden ser las responsables del movimiento del óvulo a lo largo del infundíbulo y la ampolla, aunque probablemente el peristaltismo tubárico sea lo más importante. También pueden ayudar al desplazamiento de los espermatozoides en dirección opuesta.

Las células secretoras son células cilíndricas con microvellosidades superficiales

Las células secretoras producen un líquido tubárico acuoso (v. fig. 17.12), rico en iones potasio y cloruro, y que contiene también proteínas séricas normales, incluyendo inmunoglobulinas.

Se supone que el líquido tubárico posee una función nutritiva para los espermatozoides y los óvulos fertilizados o no.

Se han descrito otros dos tipos celulares en el epitelio tubárico: la célula intercalada y las células basales de reserva. Las células intercaladas se solían considerar como una célula secretora residual, aunque evidencias recientes sugieren funciones de tipo célula troncal. Se ha demostrado que las células basales de reserva son células intraepiteliales de la serie linfoide.

EJEMPLO CLÍNICO

Trastornos de la tuba uterina

Embarazo ectópico tubárico

Ocasionalmente, el óvulo fertilizado es retenido en la luz tubárica y se implanta en la pared de la tuba uterina, produciendo un embarazo ectópico tubárico.

Durante un tiempo se produce un desarrollo parcial del embrión y la placenta, pero la fina pared de la tuba uterina no es el lugar más adecuado para la implantación y el embrión no puede sobrevivir. Los tejidos vasculares placentarios penetran en la fina pared tubárica (fig. 17.13a) y con frecuencia la perforan, produciendo una súbita hemorragia hacia la luz de la tuba y la cavidad peritoneal. Esto origina dolor abdominal hipogástrico y, si la pérdida de sangre es intensa, shock.

Salpingitis aguda y crónica

La infección bacteriana de la tuba (p. ej., por el gonococo) produce una inflamación aguda de los pliegues papilares y la pared muscular, con formación de pus en la luz (fig. 17.13b).

Esta infección puede persistir, con formación de absceso e inflamación crónica, o curarse mediante cicatrización, dejando la luz bloqueada o distorsionada, lo que puede obstruir el paso del óvulo fertilizado y predisponer al embarazo ectópico tubárico o la infertilidad.

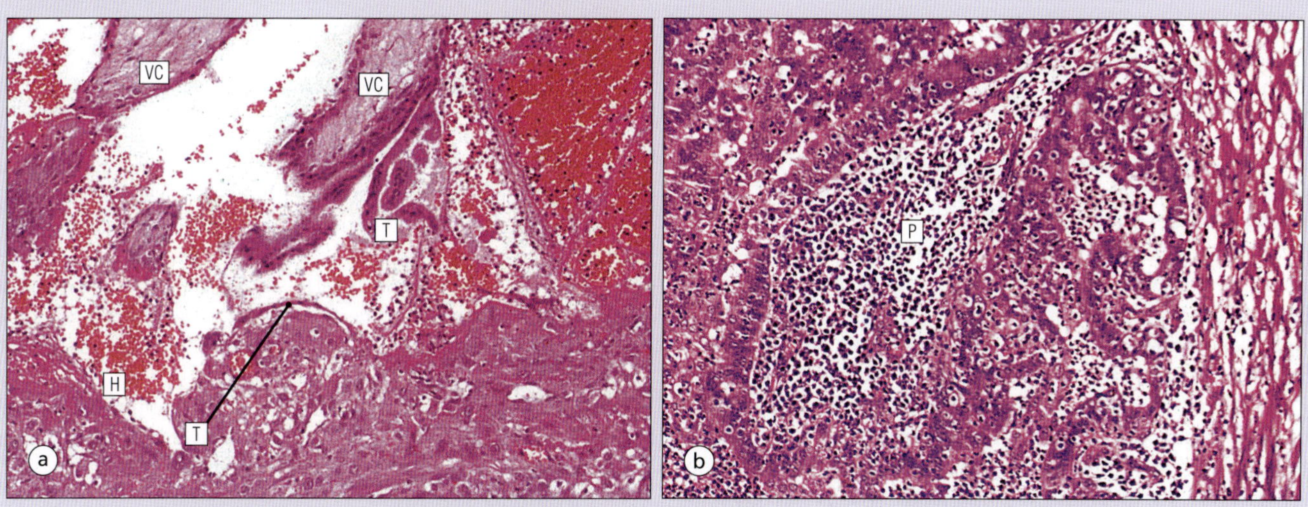

Fig. 17.13 Trastornos de la tuba de Falopio. **(a)** Fotomicrografía de un embarazo ectópico tubárico; se están desarrollando vellosidades coriónicas (VC) hacia la luz de la tuba y el trofoblasto (T) está invadiendo la pared tubárica, provocando hemorragia (H). **(b)** En este corte de una tuba infectada, los pliegues papilares y la pared muscular están infiltrados por neutrófilos y existe pus (P) en la luz.

OVARIO

Introducción

Los ovarios son pequeños órganos pares ovalados y aplanados, situados en las cavidades pélvicas laterales derecha e izquierda. Poseen dos funciones principales:

- Son el origen de los óvulos maduros.
- Son órganos endocrinos, productores de las hormonas esteroides que preparan el endometrio para la concepción y mantienen el embarazo en caso de producirse la fertilización.

La superficie del ovario está recubierta por una capa epitelial simple

Esta capa superficial suele ser de tipo cúbico o cilíndrico bajo (v. fig. 17.16), pero con frecuencia se aplana con la edad y cuando el ovario aumenta de tamaño.

El epitelio se continúa con el del peritoneo pélvico en el hilio ovárico (aunque sus células difieren estructuralmente de las células mesoteliales peritoneales). Se denomina «epitelio germinal», nombre poco adecuado, ya que las células epiteliales no dan origen a los gametos femeninos.

Las células epiteliales superficiales presentan abundantes microvellosidades superficiales y algunos cilios; son ricas en mitocondrias y presentan pequeñas vesículas de pinocitosis asociadas con la base de algunas microvellosidades.

La superficie ovárica suele presentar fisuras irregulares, tapizadas por el mismo epitelio superficial. Los cuellos de las fisuras pueden sellarse, dejando islotes de epitelio superficial dentro de la corteza ovárica. La secreción de líquido por las células convierte esos islotes en quistes (quistes germinales de inclusión), que son frecuentes.

Las células epiteliales superficiales apenas sufren modificaciones durante el ciclo menstrual, pero suelen alargarse durante el embarazo. Los tipos más prevalentes de tumores ováricos se originan a partir de estas células.

Una membrana basal desarrollada (la túnica albugínea) separa las células superficiales del tejido ovárico subyacente en el ovario maduro.

El ovario puede dividirse en tres componentes: hilio, médula y corteza externa

El **hilio** ovárico es la vía a través de la cual los vasos sanguíneos y linfáticos entran y salen del ovario, y se continúa con la médula, núcleo central del ovario (fig. 17.14).

Además de vasos y linfáticos, la médula y el hilio contienen también vestigios del conducto de Wolff embrionario y grupos de células hiliares.

Los restos del conducto de Wolff persisten en forma de túbulos irregulares tapizados por un epitelio plano o cúbico *(rete ovarii).*

Las células hiliares son histológicamente idénticas a las células intersticiales (de Leydig) del testículo (v. fig. 16.10); se trata de células redondas u ovaladas, con citoplasma granuloso o espumoso eosinófilo, que contienen un pigmento pardo similar a la lipofuscina. Están densamente empaquetadas (fig. 17.15).

Algunas células hiliares contienen cristaloides de Reinke (v. pág. 305) y otras, además, cuerpos hialinos eosinófilos redondeados.

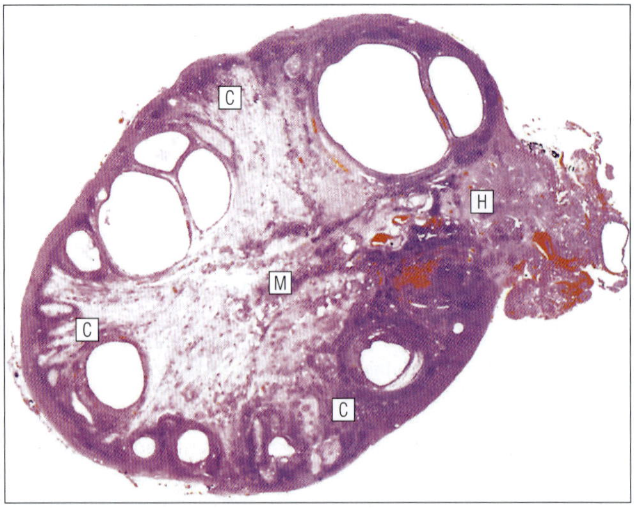

Fig. 17.14 Ovario. Fotomicrografía del ovario mostrando el hilio (H), la médula (M) y la corteza (C). La formación y maduración de los gametos tienen lugar en la corteza y son las responsables de los espacios quísticos visibles aquí.

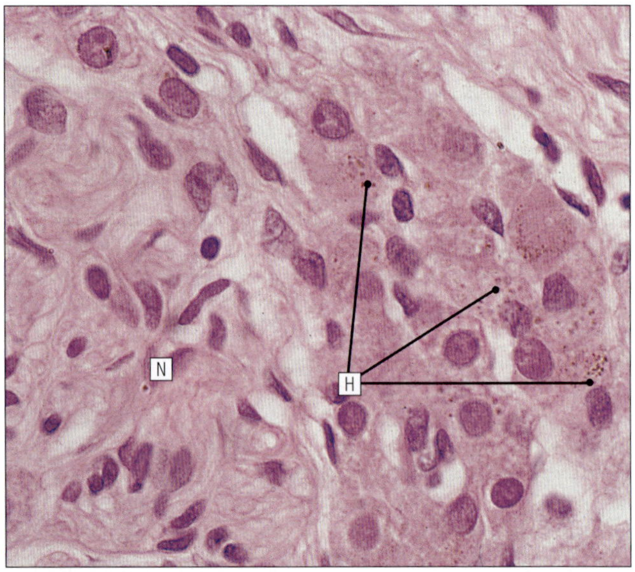

Fig. 17.15 Ovario: células hiliares. Grupo de células hiliares (H), junto a un nervio (N) en el hilio ovárico, localización característica. Estas células poseen bordes poco definidos, citoplasma eosinófilo espumoso y gránulos de lipofuscina *pardos.*

Los pequeños grupos de células hiliares suelen situarse junto a los nervios y vasos sanguíneos. Se trata de células productoras de esteroides, sobre todo androstenodiona, con mitocondrias que contienen crestas tubulares.

La **médula** ovárica contiene a menudo acúmulos de células estromales idénticos a los que forman la mayor parte de la corteza.

La **corteza** ovárica tiene dos componentes:

- Un estroma de sostén.
- Estructuras productoras de gametos y sus derivados.

La proporción y el aspecto de ambos componentes en un ovario determinado dependerán de la edad y de la estimulación hormonal.

El estroma cortical está formado por células similares a fibroblastos, fusiformes y densamente empaquetadas

Las células estromales se organizan al azar o formando remolinos (fig. 17.16). El citoplasma de estas células es rico en ribosomas y microfilamentos; las mitocondrias son también numerosas. Se observan vesículas de micropinocitosis asociadas a la superficie celular y escaso número de gotitas lipídicas.

Las fibras reticulares y de colágeno presentes entre las células estromales son más abundantes en la zona externa de la corteza. La progresiva colagenización de esta zona comienza pronto en la vida reproductiva y se hace más marcada con el tiempo, por lo que en la menopausia es casi universal.

La celularidad del estroma ovárico y la cantidad de lípidos que contienen sus células dependen de la estimulación hormonal. El aumento del acúmulo de lípidos en las células estromales se denomina **luteinización de las células estromales** y es especialmente marcado durante la gestación.

El estroma ovárico tiene tres funciones principales:

- Proporciona un soporte estructural para los óvulos en desarrollo.
- Da origen a la teca interna y la teca externa, alrededor de los folículos en desarrollo (v. fig. 17.19b).
- Segrega hormonas esteroideas.

Aunque es probable que todas las células estromales tengan la capacidad de producir hormonas esteroideas en circunstancias adecuadas, se distinguen tres tipos de células estromales secretoras de esteroides:

- Las células que rodean el folículo (es decir, capas tecales; v. figs. 17.19by 17.21b).
- Las células estromales luteinizadas dispersas, ricas en lípidos.
- Una población de células estromales, denominadas células estromales enzimáticamente activas (CEEA), que muestran una marcada actividad oxidativa y otras actividades enzimáticas. Las CEEA son especialmente numerosas en mujeres posmenopáusicas. Se hallan diseminadas en grupos en la corteza y en la médula y segregan esteroides androgénicos.

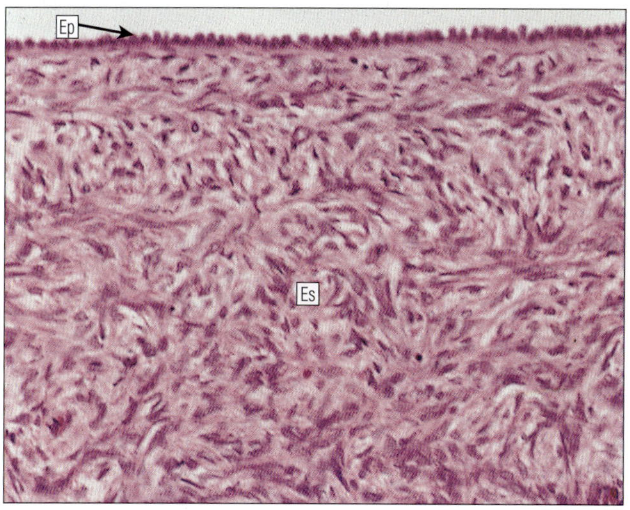

Fig. 17.16 Estroma cortical y epitelio superficial ováricos. Obsérvese la disposición en remolinos de las células estromales fusiformes ováricas (Es) y la capa simple de células epiteliales cúbicas en la superficie (Ep).

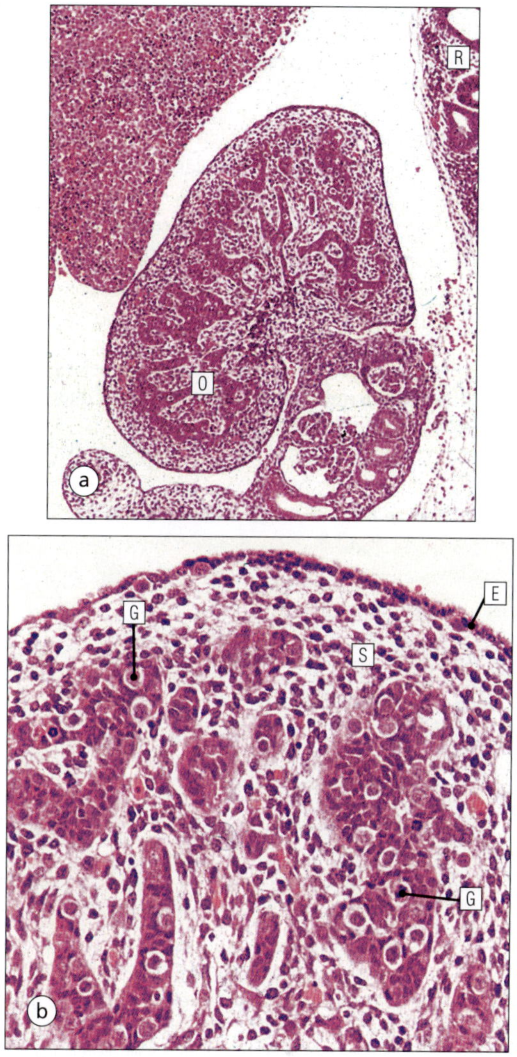

Fig. 17.17 Ovario en el embrión. **(a)** Se observa el ovario en desarrollo (O) en un embrión de 9 semanas, junto al riñón en desarrollo (R). **(b)** En esta fase del desarrollo, las columnas de células germinales primordiales (G) están rodeadas por un mesénquima estromal (E) recubierto por una capa de células cúbicas superficiales (S).

Producción y maduración de gametos en el ovario

El número de gametos presentes en el ovario, y su aspecto, varía con la edad. Embriológicamente derivan de las células germinales primordiales, formadas en el saco vitelino y emigradas al ovario en desarrollo (fig. 17.17).

Las divisiones mitóticas de las células germinales primordiales dan lugar a pequeñas ovogonias

Las ovogonias se multiplican mediante nuevas divisiones mitóticas dentro del ovario fetal en desarrollo.

Durante el segundo trimestre de gestación, las divisiones mitóticas cesan, y las numerosas ovogonias aumentan de tamaño **(ovocitos primarios)**, pero muchas degeneran, por lo que en el momento del nacimiento cada ovario contiene alrededor de 1 millón de ovocitos.

Los ovocitos siguen degenerando a lo largo de toda la vida y al comenzar la pubertad el número de ovocitos se ha reducido a un cuarto de millón aproximadamente.

Los ovocitos primarios que sobreviven a la degeneración en el segundo trimestre entran en la profase de la primera división meiótica

Los ovocitos primarios permanecen en esta fase durante muchos años y adquieren una capa simple de células aplanadas que los rodean (células de la granulosa); estas estructuras se denominan **folículos primordiales** (fig. 17.18a). En el momento del nacimiento la corteza está repleta de numerosos folículos primordiales grandes, incluidos en el estroma celular cortical, y algunos de ellos persisten en la corteza ovárica durante todo el período de madurez sexual (fig. 17.18b).

Algunos folículos primordiales se desarrollan más en la pubertad, produciendo folículos primarios

En la pubertad, la secreción cíclica de hormona estimulante del folículo (FSH) por la hipófisis estimula la continuación del desarrollo de un pequeño número (probablemente 30-40) de los folículos primordiales.

El primer paso es un aumento del tamaño del ovocito, asociado con aumento del tamaño de las células granulosas que lo rodean, que se convierten en cúbicas o cilíndricas; en esta fase la estructura se denomina **folículo primario unilaminar.**

Si continúa la secreción de FSH las células de la granulosa se dividen, recubriendo al ovocito en crecimiento con múltiples capas, a la vez que se forma una nítida capa glucoproteica de material eosinófilo (PAS-positivo) entre el ovocito y estas células (fig. 17.19a). Esta capa se denomina **zona pelúcida** y está atravesada por microvellosidades que se proyectan hacia fuera desde el ovocito y por finas prolongaciones citoplasmáticas de las células granulosas de la capa más interna. El folículo se conoce entonces como **folículo primario multilaminar.**

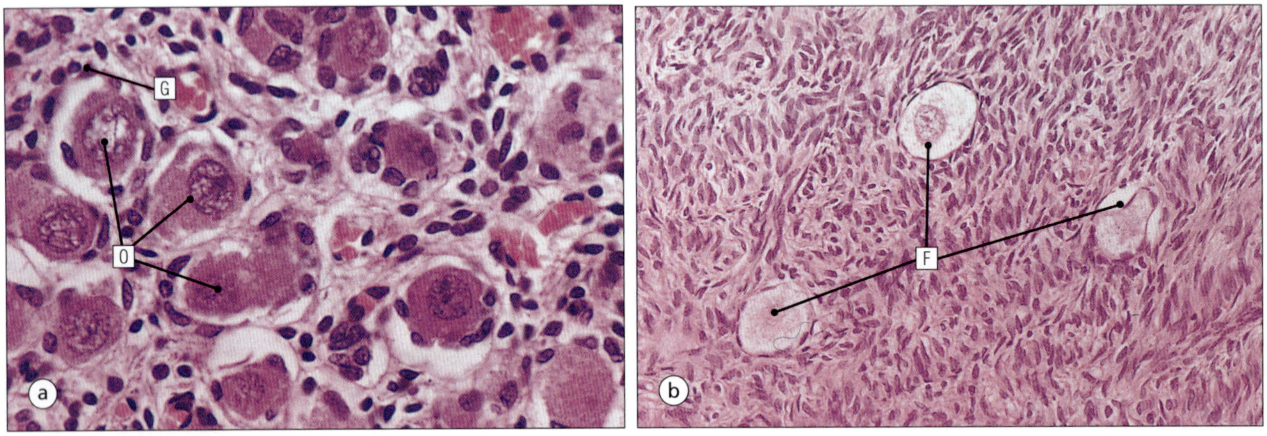

Fig. 17.18 Folículos primordiales. **(a)** Corteza ovárica de un feto de 32 semanas; se encuentra repleta de folículos primordiales, formado cada uno de ellos por un gran ovocito primario (O), rodeado por una única capa de células granulosas aplanadas (G). La mayor parte de los folículos primordiales sufren atresia a lo largo de la lactancia, la niñez y los años de la madurez sexual. **(b)** Corteza ovárica de una mujer de 25 años, mostrando la persistencia de algunos folículos primordiales (F).

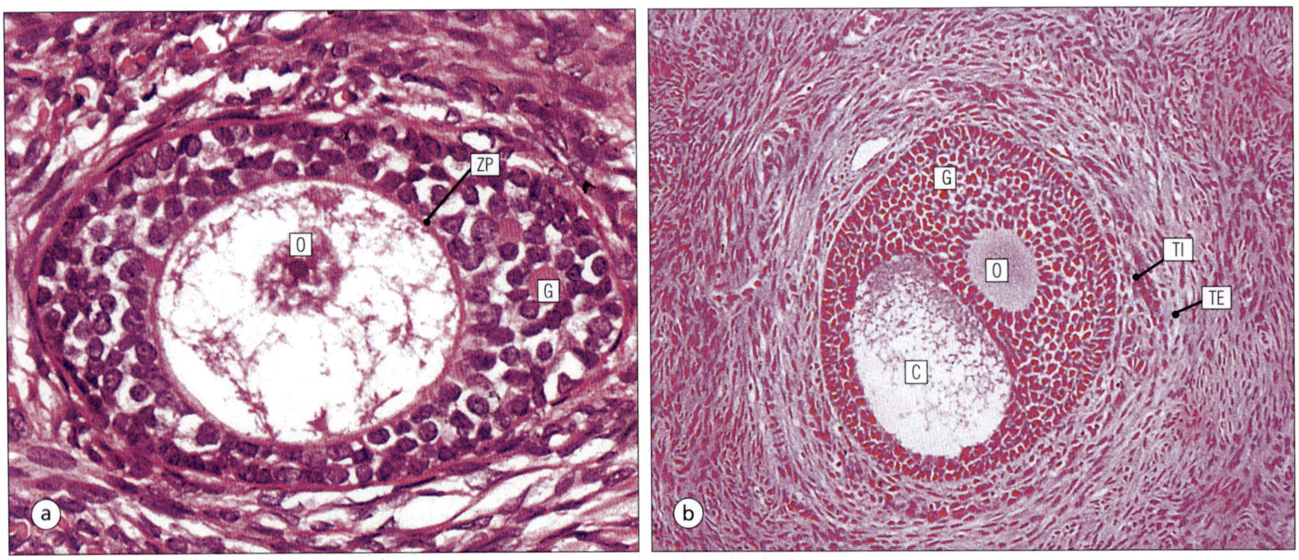

Fig. 17.19 Maduración folicular. **(a)** Fotomicrografía de un folículo primario multilaminar. Las células de la granulosa (G) se han dividido formando una capa de 3-5 células de grosor, y la zona pelúcida (ZP), teñida de *rosa,* es visible entre el ovocito (O) y las células de la granulosa. **(b)** La maduración posterior a folículo secundario se produce mediante la proliferación continua de las células de la granulosa (G), la aparición de una cavidad llena de líquido (C) dentro de ellas y la condensación de las células estromales alrededor del folículo para formar una capa interna de células hinchadas (teca interna, TI) y una capa externa de células fusiformes de menor tamaño (teca externa, TE). *O,* ovocito.

Entretanto, las células del estroma ovárico se disponen en capas aproximadamente concéntricas alrededor del folículo en crecimiento, formando una especie de cápsula. En torno a esta fase, la mayoría de los folículos degeneran, mediante un proceso denominado **atresia** (v. pág. 329).

Un pequeño número de folículos, sin embargo, siguen desarrollándose, aunque siguen sufriendo degeneración atrésica en fases posteriores; por tanto, sólo unos pocos folículos alcanzan la madurez completa.

La maduración posterior conduce a la formación de folículos secundarios

Al continuar la maduración folicular, las capas de células granulosas aumentan de grosor y la cápsula externa de células estromales ováricas comienza a diferenciarse en dos capas.

La capa interna de células estromales (la **teca interna**) aumenta de tamaño al desarrollar las células un abundante retículo endoplasmático liso y mitocondrias con crestas tubulares (rasgos característicos de las células productoras de hormonas esteroides); estas células comienzan a segregar estrógenos; esta capa adquiere además una densa red capilar.

La capa externa de células estromales (la **teca externa**) se mantiene pequeña y compacta, y no posee actividad secretora conocida. El folículo se conoce ahora como **folículo secundario** (fig. 17.19b).

El folículo totalmente maduro se denomina folículo terciario (o de De Graaf) y está listo para la ovulación

En las capas de células granulosas que rodean el ovocito aparece una pequeña laguna llena de líquido. Esta laguna crece, formando una cavidad líquida (el **antro**), que aumenta progresivamente de tamaño; el líquido es ligeramente viscoso y rico en ácido hialurónico.

El ovocito se sitúa en un lado del ahora gran folículo, separado del líquido folicular por una capa de células granulosas denominada cúmulo «oóforo». El folículo se conoce ahora como **terciario** o **folículo de De Graaf** y está maduro para la ovulación (fig. 17.20).

En este momento se completa la primera etapa de la meiosis, produciéndose un gameto haploide y un pequeño cuerpo polar que se observa a veces adherido al ovocito (denominado ahora **ovocito secundario**). La maduración del folículo dura aproximadamente 15 días, al cabo de los cuales el folículo maduro está dispuesto para la ovulación.

La teca interna segrega unas cantidades crecientes de estrógenos, con el fin de estimular la proliferación del endometrio (v. fig. 17.24) en preparación de la posible implantación de un óvulo fertilizado.

La ovulación es estimulada por la hormona luteinizante de la hipófisis anterior

En el momento de la ovulación, el folículo de De Graaf suele ser tan grande que distorsiona la superficie ovárica; a simple vista se observa una pequeña masa quística que sobreeleva la superficie ovárica, cubierta sólo por una fina capa de epitelio y membrana germinal, y una zona adelgazada de células estromales corticales.

El estímulo para la ovulación es, probablemente, un pico de hormona luteinizante (LH) de la hipófisis, que induce la conclusión de la primera etapa de la meiosis y, probablemente, condiciona además una alteración estructural del folículo.

Antes de salir del ovario, el ovocito puede liberarse de su adhesión a la pared folicular y flota libremente en el líquido folicular, rodeado por un círculo irregular de células granulosas que permanecen unidas a él (la **corona radiada**).

La zona de la pared folicular en estrecho contacto con la cobertura epitelial germinal de la superficie ovárica se rompe y el líquido folicular contenido en el ovocito se vierte a la cavidad peritoneal.

El ovocito, con su corona radiata circundante es atraído entonces hacia la apertura infundibular de la tuba uterina, probablemente gracias al movimiento ondulante de las fimbrias del borde del infundíbulo.

Con la ruptura del folículo se produce una hemorragia del recubrimiento descomprimido (especialmente de la teca interna, muy vascularizada) que llena el antro folicular con un coágulo sanguíneo. Pueden pasar pequeñas cantidades de sangre a la cavidad peritoneal.

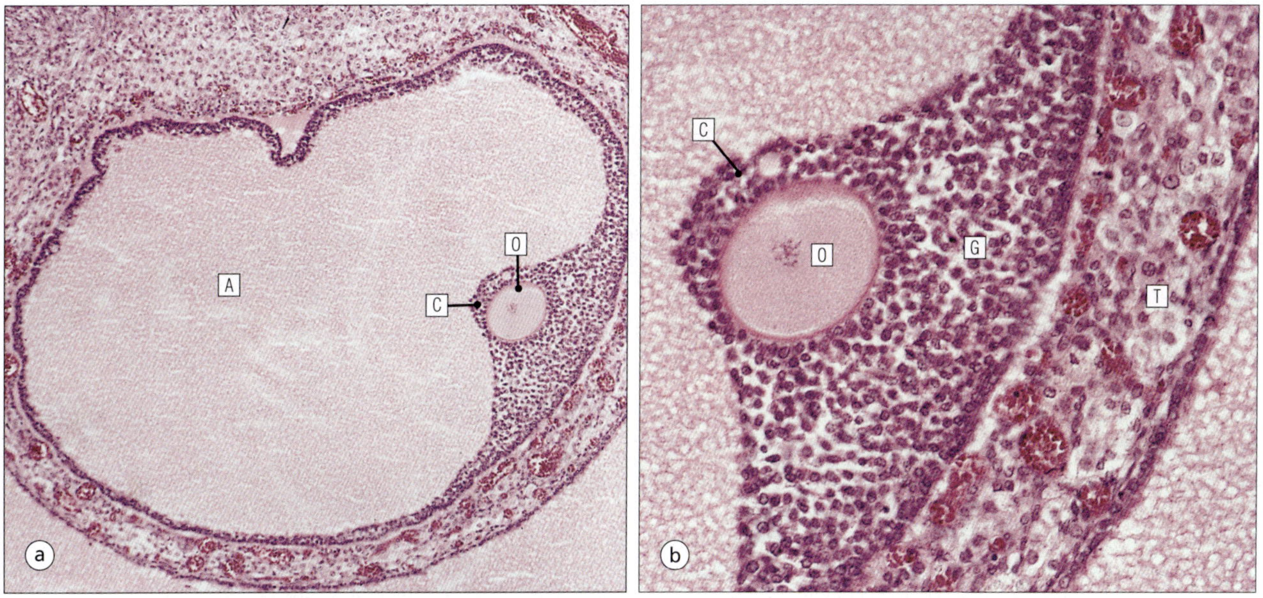

Fig. 17.20 Folículo terciario (de De Graaf). **(a)** Folículo terciario maduro. Obsérvese el antro (A) lleno de líquido, el ovocito (O), localizado excéntricamente, y el cúmulo oóforo (C) de células granulosas alrededor del ovocito. **(b)** Fotomicrografía del ovocito (O), el cúmulo oóforo (C) y la capa de células granulosas (G) a mayor aumento. La capa de la teca (T) está muy vascularizada.

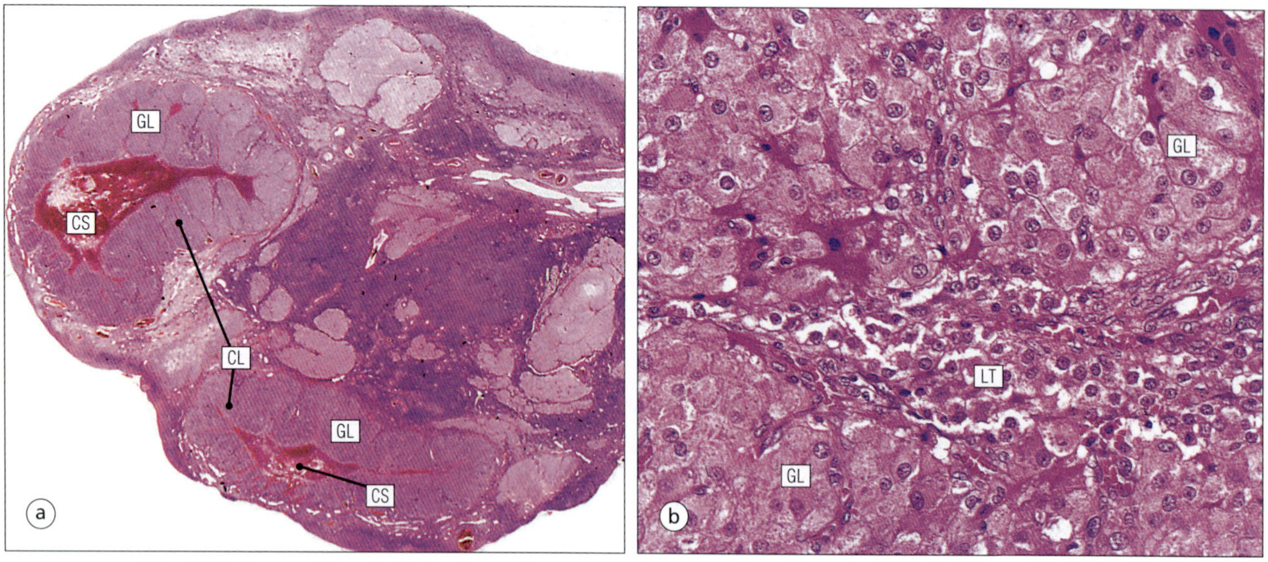

Fig. 17.21 Cuerpo lúteo. **(a)** Fotomicrografía de un ovario que contiene dos cuerpos lúteos (CL), dos folículos que han alcanzado la madurez en el mismo ovario y en el mismo ciclo menstrual, proporcionando la posibilidad de que se formen dos gemelos no idénticos. Cada cuerpo lúteo muestra un coágulo sanguíneo central (CS), rodeado por una gruesa capa de células granulosoluteínicas (GL) ricas en lípidos. **(b)** Fotomicrografía de las células granulosoluteínicas (GL), grandes y pálidas, y de las pequeñas células luteínicas de la teca (LT) compactas, concentradas principalmente a lo largo de los tabiques fibrosos en la periferia del cuerpo lúteo.

La sangre y el líquido folicular derramados a la superficie peritoneal, muy sensible al dolor, puede que sean los responsables del dolor abdominal bajo transitorio experimentado por algunas mujeres en los días centrales del ciclo (días 14-16).

El folículo roto se convierte en un cuerpo lúteo tras la ovulación

Tras la ovulación, los restos del folículo se transforman bajo la influencia de la secreción continua de LH por la hipófisis. La luz del folículo, ocupada por un coágulo (cuerpo hemorrágico) sufre una progresiva organización y fibrosis en las semanas siguientes.

Los principales cambios afectan a las células de la granulosa y de la teca interna. En estas células, la LH induce cambios (luteinización) que convierten los restos foliculares en una estructura endocrina conocida como cuerpo lúteo.

Así, las células de la granulosa aumentan de tamaño, adquieren una extensa red de retículo endoplasmático liso, se llenan de lípidos (células granuloso-luteínicas) y segregan progesterona (fig. 17.21).

Algunas células de la teca interna, bien dotadas ya de retículo endoplasmático liso, también acumulan lípidos y persisten como células tecaluteínicas o paraluteínicas, y continúan segregando estrógenos, como lo hacían antes de la ovulación. Sin embargo, muchas células de la teca interna y externa involucionan, haciéndose pequeñas, compactas y fusiformes.

El cuerpo lúteo formado, por tanto, posee una zona central de sangre coagulada y fibrosada, rodeada por una amplia zona de células granulosoluteínicas amarillas, ricas en lípidos, con acúmulos más escasos de células tecaluteínicas diseminadas en su periferia.

Tabiques fibrosos separan parcialmente las masas de granulosa luteínica; en las proximidades de los tabiques son especialmente abundantes las células tecaluteínicas (fig. 17.21b).

En su momento de máximo desarrollo (generalmente hacia el día 20 del ciclo menstrual) el cuerpo lúteo es una estructura ovalada, de hasta 2 cm de longitud y 1,5 cm de anchura; luego comienza a involucionar, a menos que el ciclo se vea interrumpido por la fertilización del ovocito en la tuba uterina (v. pág. 332).

El cuerpo lúteo se transforma en cuerpo albicans

Normalmente, la involución del cuerpo lúteo comienza con una disminución del tamaño de las células luteínicas de la granulosa y de la teca, con aparición de vacuolas en su citoplasma, antes uniformemente eosinófilo. Con esta transformación disminuye la secreción de progesterona y estrógenos por ambos tipos celulares.

Al mismo tiempo, las células fusiformes de la teca externa y los fibroblastos fusiformes que forman los tabiques fibrosos producen rápidamente colágeno, que sustituye a las células luteínicas involucionadas.

Alrededor del día 26 del ciclo, las células secretoras de hormonas han desaparecido por completo y los niveles de progesterona y estrógenos disminuyen drásticamente, lo que influye mucho en el endometrio (v. fig. 17.24g).

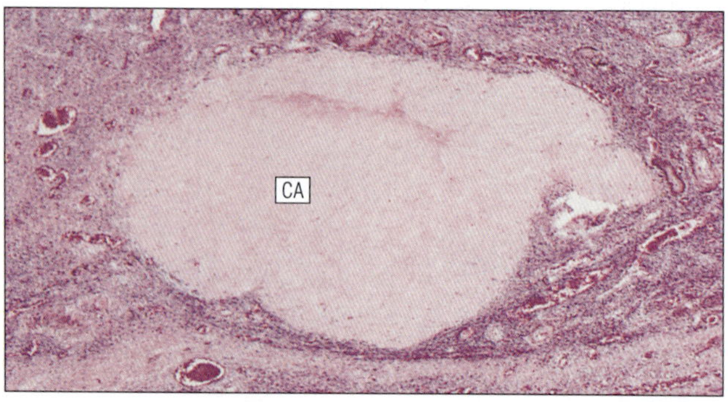

Fig. 17.22 Cuerpo albicans. El cuerpo lúteo involuciona, formando una masa contraída de tejido colágeno, el cuerpo albicans (CA), que conserva aproximadamente la forma del cuerpo lúteo original. La involución incompleta de un cuerpo lúteo puede dar lugar a un quiste lúteo, que es un quiste tapizado por células granulosas y tecales luteínicas adelgazadas.

El resultado final de la involución del cuerpo lúteo es una pequeña masa ovalada de tejido colágeno relativamente acelular (hialino), con la configuración física típica del cuerpo lúteo. Esta estructura es el cuerpo albicans (fig. 17.22), que se mantiene en el ovario, disminuyendo de tamaño con los años, pero sin llegar a desaparecer.

La mayoría de los gametos femeninos no alcanzan la madurez, sino que sufren atresia

Del amplio número de ovogonias formadas intraútero por división mitótica de las células germinales primitivas, sólo alrededor de 500-600 llegan a la madurez completa y la ovulación a lo largo de la vida reproductiva de una mujer. Algunas no llegan a desarrollarse, mientras que otras sufren un proceso denominado **atresia.**

La atresia puede producirse en cualquier fase, pero es más frecuente durante la vida intrauterina, a lo largo de la cual el número de ovocitos primarios disminuye enormemente. Dado que la atresia continúa a lo largo de la lactancia, durante la infancia y en los años fértiles, en el estudio histológico de cualquier ovario pueden verse ovocitos primarios y secundarios.

La atresia puede darse en cualquier fase del desarrollo folicular. Cuando los folículos son pequeños (primarios y secundarios), los componentes del folículo sufren degeneración celular y reabsorción completa, sin dejar cicatriz (fig. 17.23a). Los folículos mayores (terciarios), sin embargo, tienen un componente celular importante y sufren una desintegración gradual y sustitución por tejido fibroso hialino. El ovocito se desintegra y las células de la granulosa se separan y degeneran, al tiempo que la zona pelúcida se colapsa y arruga, aunque sigue siendo identificable.

A menudo se forma una membrana cristalina entre las células de la granulosa en degeneración y las capas externas de la teca; esta membrana puede proliferar transitoriamente, proporcionando, quizás, el tejido fibroso de colágeno que termina reemplazando al folículo atrésico.

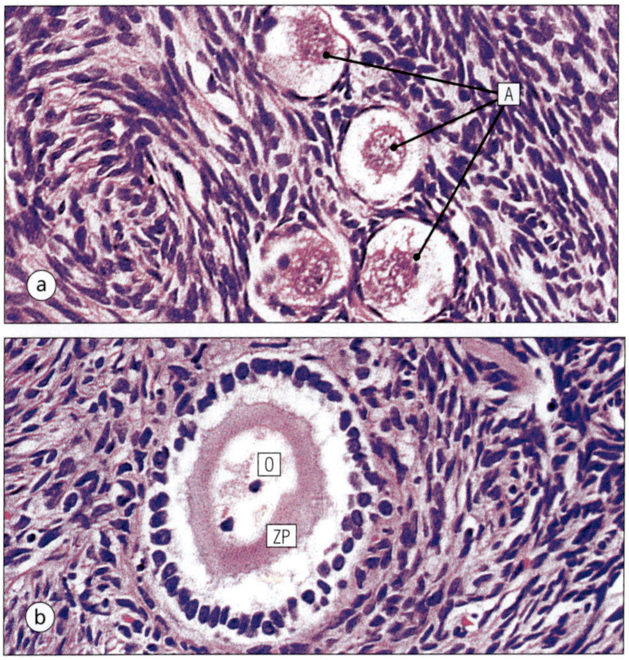

Fig. 17.23 Atresia folicular. **(a)** Fotomicrografía de un grupo de cuatro folículos primordiales, de los cuales tres están sufriendo atresia (A); no dejarán cicatriz. **(b)** Fotomicrografía de un folículo primario sufriendo atresia, que se manifiesta principalmente por un ovocito degenerado (O) y una zona pelúcida colapsada (ZP).

Cuando sufre atresia un folículo grande se forma una cicatriz colágena apreciable, un **cuerpo fibroso,** que recuerda por su forma a un pequeño cuerpo albicans.

CICLO MENSTRUAL

Introducción

Durante los años fértiles, el aspecto histológico de la zona funcional superficial del revestimiento endometrial varía de un día a otro de forma regular, dando lugar al **ciclo menstrual.**

Un ciclo completo dura normalmente unos 28 días, aunque existen variaciones considerables entre distintas mujeres y cierta variabilidad en cada mujer en momentos diferentes. Por ejemplo, los primeros ciclos tras la menarquia y tras un embarazo tienden a ser irregulares, y antes de la menopausia es frecuente que aumente la irregularidad del ciclo.

Al final de cada ciclo el endometrio funcional superficial sufre necrosis y se expulsa a través del cérvix y la vagina junto con sangre (**menstruación**), quedando sólo el endometrio basal, que actúa como reserva para el desarrollo de una nueva capa funcional durante el ciclo siguiente.

La menstruación dura unos 4 días, y el día que empieza se toma como primer día del ciclo menstrual.

Los cambios cíclicos del endometrio funcional están gobernados por los cambios del patrón de secreción hormonal por los ovarios, que depende, a su vez, de la secreción cíclica de hormonas (FSH y LH) por la hipófisis. La secreción de las hormonas gonadotropas está controlada, a su vez, por la secreción de hormonas liberadoras de gonadotropinas por el hipotálamo. Por tanto, el aspecto histológico de legrados endometriales puede emplearse para determinar (con unos pocos días de error) la fase del ciclo endometrial.

La secuencia de cambios a lo largo del ciclo menstrual se repite durante todo el período de madurez sexual, desde la menarquia hasta la menopausia, y sólo es interrumpida por la gestación o por un tratamiento hormonal, por ejemplo, la administración de estrógenos y progesterona como anticonceptivos.

La fase proliferativa (estrogénica o folicular) del ciclo menstrual abarca desde el día 4 hasta los días 15 o 16

Durante la menstruación se elimina toda la zona funcional superficial del endometrio (días 1-4), quedando sólo el endometrio compacto basal.

Al mismo tiempo comienza un nuevo ciclo de maduración folicular ovárica, debido al aumento de la secreción de estrógenos por el folículo en desarrollo, que estimula la actividad mitótica en las glándulas y el estroma del endometrio basal (fig. 17.24a y b). La proliferación continuada de estas células durante 10-12 días regenera una capa endometrial funcional considerable, formada por glándulas endometriales tubulares rectas rodeadas por estroma.

Al ir aumentando el nivel de estrógenos en los últimos días de esta fase, las glándulas se hacen ligeramente contorneadas y sus luces pueden ampliarse, a la vez que la proliferación mitótica de las células cilíndricas de las glándulas endometriales puede provocar cierto amontonamiento de las células y, por tanto, un aspecto seudoestratificado.

La ovulación se produce en torno a los días 14-16

La ovulación se acompaña de vacuolización subnuclear de las glándulas endometriales (fig. 17.24c), coincidiendo con los niveles máximos de secreción de LH por la hipófisis. Con el tiempo, todas las glándulas sufren esta transformación.

La fase secretora (lútea) dura del día 16 hasta el 25

El comienzo de la siguiente fase (secretora o luteínica) del ciclo menstrual coincide con la aparición de vacuolas secretoras supranucleares en los polos apicales de las células de las glándulas endometriales. El material de secreción se vierte a la luz glandular por el método apocrino (v. fig. 3.24) y las superficies luminales de las células glandulares se hacen irregulares y mal definidas. Las propias glándulas se hacen tortuosas (fig. 17.24d) y sus luces se llenan de secreción (fig. 17.24e). Las arteriolas espirales del estroma son extensas y más contorneadas.

Esta fase de secreción glandular se produce en respuesta a la progesterona segregada por el cuerpo lúteo.

La fase premenstrual dura desde alrededor del día 25 hasta la menstruación el día 28

Alrededor del día 22 la actividad secretora de las glándulas endometriales se reduce y éstas comienzan a mostrar cambios involutivos; la secreción luminal disminuye y la que resta es muy densa. Las glándulas se hacen irregulares y comienzan a degenerar; en el estroma se producen cambios significativos, con desarrollo de las arteriolas espirales (figs. 17.24f y g) y tumefacción de las células estromales, especialmente alrededor de las arteriolas espirales.

En la menstruación, la capa funcional superficial del endometrio sufre necrosis y se elimina

Los cambios son precipitados por la brusca disminución de la secreción de progesterona y estrógenos debido a la involución del cuerpo lúteo. Esto se asocia a una constricción mediada por prostaglandinas de las arteriolas espirales, con la consiguiente necrosis isquémica del endometrio funcional.

La dilatación de los vasos más profundos, junto con esto, condicionan una hemorragia hacia el estroma.

Las glándulas y el estroma del endometrio necrótico, junto con la sangre acumulada en el estroma, se eliminan en forma de flujo menstrual, poco a poco, expulsándose primero el endometrio más superficial; las capas más profundas se eliminan durante los 4-5 días siguientes, hasta que queda sólo el endometrio basal para regenerar la capa funcional cuando se inicia el siguiente ciclo.

El final de la vida fértil se conoce como menopausia y se asocia al final de la menstruación y los cambios endometriales.

Cuando se aproxima la menopausia, cada vez más endometrio deja de responder bien al estímulo hormonal, mostrando una actividad proliferativa o secretora escasa.

En la menopausia, cuando se interrumpe la estimulación hormonal, el endometrio recupera el patrón simple prepuberal, aunque las invaginaciones tubulares pueden sufrir una dilatación quística y el estroma se vuelve más compacto (endometrio atrófico quístico).

Los cambios en el ciclo menstrual se interrumpen durante la gestación

Los cambios cíclicos en el ovario y el endometrio descritos antes se producen cuando el óvulo no se fertiliza o si la fertilización se sigue de la muerte del cigoto o la alteración de la implantación en el endometrio.

Si se produce una fertilización e implantación exitosas, los cambios cíclicos se interrumpen durante un cierto tiempo después del parto y casi todos los tejidos del aparato genital femenino sufren cambios estructurales.

Los cambios estructurales del cérvix, el miometrio y la tuba de Falopio se describen en las páginas 318, 321 y 323.

Fig. 17.24 Ciclo menstrual. Interrelaciones entre las hormonas hipofisarias y el ovario, y entre las hormonas ováricas y el endometrio en el ciclo menstrual. El ciclo comienza el primer día de la menstruación, cuando el endometrio funcional del ciclo previo es expulsado junto con sangre (días 1-4). La liberación de hormona estimulante del folículo (FSH) por la hipófisis estimula la maduración de un folículo ovárico, algunas de cuyas células segregan estrógenos, que inician y mantienen la proliferación de nuevo endometrio funcional. **(a)** Nueva capa de endometrio funcional (F) en la fase proliferativa precoz, surgiendo a partir del endometrio compacto basal (B). **(b)** Detalle a gran aumento de una de las glándulas endometriales proliferativas. Los núcleos son llamativos y algunas células se hallan en mitosis *(flecha)*. La fase proliferativa dura desde el día 4 al 14, momento en el cual un pico de hormona luteinizante hipofisaria inicia la ovulación (días 15-16) y la luteinización de la pared del folículo ovárico. Las células foliculares luteinizadas comienzan a segregar progesterona, que inicia cambios secretores precoces en el endometrio. **(c)** Los cambios más precoces de la actividad secretora en las glándulas endometriales son el desarrollo de vacuolas subnucleares (V) y la sinuosidad de las glándulas tubulares previamente rectas. La secreción continua de progesterona por el cuerpo lúteo aumenta la sinuosidad de las glándulas endometriales, la masa del estroma y la actividad secretora del epitelio glandular. **(d)** Fotomicrografía a bajo aumento del endometrio alrededor del día 22 del ciclo. Las glándulas (G) están muy contorneadas y ensanchadas por la secreción. **(e)** Detalle a gran aumento del epitelio secretor tardío con vacuolas secretoras (V), ahora en posición supranuclear, y secreción (S) en la luz de la glándula contorneada. Alrededor del día 25 del ciclo, la secreción de LH y FSH por la hipófisis se detiene, provocando la involución del cuerpo lúteo en el ovario con la consiguiente disminución brusca de la secreción de progesterona y estrógenos. Esta reducción de hormonas origina una necrosis isquémica del endometrio secretor tardío e inicia la menstruación. Inmediatamente antes de necrosarse el endometrio es muy voluminoso, con transformación decidual precoz del estroma y arteriolas espirales muy desarrolladas. **(f)** Parte del endometrio premenstrual a bajo aumento. Obsérvense las glándulas, muy contorneadas, y el estroma endometrial decidualizado (DC), muy voluminoso, sobre todo cerca de la superficie. **(g)** Fotomicrografía a gran aumento de arteriolas espirales (AE), de pared gruesa y contorneadas.

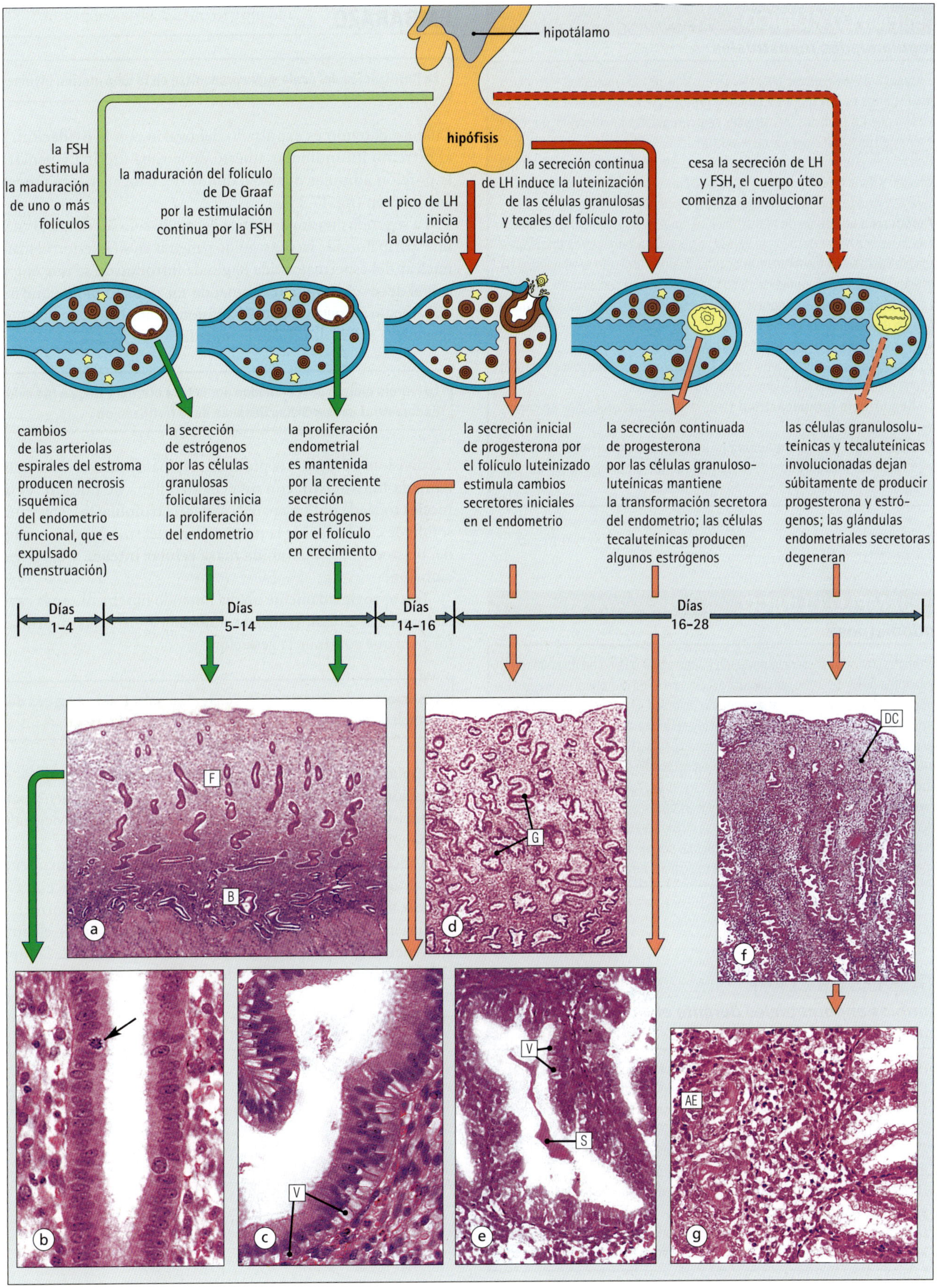
hipotálamo
hipófisis
la FSH estimula la maduración de uno o más folículos
la maduración del folículo de De Graaf por la estimulación continua por la FSH
el pico de LH inicia la ovulación
la secreción continua de LH induce la luteinización de las células granulosas y tecales del folículo roto
cesa la secreción de LH y FSH, el cuerpo úteo comienza a involucionar
cambios de las arteriolas espirales del estroma producen necrosis isquémica del endometrio funcional, que es expulsado (menstruación)
la secreción de estrógenos por las células granulosas foliculares inicia la proliferación del endometrio
la proliferación endometrial es mantenida por la creciente secreción de estrógenos por el folículo en crecimiento
la secreción inicial de progesterona por el folículo luteinizado estimula cambios secretores iniciales en el endometrio
la secreción continuada de progesterona por las células granuloso-luteínicas mantiene la transformación secretora del endometrio; las células tecaluteínicas producen algunos estrógenos
las células granulosoluteínicas y tecaluteínicas involucionadas dejan súbitamente de producir progesterona y estrógenos; las glándulas endometriales secretoras degeneran
Días 1–4
Días 5–14
Días 14–16
Días 16–28
F
B
a
G
d
DC
f
b
V
c
V
S
e
AE
g

EJEMPLO CLÍNICO

Irregularidades menstruales

Las irregularidades y alteraciones de la menstruación son molestias frecuentes e importantes en las mujeres en edad reproductiva. Existe una tendencia normal a que los períodos menstruales sean irregulares en intervalo, duración e intensidad en tres momentos de la vida de la mujer: durante los tres primeros ciclos tras la pubertad, durante el primero o los dos primeros ciclos tras la gestación y durante un número variable de ciclos antes de la menopausia. Las siguientes manifestaciones clínicas indican algún tipo de patología.

Amenorrea (ausencia de menstruación). La ausencia absoluta de menstruación en una mujer desde la pubertad se denomina «amenorrea primaria» y su causa suele ser una alteración endocrina. Cuando antes de la amenorrea ha existido menstruación normal, se denomina «amenorrea secundaria».

La **menorragia** es un sangrado menstrual excesivo, tanto en intensidad como en duración de la pérdida de sangre. A menudo existe una alteración endometrial o miometrial subyacente.

La **dismenorrea** es una menstruación excesivamente dolorosa, causada a menudo por trastornos del endometrio o del miometrio.

La **hemorragia intermenstrual** suele deberse a alteraciones de cérvix, vagina o vulva.

La **hemorragia posmenopáusica** es un síntoma de gran importancia, por ser la forma de presentación de la mayoría de las enfermedades malignas del útero.

EJEMPLO CLÍNICO

Endometriosis

Endometriosis es la presencia de tejido endometrial que se ha diseminado e implantado fuera del útero, en general asociado a la tuba uterina, el ovario y el peritoneo pélvico. Dado que el endometrio ectópico sigue respondiendo a las hormonas, sufre cambios cíclicos que incluyen hemorragia y proliferación y a menudo se observan como áreas de color pardo por la acumulación de pigmento férrico con relación a la degradación de episodios de sangrado repetidos. El patrón cíclico determina una respuesta inflamatoria y la consiguiente cicatrización por la curación puede producir adherencias fibrosas. De este modo aparece dolor pélvico porque los órganos adyacentes quedan adheridos. Las adherencias influyen de forma negativa sobre la fertilidad, por ejemplo, porque afectan a la permeabilidad de la tuba o alteran las relaciones entre el ovario y la tuba.

ASPECTOS CLAVE

Cambios endometriales durante el ciclo menstrual normal (28 días)

- Días 1-4: fase menstrual: expulsión del endometrio necrótico del ciclo previo.
- Días 4-14: fase proliferativa: crecimiento de nuevas glándulas endometriales tubulares rectas y estroma a partir del endometrio basal residual; gran actividad mitótica.
- Días 14-16: fase ovulatoria: el primer signo de actividad secretora de las glándulas endometriales es la vacuolización subnuclear.
- Días 16-25: fase secretora: las glándulas endometriales se hacen tortuosas y sus luces se llenan de secreción.
- Días 25-28: fase premenstrual: abundantes arteriolas espirales en el estroma; la isquemia provoca degeneración y, luego, necrosis del endometrio secretor.

EMBARAZO

La fertilización del óvulo suele producirse en la tuba uterina (oviducto)

Cuando el óvulo es expulsado del ovario con la ovulación, pasa al extremo infundibular abierto de la tuba uterina y penetra en la porción ampular dilatada, donde tiene lugar habitualmente la fertilización (fig. 17.25).

La segunda división meiótica del óvulo sólo se completa cuando un espermatozoide ha conseguido penetrar en su interior. El material nuclear del espermatozoide haploide introducido se une entonces con el del óvulo haploide, formando un zigoto diploide que inmediatamente sufre una serie de divisiones mitóticas que dan lugar a una esfera sólida de células, la **mórula.**

La mórula emigra descendiendo por la tuba uterina y llega a la cavidad endometrial unos 4-5 días después de la fertilización

Las divisiones posteriores producen rápidamente una masa quística llamada **blastocisto,** con una cavidad llena de líquido (el **blastocele**) rodeada por una pared celular (el **trofoblasto**). Un acúmulo sólido de células, sobre la parte interna del trofoblasto en un polo del blastocisto, se denomina **masa celular interna** y da origen al embrión.

Tras aproximadamente un día flotando libremente en la cavidad endometrial, el blastocisto debe implantarse en el endometrio secretor para que continúe la gestación.

Los intentos de implantación comienzan unos 6 días después de la fertilización

La implantación se produce habitualmente 7-8 días después de la ovulación, en los días 21-22 del ciclo menstrual. Si no tiene éxito, el blastocisto degenera y es expulsado con el endometrio degenerado y la sangre al comenzar la menstruación el día 28.

A veces se produce la implantación, pero no puede mantenerse; con el tiempo sobreviene la menstruación, a menudo con cierto retraso, y la pérdida menstrual puede ser mayor de lo normal.

Si la implantación tiene éxito, el blastocisto penetra en el estroma endometrial, probablemente de modo directo a través de la superficie endometrial, y unos 11 días después de la fertilización (es decir, el día 27 del ciclo) se encuentra totalmente incluido en el estroma endometrial.

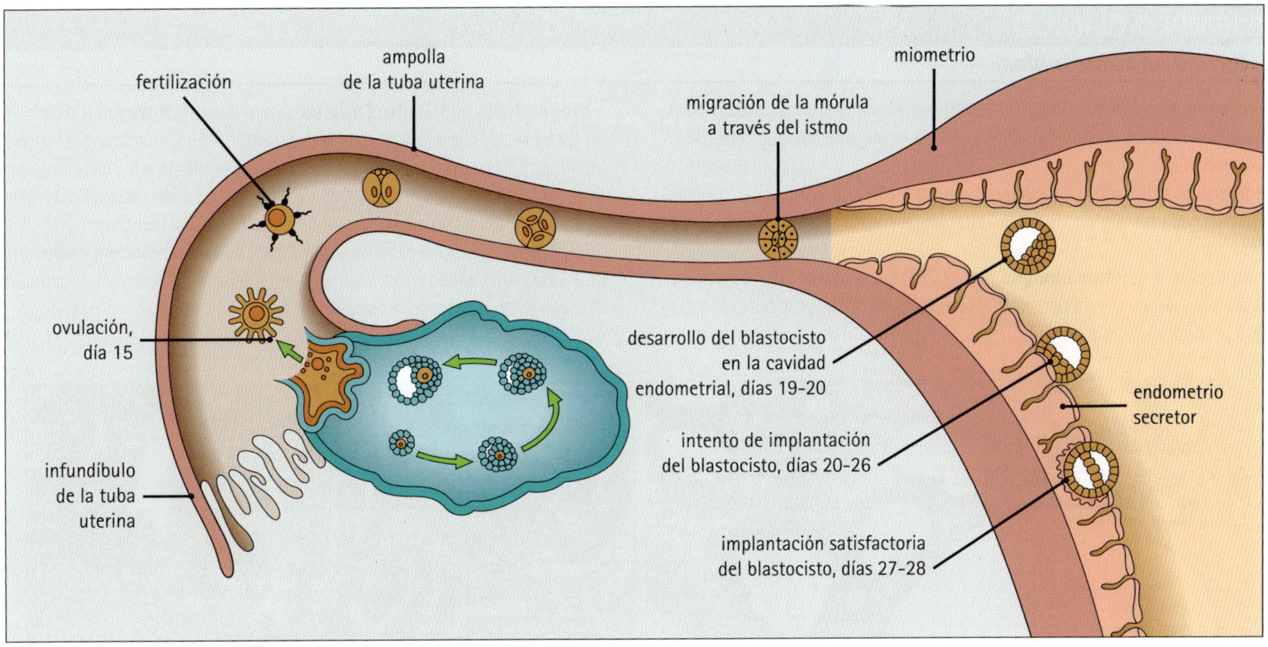

Fig. 17.25 **Fertilización e implantación.** Principales momentos de la fertilización y la implantación. El tiempo se cuenta desde la fecha de la última regla y es aproximada, lo que da origen a grandes variaciones personales entre las mujeres y de un ciclo a otro.

Tras la implantación, el embarazo es mantenido inicialmente por la progesterona secretada por el cuerpo lúteo persistente

Desde alrededor del momento de la ovulación, el cuerpo lúteo segrega progesterona. Si se produce la fertilización y la implantación, el cuerpo lúteo no involuciona, sino que aumenta de tamaño hasta 3-4 cm de diámetro (**cuerpo lúteo del embarazo**). Este órgano persiste durante el primer trimestre del embarazo y es una fuente continua de progesterona, necesaria para mantener el embarazo; a partir de entonces la placenta se hace cargo de esta función y el cuerpo lúteo del embarazo involuciona.

En el momento de la implantación, el endometrio se halla en su fase secretora tardía (v. figs. 17.24e y f).

La implantación estimula el desarrollo de una transformación decidual verdadera bajo la influencia de la secreción continua de progesterona.

A consecuencia de la secreción de progesterona, las glándulas endometriales desarrollan un aspecto secretor exagerado que, junto con la transformación decidual del estroma, producen la imagen conocida como **endometrio de tipo gestacional.**

El desarrollo posterior del trofoblasto y de parte del estroma endometrial decidual da lugar a la placenta

La placenta es la responsable de nutrir al embrión en desarrollo y de continuar segregando las hormonas necesarias para mantener el embarazo. El desarrollo posterior del embrión a partir de la masa celular interna queda fuera de los objetivos de este libro.

TROFOBLASTO

Introducción

Al implantarse, la capa simple de trofoblasto que forma la pared externa del blastocisto se convierte en una capa doble.

La capa externa se caracteriza por la pérdida de los límites celulares laterales, de modo que se forma una fina capa sincitial, el **sincitiotrofoblasto.** La capa interna comienza como una monocapa continua de células cúbicas de citoplasma claro, el **citotrofoblasto.**

El sincitiotrofoblasto posee numerosas microvellosidades superficiales y la capacidad de erosionar o invadir los tejidos adyacentes

Esta capacidad del sincitiotrofoblasto asegura el éxito de la erosión de los tejidos y vasos endometriales durante la implantación. El blastocisto se fija inicialmente al epitelio superficial del endometrio mediante adhesión. Algunas células del trofoblasto se introducen entonces entre las células epiteliales, con lo que el blastocisto puede pasar a través del epitelio al estroma endometrial, donde la erosión de un capilar endometrial le asegura una irrigación suficiente (fig. 17.27a).

La brecha en la superficie endometrial está cubierta por un pequeño coágulo sanguíneo y su superficie se reepiteliza rápidamente.

La presencia del blastocisto en el estroma endometrial induce la decidualización temprana de las células estromales provocando un gran engrosamiento de este.

Una vez incluido el blastocisto en el estroma endometrial, el trofoblasto prolifera con rapidez y la capa sincitial externa emite

EJEMPLO CLÍNICO

Trastornos endometriales

El endometrio puede sufrir muchas alteraciones, la mayoría provocada por una estimulación inadecuada por hormonas ováricas y causantes de patrones menstruales anormales.

Dado que el endometrio se elimina en gran parte una vez al mes, muchas alteraciones son transitorias, pero las alteraciones endometriales crónicas son importantes.

La **hiperplasia quística benigna** (fig. 17.26a) del endometrio se debe a una secreción de estrógenos sin oposición y puede ocurrir en presencia de un tumor ovárico secretor de estrógenos.

La **hiperplasia endometrial atípica** se manifiesta por glándulas endometriales hiperplásicas, con desorganización de su arquitectura, mientras que las células epiteliales muestran rasgos displásicos atípicos similares a los presentes en los tumores malignos de las glándulas endometriales. Esta alteración (fig. 17.26b) se considera capaz de convertirse en un tumor endometrial invasivo.

El tumor maligno típico del endometrio es el **adenocarcinoma endometrial** (fig. 17.26c), que afecta sobre todo a mujeres posmenopáusicas y se manifiesta como sangrado posmenopáusico.

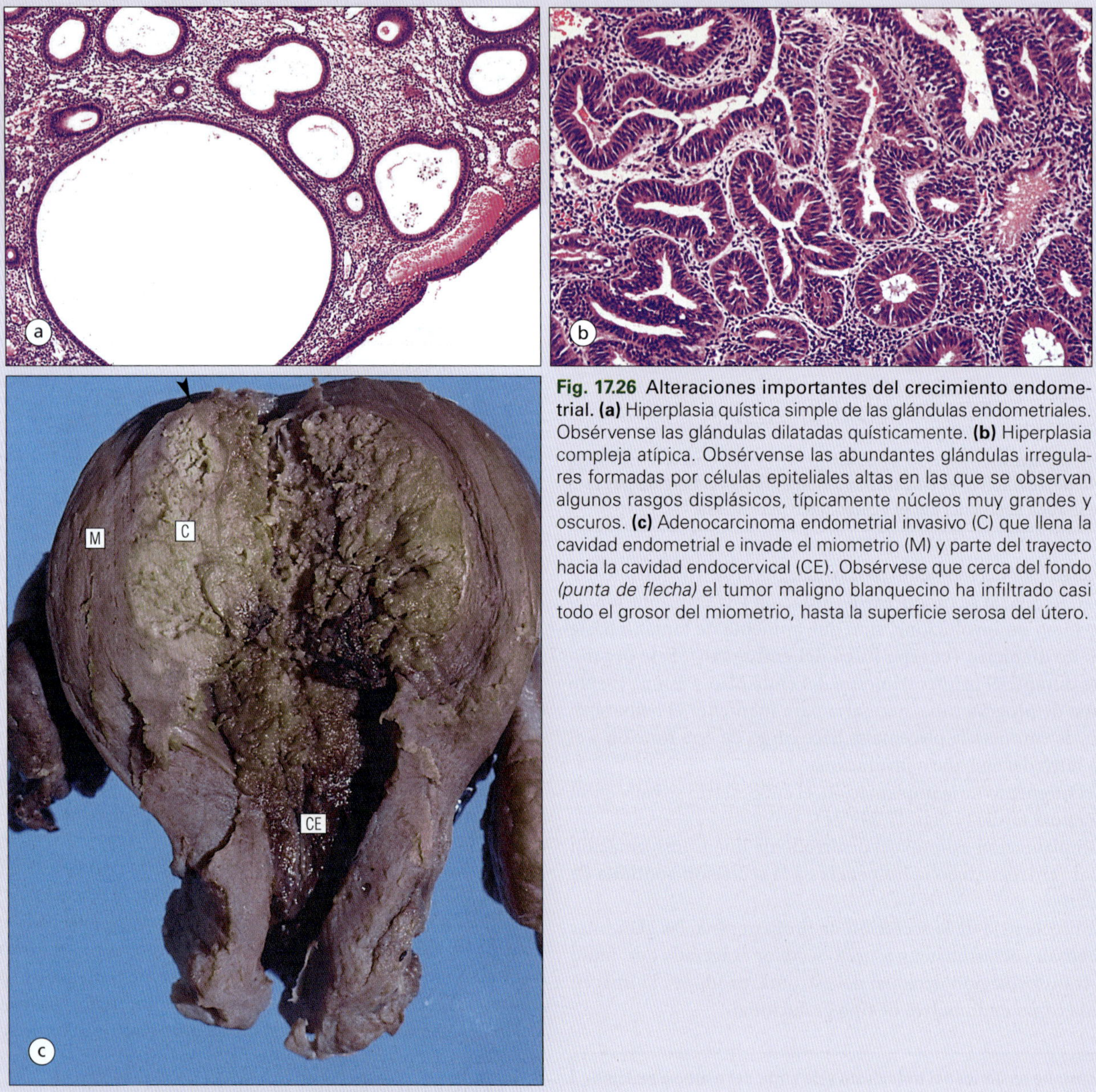

Fig. 17.26 Alteraciones importantes del crecimiento endometrial. **(a)** Hiperplasia quística simple de las glándulas endometriales. Obsérvense las glándulas dilatadas quísticamente. **(b)** Hiperplasia compleja atípica. Obsérvense las abundantes glándulas irregulares formadas por células epiteliales altas en las que se observan algunos rasgos displásicos, típicamente núcleos muy grandes y oscuros. **(c)** Adenocarcinoma endometrial invasivo (C) que llena la cavidad endometrial e invade el miometrio (M) y parte del trayecto hacia la cavidad endocervical (CE). Obsérvese que cerca del fondo *(punta de flecha)* el tumor maligno blanquecino ha infiltrado casi todo el grosor del miometrio, hasta la superficie serosa del útero.

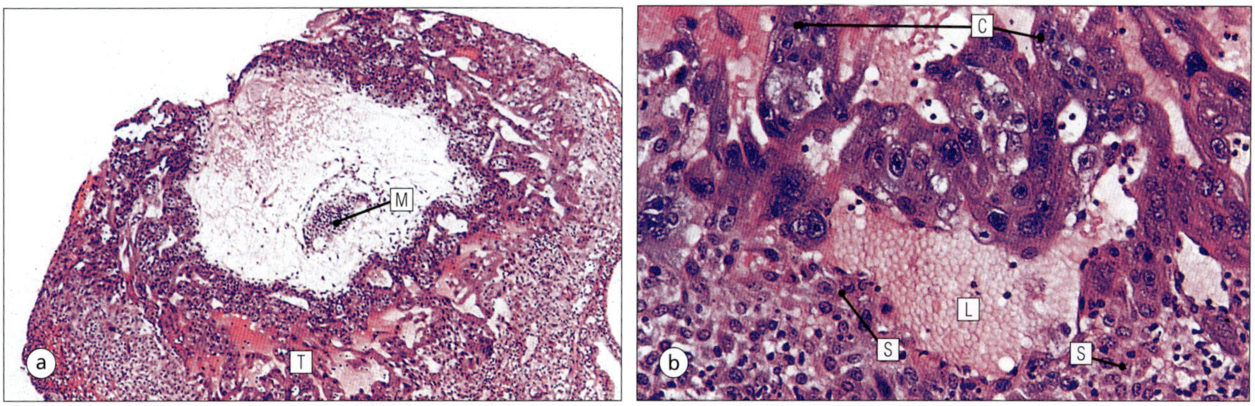

Fig. 17.27 **Lecho de implantación.** **(a)** Fotomicrografía de bajo aumento mostrando una implantación humana precoz. El blastocisto ha infiltrado el endometrio superficial y el trofoblasto (T) está comenzando a infiltrar el estroma endometrial. Se observa parte de la masa celular interna (M). **(b)** Fotomicrografía a gran aumento de la zona de infiltración del trofoblasto. Los vasos sanguíneos han sido erosionados por cordones de sincitiotrofoblasto (S), formándose lagos (L) de sangre materna. Islotes de citotrofoblasto (C) se introducen en las masas sincitiales.

prolongaciones irregulares hacia el estroma circundante, erosionando las paredes de los pequeños vasos sanguíneos.

Entre las protrusiones se forman lagos de sangre materna (fig. 17.27b) y las microvellosidades superficiales del sincitiotrofoblasto probablemente ayudan a transportar oxígeno y nutrientes de la sangre materna al blastocisto en desarrollo.

El citotrofoblasto crece hacia las protrusiones sincitiales en forma de extensiones digitiformes

Las masas sólidas de citotrofoblasto recubiertas de sincitio forman las **vellosidades coriónicas tronculares** o **primarias.**

Tras el desarrollo de un núcleo mesenquimal laxo, de origen incierto, las vellosidades se denominan **vellosidades secundarias,** y pronto adquieren un sistema de capilares que se convierten en parte integrante del sistema circulatorio del embrión.

Las vellosidades completamente vascularizadas se conocen como **vellosidades terciarias** (v. fig. 17.29).

Al madurar las vellosidades, su núcleo mesenquimal contiene canales vasculares interconectados, fibroblastos, algunas células musculares lisas y grandes células pleomorfas con citoplasma vacuolado **(células de Hofbauer).** Estas células poseen algunas de las características ultraestructurales e inmunocitoquímicas de los macrófagos y se consideran macrófagos móviles con una especial facilidad para la ingestión y pinocitosis de proteínas.

Las vellosidades coriónicas iniciales se subdividen de modo arborescente formando un sistema complejo que proporciona una gran superficie para el intercambio entre las circulaciones materna y fetal.

Tras la compleja ramificación de las vellosidades, sus ramas terminales contienen pequeños capilares de pared fina, todos ellos conectados con vasos mayores de las «ramitas», «ramas» y «troncos» de la proliferación arborescente; estos vasos convergen en último término en dos arterias y una sola vena que discurren por el cordón umbilical hacia la circulación sanguínea del embrión (fig. 17.28).

El aspecto de las vellosidades coriónicas cambia con el tiempo

Al comienzo de la gestación las vellosidades contienen capilares centrales englobados en un mesénquima abundante, pero posteriormente los capilares proliferan y se sitúan cerca de la superficie trofoblástica.

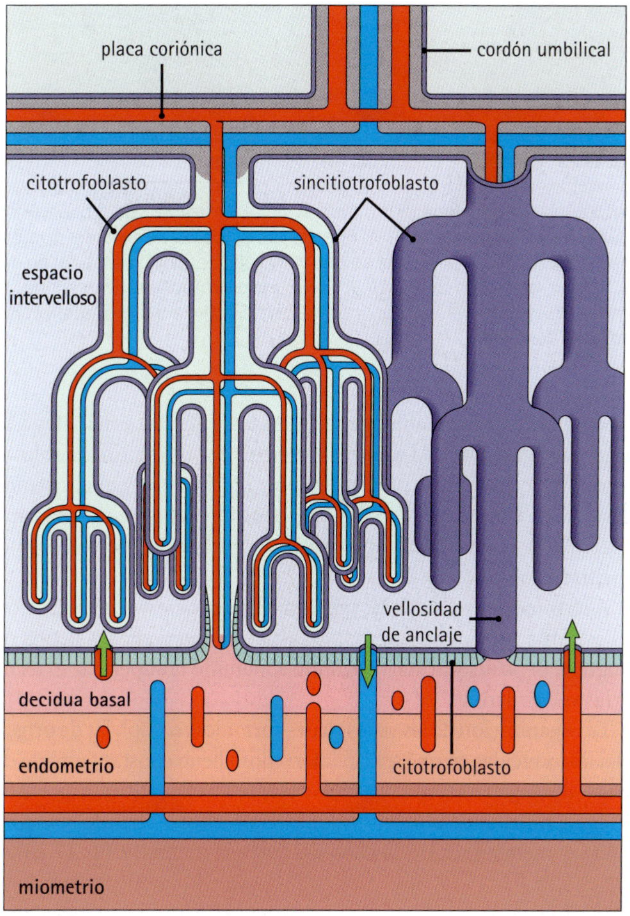

Fig. 17.28 **Estructura placentaria.** Este esquema muestra la estructura básica de la placenta y las relaciones entre la sangre fetal y materna.

Al hacerse más numerosos y dilatados los capilares, disminuye la masa del mesénquima y su componente celular; las células de Hofbauer se hacen especialmente escasas.

Inicialmente predominan las células citotrofoblásticas y el sincitiotrofoblasto es una capa fina (fig. 17.29a). La división del citotrofo-

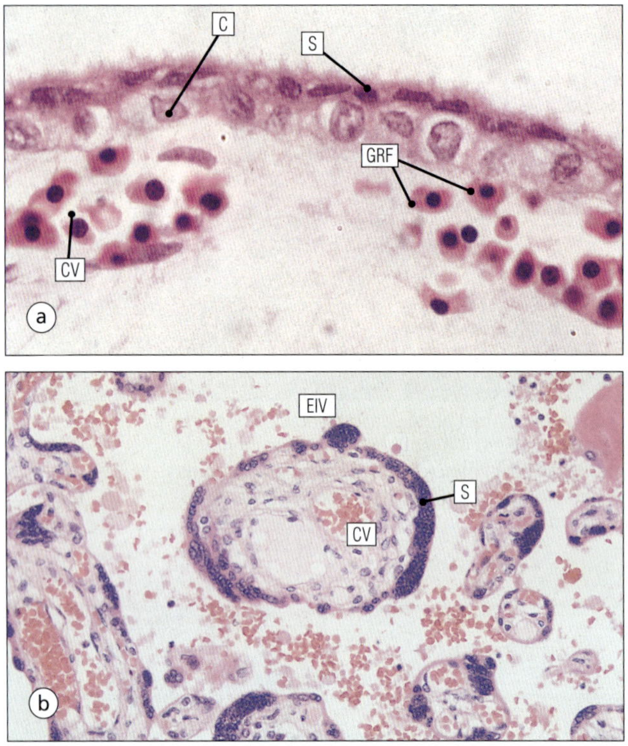

Fig. 17.29 Vellosidad coriónica. **(a)** Fotomicrografía mostrando parte de una vellosidad coriónica precoz, cubierta por una capa de citotrofoblasto (C) cúbico y una capa externa de sincitiotrofoblasto (S). Obsérvense los capilares vellosos (CV) llenos de glóbulos rojos fetales nucleados (GRF). **(b)** Fotomicrografía de una vellosidad coriónica cerca del fin del embarazo; obsérvense el prominente sincitiotrofoblasto (S) apilado, la sangre materna en el espacio intervelloso (EIV) y la sangre fetal en los capilares vellosos (CV).

CONCEPTOS AVANZADOS

Funciones endocrinas de la placenta

Además de ser un lugar de intercambio, la placenta actúa también como órgano endocrino.

- El sincitiotrofoblasto segrega gonadotropina coriónica humana (hCG) (fig. 17.30), que es la responsable de mantener el cuerpo lúteo del embarazo (v. pág. 333) tras cesar el estímulo por la LH hipofisaria.
- El sincitiotrofoblasto segrega somatomamotropina coriónica humana (hCS), que se cree que estimula la lactogénesis.
- La placenta segrega progesterona y estrógenos; los precursores de estrógenos producidos por la corteza suprarrenal y el hígado fetales son convertidos en estrógenos activos en la placenta.

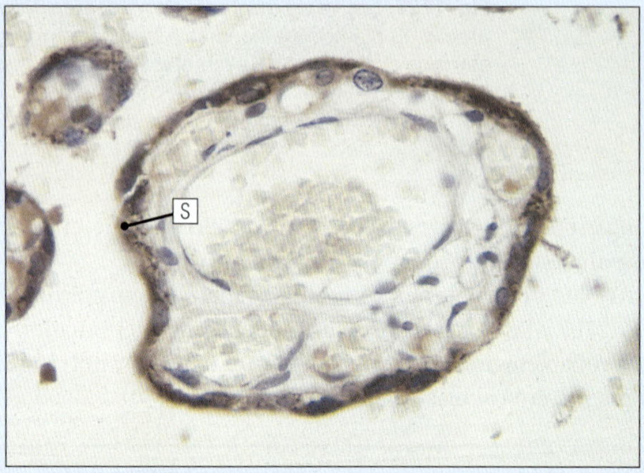

Fig. 17.30 Vellosidad coriónica y hCG. Fotomicrografía de una vellosidad coriónica de una placenta a término mostrando la localización de la gonadotropina coriónica humana (hCG), teñida de color *pardo*, en el sincitiotrofoblasto (S).

blasto mantiene, probablemente, la masa de células sincitiales a lo largo de la gestación. Al avanzar el embarazo, el sincitiotrofoblasto se convierte en la capa predominante (fig. 17.29b) y el citotrofoblasto parece regresar parcialmente, transformándose en una capa discontinua y, más tarde, en acúmulos celulares dispersos bajo el sincitiotrofoblasto.

A término, las vellosidades presentan una progresiva hialinización del estroma mesenquimal, y en los espacios intervellosos llenos de sangre se deposita fibrina, tapizando a menudo la superficie externa de las vellosidades.

La organización de las vellosidades coriónicas complejas de origen fetal introducidas en un espacio intervelloso lleno constantemente de sangre de origen materno constituye un medio eficaz de transporte de oxígeno, nutrientes, anticuerpos maternos y hormonas de la madre al feto, y metabolitos de desecho del feto a la madre (v. fig. 17.28).

Decidua

Tras la implantación, el estroma endometrial sufre una decidualización

Las células del estroma endometrial, normalmente pequeñas y compactas, sufren un gran aumento de tamaño; este proceso se conoce como **decidualización.**

La decidualización comienza en las células estromales que rodean al blastocisto implantado, pero pronto se extiende al resto del endometrio gestacional. Al aumentar de tamaño, las células estromales dominan en el endometrio y el componente glandular se hace insignificante. Las capas endometriales superficiales engrosadas se convierten en decidua del siguiente modo (fig. 17.31):

- El endometrio situado inmediatamente bajo el lugar de implantación, hacia donde crece la mayor parte del trofoblasto, se convierte en la **decidua basal.**
- El fino reborde de estroma endometrial que recubre al blastocisto se convierte en la **decidua capsular.**
- El endometrio que reviste el resto de la cavidad uterina se denomina **decidua parietal.**

Dentro de la decidua la porción más importante es la decidua basal, ya que los vasos de esta parte del endometrio modificado aportan la sangre arterial a las lagunas entre las vellosidades coriónicas y reciben la sangre venosa de las lagunas. El trofoblasto velloso (fetal) y la decidua basal (materna), y los espacios intervellosos entre ambos, forman la placenta.

Las células estromales deciduales poseen núcleos redondos u ovalados, pálidos y destacados, a menudo con cromatina finamente granulosa y uno o dos nucléolos; su citoplasma es voluminoso, generalmente eosinófilo y granuloso o levemente espumoso, aunque algunas células pueden tener un tinte basófilo (v. fig. 17.31c).

Ultraestructuralmente, las células estromales decidualizadas contienen abundantes mitocondrias, a menudo alargadas, junto con una cantidad variable de retículo endoplasmático.

La eosinofilia o basofilia del citoplasma en cada célula depende de las proporciones relativas de mitocondrias (eosinófilas) y retículo endoplasmático rugoso (basófilo).

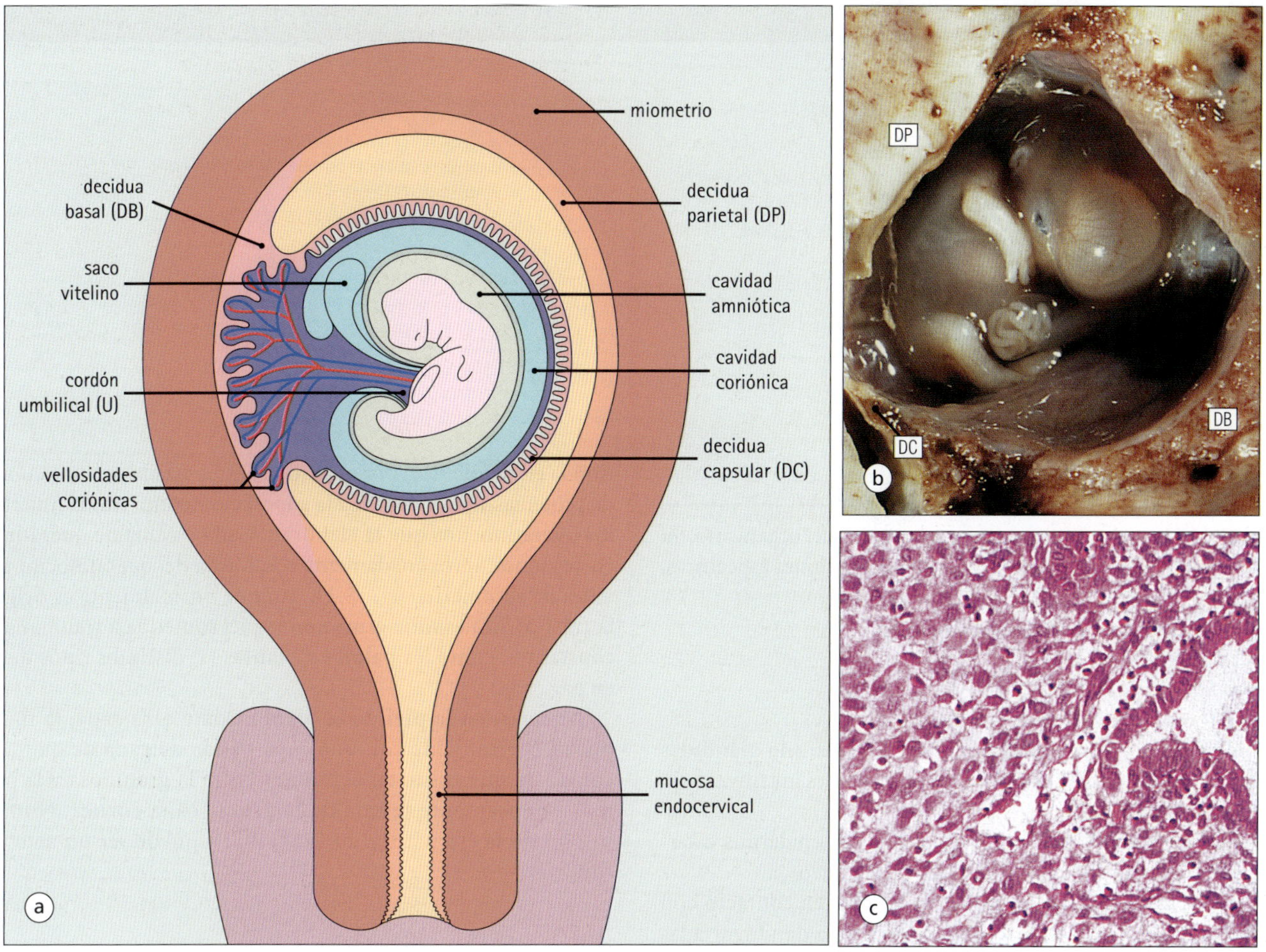

Fig. 17.31 Decidua. **(a)** La decidua y sus relaciones con el feto y la placenta en desarrollo. **(b)** Decidua definida en (a). Obsérvense la decidua parietal (DP), la decidua capsular (DC) y la decidua basal (DB). **(c)** Fotomicrografía de las células deciduales. Se trata de células poligonales grandes con núcleos pálidos y citoplasma eosinófilo granular.

EJEMPLO CLÍNICO

Insuficiencia placentaria

La placenta es fundamental para el crecimiento del feto y cualquier anomalía puede dar lugar a alteraciones en su crecimiento y desarrollo. Si esto sucede en una etapa precoz del embarazo, se puede producir una disminución del crecimiento del feto, lo que se denomina «restricción del crecimiento intrauterino (RCIU). Esta alteración se produce en cerca del 5% de los embarazos». Puede sospecharse si el tamaño del útero es menor de lo que sería esperable para la fase del embarazo.

Varios trastornos pueden asociarse a una insuficiencia placentaria y a una RCIU:

- Malnutrición materna.
- Diabetes materna.
- Alcoholismo.
- Tabaquismo intenso.
- Embarazo gemelar o triple.
- Preeclampsia o eclampsia, ambas asociadas a elevación de la presión arterial materna.
- Infección por citomegalovirus, toxoplasma, rubéola o sífilis, lo que se conoce como infecciones TORCH.
- Defectos estructurales de las membranas placentarias o del cordón umbilical.
- Implantación anómala de la placenta en el útero.

Una de las funciones de las revisiones periódicas durante el embarazo es comprobar que el crecimiento del feto y de la placenta son satisfactorios.

Los niños que nacen después de una RCIU o de una insuficiencia placentaria son de pequeño tamaño y presentan riesgo de padecer trastornos neurológicos.

Para acceder a las preguntas de revisión en línea, visita, por favor,https://studentconsult.inkling.com.

18

Piel y mamas

INTRODUCCIÓN

La piel es un órgano extenso que cubre el exterior del organismo. Su estructura varía de una zona a otra según sus funciones específicas, que son:

- Protección de agentes nocivos externos.
- Termorregulación.
- Sensación (tacto, calor, presión, dolor).
- Secreción de lípidos protectores, leche, etc.

La mama es un área cutánea muy modificada, con glándulas sudoríparas especializadas que producen secreciones nutritivas bajo influencia hormonal.

La piel está formada por dos capas principales, epidermis y dermis, y una tercera capa variable, el tejido subcutáneo.

La **epidermis** es la capa epitelial superficial, en contacto con el ambiente externo. Invaginaciones de esta capa dan lugar a las glándulas sudoríparas, folículos pilosos y otros anexos cutáneos.

La epidermis está firmemente adherida al tejido de soporte subyacente de la dermis a través de la **membrana basal** y otras estructuras especializadas (v. pág. 343).

La **dermis** es una capa media de soporte que contiene anexos epidérmicos, vasos sanguíneos, nervios y terminaciones nerviosas, rodeados por un estroma elastocolágeno producido por fibroblastos.

El **tejido subcutáneo** (llamado en ocasiones hipodermis) es la capa más profunda y varía en grosor y contenido, aunque generalmente está formada sobre todo por tejido adiposo (fig. 18.1).

EPIDERMIS

La epidermis es la capa cutánea protectora en contacto con el ambiente externo

El epitelio de la piel es estratificado escamoso con estrato córneo y se llama epidermis en la que predomina el queratinocito. Los queratinocitos se dividen en la capa basal para dar origen a los estratos superiores, que se van especializando y madurando en la producción de las proteínas llamadas **queratinas.** Estos estratos se llaman espinoso y granuloso. El estrato basal y el espinoso están constituidos por células cúbicas/poliédricas, mientras que las células de los estratos granuloso y córneo son cada vez más aplanadas, igual que sucede en otros epitelios escamosos estratificados. En la superficie del epitelio unas escamas de queratina planas forman una capa impermeable resistente **(capa córnea).** Esta capa córnea es acelular y está constituida en su totalidad por queratina entrecruzada con una cubierta de proteínas-lípidos ligada a la superficie cutánea tras la muerte de los queratinocitos que la elaboran. Cada escama de queratina se corresponde aproximadamente a la forma del queratinocito poco antes de su muerte (fig. 18.2). Aunque normalmente es delgada, la capa córnea es muy gruesa en la piel sometida a traumatismos constantes, como las palmas y plantas (v. distintos tipos de piel en pág., 352).

Además, en la piel de la planta existe otra capa, la lúcida, que se corresponde con una capa pálida delgada de queratina compacta que existe en ocasiones entre la granulosa y la parte más intensamente teñida de la gruesa capa córnea. No tiene importancia estructural ni funcional y puede ser un artefacto tintorial.

ASPECTOS CLAVE

Nomenclatura de las capas epidérmicas

En este libro se emplea la terminología traducida para las capas de la epidermis, en lugar de las equivalencias latinas:

- Capa basal = *stratum basale* o *stratum germinatum.*
- Capa espinosa = *stratum spinosum.*
- Capa granulosa = *stratum granulosum.*
- Capa córnea = *stratum corneum.*

La capa basal es la capa celular más profunda de la epidermis y es la responsable de la producción continua de queratinocitos

Las células de la capa basal son cúbicas o cilíndricas bajas y están ancladas mediante hemidesmosomas en la membrana basal, que las separa de la dermis subyacente, y mediante desmosomas verdaderos, a las células basales adyacentes.

Las células basales poseen núcleos redondos u ovalados (fig. 18.2b) con nucléolos prominentes, y su citoplasma es rico en ribosomas y mitocondrias; existe una pequeña cantidad de tonofibrillas. En la piel pigmentada, el citoplasma contiene también gránulos de melanina y lisosomas.

En la capa basal es donde se observan células en mitosis, así como células no queratinocíticas diseminadas: melanocitos y células de Merkel (v. pág. 344).

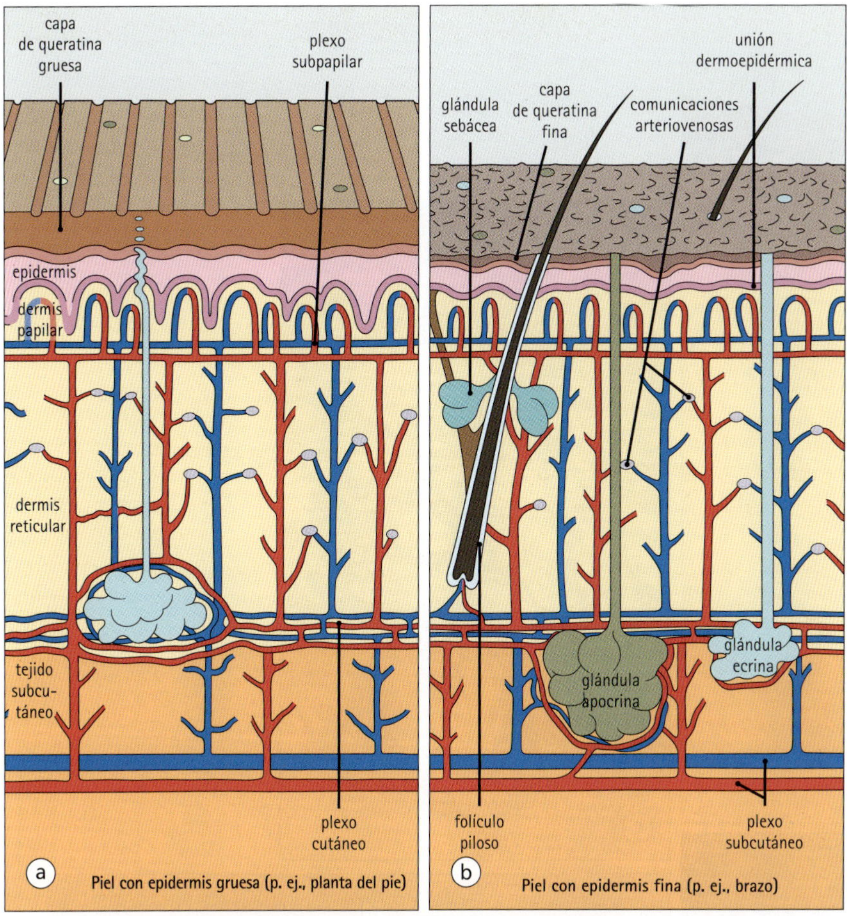

Fig. 18.1 Arquitectura de la piel. Representaciones esquemáticas y fotomicrografías de una piel gruesa **(a, c)** y delgada **(b, d).** La capa más superficial de la piel es la epidermis (E). Su grosor varía de una zona a otra y está recubierta por queratina acelular (Q), en general fina, aunque es gruesa en algunos lugares especiales, como la planta del pie. Por debajo de la epidermis se halla la dermis (D), que tiene dos componentes: una dermis papilar (DP) laxa más superficial y una dermis reticular (DR) más densa, que constituye el grueso de la capa. La dermis está formada sobre todo por colágeno, con algunas fibras elásticas y contiene evaginaciones del epitelio como folículos pilosos (FP) y las glándulas sebáceas adecuadas (GS), glándulas sudoríparas ecrinas (GE) y conductos ecrinos (CE). Por debajo de la dermis se encuentra el tejido subcutáneo constituido por tejido adiposo y colágeno (S). Las interdigitaciones entre la epidermis y la dermis en la piel gruesa (a,c), llamadas crestas epidérmicas (CD), aumentan el área de unión, La capa más profunda de la piel, el tejido subcutáneo, muestra una estructura variable; cuando es prominente, está constituido principalmente por tejido adiposo entrecruzado por tabiques fibrocolágenos. El tejido subcutáneo contiene la principal red subcutánea de arterias y venas, a partir de la cual se extienden vasos hacia la superficie, formando una red (el plexo cutáneo) en la unión dermosubcutánea. A partir de ahí penetran en la dermis vasos menores (V), que envían ramas a los anexos cutáneos y finalizan en una red superficial de pequeñas vénulas y arteriolas (el plexo subpapilar). Desde este plexo se extienden asas capilares hacia las papilas dérmicas, situándose junto a la unión dermoepidérmica. En la epidermis no penetran vasos sanguíneos.

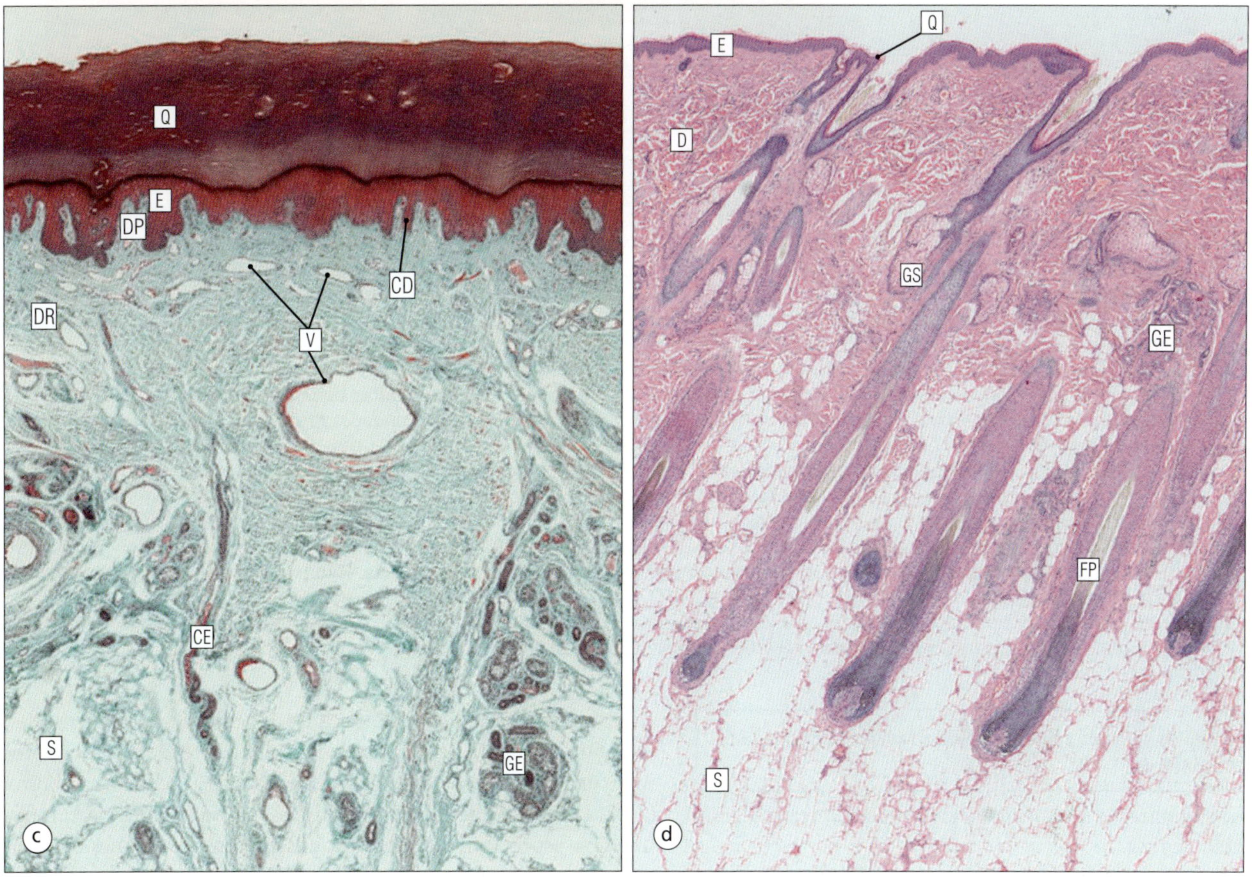

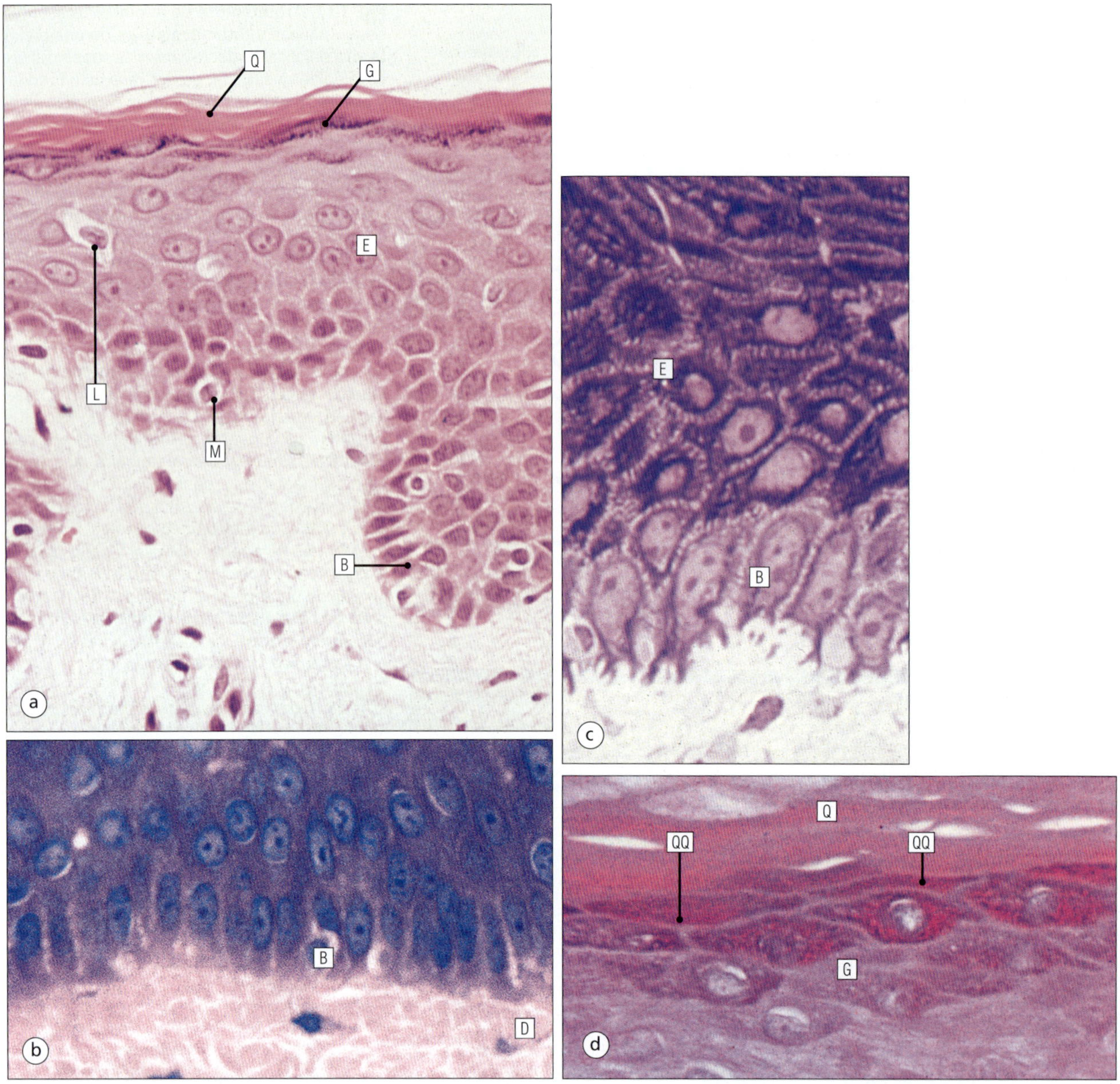

Fig. 18.2 Estructura de la epidermis. (a) Capas de la epidermis. La capa basal (B) descansa sobre la membrana basal, y está cubierta por la capa de células espinosas (E) y después por la capa granulosa (G), caracterizada por sus gránulos de queratohialina oscuros. La capa superficial es queratina acelular densa (Q). Se observan también dos células epidérmicas no queratinocíticas, un melanocito (M) y una célula de Langerhans (L) (v. pág. 344). **(b) Células basales (acrílica).** Las células basales (B) son más pequeñas que el resto de los queratinocitos y pueden estar organizadas regularmente, en fila (en empalizada). Poseen núcleos redondos u ovalados, y descansan sobre la membrana basal, marcando la unión entre epidermis y dermis (D). **(c) Capa de células espinosas.** Corte fino en resina epoxi de piel, teñido con azul de toluidina, mostrando la capa basal (B) y la capa de células espinosas (E) sobre ella. El citoplasma de las células espinosas se tiñe con mayor intensidad que el de las células basales, debido a su mayor contenido en tonofilamentos. Se observan claramente los característicos puentes intercelulares a los que las células espinosas deben su nombre, y son el sitio donde se sitúan las uniones desmosómicas entre células espinosas adyacentes. **(d) Capa de células granulosas.** Fotomicrografía (acrílica) de la capa granulosa (G) de la epidermis, con queratina acelular (Q, capa córnea) sobre ella. El citoplasma se tiñe cada vez más oscuro cuanto más cerca de la superficie, debido al creciente contenido en gránulos de queratohialina. Las células más superficiales han perdido sus núcleos, convirtiéndose en láminas aplanadas de queratohialina y queratina (QQ).

Los queratinocitos situados sobre las células basales forman la capa de células espinosas

Las células son poliédricas, con núcleos redondos centrales y citoplasma teñido de rosa.

Las células espinosas contactan entre sí a través de un sistema de puentes intercelulares, formados por pequeñas proyecciones citoplasmáticas de la superficie celular que terminan en uniones desmosómicas (fig. 18.2c, v. también fig. 3.5). Las células espinosas forman una capa de grosor variable, llamada a veces «estrato espinoso».

El citoplasma de las células espinosas contiene muchos tonofilamentos, especialmente concentrados en las proyecciones citoplasmáticas que llegan a los desmosomas y más numerosos en la capa de células más próxima a la capa granulosa (fig. 18.3).

Las células de la capa espinosa superficial son más aplanadas que las células poliédricas de las capas más profundas. Los estrechos intersticios entre las células espinosas están ocupados en parte por proyecciones citoplasmáticas de los melanocitos y de las células de Langerhans.

La capa de células granulosas produce la queratina de superficie y sustancias impermeables

Los queratinocitos granulosos contienen pequeños cuerpos hematoxífilos redondos u ovalados (**gránulos de queratohialina**) formados por un material proteináceo. Estas células contienen abundantes tonofibrillas constituidas por citoqueratinas y pequeños cuerpos redondeados laminares llamados **queratinosomas** o **cuerpos de Odland,** que contienen lípidos (v. fig. 18.3).

En la capa superficial el citoplasma de los queratinocitos granulosos está compuesto en gran medida por masas de material queratohialino y tonofibrillas densamente empaquetadas, con escaso citosol u organelas citoplasmáticas. Los gránulos de queratohialina contienen **proteínas asociadas a los filamentos de queratina (KFAP),** que se liberan durante el proceso de queratinización, unen los filamentos intermedios de citoqueratina y que contribuyen a la envoltura de proteínas-lípidos que sustituye a la membrana celular. El material lipídico deriva de los queratinosomas, que secretan su contenido en la superficie celular. Se considera que la compactación y la formación de enlaces cruzados en los filamentos de citoqueratina determinan el cambio de forma de las células que adoptan una forma de escama plana. La muerte de las células con pérdida del núcleo y el citoplasma dejan la queratohialina, las tonofibrillas y la envoltura de proteínas-lípidos de las células adyacentes unidos como una capa superficial acelular, la capa de queratina (capa córnea) (v. fig. 18.3).

La proteína **profilagrina** es la principal proteína de los gránulos de queratohialina y se procesan para dar origen a la filagrina, un componente esencial en la función de barrera de la epidermis. Su presencia estabiliza la envoltura de lípidos-proteínas, que ha sustituido a la membrana celular y reduce la pérdida de agua en la piel. También se comporta como una barrera frente a la entrada de alérgenos, que podrían producir dermatitis (eccema). La composición de aminoácidos de la filagrina parece contribuir también a crear un pH bajo en la capa de queratina, llamado «manto ácido», que parece contribuir a la inhibición del crecimiento bacteriano. Otras proteínas asociadas a los filamentos de queratina son la involucrina (v. fig. 18.3) y la loricrina, una proteína que interactúa con la filagrina.

EJEMPLO CLÍNICO

Descamación cutánea y eccema vinculado a mutaciones del gen de la profilagrina

La filagrina, como se comenta antes, aparece en la queratohialina de la capa de células granulares y es importante para mantener la función de barrera de la epidermis. La mutación del gen que codifica este precursor, la profilagrina, se relaciona con una enfermedad llamada **ictiosis vulgar,** que cursa con descamación gruesa de la piel. Las mutaciones que producen una haploinsuficiencia de la filagrina, con la consiguiente reducción de las concentraciones de la proteína filagrina, guardan relación con una predisposición al eccema (dermatitis atópica). Estas aportaciones han sido descritas como el avance más importante para comprender los mecanismos que subyacen a la dermatitis atópica alérgica.

EJEMPLO CLÍNICO

Tumores de las células epidérmicas

Los tumores de las células epidérmicas de la piel son muy frecuentes y la mayoría se asocian a una exposición prolongada a la luz ultravioleta. Por ello resultan más frecuentes en la piel de zonas expuestas, como la cara o el dorso de las manos y afectan sobre todo a ancianos o personas expuestas en exceso al sol en las primeras fases de la vida por su forma de vivir o profesión.

El tumor más frecuente deriva de las células basales de la epidermis y se llama **carcinoma basocelular.** Estos tumores son malignos y, salvo que se realice una resección completa cuando se detectan, pueden seguir creciendo de forma lenta y destruir la piel y los tejidos profundos a nivel local; nunca realizan metástasis a distancia. Algo menos frecuentes resultan los tumores derivados de los queratinocitos del estrato espinoso (capa de células espinosas), que se denominan **carcinomas epidermoides o escamosos** y que al igual que los carcinomas basocelulares pueden invadir y destruir de forma local, aunque este tumor también se puede diseminar a distancia por vía linfática.

La queratina superficial se pierde constantemente debido al desgaste normal por roces, lavados y rascado

La queratina superficial debe ser constantemente repuesta a partir de la capa granulosa, que, a su vez, es repoblada continuamente por células de la capa espinosa. Las células espinosas proceden de la proliferación de las células de la capa basal.

La transformación de célula basal en queratina descamada varía de una zona a otra, siendo más rápida (unos 25-30 días) en áreas traumatizadas (p. ej., las plantas de los pies); en las zonas de recambio más lentas tarda unos 40-50 días. Este período se acorta considerablemente en algunas dermopatías, especialmente la psoriasis.

Los queratinocitos están separados de los tejidos de soporte subyacentes de la dermis por una membrana basal

La unión entre dermis y epidermis es una zona importante, que une ambas capas (fig. 18.4) y cuya estructura minimiza el riesgo de separación dermoepidérmica por fuerzas de cizallamiento como sigue:

- Fibras que conectan la dermis y la epidermis con la membrana basal intermedia.
- La membrana celular basal de cada célula basal, y la membrana basal subyacente son onduladas (v. fig. 18.2b).
- Existe un sistema de **crestas epidérmicas** (invaginaciones de la epidermis hacia la dermis) que varía considerablemente de un lugar a otro. En áreas protegidas, donde la piel no se ve sometida habitualmente a grandes roces (p. ej., el tronco), las crestas epidérmicas son apenas perceptibles y la unión dermoepidérmica es aplanada (v. fig. 18.1a y c), mientras que en áreas expuestas constantemente a roces (p. ej., pulpejos de los dedos, palmas y plantas), el sistema de crestas epidérmicas está muy desarrollado (v. figs. 18.1b y d).

En la membrana basal de la unión dermoepidérmica se pueden distinguir tres capas principales, que son:

- Una lámina clara transparente a los electrones en el lado epidérmico.
- Una lámina densa opaca a los electrones en el centro.
- Una lámina fibrorreticular poco definida, que contiene abundante fibronectina, en el lado dérmico.

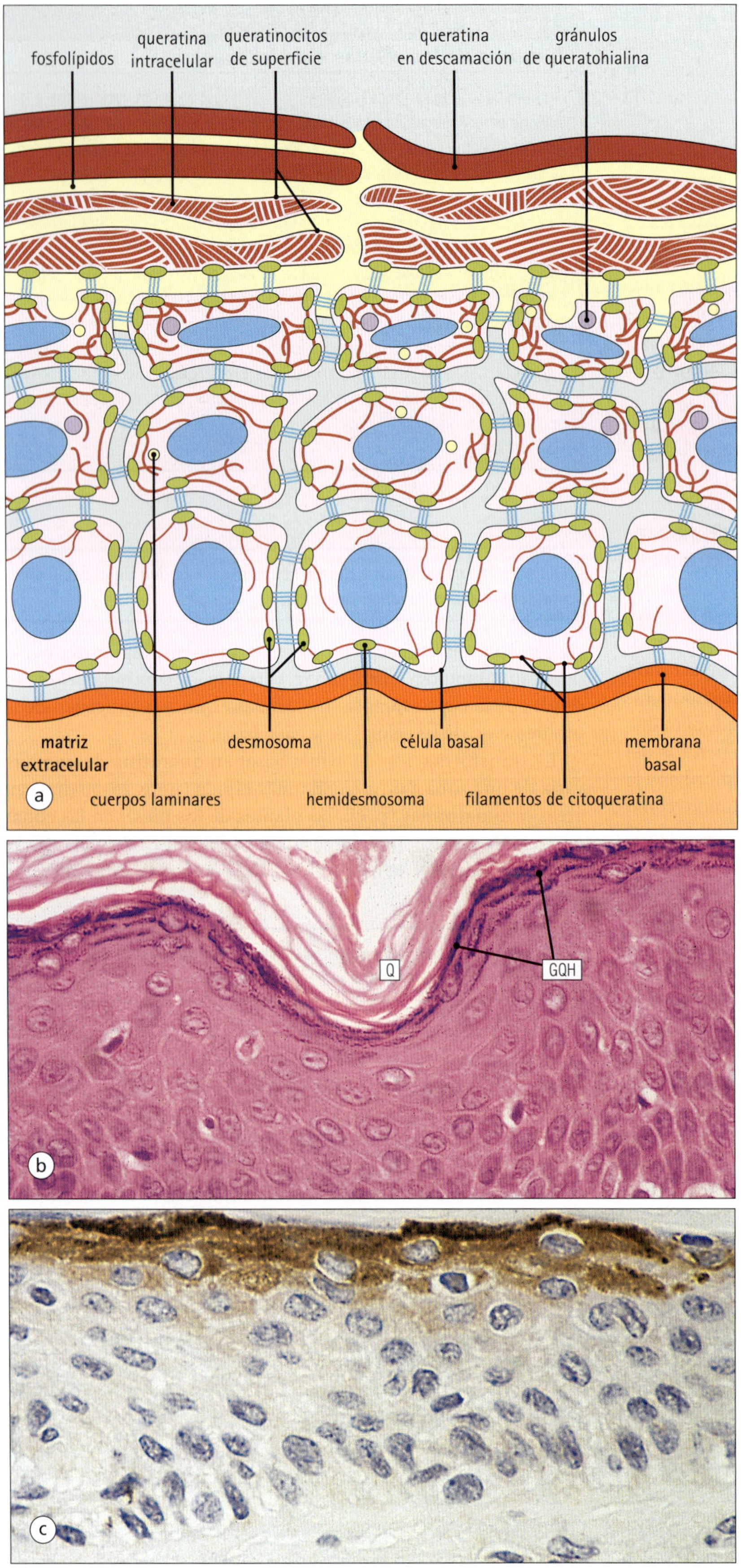

Fig. 18.3 Queratinización. **(a)** Las células basales del epitelio escamoso con estrato córneo están ancladas mediante hemidesmosomas y desmosomas a la membrana basal y las células adyacentes y contienen abundantes filamentos intermedios de citoqueratina (tonofibrillas). Conforme las células se diferencian y desplazan hacia la parte alta del epitelio estratificado, siguen unidas de forma estrecha mediante desmosomas, pero las proteínas de citoqueratina que se expresan cambian a formas de mayor peso molecular y las células contienen cuerpos laminares (queratinosomas). Los cuerpos laminares son gránulos rodeados por membrana que contienen fosfolípidos, secretados mediante exocitosis hacia el espacio extracelular donde forman una sábana laminar entre las células de la parte alta del epitelio. Las células de la parte alta del epitelio expresan genes que codifican distintas proteínas especializadas, que se empaquetan en los gránulos de queratohialina y, cuando se secretan, interaccionan con los filamentos de citoqueratina para generar una masa compacta con resistencia mecánica (queratina). La proteína filagrina también se asocia a los lípidos para generar una envoltura proteínas-lípidos. **(b)** Corte teñido con H-E del epitelio escamoso con estrato córneo. Observe los gránulos de queratohialina (GQH) púrpura y la ausencia de núcleos en la capa de queratina superficial (Q) (capa córnea). **(c)** Epitelio escamoso con estrato córneo teñido para mostrar la involucrina *(parda),* que existe solo en la parte más alta cornificada del epitelio.

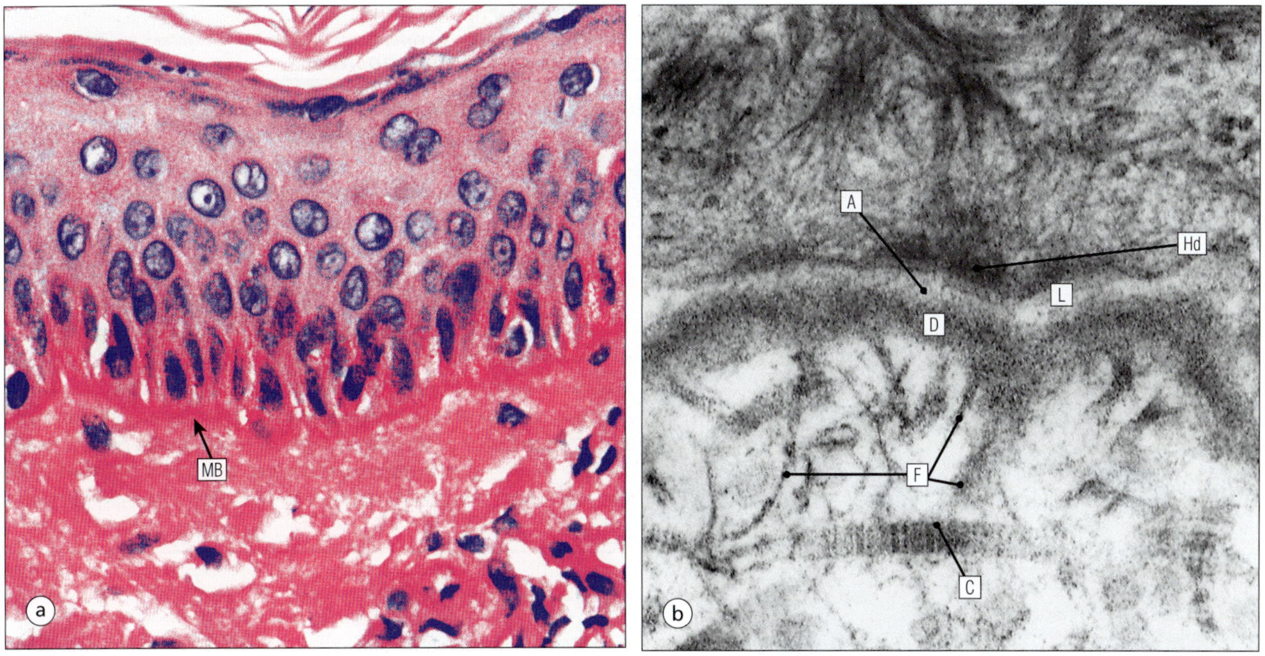

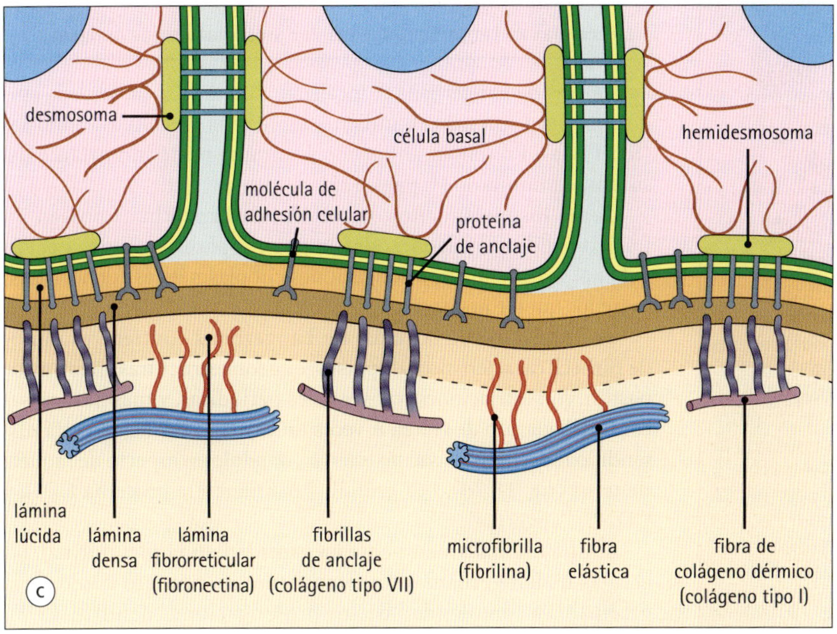

Fig. 18.4 Unión dermoepidérmica. **(a)** En este corte en parafina, la membrana basal (MB) de la unión dermoepidérmica se ha teñido mediante la tinción de PAS. **(b)** En esta fotomicrografía electrónica de la unión dermoepidérmica puede observarse cómo la membrana basal está formada por tres capas principales: una lámina lúcida superficial (L) transparente a los electrones, una lámina densa electrondensa (D) y una lámina fibrorreticular poco definida. Las células basales están ancladas a la lámina densa mediante hemidesmosomas (Hd), de los que nacen proteínas de anclaje (A) que atraviesan la lámina lúcida. En la cara dérmica, finas fibrillas (F) de anclaje de colágeno tipo VII unen la superficie interna de la lámina densa a fibras de colágeno (C) de la dermis papilar, y microfibrillas de fibrilina la unen a fibras elásticas. Además, la zona inmediatamente por debajo de la lámina densa contiene abundante fibronectina (v. pág. 60). **(c)** Esquema de la unión dermoepidérmica que muestra los componentes de la membrana basal y sus uniones con las células basales y las fibras dérmicas.

Las células basales están ancladas en la lámina densa por hemidesmosomas, de los cuales surgen proteínas de anclaje que cruzan la lámina clara. En la cara dérmica hay finas fibrillas de anclaje de colágeno tipo VII que unen la superficie interna de la lámina densa a fibras de colágeno de la dermis papilar, y unas microfibrillas de fibrilina que la unen a las fibras elásticas de la dermis superficial. Además, la zona inmediatamente por debajo de la lámina densa contiene abundante fibronectina (v. pág. 47 y fig. 18.4).

Células epidérmicas no queratinocíticas

Además de los queratinocitos, la epidermis contiene también melanocitos, células de Langerhans y células de Merkel.

Los melanocitos producen un pigmento protector, la melanina

La melanina es, en gran medida, la responsable de la coloración cutánea, y minimiza la lesión tisular causada por la radiación ultravioleta.

Los melanocitos derivan del neuroectodermo y se localizan en la capa basal de queratinocitos, en contacto con la membrana basal. Son de coloración pálida, con grandes núcleos ovalados (fig. 18.6a) y abundante citoplasma desde el que gran número de largas prolongaciones citoplasmáticas se extienden en los espacios entre los queratinocitos.

El citoplasma de los melanocitos contiene gránulos ovalados característicos recubiertos por una membrana (**premelanosomas**

EJEMPLO CLÍNICO
Ampollas basales

En la unión dermoepidérmica puede acumularse líquido en cantidad suficiente para despegar la epidermis de la dermis, formándose una ampolla basal. Esto puede deberse a:

- Fuerzas de cizallamiento excesivas.
- Alteraciones estructurales (fig. 18.5).

Las fuerzas de cizallamiento intensas son la causa más frecuente y generalmente se deben a un roce constante, como ocurre con el calzado mal ajustado.

Las alteraciones estructurales pueden ser primarias o secundarias. La causa primaria más importante es la rara enfermedad cutánea hereditaria denominada **epidermolisis bullosa,** en la cual la unión dermoepidérmica es intrínsecamente débil e incapaz de resistir incluso mínimos roces. Existen varios tipos diferentes de epidermolisis bullosa, según el lugar de la separación, que puede comprobarse con el microscopio electrónico.

En la página 44 se analizan el pénfigo vulgar y el penfigoide, ejemplos de enfermedades autoinmunitarias contra proteínas implicadas en la adhesión celular, con la consiguiente aparición de trastornos ampollosos.

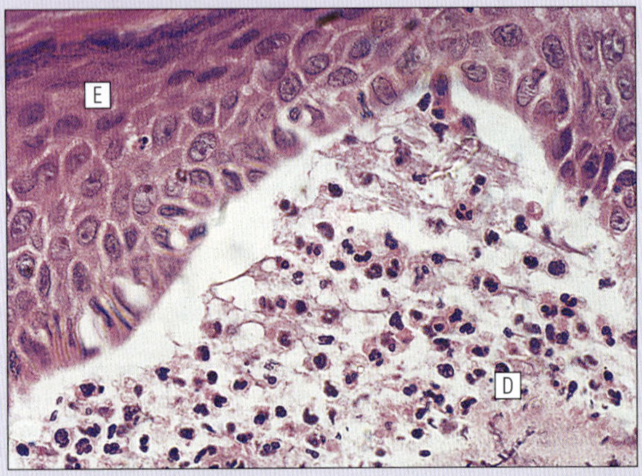

Fig. 18.5 Dermatitis herpetiforme. Esta fotomicrografía muestra una causa secundaria de ampollas basales, la dermatitis herpetiforme, en la cual los pacientes desarrollan una erupción ampollosa intensamente pruriginosa. En la dermatitis herpetiforme la inmunoglobulina IgA se deposita en los vértices de las papilas dérmicas, cerca de la membrana basal. Esto activa la cascada del complemento a través de la vía alternativa, atrayendo polimorfonucleares neutrófilos a la zona mediante la liberación de quimiotaxinas. En consecuencia, la dermis (D) resulta dañada justo por debajo de la unión dermoepidérmica, y la epidermis (E) se separa, formando una ampolla basal que contiene líquido y algunos polimorfonucleares neutrófilos residuales. Obsérvese la abundancia de neutrófilos en la pequeña ampolla de esta fotomicrografía.

y melanosomas), que poseen un centro electrondenso estriado y producen melanina (fig. 18.6c). Para la producción de melanina la tirosina se convierte en un pigmento intermedio que se polimeriza formando melanina.

La melanina se une a proteínas formando un complejo activo melanoproteico, que se visualiza ultraestructuralmente en forma de masas esféricas de material electrondenso homogéneo que a menudo oculta los premelanosomas.

Los melanosomas se introducen en las prolongaciones citoplasmáticas del melanocito y son transferidos al citoplasma de los queratinocitos basales y espinosos, alcanzando su máxima concentración en las capas basales.

El número de melanocitos se mantiene más o menos constante, pero su grado de actividad es genéticamente variable y explica las diferencias raciales e individuales en el color de la piel.

EJEMPLO CLÍNICO
Tumores de los melanocitos

Los nevos son agregados locales de melanocitos en la epidermis o la dermis, que originan las lesiones regulares, algo elevadas y pardas que todos conocemos. Estos trastornos son alteraciones locales del desarrollo más que tumores verdaderos. Sin embargo, en algunas ocasiones son origen de tumores melanocíticos malignos; el cambio más precoz de esta transformación de un nevo son los cambios en la forma (que se traducen en asimetrías o márgenes irregulares/poco definidos), tamaño o pigmentación de un nevo que llevaba años sin cambios. Estos tumores malignos de melanocitos se denominan **melanomas** y pueden aparecer también sobre piel normal como un nevo que aparece sin haber un nevo prexistente. Si se reconocen y resecan de forma precoz, los melanomas son curables, pero cuando alcanzan un tamaño y nivel de infiltración en la dermis determinados pueden diseminarse a distancia del lugar de origen, inicialmente por vía linfática a los ganglios y posteriormente por la sangre a muchos sitios diferentes, como el hígado, los pulmones y el cerebro, con el consiguiente mal pronóstico.

Las células de Langerhans son células presentadoras de antígenos

Las células de Langerhans se localizan en todas las capas de la epidermis, pero son más abundantes en la capa de células espinosas (fig. 18.7a). Presentan antígenos y son una parte importante del sistema inmunitario (v. págs. 125).

Como los melanocitos, las células de Langerhans poseen un núcleo pálido y ovalado, rodeado por citoplasma pálido, a partir del cual se extienden prolongaciones citoplasmáticas (dendríticas) entre los queratinocitos.

El citoplasma de la célula de Langerhans contiene gránulos de Birbeck característicos dispersos, que son estructuras en forma de bastón, con estriaciones transversales periódicas, y más numerosas cerca del aparato de Golgi. A veces un extremo del bastón está distendido formando un sáculo esférico, dándole un aspecto de raqueta de tenis (fig. 18.7d). Los gránulos contienen la proteína CD1a y CD207 (langerina).

Aunque se hallan en pequeña cantidad en la piel normal, las células de Langerhans aumentan, tanto en número como en la extensión y complejidad de sus prolongaciones dendríticas, en muchas dermopatías inflamatorias crónicas, especialmente en las de etiología alérgica o inmunológica, como la dermatitis atópica crónica.

Las células de Merkel son receptores sensitivos de la epidermis

Las células de Merkel son escasas y difíciles de mostrar en la piel normal. Se sitúan en la capa basal y se parecen a los melanocitos con técnicas ordinarias de tinción bajo el microscopio óptico, aunque el microscopio electrónico revela en su citoplasma gránulos de tipo neuroendocrino rodeados de membrana.

Las células de Merkel forman uniones sinápticas con las terminaciones nerviosas periféricas en la base de la célula y algunas uniones desmosómicas con los queratinocitos adyacentes (fig. 18.8). Aparecen aisladas o en grupos, asociadas a una estructura denominada disco piloso, localizada debajo de la membrana basal. Estos agrupamientos parecen constituir receptores de tacto y a veces se les denomina «corpúsculos táctiles».

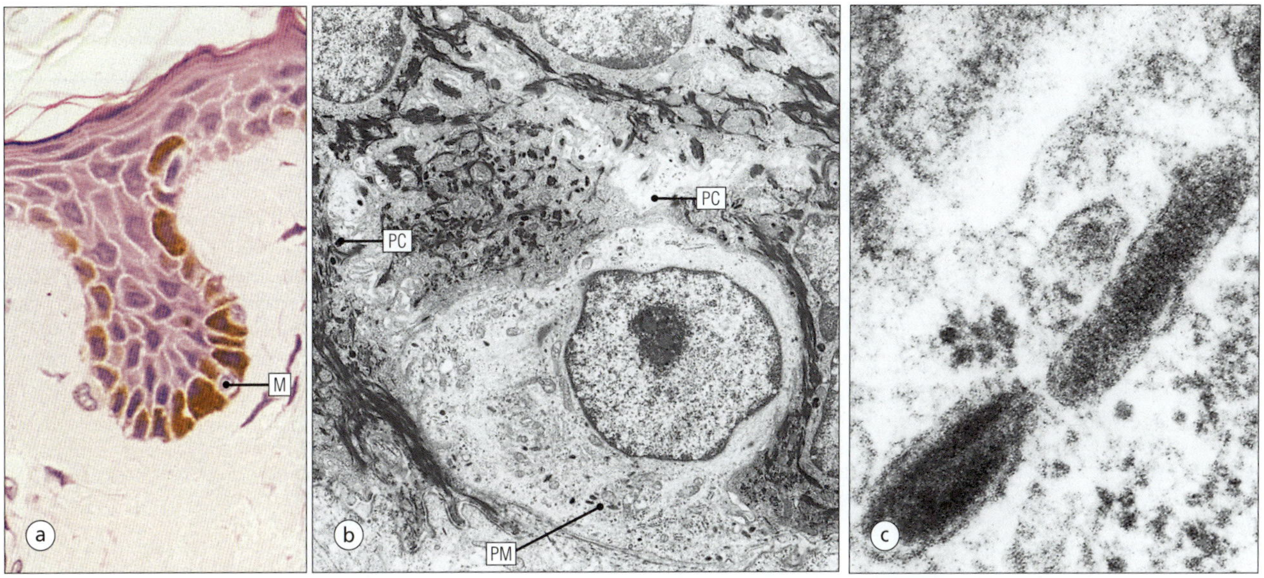

Fig. 18.6 Melanocito. **(a)** Fotomicrografía de un melanocito (M) con su citoplasma pálido. En este corte de piel negra se observa claramente junto a células basales cargadas de pigmento. **(b)** Ultraestructuralmente, los melanocitos contienen premelanosomas (PM) y melanosomas, y sus prolongaciones citoplasmáticas (PC) se extienden entre los queratinocitos de las capas basal y espinosa más baja. **(c)** Fotomicrografía electrónica a gran aumento, mostrando la característica forma en barco de los premelanosomas; pueden verse estriaciones longitudinales groseras y transversales finas.

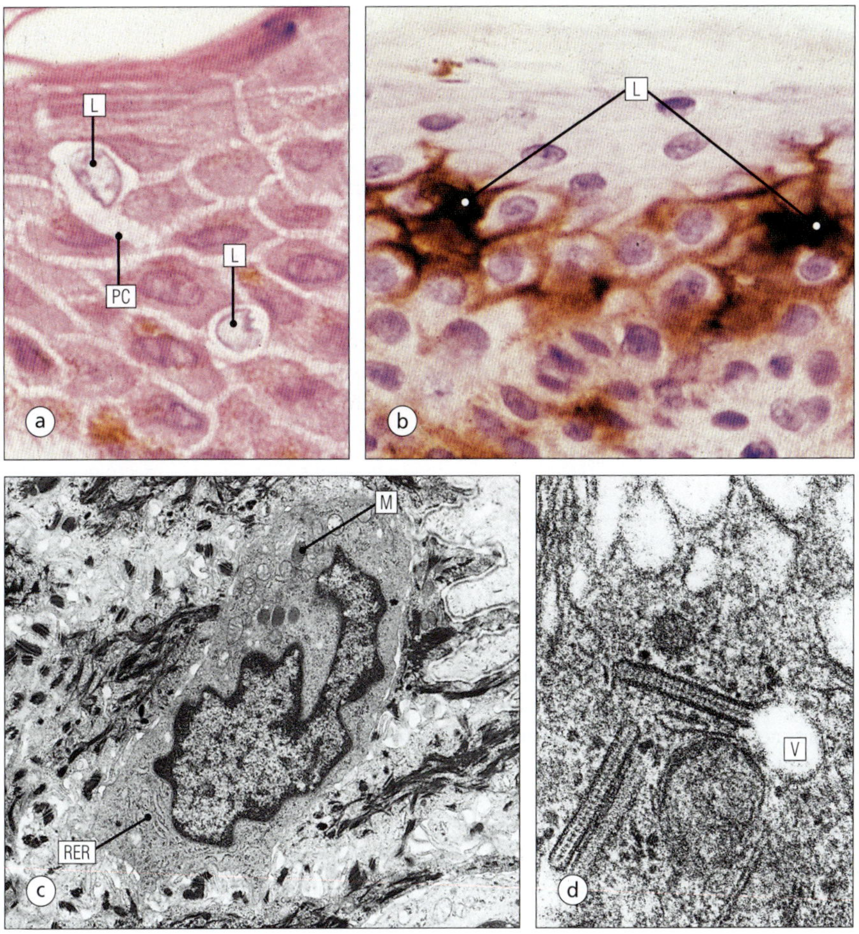

Fig. 18.7 Células de Langerhans. **(a)** En cortes de parafina o resina teñidos con H-E, las células de Langerhans (L) son células irregulares y pálidas en la capa de células espinosas, con núcleos pálidos ovalados o en forma de riñón, a menudo hendidos. Sus numerosas prolongaciones citoplasmáticas (PC) pasan entre los queratinocitos. **(b)** Las células de Langerhans (L) portan el marcador CD1 y pueden visualizarse claramente con técnicas de inmunoperoxidasa. **(c)** Ultraestructuralmente, las células de Langerhans presentan un núcleo hendido irregular y carecen de tonofilamentos. Poseen abundantes mitocondrias (M), lisosomas y retículo endoplasmático rugoso (RER). Con este aumento no se observan los gránulos de Birbeck. **(d)** Fotomicrografía electrónica a gran aumento, mostrando los característicos gránulos de Birbeck, uno con una vesícula distendida (V) en su extremo.

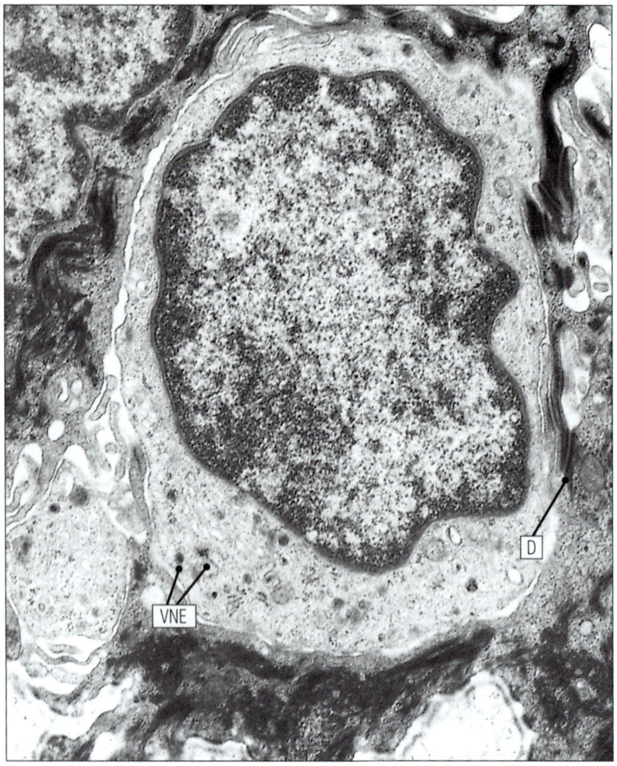

Fig. 18.8 Células de Merkel. Las células de Merkel pueden distinguirse de los melanocitos por sus características ultraestructurales (compárese con la fig. 18.7 c y d). Poseen un núcleo ondulado que ocupa gran parte de la célula y no hay prolongaciones citoplasmáticas que se insinúan entre los queratinocitos, aunque pueden presentar protrusiones cortas que contactan con los queratinocitos adyacentes a través de algunos desmosomas (D). En el citoplasma se observan vesículas neuroendocrinas (VNE) redondas, especialmente en la base de la célula, cerca de la terminación nerviosa basal que comunica con los discos nerviosos subyacentes (no se ve aquí). El citoplasma contiene también un Golgi bien desarrollado, retículo endoplasmático liso y ribosomas diseminados.

EJEMPLO CLÍNICO

Dermatitis (inflamación de la piel)

La piel está expuesta a numerosos agentes nocivos, como productos químicos y radiación ultravioleta, que producen una amplia variedad de erupciones. La figura 18.9 muestra un tipo frecuente de dermatitis, la dermatitis seborreica. La dermatitis afecta a la dermis y la epidermis y puede ser crónica, por ejemplo, la psoriasis, o asociarse a la afluencia de alérgenos cuando fracasa la barrera (eccema).

Además, la piel reacciona ante alteraciones internas y produce erupciones en respuesta a trastornos como infecciones víricas (p. ej., sarampión) y alergias farmacológicas (p. ej., erupción por penicilina).

La causa de la mayoría de las enfermedades de la piel es desconocida.

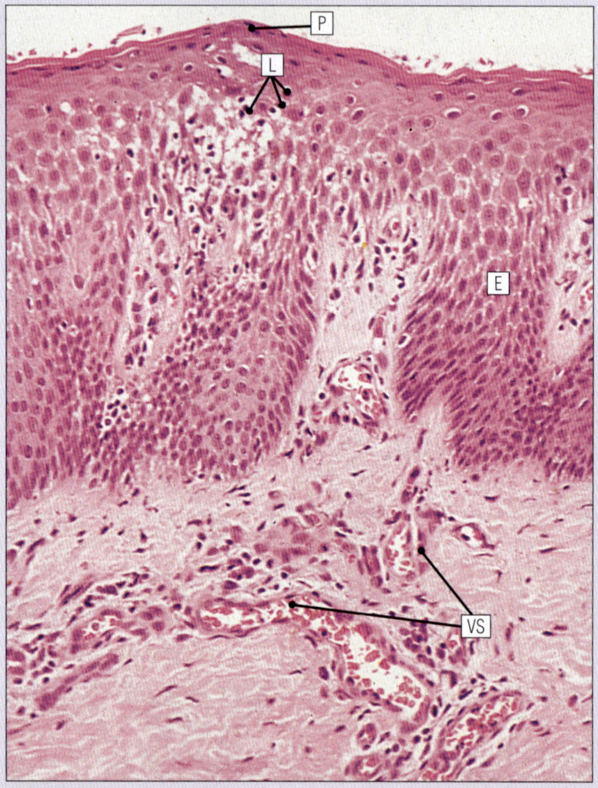

Fig. 18.9 Dermatitis seborreica. La epidermis (E) está engrosada e interrumpida por un infiltrado de linfocitos (L) asociado con acumulación de agua (zonas claras) entre los queratinocitos. Obsérvese que las capas de queratina superficiales contienen todavía restos de núcleos de queratinocitos. Esto se denomina «paraqueratosis» (P) y es una manifestación de maduración desordenada de los queratinocitos en zonas de epidermis dañada. Los vasos sanguíneos (VS) de la dermis superficial están dilatados y rodeados de linfocitos y macrófagos. En la dermatitis seborreica se cree que el agente lesivo es un hongo.

ANEXOS CUTÁNEOS

Los anexos cutáneos son el aparato pilosebáceo, las glándulas sebáceas aisladas, las glándulas y conductos sudoríparos ecrinos, y las glándulas y conductos sudoríparos apocrinos.

El aparato pilosebáceo produce pelo y sebo, una secreción hidrófoba que protege al pelo y acrecienta la impermeabilidad característica de la queratina.

Los componentes de un aparato pilosebáceo son el folículo piloso, la vaina pilosa, glándulas sebáceas y el músculo erector del pelo.

Aparato pilosebáceo

El pelo deriva del epitelio del folículo

El **folículo piloso** es una estructura epitelial tubular que se abre a la superficie epidérmica. En su extremo profundo presenta una expansión bulbosa (el **bulbo piloso**) con una superficie interna cóncava, que contiene una zona de dermis especializada denominada **papila pilosa.** Ésta se halla ricamente inervada por terminaciones nerviosas mielinizadas y no mielinizadas y abundantes vasos sanguíneos de pequeño tamaño.

En el bulbo piloso existen numerosas células germinativas pequeñas, en proliferación activa, que dan origen al tronco piloso y a la vaina radicular interna, situada por dentro de la vaina radicular externa.

Las células germinativas del bulbo piloso poseen un citoplasma basófilo oscuro con melanocitos dispersos.

La vaina radicular interna del folículo piloso está formada por tres capas:

- Capa de Henle, que es una monocapa celular.
- Una capa más gruesa, caracterizada por la presencia de grandes gránulos eosinófilos de tricohialina.
- La cutícula, consistente en varias láminas de queratina superpuestas.

La cutícula se continúa con la cutícula del tronco piloso (v. más abajo) en las regiones profundas del folículo piloso.

La vaina radicular interna sufre una queratinización para originar el tronco piloso. Se extiende por el bulbo piloso hasta la altura de la inserción de las glándulas sebáceas, donde se desintegra, dejando un espacio potencial alrededor del tronco piloso, donde se vierte el producto de la glándula sebácea.

La vaina radicular externa del folículo es una epidermis modificada

Cerca de la apertura del folículo a la superficie cutánea está formada por las tres capas de la epidermis (basal, espinosa y granulosa). En las porciones más profundas del folículo piloso, por debajo de la inserción de las glándulas sebáceas, está formada por células espinosas muy modificadas, y grandes células ricas en glucógeno escasamente teñidas.

Por fuera de la vaina radicular externa se sitúa una gruesa membrana basal muy eosinófila conocida como membrana vítrea (fig. 18.10).

Cada tronco piloso está formado por dos o tres capas de queratina altamente organizada

Un pelo puede dividirse en médula interna, corteza externa y cutícula superficial.

La **médula** es un componente variable que falta en los vellos más finos y en el lanugo. Cuando está presente, está formado por capas de células poliédricas densamente agrupadas. La **corteza** está formada por queratina densa, producida sin incorporación de gránulos de queratohialina; se trata de queratina «dura», cuya composición difiere de la queratina blanda de la superficie epidérmica. La **cutícula** está formada por una capa única de escamas queratinosas aplanadas que se superponen de un modo muy organizado.

Los troncos pilosos contienen una cantidad variable de melanina, según la actividad melanocitaria en las células germinativas del bulbo piloso.

El músculo erector del pelo fija la posición del folículo piloso y del tronco piloso

Otro componente del aparato pilosebáceo es una fina banda de músculo liso, el **erector del pelo,** que se origina en la vaina fibrocolágena que rodea al folículo piloso y discurre oblicuamente hacia la dermis superficial. Su contracción hace que el folículo piloso y el tronco sean más verticales, con lo que el pelo se yergue.

Las glándulas sebáceas se desarrollan como invaginaciones laterales de la vaina radicular externa

Las glándulas sebáceas segregan una mezcla de lípidos denominada sebo. Permanecen prácticamente inactivas hasta la pubertad, tras la cual crecen y comienzan a segregar.

Las glándulas sebáceas están formadas por lobulillos de grandes células poliédricas poco teñidas con abundantes gotitas lipídicas y pequeños núcleos centrales oscuros. Entre la membrana basal de cada lobulillo y la masa celular central existe una capa simple de células precursoras cúbicas o aplanadas. Los lobulillos de la glándula sebácea se conectan con el folículo piloso, generalmente entre los dos tercios y tres cuartos de la altura del bulbo piloso, a través de conductos cortos tapizados por epitelio plano (escamoso) estratificado, con las mismas capas que la epidermis normal.

El sebo es una mezcla de lípidos que contiene triglicéridos y diversas ceras complejas

El sebo se produce por la muerte a gran escala de las células sebáceas, liberando su contenido lipídico a los conductos (fig. 18.11) y, por tanto, al espacio entre la vaina pilosa y la vaina radicular externa, tras la degeneración de la vaina radicular interna. Este tipo de secreción se denomina «secreción holocrina» (v. fig. 3.24).

El número, tamaño y actividad de las glándulas sebáceas varía de una zona a otra de la piel

Las glándulas sebáceas son especialmente abundantes en el rostro, cuero cabelludo, oídos, fosas nasales y vulva y alrededor del ano, pero están ausentes en las palmas y las plantas.

En algunas zonas corporales, las glándulas sebáceas no se vacían en los folículos pilosos, sino que se abren directamente a la superficie epidérmica. Esto ocurre en:

- Los labios menores (v. pág. 314).
- La piel areolar que rodea al pezón, donde se conocen como tubérculos de Montgomery (v. pág. 353).
- Los párpados, donde se conocen como glándulas de Meibomio (v. pág. 374).
- Los labios y la mucosa bucal (puntos de Fordyce).

Glándulas y conductos sudoríparos ecrinos

Las glándulas ecrinas producen sudor y son controladas por el sistema nervioso autónomo

El sudor es una solución acuosa hipotónica, con pH neutro o ligeramente ácido, que contiene diversos iones, sobre todo sodio, potasio y cloruro.

Las glándulas y los conductos sudoríparos ecrinos se hallan por toda la piel

Las glándulas ecrinas son especialmente numerosas en la frente, el cuero cabelludo, las axilas, las palmas y las plantas. Se forman como invaginaciones de la epidermis en torno a la semana 16 de la vida intrauterina.

El componente glandular secretor, situado en la dermis profunda o en el tejido subcutáneo superficial, cerca de la unión dermosubcutánea, está comunicado con el exterior por un conducto. En las cercanías de la glándula el conducto es contorneado, pero luego se dirige directamente hacia la unión dermoepidérmica. Dentro de la epidermis vuelve a hacerse contorneado, aunque esto sólo se aprecia bien si la epidermis es gruesa, por ejemplo, en las plantas de los pies.

Las glándulas sudoríparas ecrinas están formadas por dos capas de células, una capa interna de células secretoras y una capa plana externa de células mioepiteliales contráctiles, recubierta por una membrana nítida y, a veces, gruesa. Los conductos dérmicos están formados por dos capas de células cúbicas oscuras que delimitan una luz bien patente, cuya superficie suele ser fuertemente eosinófila (fig. 18.12).

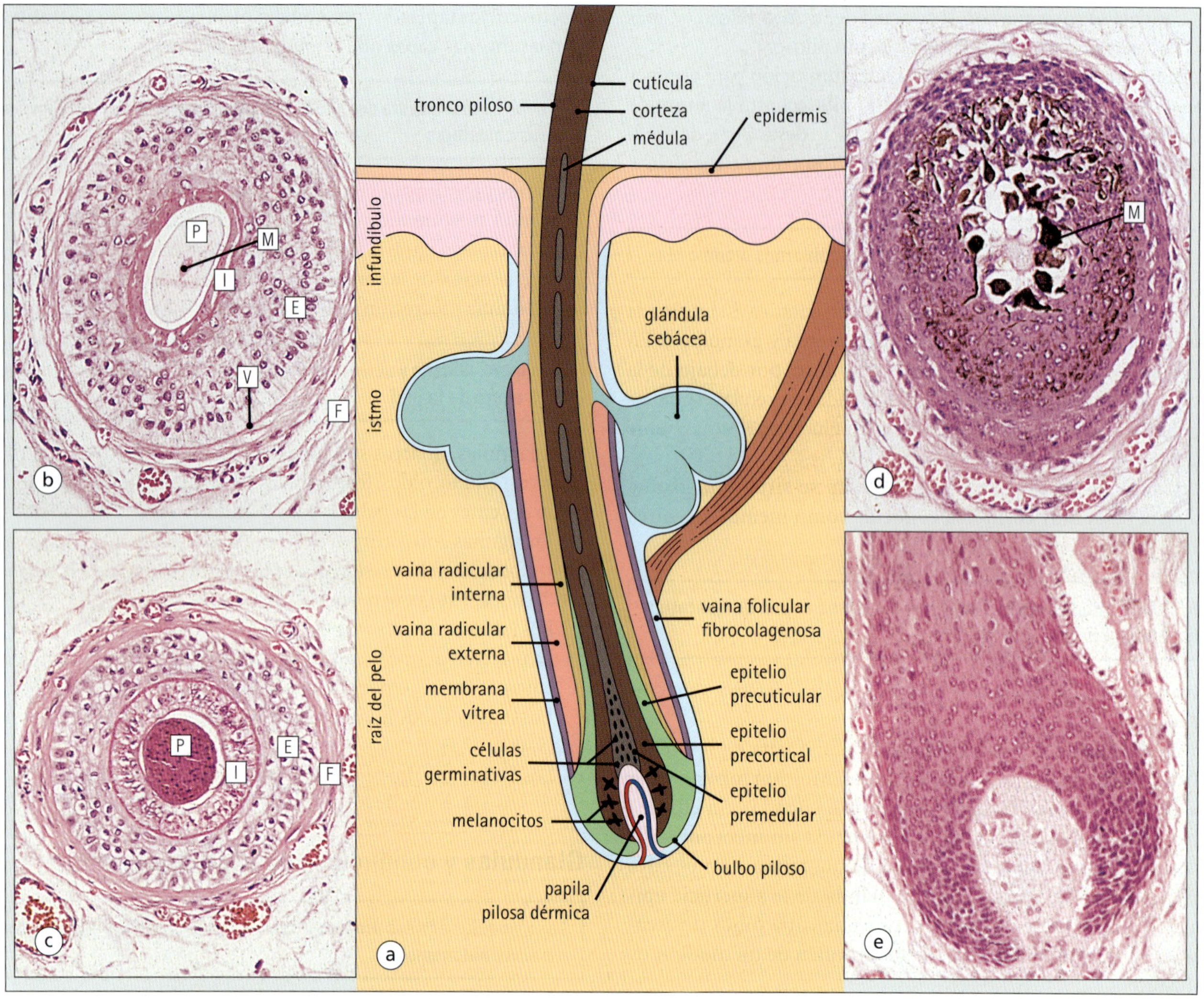

Fig. 18.10 Aparato pilosebáceo. **(a)** Arquitectura general del aparato pilosebáceo. El bulbo piloso es una acumulación de células epiteliales compactas alrededor de una papila dérmica fibrocolágena vascularizada, y da origen a los diversos componentes del tronco piloso (es decir, médula, corteza y cutícula). Las personas de cabello oscuro presentan abundantes melanocitos activos en la capa basal del bulbo piloso, que suministran melanina a las células precorticales; la médula y la cutícula no están pigmentadas. Las células externas del epitelio del bulbo piloso producen la vaina radicular interna, cuya capa media contiene numerosos gránulos de tricohialina teñidos de rojo. La vaina radicular externa deriva de una invaginación de la epidermis y está recubierta por fuera por una membrana homogénea nítida, la membrana vítrea. Ésta la separa de la vaina folicular fibrocolágena que rodea todo el folículo englobando también las glándulas sebáceas con una capa fina, menos nítida. Insertado en la vaina folicular fibrocolágena a la altura de las glándulas sebáceas, o justo por debajo, se encuentra el músculo erector del pelo, que se extiende oblicuamente hacia la superficie, desde esta inserción profunda hasta su inserción superficial en la dermis papilar. Las porciones más profundas del tronco piloso están formadas por células parcialmente cornificadas en las que pueden verse todavía los núcleos del epitelio progenitor, pero más arriba el pelo está formado por queratina compacta dura anuclear que no se tiñe con la eosina. **(b)** Corte transversal de un folículo piloso inmediatamente por debajo de las glándulas sebáceas. El tronco piloso (P) no tiene núcleos y está formado por queratina dura no teñida; puede verse un resto medular central (M). La vaina radicular fibrocolágena externa (F) y la membrana vítrea (V) alrededor de la vaina radicular externa (E) están bien formadas, pero la vaina radicular interna (I) es acelular y degenera. **(c)** Corte transversal de un folículo piloso justo por encima del bulbo piloso. El tronco piloso (P) contiene restos nucleares y es fuertemente eosinófilo. La vaina radicular interna celular (I) está bien formada y contiene gránulos de tricohialina eosinófila. Obsérvense la vaina radicular externa (E) y la vaina radicular fibrocolágena externa (F). **(d)** Corte transversal de un bulbo piloso mostrando melanocitos (M) suministrando melanina al epitelio precortical. **(e)** Corte longitudinal de un bulbo piloso. En este ejemplo no se observan melanocitos activos.

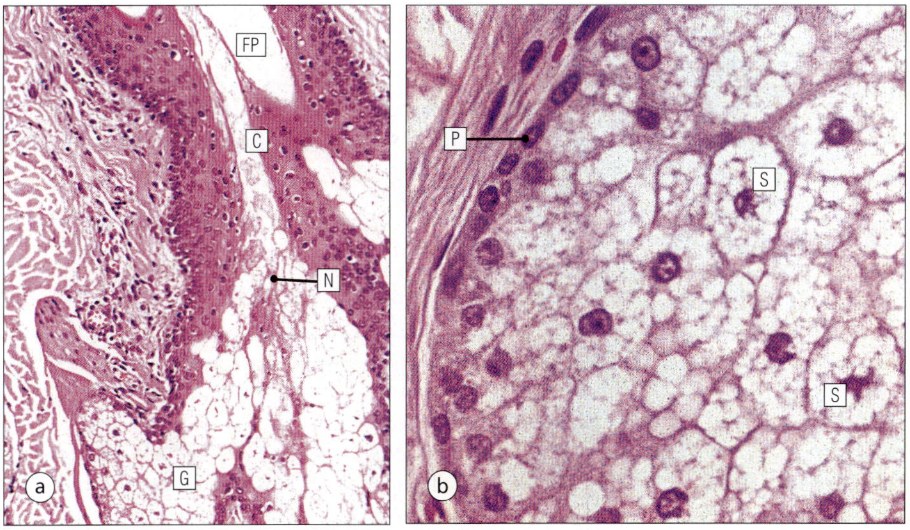

Fig. 18.11 Glándula sebácea. **(a)** Fotomicrografía de una glándula sebácea (G) abierta a través de un estrecho conducto (C) al folículo piloso (FP). El sebo se forma por la necrosis (N) de las células cargadas de lípidos de la glándula. **(b)** Glándula sebácea a mayor aumento mostrando la monocapa de células precursoras (P) cúbicas o aplanadas y las grandes células sebáceas (S) repletas de gotitas lipídicas.

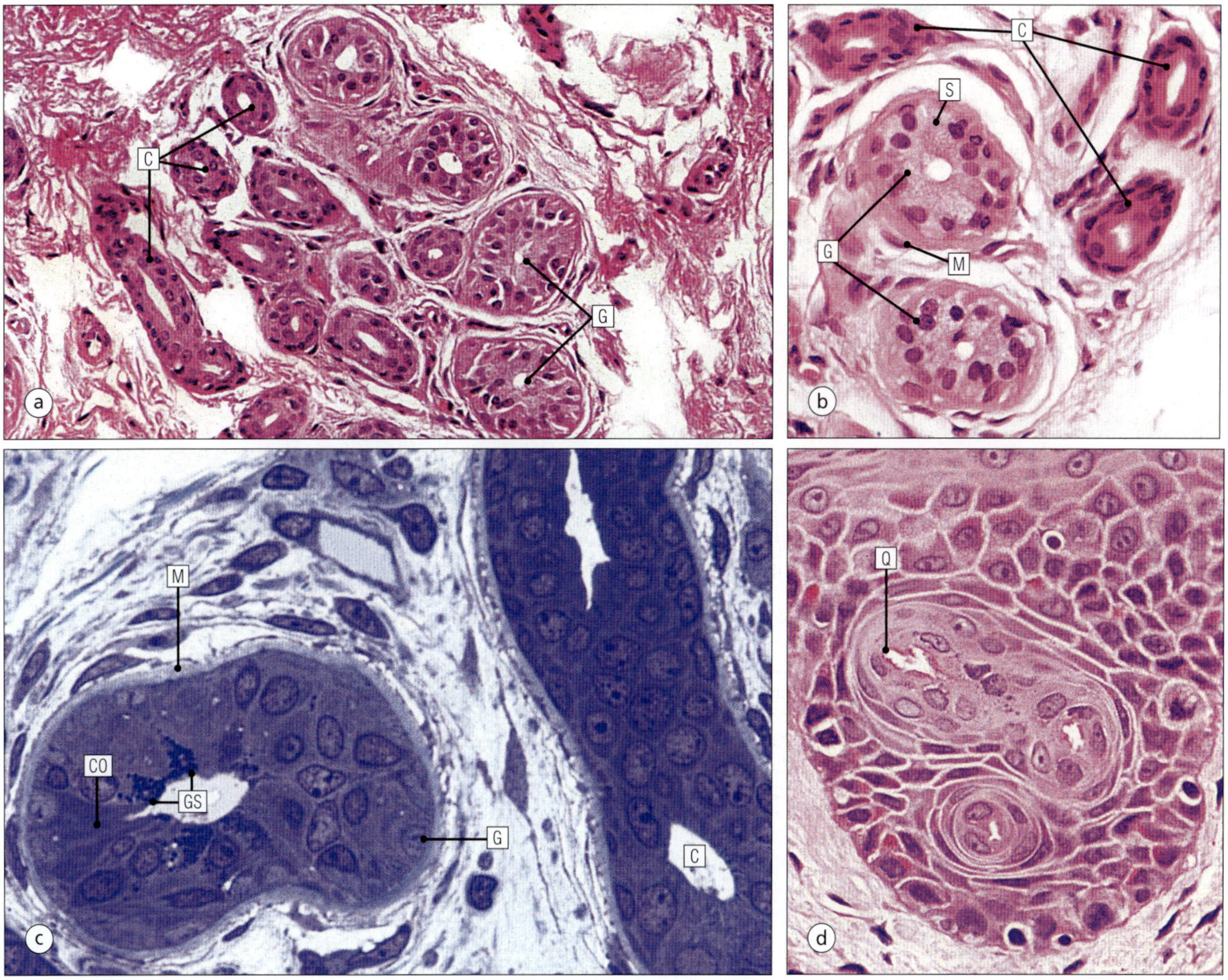

Fig. 18.12 Glándula y conducto ecrino. **(a)** Fotomicrografía mostrando glándulas (G) y conductos (C) ecrinos en la dermis profunda a bajo aumento. **(b)** Fotomicrografía a gran aumento mostrando cómo las glándulas (G) están formadas por células secretoras (S) pálidas con una capa externa de células mioepiteliales (M) poco nítidas. Los conductos (C) poseen una doble capa, más nítida, de células oscuras. **(c)** Corte fino en resina epoxi teñido con azul de toluidina, mostrando cómo la glándula (G) está formada por grandes células, pálidas y ricas en glucógeno, algunas de las cuales contienen gránulos secretores oscuros (GS) y un número menor de células más oscuras y delgadas (CO) que segregan sialomucinas. Las glándulas ecrinas están rodeadas por una gruesa membrana (M) amorfa y sus conductos (C) están tapizados por dentro por una cutícula homogénea formada por microvellosidades cubiertas por un glucocáliz amorfo. **(d)** Fotomicrografía mostrando la porción intraepidérmica de un conducto ecrino, que es espiral y a veces se denomina «acrosiringio». La luz está revestida por una única capa de células y dos o tres capas de células externas. Las células de revestimiento producen pequeños gránulos de queratohialina (Q) y se cornifican en su recorrido a través de la capa granulosa de la epidermis. El recorrido espiral continúa a todo lo largo de la capa de queratina y se observa mejor en piel con epidermis gruesa.

Glándulas apocrinas

Las glándulas apocrinas producen una secreción viscosa y ligeramente lechosa

Estímulos externos como el miedo y la excitación sexual inducen la secreción de las glándulas apocrinas, de función desconocida en el hombre; glándulas similares actúan en los mamíferos como órganos odoríferos para la delimitación del territorio y la atracción sexual, mediante la producción de olores.

Las glándulas apocrinas se desarrollan como invaginaciones de la epidermis y son escasas en el hombre, aunque muy desarrolladas en muchos otros mamíferos. Son pequeñas e insignificantes en la infancia, pero se hacen más llamativas y probablemente funcionalmente activas tras la pubertad.

En los seres humanos, las glándulas apocrinas se concentran principalmente en la región perineal, alrededor del ano y los genitales, y en las axilas. Glándulas apocrinas modificadas se hallan en párpados (**glándulas de Moll**), en la piel areolar alrededor del pezón, y en el conducto auditivo externo, donde forman las **glándulas ceruminosas** responsables de la producción de la cera del oído.

Las glándulas apocrinas están formadas por:

- Una unidad glandular secretora situada, como la de las glándulas ecrinas, en la dermis inferior o en la unión dermosubcutánea.
- Un conducto más o menos recto, que desemboca en una unidad pilosebácea, cerca de la superficie, generalmente por encima de la entrada del conducto sebáceo.

La unidad secretora de una glándula apocrina está formada por una capa interna de células epiteliales cúbicas y una capa externa de células planas discontinuas, rodeadas por una membrana basal. Posee una gran luz (v. fig. 18.13). El conducto es similar a los conductos ecrinos (v. fig. 18.12), con una doble capa de epitelio cúbico.

DERMIS

La dermis es el tejido de sostén sobre el que se apoya la epidermis

En la dermis se localizan los anexos epidérmicos, la irrigación, la inervación y el drenaje linfático (fig. 18.14). Está formada por:

- Fibroblastos, fibrocitos y sus productos extracelulares (v. pág. 64).
- Colágeno y fibras elásticas.
- Una matriz de glucosaminoglucanos.
- Vasos sanguíneos y nervios.
- Un pequeño número de macrófagos, linfocitos y mastocitos.

Generalmente pueden identificarse dos zonas en la dermis: una dermis papilar superficial estrecha, cercana a la unión dermoepidérmica, y una dermis reticular más gruesa, entre la dermis papilar y el tejido adiposo subcutáneo.

La **dermis papilar** es más pálida que la dermis reticular y contiene menos colágeno y elastina, pero más matriz. Las fibras finas de colágeno y elastina están organizadas más al azar, con una

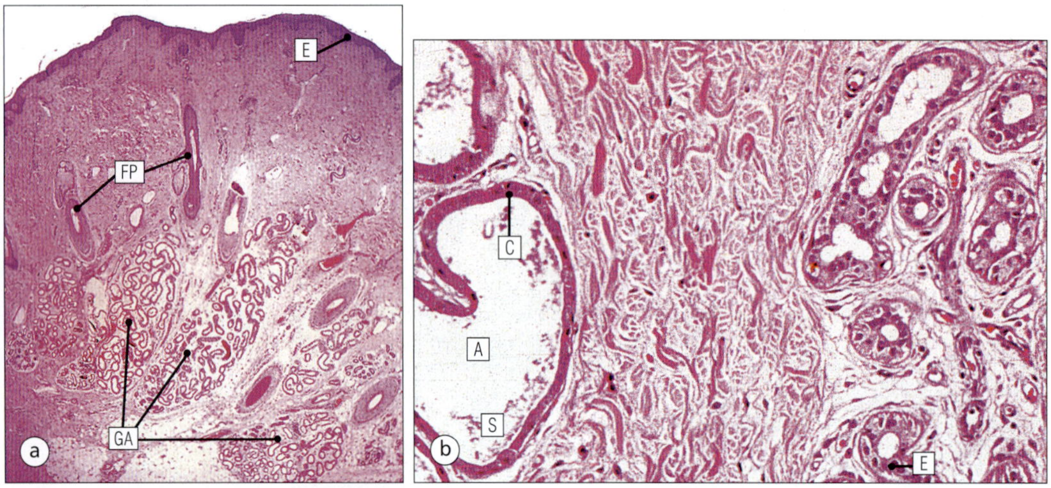

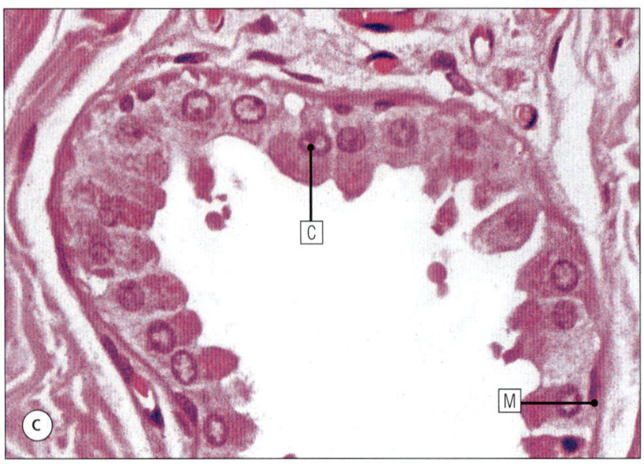

Fig. 18.13 Glándula apocrina. **(a)** Piel axilar. Fotomicrografía que muestra abundantes glándulas apocrinas (GA), folículos pilosos oblicuos (FP) y epidermis delgada (E) de la piel axilar. **(b)** Fotomicrografía que muestra parte de una glándula apocrina (A) activamente secretora en piel axilar, junto con parte de una glándula ecrina (E), con la que puede compararse. La glándula apocrina posee una capa interna de células epiteliales cúbicas (C) con citoplasma intensamente eosinófilo y una capa externa de células aplanadas discontinuas, que se consideran mioepiteliales. Rodeándola existe una llamativa membrana basal eosinófila. La luz es grande y dentro de ella puede verse una secreción (S) homogénea rosa claro. **(c)** Imagen a gran aumento de las células (C) de revestimiento eosinófilas, aproximadamente cúbicas, y la superficie luminal irregular resultante del proceso secretor, durante el cual se independizan y pasan a la luz fragmentos de citoplasma llenos de secreción. Aparecen algunas células mioepiteliales (M) aplanadas, pero son poco llamativas.

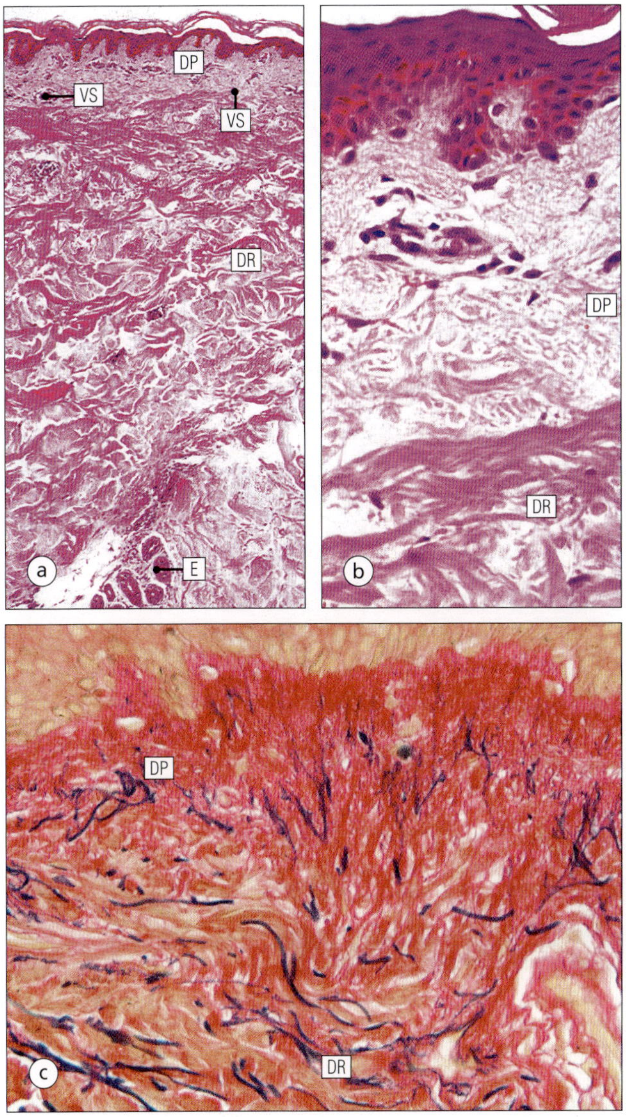

Fig. 18.14 Dermis. **(a)** Imagen a bajo aumento de la dermis teñida con H-E. La eosinofilia se debe al elevado contenido en colágeno; la dermis papilar (DP), que contiene menos colágeno, es más pálida. Se observa una unidad ecrina (E) en la porción más profunda de la dermis reticular (DR). Obsérvese la concentración de pequeños vasos sanguíneos (VS) en la unión entre la dermis papilar y la densamente colágena dermis reticular. **(b)** Imagen de una fotomicrografía a gran aumento que muestra las diferentes naturalezas de la dermis papilar (DP) laxa, poco teñida, y la dermis reticular (DR) colágena, más densa. **(c)** Corte teñido con la técnica de van Gieson para elastina de la dermis superficial, mostrando fibras elásticas *(negro)* y de colágeno *(rojo)*; se aprecia la diferencia entre la dermis papilar (DP), donde tanto el colágeno como la elastina son finos y verticales, y la dermis reticular (DR), donde las fibras de colágeno y elastina son más gruesas y toscas, y se disponen de preferencia longitudinalmente.

mayor proporción de fibras perpendiculares a la superficie cutánea. Contiene pequeños vasos sanguíneos de tamaño capilar, finas ramas nerviosas y terminaciones nerviosas (fig. 18.15).

La **dermis reticular** constituye la mayor parte de la dermis. Está formada por anchas bandas de colágeno denso con largas fibras gruesas de elastina interpuestas, generalmente paralelas a la superficie cutánea. Dentro de este tejido se hallan los vasos sanguíneos, los linfáticos y los nervios de la piel.

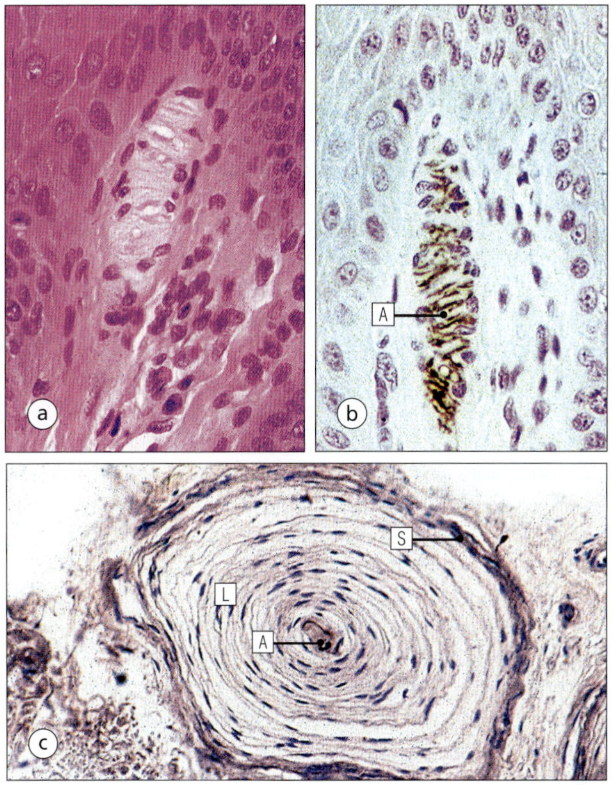

Fig. 18.15 Terminaciones nerviosas habituales en la piel. **(a)** Corte de piel teñido con H-E mostrando un corpúsculo de Meissner, que es un cuerpo ovalado y alargado. Los corpúsculos de Meissner se disponen verticalmente en las papilas dérmicas de la piel lampiña, especialmente en dedos de pies y manos, pero también alrededor de labios y pezones. En su interior, los corpúsculos de Meissner están formados por células dispuestas en espiral, rodeadas por una fina cápsula fibrocolágena. En cortes teñidos con H-E las células más frecuentes son células de Schwann aplanadas (v. pág. 90) y no se visualizan los axones. **(b)** Corpúsculo de Meissner teñido con un método de inmunoperoxidasa para proteínas de neurofilamentos (PNF) con el fin de visualizar el axón en espiral (A). **(c)** Fotomicrografía mostrando un corpúsculo de Pacini en la grasa subcutánea del pulpejo de un dedo, teñida con un método de inmunoperoxidasa para PNF. Se trata de una estructura grande, laxamente laminar, con un núcleo central (axón, A) rodeado por láminas concéntricas (L) formadas por células de Schwann modificadas separadas entre sí por espacios llenos de líquido. Las láminas están más densamente empaquetadas en la periferia, formando una seudocápsula densa (S).

La dermis contiene dos plexos vasculares

El principal riego sanguíneo de la piel se localiza en la dermis y procede de vasos mayores de la grasa subcutánea. Se pueden distinguir dos plexos (v. fig. 18.1):

- Un plexo vascular profundo en la dermis reticular profunda, cerca del límite con el tejido subcutáneo.
- Un plexo vascular superficial en la dermis reticular superficial, cerca de su unión con la dermis papilar.

En la dermis papilar penetran asas de pequeños vasos desde el plexo vascular superficial, y junto a la membrana basal epidérmica discurren pequeños capilares. Ningún vaso sanguíneo penetra en la epidermis.

La dermis contiene numerosos canales anastomóticos arteriovenosos, entre ellos algunos muy especializados (**cuerpos glómicos**), abundantes sobre todo en las puntas de los dedos. Las variaciones del flujo sanguíneo en la dermis son importantes para la función termorreguladora de la piel.

Los anexos cutáneos son irrigados por ramas de vasos que conectan los plexos vasculares profundo y superficial.

La dermis contiene numerosos nervios y terminaciones nerviosas

La inervación cutánea se localiza en la dermis y comprende:

- Una rica inervación no mielinizada del sistema nervioso autónomo simpático, que controla los anexos cutáneos y el flujo vascular.
- Un sistema aferente mielinizado y no mielinizado, que detecta la sensibilidad cutánea.

La detección de la sensibilidad cutánea depende de terminaciones nerviosas más o menos especializadas (fig. 18.15), siendo las más importantes:

- **Terminaciones nerviosas libres** (mielinizadas y no mielinizadas) que detectan el dolor (y su variante menor, el picor) y la temperatura.
- **Corpúsculos de Pacini,** terminaciones nerviosas encapsuladas con una estructura característica, que detectan la presión y, posiblemente, la vibración, y suelen encontrarse en la dermis profunda o en la grasa subcutánea de palmas y plantas.
- **Corpúsculos de Meissner,** terminaciones nerviosas estructuradas limitadas a las papilas dérmicas y más numerosas en pies y manos, y detectan el tacto.
- **Células de Merkel** y sus inserciones nerviosas (v. fig. 18.8), que son receptores táctiles de adaptación lenta.

TEJIDO SUBCUTÁNEO

El tejido subcutáneo está formado en gran medida por tejido adiposo

El tejido adiposo del tejido subcutáneo está dividido por tabiques fibrocolágenos y contiene los principales vasos sanguíneos y nervios que sustentan a la dermis suprayacente (fig. 18.16). Actúa como eficaz aislante del calor, depósito energético y absorbe traumatismos.

El tejido subcutáneo puede contener extensiones de estructuras cutáneas, por ejemplo:

- En el cuero cabelludo, contiene las porciones inferiores de los largos folículos pilosos.
- Algunas glándulas apocrinas y ecrinas.

Las inyecciones subcutáneas se administran a los vasos y nervios de esta área, llamada también hipodermis (por eso se habla de aguja hipodérmica).

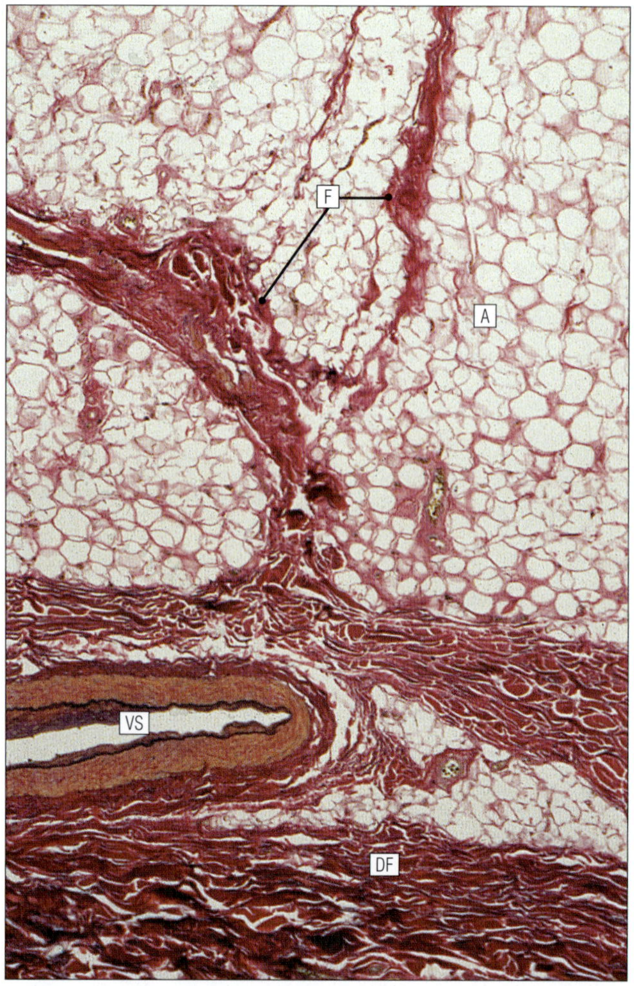

Fig. 18.16 Tejido subcutáneo. Fotomicrografía de tejido subcutáneo del cuero cabelludo, formado en gran medida por tejido adiposo (A) atravesado por bandas verticales de tejido fibrocolágeno (F) que se extienden a partir de la dermis profunda. En este ejemplo, los tabiques fibrosos se extienden a lo largo de todo el grosor de los tejidos subcutáneos, uniéndose a la densa capa fibrocolágena (DF) que recubre el periostio craneal. El tejido subcutáneo contiene los principales vasos sanguíneos (VS) que dan origen a la irrigación de la dermis.

CARACTERÍSTICAS DE LA PIEL EN DIFERENTES SITIOS

La piel presenta grandes variaciones estructurales en diferentes zonas

La mayor parte de la piel que cubre el organismo está recubierta por las ropas y no se traumatiza en exceso; no está particularmente especializada. Así pues, la **piel de espalda, abdomen, muslos y brazos** presenta:

- Una epidermis fina que produce queratina escasa y laxa.
- Un sistema de crestas epidérmicas poco desarrollado.
- Un pequeño número de folículos pilosos, que dan lugar a finos vellos (folículos más grandes y vellos más gruesos en varones).
- Un número variable de glándulas ecrinas.

Plantas de los pies. La piel de las plantas de los pies está modificada para resistir un traumatismo constante. Presenta:

- Una epidermis gruesa, recubierta por una gruesa capa de queratina compacta.
- Un sistema de crestas epidérmicas bien desarrollado, para prevenir la separación epidérmica por fuerzas de cizallamiento.
- Ausencia de folículos pilosos.
- Abundantes glándulas y conductos ecrinos.

Cuero cabelludo. El rasgo característico del cuero cabelludo es la presencia de una gran densidad de folículos pilosos con sus glándulas sebáceas asociadas (fig. 18.1b). En personas de pelo liso los folículos son casi verticales, pero en individuos de pelo rizado son oblicuos, y el grado de rizamiento depende del grado de oblicuidad.

Pulpejos. La piel de los pulpejos de los dedos muestra dos modificaciones estructurales: una para reducir al mínimo los daños por el roce, la otra por su función como órgano sensitivo táctil (fig. 18.1a). Por tanto, la piel de esta región se caracteriza por:

- Epidermis gruesa con queratina protectora, gruesa y compacta.
- Un sistema de crestas epidérmicas bien desarrollado.
- Numerosos corpúsculos de Meissner en las papilas dérmicas.
- Corpúsculos de Pacini en dermis y tejido subcutáneo.
- Comunicaciones arteriovenosas especializadas (cuerpos glómicos).
- Abundantes glándulas y conductos sudoríparos ecrinos.

Axila e ingle. La piel de axila e ingle es similar, probablemente debido a su origen en cuadrúpedos. Sus rasgos más importantes son:

- Gran abundancia de glándulas apocrinas muy activas.
- Numerosos folículos pilosos oblicuos.
- Numerosas glándulas ecrinas.
- Epidermis fina.

MAMAS

Las mamas se forman a partir de invaginaciones de la epidermis a lo largo de una línea (línea o banda mamaria) que discurre oblicuamente desde la axila hasta la ingle en ambos lados. En los seres humanos normalmente sólo se desarrolla una mama en cada lado, pero ocasionalmente aparecen mamas accesorias, aunque tras el nacimiento sólo persiste el pezón.

Pezón

Las secreciones mamarias afloran a la superficie en el pezón

En el vértice del pezón se sitúan los 12-20 pequeños orificios de los grandes conductos lactíferos (fig. 18.17), dispuestos en círculo. En la mama madura cada desembocadura conduce a una serie de conductos ramificados y glándulas, que conforman un lóbulo.

El pezón es una zona redonda y sobreelevada de piel modificada, con epidermis ligeramente ondulada y más pigmentada con melanina tras el primer embarazo.

El pezón está rodeado por la **areola,** que es piel modificada con grandes unidades sebáceas que forman pequeñas elevaciones nodulares (**tubérculos de Montgomery**). La areola presenta también mayor pigmentación por melanina a partir del primer embarazo.

Estructura de la mama: lóbulos y lobulillos

El parénquima mamario está compuesto por 12-20 lóbulos diferenciados

Cada lóbulo posee un sistema ductal, con su propia apertura independiente en el pezón (fig, 18.17b). Cada lóbulo mamario es un sistema de conductos ramificados de forma progresiva asociados a unos pequeños lobulillos glandulares que penetran en el tejido adiposo con tabiques fibrocolágenos. Los lóbulos individuales están separados por tabiques especialmente desarrollados, y adheridos a la piel suprayacente por bandas fibrocolágenas que a veces se denominan «ligamentos suspensorios de Cooper». En su superficie profunda los tabiques se insertan en la fascia que recubre al músculo pectoral.

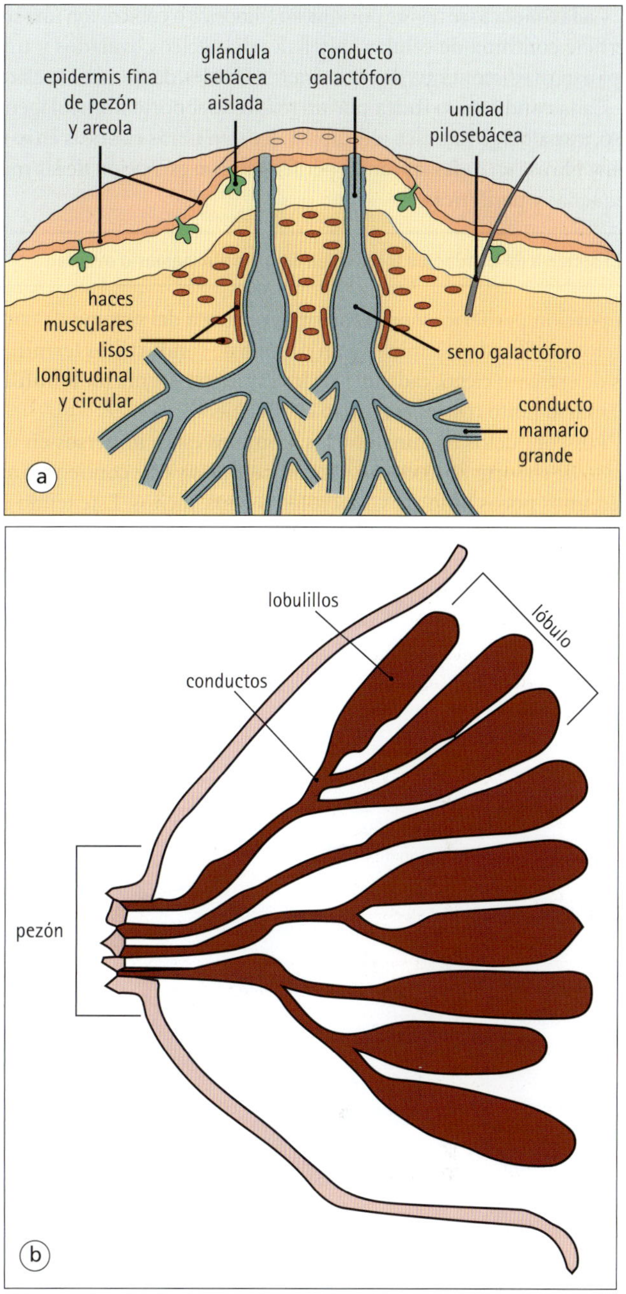

Fig. 18.17 Pezón. **(a)** Existen unos 12-20 orificios dispuestos en anillo sobre la superficie del pezón, tapizados por epitelio escamoso estratificado con estrato córneo. En la mama inactiva, no lactante, suelen estar taponados por queratina. En cada orificio desemboca un único conducto galactóforo, tapizado por un epitelio de dos capas, con la capa basal constituida por células mioepiteliales. Cada conducto galactóforo recibe a los conductos mamarios más grandes y existe una dilatación, el seno galactóforo, poco después. El tejido de sostén es fibroadiposo y contiene numerosos haces musculares lisos longitudinales y circulares. **(b) Conducto mamario y sistema lobulillar.** Cada conducto galactóforo conduce a una serie de conductos mamarios y sus unidades secretoras asociadas, llamadas lóbulo. La mama comprende 12-20 lóbulos separados por tabiques fibrocolágenos y tejido adiposo interlobulillar. Cada cúmulo de unidades secretoras se llama lobulillo. Los tumores pueden originarse en el epitelio lobulillar (carcinoma lobulillar de mama) o en los conductos asociados (carcinoma ductal de mama).

Cada conducto se reviste por epitelio cilíndrico o cúbico, con una superficie continua de células epiteliales de núcleos ovalados y una capa externa discontinua de células mioepiteliales, de citoplasma claro.

Cada conducto se rodea por un tejido de soporte fibrocolágeno laxo, que alberga una rica red capilar. Existen fibras elásticas en esta vaina fibrosa en todas las ramas periféricas, con excepción de las más pequeñas y periféricas.

El sistema de conductos termina en un lobulillo mamario ovoideo

La porción periférica y por tanto más pequeña del sistema de conductos ramificados termina en un cúmulo de **conductillos terminales** de extremo ciego, cada uno de los cuales conforma un **lobulillo mamario** junto con su conducto de drenaje.

Los conductos terminales y los lobulillos están inmersos en un tejido de soporte fibroso laxo, rico en capilares y que contiene también unos pocos linfocitos, macrófagos y mastocitos. Este tejido se rodea de tejido de soporte fibrocolágeno más denso mezclado con tejido adiposo (fig. 18.18).

DESARROLLO DE LA MAMA

El desarrollo completo de la mama femenina tiene lugar durante la pubertad

El pezón y su sencillo sistema de conductos están presentes al nacer, pero el desarrollo completo de la invaginación epitelial no se produce hasta la pubertad, y normalmente sólo en mujeres.

En la pubertad, y bajo la influencia del aumento de la secreción de estrógenos:

- Aumenta el volumen mamario, inicialmente debido a un incremento del tejido adiposo.
- El sistema ductal del pezón se hace más complejo, con extensión de ramas hacia el tejido adiposo (fig. 18.19a y b).

El crecimiento y la actividad de la mama femenina son totalmente hormonodependientes. La secreción continua de estrógenos tras el comienzo de la pubertad produce un aumento progresivo del tamaño y de la complejidad del sistema ductal (fig. 18.19c).

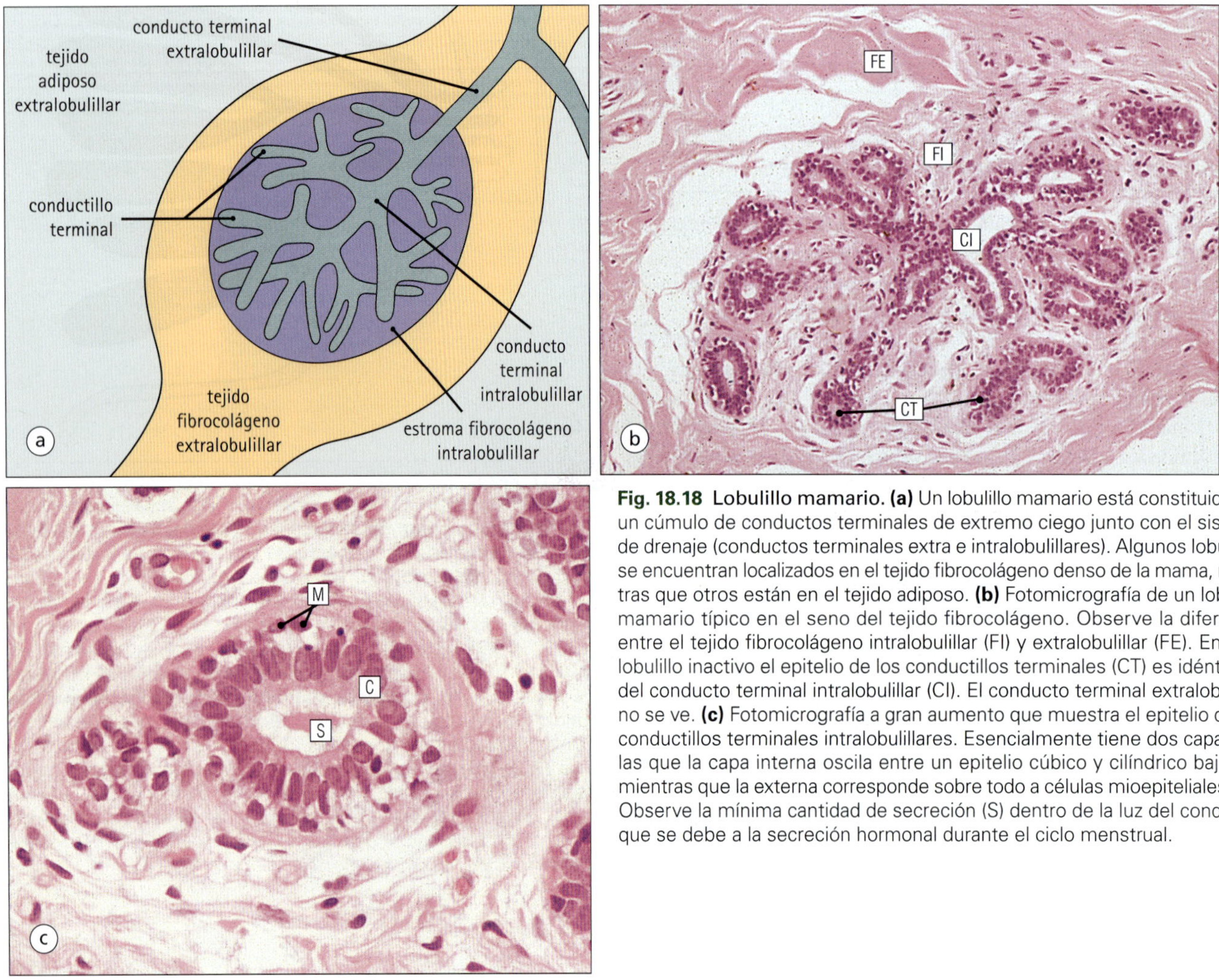

Fig. 18.18 **Lobulillo mamario. (a)** Un lobulillo mamario está constituido por un cúmulo de conductos terminales de extremo ciego junto con el sistema de drenaje (conductos terminales extra e intralobulillares). Algunos lobulillos se encuentran localizados en el tejido fibrocolágeno denso de la mama, mientras que otros están en el tejido adiposo. **(b)** Fotomicrografía de un lobulillo mamario típico en el seno del tejido fibrocolágeno. Observe la diferencia entre el tejido fibrocolágeno intralobulillar (FI) y extralobulillar (FE). En este lobulillo inactivo el epitelio de los conductillos terminales (CT) es idéntico al del conducto terminal intralobulillar (CI). El conducto terminal extralobulillar no se ve. **(c)** Fotomicrografía a gran aumento que muestra el epitelio de los conductillos terminales intralobulillares. Esencialmente tiene dos capas, de las que la capa interna oscila entre un epitelio cúbico y cilíndrico bajo (C), mientras que la externa corresponde sobre todo a células mioepiteliales (M). Observe la mínima cantidad de secreción (S) dentro de la luz del conducto, que se debe a la secreción hormonal durante el ciclo menstrual.

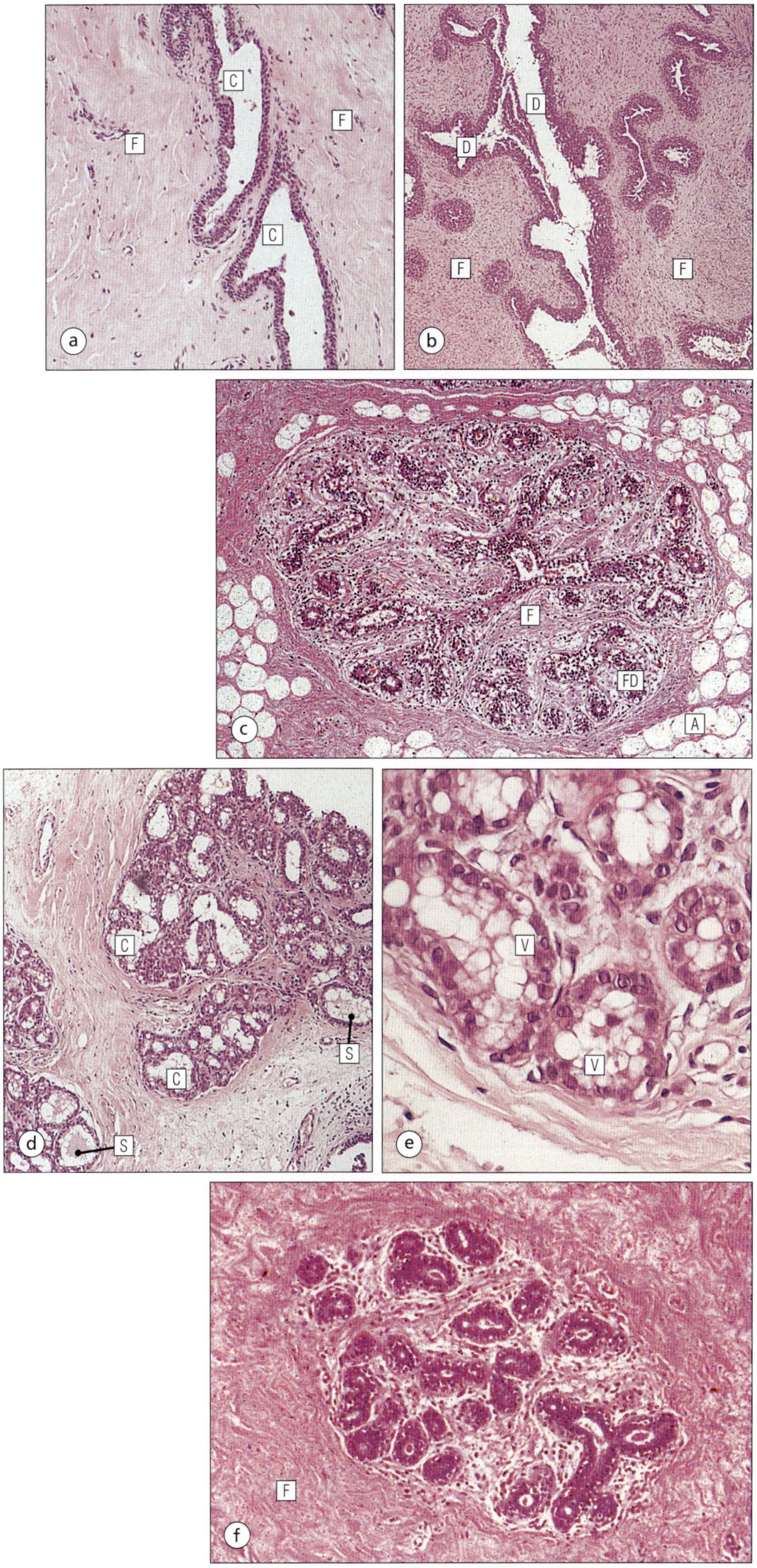

Fig. 18.19 Cambios de la mama durante la vida. **(a) Desarrollo mamario.** Fotomicrografía del tejido mamario de una niña de 4 meses. Lo único que se observa es un sistema de conductos mamarios escasamente ramificados (C) rodeados por tejido fibrocolágeno (F). **(b) Pubertad.** Fotomicrografía del tejido mamario de una niña de 11 años al comienzo de la pubertad. El sistema de conductillos (D) está comenzando a proliferar y ramificarse, y el tejido circundante fibrocolágeno de sostén (F) aumenta activamente de volumen. **(c) Mama adulta.** Fotomicrografía de un tejido mamario normal en una mujer de 23 años. En el centro se observa un lobulillo mamario en el que el sistema de conductos terminales y conductillos está inmerso en el seno de un estroma fibrocolágeno intralobulillar laxo (F). Existe una estrecha zona circundante de tejido de soporte fibrocolágeno denso extralobulillar (FD), por fuera del cual hay tejido adiposo (A) que forma la mayor parte del volumen mamario. **(d, e) Mama durante el embarazo**. (d) Fotomicrografía que muestra los lobulillos mamarios hiperplásicos del embarazo. Los conductillos terminales intralobulillares (C) tienen un tamaño y complejidad mayores y las luces están distendidas por secreción (S) del epitelio de revestimiento. (e) Microfotografía que muestra vacuolas claras (V) que contienen una secreción rica en lípidos que se forma en la vertiente luminal del epitelio de revestimiento del conductillo terminal. **(f) Mama perimenopáusica.** Fotomicrografía que muestra el tejido mamario normal de una mujer de 43 años. Cuando la mujer envejece, la cantidad de tejido fibrocolágeno (F) de la mama aumenta y sustituye al tejido adiposo. Los lobulillos mamarios están inmersos en colágeno denso.

La estructura de los lobulillos mamarios sufre cambios transitorios menores de tipo estructural durante el ciclo menstrual

En la segunda mitad del ciclo menstrual se produce un incremento gradual de la secreción de progesterona y estrógenos por el cuerpo lúteo producido en el ovario tras la ovulación (v. pág. 330). La progesterona estimula la proliferación de las células epiteliales de los conductillos terminales, que también se hipertrofian y empiezan a mostrar signos de actividad secretora inicial. Además, se acumula líquido y glucosaminoglucanos en el estroma fibrocolágeno intralobulillar laxo. Estos cambios determinan un ligero aumento de tamaño de las mamas, que con frecuencia se asocian a molestias. Si se produce la fertilización, el cuerpo lúteo ovárico aumenta de tamaño y persiste, secretando cada vez más progesterona, que estimula la proliferación mantenida y secreción en los conductillos terminales del lobulillo mamario. Sin embargo, si la fertilización no tiene lugar, se produce una disminución muy importante de la concentración de progesterona al final del ciclo y la estructura del lobulillo mamario se normaliza al cesar la actividad secretora precoz.

CAMBIOS EN LA MAMA DURANTE EL EMBARAZO

La estructura de la mama cambia precozmente durante el embarazo

La vascularización y la pigmentación con melanina del pezón y de la areola aumentan y los lobulillos mamarios crecen por proliferación hiperplásica del epitelio del conductillo terminal, con aparición de algunas vacuolas en las células epiteliales luminales.

En el segundo trimestre aparecen signos de secreción por las células luminales, que se hace copiosa durante el tercer trimestre y se acumula dentro de los conductillos terminales hiperplásicos (fig. 18.19 d y e).

ASPECTOS CLAVE

Mama

- La unidad funcional de la mama es un lobulillo rodeado por un estroma especializado.
- El epitelio del lobulillo es hormonosensible y prolifera durante el embarazo.
- Las células mioepiteliales rodean cada lobulillo y exprimen la leche segregada.
- La leche es transportada a lo largo de los conductos hasta el pezón.

La mama sólo realiza su actividad funcional completa durante la gestación y la lactancia

La maduración funcional de la mama durante el embarazo se realiza bajo la influencia de hormonas hipofisarias y ováricas segregadas a gran concentración durante la gestación y a lo largo de la lactancia.

Al suspenderse la lactancia, la mama recupera su estado normal o de reposo mediante una involución gradual a lo largo de varios meses. Las células luminales recuperan su tamaño previo, sin vacuolización citoplasmática, y el tejido lobulillar de sostén vuelve a su proporción normal.

CONCEPTOS AVANZADOS

Receptores hormonales en el tejido mamario

Las hormonas esteroideas sólo pueden actuar sobre células poseedoras de receptores específicos para la hormona concreta; estos receptores son proteínas ligadoras que se unen a la hormona y transmiten la señal del esteroide, modificando la actividad de genes en el núcleo. El funcionamiento de la mama depende de hormonas esteroideas, estrógenos y progesterona, por lo que existen receptores para ambos en el epitelio mamario, especialmente en el epitelio de los conductillos terminales del lobulillo (fig. 18.20).

En el cáncer de mama, la persistencia de receptores de estrógenos y progesterona en las células tumorales indica la probable respuesta del tumor a algunos tratamientos quimioterápicos, especialmente con antiestrógenos, como el tamoxifeno.

Cuando se expanden las unidades lobulillares, se observa un incremento asociado del tejido de soporte laxo del lobulillo y células inflamatorias. En el momento del nacimiento y durante toda la lactancia las unidades lobulillares hipertróficas se distienden por una secreción proteinácea rica en lípidos (leche).

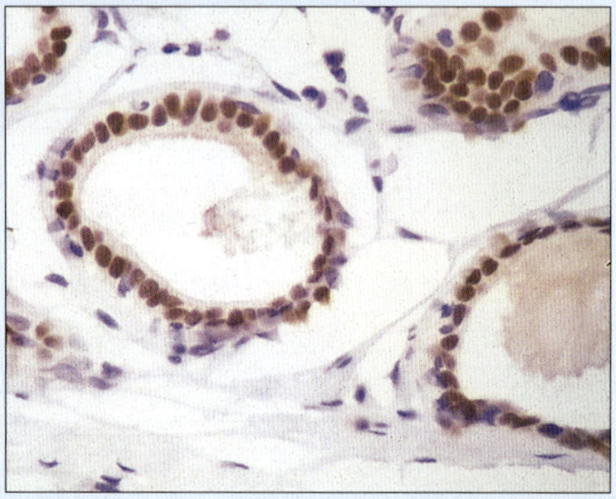

Fig. 18.20 Receptores de estrógenos en el epitelio lobulillar. Esta fotomicrografía muestra una tinción parda positiva en inmunohistoquímica de los núcleos del epitelio lobulillar, lo que indica presencia de receptores de estrógenos.

A veces existe un aumento residual de colágeno en el tejido lobulillar de sostén involucionado, que puede distorsionar progresivamente los lobulillos mamarios, formando dilataciones quísticas crónicas en algunos conductos.

La mama tras la menopausia

Cuando la mujer envejece, la cantidad de tejido adiposo disminuye y se sustituye por tejido fibrocolágeno. El número y extensión de los lobulillos disminuye también y el tejido mamario queda rodeado por colágeno denso (fig. 18.19f). Esto hace que el tejido esté más laxo, pero también hace que resulte más adecuado para la mamografía, porque se hace menos transparente. Los programas de detección selectiva se suelen aplicar en mujeres mayores de 50 años por este motivo.

Mama masculina

Normalmente la mama masculina queda como un sistema rudimentario de sistemas de conductos sencillos en los pezones con una pequeña cantidad de tejido fibrocolágeno circundante. En ocasiones la mama masculina aumenta de tamaño en la pubertad por la extensión del sistema de conductos rudimentarios y un aumento del tejido fibroso periductulillar. Se llama **ginecomastia** y se ilustra en la figura 18.21.

EJEMPLO CLÍNICO

Ginecomastia

El desarrollo pronunciado de la mama en el varón se denomina ginecomastia (fig. 18.21). Se produce en caso de exceso de estrógenos, que pueden ser endógenos (p. ej., en la pubertad) o exógenos (p. ej., tratamiento con dietilestilbestrol por cáncer de próstata).

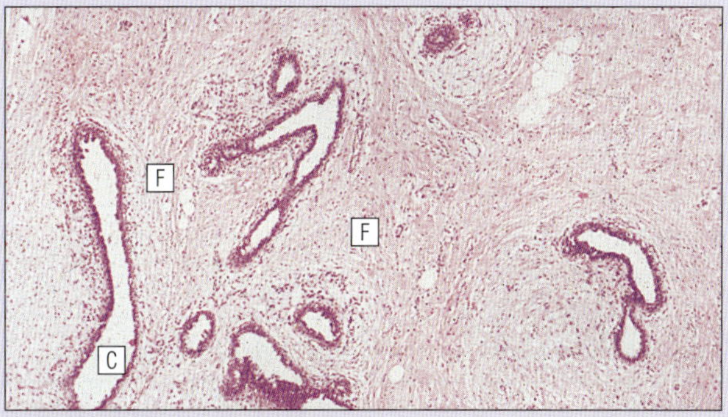

Fig. 18.21 Ginecomastia. La ginecomastia se caracteriza por la proliferación y ramificación del sistema de conductos mamarios, que a menudo se dilatan (C), y por el aumento del tejido fibrocolágeno periductal (F).

EJEMPLO CLÍNICO

Fibroadenosis

La exposición crónica de los lobulillos mamarios a secreciones variables de estrógenos y progesterona durante numerosos ciclos menstruales puede originar un crecimiento desproporcionado de diversos componentes de la mama y una distorsión de su arquitectura normal. Los cambios más frecuentes son:

- Aumento de tejido de conductos y conductillos (adenosis).
- Aumento de tejidos conjuntivos fibrocolágenos de soporte (fibrosis).
- Dilatación de los conductos mamarios principales.

Estos cambios, cuando se producen, son más graves en mujeres multigrávidas y provocan un aumento de la nodularidad del tejido mamario, asociado a veces con formación de quistes (fig. 18.22). Se trata del trastorno más frecuente de la mama y se conoce como «fibroadenosis, displasia mamaria quística, displasia mamaria benigna o enfermedad fibroquística» de la mama. Esta es una causa frecuente de tumores mamarios benignos.

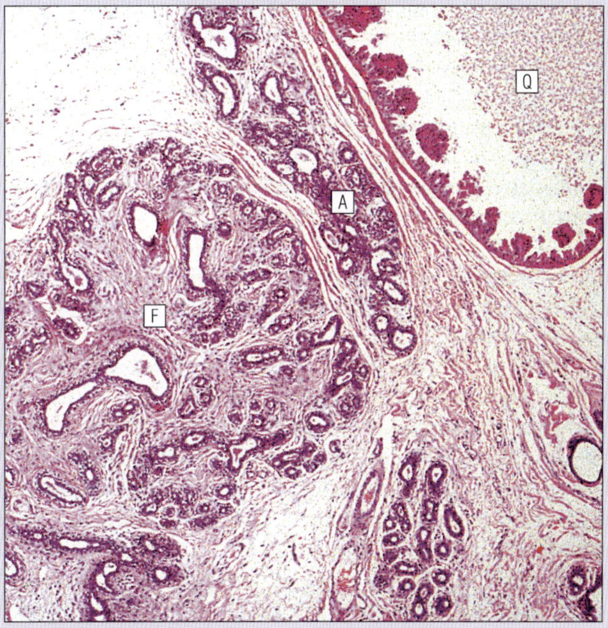

Fig. 18.22 Fibroadenosis. Fotomicrografía de un corte de mama con signos de fibroadenosis: fibrosis (F), adenosis (A) y formación de un quiste (Q).

EJEMPLO CLÍNICO

Carcinoma de mama

El componente epitelial de los conductos mamarios extralobulillares y los conductos mamarios intralobulillares pueden sufrir una transformación cancerosa, dando lugar a uno de los cánceres más importantes y frecuentes en la mujer, el cáncer de mama. Los cánceres originados en los conductillos terminales se denominan «carcinomas lobulillares», y los de los conductos se denominan «carcinomas ductales». Mientras que el tejido neoplásico queda limitado al epitelio, se habla de «carcinoma in situ» ductal o lobulillar (CDIS o CLIS). Cuando se rompe la membrana basal o las células neoplásicas entran en el estroma de soporte, los tumores se llaman ya carcinoma infiltrante (fig. 18.23).

La mama está bien dotada de pequeños vasos sanguíneos y linfáticos, por lo cual la diseminación del cáncer a partir de su origen mamario es frecuente a través de estas vías (metástasis) y puede condicionar un mal pronóstico. La diseminación a través de los linfáticos suele afectar al grupo axilar de ganglios linfáticos del mismo lado de la mama afectada, produciendo depósitos metastásicos en éstos (v. fig. 8.14), mientras que la diseminación sanguínea suele producirse en fases posteriores, depositándose el carcinoma metastásico en muchos órganos, especialmente pulmones y huesos. Se están realizando muchos estudios para tratar de comprender la biología celular del carcinoma de mama y las opciones de tratamiento incluyen antiestrógenos, como tamoxifeno, cuando el tumor expresa receptores, o anticuerpos monoclonales, como trastuzumab cuando el oncogén de *HER2* está mutado.

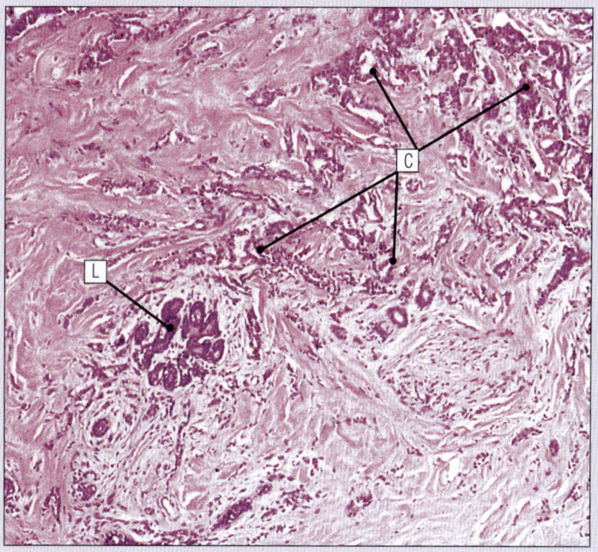

Fig. 18.23 Carcinoma mamario. Fotomicrografía mostrando las características de un típico carcinoma (C) derivado de los conductos mamarios. **Se reconoce un lobulillo normal (L).** Las células han invadido el tejido fibroadiposo circundante, dando lugar a un carcinoma invasivo.

Para acceder a las preguntas de revisión en línea, visita, por favor, https://studentconsult.inkling.com.

19

Sentidos especiales

INTRODUCCIÓN

Una función vital del sistema nervioso es la recogida de información sensorial

La información sensorial procede de diversas terminaciones nerviosas sensoriales especializadas. Entre ellas:

- Terminaciones sensitivas cutáneas para detectar el tacto (tacto fino, presión), el dolor y la temperatura (v. cap. 18).
- Terminaciones tendinosas y husos musculares para detectar el movimiento y la posición de los miembros.
- Órganos quimiorreceptores como el cuerpo carotídeo.
- Terminaciones sensoriales de la lengua para detectar el gusto.
- Terminaciones sensoriales de la mucosa olfatoria para detectar el olor.

Además, se obtiene información a través de los órganos sensoriales especializados, el ojo y el oído; el oído y el sistema vestibular detectan el sonido, la aceleración y la posición, y el ojo percibe la luz.

OÍDO

El oído se divide en oído externo, oído medio y oído interno

El oído externo comprende el **pabellón auricular** y el **conducto auditivo externo.** El pabellón auricular está formado por cartílago elástico recubierto por piel con vello. El conducto auditivo externo está revestido por piel con vello. En sus tejidos subcutáneos existen **glándulas ceruminosas** secretoras de cera, que son glándulas sebáceas modificadas. Los dos tercios externos del conducto están rodeados por cartílago elástico, que se continúa con el del pabellón auricular; el tercio interno está rodeado por el hueso temporal del cráneo.

El oído medio está separado del oído externo por la membrana timpánica

La **membrana timpánica** señala el límite entre el oído externo y la cavidad del oído medio, denominada también **cavidad timpánica** (fig. 19.1).

La membrana timpánica es una estructura de tres capas:

- La cara externa está recubierta por epitelio plano (escamoso) estratificado.
- La porción central está formada por tejido fibrocolágeno de sostén con numerosas fibras elásticas que le confieren resistencia mecánica.
- La porción interna está recubierta por un epitelio cúbico bajo continuo con el que reviste el resto del oído medio.

El oído medio transmite las vibraciones sonoras al oído interno

La cavidad del oído medio está tapizada por un epitelio cúbico bajo y contiene los tres huesecillos auditivos, **martillo, yunque** y **estribo.** Estos huesecillos:

- Están formados por hueso compacto.
- Se articulan mediante articulaciones sinoviales (v. cap. 13).
- Están recubiertos externamente por el mismo epitelio cúbico que reviste el oído interno.

Dos pequeños músculos esqueléticos, el músculo del estribo y el músculo del martillo, se hallan asociados con los huesecillos y amortiguan el movimiento entre ellos producido por ruidos intensos.

La cavidad del oído medio está comunicada directamente con los espacios aéreos del hueso mastoides (**senos mastoideos**), tapizados por epitelio escamoso cúbico bajo o plano.

La tuba auditiva (trompa de Eustaquio) equilibra la presión en la cavidad del oído medio

La **tuba auditiva** se extiende desde la cavidad del oído medio hasta la nasofaringe, y está tapizada por un epitelio ciliado similar al del tracto respiratorio. Su función es equilibrar la presión entre la cavidad del oído medio y la atmósfera.

Normalmente la tuba auditiva está cerrada, pero se abre con los movimientos musculares de la nasofaringe, al deglutir o bostezar.

El oído interno consiste en una serie de sacos llenos de líquido y empotrados en el hueso

El oído interno está formado por sacos llenos de líquido (**laberinto membranoso**) situados en cavidades del hueso temporal del cráneo (**laberinto óseo**).

El laberinto membranoso comprende el **conducto coclear,** el **sáculo,** el **utrículo** y los **conductos semicirculares,** y el **saco y conducto endolinfáticos,** cuyas paredes están formadas por láminas de tejido fibrocolágeno de sostén tapizadas por un epitelio plano. Estos sacos están llenos de un líquido llamado **endolinfa** y poseen especializaciones epiteliales y sensoriales para detectar la posición y el sonido.

El laberinto óseo está formado por tres cavidades, el vestíbulo, los conductos semicirculares y la cóclea, revestidos por periostio y llenos de un líquido llamado **perilinfa.**

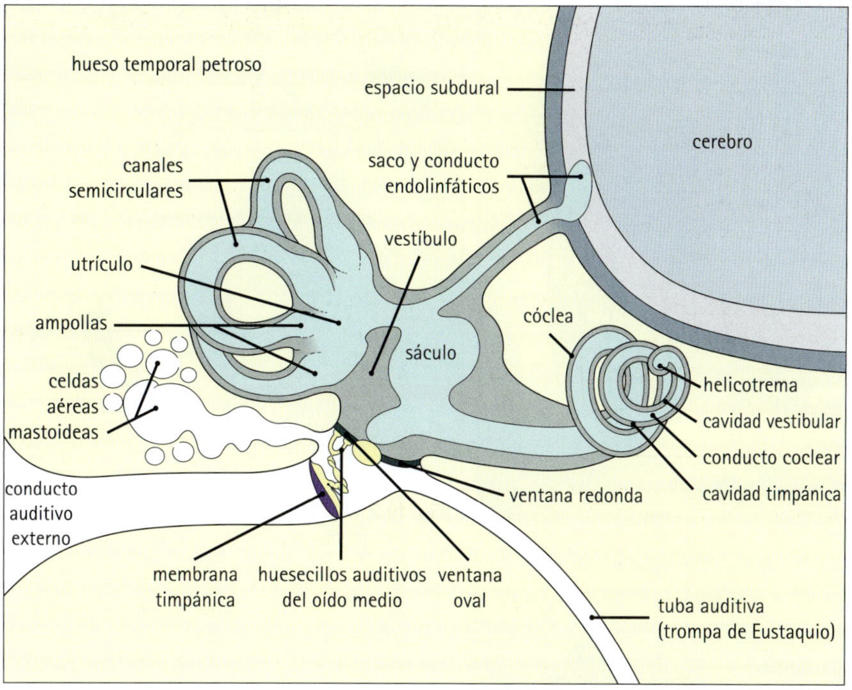

Fig. 19.1 Anatomía del oído. El oído se divide en oído externo, oído medio y oído interno. El tercio interno del conducto auditivo externo del oído externo está rodeado por el hueso temporal, mientras que el oído medio y el oído interno están situados en cavidades del hueso temporal. El oído medio es una cavidad llena de aire donde se encuentran los huesecillos auditivos. Está conectado con la nasofaringe por la tuba auditiva (trompa de Eustaquio) y tiene continuidad directa con las celdillas aéreas mastoideas. El oído interno es una cavidad llena de líquido, dividida en tres espacios principales (espacio de los conductos semicirculares, vestíbulo y cóclea). Dentro del oído interno existen una serie de sacos interconectados llenos de líquido (conductos semicirculares, utrículo, sáculo y conducto coclear). El conducto endolinfático discurre desde los sacos membranosos hasta el espacio subdural que rodea al cerebro.

El movimiento es detectado por mecanorreceptores del oído interno

Los **mecanorreceptores** o **células ciliadas** son células epiteliales especializadas portadoras de un sistema de microvellosidades altamente organizado (**estereocilios**) en su superficie apical. La inclinación de las microvellosidades provoca la despolarización eléctrica de la membrana de la célula ciliada, que se transmite al sistema nervioso central a través de los axones de las células nerviosas sensoriales (fig. 19.2).

Existen áreas de células ciliadas en tres zonas:

- Dentro del aparato vestibular, en las ampollas de los conductos semicirculares, para detectar la aceleración.
- En las máculas del utrículo y el sáculo, para percibir la dirección de la gravedad y la posición estática.
- Dentro del órgano de Corti coclear, para detectar las vibraciones sonoras.

En los tres lugares, las microvellosidades de las células ciliadas están incrustadas en una matriz gelatinosa que se mueve según el estímulo detectado. El desplazamiento de las microvellosidades hacia la fila más alta excita (despolariza) la membrana de la célula ciliada, mientras que el desplazamiento hacia la fila más baja la inhibe (hiperpolariza).

Las células ciliadas se distribuyen por diferentes zonas del laberinto membranoso (fig. 19.3) con el objetivo de detectar movimientos producidos por diversas causas.

Las células ciliadas están rodeadas por células de sostén, ancladas en sus ápices mediante uniones oclusivas. Estas uniones mantienen el gradiente iónico entre el líquido endolinfático y el líquido extracelular que baña las células, gradiente que se invierte con la despolarización.

El sonido es detectado en el oído interno por el órgano de Corti del conducto coclear

El **conducto coclear** es un divertículo tubular de fondo ciego lleno de endolinfa, que describe dos giros y tres cuartos dentro de la cóclea ósea espiral en el hueso temporal, y está comprimido entre otros dos espacios tubulares, la **cavidad vestibular** y la **cavidad timpánica,** llenas de perilinfa (fig. 19.4).

Dentro del conducto coclear está el **órgano de Corti,** una adaptación especial de las células epiteliales que tapizan el conducto coclear y detectan las vibraciones sonoras (fig. 19.5).

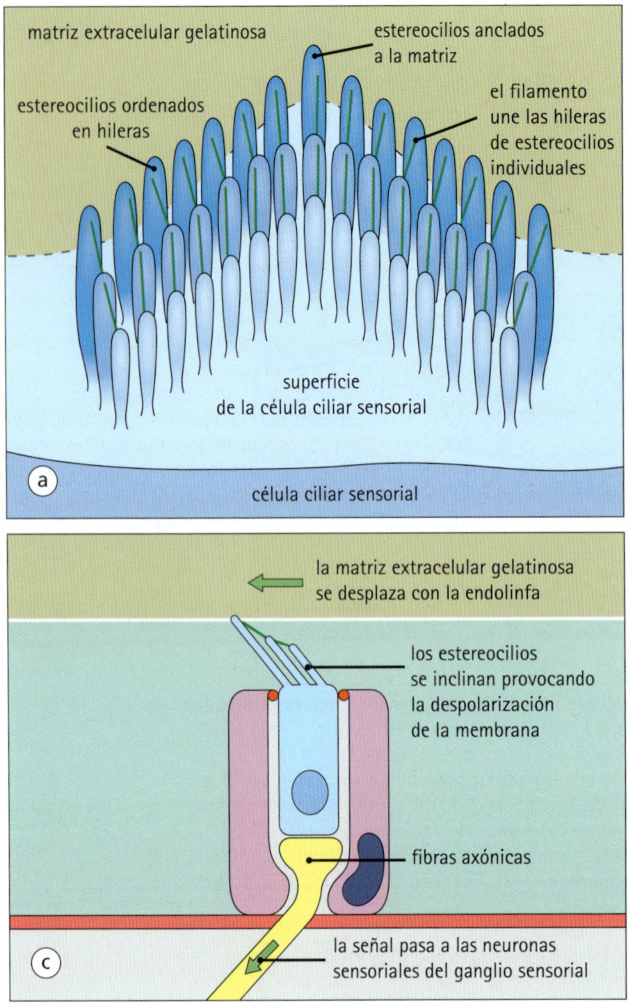

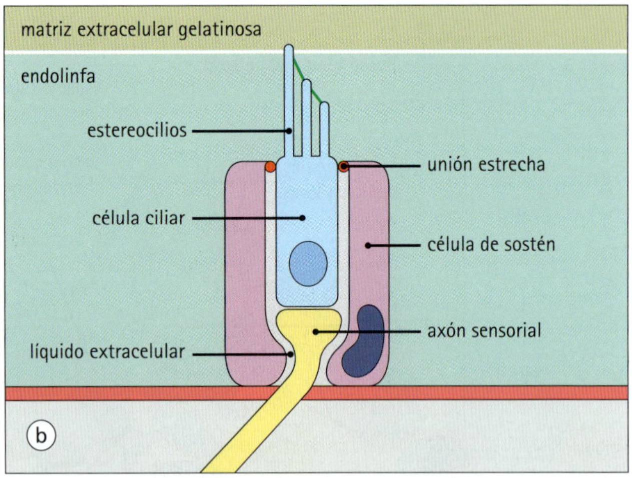

Fig. 19.2 Microvellosidades de las células ciliadas. **(a)** La superficie apical de cada célula ciliada presenta un sistema altamente organizado de microvellosidades (estereocilios), dispuestos en tres filas paralelas, en forma de V o W. La altura de las microvellosidades disminuye progresivamente de atrás hacia adelante de las células ciliadas en forma de «tubos de órgano». Finos filamentos unen las microvellosidades de cada fila, conectando los vértices de las microvellosidades más cortas con el tallo de las más altas situadas detrás. Mientras que las células ciliadas se encuentran fijadas rígidamente en su sitio por células de sostén, los vértices de la fila de microvellosidades más altas están empotrados en una matriz extracelular gelatinosa que se mueve libremente con el líquido de las cavidades del oído interno o del sistema vestibular. En algunas células ciliadas existe un cilio verdadero (cinocilio) en el vértice de los estereocilios. **(b)** Las células ciliadas se apoyan sobre las células adyacentes y establecen contacto con el axón de un nervio sensorial. Las células de sostén están ancladas a las células ciliadas por uniones oclusivas. Los estereocilios están empotrados en una matriz gelatinosa. **(c)** El movimiento de la matriz gelatinosa inclina los estereocilios, despolarizando la membrana de la célula ciliada, lo que se transmite hasta el sistema nervioso central a través del axón de un nervio sensorial. Las células ciliadas se organizan de modos diversos en la cóclea y el aparato vestibular, para detectar aceleración (movimiento), gravedad (posición), o sonido (audición).

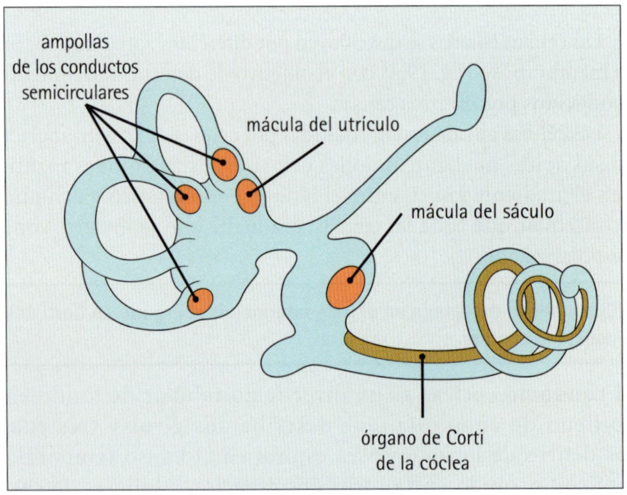

Fig. 19.3 Distribución de las células ciliadas en el laberinto membranoso. Las células ciliadas se sitúan en zonas de las ampollas de los conductos semicirculares para detectar la aceleración, en las máculas de utrículo y sáculo para percibir la dirección y la posición estática, y en el órgano de Corti de la cóclea para detectar la vibración sonora.

La gravedad y la posición estática son detectadas por células ciliadas de la mácula utricular y de la mácula sacular

La mácula utricular se halla en el plano horizontal y la mácula sacular en el plano vertical, formando entre sí un ángulo recto (v. fig. 19.3).

Ambas máculas son histológicamente idénticas, y están formadas por los tres tipos celulares siguientes (fig. 19.6):

- Células de sostén (células sustentaculares), que son células cilíndricas con microvellosidades apicales cortas.
- Células ciliadas tipo I, de forma poligonal y rodeadas por una red de terminaciones nerviosas aferentes y eferentes.
- Células ciliadas tipo II, de forma cilíndrica, con terminaciones nerviosas sinápticas basales, aferentes y eferentes.

Además de la disposición en tubos de órgano de los estereocilios altos de su superficie apical (v. fig. 19.2), estas células poseen un cilio verdadero único denominado **cinocilio,** localizado por detrás de la fila de estereocilios más altos.

Los estereocilios y el cinocilio de todas las células ciliadas están empotrados en una placa gelatinosa de matriz extracelular denominada **membrana otolítica,** suspendida en la endolinfa. Esta membrana está recubierta por numerosas partículas pequeñas compuestas por proteína y carbonato cálcico, las **otoconias (otolitos).**

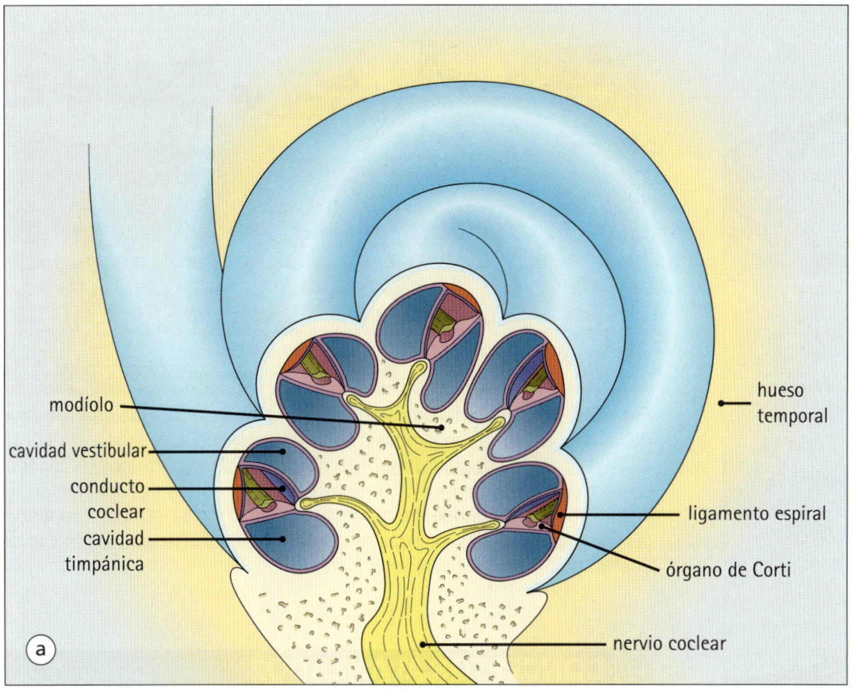

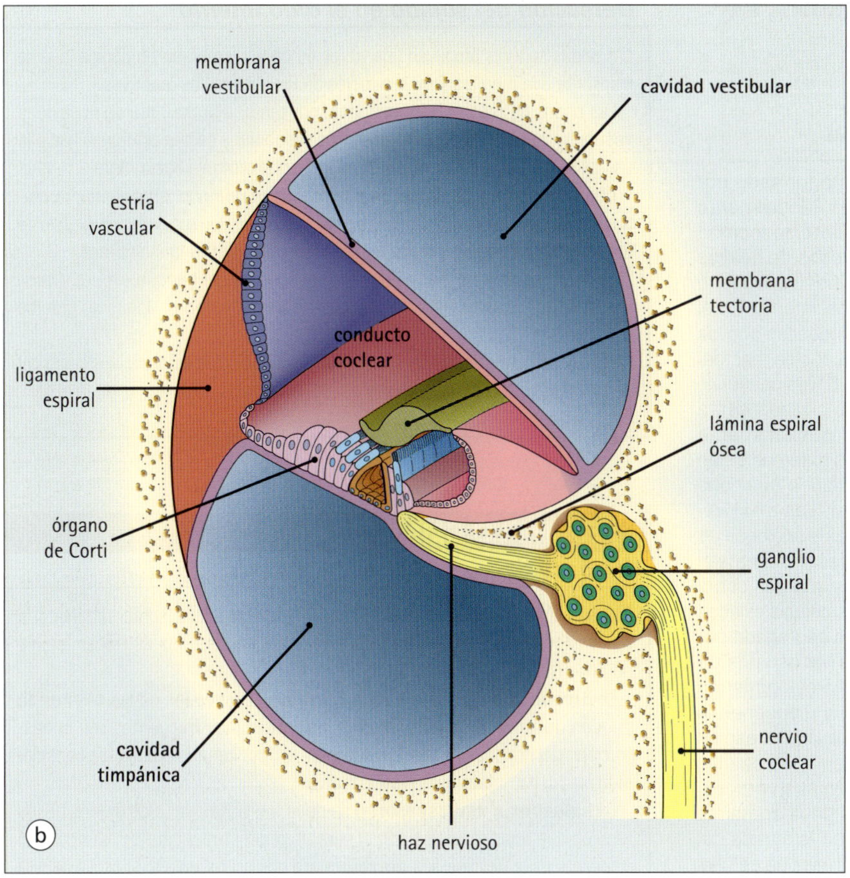

Fig. 19.4 Cóclea. **(a)** La cóclea del laberinto óseo contiene tres espacios, la cavidad vestibular, el conducto coclear y la cavidad timpánica. Estos espacios forman una espiral dentro del hueso temporal. La espiral ósea en el centro de la cóclea se denomina «modiolo». La cavidad vestibular y la cavidad timpánica contienen perilinfa, comunicada con la del vestíbulo (v. fig. 19.1), mientras que el conducto coclear, que se comunica y forma parte del laberinto membranoso, está lleno de endolinfa. En el vértice de la cóclea las cavidades vestibular y timpánica se comunican a través de un orificio denominado «helicotrema». El nervio coclear emerge de la base de la cóclea y transporta señales al cerebro. **(b)** Se muestra aquí un corte a través de la cóclea. La membrana vestibular (membrana de Reissner) está formada por dos capas de epitelio aplanado separadas por una membrana basal; una de estas capas se continúa con las células que revisten la cavidad vestibular y la otra con las células que revisten el conducto coclear. Las células se mantienen juntas gracias a uniones oclusivas bien desarrolladas, que mantienen concentraciones de electrólitos diferentes entre la endolinfa y la perilinfa. La estría vascular es un área epitelial especializada de la pared lateral del conducto coclear, ricamente vascularizada. Muchas de sus células muestran rasgos ultraestructurales que indican una función de transporte iónico, y se cree que segregan endolinfa. La membrana basal es más gruesa que la membrana vestibular y está formada por fibras de colágeno y una membrana basal. Por un lado, está recubierta por las células que tapizan la cavidad timpánica y, por el otro, por las células especializadas que tapizan el conducto coclear. Medialmente, la membrana basilar se continúa con el órgano de Corti, una zona especializada de células de sostén y células ciliadas sensoriales que hace posible la audición (v. fig. 19.5). El órgano de Corti se apoya sobre un espolón óseo llamado «lámina espiral ósea». Lateralmente, la membrana basilar se inserta en el ligamento espiral, que es una masa tisular derivada del endostio del hueso circundante. Junto a la lámina espiral ósea se sitúan las neuronas del ganglio espiral.

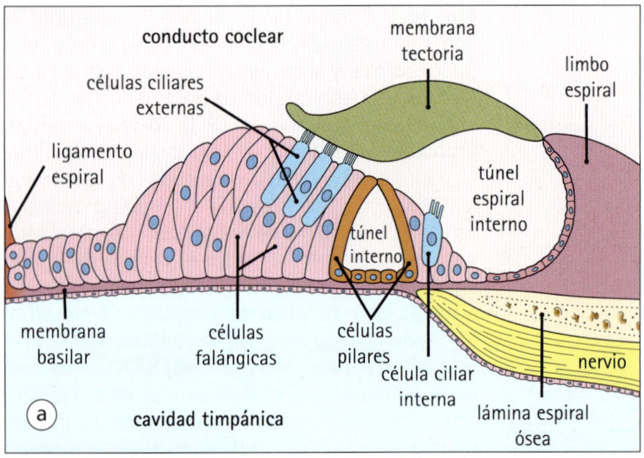

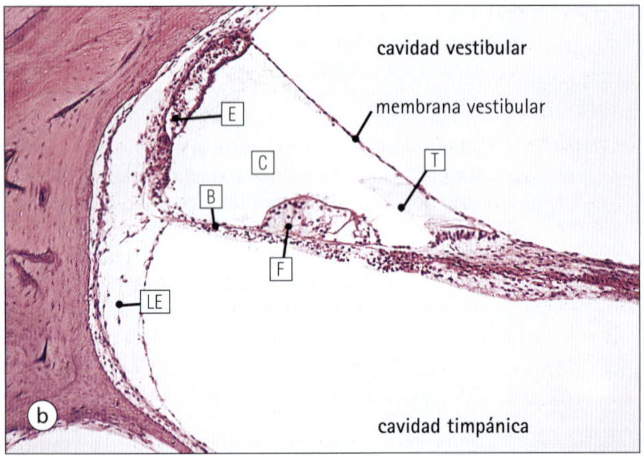

Fig. 19.5 **Órgano de Corti.** **(a)** El órgano de Corti está formado por células epiteliales de sostén y células ciliadas sensoriales. Medialmente se apoya sobre la lámina espiral ósea rígida; lateralmente se localiza sobre la membrana basilar deformable. Existen dos grupos de células ciliadas, un grupo interno y un grupo externo, separados por un pequeño espacio al final de la lámina espiral ósea denominado túnel interno (túnel de Corti). Las del grupo interno son menores y más redondeadas que las del grupo externo y forman una única fila a lo largo de la cóclea. Las del grupo externo son altas y delgadas, y se disponen en 3 a 5 filas paralelas, según la posición a lo largo de la cóclea. Las células ciliadas están rodeadas por células epiteliales de sostén, que rodean completamente a las células ciliadas internas, mientras las células ciliadas externas están rodeadas sólo en el vértice y en la porción basal, quedando una zona media desnuda, en contacto con el líquido extracelular. Las microvellosidades de las células ciliadas externas están adheridas a una capa de matriz extracelular gelatinosa con un armazón de proteínas filamentosas (membrana tectoria), mientras las de las células ciliadas internas están libres. Los axones establecen contacto sináptico con las células ciliadas y se dirigen al ganglio espiral. La membrana tectoria es segregada por unas células epiteliales (células interdentales). Existen varios tipos de células de sostén en el órgano de Corti. Las células pilares contienen un andamiaje microtubular muy desarrollado, y rodean y mantienen la cavidad triangular (túnel interno) a la altura del labio de la lámina espiral ósea. Por el contrario, las células falángicas sostienen a las células ciliadas y están unidas a ellas por uniones oclusivas en sus vértices, aislando así la membrana basal de las células ciliadas de la endolinfa y manteniendo los gradientes electroquímicos. **(b)** Fotomicrografía del órgano de Corti. Obsérvese la membrana tectoria (T), la masa de células falángicas, que sostienen a las células ciliadas (F), la membrana basilar (B) y la estría vascular (E), sobre el ligamento espiral (LE), dentro del conducto coclear (C).

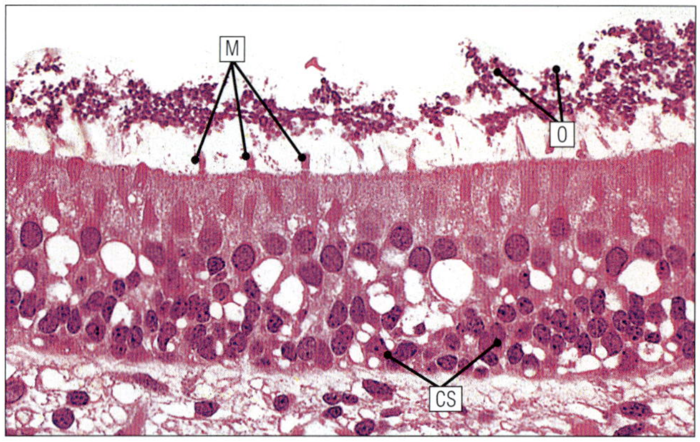

Fig. 19.6 **Mácula.** En esta fotomicrografía se observan los estereocilios de la mácula empotrados en la membrana otolítica. Las otoconias (O) se visualizan en forma de numerosas partículas teñidas de color violáceo. Los estereocilios aparecen como mechones rosados (M) que nacen de la superficie celular, aunque con este aumento no se pueden identificar las microvellosidades aisladas ni el tipo de célula ciliada. Las células de sostén (CS) forman una lámina epitelial.

CONCEPTOS AVANZADOS

Detección del sonido en el oído interno

Las ondas sonoras producen una vibración de la membrana timpánica, que se transmite a la membrana oval a través de los huesecillos auditivos.

Las ondas de presión se transmiten, por tanto, a la perilinfa de la cavidad vestibular, haciendo que las membranas vestibular y basilar protruyan hacia la cavidad timpánica, y a la ventana redonda, que protruye hacia fuera.

Dado que la membrana tectoria se mantiene relativamente rígida, la protrusión de las membranas vestibular y basilar origina un movimiento relativo de los estereocilios de las células ciliadas, que despolariza la membrana.

La señal se transmite a los nervios sensoriales del ganglio espiral y, posteriormente, a través del nervio coclear hasta el cerebro, donde se percibe como sonido.

Los sonidos de baja frecuencia son detectados por los estereocilios cerca del vértice de la cóclea, y los sonidos de alta frecuencia se detectan en la base.

EJEMPLO CLÍNICO

Hipoacusia

Muchas enfermedades del oído se asocian con hipoacusia (sordera) transitoria o permanente. La hipoacusia puede dividirse en los tipos de transmisión y neurosensorial.

La **hipoacusia de transmisión** se produce cuando las ondas sonoras no pueden transmitirse al oído interno; las causas más frecuentes son la obstrucción del conducto auditivo externo (p. ej., por cerumen) o las lesiones del oído medio por infecciones («otitis media»).

La **hipoacusia neurosensorial** se debe a lesiones del oído medio, de los nervios que unen la cóclea con el cerebro o del propio cerebro. El tipo más frecuente es la denominada **presbiacusia** que ocurre en ancianos; se debe a una disminución del número de células ciliadas, atrofia de la estría vascular y pérdida de neuronas en el ganglio espiral.

Recientemente se ha logrado colocar implantes electrónicos en la cóclea para tratar la sordera. El sonido es detectado por un dispositivo externo y esto estimula el nervio coclear, permitiendo la audición.

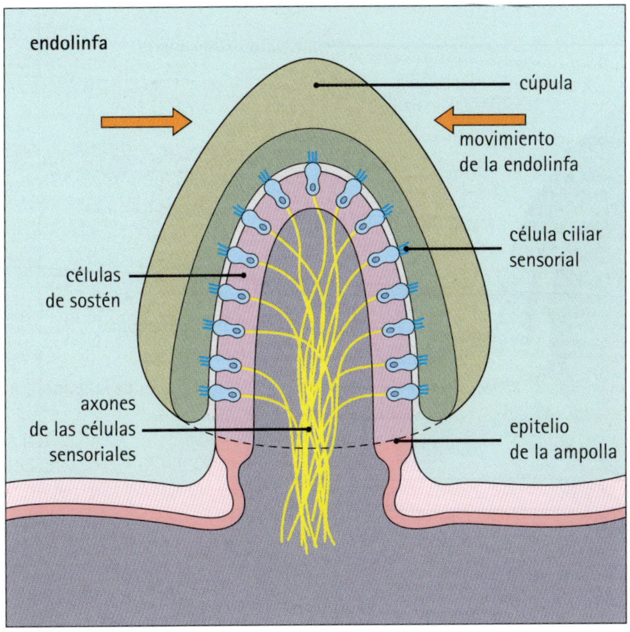

Fig. 19.7 Región ampular del conducto semicircular. Dentro de las ampollas de los conductos semicirculares, las células ciliadas se sitúan sobre protrusiones digitiformes del revestimiento, denominadas «crestas ampulares». Las células ciliadas son de tipo I y II y están asociadas con las células de sostén adyacentes. Los axones que inervan las células llegan por la base de las crestas ampulares y derivan de células nerviosas sensoriales del ganglio del nervio vestibular (ganglio de Scarpa), conectado con el núcleo vestibular del tronco cerebral. Los estereocilios y el cinocilio de las células ciliadas están empotrados en la matriz gelatinosa de la cúpula que, a diferencia de la membrana tectoria de las máculas, no contiene otoconias.

Las máculas pueden detectar la dirección de la gravedad al percibir la dirección del desplazamiento de la membrana otolítica y de las otoconias respecto a la masa de células ciliadas resultante de los movimientos de la cabeza hacia atrás y adelante (mácula utricular) o de un lado a otro (mácula sacular).

La aceleración y el movimiento son detectados por las células ciliadas de las ampollas, en un extremo de los conductos semicirculares

Existen tres conductos semicirculares, situados en posición posterior, superior y horizontal.

Las ampollas son dilataciones del laberinto membranoso de 1 mm de longitud que contienen una zona de células ciliadas situadas sobre una estructura digitiforme alta (una **cresta ampollar**). Los estereocilios de las células ciliadas sensoriales están fijos a una matriz gelatinosa denominada «cúpula», por su forma (fig. 19.7).

Con los movimientos de rotación de la cabeza la endolinfa se desplaza dentro del laberinto membranoso, debido a la inercia estática del líquido en relación con el resto del aparato vestibular. Este movimiento desplaza la cúpula, y las células ciliadas detectan la dirección de este desplazamiento.

Una vez integradas las percepciones de los tres conductos semicirculares, dispuestos en planos perpendiculares entre sí, informan sobre la dirección y la aceleración de los movimientos de la cabeza.

OJO

El ojo está diseñado con el fin de enfocar la luz sobre receptores especializados que responden a la luz. Está formado por esclerótica, córnea, úvea y retina, rodeando tres cámaras (fig. 19.8).

La esclerótica propiamente dicha es la cobertura fibrocolágena externa del globo ocular

El grosor de la esclerótica varía desde 1 mm en la zona posterior a 0,5 mm en la anterior, y está formada por láminas planas de colágeno orientadas en diferentes direcciones, pero siempre paralelas a la superficie.

La esclerótica está formada por tres capas:

- La episclera, una capa externa de tejido fibrocolágeno laxo adyacente a la grasa periorbitaria.
- El estroma, o capa media, formado por haces de colágeno más gruesos que los de la episclera.
- La porción interna de la esclerótica, adyacente a la capa coroidea.

Los haces de colágeno del estroma se orientan principalmente en asas ramificadas de delante atrás, dentro del estroma. La lámina fusca contiene un pequeño número de fibras elásticas.

Los vasos sanguíneos y los nervios que entran y salen del ojo (incluido el nervio óptico) atraviesan las capas periesclerótica y esclerótica. El estroma propio de la esclerótica es avascular. En la zona anterior, la esclerótica se funde con la córnea en una zona de transición (el limbo) de 1 mm de anchura.

La córnea está recubierta por ambos lados por epitelio

La córnea es el disco transparente de la porción anterior del globo ocular y en el adulto mide típicamente 10,5 mm de arriba abajo y 11,5 mm de lado a lado. Es más curvada que el resto del globo ocular y protruye hacia adelante. La córnea posee seis capas (fig. 19.9).

Epitelio corneal. Epitelio escamoso sin estrato córneo con una capa de células basales y de 5 a 6 capas superficiales, con un grosor total de unos 50 μm. A este epitelio llegan numerosas terminaciones nerviosas libres, que constituyen el brazo aferente del reflejo de parpadeo (ciliar), mediado a través de la porción sensitiva del quinto nervio craneal.

Membrana de Bowman. Está formada por finas fibrillas colágenas englobadas en una matriz extracelular y de unos 8-10 μm de grosor. Está limitada por delante por la membrana basal del epitelio corneal y se fusiona por detrás con el estroma corneal.

Estroma corneal. La principal capa de la córnea está formada por 60-70 láminas anchas de fibras de colágeno paralelas, densamente empaquetadas (láminas corneales) rodeadas por una matriz extracelular compuesta principalmente por glucosaminoglucanos sulfatados. Para lograr la máxima resistencia mecánica, la dirección de las fibras de colágeno difiere en cada capa. Entre las láminas se encuentran escasos fibrocitos fusiformes inactivos **(queratocitos).**

Dado que no existen vasos sanguíneos en la córnea, la disposición regular paralela del colágeno y la escasez de células hacen que la córnea sea traslúcida y pueda transmitir la luz.

Capa de Dua (capa pre-Descemet), descubierta y caracterizada en 2014, que es una zona constituida por colágeno situada justo por delante de la membrana de Descemet. Es importante como plano de escisión durante la cirugía corneal.

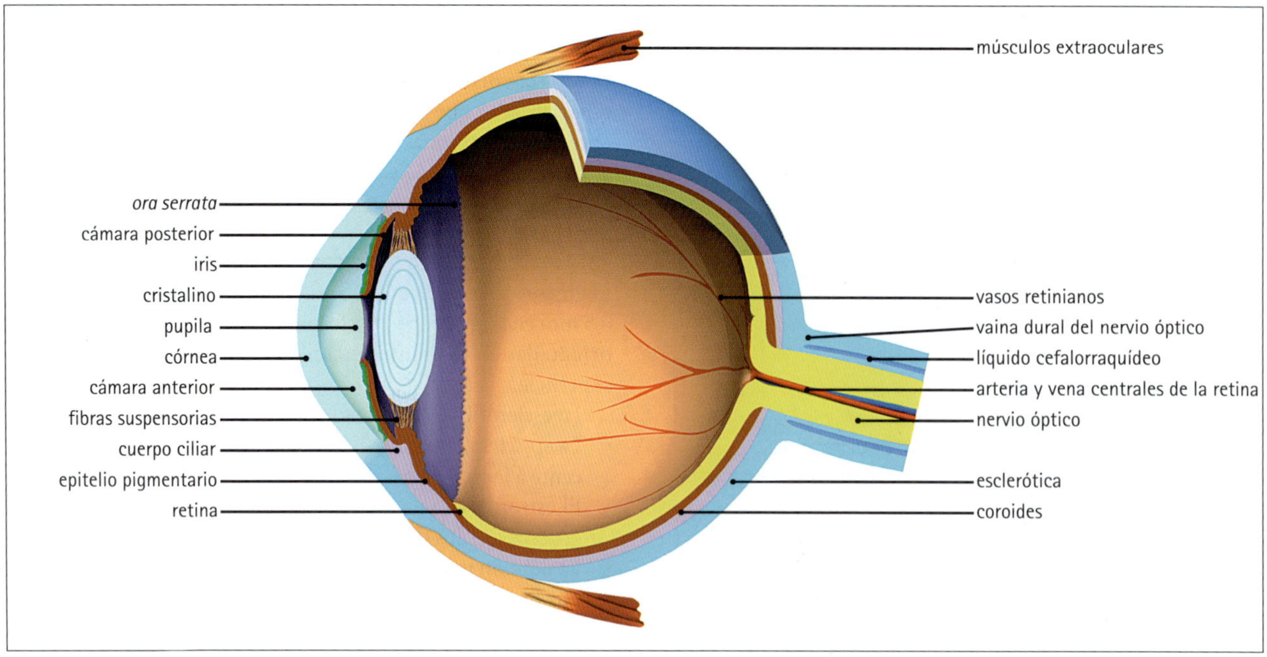

Fig. 19.8 Anatomía del ojo. El ojo es una estructura esférica con un área traslúcida discoidea (córnea) en su superficie anterior. Ésta se continúa a partir de su borde, o limbo, con un revestimiento externo fibrocolágeno resistente (esclerótica). La esclerótica rodea al globo y en ella se insertan una serie de músculos esqueléticos (músculos extraoculares), responsables del movimiento del ojo. La coroides está formada por vasos sanguíneos, células de sostén y melanocitos en la zona posterior, y se continúa hacia adelante con el cuerpo ciliar y el iris; el iris es una membrana discoidea con músculo liso y una apertura central (la pupila) para permitir el paso de la luz. Por dentro de la coroides existe una capa epitelial especial (epitelio pigmentario de la retina) y, por dentro de ésta, se sitúa la capa de receptores y células nerviosas del ojo (retina). La ora serrata marca el límite anterior de la capa sensorial especializada. Los nervios de la retina salen por la cara posterior del globo con el nervio óptico, rodeado por una capa de tejido fibrocolágeno y líquido cefalorraquídeo, en continuidad con el que rodea al encéfalo. La retina es irrigada por la arteria central de la retina, que acompaña al nervio óptico. La lente biconvexa transparente o cristalino está suspendida por una serie de finos filamentos del cuerpo ciliar. El cuerpo ciliar contiene músculo liso y su contracción regula la forma del cristalino. El globo ocular está dividido en tres cámaras: la cámara anterior, por delante del iris, la cámara posterior, por detrás del iris, y el vítreo, por detrás del cristalino. Las cámaras anterior y posterior contienen un líquido claro denominado humor acuoso. El vítreo es una matriz extracelular transparente y gelatinosa.

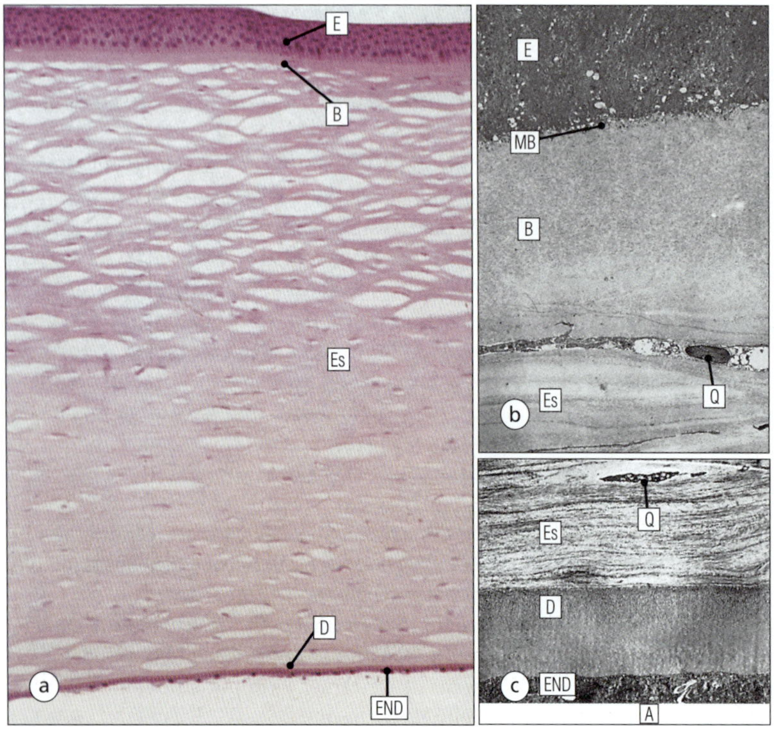

Fig. 19.9 Córnea. (a) Fotomicrografía de las cinco capas de la córnea, epitelio (E), membrana de Bowman (B), estroma (Es), membrana de Descemet (D) y endotelio (END). La membrana de Bowman y la membrana de Descemet aparecen como capas hialinas homogéneas, que se tiñen de rosa intenso con H-E. En inclusiones de parafina, como ésta, un artefacto frecuente es la separación de las láminas de colágeno que forman el estroma corneal, con aparición de pequeños espacios. **(b)** Fotomicrografía electrónica de la base de una célula basal epitelial corneal (E) y su membrana basal (MB), situada sobre la membrana de Bowman (B), donde se distinguen finas fibrillas de colágeno formando un patrón de fieltro. Por debajo se observan las láminas colágenas del estroma corneal (Es) y un fibrocito corneal (queratocito, Q). **(c)** Fotomicrografía electrónica del endotelio (END) y la membrana de Descemet (D). Por encima se observan las láminas colágenas del estroma corneal (Es) y un fibrocito corneal (queratocito, Q). Por debajo se encuentra la cámara anterior (A).

EJEMPLO CLÍNICO
Patología corneal

La córnea contribuye a la refracción de la luz dentro del ojo y las lesiones que provocan opacidad corneal pueden alterar la visión.

Aunque la pérdida del epitelio corneal (abrasión corneal) es intensamente dolorosa, se repara con rapidez mediante la regeneración de nuevas células. Las lesiones de la membrana de Bowman, sin embargo, provocan la formación de una cicatriz corneal opaca, ya que la reparación se realiza mediante depósito de colágeno al azar. Si esta cicatriz afecta al eje visual, provoca una pérdida de agudeza visual.

Las células endoteliales corneales no se reemplazan a lo largo de la vida y, en algunos casos, su número disminuye con la edad. Pueden ser dañadas también por procesos patológicos de la cámara anterior del ojo. Cuando disminuyen suficientemente las células endoteliales, se acumula líquido en el estroma corneal, que se hace menos transparente. Esta hidratación del estroma corneal (edema corneal) puede hacer que se separe el epitelio que lo recubre, y es intensamente dolorosa.

Las patologías corneales, incluida la insuficiencia endotelial, pueden tratarse mediante un trasplante de córnea. Cada vez más se realiza un trasplante exclusivamente de parte de las estructuras corneales, anteriores o posteriores, gracias a las técnicas de queratoplastia lamelar.

Membrana de Descemet. Esta capa hialina de 7-10 μm de grosor, situada en la cara posterior del estroma corneal, es producida por las células endoteliales corneales y constituye una verdadera membrana basal.

Endotelio corneal. Está formado por una capa única de células poligonales, en forma de láminas, que recubren la superficie interna de la córnea. Están adaptadas para bombear iones y, por tanto, poseen numerosas mitocondrias, y están unidas entre sí por uniones desmosómicas y oclusivas.

Las células del endotelio corneal bombean líquido fuera del estroma corneal, impidiendo así una hidratación excesiva de la matriz extracelular, que provocaría la opacificación de la córnea.

La úvea es un tejido de sostén especializado dentro del globo ocular

La úvea es una capa intermedia del ojo, situada entre el tejido denso de sostén de la esclerótica y el tejido nervioso funcional de la retina. Contiene vasos sanguíneos, nervios, células de sostén, células contráctiles y melanocitos, y se divide en tres zonas especializadas: coroides, cuerpo ciliar e iris.

La coroides posee tres capas y da soporte a la retina

La coroides se extiende desde la ora serrata hasta el nervio óptico y contiene los vasos sanguíneos y linfáticos que mantienen la retina (fig. 19.10). Se trata de una lámina de color pardo oscuro y se funde con la lámina fusca de la esclerótica en su zona externa, mientras la zona interna se adhiere a la retina. Junto a la esclerótica se sitúa el **estroma coroideo,** que es un tejido fibrocolágeno laxo de sostén entremezclado con melanocitos, linfocitos y mastocitos, y por el cual discurren las principales arterias y venas. Por dentro de éste se halla la **capa coriocapilar,** que es una capa capilar que sostiene a las capas profundas de la retina y procede de los vasos de mayor tamaño del estroma. Por último, en la interfase entre la coroides y el epitelio pigmentario de la retina se halla la **membrana de Bruch,** consistente en:

- La membrana basal de las células endoteliales coriocapilares.
- Una capa externa de fibras colágenas de 0,5 μm de grosor.
- Una capa de fibras elásticas de 2 μm de grosor.
- Una capa interna de fibras colágenas.
- La membrana basal del epitelio pigmentario de la retina (parte de la retina).

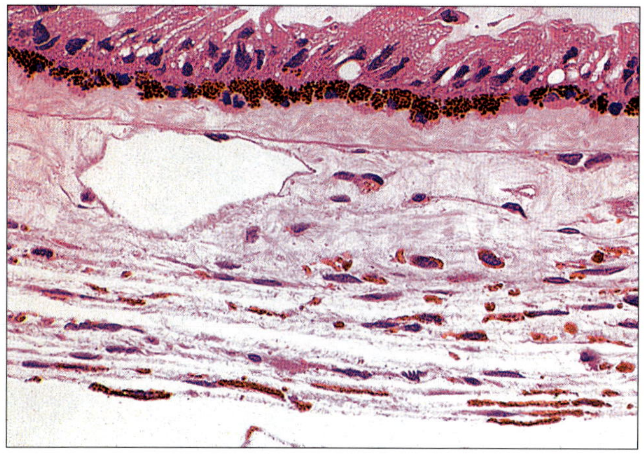

Fig. 19.10 Coroides. Fotomicrografía de la capa vascular de la coroides, por detrás del epitelio pigmentario de la retina.

EJEMPLO CLÍNICO
Enfermedades de la úvea

La úvea puede afectarse por varias enfermedades:

- La inflamación de la úvea se denomina «uveitis». La uveitis anterior, que afecta al iris y el cuerpo ciliar, se presenta como un ojo rojo y doloroso, con una reducción de la agudeza visual. La uveitis puede ser una complicación de varias enfermedades inflamatorias e infecciones sistémicas. Entre ellas destacan la espondilitis anquilosante, la artritis reumatoide, el síndrome de Behçet, la sífilis, la tuberculosis y la enfermedad inflamatoria intestinal. La uveítis que afecta a la parte posterior del ojo puede deberse a una infección directa.
- Las células que contienen melanina de la úvea originan el tumor más frecuente del ojo, el melanoma. Estos tumores pueden diseminarse a nivel local y a distancia ocasionando metástasis.
- El albinismo es un trastorno congénito caracterizado por ausencia de melanina en la úvea y puede aparecer solo o en todo el cuerpo. Los pacientes ven mal y pueden sufrir ataxia cerebelosa.

El iris es la parte de la úvea que forma un diafragma delante del cristalino

El **iris** delimita las cámaras anterior y posterior del ojo. Posee una apertura circular **(pupila),** abierta y cerrada por acción de grupos de músculo liso. La contracción de la pupila reduce la cantidad de luz que entra en el ojo y, por tanto, reduce el deslumbramiento por la luz dispersada por la periferia del cristalino.

El iris contiene células pigmentarias y musculares y está formado por cuatro capas: la **membrana limitante anterior,** el **estroma,** la **capa del músculo dilatador del iris** y el **epitelio posterior** (fig. 19.11).

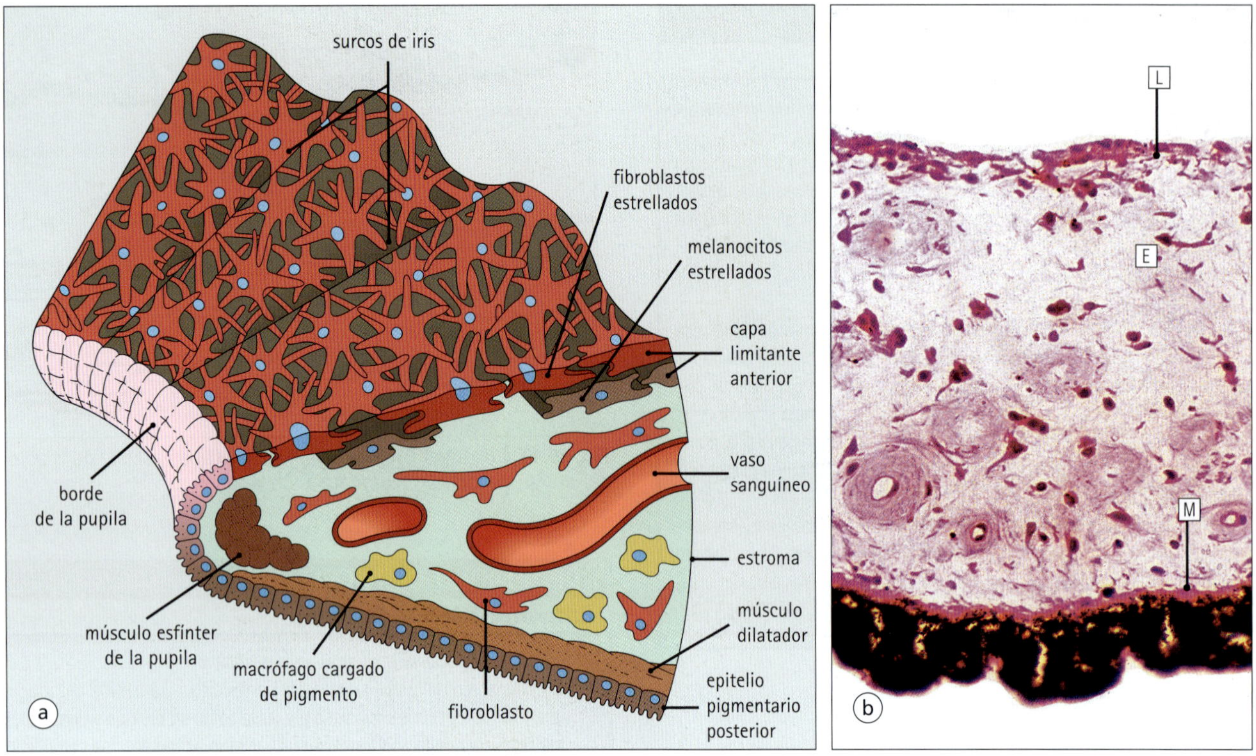

Fig. 19.11 Iris. **(a)** Esquema del borde libre del iris en la pupila, mostrando las cuatro capas que lo conforman. La capa limitante anterior, incompleta y fenestrada, con fibroblastos y melanocitos estrellados, se apoya sobre un estroma fibrocolágeno laxo que contiene el esfínter muscular de la pupila, además de fibras de colágeno radiales, que confieren al iris su superficie con nerviaciones y trabéculas. Por detrás del estroma se sitúa el músculo dilatador, y por detrás de éste las dos capas de células pigmentarias de melanina. **(b)** Fotomicrografía mostrando el aspecto histológico del iris. Las cuatro capas no aparecen bien definidas. La capa limitante anterior (L) se funde con el estroma (E). No se distinguen las dos capas del epitelio pigmentario posterior, debido a la densidad de la melanina. El músculo dilatador (M) se visualiza como una banda rosada.

La **capa limitante anterior** es una capa incompleta y fenestrada, formada por células fibroblásticas estrelladas y melanocitos estrellados.

El **estroma** es un tejido fibrocolágeno laxo de sostén asociado a fibroblastos fusiformes (células estromales), vasos sanguíneos, nervios y macrófagos con pigmento de melanina fagocitado; en el borde de la pupila se encuentra el músculo liso del esfínter de la pupila, dispuesto en circunferencia.

Los vasos sanguíneos del iris se orientan habitualmente en dirección radial, con frecuentes canales anastomóticos que forman plexos vasculares circunferenciales.

La **capa del músculo dilatador del iris** está formada por las prolongaciones contráctiles de las células mioepiteliales de la capa interna del epitelio posterior; se extiende desde la base del iris hasta el esfínter muscular.

El **epitelio posterior** está formado por dos capas celulares densamente pigmentadas con melanina. Las células de la capa interna son más bien de tipo mioepitelial, con una zona basal perinuclear con gránulos de melanina y una porción apical, sin melanina, que constituye la capa del músculo dilatador del iris. Esta capa interna está unida por desmosomas a las células de la capa externa, que contienen abundantes gránulos de melanina y se continúan con el epitelio pigmentario de la retina. Las células pigmentarias eliminan luz del ojo y reducen el deslumbramiento.

El color de los ojos es determinado por el número relativo de melanocitos en el estroma. Si hay pocos el color es azul, y si hay muchas células con melanina el color es pardo oscuro; gris y verde son colores intermedios.

El cuerpo ciliar contiene el músculo que relaja el cristalino

El **cuerpo ciliar** se extiende desde la base del iris hasta la ora serrata, donde se continúa con la coroides (v. fig. 19.8). En el corte (fig. 19.12) el cuerpo ciliar es de forma aproximadamente triangular y está formado por un estroma vascular, músculo liso y epitelio de cobertura; se distinguen dos regiones anatómicamente reconocibles, la **pars plica** y la **pars plana.**

El cuerpo ciliar contiene el **músculo ciliar,** que es un tipo de músculo liso. La contracción del músculo ciliar afloja la tensión sobre las fibras suspensorias del cristalino, permitiéndole adquirir una forma más esférica.

La pars plica contiene los procesos ciliares, que son crestas o pliegues de 2 mm de longitud, con un núcleo de estroma y vasos sanguíneos, recubierto por dos capas de epitelio cilíndrico. La capa externa del epitelio es pigmentada, a diferencia de la capa interna, que se halla en contacto con el humor acuoso.

Las células epiteliales no pigmentadas de los surcos entre los procesos ciliares producen las fibras suspensorias del cristalino, formadas principalmente por la proteína fibrilina. Los rasgos ultraestructurales de estas células no pigmentadas son los de células bombeadoras de iones y segregan el humor acuoso.

La pars plana es una zona plana posterior de 4 mm de longitud. Su estroma se continúa con la coroides, mientras que el epitelio pigmentario externo del cuerpo ciliar se continúa, a partir de la ora serrata, con el de la retina.

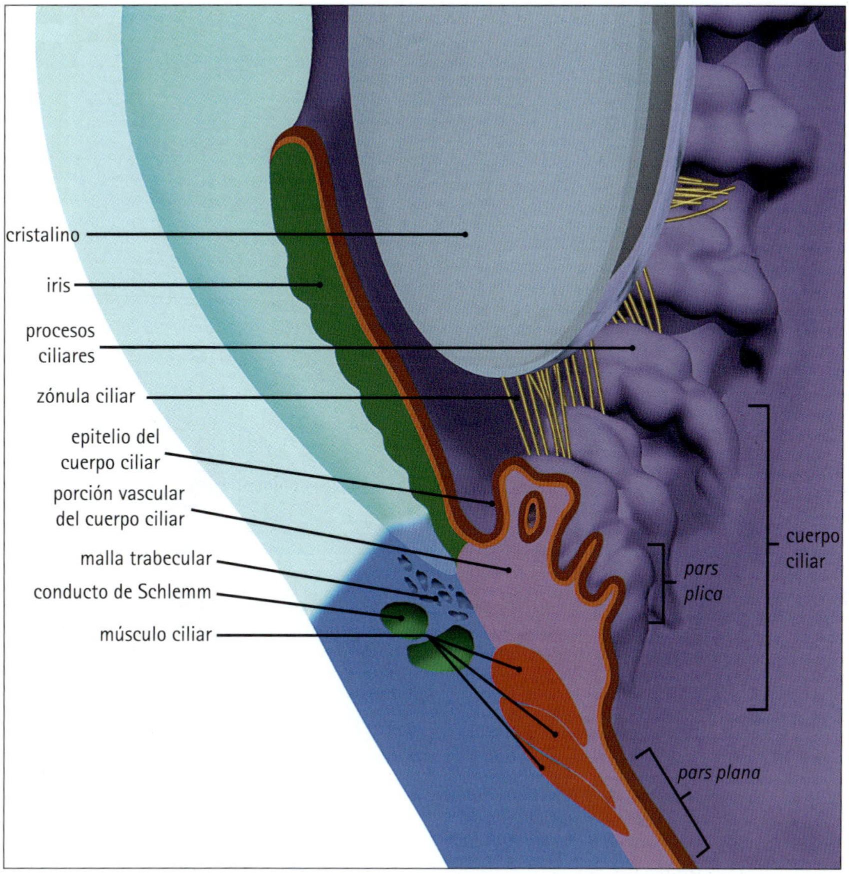

Fig. 19.12 Cuerpo ciliar. El cuerpo ciliar se continúa con la base del iris y se divide anatómicamente en pars plica y pars plana. Los procesos ciliares dan origen a las fibras suspensorias del cristalino (zónula ciliar), mientras el músculo ciliar controla la tensión sobre las fibras suspensorias y, por tanto, controla la forma del cristalino. El epitelio de la pars plana segrega el humor acuoso.

La retina contiene fotorreceptores junto con células de sostén y células nerviosas

La retina es la capa más interna del ojo y procede embrionariamente de una evaginación del encéfalo en desarrollo (la cúpula óptica). Está formada por células epiteliales pigmentarias, células fotorreceptoras, células de sostén retinianas y células nerviosas.

Las células del epitelio pigmentario de la retina sostienen y mantienen a las células fotorreceptoras

El epitelio pigmentario de la retina es una capa simple de células poligonales con melanina que se extiende desde el nervio óptico hasta la ora serrata. Internamente, es adyacente a la capa de fotorreceptores de la retina; externamente, su membrana basal forma parte de la membrana de Bruch.

Las superficies apicales de las células epiteliales pigmentarias están recubiertas por grandes microvellosidades que se extienden hacia arriba y rodean a los fotorreceptores retinianos. Las células del epitelio pigmentario de la retina fagocitan componentes gastados de las células fotorreceptoras.

Los dos tipos de células fotorreceptoras de la retina se denominan conos y bastones

Las estructuras sensibles a la luz (**discos fotorreceptores**) de la célula fotorreceptora forman enormes apilamientos en número de 600-1.000 en el segmento externo de la célula y se originan a partir de pliegues profundos de la membrana celular (fig. 19.13).

En los bastones se forman constantemente discos fotorreceptores, que se separan de la membrana, convirtiéndose en discos libres, y se eliminan de la célula cuando envejecen (fig. 19.14). En los conos, sin embargo, los discos fotorreceptores se mantienen como invaginaciones profundas de la membrana celular, sin formar discos libres. No se conoce bien el recambio de los discos de los conos fotorreceptores, pero parece ser similar al de los bastones.

Los **bastones** tienen un grosor de unos 2 µm y una longitud media de 50 µm y poseen un segmento externo aproximadamente cilíndrico. Sus vértices se hallan rodeados por las microvellosidades de las células epiteliales pigmentarias, que fagocitan los discos fotorreceptores viejos.

Los **conos** son más gruesos y ligeramente más cortos que los bastones, con un grosor de 3-5 µm y una longitud de unos 40 µm; su segmento externo es cónico. Al igual que los bastones, los conos

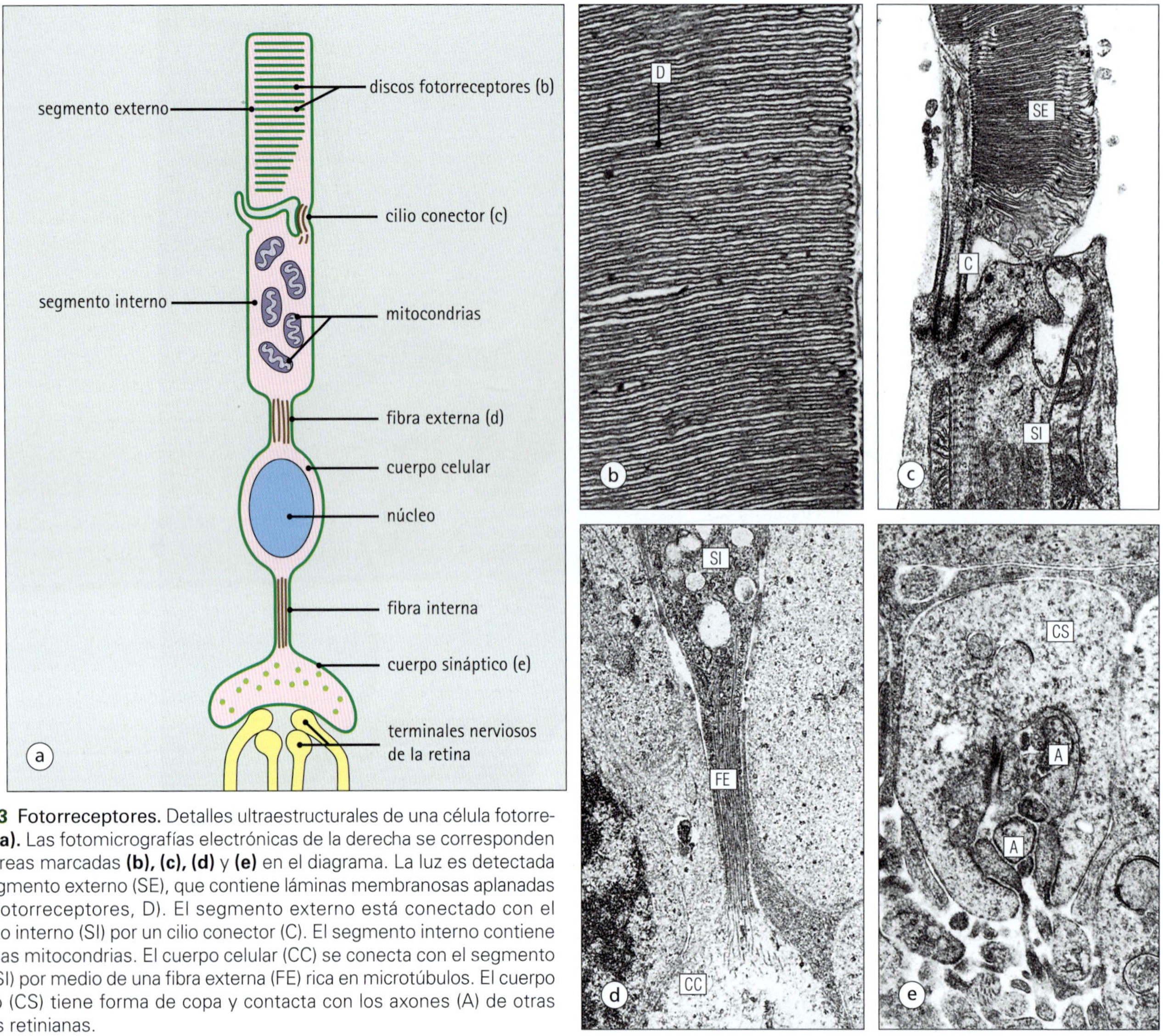

Fig. 19.13 Fotorreceptores. Detalles ultraestructurales de una célula fotorreceptora **(a)**. Las fotomicrografías electrónicas de la derecha se corresponden con las áreas marcadas **(b)**, **(c)**, **(d)** y **(e)** en el diagrama. La luz es detectada por el segmento externo (SE), que contiene láminas membranosas aplanadas (discos fotorreceptores, D). El segmento externo está conectado con el segmento interno (SI) por un cilio conector (C). El segmento interno contiene numerosas mitocondrias. El cuerpo celular (CC) se conecta con el segmento interno (SI) por medio de una fibra externa (FE) rica en microtúbulos. El cuerpo sináptico (CS) tiene forma de copa y contacta con los axones (A) de otras neuronas retinianas.

se localizan junto a las microvellosidades de las células del epitelio pigmentario de la retina.

La distribución en conos y bastones varía según la zona de la retina. Los conos, que perciben el color, se concentran en el centro óptico de la retina en una pequeña fosa (la **fóvea**). Los bastones, que perciben la intensidad luminosa, pero no el color, se concentran en la periferia de la retina.

Entre la fóvea y la periferia de la retina se entremezclan bastones y conos (fig. 19.15).

La retina contiene dos tipos principales de células de sostén: células de Müller y astrocitos

Las **células de Müller** son células de sostén altas de la retina. Se extienden desde la base del segmento interno de las células fotorreceptoras, donde se unen entre sí por medio de uniones adherentes (v. fig. 3.9) formando la estructura conocida como membrana limitante externa, hasta la superficie de la retina, donde descansan sobre la membrana limitante interna.

Los astrocitos (v. pág. 94) actúan como células de sostén para las células nerviosas de toda la retina y se caracterizan por largas prolongaciones dendríticas que forman un andamiaje para las delicadas prolongaciones de las células nerviosas.

CONCEPTOS AVANZADOS

Mecanismo de la detección de la luz

En la oscuridad, la célula fotorreceptora está fuertemente despolarizada, lo que mantiene abiertos canales iónicos de Ca^{2+} dependientes de voltaje en la región sináptica, provocando la liberación continua de una sustancia transmisora inhibidora en el terminal sináptico. Este inhibidor impide las descargas de las células nerviosas conectadas al fotorreceptor.

Al ser estimulado por la luz, el fotorreceptor se hiperpolariza y disminuye la liberación de la sustancia transmisora inhibidora en el terminal sináptico. Esta disminución permite la descarga de los axones de las células nerviosas conectadas al fotorreceptor.

Las células fotorreceptoras detectan la luz gracias a su interacción con moléculas de **rodopsina.** Éstas son glucoproteínas asociadas a la membrana de los discos fotorreceptores, y están compuestas por una proteína (opsina) y un grupo sensible a la luz (*cis*-retinal).

Cuando el *cis*-retinal interacciona con un fotón, sufre un cambio de conformación a la forma *trans,* lo que provoca una disminución de la concentración de un segundo mensajero (GMP cíclico) en el citosol del fotorreceptor. Esto produce el cierre de los canales de sodio en la membrana celular y, por tanto, su hiperpolarización.

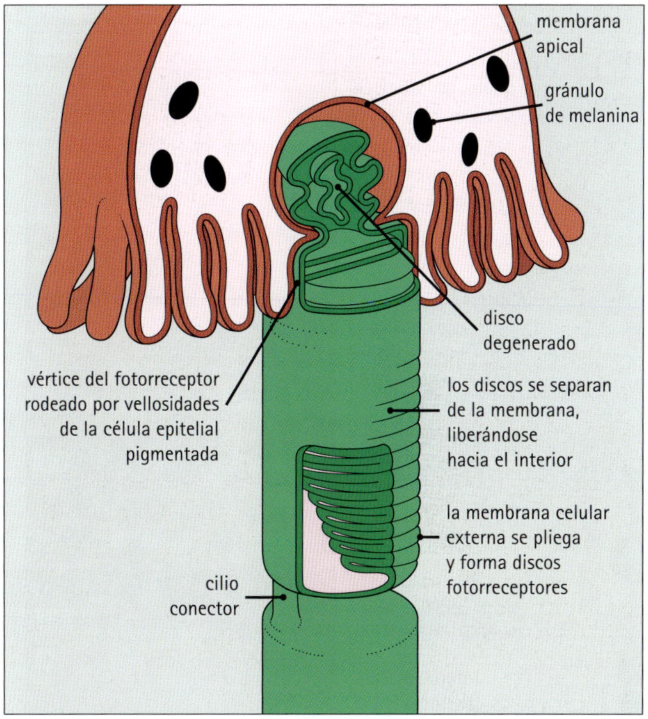

Fig. 19.14 Recambio de discos fotorreceptores en los bastones. En el bastón, los discos fotorreceptores nacen en el polo ciliar del segmento externo en forma de invaginaciones profundas de la membrana celular. Posteriormente emigran a lo largo de la célula y finalmente se independizan, formando discos libres dentro del segmento externo. En el vértice del bastón, los discos deteriorados y viejos son eliminados y expulsados al espacio extracelular, donde serán fagocitados por las células epiteliales pigmentarias retinianas. Se establece así un flujo constante de nuevos discos fotorreceptores a lo largo del segmento externo del bastón.

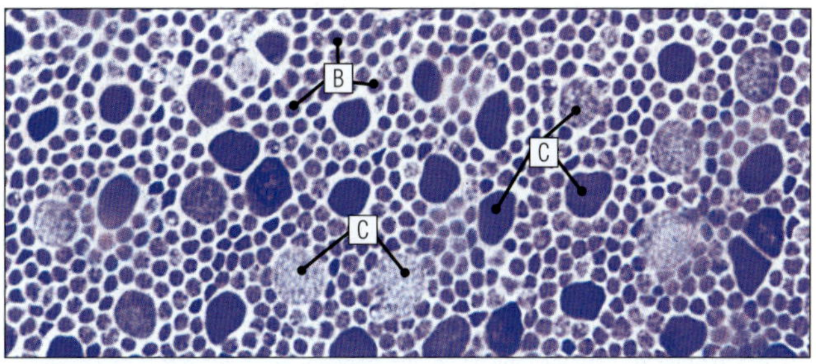

Fig. 19.15 Bastones y conos. Fotomicrografía de un corte en resina realizado tangencialmente a través de la retina a nivel del segmento interno de los fotorreceptores. Los bastones (B) se identifican como finas siluetas circulares, y los conos (C) como círculos mayores. En esta área de la retina, a 6 mm de la fóvea en dirección temporal, se observa un mosaico de bastones y conos.

Las células nerviosas de la retina están interconectadas para integrar las señales de los fotorreceptores

La retina contiene varias clases de células nerviosas: células bipolares, células ganglionares, células horizontales y células amacrinas. La detección de la luz en la retina sensorial pasa en cuatro fases:

1. Fotorrecepción en las células fotorreceptoras (bastones y conos).
2. Transmisión sináptica a las células bipolares.
3. Transmisión sináptica a las células ganglionares.
4. Transmisión a lo largo del nervio óptico hasta el encéfalo.

En cada conexión sináptica se encuentran unas **células horizontales y amacrinas** que conectan de forma lateral y modulan la transmisión.

Las **células bipolares** están conectadas con la terminación sináptica de las células fotorreceptoras y transmiten señales a las células ganglionares. Las **células ganglionares** envían axones desde el ojo hasta el cerebro a través del nervio óptico.

Las **células horizontales, amacrinas** e **interplexiformes** son neuronas que actúan como «compuertas» para modular el paso de los impulsos de los fotorreceptores a las células ganglionares. Sus prolongaciones se interponen en las conexiones entre las células bipolares y los fotorreceptores, y entre las células bipolares y las células ganglionares. Este grupo de células de compuerta permite la integración de señales de grupos adyacentes de fotorreceptores.

Las células ganglionares especiales permiten detectar luz y participan en la regulación de los ritmos circadianos

Un pequeño porcentaje de las células ganglionares retinianas son capaces directamente de detectar la luz y se llaman células ganglionares retinianas intrínsecamente fotosensibles (CGRif). Estos conocimientos se han generado tras descubrir que algunos pacientes sin fotorreceptores funcionales por una enfermedad retiniana seguían siendo capaces de modular los ritmos circadianos en respuesta a la luz. Esta clase de células ganglionares retinianas contienen la melanopsina, una proteína sensible a la luz, que no se expresa en otras células ganglionares retinianas y responde principalmente a la luz en la parte azul del espectro.

Se cree que la función de este tipo de células ganglionares retinianas es:

- Modular la secreción de la hormona melatonina en la pineal.
- Modular los ritmos circadianos mediante la transmisión de señales al núcleo supraquiasmático del hipotálamo cerebral.
- Transmitir señales a los núcleos mesencefálicos responsables del control del tamaño de las pupilas en respuesta a la luz.
- Posible participación en la visión mesópica.

La retina sensorial está formada por nueve capas, compuestas por diferentes tipos celulares

- La **capa de fotorreceptores** de conos y bastones, que comienza a partir del epitelio pigmentario de la retina y está formada por los segmentos internos y externos de las células fotorreceptoras (fig. 19.16).
- La **membrana limitante externa,** que no es una verdadera membrana, sino una línea que marca la zona de uniones adherentes entre las células de Müller.
- La **capa nuclear externa,** compuesta por los núcleos y cuerpos celulares de las células fotorreceptoras, que forman 8-9 filas de núcleos.
- La **capa plexiforme externa,** contiene las prolongaciones celulares y conexiones sinápticas entre células fotorreceptoras, neuronas bipolares y células horizontales.
- La **capa nuclear interna,** compuesta por los núcleos y cuerpos celulares de las células bipolares, células horizontales y células amacrinas, así como los núcleos de las células de Müller.
- La **capa plexiforme interna,** que contiene las prolongaciones celulares y sinapsis de células bipolares, células amacrinas y células ganglionares.
- La **capa de células ganglionares,** consistente en una fila de células ganglionares, con grandes núcleos con nucléolos visibles, y retículo endoplasmático rugoso prominente, visible como sustancia de Nissl.

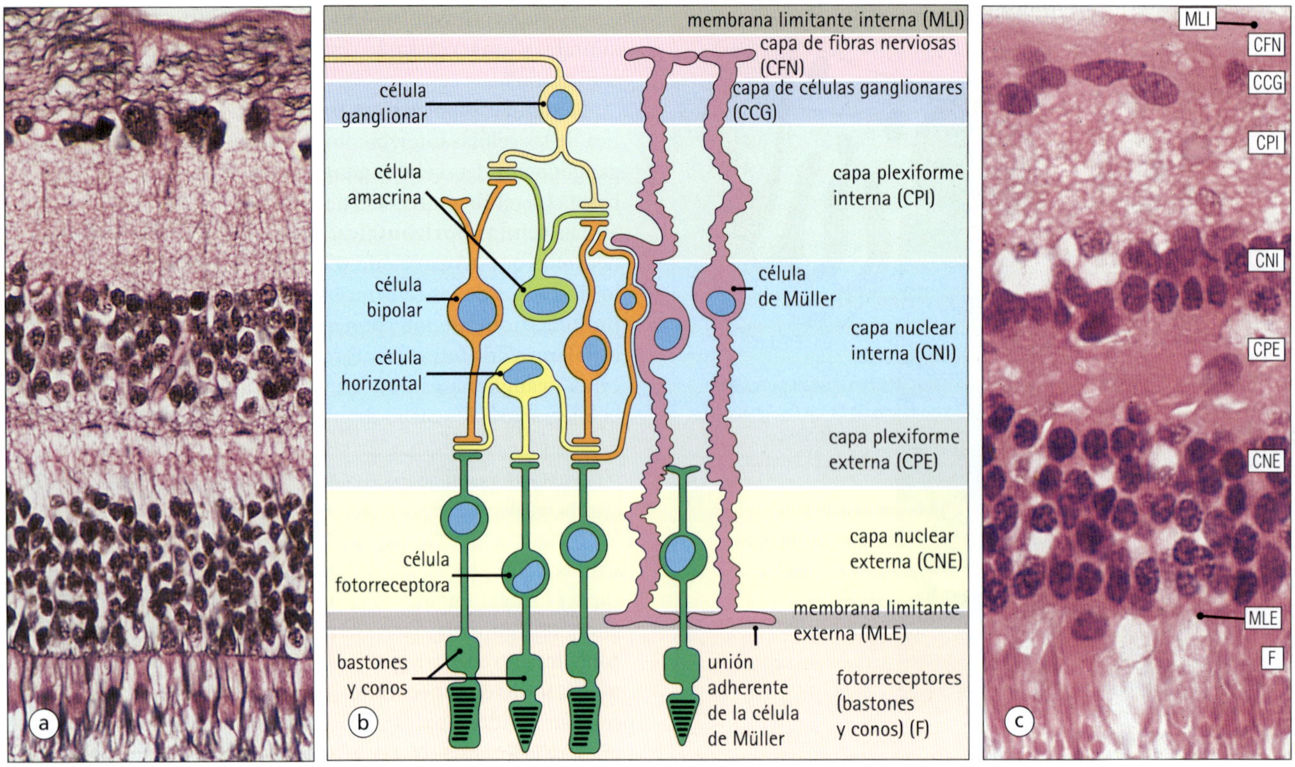

Fig. 19.16 Retina sensorial. **(a)** Fotomicrografía de la retina sensorial con tinción de plata, mostrando sus nueve capas constituyentes. **(b)** Retina sensorial con sus nueve capas. **(c)** Fotomicrografía de la retina sensorial teñida con H-E.

- La **capa de fibras nerviosas,** compuesta por los axones de las células ganglionares que se dirigen hacia el sistema nervioso central a través del nervio óptico, junto con células astrocíticas de sostén.
- La **membrana limitante interna,** una membrana basal apenas visible en el límite entre cuerpo vítreo y retina.

Los núcleos de los bastones son pequeños y se tiñen densamente, mientras que los de los conos son más grandes y se tiñen más pálidos.

En la capa plexiforme externa las conexiones sinápticas con los bastones se denominan «esférulas» y con los conos se denominan «pedículos». En ambos tipos celulares se interpone la terminación de una célula horizontal entre el fotorreceptor y la célula bipolar, formando una estructura llamada «tríada». La célula horizontal puede así modular el impulso de los fotorreceptores a las células bipolares, lo que permite integrar señales de fotorreceptores adyacentes.

Las células amacrinas de la capa plexiforme interna interponen prolongaciones entre las prolongaciones de las células bipolares y de las células ganglionares, modificando así la transmisión de impulsos que proceden de las células bipolares. Las células interplexiformes son similares a las células amacrinas, pero envían también una prolongación que hace sinapsis en la capa plexiforme externa. Las células ganglionares de la capa ganglionar están separadas por el citoplasma de las células de Müller.

La estructura de la retina se modifica en áreas especializadas

Papila óptica. Los axones de la capa de fibras nerviosas convergen en la papila óptica, visible sobre la retina y que da origen al nervio óptico. Esta zona carece de fotorreceptores y, por tanto, provoca un punto ciego en el campo visual.

Mácula. La mácula es una pequeña zona amarilla localizada 2,5 mm lateralmente (temporalmente) respecto a la papila óptica.

EJEMPLO CLÍNICO

Retinopatía diabética

El estudio oftalmoscópico de la retina (fundoscopia) forma parte importante de la exploración médica general, ya que permite visualizar directamente los vasos sanguíneos en una región crítica de la circulación. Los vasos sanguíneos retinianos se ven afectados con frecuencia por diversas enfermedades, especialmente la diabetes mellitus.

En la diabetes mellitus, la membrana basal de los pequeños vasos sanguíneos de la retina se engrosa y los vasos presentan dilataciones denominadas microaneurismas.

Los vasos alterados permiten el escape de líquido hacia la retina, visible en forma de puntos blanquecinos. También pueden producirse hemorragias. Esto puede afectar a la mácula, provocando una pérdida de agudeza visual.

Si estas alteraciones son graves, la irrigación de la retina disminuye (isquemia), lo que estimula el crecimiento anormal de nuevos vasos sanguíneos (retinopatía proliferativa). Los vasos neoformados pueden sangrar y provocar un desprendimiento de retina.

La gravedad de la retinopatía diabética, que es la causa más frecuente de ceguera en el mundo desarrollado, disminuye mucho si se controlan cuidadosamente los niveles sanguíneos de glucosa. La coagulación mediante láser de los vasos alterados retrasa o previene el desarrollo de una pérdida visual grave.

En su centro existe una zona de retina fina, compuesta exclusivamente por conos (la fóvea); cada cono hace sinapsis con una única célula bipolar y ésta, a su vez, con una sola célula ganglionar, lo que proporciona una gran resolución. Esta área se halla en el centro del eje visual y proporciona una visión a color muy detallada.

El color amarillo de la mácula circundante se debe a la presencia de pigmento xantófilo amarillento en las células ganglionares de la fóvea, que se encuentran desplazadas lateralmente de modo que la luz incida sobre los conos de la fóvea sin ser dispersada por una capa neural suprayacente.

EJEMPLO CLÍNICO
Desprendimiento de retina

El término «desprendimiento de retina» se emplea para describir la separación de la retina a través de la capa de fotorreceptores, quedando adherido al globo ocular el epitelio pigmentario. El desprendimiento de retina suele producirse tras un desgarro en la retina causado por degeneración retiniana o por tracción por parte del vítreo.

El vítreo se halla normalmente en contacto con toda la retina y las fuerzas de cizallamiento generadas por la tracción por los músculos extraoculares que se transmiten uniformemente a todo el globo ocular. Si el vítreo se separa de la retina en la zona posterior, las fuerzas de cizallamiento rotacionales se concentran focalmente y provocan desgarros en la retina.

Si la retina no vuelve a su situación normal, los cuerpos celulares de conos y bastones de la zona desprendida degeneran, con pérdida de la función visual.

Retina periférica. En la retina periférica cada célula ganglionar recibe información de muchos fotorreceptores, por lo que el campo receptivo posee una baja resolución visual. La electrofisiología ha demostrado que estos campos receptivos son activados por diversos estímulos visuales, por ejemplo, algunas células ganglionares sólo descargan en respuesta a una luz intensa, mientras que otras sólo responden ante una silueta en movimiento.

La irrigación de la retina entra con el nervio óptico por la zona posterior del globo ocular

La arteria y la vena centrales de la retina entran por la parte posterior del ojo, con el nervio óptico, y se ramifican en el plano entre el vítreo y la membrana limitante interna.

Los capilares, que forman un denso plexo dentro de la retina e irrigan todas las células, aparte de conos y bastones, se caracterizan por la presencia de uniones estrechas entre sus células endoteliales, con el fin de impedir la difusión de sustancias hacia la retina nerviosa (es decir, forman una **barrera hematorretiniana**). Los bastones y conos son nutridos por los vasos coroideos.

Los vasos retinianos son visibles por medio del oftalmoscopio y pueden resultar dañados por muchas enfermedades, por ejemplo, la hipertensión arterial provoca un engrosamiento visible de las paredes arteriales.

El nervio óptico lleva axones de la retina al cerebro

El nervio óptico contiene los axones de las células ganglionares retinianas que se dirigen al sistema nervioso central, además de la arteria y la vena centrales de la retina.

El nervio óptico abandona la retina en la papila óptica y atraviesa el colágeno de la esclerótica a través de una placa de canales en forma de criba, denominada **lámina cribosa.** Dentro de la órbita, el nervio óptico se halla rodeado por una vaina de duramadre y por una prolongación del espacio subaracnoideo (fig. 19.17).

El nervio óptico está rodeado por las capas de piamadre y aracnoides (v. cap. 6) y tabiques de esta capa penetran en el nervio óptico, dividiendo los axones en fascículos.

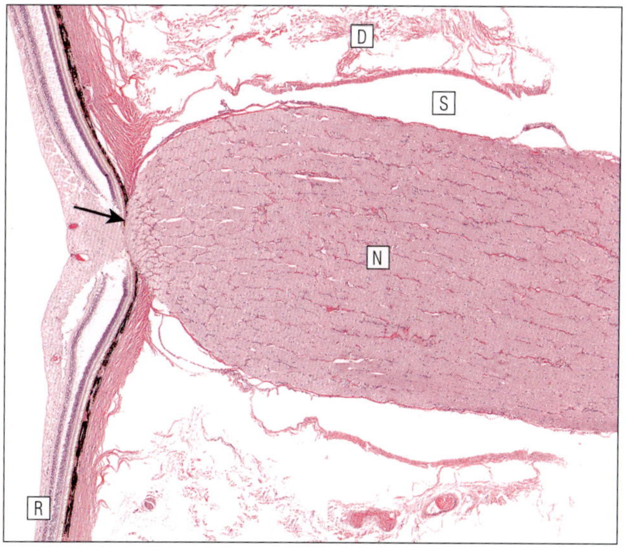

Fig. 19.17 **Nervio óptico y retina.** Fotomicrografía de un corte longitudinal del nervio óptico (N). La arteria y la vena centrales de la retina discurren por su centro. El nervio óptico sale de la retina (R) por la papila óptica y atraviesa la esclerótica a través de la lámina cribosa *(flecha)*. Alrededor del nervio óptico se encuentra su vaina, formada por una prolongación de la duramadre (D) y del espacio subaracnoideo (S), y llena de líquido cefalorraquídeo.

EJEMPLO CLÍNICO
Papiledema

Si la presión del líquido cerebroespinal dentro del cráneo aumenta (hipertensión intracraneal), se eleva la presión del que rodea al nervio óptico. Inicialmente esto altera el flujo citoplasmático a lo largo de los axones del nervio óptico, que se hinchan, provocando una ingurgitación de la arteria y vena centrales de la retina.

La exploración oftalmoscópica de una papila óptica normal muestra una depresión en forma de copa, pero en caso de hipertensión intracraneal, la papila se halla hinchada (papiledema) y pierde la depresión.

El edema de papila es un signo físico importante y habitualmente indica una inflamación cerebral patológica.

El cristalino es una estructura biconvexa transparente blanda compuesta por cristalina y rodeada por una cápsula

En adultos el cristalino tiene 9 mm de diámetro y 3,5 mm de grosor. Posee:

- Una cápsula externa de 10-20 μm de grosor, de material hialino con colágeno tipo IV.
- Una capa de células epiteliales cúbicas (el epitelio del cristalino) por debajo de la cápsula.
- Un centro formado por células densamente empaquetadas, que han perdido sus núcleos y se hallan repletas de unas proteínas transparentes especiales (cristalinas), formando las denominadas «fibras cristalinas» (fig. 19.18).

Durante toda la vida se añaden nuevas células en los bordes del cristalino, a partir del epitelio del cristalino, pero las células del centro del cristalino no son recambiadas ni sustituidas, por lo que constituyen las células más viejas del organismo adulto.

El cristalino es avascular y se nutre mediante difusión a partir del humor acuoso y vítreo.

El cristalino se halla suspendido por fibras suspensorias del cuerpo ciliar, denominándose **zónula ciliar** al conjunto de fibras suspensorias radiales. Estas fibras están formadas principalmente por la proteína fibrilar fibrilina (v. cap. 4).

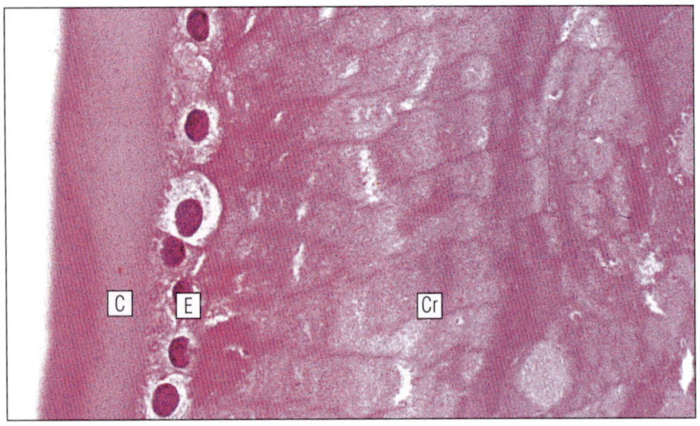

Fig. 19.18 Cristalino. Fotomicrografía de la cápsula (C) del cristalino, una capa hialina teñida de *rosa,* y el epitelio subcapsular del cristalino (E). El centro del cristalino (Cr) está formado por células carentes de organelas (fibras cristalinas) repletas de proteínas cristalinas.

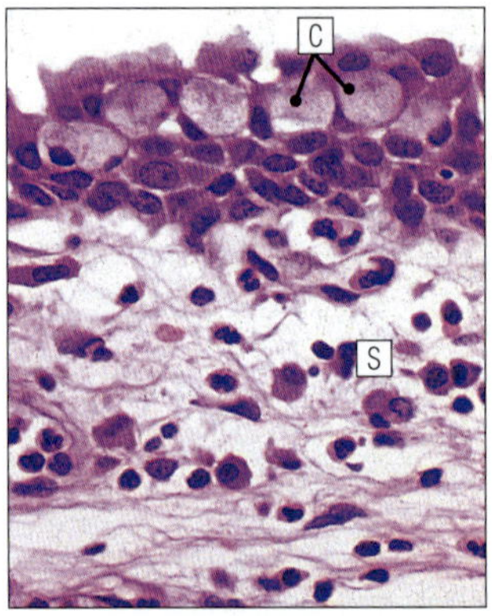

Fig. 19.19 Conjuntiva. Fotomicrografía mostrando el epitelio conjuntival con células caliciformes (C) llenas de mucina y, por debajo, tejidos subepiteliales de sostén (S), que contienen vasos y células linfoides.

El ojo está dividido en tres cámaras

El **cuerpo vítreo** es una estructura gelatinosa transparente localizada detrás del cristalino y que ocupa el espacio limitado por la superficie interna de la retina. El vítreo tiene un volumen de 4 ml y se trata de un tejido de sostén especializado, compuesto por escasas células fusiformes dispersas (hialocitos), fibras de colágeno finas muy dispersas y una abundante matriz extracelular rica en ácido hialurónico.

Las **cámaras anterior** y **posterior** se sitúan por delante del cristalino, están separadas por el iris y se comunican entre sí a través de la abertura pupilar (v. fig. 19.8).

El **humor acuoso** es un líquido acuoso similar al líquido cefalorraquídeo y segregado a una tasa de 2 ml/minuto por las células epiteliales del cuerpo ciliar en la cámara posterior. Proporciona nutrición para las estructuras que baña y fluye desde la cámara posterior a la anterior a través de la pupila.

El humor acuoso se filtra posteriormente a través de una maraña de espacios tapizados por endotelio, la **malla trabecular** (v. fig. 19.12), situada alrededor de la circunferencia de la raíz del iris, en la periferia de la cámara anterior, y pasa al **conducto de Schlemm** (fig. 19.19). Este conducto discurre a todo lo largo de la circunferencia del limbo, dentro de la esclerótica. Desde el conducto de Schlemm el humor acuoso pasa a vasos venosos.

El ángulo entre el borde de la córnea y la raíz del iris, donde se halla la malla trabecular, constituye el **ángulo de drenaje iridocorneal.**

Existe una resistencia normal al flujo del humor acuoso a nivel de la malla trabecular, por lo cual la secreción y reabsorción constantes de humor acuoso originan una presión de reposo intrínseca normal dentro del globo ocular (presión intraocular) de 10-22 mmHg.

EJEMPLO CLÍNICO

Glaucoma

Las alteraciones de la vía de drenaje del humor acuoso provocan una elevación de la presión intraocular (glaucoma), que, si no se trata, daña las células nerviosas de la retina y provoca ceguera.

ASPECTOS CLAVE

El ojo

- El humor acuoso es producido por el cuerpo ciliar, atraviesa la pupila y drena a través de la malla trabecular, hacia el conducto de Schlemm.
- La córnea se mantiene traslúcida gracias a las células endoteliales bombeadoras de iones, de su superficie interna.
- La úvea contiene melanocitos y comprende coroides, cuerpo ciliar e iris.
- La capa de fotorreceptores de la retina se mantiene gracias a su estrecho contacto con el epitelio pigmentario de la retina.
- La retina está irrigada por una sola arteria que discurre por medio del nervio óptico.
- Las fibras nerviosas del nervio óptico se originan en las células ganglionares de la retina.
- Los conos se concentran en el área de la mácula denominada «fóvea», responsable de la visión a color y de gran resolución.

COMPONENTES ACCESORIOS DEL OJO

La conjuntiva está formada por un epitelio cilíndrico secretor de mucina

La conjuntiva normal es una membrana traslúcida que reviste la superficie interna de los párpados (conjuntiva palpebral) y se refleja sobre el globo ocular (conjuntiva bulbar), cubriendo su superficie anterior hasta el borde corneal (limbo).

La conjuntiva está cubierta por dos capas de epitelio cilíndrico estratificado que se continúan con un epitelio escamoso aplanado hacia el limbo. En este epitelio existen células en anillo de sello (v. pág. 51) pero sobre todo en la porción medial, siendo escasas en la conjuntiva bulbar temporal (fig. 19.19).

Por debajo del epitelio, el estroma conjuntival está formado por un tejido fibrocolágeno laxo de sostén con pequeños vasos sanguíneos y linfáticos. Con la edad se produce una pérdida de colágeno en este tejido.

EJEMPLO CLÍNICO

Las cataratas son áreas de opacificación en el cristalino, que hacen que este pierda su transparencia y alteran la visión. Las áreas de opacificación se deben a la degradación de las proteínas cristalinas de las fibras del cristalino. Existen tres tipos en función de su localización; nucleares, corticales y subcapsulares posteriores (fig. 19.20). La principal causa de las cataratas es el envejecimiento, aunque algunas enfermedades oculares pueden predisponer a la aparición de cataratas secundarias. Entre los factores predisponentes importantes destacan la exposición a la radiación ultravioleta B, la diabetes mellitus y el tabaco. Los pacientes afectados suelen consultar por visión borrosa y presencia de halos alrededor de las luces brillantes.

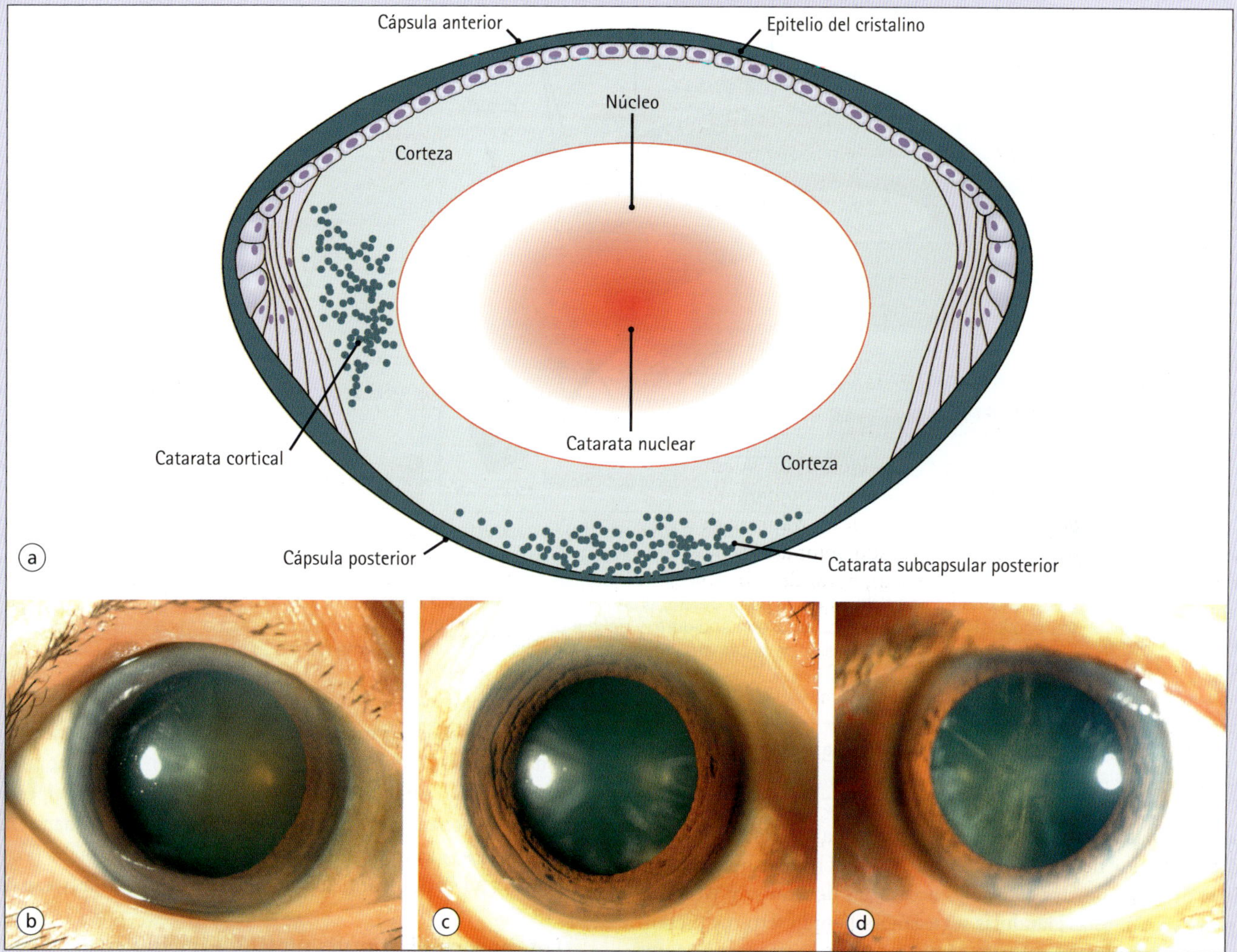

Fig. 19.20 Cataratas. (a) Imagen esquemática de las estructuras del cristalino y los correspondientes tipos de cataratas. Exploración con lámpara de hendidura de las personas afectadas que muestra una catarata nuclear, **(b)** una catarata cortical con forma de cuña **(c)** y una catarata subcapsular posterior **(d).** Las cataratas aparecen como áreas blanquecinas mal definidas en el cristalino. La mayoría de los pacientes tienen más de un tipo de catarata. (Tomado de Liu YC, Wilkins M, Kim T et al. Cataracts. *Lancet* 2017; 290 [10094]: 600-612. ISSN 0140-6736, https://doi.org/10.1016/S1040-6736(17)30544-5 con permiso.)

Los párpados contienen muchas glándulas secretoras diferentes

La estructura de los párpados superior e inferior es similar y se divide en las cuatro capas siguientes:

- Piel.
- Músculo orbicular (una capa de músculo esquelético).
- Tarso (una placa de tejido fibroelástico denso).
- Conjuntiva.

Dentro de estas capas existen varios tipos de glándulas (fig. 19.22):

- Glándulas de Meibomio, de tipo sebáceo y que segregan una sustancia rica en lípidos que retrasa la evaporación de la película lagrimal que lubrica y protege la córnea.
- Glándulas de Zeis, pequeñas glándulas sebáceas asociadas con las pestañas.
- Glándulas de Moll, glándulas sudoríparas apocrinas en los bordes de los párpados.
- Glándulas de Krause, glándulas lagrimales accesorias en el fórnix conjuntival.
- Glándulas de Wolfring, glándulas lagrimales accesorias inmediatamente por encima del tarso.

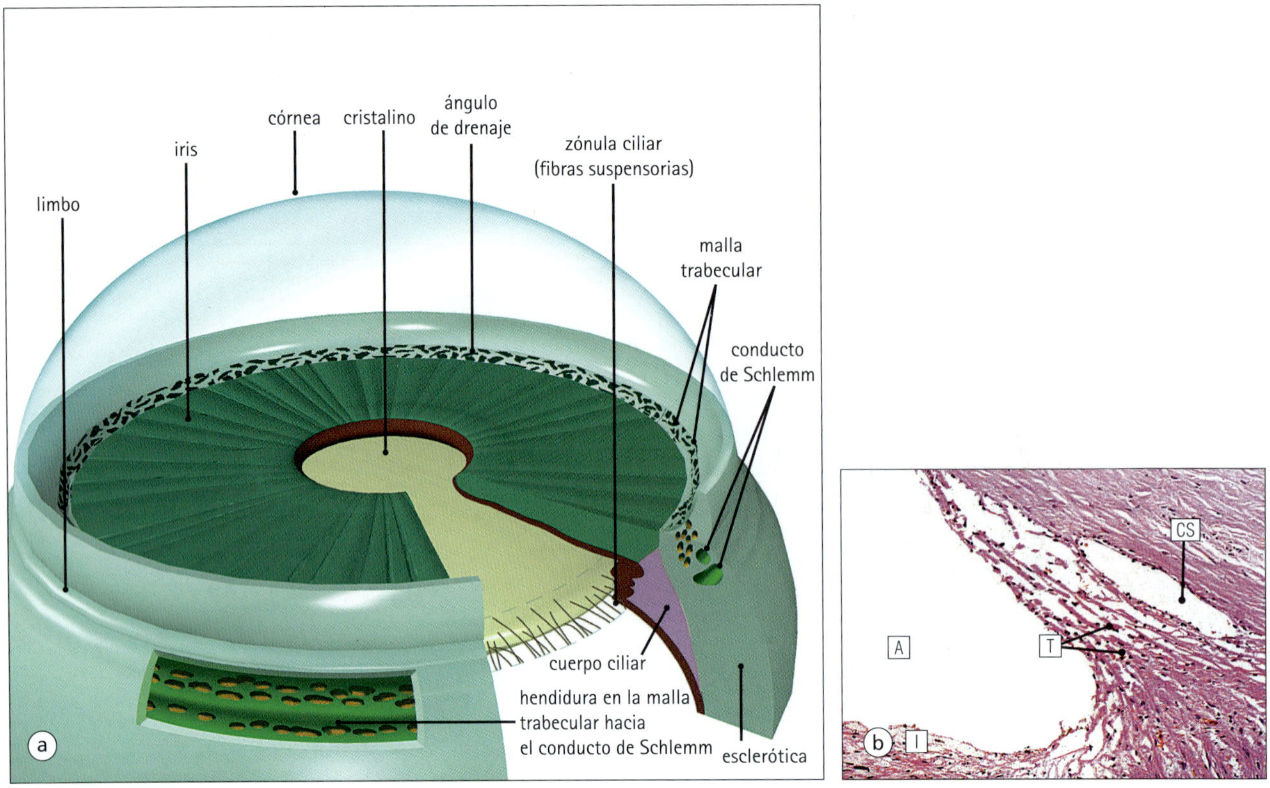

Fig. 19.21 Conducto de Schlemm y malla trabecular. **(a)** El conducto de Schlemm discurre alrededor de la circunferencia de la córnea, por el limbo, y se comunica con la malla trabecular, que discurre alrededor de la circunferencia de la raíz del iris. El humor acuoso de la cámara anterior del ojo se filtra por la malla trabecular hasta el conducto de Schlemm y, a partir de ahí, drena a los vasos venosos. **(b)** Fotomicrografía de la malla trabecular (T), una zona de espacios en hendidura, y del conducto de Schlemm (CS) dentro de la esclerótica. El humor acuoso se filtra a partir de la cámara anterior (A) inmediatamente por encima del iris (I).

Las glándulas lagrimales producen lágrimas, que drenan en la nariz a través de un sistema de conductos

Las lágrimas son producidas por la glándula lagrimal principal, localizada por debajo de la conjuntiva en el borde superolateral de la órbita, y por las glándulas accesorias de Krause y Wolfring (v. fig. 19.22). Estas glándulas segregan un líquido seroso y presentan una compleja estructura ramificada con ácinos y conductos secretores (v. fig. 3.25).

La glándula lagrimal principal drena en el fórnix conjuntival superior por medio de una serie de unos 10 pequeños conductos. Posteriormente, las lágrimas se extienden sobre la superficie ocular y drenan a través de dos conductos localizados en el extremo medial de los párpados. Estos conductos, los conductos lagrimales superior e inferior, se fusionan en un conducto lagrimal común y drenan al saco lagrimal; éste se vacía, por medio del conducto nasolagrimal, a la cavidad nasal, a través de un orificio debajo del cornete inferior (v. cap. 10 y fig. 19.23).

Los conductos lagrimales superior e inferior están tapizados por epitelio plano estratificado, mientras que el saco lagrimal y el conducto nasolagrimal están tapizados por epitelio cilíndrico seudoestratificado de tipo respiratorio.

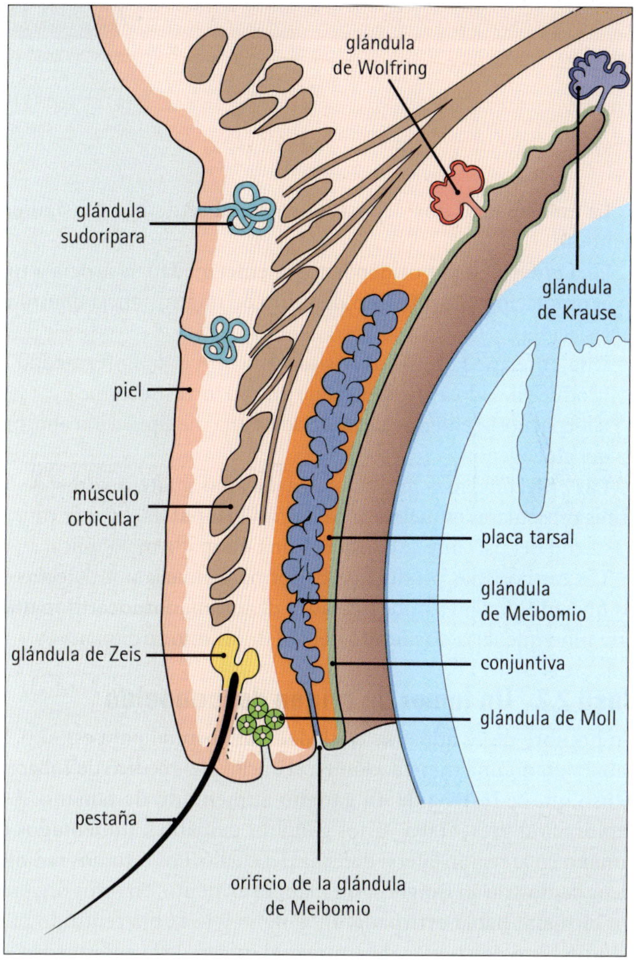

Fig. 19.22 **Estructura del párpado.** El párpado, formado por piel, músculo orbicular, tarso y conjuntiva, y que contiene varios tipos de glándulas.

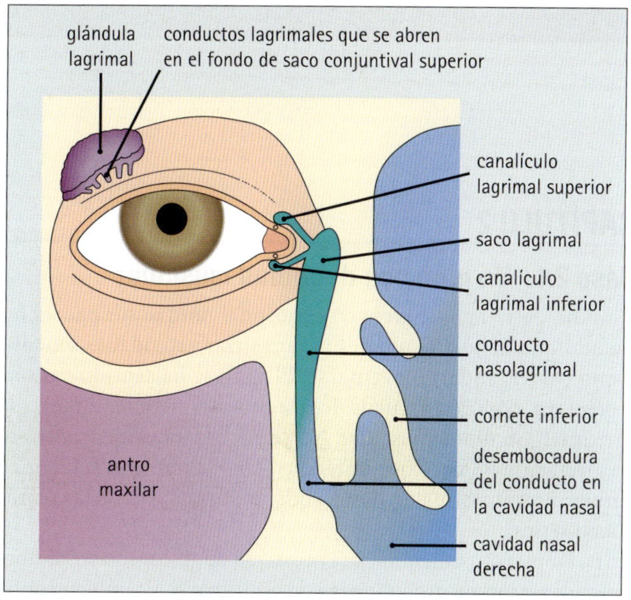

Fig. 19.23 **Aparato lagrimal.** La glándula lagrimal descarga las lágrimas en la conjuntiva. El drenaje de las superficies conjuntivales se realiza a través de los orificios lagrimales superior e inferior, localizados en el extremo medial de los párpados superior e inferior. Estos se abren en pequeños conductos (canalículos), que se van fusionando hasta drenar en el saco lagrimal. El saco lagrimal drena a su vez en el espacio nasal a través del conducto nasolagrimal, que tiene un trayecto principalmente intraóseo.

Para acceder a las preguntas de revisión en línea, visita, por favor, https://studentconsult.inkling.com.

CASOS CLÍNICOS

CAPÍTULO 2

Caso 2.1. Un niño con debilidad muscular

Un niño de 12 años ingresa en el hospital porque sus padres han notado que tiene dificultades para realizar actividades sencillas, como correr, andar o levantarse. El niño se ha sentido cansado y débil. La exploración neurológica muestra debilidad muscular proximal, sin dolor muscular. No se encuentra evidencia clínica de afectación de nervios periféricos. Los estudios hematológicos rutinarios son normales, destacando la normalidad de la creatina cinasa sérica.

La biopsia muscular muestra un exceso de glucógeno en las fibras musculares con un gran número de lisosomas que también contienen glucógeno. En el estudio del músculo no se identificó maltasa ácida detectable. Los estudios ecocardiográficos posteriores demostraron un engrosamiento anormal del músculo cardíaco.

P. Describa la base funcional y estructural de este caso. Sobre todo, clasifique este tipo de enfermedad dentro del espectro de causas. ¿Por qué cree que existen alteraciones en el corazón?

Caso 2.1. Respuesta

Los lisosomas son orgánulos intracelulares rodeados de membrana y forman parte del sistema de vesículas ácidas. Contienen hidrolasas, que actúan a un pH ácido existente dentro de los lisosomas. En el sistema de vesículas ácidas se encuentran más de 30 hidrolasas ácidas definidas y específicas, que no solo degradan las moléculas grandes anormales, sino que también reciclan o procesan los constituyentes normales de la célula. Los lisosomas internalizan el material degradado por las hidrolasas. Entre las múltiples sustancias que se degradan dentro del lisosoma destaca el glucógeno. La enzima responsable de esta degradación es la maltasa ácida.

En este caso no se detecta actividad de maltasa ácida, lo que se traduce en la acumulación de glucógeno dentro del músculo. Se produce así una enfermedad muscular que clínicamente cursa con debilidad muscular proximal.

Este tipo de enfermedad se denomina **enfermedad por depósito lisosomal** y se debe a un defecto genético, que cursa con falta de actividad de una de las enzimas presentes en condiciones normales dentro de los lisosomas. La sustancia que degradaría en condiciones normales la enzima que falta se acumula dentro de las células y las lesiona. Las manifestaciones clínicas de las glucogenosis guardan relación, sobre todo, con lesiones en células que forman poblaciones permanentes y sin capacidad de división, como las neuronas, el músculo esquelético y el tejido hepático.

El corazón es patológico, porque también se afectan las células musculares cardíacas. Si se realizara una biopsia endomiocárdica, se encontraría acumulación patológica de glucógeno dentro de las células.

Otras causas de alteraciones por depósito de glucógeno son consecuencia de defectos genéticos, que determinan una actividad reducida de las enzimas que participan en el metabolismo del glucógeno.

La enfermedad por depósito lisosomal se define del siguiente modo:

- Una enfermedad por depósito: la enfermedad se asocia a una acumulación anormal con depósito de una sustancia dentro de las células.
- Una enfermedad por depósito lisosómico: la enfermedad se produce debido a la ausencia de una enzima lisosómica.
- Glucogenosis: enfermedad asociada a una manipulación anormal del glucógeno.

Las enfermedades musculares asociadas a alteraciones de las fibras musculares esqueléticas se llaman **miopatías.** En este caso, el trastorno del paciente se considera una miopatía metabólica.

Las cardiopatías producidas de forma primaria por defectos en las fibras musculares miocárdicas se denominan **miocardiopatías.** Este niño quedaría clasificado dentro de las miocardiopatías.

Caso 2.2. Un tumor de origen desconocido

Un hombre de 37 años fue trasladado al hospital para estudio. Se había notado una tumefacción en el cuello y el médico de cabecera pensó que se trataba de un ganglio aumentado de tamaño. A la exploración presentaba varios ganglios palpables aumentados de tamaño en la región lateral derecha del cuello. Los estudios radiológicos demostraron ganglios, sin lesiones evidentes en otros órganos. Un cirujano había extirpado un ganglio y lo había remitido para estudio histológico para determinar el origen de la enfermedad. Se descubrió un tumor poco diferenciado, pero su origen no estaba claro en función de la histología inicial.

P. ¿Cómo podrían ayudar las técnicas de inmunohistoquímica frente a los distintos constituyentes de la célula para realizar el diagnóstico? Concéntrese en cómo la expresión de filamentos intermedios podría ayudar a definir el diagnóstico. ¿Qué otros marcadores celulares podrían ser útiles?

Caso 2.2. Respuesta

Cuando la biopsia muestra un tumor, el tratamiento óptimo dependerá del tipo, para lo cual será preciso determinar la célula de origen. En la mayor parte de los casos no se plantean problemas y basta con el estudio histológico convencional. Sin embargo, en algunos casos no queda claro el origen orgánico o tisular del tumor. El caso que se comenta es un problema frecuente en clínica: una metástasis (es decir, el tumor maligno se ha diseminado desde su órgano o tejido de origen a otra localización, como ganglio linfático o hígado) se descubre cuando no se conoce dicho origen primario.

En estos casos se debe complementar el estudio histológico convencional con pruebas de inmunohistoquímica sobre el tumor para detectar marcadores que puedan orientar sobre la célula de origen. Se suele aplicar al tumor un panel de anticuerpos que permiten detectar muchos tumores posibles.

Los filamentos intermedios están compuestos de subunidades proteínicas y forman parte del citoesqueleto. Los distintos tipos celulares se caracterizan por distintos filamentos intermedios, cuyos tipos principales son los siguientes:

Tipo celular	Filamentos intermedios
Células mesenquimatosas y otros tipos celulares	Vimentina
Células epiteliales	Citoqueratinas
Neuronas	Proteínas de los neurofilamentos
Células gliales	Proteína ácida fibrilar glial (PAFG)
Células musculares	Desmina

Si la inmunotinción se realiza con anticuerpos frente a proteínas específicas de los filamentos intermedios, es posible determinar la célula origen del tumor.

En este caso, la expresión de citoqueratinas lleva a la conclusión de que el tumor es de origen epitelial y corresponde a algún tipo de carcinoma (el término **carcinoma** se emplea para referirse a un tumor maligno derivado de un tejido epitelial).

Las células epiteliales de distintos tejidos también pueden expresar proteínas específicas, que resultan útiles para el diagnóstico, como:

- Los tumores derivados del epitelio prostático se detectan mediante la inmunotinción con antígeno prostático específico o fosfatasa ácida específica de la próstata.
- Los tumores derivados de la tiroides se pueden detectar mediante inmunotinción para tiroglobulina.
- Los tumores derivados de la mama pueden expresar receptores de estrógenos.
- Los tumores derivados del aparato digestivo pueden expresar el antígeno carcinoembrionario (CEA).
- Los tumores de tejido linfoide expresan marcadores de células linfoides normales.
- Los tumores musculares suelen expresar desmina, el filamento intermedio del músculo.

Sería muy poco probable que un tumor del sistema nervioso se diseminara a los ganglios linfáticos. A pesar de todo, los tumores que surgen del sistema nervioso se pueden caracterizar mediante la inmunotinción para PAFG y proteínas de los neurofilamentos, y determinar su célula de origen.

Cualquier tumor de tipo neuroendocrino se puede caracterizar detectando proteínas expresadas en los gránulos de neurosecreción, como sinaptofisina o cromogranina A.

La vimentina se expresa en tantos tipos celulares que no resulta útil para el diagnóstico.

En algunos casos, el tumor se vuelve tan poco diferenciado que no se identifica un patrón de expresión específico de proteínas. Estos tumores anaplásicos se suelen asociar a un pronóstico muy malo.

CAPÍTULO 3

Caso 3.1. Nódulos hepáticos

Un hombre de 62 años ingresa en el hospital con dolor abdominal. A la exploración muestra hepatomegalia y los estudios complementarios identifican múltiples nódulos hepáticos. Aunque se plantea un posible tumor con metástasis hepáticas, las pruebas radiológicas no evidencian ningún tumor primario. Se obtiene una biopsia con aguja bajo control radiológico de las lesiones hepáticas, que muestra células no habituales en el hígado, con núcleos grandes y teñidos de forma densa, con variabilidad en el tamaño y numerosas mitosis.

P. ¿Qué diagnóstico probable sugiere la histología? ¿Qué otras valoraciones histológicas ayudarían a afinar este diagnóstico? Concéntrese en por qué estas características no se corresponden con la histología normal. ¿Qué tinciones podría solicitar para determinar la diferenciación celular?

Caso 3.1. Respuesta

Las células y tejidos normales se caracterizan por uniformidad de la citología y coherencia de la arquitectura tisular.

La división celular suele quedar limitada a una parte específica de un tejido, como, por ejemplo, la capa basal de la epidermis en la piel o las criptas en la mucosa intestinal. Las células suelen tener un tamaño uniforme dentro de un tejido determinado y no muestran grandes variaciones de tamaño o forma. En las células normales, la tinción del núcleo guarda relación con la actividad celular.

Las células neoplásicas de los tumores malignos suelen tener núcleos de tinción más oscura que los tejidos normales (hipercromatismo). También muestran variación del tamaño y forma nucleares (pleomorfismo), y existe evidencia de proliferación celular en la forma de mitosis.

En este caso, la identificación de células de tamaño y forma variable, con mitosis y núcleos de tinción oscuros, sugiere una neoplasia y plantea que las lesiones hepáticas son tumores.

Un proceso maligno de cualquier tejido puede deberse a un proceso originado localmente (tumor primario) o a la diseminación desde otra localización (tumor metastásico).

La valoración histológica de un tumor es parte importante de su diagnóstico y puede ser la prueba que indique el origen. Esto es importante, porque el pronóstico y tratamiento de los tumores guarda relación con su lugar de origen y su histogenia.

La diferenciación de los tejidos se puede detectar con tinciones convencionales, inmunohistoquímica y microscopia electrónica. Las técnicas como azul alcián o PAS permiten detectar la mucina, lo que indicaría origen epitelial del tumor y diferenciación glandular, y permitiría clasificarlo como adenocarcinoma.

Es posible emplear inmunohistoquímica para detectar las proteínas expresadas por las células y que son específicas para los distintos tipos celulares (v. detalles en la respuesta al caso 2.2).

Caso 3.2. Una niña con exantema ampolloso

Una niña de 6 años es remitida a la consulta de dermatología por haber desarrollado un exantema ampolloso de repetición. Parece que siempre ha desarrollado ampollas en las manos y los pies tras los traumatismos. Una biopsia cutánea muestra separación de la epidermis respecto de la dermis a nivel de la membrana basal. Los estudios complementarios muestran una mutación en el gen que codifica uno de los filamentos intermedios de queratina.

P. Explique la posible base estructural de la formación de ampollas en este cuadro. Concéntrese en cómo estabilizan los filamentos de citoqueratina el epitelio y anclan la piel a través de la membrana basal. ¿Qué otros defectos moleculares/estructurales de la membrana basal/epidermis podrían producir enfermedades ampollosas?

Caso 3.2. Respuesta

La piel normal es una estructura rígida, diseñada de forma específica para conseguir una capa externa resistente con importantes funciones de barrera. La rigidez viene condicionada por una serie de mecanismos de adhesión, que unen las células y la matriz extracelular en una estructura única.

En la piel normal, las células epidérmicas se mantienen juntas mediante uniones intercelulares denominadas **desmosomas.** Los desmosomas están unidos al citoesqueleto de filamentos intermedios de las células epidérmicas (denominados **queratinas**). La capa basal de la epidermis está ligada fuertemente a la membrana basal gracias a hemidesmosomas, que también se ligan con el citoesqueleto de filamentos intermedios de citoqueratina.

Conforme las células se diferencian y ascienden por el epitelio estratificado, siguen muy unidas mediante uniones estrechas, pero las proteínas de citoqueratina cambian a formas de mayor peso molecular. Las células de la parte alta del epitelio expresan genes que codifican diversas proteínas especializadas, que interaccionan con los filamentos de citoqueratina y la membrana celular para dar lugar a una masa compacta, resistente y robusta desde un punto de vista mecánico (queratina). Unos gránulos pequeños (gránulos de queratohialina) contienen algunas de estas proteínas especializadas.

Tanto los desmosomas como los hemidesmosomas están constituidos por múltiples proteínas de unión responsables del anclaje celular.

La membrana basal se ancla a la matriz extracelular de la dermis a través de varias proteínas de anclaje y de las interacciones con las glucoproteínas.

En este caso, una de las proteínas del filamento intermedio de queratina es anormal por una mutación en el gen que la codifica. La consecuencia es que no se produce el anclaje completo entre las células. Aunque los desmosomas y hemidesmosomas unen las células entre sí, dentro de las células no existen enlaces cruzados, que suelen venir mediados por los filamentos de queratina. Un traumatismo se asocia a la separación de las células, que se desgarran literalmente en ausencia de una red de filamentos intermedios de queratina, lo que ocasiona la formación clínica de ampollas.

CAPÍTULO 4

Caso 4.1. Lactante con fractura de fémur

Los padres acuden con su niña de 1 año a la urgencia hospitalaria. Refieren que, tras bañarla, al tratar de levantarse oyeron un ruido y la niña se cayó gritando de dolor. La niña quedó tendida en el suelo gritando de dolor y la pierna parecía deformada y rota.

La radiografía demostró la fractura de fémur. En el hospital se planteó que la lesión podría no ser accidental. Sin embargo, un estudio más detenido demostró que la niña padecía una alteración genética de la formación del colágeno de tipo I, del tipo asociado a «huesos frágiles».

P. Explique cómo se relaciona este defecto molecular con la fragilidad ósea anormal. Como sabe, existen muchos tipos de colágeno, cada uno codificado en un gen distinto y con una distribución tisular concreta. ¿Puede predecir qué órganos y tejidos se podrían ver afectados en las alteraciones genéticas del colágeno?

Caso 4.1. Respuesta

La dureza del hueso viene determinada por las proteínas de la matriz extracelular y por su mineralización. Los osteoblastos elaboran la matriz de soporte del hueso, el osteoide, que posteriormente se calcifica para formar el hueso.

El osteoide está constituido, principalmente, por colágeno de tipo I, que se asocia a GAG extracelulares, sulfato de condroitina y sulfato de queratano. En la matriz ósea se encuentran principalmente dos glucoproteínas, sialoproteína y osteocalcina, que se ligan al calcio, por lo que pueden participar en la mineralización del hueso. En los niños se reconocen varios tipos de la «enfermedad de los huesos frágiles», que se denominan de forma precisa **osteogénesis imperfecta** (OI).

La OI es un trastorno heredado de forma dominante, que ocasiona alteraciones del colágeno de tipo I, que es la principal proteína de la matriz extracelular del hueso. Se han descrito cuatro variantes de OI:

Tipo I

- La forma más frecuente y menos grave.
- Predisposición de los huesos a las fracturas.
- La mayor parte de las fracturas se producen antes de la pubertad.
- Cara triangular.
- Escleróticas de tinte azulado o grisáceo.
- Los pacientes pueden tener escoliosis.
- Ausencia o mínima deformidad ósea.
- Estructura normal del colágeno, pero menor cantidad de la normal.

Tipo II

- Fracturas más numerosas y graves, con la consiguiente deformidad ósea.
- Forma más grave.
- Suele causar la muerte al nacer o al poco tiempo.
- Da lugar a talla baja.
- Se producen alteraciones en la formación del colágeno.

Tipo III

- Los huesos se fracturan con facilidad.
- Las fracturas suelen estar presentes desde el nacimiento.
- Da lugar a talla baja con deformidad ósea.
- Cara triangular.
- Escleróticas de tinte azulado o grisáceo.
- Los pacientes pueden tener escoliosis.
- Se producen alteraciones en la formación del colágeno.

Tipo IV

- Gravedad intermedia entre los tipos I y III.
- Los huesos se fracturan con facilidad, en su mayor parte antes de la pubertad.
- Cara triangular.
- Escleróticas de color normal.
- Normalmente, deformidad ósea solo moderada.
- Los pacientes pueden tener escoliosis.
- Se producen alteraciones en la formación del colágeno.

CAPÍTULO 5

Caso 5.1. Muerte súbita cardíaca

Un hombre de 24 años es traído al hospital en ambulancia tras colapsarse mientras corría la media maratón de su ciudad. Había sido atendido por personal paramédico y se observó que no tenía gasto cardíaco y estaba en asistolia. Se le consideró muerto y se solicitó la autopsia para aclarar la causa de la muerte.

Los patólogos encontraron un corazón muy aumentado de tamaño con hipertrofia ventricular izquierda. La pared del ventrículo izquierdo era mucho más gruesa de lo normal. La histología demostró que las células miocárdicas estaban muy aumentadas de tamaño con un patrón de miofibrillas anormal. Se diagnosticó miocardiopatía hipertrófica. Los estudios genéticos posteriores demostraron una mutación en uno de los genes que codifican la miosina cardíaca.

P. Explique la relación entre la mutación genética y la cardiopatía.

Caso 5.1. Respuesta

El músculo cardíaco es una forma de músculo estriado. Las células musculares cardíacas individuales se unen entre ellas de forma terminoterminal en los discos intercalados para formar fibras largas. Los núcleos se localizan típicamente en el centro de cada célula muscular cardíaca.

El término **hipertrófico** alude a que la masa del corazón está aumentada por un incremento del tamaño de las células musculares cardíacas individuales. El término **miocardiopatía** implica que la cardiopatía se debe a un defecto primario del músculo cardíaco.

Las principales proteínas contráctiles del músculo estriado cardíaco son la actina y la miosina. La miosina interacciona con varias proteínas más para dar lugar a una organización regular de proteínas contráctiles dispuestas en forma de estriaciones.

Las proteínas implicadas en la contracción muscular pueden ser patológicas por una mutación en el gen que las codifica. En algunos pacientes con mutaciones en el gen de la miosina cardíaca, la contracción de las fibras musculares es ineficiente y da origen a una hipertrofia cardíaca (aumento de tamaño de las células musculares individuales que aumenta la masa total del miocardio).

Ahora se reconoce que la mutación de los genes que codifican varias proteínas musculares, cada una de las cuales forma parte del mecanismo contráctil, puede ocasionar una miocardiopatía hipertrófica. Las mutaciones de los genes que codifican la proteína de unión a la miosina cardíaca C (MYBPC3) y la cadena pesada de la β-miosina (MYH7) son responsables de aproximadamente un 80% de las familias con mutaciones identificadas.

CAPÍTULO 6

Caso 6.1. Posible crisis epiléptica

Un hombre de 52 años es ingresado en el hospital porque ha sufrido un colapso en el seno de una posible crisis epiléptica. La exploración clínica sugiere una ligera debilidad en el hemicuerpo derecho. La TC muestra un área anormal en el hemisferio cerebral izquierdo, que se consideró un posible tumor cerebral.

P. ¿Qué células pueden originar los tumores cerebrales?

Caso 6.1. Respuesta

Las principales células del cerebro son las neuronas, las células de la glía, los astrocitos, los oligodendrocitos, las células ependimarias y la microglía. Fuera del cerebro existen células epiteliales asociadas a las meninges, que se denominan **células meningoteliales.** Se pueden originar tumores en cualquiera de estos tipos de células.

Los tumores más frecuentes se originan en las células gliales (gliomas) en forma de tumores astrocíticos. Son menos frecuentes los tumores derivados de los oligodendrocitos (oligodendrogliomas) y las células ependimarias.

Los tumores que contienen neuronas no son muy frecuentes comparados con los que son puramente gliales.

Los tumores verdaderos de las células fagocíticas residentes del cerebro, la microglía, son extremadamente infrecuentes. Sin embargo, las células linfoides que migran a través del cerebro pueden producir unos tumores denominados **linfomas cerebrales.**

Uno de los tumores más frecuentes del cerebro deriva de las células epiteliales de las meninges, que forman los meningiomas.

En la infancia, los tumores se originan en células primitivas pequeñas, que se consideran relacionadas con el neuroectodermo primitivo. Estos tumores pueden presentar diversos patrones de diferenciación.

Caso 6.2. Neuropatía diabética

Un paciente diabético de 45 años refiere parestesias en manos y pies. Ha desarrollado úlceras indoloras en los dedos de los pies. La exploración clínica muestra una reducción de la sensibilidad al dolor, al tacto y a la vibración de manos y pies. Un estudio de conducción nerviosa mostró una menor velocidad de conducción. Se diagnosticó una neuropatía periférica.

P. Describa los elementos estructurales de un nervio periférico que pueden sufrir alteraciones. Como la velocidad de conducción nerviosa está reducida, ¿qué componente puede estar afectado con más probabilidad?

Caso 6.2. Respuesta

Un nervio periférico se compone de los siguientes elementos:

- Axones.
- Células de Schwann, que sintetizan la mielina.
- Células de sostén fusocelulares de tipo fibroblasto, que producen tejido fibrocolágeno.
- Vasos sanguíneos.

Existen tres tipos de tejidos de sostén en un tronco nervioso: el endoneuro, el perineuro y el epineuro.

El endoneuro está constituido por fibras de colágeno dispuestas en longitudinal, matriz extracelular rica en glucosaminoglucanos y escasos fibroblastos. Rodea a axones individuales y a sus células de Schwann asociadas, así como a los vasos sanguíneos capilares.

El perineuro rodea a grupos de axones y al endoneuro para formar pequeños haces (fascículos). Está compuesto por siete u ocho capas concéntricas de células de aspecto epitelioide aplanadas separadas por capas de colágeno. Las células están unidas por complejos de unión y cada capa de células se rodea de una lámina externa.

El epineuro es una vaina externa de tejido fibrocolágeno laxo, que une los fascículos nerviosos individuales en un tronco nervioso. El epineuro puede incluir también tejido adiposo y la arteria muscular principal que irriga el tronco nervioso.

En una neuropatía periférica, las estructuras que más se suelen lesionar son los axones o la mielina y las células de Schwann. En algunos casos, la enfermedad se debe a alteraciones de los vasos sanguíneos, que producen isquemia local de un nervio.

La velocidad de conducción a lo largo de los nervios viene limitada por la capacitancia eléctrica y la resistencia del axón. Dado que los axones más anchos tienen menor capacitancia que los más estrechos, aumentar el diámetro de los axones es una forma útil de incrementar la velocidad de conducción nerviosa. Sin embargo, es ineficiente, dado que los axones gigantes necesitan un mayor mantenimiento metabólico. La velocidad de conducción a lo largo de los axones aumenta si la fuga de corriente de la membrana se reduce al mínimo mediante aislamiento con mielina. Esta reducción de la velocidad de conducción en este enfermo indica que el problema principal es la pérdida de mielina de los nervios (desmielinización).

Los diabéticos muestran especial tendencia a desarrollar una neuropatía periférica.

CAPÍTULO 7

Caso 7.1. Un varón cansado y débil

Un varón de 62 años ingresó en el hospital para estudio. Había consultado al médico de familia porque se encontraba mal y cansado. Un recuento hematológico completo demostró que tenía pocos hematíes y una reducción general del número de leucocitos y plaquetas circulantes. Los hematíes tenían un tamaño normal (normocíticos) y una cantidad de hemoglobina normal (normocrómicos).

El recuento de neutrófilos era $0{,}5 \times 10^9$/l

El recuento de plaquetas era 20×10^9/l

Se diagnosticó una pancitopenia y se realizaron pruebas complementarias. La biopsia de médula ósea demostró escasa celularidad, con afectación de todos los precursores. Se diagnosticó anemia aplásica.

P. Describa la base estructural e histológica de este caso. Concéntrese en describir la formación normal de las células en la sangre y las complicaciones funcionales que cabe esperar en este proceso.

Caso 7.1. Respuesta

En la anemia aplásica, la cantidad de todos los elementos celulares de la sangre está reducida por fracaso de la médula ósea para producir células.

En la médula ósea normal, las células troncales se dividen y dan lugar a células progenitoras comprometidas, que dan origen a diversas líneas celulares.

Todos los elementos celulares de la sangre se originan a partir de una célula troncal progenitora pluripotencial común (célula troncal hematopoyética). Estas células troncales pluripotenciales están presentes en cantidades muy pequeñas en los lugares donde se forma la sangre e incluso menores en la sangre periférica. Histológicamente se parecen a linfocitos, pero se pueden identificar mediante el uso de técnicas inmunohistoquímicas porque expresan antígenos de superficie distintivos. Estas células pluripotenciales se dividen y dan lugar a células de una línea celular más restringida.

Es posible dividir las células formadoras de sangre en cuatro grupos en función de su capacidad de autorrenovación, división celular y capacidad de formar distintos tipos celulares. Las células troncales pluripotenciales son capaces de formar cualquier tipo de células de la sangre; las células multipotenciales progenitoras son capaces de formar muchos tipos celulares, pero ya específicos; las células progenitoras comprometidas pueden formar solo uno o dos tipos de células de la sangre; y las células maduras sufren una diferenciación estructural para originar un tipo celular, pero no se pueden dividir.

El control del crecimiento de las células troncales sanguíneas se realiza mediante factores de crecimiento secretados y contactos celulares locales.

El mecanismo mejor comprendido de control del crecimiento de los distintos tipos de células troncales hematopoyéticas es mediante la acción de los factores de crecimiento. Estas sustancias se secretan a nivel sistémico o local y modulan tres aspectos del crecimiento celular:

- Proliferación.
- Diferenciación.
- Maduración.

Se comprende peor la importancia de los contactos locales intercelulares en el control de la formación de la sangre. Las células del estroma de la médula ósea parecen importantes para controlar la diferenciación y la maduración; sin embargo, de momento, no se conocen bien las señales implicadas.

La anemia aplásica se puede asociar a diversos trastornos y puede ser también una enfermedad de causa desconocida.

- La reducción de las plaquetas produce tendencia al sangrado.
- La reducción de los eritrocitos da lugar a características clínicas de anemia.
- La reducción de los leucocitos aumenta la susceptibilidad a la infección.

En este caso, la biopsia de médula ósea demostró ausencia de células precursoras de todos los elementos formes de la médula, lo que indica que la celularidad reducida de todos los elementos sanguíneos se debe a un fracaso en la producción medular más que a un incremento del consumo periférico o pérdida de células.

CAPÍTULO 8

Caso 8.1. Un niño con ganglios linfáticos aumentados de tamaño

Un niño de 12 años ingresa en el hospital para estudio de adenomegalias en el cuello. Refiere sentirse mal desde hace unas 6 semanas y ha perdido peso. Su madre refiere que ha tenido ataques de sudoración nocturna que con frecuencia le han despertado. A la exploración se palpan ganglios en el cuello.

Se realizó la resección quirúrgica del ganglio para estudio histológico. El patólogo responsable informó de lo siguiente: «Se reconoce expansión de los centros germinales con ampliación importante de las regiones paracorticales. Se reconocen múltiples agregados de macrófagos epitelioides con formas multinucleadas en el ganglio y rodeados de linfocitos T activados. El aspecto es inflamación granulomatosa y en el centro de muchos granulomas se reconocen áreas de necrosis. Estos rasgos sugieren la tuberculosis como causa más probable».

P. Describa las bases anatómicas e histológicas de este caso, concentrándose en la descripción de la estructura de un ganglio normal.

Caso 8.1. Respuesta

Este caso clínico ilustra un problema frecuente: una adenopatía de origen incierto. El ganglio linfático es un órgano en forma de judía con una cápsula fibrocolágena a partir de la cual se extienden trabéculas fibrosas hacia el ganglio para dar lugar a su trama de soporte.

Los ganglios linfáticos tienen tres compartimentos funcionales:

- Una red de senos linfáticos revestidos de endotelio continuos con las luces de los vasos linfáticos aferentes y eferentes.
- Una red de vasos sanguíneos pequeños, a través de los cuales los linfocitos circulantes penetran dentro del ganglio.
- Un compartimento parenquimatoso compuesto por la corteza superficial, la corteza profunda y la médula.

La corteza superficial del ganglio linfático contiene agregaciones de linfocitos esféricas de tinción densa (folículos linfoides). Algunos de estos folículos (folículos primarios) muestran una densidad tintorial bastante uniforme, pero la mayor parte de ellos que han respondido a antígenos muestran centros germinales menos densamente teñidos y se describen como folículos secundarios. La población de linfocitos de los folículos corresponde, principalmente, a linfocitos B, con poblaciones de menor tamaño de linfocitos TH, macrófagos y células accesorias.

La población de células de la corteza profunda incluye linfocitos y células accesorias, que salen y entran constantemente de esta región. En la corteza profunda predominan los linfocitos T, que llegan al ganglio a través de las VEA desde la sangre y que la abandonan por los linfáticos eferentes. Cuando se activan, los linfocitos T aumentan de tamaño para formar linfoblastos, que posteriormente proliferan para generar un clon de linfocitos T activados expandido. En la respuesta inmunológica de predominio T, la corteza profunda puede expandirse hacia la médula, ocasionando la denominada «reacción paracortical». Los linfocitos T activados se diseminan luego a través de la circulación hacia sitios periféricos, donde realizan gran parte de su actividad.

En este caso, el ganglio muestra expansión de la zona cortical (linfocitos B) y cortical profunda (linfocitos T). Un aspecto de la función de los linfocitos T activados es la secreción de citocinas y el reclutamiento y activación de los macrófagos, que es la base funcional para la formación de agregados de células histiocíticas que representan las estructuras denominadas **granulomas.**

Cuando la inflamación granulomatosa de un ganglio se asocia a necrosis, la causa más probable es la infección tuberculosa.

CAPÍTULO 9

Caso 9.1. Muerte súbita de una mujer obesa

Una mujer obesa de 57 años sufre un colapso con apnea aguda y cianosis, y fallece en minutos. Según su marido llevaba 4 días enferma con gripe y había estado la mayor parte del tiempo encamada. El médico de familia le explicó al marido que la muerte de su mujer debía ser estudiada por un forense mediante una autopsia. Le citó después de la autopsia para explicarle el motivo de la muerte y a los pocos días el marido se presentó con un certificado de defunción del forense que decía:

Causa de muerte	1(a)	Tromboembolia pulmonar masiva.
	(b)	Trombosis venosa profunda (pierna derecha).

El médico de familia le explicó que se había formado un trombo en las venas de los músculos profundos de la pantorrilla derecha y que posiblemente había ido aumentando de tamaño en unos días. Posteriormente se habría roto un fragmento del trombo y habría alcanzado los vasos principales del pulmón, bloqueándolos y produciendo la muerte súbita.

P. Describa la base estructural y anatómica de este caso.

Caso 9.1. Respuesta

A partir de esta información, podrá entender la base de la explicación que el médico de familia dio al viudo de la paciente. Cualquier formación sólida que aparezca en las venas de las piernas y se rompa se trasladará a través del flujo venoso hacia la mitad derecha del corazón, y desde allí al sistema arterial pulmonar. Esta vía lleva desde las venas profundas de la pantorrilla derecha a la vena femoral derecha, la vena ilíaca externa derecha, la vena ilíaca común derecha y la vena cava inferior. La masa se introduce por la vena cava inferior hasta la aurícula derecha, atraviesa la válvula auriculoventricular derecha (tricúspide) hasta llegar al ventrículo derecho, y sale del corazón a través de la válvula pulmonar, introduciéndose en el tronco de la arteria pulmonar común de gran calibre.

Hasta ahora, la masa ha ido atravesando vasos de calibre cada vez más grueso. Sin embargo, en la división del tronco pulmonar común en arterias pulmonares principales derecha e izquierda, los vasos empiezan a reducirse de calibre. La masa sólida acaba por encontrar un vaso demasiado pequeño para permitirle el paso y queda impactada, con bloqueo completo del vaso. El efecto clínico sobre el paciente dependerá del tamaño del vaso obstruido.

Otro factor importante en este caso es el proceso patológico denominado **trombosis.** Puede consultar en un libro de Anatomía Patológica si desea más información sobre este tema. La trombosis es un proceso patológico en el cual se forma un trombo sólido dentro del aparato circulatorio. Un trombo está constituido por plaquetas agregadas unidas por hebras de fibrina, una proteína polimérica insoluble derivada del fibrinógeno, una proteína sanguínea soluble. De forma sencilla, se puede decir que las plaquetas se agregan sobre la superficie endotelial lesionada y liberan factores que, junto con otros liberados por la pared vascular dañada, inician la denominada **cascada de la coagulación,** una secuencia de reacciones químicas escalonada que termina en la conversión del fibrinógeno soluble (una proteína normal del plasma) en fibrina insoluble. La fibrina forma una malla con las plaquetas agregadas, y a esta masa se van adhiriendo más plaquetas, lo que estimula la formación de más fibrina. Por tanto, en determinadas circunstancias, un trombo puede crecer de forma lenta hasta que alcanza un tamaño suficiente como para ocluir por completo la luz del vaso (p. ej., trombosis de la arteria coronaria). Los fragmentos del trombo se pueden soltar del lugar de formación inicial y llegar a otro sitio de la circulación. Este proceso se denomina **tromboembolia** y es la causa de muerte en este caso.

Caso 9.2. Varón con dolor torácico central

Un taxista de 62 años ingresó de urgencias en el hospital por dolor urente centrotorácico, de 14 horas de evolución. Se le produjo mientras cuidaba el jardín y no se calmaba con reposo, ni tampoco tras el sueño nocturno. A la exploración mostraba una intensa disnea, con espuma blanquecina en los labios, cianosis y nerviosismo. Su pulso era rápido y débil y estaba hipotenso. El médico responsable de la exploración auscultó crepitantes difusos en ambos campos pulmonares y también un roce sobre el corazón en cada sístole; el médico les explicó a los alumnos presentes en la sala (entre ellos usted) que se trataba de un roce pericárdico. Se hizo un ECG de urgencias que según les explicó el médico responsable mostraba un infarto de miocardio anteroseptal del ventrículo izquierdo.

Tras el tratamiento agudo de urgencias, el paciente es trasladado a la unidad coronaria, en la cual se monitorizó de forma continua su actividad cardíaca y se mantuvo el tratamiento. Aunque parecía recuperarse bien, al octavo día sufrió un colapso súbito y falleció. En la autopsia se encontró distensión de la cavidad pericárdica por gran cantidad de sangre.

P. Describa las bases anatómicas y estructurales que explican este caso. Incluya la explicación del roce pericárdico y de los hallazgos de autopsia en el pericardio.

Caso 9.2. Respuesta

El diagnóstico en este caso es infarto de miocardio anteroseptal del ventrículo izquierdo. La anatomía se puede fragmentar de la siguiente forma:

- Ventrículo izquierdo. Se trata del componente más sustancial y voluminoso del corazón. La cavidad recibe sangre oxigenada de los pulmones a través de la aurícula izquierda y la bombea a alta presión por todo el cuerpo. Por eso, cuenta con una pared gruesa de músculo cardíaco contráctil revestido de endotelio liso y recubierto por pericardio liso. Dada su gran carga de trabajo, el músculo del ventrículo izquierdo sufre una elevada demanda de sangre oxigenada, que le aportan las arterias coronarias.
- Parte anteroseptal del ventrículo izquierdo. Esta parte del ventrículo izquierdo comprende la pared anterior del ventrículo izquierdo y la mitad anterior del tabique interventricular. Esta región del corazón suele ser irrigada por la rama descendente anterior de la arteria coronaria izquierda.
- Infarto de miocardio. Se trata del nombre que se adjudica al proceso patológico en el cual se produce muerte del miocardio (músculo cardíaco) por una interferencia abrupta con el suministro de sangre oxigenada. En general, se produce tras la obstrucción completa de una rama de la arteria coronaria.

En este caso, la obstrucción completa de la rama descendente anterior de la arteria coronaria izquierda ha ocasionado la necrosis del miocardio en la región anteroseptal del ventrículo izquierdo.

Los siguientes síntomas, que este hombre tenía, son típicos del infarto de miocardio:

- Dolor opresivo central a nivel torácico, que persiste y no mejora con el reposo.
- Disnea (v. más adelante).
- Malestar.

Los siguientes signos físicos encontrados en la exploración también son típicos:

- Shock (pulso rápido y débil, hipotensión).
- Cianosis (v. más adelante).
- Espuma blanca en los labios (v. más adelante).
- Crepitaciones difusas en ambos campos pulmonares (v. más adelante).
- Roce pericárdico (v. más adelante).

La correlación clínico-patológica del infarto de miocardio se puede resumir, de forma breve, de la siguiente manera: el ventrículo izquierdo lesionado no se puede contraer de forma eficiente, de forma que disminuye el gasto cardíaco del ventrículo izquierdo, y esto determina hipotensión y un pulso débil, y la frecuencia cardíaca aumenta en un intento de aumentar el gasto cardíaco. El pulso es rápido.

Otra manifestación del fracaso de la función del ventrículo izquierdo es su incapacidad de vaciarse por completo en cada sístole. En cada diástole, la misma cantidad de sangre llega al ventrículo izquierdo desde la aurícula izquierda y se añade a la sangre que permanece en la cavidad ventricular izquierda al final de la sístole. Unos pocos latidos después del fracaso de la pared ventricular izquierda, el ventrículo izquierdo se empieza a dilatar por la sangre acumulada. Aumenta la presión en el ventrículo izquierdo, que se acaba por transmitir a la aurícula izquierda, y después a las venas y capilares pulmonares. El aumento de la presión capilar pulmonar se asocia a importantes consecuencias clínicas y patológicas.

Una presión elevada en la extensa red capilar pulmonar permite el paso de parte del contenido líquido de la sangre de los capilares hacia los sacos aéreos alveolares. (Los capilares pulmonares se encuentran en estrecho contacto con la pared del saco aéreo alveolar.) La consecuencia es que los sacos alveolares quedan llenos de un líquido acuoso, que desplaza al aire (edema pulmonar), y esto interfiere con la oxigenación de la sangre, produciendo disnea y cianosis, síntomas ambos (que junto con el intenso dolor torácico) producen malestar. La espuma blanca alrededor de los labios es la mezcla de aire y líquido de edema que mana de los millones de alvéolos pulmonares, una indicación de que el edema pulmonar es difuso y grave. A la auscultación pulmonar, el desplazamiento del aire inspirado que trata de llegar a los alvéolos llenos de líquido acuoso origina el signo físico denominado **crepitante.**

El infarto que afecta a todo el espesor de la pared del ventrículo izquierdo lesiona el endocardio en su parte interna y el pericardio en la externa, lo que produce graves complicaciones. Una indicación de que el pericardio se ha afectado es la auscultación de un roce pericárdico, un sonido de rascado de tono alto, que se asocia a cada sístole. La complicación final mortal que produjo la ocupación del saco pericárdico por sangre ha sido la rotura de la pared miocárdica. La capa de músculo muerto se reblandece cuando acuden células fagocíticas para eliminar el tejido lesionado.

CAPÍTULO 10

Caso 10.1. Un caso de anosmia

Un varón de 24 años participó en una pelea nocturna en la puerta de un bar de copas, durante la cual fue empujado y se golpeó al caer contra una baldosa de cemento en la cabeza. Fue ingresado en el hospital inconsciente y con una epistaxis profusa y las pruebas demostraron una fractura de la base del cráneo a nivel de la fosa craneal anterior. Durante 2 horas también se observó salida de líquido acuoso por la nariz, con características de líquido cerebroespinal. Se realizó tratamiento conservador, recuperó el conocimiento y tuvo una buena evolución. Su única secuela a largo plazo fue una anosmia completa (pérdida del sentido del olfato).

P. Describa la base estructural de este caso.

Caso 10.1. Respuesta

La pérdida completa del sentido del olfato sufrida por este paciente fue consecuencia de un traumatismo craneal grave, que le provocó una fractura en la base del cráneo a nivel de la fosa anterior. Los nervios y el bulbo olfatorios se localizan en el suelo de la fosa craneal anterior a los lados de la línea media, siguiendo una dirección anteroposterior. Pueden quedar seccionados por una fractura transversal que atraviesa el suelo de la fosa craneal anterior, y esto causa una pérdida del olfato.

Caso 10.2. Un caso de ronquera

Un varón de 69 años es remitido a consulta de ORL por pérdida progresiva de la voz en las últimas 3 semanas, que empeora cada día. La laringoscopia directa muestra un pequeño tumor maligno verrugoso en el borde libre de la cuerda vocal verdadera izquierda, que no parece haberse extendido a las comisuras en dirección posterior ni tampoco en dirección anterior. La biopsia muestra un carcinoma, un tumor maligno de origen epitelial, que surge en el epitelio que reviste la cuerda verdadera.

P. Describa la base estructural de este caso. Explique por qué la falta de afectación de las comisuras tiene importancia y analice en qué sentido el pronóstico de este enfermo podría haber sido mejor si el tumor se hubiera originado en las cuerdas falsas en lugar de las verdaderas.

Caso 10.2. Respuesta

La pérdida de la voz de este paciente es consecuencia de una alteración estructural de la región laríngea e indica afectación de las cuerdas verdaderas. Las causas de la pérdida de voz son múltiples, incluidas las infecciones bacterianas o virales («laringitis»), pero una pérdida de la voz de larga evolución y progresiva obliga a descartar un tumor, sobre todo en ancianos fumadores. La fonación (producción de la voz) depende de la vibración de las cuerdas vocales verdaderas que se mueven con libertad bajo el control del músculo vocal y los nervios laríngeos.

Incluso los tumores benignos pueden afectar a la estructura de la cuerda verdadera lo bastante como para producir síntomas, como ronquera, pero los tumores malignos invasivos alteran de tal forma la estructura anatómica de la cuerda verdadera que la ronquera progresiva acaba produciendo la pérdida completa de la voz. Este tumor maligno se origina en el epitelio escamoso estratificado que reviste la superficie externa de la cuerda vocal verdadera.

Los tumores malignos pueden diseminarse desde su lugar de origen por varios mecanismos, como invasión de la luz de un linfático en la zona de tumor original, y agregados de células tumorales pueden romper y penetrar en los vasos linfáticos hasta llegar a los ganglios regionales. La diseminación a los ganglios linfáticos de la parte lateral del cuello es frecuente en el carcinoma laríngeo. Las cuerdas verdaderas no contienen linfáticos, salvo en las comisuras, de forma que la diseminación a distancia solo es frecuente cuando el tumor primario de la cuerda verdadera alcanza estas comisuras.

Las otras partes del aparato laríngeo, como las cuerdas falsas, están bien dotadas de linfáticos, de forma que es mucho más probable que estos tumores se diseminen a distancia del origen primario hacia los ganglios linfáticos, que los tumores limitados a la cuerda verdadera, lo que se asocia a un peor pronóstico.

Caso 10.3. Una infección torácica progresiva

Una mujer de 78 años alojada en una residencia enfermó durante una epidemia de gripe con fiebre, malestar, coriza, dolor de garganta y tos. Aunque otros residentes que también se habían infectado por la gripe mejoraron en 5-6 días, esta mujer no lo hizo y presentó una disnea progresiva con desorientación cerebral. Fue ingresada en el hospital y la exploración indicó que ambas bases pulmonares estaban sólidas, con escasa o nula entrada de aire. La radiografía de tórax urgente confirmó la consolidación de ambas bases de los lóbulos inferiores, lo que indicaba neumonía.

P. Describa la base estructural de este caso y explique cómo los gérmenes responsables de la infección pueden diseminarse por el pulmón.

Caso 10.3. Respuesta

Se ha desarrollado una neumonía en ambos pulmones, aunque limitada a la región basal de los lóbulos inferiores. En la neumonía bacteriana, las bacterias acceden a los sacos aéreos alveolares por dos vías principales: transportados por el moco bronquial desde las vías respiratorias superiores en situaciones en las cuales el ascensor mucociliar normal no funciona; o mediante inhalación directa dentro de los sacos aéreos.

En esta paciente, una anciana que había padecido recientemente una infección respiratoria alta, las bacterias han colonizado inicialmente la vía respiratoria alta lesionada por la infección viral previa (gripe), que ha causado graves lesiones en el epitelio de superficie de la tráquea y de los bronquios principales y sus ramas, destruyendo, de forma especial, los cilios de superficie que se encargan en condiciones normales de barrer la fina capa de moco bronquial en dirección proximal. En ausencia de estos mecanismos defensivos, el moco bronquial se desplaza por el árbol bronquial bajo la influencia de la gravedad y los bronquíolos respiratorios distales acaban bloqueados por el moco. Conforme descienden, las bacterias infectan la tráquea (traqueítis), los bronquios (bronquitis) y los bronquíolos (bronquiolitis) y, cuando llegan a los bronquíolos terminales y respiratorios de pared delgada, las bacterias pueden atravesar las paredes e infectar los sacos aéreos alveolares que rodean a los bronquíolos. Este patrón de diseminación de la infección bacteriana pulmonar se denomina **bronconeumonía.**

CAPÍTULO 11

Caso 11.1. Un varón obeso con pirosis

Un varón obeso de 56 años, fumador severo, acude al médico de cabecera por un dolor grave intermitente en el centro de la parte inferior del tórax. Resulta especialmente intenso por la noche cuando se tumba al acostarse. El médico realiza una anamnesis completa y diagnostica una enfermedad por reflujo gastroesofágico (RGE); le prescribe antiácidos y le recomienda que deje el tabaco y pierda peso. Sin embargo, el paciente regresa a las 2 semanas porque sus síntomas no han mejorado y ante el temor de padecer una angina, dado que un compañero de trabajo de su edad falleció recientemente en su puesto de trabajo tras desmayarse por un infarto de miocardio. El doctor sospecha que no está siguiendo sus recomendaciones, pero acepta remitirle al hospital para estudios más específicos. En el hospital el enfermo repite la misma historia y las pruebas no indican isquemia miocárdica. La endoscopia muestra inflamación y úlceras en el tercio distal del esófago.

P. Describa la base estructural y anatómica de este caso. Explique las diferencias entre el epitelio de revestimiento normal del esófago y el de la parte proximal del estómago.

Caso 11.1. Respuesta

El médico de cabecera consideró que este paciente sufría una enfermedad por reflujo gastroesofágico (ERGE) por la anamnesis, sobre todo por la especial frecuencia del dolor y su gravedad por la noche mientras el paciente yace tumbado en la cama. La base de este trastorno es que las secreciones ácidas de la luz del estómago pueden ascender, en ocasiones, a la parte distal del esófago, y allí lesionan y erosionan el epitelio estratificado escamoso que reviste el esófago distal y que no resiste los efectos del ácido (a diferencia del epitelio cilíndrico alto que reviste el estómago y que cuenta con una delgada capa de moco protector secretada por las células mucosas gástricas).

El reflujo de ácido gástrico hacia el esófago queda impedido, en condiciones normales, por el esfínter gastroesofágico, que es en parte estructural (un anillo de músculo liso de esfínter en la pared de la unión gastroesofágica) y en parte funcional (presión extrínseca de los músculos del diafragma y angulación normal en la unión gastroesofágica). Si quiere comprender el papel del diafragma, revise el tema sobre la hernia de hiato en sus libros de cirugía.

Caso 11.2. Varón joven con diarrea persistente

Un varón de 26 años es remitido con urgencia al hospital por su médico de familia por presentar diarrea intensa sanguinolenta durante 3 días. El paciente refiere unas 10-15 deposiciones diarias muy líquidas teñidas con sangre y se siente especialmente preocupado por la extrema urgencia de las mismas, que prácticamente no le dan tiempo ocasionando una molesta incontinencia.

A la exploración el paciente está ansioso e inquieto, con fiebre (38,5 °C) y un pulso rápido (105/min). Refiere dolor abdominal bajo, pero no distensión abdominal ni antecedentes de viajes al extranjero o vómitos. El recuento celular completo muestra anemia (9,8 g/dl) con algunos hematíes hipocrómicos y microcíticos, hematíes policromáticos y trombocitosis; la VSG fue 45 mm/h. Se remite una muestra de heces a microbiología para estudio microscópico directo urgente y cultivo y se le ingresa para más pruebas y tratamiento. La sigmoidoscopia muestra enrojecimiento de la mucosa del intestino grueso y se obtiene una biopsia, que muestra ulceraciones superficiales de la mucosa del intestino grueso con pérdida del epitelio superficial asociada a infiltrados de neutrófilos, lo que indica inflamación aguda focal. No se reconocieron agentes infecciosos.

Se diagnosticó una colitis ulcerosa, cuyo tratamiento se planificó.

P. Describa la base estructural y anatómica de este caso. ¿Qué efectos clínicos se pueden explicar por la pérdida del epitelio de superficie del intestino por ulceración?

Caso 11.2. Respuesta

El paciente refiere una historia de corta duración de diarrea incontrolable e intensa con heces acuosas y teñidas de sangre. La biopsia muestra pérdida de la mucosa con extensas úlceras superficiales y se diagnosticó una colitis ulcerosa aguda.

La mucosa del colon y el recto está revestida por epitelio cilíndrico alto organizado en glándulas tubulares rectas y la mayor parte de las células epiteliales son absortivas o secretoras de moco. La función principal del intestino grueso es absorber agua del contenido líquido del intestino delgado, que llega al mismo tras atravesar la válvula ileocecal. Por tanto, el contenido líquido del intestino delgado se convierte en heces semisólidas tras su concentración mediante la reabsorción masiva de agua y el tránsito de las heces semisólidas hacia el colon distal, y el recto se ve facilitado por el moco que le añaden las células caliciformes del colon. En la parte inferior de las glándulas tubulares se encuentran células neuroendocrinas y células troncales; estas últimas son importantes en el proceso de curación de esta enfermedad.

La pérdida extensa de la mucosa del intestino delgado en la colitis ulcerosa grave interfiere de forma significativa con la función del intestino grueso, ya que la pérdida de tanto epitelio de absorción permite que el contenido ileal atraviese el intestino casi sin cambios, porque no se absorbe el agua y no se forman heces semisólidas. Como la enfermedad destruye y erosiona gran parte de la mucosa, la submucosa, que contiene abundantes vasos de pared delgada, queda expuesta y se produce una hemorragia significativa, que lleva a la anemia ferropénica, como se ve en este caso. El mecanismo del esfínter anal (esfínteres anales interno y externo) tiene una capacidad muy limitada de retener los contenidos líquidos en el colon y el recto y se plantea el problema de la incontinencia fecal.

Caso 11.3. Mujer con dolor abdominal, diarrea y pérdida de peso

Una mujer de 32 años es remitida al hospital por su médico de cabecera por dolor abdominal casi constante, a veces más intenso, y diarreas frecuentes. También refiere sentirse mal en general y sentirse demasiado cansada en los últimos meses, habiendo perdido bastante peso a pesar de tener un apetito casi normal. A la exploración estaba pálida y delgada, con un abdomen ligeramente distendido, algo doloroso a la palpación. Una anamnesis más detenida sobre la diarrea demostró que no era sanguinolenta y con frecuencia tampoco las heces eran líquidas, pero si muy pálidas y blandas con tendencia a flotar y dificultad para que desaparecieran al tirar de la cadena. El médico reconoció en esta descripción una esteatorrea. El recuento celular completo mostró una anemia moderada por deficiencia de hierro, con unas plaquetas normales, lo que indicaba que no se había perdido sangre de forma reciente. Un estudio de tránsito intestinal con bario y una endoscopia del intestino delgado mostraron una leve dilatación del intestino delgado, sin alteraciones arquitecturales graves. Se realizó una biopsia de yeyuno y el patólogo la informó como sugestiva de enteropatía por gluten (enfermedad celíaca), por la pérdida de las vellosidades normales y sustitución del intestino delgado normal por un epitelio aplanado.

P. Describa la base estructural, funcional y anatómica de este caso. Describa las posibles consecuencias clínicas y funcionales de esta pérdida del patrón velloso del intestino delgado.

Caso 11.3. Respuesta

La mucosa y la submucosa del intestino delgado se proyectan en un gran número de pliegues que se disponen de forma circunferencial alrededor de la luz. Son más llamativas en el yeyuno. La superficie de estos pliegues se organiza, a su vez, en vellosidades, que sobresalen hacia la luz intestinal. Las glándulas tubulares o criptas se extienden desde la base de las vellosidades a la muscular de la mucosa.

La mucosa del intestino delgado está constituida por enterocitos, que son células cilíndricas altas con núcleos redondeados u ovales situados en el tercio basal celular. La superficie luminal de los enterocitos está muy especializada; cada célula cuenta con 2.000-3.000 microvellosidades altas densamente agrupadas, que se revisten de una glucoproteína, el glucocáliz. Este está compuesto por extensiones filamentosas de la membrana de las células de las microvellosidades. El glucocáliz contiene una serie de enzimas (enzimas del borde en cepillo, como lactasa, sacarasa, peptidasas, lipasas y fosfatasa alcalina), importantes en la digestión y el transporte.

En la enfermedad celíaca se produce una respuesta inmunitaria frente al gluten ingerido en la harina de trigo que condiciona la muerte de las células del epitelio del intestino delgado. En respuesta a esta muerte celular, se incrementa la producción de células epiteliales en las criptas, que se hacen más largas de lo normal. Sin embargo, la muerte celular de células epiteliales formadas persiste y la mucosa intestinal no adopta un patrón velloso.

Una consecuencia de la pérdida de este patrón velloso es que el área superficial para la absorción del intestino delgado se reduce, lo que causa mala absorción intestinal. La grasa no se absorbe y permanece en las heces, que se vuelven grasientas, pálidas y difíciles de arrastrar con agua (esteatorrea). La absorción de hierro, vitamina B_{12} y folato se puede afectar también, produciendo anemia.

Otra consecuencia del rápido recambio de las células epiteliales del intestino delgado es que no cuentan con tiempo para diferenciarse por completo. Puede no producirse la expresión de enzimas superficiales, como lactasa y sacarasa, de forma que la absorción de los azúcares no tiene lugar, porque no se pueden degradar a azúcares más simples.

En los pacientes celíacos se recomienda la dieta libre de gluten de la harina de trigo, con la cual desaparece el daño de mecanismo inmunitario y la arquitectura epitelial del intestino delgado recupera la normalidad.

CAPÍTULO 12

Caso 12.1. Varón con daño hepático

Un varón de 62 años es ingresado en el hospital porque se le ha encontrado desmayado en la calle. No responde y huele a alcohol. A la exploración se encuentra con hipoglucemia y se le administra glucosa. El abdomen está distendido y se considera que tiene ascitis. También muestra edema de tobillos y esplenomegalia a la palpación.

Las pruebas hematológicas muestran un incremento de la bilirrubina y una albúmina sérica baja.

P. ¿Cómo se relacionan todos estos hallazgos clínicos con la estructura y función normales del hígado? ¿Qué patrón de hepatopatía sugiere este caso?

Caso 12.1. Respuesta

El colapso de este paciente puede guardar relación con una elevada concentración de etanol en sangre y también con la hipoglucemia. El alcohol es una toxina hepática bien conocida y puede interferir con la función hepática normal, provocando daño hepatocelular. Las principales funciones hepáticas son las siguientes:

- Síntesis y secreción de la bilis: el hígado produce la bilis, que contiene agua, iones, fosfolípidos, pigmentos biliares (sobre todo glucurónido de bilirrubina) y ácidos biliares (ácidos glucocólico y taurocólico).
- Excreción de bilirrubina: el hígado produce bilirrubina mediante la degradación del componente hemo de la hemoglobina. En el hígado, la bilirrubina se conjuga con ácido glucurónico y el conjugado (glucurónido de bilirrubina) se excreta en la bilis y posteriormente en las heces.
- Síntesis de proteínas: el hígado sintetiza muchas proteínas, como albúmina y factores de la coagulación de la sangre, como fibrinógeno y protrombina.
- Gluconeogénesis: los lípidos y los aminoácidos se convierten en glucosa por el hígado mediante la gluconeogénesis.
- Depósito: los triglicéridos, el glucógeno y algunas vitaminas se almacenan en el hígado.
- Desaminación de los aminoácidos: en el hígado, los aminoácidos se desaminan para generar la urea, que se excreta por el riñón.
- Conjugación y rotura química de las toxinas: el retículo endoplásmico liso del hígado posee grandes cantidades de enzimas que rompen o conjugan las sustancias tóxicas (p. ej., alcohol, barbitúricos) para convertirlas en otros metabolitos.

En este paciente se han encontrado alteraciones de los siguientes tres aspectos de la función hepática:

- Hipoglucemia, posiblemente por fracaso de la gluconeogénesis.
- Aumento de bilirrubina, posiblemente por fracaso de la síntesis y excreción de la bilis.
- Hipoalbuminemia, por fracaso de la síntesis hepática de proteínas.

Otro rasgo clínico en este caso es la ascitis o acumulación de líquido en la cavidad peritoneal. El paciente puede estar predispuesto a sufrir este trastorno por la hipoalbuminemia sérica, con la consiguiente reducción de la presión oncótica plasmática. Otro factor que puede producir ascitis es la hipertensión en el sistema portal venoso: hipertensión portal. En el hígado normal, la sangre de la vena porta circula por el hígado en las venas de los espacios porta y después por los sinusoides hepáticos. Si se altera la estructura hepática por una enfermedad, el flujo de sangre por los sinusoides se altera, lo que aumenta la presión de forma retrógrada en el sistema portal venoso con hipertensión portal.

Una enfermedad que puede ocasionar todas estas alteraciones es la cirrosis, en la cual las lesiones de larga duración de los hepatocitos producen fibrosis (depósito de cicatriz de colágeno), muerte de los hepatocitos, y, al tratar de regenerarse, formación de nódulos de hepatocitos. Esta alteración de la arquitectura hepática determina una alteración de la distribución vascular con hipertensión portal. La reducción de la masa hepatocítica con alteraciones de la anatomía hepática condiciona un fracaso funcional hepático, con aumento de la bilirrubina, alteraciones de la gluconeogénesis y fracaso en la secreción de proteínas séricas. Este patrón de enfermedad se denomina **hepatopatía crónica,** porque se debe a una lesión de larga evolución.

En este caso, lo más probable es que el alcoholismo crónico haya ocasionado lesiones de los hepatocitos y desarrollo de cirrosis al final.

CAPÍTULO 13

Caso 13.1. Un accidente de tráfico

Un varón de 23 años jugador de fútbol aficionado sufre una fractura compuesta de tibia y peroné en un accidente de moto. Tras el tratamiento quirúrgico de las fracturas mediante la colocación de placas y tornillos, muestra gran dificultad para cargar sobre la pierna afectada. Sufre una reducción de la masa muscular e inicia una prolongada rehabilitación, que incluye fisioterapia de los músculos del muslo y la pierna.

P. Explique la base estructural de este caso. ¿Para qué se necesita la fisioterapia?

Caso 13.1. Respuesta

Cuando los huesos muestran fracturas tan graves que se producen desplazamientos, no se puede optar por una reparación normal de las fracturas, porque los extremos de los huesos fracturados están demasiado alejados. El objetivo del tratamiento quirúrgico es unir los extremos del hueso fracturado («reducción de la fractura») y mantenerlos así firmemente («fijación de la fractura»), para acelerar la curación. Dado que esta fractura necesitó fijación con clavos y láminas, se puede asumir que existía un notable desplazamiento.

Aunque la fractura se reduzca y fije de este modo, se tardan al menos 8 semanas en que la fractura se repare, período durante el cual el movimiento del miembro queda limitado y el paciente no puede apoyar durante algunas semanas. Durante este tiempo, los músculos del miembro son claramente infrautilizados y pueden sufrir una atrofia significativa por desuso, lo que se traduce en una reducción de masa muscular y debilidad del miembro cuando se trata de movilizar por completo. Es posible reducir estos cambios con un programa de fisioterapia para mantener el uso de los músculos, aunque no se empleen para caminar.

La fisioterapia de los músculos de la pantorrilla y el muslo resulta esencial desde el principio por dos motivos:

- Prevención de la atrofia por desuso del músculo, que se desarrolla por la inactividad física durante el período de curación de la fractura.
- Reduce al mínimo el riesgo de trombosis de las venas de las piernas (v. caso 9.1).

Caso 13.2. Debilidad muscular en la infancia

Un varón de 2 años es visto en neurología porque se ha retrasado su desarrollo motor y muestra una clara debilidad. En la familia existen antecedentes de problemas parecidos, dado que un primo falleció por una debilidad progresiva de tipo muscular al final de la adolescencia. La biopsia muscular muestra muerte de muchas fibras musculares, con evidencia de regeneración de fibras y fibrosis. No se identifica expresión de la proteína distrofina.

P. ¿En qué sentido se relaciona la falta de expresión de distrofina y la enfermedad muscular?

Caso 13.2. Respuesta

La distrofina es una proteína asociada a la membrana celular de las fibras musculares esqueléticas y es responsable de unir las proteínas intracelulares que median la contracción y las proteínas extracelulares de la membrana externa que rodea a cada fibra muscular.

Si no se expresa la distrofina, las fuerzas generadas por la contracción de las fibras musculares no se transmiten de forma eficiente a la matriz extracelular. En el músculo normal, las fuerzas de contracción están coordinadas y se transmiten de forma uniforme a través de la matriz extracelular para permitir que el músculo se comporte como una masa única.

En los pacientes que no expresan distrofina, la contracción produce desgarro de la membrana celular, lo que provoca la muerte de las fibras musculares. Aunque se puede producir cierta regeneración de las fibras musculares, con el tiempo se pierden fibras y el músculo sufre fibrosis, lo que se traduce en debilidad muscular permanente.

Ahora se sabe que la mutación de los genes que codifican otras proteínas de unión de la membrana puede producir también distrofia muscular.

Caso 13.3. Varón con cojera

Un varón de 68 años acude al hospital desde el ambulatorio por dificultad para deambular por dolor en la cadera derecha, que ha empeorado en los últimos 3 años. En este momento cojea, favoreciendo a la pierna izquierda y empleando la derecha con ayuda de un bastón. A la exploración muestra un movimiento limitado en la cadera derecha por dolor. La radiografía muestra estenosis del espacio articular de la cadera con aplanamiento de la cabeza femoral y crecimiento de hueso neoformado (osteófitos) alrededor del reborde de la cabeza femoral. Se diagnosticó una artrosis.

P. ¿Qué estructuras articulares pueden estar afectadas en este proceso y cómo piensa que se relaciona la clínica con la alteración de la función articular?

Caso 13.3. Respuesta

La articulación de la cadera es una típica articulación sinovial entre la cabeza del fémur y el acetábulo a modo de copa de la pelvis, dentro del cual se encaja la cabeza femoral formando una articulación de tipo enartrosis. Como se trata de una articulación sinovial, ambas superficies articulares están revestidas, normalmente, por una capa de cartílago articular, y el movimiento suave y prácticamente libre de rozamiento entre las dos superficies articulares viene ayudado por la presencia entre ellas de una capa delgada de líquido sinovial deslizante y lubricante producido por la sinovial que reviste la superficie interna de la cápsula articular.

En la estructura normal de la cabeza femoral existe una gruesa capa de cartílago articular liso de la superficie articular, que reposa en hueso cortical compacto denso, a partir del cual se origina una red compleja de hueso trabecular que ocupa la cavidad medular del hueso.

En la enfermedad que sufre este paciente (artrosis) se produce un daño constante por fricción en muchos años, con una erosión progresiva y adelgazamiento del cartílago articular en las dos superficies opuestas de los dos huesos que forman la articulación. Al final, todo el cartílago articular se erosiona y el hueso cortical de la cabeza del fémur se encuentra en contacto constante con el hueso cortical del acetábulo. Las láminas corticales de los dos huesos sufren engrosamiento para soportar las fuerzas adicionales que deben resistir cuando desaparece el efecto amortiguador del cartílago. Los huesos corticales no solo se engruesan, sino que se vuelven más compactos como consecuencia de las potentes fuerzas de compresión a las que se someten y la fricción constante entre las dos superficies corticales duras acaba determinando que ambas superficies se vuelvan muy compactas y «pulidas» (proceso que se denomina **eburnación**). Las fuerzas compresivas verticales sobre la cabeza femoral determinan grados variables de aplanamiento de la cabeza que, en general, es redonda, porque algunas trabéculas óseas bajo la lámina cortical reforzada pueden doblarse.

Un cambio estructural adicional que se produce en la cabeza femoral es la formación de «osteófitos» óseos protuberantes en la periferia de la cabeza. Estos se producen por la formación de nuevo hueso reactivo como consecuencia de la transmisión anormal de las fuerzas de compresión y fricción que operan conforme se modifica la estructura de la cabeza femoral al progresar la enfermedad.

Producción de los cambios artrósicos. Como se ha descrito antes, los principales cambios observados son consecuencia del desgaste excesivo progresivo y la mayoría se pueden explicar exclusivamente por las fuerzas físicas implicadas. La artrosis es muy frecuente en la cadera de los ancianos, pero también se describe en las articulaciones muy empleadas, como los dedos de las personas que emplean teclados y las rodillas de los atletas, como los futbolistas. Sin embargo, la aparición de la enfermedad no es inevitable y las evidencias indican que los factores genéticos pueden influir, sobre todo, en la función y la respuesta de los condrocitos del cartílago articular frente a los traumatismos.

Caso 13.4. Mujer con dolor lumbar de nalga y pierna

Una mujer de 35 años sufre de repente un dolor intenso en la región lumbar mientras poda un rosal. Se arrastra hacia su casa y se tumba en decúbito supino, porque es la única postura en la que aguanta el dolor. Duerme de forma intranquila, aunque toma un analgésico. A la mañana siguiente el dolor lumbar ha mejorado en cierta medida, pero aparece dolor en la nalga izquierda, que se irradia hacia el muslo izquierdo por la parte posterior y al día siguiente alcanza incluso la pierna y el pie. A pesar de reposar en cama durante 2 días, los síntomas persisten y llama a su médico de cabecera, que acude a verla. El médico encuentra pérdida de sensibilidad en la planta y la parte posterior de la pantorrilla y que la paciente no logra levantar la pierna izquierda con la rodilla extendida. También refiere debilidad en el tobillo y al flexionar los dedos del lado izquierdo. Se diagnosticó prolapso de un disco intervertebral.

P. Describa la base histológica y anatómica de este trastorno.

Caso 13.4. Respuesta

Esta paciente refiere antecedentes de protrusión de un disco intervertebral, que produce dolor lumbar («lumbago») y dolor en la nalga y por la parte posterior de la pierna con síntomas neurológicos («ciática»).

Los cuerpos vertebrales óseos se separan entre sí por un disco intervertebral, que se comporta como amortiguador de traumatismos e, igual que en las articulaciones no sinoviales, permite movimiento anteroposterior limitado y flexión lateral y extensión de la columna.

Cada disco intervertebral está constituido por fibrocartílago con un área central de tejido fibromixoide gelatinoso blando que se llama **núcleo pulposo,** alrededor del cual se dispone un fibrocartílago más denso a modo de cubierta y llamado **anillo fibroso.** En la protrusión del disco, el material del núcleo pulposo central sobresale por la pared lateral, y queda apenas limitado por el delgado anillo fibroso. La causa no se conoce, pero el material del disco extruido que se reseca durante la cirugía como tratamiento de la protrusión del disco muestra un anillo fibroso adelgazado y parcialmente roto, con un material de núcleo pulposo pálido y desorganizado, que parece repleto de agua.

El material de disco que protruye comprime los nervios vertebrales cuando se originan en la médula en su trayecto hacia la pelvis y los miembros inferiores. Esta presión física produce los síntomas y signos neurológicos de la ciática.

CAPÍTULO 14

Caso 14.1. Mujer con síntomas múltiples

Una mujer de 37 años fue remitida al hospital por su médico de familia para estudio y tratamiento. Durante unos 6 meses había notado una torpeza progresiva en su casa, de forma que se le caían todas las cosas y estaba irritable y «estresada». En los momentos de mayor estrés notaba temblor en las manos y las palmas estaban sudorosas y calientes. Dormía mal y describía «palpitaciones», como si el corazón fuera a la carrera. Un problema importante era la inquietud constante, de forma que no era capaz de terminar un trabajo sin cambiarse a otra actividad, lo que le generaba gran preocupación porque se estaba ganando enemigos en el trabajo y reduciendo su rendimiento. En la anamnesis directa refería diarrea y menstruaciones irregulares en los meses previos y había perdido bastante peso. Las pruebas hematológicas demostraron rasgos de tirotoxicosis y se solicitaron más estudios para valorar la posible causa.

P. Describa la base funcional e histológica de este caso. Concéntrese en describir el control normal de la producción de hormonas tiroideas y plantéese por qué se puede alterar y producir una secreción excesiva.

Caso 14.1. Respuesta

Para comprender la respuesta a esta pregunta, usted debe estar familiarizado con la histología normal de la glándula tiroides, las relaciones estructurales y funcionales de las células acinares tiroideas, y el control mediante retroalimentación de la secreción de hormona tiroidea.

El cirujano tenía un especial interés en la palpación de la región frontal del cuello porque sospechaba que la tiroides era la raíz del problema y que existían altas probabilidades de que toda la glándula o una parte de la misma estuviera lo bastante aumentada de tamaño como para ser fácilmente palpable. En ocasiones, este aumento de tamaño es tan importante que la glándula se ve con facilidad (bocio).

Esta paciente sufre una hiperplasia de tiroides, de forma que los acinos tiroideos contienen un mayor número de células epiteliales tiroideas. En condiciones normales, un elevado porcentaje de las células epiteliales que revisten los acinos tiroideos son pequeñas y se encuentran en fase inactiva; solo unas pocas células participan de forma activa en cada momento en la síntesis de hormona tiroidea y el reprocesamiento de la tiroglobulina sintetizada y presente en el coloide tiroideo almacenado para generar de nuevo hormona tiroidea activa. La proporción entre las células tiroideas activas e inactivas varía según las demandas del cuerpo de hormona tiroidea y viene controlada por mecanismos de retroalimentación, en los que participa la hormona estimuladora del tiroides (TSH) secretada en la adenohipófisis. En la hiperplasia tiroidea, este mecanismo de retroalimentación no actúa; las células epiteliales tiroideas aumentan en número y un porcentaje mucho mayor participa de forma activa en la síntesis y movilización de hormona tiroidea, independientemente de las necesidades del cuerpo, lo que se traduce en un síndrome clínico de tirotoxicosis, en el cual la excreción activa y constante de hormona tiroidea incrementa el metabolismo corporal, aumentando el apetito y produciendo pérdida de peso, irritabilidad, intranquilidad, insomnio, torpeza, hiperactividad física, palpitaciones, diarrea e intolerancia al calor.

Esta paciente presenta muchos de los síntomas descritos como consecuencia de la liberación continua de grandes cantidades de hormona tiroidea activa por parte de una glándula tiroides alterada desde el punto de vista histológico.

Caso 14.2. Un varón que desarrolló obesidad e hipertensión

Un varón de 56 años es remitido para estudio. En una revisión rutinaria reciente se había encontrado que tenía una hipertensión y un médico de la comunidad le dijo que era obeso y tenía estrías abdominales. Se planteó un posible diagnóstico de enfermedad de Cushing por efectos de un exceso de corticosteroides.

Las pruebas complementarias demostraron un incremento del cortisol y se planteó la realización de pruebas complementarias para definir la causa.

P. Describa la base estructural y funcional de este caso. Concéntrese en la descripción de la regulación normal de la producción de cortisol y plantee cómo se puede alterar para causar esta enfermedad.

Caso 14.2. Respuesta

Se pensó que este paciente tenía una enfermedad de Cushing. La mayor parte de los pacientes sufren obesidad de la mitad superior del cuerpo con cara redonda y aumento de los depósitos de grasa alrededor del cuello y los hombros. Las estrías abdominales son marcas por distensión de color rojo-púrpura, que pueden localizarse en el abdomen, los brazos, las mamas, las nalgas y los muslos. Es frecuente la hipertensión arterial y muchos pacientes también refieren fatiga y debilidad muscular. Las alteraciones de la tolerancia de la glucosa pueden determinar diabetes mellitus.

La enfermedad se debe a una concentración excesiva de la hormona cortisol. El cortisol es producido por las células de la corteza suprarrenal y esta producción se regula por la secreción de hormona adrenocorticótropa (ACTH) por la adenohipófisis, que estimula dicha producción. La liberación de ACTH es controlada, a su vez, por influencias de la región hipotalámica del cerebro y por la secreción de factor liberador de corticotropina (CRF), que estimula la secreción.

Cuando las concentraciones de cortisol en la sangre alcanzan valores adecuados, el hipotálamo y la hipófisis liberan menos CRF y ACTH. Este sistema de retroalimentación regula la cantidad de cortisol liberado por las glándulas suprarrenales.

Las causas teóricas de esta secreción excesiva de cortisol pueden localizarse en el hipotálamo, la hipófisis o la glándula suprarrenal.

Una secreción excesiva de CRF puede ocasionar una producción excesiva de cortisol. En la práctica, esto no explica, en general, los casos de enfermedad de Cushing; cuando sucede, la causa no suele ser el hipotálamo, sino más bien una fuente ectópica, en general un tumor pulmonar.

Se puede producir una secreción excesiva de ACTH en presencia de un tumor hipofisario (adenoma hipofisario). En esta situación, el tumor sigue secretando ACTH independientemente de cualquier regulación por la concentración de CRF.

En algunos casos, la ACTH se secreta en una fuente ectópica, como un tumor pulmonar.

El exceso de cortisol puede ser secundario a una secreción autónoma por alteración en la glándula suprarrenal. La causa más frecuente es un tumor de la corteza suprarrenal, que, en la mayor parte de los casos, es un adenoma (benigno), pero que, en algunos pacientes, puede ser un carcinoma corticosuprarrenal (maligno).

CAPÍTULO 15

Caso 15.1. Niño con hematuria

Un varón de 6 años es ingresado en el hospital porque su madre refiere que ha eliminado pequeñas cantidades de orina oscura concentrada. También ha estado mal, con obnubilación y lloroso y después su madre ha notado la cara edematosa. Ha llevado una muestra de orina al médico de familia, que ha realizado un estudio sencillo demostrando que el color pardo de la orina se debe a la presencia de sangre (hematuria) y que también contiene abundantes proteínas.

Al ingreso se repitieron los estudios y se confirmó una hematuria grave. El pediatra confirmó también la tumefacción facial, sobre todo periocular, y encontró que el niño tenía hipertensión. Las pruebas de laboratorio demostraron que tenía urea elevada. Se realizó un diagnóstico clínico de insuficiencia renal y se planteó un posible origen glomerular del proceso. Se consideró que el niño sufría un síndrome nefrítico y se planificaron más pruebas para determinar la causa de base.

P. Describa la base funcional y estructural de este caso. Concéntrese en describir la estructura normal del glomérulo y cómo evita la entrada a la orina de sangre y proteínas. Especule sobre cómo se puede alterar la estructura glomerular en la enfermedad de forma que se produzca una salida de hematíes hacia la orina y una disminución del filtrado glomerular que culmina en la uremia. ¿Por qué piensa que existe hipertensión asociada?

Caso 15.1. Respuesta

Este niño muestra rasgos de síndrome nefrítico (glomerulonefritis aguda), que corresponden a los siguientes:

- Hematuria y excreción de poca cantidad de orina (oliguria).
- Incremento transitorio de la presión arterial.
- Incremento transitorio de la urea.
- Edema, sobre todo periorbitario.

Estas características se deben a las alteraciones estructurales en todos los glomérulos de los dos riñones. La delgada capa normal de células endoteliales que revisten los capilares glomerulares prolifera de forma que bloquea por completo la luz de los capilares e impide el paso de sangre por ellos. Esto ocasiona un incremento de la resistencia periférica vascular, con el consiguiente aumento de la presión arterial. Como los glomérulos son atravesados por muy poca sangre, se produce muy poca ultrafiltración a través de la barrera glomerular de filtración, de forma que se reduce, en gran medida, la orina excretada (oliguria) y aumenta la urea en sangre.

La patogenia del síndrome nefrítico es compleja, pero la alteración básica es una lesión glomerular de base inmunitaria, con depósito de inmunocomplejos en la membrana, cuya presencia estimula la proliferación de las células endoteliales.

Por fortuna, en la mayor parte de los casos, el síndrome nefrítico infantil dura poco tiempo. Los inmunocomplejos de la membrana basal glomerular desaparecen y las células endoteliales proliferadas regresan hasta que los capilares quedan de nuevo revestidos por una fina capa de células endoteliales aplanadas. Conforme los capilares recuperan su luz, la sangre vuelve a circular por ellos de nuevo; la presión arterial se reduce y se recupera la ultrafiltración, de forma que aumenta la diuresis y se reduce la urea en sangre.

Caso 15.2. Un varón de mediana edad con proteinuria grave

Un varón de 46 años con diabetes desde la adolescencia desarrolla proteinuria (excesiva pérdida de proteínas en la orina) según su médico de familia y se cita con el diabetólogo. En el hospital se confirma la proteinuria grave y también se observa edema de manos, pies y dedos de manos y pies. Las pruebas de laboratorio también muestran hipoalbuminemia. Es ingresado y trasladado a una unidad de nefrología para estudiar su síndrome nefrítico.

P. Describa la base funcional y estructural de este caso. Concéntrese en describir cómo evita el glomérulo normal la pérdida de proteínas con la orina. Especule sobre los cambios estructurales y funcionales que pueden haber ocasionado la enfermedad.

Caso 15.2. Respuesta

Este paciente tiene una combinación de síntomas, signos y hallazgos de laboratorio propios del síndrome nefrótico:

- Excesiva pérdida de proteínas en la orina (proteinuria).
- Hipoalbuminemia.
- Edema, sobre todo en las manos y los pies.

Dada la alteración en la barrera de filtración glomerular, grandes cantidades de proteínas pasan desde el plasma sanguíneo de la luz capilar glomerular al espacio urinario. La barrera de filtración glomerular que funciona con normalidad retiene gran parte de las proteínas plasmáticas. Las proteínas (sobre todo las pequeñas moléculas, como la albúmina) descienden por el sistema tubular en el filtrado glomerular. En condiciones normales, la pequeña cantidad de proteínas que atraviesa la barrera de filtración glomerular normal es reabsorbida en el túbulo contorneado proximal, de forma que la orina no contiene proteínas en absoluto. Sin embargo, en el síndrome nefrótico, la cantidad de proteínas en el filtrado glomerular supera, con mucho, la capacidad tubular de reabsorberla, de forma que aparecen proteínas en la orina concentrada final, proceso que se denomina **proteinuria.**

Cuando la pérdida de proteínas (sobre todo albúmina) en la orina es grave y prolongada, la cantidad de proteínas perdidas supera la capacidad del hígado de sintetizar nueva albúmina. Cuando se analiza la cantidad de proteínas en la sangre, se encuentra una concentración de albúmina baja, proceso denominado **hipoalbuminemia.**

Cuando existe hipoalbuminemia, se alteran las fuerzas que controlan el equilibrio de líquidos entre los espacios intravascular y extravascular (tejidos). Uno de los factores importantes que atraen líquido hacia el espacio intravascular (a nivel capilar) desde el intersticio tisular es la presión osmótica (oncótica) ejercida por las altas concentraciones de proteínas plasmáticas dentro de los capilares y que aspira líquido desde el espacio extravascular. Cuando las concentraciones de proteínas plasmáticas son bajas, se reduce la presión oncótica y entra menos líquido intersticial hacia las luces capilares, de forma que se acumula líquido en el espacio intersticial tisular, con el consiguiente edema tisular.

Caso 15.3. Un varón joven con traumatismos múltiples

Un varón de 23 años se vio implicado en un accidente de tráfico y estuvo varias horas atrapado en el coche. El personal paramédico inició la infusión intravenosa, pero seguía hipotenso y perdió la conciencia, mientras los bomberos le extraían del vehículo con equipos de cortar metales. Era evidente que había sufrido fracturas compuestas de tibia y peroné en ambos miembros y se sospechaba una hemorragia interna por una fractura de pelvis o rotura de un órgano interno. A pesar de la administración de expansores de plasma y las transfusiones de sangre, mantuvo la hipotensión y la hipovolemia durante el traslado en ambulancia. En urgencias se consideró que la hipotensión mantenida se debía a una hemorragia intraabdominal y una laparotomía de urgencia demostró una rotura de bazo. Se le extirpó y se consiguió una buena homeostasis local. Con la ayuda de transfusiones de sangre su hipotensión e hipovolemia mejoraron lo suficiente para que los cirujanos ortopédicos le operaran de las fracturas compuestas de tibia y peroné en la misma intervención. Tras la cirugía siguió hipotenso durante 24 horas más a pesar de las transfusiones de sangre. Se observó que no tenía diuresis y se enviaron muestras de sangre a analizar, en las que se demostró un incremento de las concentraciones de hidrogeniones (acidosis) y de la potasemia (hiperpotasemia). Se consideró que tenía una falla renal aguda.

P. Describa la base estructural y funcional de este caso. Concéntrese en describir qué parte del riñón regula las concentraciones de hidrogeniones y potasio y especule sobre lo que puede haber sucedido para producir la enfermedad.

Caso 15.3. Respuesta

El componente de la nefrona lesionado en este caso es el sistema tubular, sobre todo los túbulos proximales y distales con actividad metabólica, que son muy importantes para el intercambio de líquidos e iones y en el mantenimiento de la homeostasis.

Los capilares que irrigan los túbulos (capilares peritubulares) se encuentran en el extremo del largo y complicado aporte vascular renal: arteria renal, rama principal de la arteria renal, arteria segmentaria, arteria interlobulillar, arteria arqueada, arteria interlobulillar, arteriola aferente, red capilar glomerular, arteriola eferente y red capilar peritubular. La perfusión de sangre por este sistema capilar más distal tiene siempre riesgo de afectarse si se produce cualquier pérdida de presión de perfusión central y las células que irriga, es decir, las células epiteliales de los túbulos tienen riesgo de sufrir hipoxia. Por desgracia, estas células tienen altas demandas de oxígeno, ya que tienen muchas mitocondrias, dada su importante actividad metabólica. Este cuadro se denomina fracaso renal agudo.

En este caso, el paciente tenía múltiples lesiones con grave pérdida de sangre (por rotura de bazo y fracturas óseas) y presentó hipotensión e hipovolemia durante un período prolongado, durante el cual se produjo una reducción marcada de la perfusión por los vasos más periféricos, como los capilares peritubulares, por lo que la oxigenación de los tejidos (incluidas las células epiteliales tubulares) resultó inadecuada para la función celular normal. Las actividades de bombeo iónico se interrumpieron y muchas de las células epiteliales tubulares murieron (necrosis tubular aguda). El fracaso de esta función ocasiona trastornos graves del equilibrio electrolítico, que se pusieron de manifiesto inicialmente con acidosis metabólica e hiperpotasemia en las pruebas hematológicas. La reducción de la perfusión sanguínea en los capilares glomerulares redujo la ultrafiltración, con la consiguiente reducción en el filtrado glomerular y la producción de orina. En este caso, la perfusión de sangre por los vasos renales era tan reducida que no se producía orina en absoluto (anuria).

Este paciente tiene una excelente ocasión de recuperarse cuando se interrumpa su pérdida de sangre, ya que dejaría de estar hipovolémico e hipotenso, y se normalizaría el flujo por sus vasos periféricos. La perfusión normal por los capilares glomerulares permitirá la ultrafiltración y volverá a producir orina de nuevo. La perfusión normal de los capilares peritubulares permitirá la oxigenación adecuada de las células epiteliales tubulares que hayan sobrevivido y empezarán de nuevo a bombear iones a pequeña escala. Sin embargo, las células epiteliales tubulares tienen una gran capacidad de regenerarse y los túbulos enseguida se repueblan de células epiteliales funcionales por completo y recuperan los mecanismos de homeostasis normales.

CAPÍTULO 16

Caso 16.1. Varón con problemas urinarios

Un varón de 63 años consultó por problemas urinarios de 1 año de evolución. Tras un período en el cual sólo refería una nicturia progresiva (que le llevaba a levantarse a orinar por la noche), encontró que necesitaba ir al baño con mayor frecuencia de noche y de día, tenía poco chorro y con frecuencia seguía goteando, aunque creía haber terminado de orinar. También en ocasiones tenía que esperar mucho rato antes de que empezara el chorro. El urólogo realizó un tacto rectal y observó un aumento de tamaño de la próstata.

P. Describa la base histológica y estructural de este caso. ¿Qué le puede suceder a la vejiga si existe una hipertrofia prostática?

Caso 16.1. Respuesta

Tras salir de la vejiga, la uretra masculina atraviesa la glándula prostática antes de introducirse dentro del pene. Cuando cruza la próstata, la uretra puede quedar comprimida si la próstata aumenta de tamaño. La hipertrofia prostática es frecuente en hombres mayores de 60 años y se debe a la hiperplasia de la glándula a nivel mucoso (periuretral interno) y submucoso (periuretral externo). Esta proliferación de la glándula condiciona un aumento de tamaño de toda la glándula y la uretra prostática normalmente tubular queda comprimida para adoptar una forma en hendidura estrecha, causando una obstrucción parcial. Se genera así dificultad para vaciar la vejiga durante la micción. Los síntomas de este paciente (frecuencia urinaria, chorro débil, dificultad para iniciar e interrumpir la micción) son típicos de la obstrucción prostática de la uretra.

Como consecuencia de esta obstrucción uretral, siempre queda orina al final de la micción dentro de la vejiga (orina residual), cuya cantidad aumenta al agravarse la obstrucción y que puede condicionar una distensión permanente de la vejiga. La vejiga tiene que ejercer más fuerza de la normal para vaciarse frente a la obstrucción y el músculo liso de la pared vesical sufre una hipertrofia de esfuerzo. La pared vesical se engruesa cuando se hipertrofian las tres capas musculares y se pueden ver bandas musculares hipertróficas por la mucosa (trabeculaciones).

Caso 16.2. Una pareja con subfertilidad

Un matrimonio joven está siendo estudiado por subfertilidad. En un análisis de semen se encuentra ausencia de espermatozoides y que ambos testículos son más pequeños de lo normal y firmes. El paciente refiere que cuando era pequeño fue operado de criptorquidia bilateral.

P. Describa la base estructural y funcional de este caso. Concéntrese en describir qué esperaría encontrar en el testículo postpuberal y especule sobre lo que podría encontrar en el estudio histológico del testículo de un varón sin espermatozoides en el eyaculado.

Caso 16.2. Respuesta

Los testículos se desarrollan en la parte posterior de la pared abdominal durante las fases precoces del desarrollo embrionario y migran hacia el saco escrotal antes del nacimiento. Se piensa que las temperaturas más bajas del escroto resultan esenciales para el desarrollo normal de las células germinales y su posterior maduración a espermatozoides, en un proceso que se denomina **espermatogénesis.** El testículo maduro normal está constituido por túbulos seminíferos revestidos en su superficie interna por células germinales (espermatogonias), que sufren división y maduración bajo la influencia de la testosterona secretada por las células de Leydig que se encuentran en los intersticios entre los túbulos seminíferos, y estos procesos se denominan **espermatocitogénesis** y **espermatogénesis,** y originan espermatozoides móviles. Este ciclo se inicia al empezar la pubertad. Los espermatozoides formados pasan hacia la *rete testis* y después a los conductillos eferentes y el epidídimo, desde donde atraviesan el conducto deferente tubular, que circula dentro del cordón espermático desde el epidídimo a los conductos eyaculadores, que atraviesan la próstata y desembocan en la uretra prostática a nivel del utrículo. A la salida de los conductos eyaculadores, el deferente recibe unos conductos cortos de las vesículas seminales, cuyas secreciones aportan nutrientes para los espermatozoides.

La ausencia de espermatozoides en el eyaculado indica que los testículos no están produciéndolos o que el paso de los mismos desde el testículo a la uretra está totalmente obstruido a ambos lados. En este caso, la causa más probable de que los testículos no elaboren espermatozoides es la falta de descenso de los testículos hacia el escroto durante la vida intrauterina (criptorquidia). En estos casos, el epitelio germinal no se desarrolla, aunque los testículos se desciendan de forma quirúrgica hacia el saco escrotal durante la infancia. Cuando todas las células germinales han muerto, no parece existir capacidad de regeneración, aunque mejoren las condiciones. Sin epitelio germinal para formar el revestimiento interno de los túbulos seminíferos, las únicas células existentes son las de Sertoli. Los túbulos son pequeños, con membranas basales gruesas y el testículo, en conjunto, es pequeño, con escaso aumento de tamaño durante la pubertad. Las células secretoras de testosterona (células de Leydig o intersticiales) no sufren lesiones en los testículos no descendidos y siguen secretando hormonas, de forma que el desarrollo de las características sexuales secundarias es normal.

Existen otras causas de destrucción de las células germinales testiculares, como las infecciones virales de la parotiditis. Cuando no se encuentra la causa de la ausencia de espermatozoides en el eyaculado, se puede realizar una biopsia testicular con aguja.

CAPÍTULO 17

Caso 17.1. Una mujer que no puede quedarse embarazada

Una mujer de 26 años consulta por no haber conseguido un embarazo con su pareja en los últimos 2 años. Tiene reglas regulares y los estudios endocrinológicos sugieren que la ovulación es normal. Las pruebas descartan un probable factor masculino.

P. Describa la base estructural y funcional que permite la fertilización e implantación con éxito. Especule sobre las posibles alteraciones que se pueden producir como causa de la infertilidad.

Caso 17.1. Respuesta

Para que un óvulo se fertilice e implante tras liberarse del ovario, debe descender por la tuba uterina (trompa de Falopio). Después, el óvulo fertilizado se debe implantar en el endometrio uterino durante la fase correcta.

Los factores ováricos son una causa frecuente de infertilidad femenina. Es posible que los factores endocrinos impidan la maduración del folículo y la liberación del óvulo, aunque las pruebas complementarias parecen descartar esta posibilidad en este caso.

El siguiente grupo de trastornos por orden de frecuencia son las alteraciones en la trompa de Falopio. Las trompas transportan los óvulos desde los ovarios a la luz del cuerpo uterino (cavidad endometrial), y también en ellas se suele producir la fertilización del óvulo por los espermatozoides. Tras la fertilización, la trompa transporta el óvulo fertilizado a la cavidad endometrial, donde se implanta. Cada trompa mide 10-12 cm de longitud y se extiende desde un extremo abierto cercano al ovario a otro estrecho que atraviesa la pared miometrial del útero antes de desembocar en la cavidad uterina.

El infundíbulo de la tuba uterina está rodeado por una red de fimbrias revestidas de epitelio. En algunas enfermedades, las fimbrias se adhieren densamente a la superficie ovárica, de forma que el óvulo liberado no puede acceder a las trompas. La trompa es un tubo muscular revestido por un epitelio especializado plegado de forma variable, cuyo aspecto varía según las zonas. Cuando existe una enfermedad de la trompa, como las que ocasionan estenosis, o del epitelio de revestimiento, el óvulo puede sufrir dificultades durante su descenso por la misma. El revestimiento epitelial de la trompa es de dos tipos: células ciliadas y células secretoras. Las primeras pueden ser responsables del desplazamiento del óvulo a través del infundíbulo y la ampolla, aunque el peristaltismo tubárico también puede tener una importancia mayor. Las células ciliadas también pueden intervenir en propulsar a los espermatozoides en dirección opuesta. Las alteraciones genéticas poco frecuentes que cursan con alteraciones de la motilidad ciliar pueden asociarse a trastornos de la fertilidad.

Los factores endometriales o uterinos también pueden causar infertilidad. La implantación se produce en el endometrio en fase secretora. Si los factores endocrinos condicionan que el endometrio no se encuentre en esta fase, la implantación no se producirá. Los procesos inflamatorios y las alteraciones anatómicas del endometrio, como los pólipos, pueden también dificultar la implantación. En algunas mujeres, la implantación se impide por cicatrización y estenosis de la cavidad endometrial.

CAPÍTULO 18

Caso 18.1. Un varón con ampollas

Un varón de 62 años es visto en consulta por haber desarrollado un exantema ampolloso tenso, más evidente en las flexuras de los brazos. Una biopsia de piel realizada muestra que la ampolla tiene su base en la unión dermoepidérmica y que se asocia a un infiltrado de eosinófilos.

La inmunofluorescencia muestra una banda lineal de depósitos de autoanticuerpos de tipos IgG y C3 en la unión dermoepidérmica. Una muestra de sangre del paciente muestra anticuerpos circulantes, que se ligan a la unión dermoepidérmica en una muestra de piel normal.

Se diagnosticó un penfigoide ampolloso, un cuadro autoinmunitario en el que existen autoanticuerpos frente a un componente normal del hemidesmosoma.

P. Describa la base estructural y funcional de este caso, centrándose en las características estructurales de la epidermis que podrían facilitar su anclaje en la dermis y en qué sentido las alteraciones de los hemidesmosomas podrían predisponer a la formación de ampollas. Analice qué otros defectos estructurales pueden ocasionar un cuadro ampolloso.

Caso 18.1. Respuesta

Esta enfermedad (penfigoide ampolloso) se debe a una alteración de la membrana basal de la epidermis, por lo que es importante conocer su estructura.

La membrana basal entre la epidermis y la dermis tiene tres capas esenciales: una lámina lúcida electrolúcida en la vertiente epitelial; una lámina densa electrodensa por debajo de ella; y, en la vertiente dérmica de la lámina densa, una capa mal definida, que se denomina lámina fibrorreticular, a través de la cual pasan varias fibrillas de anclaje (colágeno de tipo VII) y microfibrillas (fibrilina) que se conectan con el colágeno y las fibras de elastina de la dermis. Estas uniones anclan de forma firme la membrana basal con la dermis subyacente. En la otra vertiente (epidérmica) de la membrana basal, las células basales de la epidermis están ligadas de forma fuerte a la membrana basal a través de estructuras especializadas que se llaman **hemidesmosomas** y que se conectan con la lámina densa a través de filamentos de anclaje que pasan desde el hemidesmosoma a la lámina densa atravesando la lámina lúcida.

Se han identificado al menos 17 antígenos distintos en las distintas capas de la membrana basal, dos de los cuales se conocen como **antígenos del penfigoide ampolloso** (BP230 y BP180, conocidos también como BPAG-1 y BPAG-2). Uno de ellos reside en el hemidesmosoma, mientras que el otro se localiza en la lámina lúcida. En el penfigoide ampolloso se desarrollan autoanticuerpos frente a estos dos antígenos y se produce una reacción antígeno-anticuerpo a nivel de estos antígenos, es decir, en los hemidesmosomas y la lámina lúcida. Las lesiones de los antígenos por este proceso autoinmunitario ocasionan debilidad de la membrana basal epidérmica con separación de la epidermis y la dermis a nivel de la lámina lúcida. La acumulación de líquido en esta zona de separación produce la elevación de la epidermis, que forma una ampolla repleta de líquido. La microscopia electrónica de una ampolla en fase precoz muestra que la separación tiene lugar en la lámina lúcida y que la lámina densa queda pegada a la superficie dérmica en la base de la ampolla.

Las pruebas hematológicas muestran anticuerpos frente a los antígenos del penfigoide ampolloso circulantes (BP230 y BP180) en la sangre, y la tinción con inmunofluorescencia de la biopsia cutánea muestra anticuerpos limitados a la membrana basal.

Otras enfermedades ampollosas se asocian a distintas alteraciones en la forma de adherencia de las células epidérmicas entre ellas y en los métodos mediante los cuales la membrana basal se adhiere de forma firme a la dermis.

Caso 18.2. Mujer con una masa mamaria

Una mujer de 46 años consulta al médico por un nódulo con dolor intermitente en la mama. La exploración muestra un nódulo irregular y móvil en el cuadrante inferointerno de la mama izquierda, de unos 2 cm de diámetro, que no está fijado a otras estructuras ni se asocia a aumento de tamaño ganglionar. Se planifican estudios complementarios de tipo radiológico e histológico.

P. Describa la base estructural e histológica de este caso, concentrándose en las estructuras normales de la mama que pueden originar un crecimiento neoplásico.

Caso 18.2. Respuesta

La unidad funcional de la mama femenina es el **lobulillo mamario,** constituido por una serie de conductillos terminales de extremo ciego que se abren en un conducto terminal intralobulillar. Este conducto terminal puede llevar las secreciones a un conducto de mayor calibre que se localiza fuera del lobulillo: el conducto terminal extralobulillar, que se conecta con los conductos terminales extralobulillares de lobulillos adyacentes antes de desembocar a una serie de conductos cada vez de mayor calibre, de los cuales los más grandes se abren al exterior a nivel del pezón. Los conductillos terminales y el conducto terminal intralobulillar están inmersos en un tejido de sostén fibroso laxo, el estroma fibrocolágeno intralobulillar, y todos los lobulillos tienen un soporte de tejido adiposo con un tejido fibroso algo más denso alrededor. El epitelio de los conductillos terminales de extremo ciego es sensible a las hormonas y responde a la secreción hormonal (de ovario e hipófisis) mediante la síntesis de un líquido rico en lípidos y proteínas (leche). Esta secreción alcanza su eficacia máxima durante las fases terminales de la gestación y la lactancia, momento en el cual los lobulillos sufren un tremendo aumento de tamaño como consecuencia de la hiperplasia del epitelio del conductillo terminal conforme aumenta la cantidad de leche sintetizada bajo la influencia de la secreción mantenida de hormonas estimuladoras de la lactancia por el ovario y la hipófisis. El componente glandular de los lobulillos sufre hiperplasia y la mama en conjunto aumenta de tamaño. Cuando se interrumpe la lactancia, los lobulillos recuperan lentamente su tamaño normal. Los lobulillos también se modifican ligeramente durante la segunda mitad de cada ciclo menstrual, porque las células epiteliales del conductillo terminal empiezan el proceso de sintetizar leche bajo la influencia de la progesterona del cuerpo lúteo ovárico; sin embargo, esta se interrumpe en cuanto se produce la menstruación y disminuye la concentración hormonal. Esta es la razón del ligero aumento de tamaño mamario y el dolor que sufren algunas mujeres antes de la menstruación.

Durante un período de muchos años, los cambios cíclicos de aumento y disminución de tamaño durante la menstruación, las gestaciones y la lactancia pueden distorsionar la arquitectura normal de los lobulillos y los conductos. En particular, aumenta la cantidad de tejido fibroso (tanto el extralobulillar denso como el intralobulillar laxo) y las bandas de tejido fibroso escinden algunos lobulillos y constriñen y obstruyen algunos conductos, de forma que se bloquean y distienden. La fibroadenosis es un ejemplo extremo de este cambio y corresponde a fibrosis irregular, con distorsión del tejido glandular lobulillar (adenosis) y marcada dilatación de los conductos obstruidos (cambio quístico). A la palpación, esta zona de la mama muestra un contorno irregular, es elástica y no se adhiere a la piel suprayacente o al músculo subyacente, y puede ser dolorosa. Cuando existe una prominente formación de quistes, parte de la masa puede fluctuar.

CAPÍTULO 19

Caso 19.1. Aparición gradual de hipoacusia

Un varón de 58 años es remitido para estudio en la unidad de audiología porque cada vez oye peor. La exploración física de la membrana del tímpano es normal y se plantea hacer una audiometría para determinar el tipo de hipoacusia.

P. Describa la base funcional y estructural de este caso. Concéntrese en cómo pueden alterarse los aspectos estructurales de la audición y ocasionar hipoacusia.

Caso 19.1. Respuesta

Existen tres grupos fundamentales de causas de hipoacusia, que se clasifican en conducción, neurosensitiva y mixta.

La hipoacusia de conducción se produce cuando las vibraciones sonoras encuentran dificultades para la transmisión desde el oído externo a través de las estructuras del oído medio, afectando a la audición antes de que el sonido llegue a la cóclea y los receptores nerviosos del oído interno. Las causas incluyen bloqueo del conducto auditivo, acumulación de secreciones en el oído medio y alteraciones en la disposición o movilidad de los osículos auditivos.

La hipoacusia neurosensitiva se debe a lesiones en los receptores neurales del oído interno (las células ciliadas del órgano de Corti de la cóclea), las vías nerviosas que conducen al cerebro (nervio auditivo) o las áreas del encéfalo que procesan la información sonora.

Algunas causas de hipoacusia neurosensorial aparecen desde el nacimiento o se producen por enfermedades que debutan en la primera infancia, como la incompatibilidad Rh o la anoxia durante el parto. Las infecciones fetomaternas, como la rubéola, el sarampión y la infección por citomegalovirus, pueden asociarse a hipoacusia.

En muchos cuadros de hipoacusia neurosensorial, la raíz de la enfermedad es genética. En muchos casos, los genes de estos trastornos se han identificado y sus productos guardan relación con una función anormal de las células ciliadas de la cóclea.

En los adultos, algunas sustancias tóxicas, incluidos algunos fármacos, pueden causar hipoacusia neurosensorial. La exposición continuada a ruidos altos, como en determinadas industrias, puede traducirse en lesiones del oído interno y determinar una hipoacusia permanente. Una causa poco frecuente de hipoacusia neurosensorial es un tumor del nervio acústico, derivado de las células de sostén del nervio, denominado **neurinoma del acústico.** Los traumatismos de la base del cráneo que afectan al oído interno también pueden causar hipoacusia.

La hipoacusia mixta es una combinación de hipoacusia de conducción y neurosensorial.

Caso 19.2. Mujer con deterioro de la visión

Una mujer de 63 años acude a clínica por deterioro de la visión. La exploración oftalmoscópica muestra un abombamiento de la papila y un incremento de la presión intraocular y se diagnostica glaucoma.

P. Describa la base funcional y estructural de este caso. Concéntrese en los aspectos estructurales del ojo que pueden ocasionar el incremento de la presión intraocular.

Caso 19.2. Respuesta

La presión intraocular viene determinada por la secreción y el drenaje del humor acuoso. Las cámaras anterior y posterior del acuoso se localizan anteriores al cristalino a cada lado del iris y se comunican entre ellas a través del orificio de la pupila.

El humor acuoso es un líquido acuoso, que se parece al líquido cefalorraquídeo, y que se secreta a una velocidad aproximada de 2 ml/min por las células epiteliales del cuerpo ciliar en la cámara posterior. El humor acuoso se filtra a través de una red de espacios revestidos por endotelio, la trama trabecular, que se dispone alrededor de la circunferencia de la raíz del iris y la periferia de la cámara anterior y que penetra en el conducto de Schlemm. Este conducto rodea toda la circunferencia del limbo dentro de la esclerótica. Desde el conducto de Schlemm, el humor acuoso penetra en los vasos venosos. El ángulo entre el margen de la córnea y la raíz del iris donde se localiza la trama trabecular se denomina «ángulo de drenaje iridocorneal».

Existe una resistencia normal al flujo del acuoso a nivel de la trama trabecular, de forma que la secreción y reabsorción continuada del mismo determina una presión de reposo intrínseca normal dentro del globo ocular (presión intraocular) de 10 a 22 mmHg.

Si las estructuras que participan en el drenaje del humor acuoso son anormales, este drenaje se puede alterar, con el consiguiente aumento de la presión intraocular, proceso que se denomina **glaucoma.**

Los trastornos que pueden producir glaucoma incluyen los siguientes:

- Bloqueo físico del ángulo de drenaje por partículas presentes en la cámara anterior, proliferación de vasos sanguíneos o traumatismos que literalmente bloquean la trama trabecular.
- Bloqueo del ángulo de drenaje y la entrada a la trama trabecular por aposición estrecha del iris a la parte posterior de la córnea.

En muchos casos no se consigue demostrar bloqueo físico del ángulo de drenaje y el bloqueo es de tipo funcional. Algunas causas de glaucoma son de origen familiar. Algunas formas de glaucoma son congénitas y debutan en la primera infancia.

PREGUNTAS DE REPASO

CAPÍTULO 1 HISTOLOGÍA

1. ¿Cuál de los siguientes métodos de tinción son empíricos? *Seleccione todos los que sean aplicables.*
   A. van Gieson.
   B. Hematoxilina-eosina (H-E).
   C. Ácido peryódico de Schiff (PAS).
   D. Fosfatasa alcalina.
   E. Inmunoperoxidasa.

2. ¿Cuál de las siguientes son características de la histología incluida en resina? *Seleccione todas las que sean aplicables.*
   A. Permite una mayor resolución que otros métodos de microscopia óptica.
   B. No puede emplearse en tejidos duros, como el hueso.
   C. Se emplea como valoración del tejido como parte de la microscopia electrónica de transmisión.
   D. Se aplica en material fresco congelado.
   E. El azul de toluidina se emplea con frecuencia como tinción.

3. ¿Cuál de las siguientes afirmaciones sobre la histología y los tejidos es correcta? *Seleccione todas las que sean aplicables.*
   A. El estudio histológico no suele usarse fuera del área de la investigación biológica.
   B. Los tejidos epiteliales son la base de algunos órganos sólidos.
   C. Los tejidos conjuntivos se caracterizan por una alta celularidad y un bajo volumen de material extracelular.
   D. Un tejido compuesto está constituido por un tipo predominante de célula.
   E. La piel puede considerarse un órgano.

4. Revise las siguientes afirmaciones sobre los tejidos y las tinciones histológicas y elija la correcta. *Seleccione todas las que sean aplicables.*
   A. Las células con una función similar, pero que están ampliamente distribuidas en varias localizaciones anatómicas pueden describirse como un sistema.
   B. Para estudiar los tejidos mediante estudio histológico convencional se deben incluir antes en parafina.
   C. La tinción con H-E de un corte de tejido tiñe el citoplasma de naranja y los núcleos de un color rosa intenso.
   D. El método de PAS permite detectar glucógeno en los cortes histológicos.
   E. La inmunocitoquímica se basa en la existencia de anticuerpos que se emplean como reactivos que pueden unirse de forma específica a una proteína o estructura relacionada en el corte de tejido.

5. Seleccione la opción más adecuada para cada una de las afirmaciones siguientes de la A-K. Cada opción puede emplearse una vez, más de una vez o no usarse.

   A. Tejido.
   B. Histología.
   C. Epitelio.
   D. Órgano.
   E. Sistema.
   F. Célula.
   G. Microscopia óptica con cortes incluidos en parafina.
   H. Fijación.
   I. Microscopia electrónica.
   J. Inclusión.
   K. Histoquímica.

   1. El estudio de la estructura microscópica de material biológica y las formas de relacionarse estructural y funcionalmente de los componentes individuales.
   2. Una colección organizada y definida de células con rasgos morfológicos parecidos.
   3. Células que cubren superficies, revisten las cavidades corporales o forman glándulas sólidas.
   4. La principal técnica empleada para el estudio microscópico de las células y los tejidos.
   5. La inmersión de un tejido en una solución de formaldehído.

CAPÍTULO 2 LA CÉLULA

1. ¿Cuál de las siguientes afirmaciones con relación al núcleo celular es correcta? *Seleccione todas las que sean aplicables.*
   A. Contiene ADN nuclear.
   B. Abrazado por láminas.
   C. Lugar de creación del ARN ribosómico.
   D. Acidófilo en las preparaciones teñidas.
   E. Una membrana continua aísla del espacio citosólico.

2. ¿Cuál de las siguientes afirmaciones sobre el ciclo y la división celular es correcta? *Seleccione todas las que sean aplicables.*
   A. Las células en G0 no se dividen.
   B. Las células en fase S están sintetizando proteínas para la división celular tras completar la síntesis de ADN.
   C. Las células en G2 tienen un doble complemento de ADN celular.
   D. La envoltura nuclear se disgrega en la prometafase.
   E. La envoltura nuclear se reestablece en la telofase.

3. ¿Cuál de las siguientes características se encuentra en las membranas de las células? *Seleccione todas las que sean aplicables.*
   A. Estructuralmente se basan en una bicapa lipídica.
   B. Contienen proteínas que solo actúan como enzimas.
   C. Rodean al núcleo en una sola capa.
   D. Rodean a los ribosomas individuales en la célula.
   E. Son recicladas por vesículas generadas en el Golgi.

4. ¿Cuál de las siguientes características corresponden a las mitocondrias? *Seleccione todas las que sean aplicables.*
   A. Se replican independientemente de la célula.
   B. Son el lugar principal de la fosforilación oxidativa.
   C. Tienen una membrana externa muy impermeable.

D. Tienen una morfología variable entre los distintos tipos celulares.
E. Contienen su propio material genético.

5. ¿Cuál de los siguientes rasgos presentan los lisosomas? *Seleccione todos los que sean aplicables.*
   A. Los lisosomas tienen una H + -ATPasa capaz de mantener un entorno ácido.
   B. Las enzimas que se encuentran en los lisosomas también existen en los peroxisomas.
   C. Las vesículas del Golgi llevan hidrolasas ácidas a los lisosomas.
   D. La fusión de un endosoma con una vesícula que contiene hidrolasas ácidas forma un endolisosoma.
   E. Las enfermedades por depósito lisosomal se deben a la ausencia de unas enzimas lisosomales específicas que condicionan la acumulación de un producto metabólico.

6. ¿Cuál de los siguientes rasgos se encuentran en las células en división? *Seleccione todos los que sean aplicables.*
   A. La envoltura nuclear se fragmenta durante la separación de los cromosomas.
   B. El nucléolo participa en la biogénesis de los ribosomas y es una estructura prominente en las células en división.
   C. La profase y la metafase se producen ambas durante la fase S del ciclo celular.
   D. Las células hijas finales generadas por la meiosis son haploides.
   E. El control de la población celular global puede regularse mediante apoptosis.

7. Las proteínas de la membrana celular pueden realizar las siguientes funciones. *Seleccione todas los que sean aplicables.*
   A. Unir los filamentos del citoesqueleto a la membrana celular.
   B. Introducir o sacar moléculas de las células.
   C. Limitar el movimiento de los fosfolípidos adyacentes para conseguir que la membrana celular sea más estable.
   D. Actuar como receptores para la transmisión de señales químicas.
   E. Actuar como una enzima para catalizar una reacción bioquímica.

8. ¿Cuál de estas afirmaciones sobre las caveolas son correctas? *Seleccione todas las que sean aplicables.*
   A. Son protrusiones externas de la membrana celular.
   B. Se asocian a una proteína que las rodea y se llama clatrina.
   C. Pueden introducir sustancias en la célula mediante un proceso llamado potocitosis.
   D. Tienen proteínas de superficie de la membrana que actúan como receptores de señales.
   E. Pueden traslocar sustancias desde el espacio extracelular de un lado de la célula al espacio extracelular del lado contrario.

9. ¿Cuál de los siguientes se localiza en el citosol de las células? *Seleccione todos los que sean aplicables.*
   A. Las enzimas de la vía glucolítica.
   B. Filamentos del citoesqueleto.
   C. Lípidos libres.
   D. Membrana basal.
   E. Glucocálix.

10. ¿Cuál de las siguientes afirmaciones sobre la estructura celular son correctas? *Seleccione todas las que sean aplicables.*
    A. En la bicapa de la membrana celular la composición de las capas lipídicas internas y externas es la misma.
    B. La exocitosis permite internalizar material del espacio extracelular en la célula.
    C. Los exosomas y los ectosomas son vesículas de transporte que pueden desplazar material entre las células migrando a través del espacio extracelular.
    D. La membrana nuclear interna está rodeada por proteínas llamadas láminas.
    E. El nucléolo se tiñe oscuro y es un lugar de condensación de la cromatina en una conformación inactiva.

11. Seleccione la opción más adecuada para cada una de las afirmaciones siguientes sobre el transporte de entrada y salida de la célula de la A-I. Cada opción puede emplearse una vez, más de una vez o no usarse.

    A. Endocitosis.
    B. Exocitosis.
    C. Pinocitosis.
    D. Fagocitosis.
    E. Cavéolas.
    F. Endocitosis mediada por receptor.
    G. Clatrina.
    H. Caveolina.
    I. Actina.

    1. Rodea las membranas de las fositas.
    2. Invaginación de una fosita revestida que introduce sustancias desde fuera de la célula a su interior.
    3. Internalización de líquido y pequeñas moléculas en la célula.
    4. Una bacteria se une a receptores de la superficie celular y es internalizada en una vesícula.
    5. Fusión de una vesícula celular con la membrana superficial para descargar el contenido hacia el espacio extracelular.

12. Seleccione la opción más adecuada para cada una de las afirmaciones siguientes sobre los componentes celulares de la A-K. Cada opción puede emplearse una vez, más de una vez o no usarse.

    A. Ribosoma.
    B. Nucléolo.
    C. Núcleo.
    D. Mitocondria.
    E. Retículo endoplásmico rugoso.
    F. Aparato de Golgi.
    G. Lisosoma.
    H. Peroxisoma.
    I. Actina.
    J. Retículo endoplásmico liso.
    K. Citosol.

    1. Principal localización del glucógeno dentro de la célula.
    2. Contiene hidrolasas ácidas.
    3. Principal localización del ADN celular.

4. La liberación del contenido se comporta como estímulo que activa la muerte celular programada.
5. Principal lugar de síntesis del ARNr.

13. Seleccione la opción más adecuada para cada una de las afirmaciones siguientes sobre la membrana celular de la A-G. Cada opción puede emplearse una vez, más de una vez o no usarse.

A. Fosfolípidos.
B. Colesterol.
C. Glucolípidos.
D. Glicerol.
E. Proteínas de membrana.
F. Microtúbulos.
G. Ácido graso.

1. Unen los filamentos del citoesqueleto a la membrana celular.
2. Limitan el movimiento de los fosfolípidos y hacen la membrana menos fluida y más estable a nivel mecánico.
3. Presente en la cara externa de la membrana celular.
4. Actúan como receptores para la transmisión de señales celulares.
5. Tienen una polaridad hidrófila e hidrófoba.

14. Seleccione la opción más adecuada para cada una de las afirmaciones siguientes sobre el citoesqueleto de la A-D. Cada opción puede emplearse una vez, más de una vez o no usarse.

A. Actina.
B. Microtúbulos.
C. Centríolos.
D. Filamentos intermedios.

1. Rodea a la membrana celular.
2. Media el transporte axonal en las neuronas.
3. El cuerpo basal de los cilios móviles.
4. Media la motilidad celular.
5. Entre los ejemplos se incluye la citoqueratina.
6. Mantiene una organización tubular ampliada en el retículo endoplasmático.
7. Organiza la respuesta del agresoma.

CAPÍTULO 3 CÉLULAS EPITELIALES

1. ¿Cuáles de los siguientes son rasgos característicos de las células epiteliales? *Seleccione todos los que sean aplicables.*
   A. Las células epiteliales escamosas son planas y recuerdan a escamas.
   B. En el epitelio seudoestratificado todas las células están en contacto con la matriz extracelular subyacente.
   C. Una célula cilíndrica simple es típicamente dos a tres veces más alta que ancha.
   D. La división celular ocurre en todas las capas del epitelio estratificado escamoso.
   E. El epitelio transicional es un revestimiento celular característico del tracto urinario.

2. ¿Cuál de los siguientes rasgos se encuentran en las uniones de las células epiteliales de distintos tipos? *Seleccione todos los que sean aplicables.*
   A. Las uniones oclusivas impiden la difusión lateral de las proteínas de la membrana.
   B. Las uniones adherentes interactúan con los filamentos de actina de las células.
   C. Los desmosomas interactúan con los filamentos de actina de las células.
   D. Los hemidesmosomas anclan las células a la membrana basal.
   E. Las uniones en hendidura participan en la comunicación intercelular.

3. ¿Cuál de las siguientes características muestran las células epiteliales? *Seleccione todas las que sean aplicables.*
   A. Microvellosidades con un centriolo basal en la base.
   B. Las placas de membrana son un rasgo del epitelio transicional.
   C. Los cilios se basan en filamentos intermedios.
   D. El glucocálix se encuentra dentro del RE rugoso.
   E. Las citoqueratinas son un tipo de filamento intermedio.

4. ¿Cuál de las siguientes afirmaciones es cierta en relación con la función secretora de las células epiteliales? *Seleccione todas las que sean aplicables.*
   A. La secreción endocrina se produce cuando una célula entra en el torrente circulatorio.
   B. Las células secretoras de mucina tienen un Golgi bien desarrollado, porque este es el principal lugar de glucosilación de las proteínas.
   C. Las células que bombean iones tienen muchos lisosomas para exportar los solutos transportados.
   D. La secreción merocrina ocurre cuando un producto secretado sale de la célula hacia la superficie o una luz mediante exocitosis.
   E. La secreción apocrina se produce cuando toda la célula se elimina como producto secretado.

5. ¿Cuál de las siguientes afirmaciones sobre las células epiteliales es correcta? *Seleccione todas las que sean aplicables.*
   A. Las uniones oclusivas impiden la migración lateral de las proteínas especializadas de la membrana celular, de forma que delimitan y mantienen unos dominios de membrana especializados.
   B. La forma de las microvellosidades se mantiene por un haz de microtúbulos.
   C. La célula epitelial estriada es la que ha desarrollado características de músculo.
   D. El acino de una glándula está constituido por colágeno.
   E. Algunos componentes de la membrana basal están producidos por las células epiteliales.

6. Seleccione la opción más adecuada para cada una de las afirmaciones siguientes sobre las células epiteliales de la A-K. Cada opción puede emplearse una vez, más de una vez o no usarse.

A. Epitelio escamoso simple.
B. Epitelio cúbico simple.
C. Epitelio cilíndrico simple.
D. Epitelio estratificado.
E. Glándula tubular recta.
F. Células secretoras holocrinas.
G. Células epiteliales ciliadas.

H. Células secretoras de proteínas.
I. Células secretoras de mucina.
J. Células secretoras de esteroides.
K. Células que bombean iones.

1. Células con una membrana celular plegada de forma compleja asociada a numerosas mitocondrias, que se unen entre ellas mediante uniones estrechas (oclusivas).
2. Células que revisten las vías de conducción aérea en la vía respiratoria alta.
3. El tipo de célula que recubre los vasos sanguíneos y las cavidades pleural y abdominal.
4. Células con un retículo endoplasmático liso extenso, lípidos libres en el citoplasma y mitocondrias con crestas tubulares.
5. Células con núcleos grandes abiertos y abundante retículo endoplasmático rugoso.

CAPÍTULO 4 CÉLULAS DE SOPORTE Y MATRIZ EXTRACELULAR

1. ¿Cuál de las siguientes afirmaciones sobre el colágeno es correcta? *Seleccione todas las que sean aplicables.*
   A. El tipo I es el principal colágeno de la piel.
   B. El tipo IV es el principal colágeno del hueso.
   C. El tipo III es el principal colágeno de las fibras reticulares.
   D. Secretado por los fibroblastos como moléculas de procolágeno.
   E. Es uno de los componentes de la matriz del osteoide.

2. ¿Cuál de las siguientes afirmaciones sobre los glucosaminoglucanos es correcta? *Seleccione todas las que sean aplicables.*
   A. Está constituido por residuos de azúcar repetidos.
   B. Son débilmente hidrófilos.
   C. Pueden estar unidos a proteínas para formar proteoglucanos.
   D. Incluyen el ácido hialurónico, el dermatán sulfato, la heparina y la fibronectina.
   E. Tienen una estructura plegada muy densa que da turgencia a la matriz extracelular de los tejidos.

3. ¿Cuál de las siguientes afirmaciones sobre la membrana basal es correcta? *Seleccione todas las que sean aplicables.*
   A. Contiene colágeno de tipo I.
   B. Contiene laminina.
   C. Contiene glucosaminoglucanos.
   D. Se une a las células epiteliales a través de receptores de integrina.
   E. Actúa como una barrera de permeabilidad.

4. ¿Cuál de las siguientes afirmaciones se encuentra en el tipo de tejido de soporte concreto que se indica? *Seleccione todas las que sean aplicables.*
   A. El tejido fibrocolágeno es el principal tejido de soporte en la mayor parte de los órganos.
   B. Los condroblastos elaboran la matriz extracelular especializada del cartílago.
   C. El cartílago hialino contiene colágeno de tipo II y forma el principal componente del pabellón auricular.
   D. El tejido adiposo unilocular genera calor en el período neonatal.
   E. Tras una lesión tisular grave, se forma tejido fibrocolágeno durante la cicatrización para generar una cicatriz fibrosa.

5. Seleccione la opción más adecuada para cada una de las afirmaciones siguientes sobre las células de soporte y la matriz extracelular de la A-K. Cada opción puede emplearse una vez, más de una vez o no usarse.

A. Fibroblastos.
B. Condrocitos.
C. Osteoblastos.
D. Miofibroblastos.
E. Elastina.
F. Membranas basales.
G. Cartílago hialino.
H. Fibrocartílago.
I. Cartílago elástico.
J. Tejido adiposo multilocular.
K. Tejido adiposo unilocular.

1. Forma el esqueleto inicial durante el desarrollo fetal.
2. Secreta osteoide.
3. Anclado a los hemidesmosomas.
4. Importante para la reparación tisular tras una lesión.
5. Presente en el pabellón auricular.

CAPÍTULO 5 CÉLULAS CONTRÁCTILES

1. ¿Cuál de las siguientes afirmaciones sobre el músculo esquelético es correcta? *Seleccione todas las que sean aplicables.*
   A. Las células tienen filamentos finos correspondientes a actina, que se anclan en la banda Z.
   B. Las células tienen filamentos gruesos constituidos por desmina.
   C. La contracción se regula mediante el control de la liberación de calcio en el retículo sarcoplásmico.
   D. Las células individuales se rodean por una lámina externa.
   E. Cada célula contiene múltiples núcleos.

2. ¿Cuál de las siguientes afirmaciones sobre las células musculares cardíacas es correcta? *Seleccione todas las que sean aplicables.*
   A. Las células son mononucleadas y están unidas mediante uniones intercelulares para formar una fibra.
   B. Son estriadas de un modo parecido al músculo esquelético.
   C. Normalmente se regeneran tras una lesión.
   D. Regulan la contracción mediante la liberación de calcio por el retículo sarcoplásmico.
   E. Tienen uniones comunicantes que unen las fibras para propagar la contracción.

3. ¿Cuál de las siguientes afirmaciones sobre las células musculares lisas es correcta? *Seleccione todas las que sean aplicables.*
   A. Tienen un solo núcleo.
   B. Utilizan actina y miosina para generar fuerza contráctil.
   C. Se rodean por una lámina externa.
   D. Tienen receptores de membrana para las hormonas.
   E. Pueden generar su propio nivel de contracción rítmica.

4. ¿Cuál de las siguientes afirmaciones sobre los miofibroblastos, pericitos y células mioepiteliales es correcta? *Seleccione todas las que sean aplicables.*
   A. Las células mioepiteliales se encuentran en el tejido glandular exocrino, como la mama.

B. Las células mioepiteliales son estrelladas, con múltiples prolongaciones que rodean a las unidades secretoras de las glándulas.
C. Las células mioepiteliales se controlan mediante inervación autónoma.
D. Los pericitos pueden asumir el papel de células mesenquimales primitivas.
E. Los miofibroblastos proliferan y participan en la reparación tras una lesión tisular.

5. Seleccione la opción más adecuada para cada una de las afirmaciones siguientes sobre las células contráctiles de la A-G. Cada opción puede emplearse una vez, más de una vez o no usarse.

A. Músculo esquelético.
B. Músculo estriado.
C. Músculo liso.
D. Músculo cardíaco.
E. Miofibroblasto.
F. Pericito.
G. Célula mioepitelial.

1. Expulsa las secreciones de las glándulas exocrinas.
2. Se encuentra asociado a los capilares y vénulas.
3. Tras una lesión tisular, participa en la angiogénesis.
4. Caracterizado por la existencia de uniones de tipo desmosoma y comunicantes.
5. Responsable de la función contráctil en las paredes de las vísceras huecas.

CAPÍTULO 6 TEJIDO NERVIOSO

1. ¿Cuál de las características siguientes tienen las neuronas? *Seleccione todas las que sean aplicables.*
   A. Las dendritas transportan señales desde el cuerpo celular.
   B. Tienen pocos lisosomas.
   C. El retículo endoplasmático liso se llama «sustancia de Nissl».
   D. El transporte anterógrado lento por el axón viene mediado por microtúbulos.
   E. El botón terminal se localiza en el extremo del axón.

2. ¿Cuál de las siguientes afirmaciones sobre las sinapsis es correcta? *Seleccione todas las que sean aplicables.*
   A. Las vesículas sinápticas derivan exclusivamente del transporte anterógrado en el axón.
   B. La liberación de neurotransmisores está mediada por canales de calcio sensibles al voltaje en la terminación nerviosa.
   C. La liberación del transmisor se produce mediante difusión a través de la membrana presináptica.
   D. La membrana postsináptica se fusiona con la presináptica a través de proteínas de adhesión celular.
   E. La membrana de las vesículas sinápticas se incorpora de forma transitoria a la membrana presináptica.

3. ¿Cuál de las siguientes afirmaciones sobre la mielina es correcta? *Seleccione todas las que sean aplicables.*
   A. La mielina envuelve los axones mielinizados por completo en toda su longitud.
   B. Está formada por células de Schwann en el sistema nervioso central (SNC).
   C. Puede regenerar tras las lesiones del sistema nervioso periférico (SNP).
   D. Reduce la velocidad de conducción en los axones de diámetro muy grande.
   E. En el SNP tiene una composición bioquímica distinta a la del SNC.

4. ¿Cuál de las siguientes afirmaciones sobre el SNP es correcta? *Seleccione todas las que sean aplicables.*
   A. El perineuro rodea un grupo de fascículos nerviosos.
   B. El epineuro está constituido por células aplanadas de aspecto similar al epitelio.
   C. Todos los axones son mielinizados.
   D. Los nódulos de Ranvier son áreas de axón desnudas entre segmentos mielinizados.
   E. Los ganglios contienen cuerpos de las células neuronales, axones, células de Schwann y células satélite.

5. ¿Cuál de las siguientes afirmaciones sobre la mielina es correcta? *Seleccione todas las que sean aplicables.*
   A. Los oligodendrocitos forman la mielina de la médula espinal.
   B. La línea densa mayor de la mielina se forma por la fusión de las superficies internas de la membrana celular de las células mielinizantes.
   C. Las incisuras de Schmidt-Lanterman no tienen citoplasma.
   D. La línea intraperíodo se forma por fusión de las superficies externa de la membrana celular de las células mielinizantes.
   E. La proteína P0 es un componente fundamental de la mielina del SNC.

6. ¿Cuál de las siguientes afirmaciones sobre los astrocitos es correcta? *Seleccione todas las que sean aplicables.*
   A. El principal filamento intermedio de los astrocitos es la proteína de los neurofilamentos.
   B. Los astrocitos contribuyen a la estructura de la barrera hematoencefálica.
   C. Los astrocitos tienen una morfología bipolar.
   D. Tras la lesión del SNC, la reparación ocurre por proliferación de los astrocitos.
   E. Las células juegan un papel importante en el mantenimiento del equilibrio iónico de los líquidos dentro del SNC.

7. Seleccione la opción más adecuada para cada una de las afirmaciones siguientes sobre las células del sistema nervioso periférico de la A-K. Cada opción puede emplearse una vez, más de una vez o no usarse.

A. Célula de Purkinje.
B. Neurona sensitiva.
C. Neurona motora.
D. Oligodendrocito.
E. Célula ependimaria.
F. Astrocito.
G. Células de la microglía.
H. Células meningoteliales.
I. Plexo coroideo.

J. Linfocito.
K. Monocito.

1. Células ciliadas dispuestas en láminas coherentes que recubren los ventrículos.
2. En cortes en parafina, se reconocen como un núcleo redondeado con un «halo» periférico de vacuolización y están localizados sobre todo en la sustancia blanca.
3. En cortes en parafina, se reconocen como núcleos en forma de bastón tanto en la sustancia gris como en la blanca y tienen una función de vigilancia inmunológica.
4. Células de superficie microvellosa dispuestas en forma de papilas vasculares.
5. Células poco llamativas presentes en la duramadre, la aracnoides y la piamadre.

8. Seleccione la opción más adecuada para cada una de las afirmaciones siguientes sobre las células contráctiles de la A-K. Cada opción puede emplearse una vez, más de una vez o no usarse.

A. Célula de Schwann.
B. Epineuro.
C. Perineuro.
D. Endoneuro.
E. Fascículo.
F. Célula ganglionar.
G. Célula satélite.
H. Neurona.
I. Oligodendrocito.
J. Astrocito.
K. Monocito.

1. El compartimento que rodea de forma inmediata a los axones en un nervio periférico, compuesto por fibras de colágeno, matriz extracelular y fibroblastos.
2. Las células más grandes presentes en un ganglio periférico.
3. Células de soporte presentes en los ganglios periféricos.
4. Estructura constituida por varias capas de células con propiedades estructurales de células epiteliales, que agrupan y delimitan un haz de axones.
5. La célula que rodea a los axones no mielinizados en un nervio periférico.

CAPÍTULO 7 CÉLULAS SANGUÍNEAS

1. ¿Cuál de las siguientes afirmaciones sobre los eritrocitos es correcta? *Seleccione todas las que sean aplicables.*
   A. Forma bicóncava que aumenta al máximo la relación superficie/volumen para la transferencia de gases en los vasos capilares.
   B. Ausencia de mitocondrias.
   C. Citoesqueleto asociado a la membrana que mantiene su forma.
   D. La vida en sangre periférica son unos 120 días.
   E. Se eliminan cuando envejecen por células del bazo.

2. ¿Cuál de las siguientes afirmaciones sobre los neutrófilos es correcta? *Seleccione todas las que sean aplicables.*
   A. Tienen un núcleo esférico regular.
   B. Realizan las principales funciones en la sangre periférica.
   C. Contienen la enzima mieloperoxidasa, que es importante para la destrucción bacteriana.
   D. Expresan moléculas de adhesión celular en la superficie, que permiten la adhesión al endotelio vascular.
   E. Expresan receptores en la superficie, que reconocen el material extraño para internalizarlo mediante fagocitosis.

3. ¿Cuál de las siguientes afirmaciones sobre las funciones especializadas de los leucocitos es correcta? *Seleccione todas las que sean aplicables.*
   A. Los basófilos emigran a los tejidos y forman células plasmáticas.
   B. Los monocitos tienen un papel clave como células fagocíticas.
   C. Los linfocitos de determinados tipos pueden secretar inmunoglobulinas.
   D. El número de eosinófilos está aumentado en los tejidos y la sangre en las reacciones alérgicas.
   E. Los neutrófilos tienen una semivida prolongada de unos 30 días cuando se activan y entran en los tejidos.

4. ¿Cuál de las siguientes afirmaciones es verdadera sobre las células sanguíneas generadas mediante hematopoyesis? *Seleccione todas las que sean aplicables.*
   A. Todas las células sanguíneas derivan de una célula madre hematopoyética común.
   B. Los granulocitos y los monocitos proceden de una célula progenitora comprometida común.
   C. Cada una de las citocinas que controlan y modulan la hematopoyesis actúan de forma muy específica en una línea celular.
   D. Las plaquetas se forman a partir de las células dendríticas.
   E. Las células progenitoras comprometidas no se dividen.

5. Seleccione la opción más adecuada para cada una de las afirmaciones siguientes de la A-K. Cada opción puede emplearse una vez, más de una vez o no usarse.

A. Megacariocitos.
B. Normoblasto.
C. Monocito.
D. Metamielocito.
E. Neutrófilo.
F. Eosinófilo.
G. Basófilo.
H. Mastocito.
I. Macrófago residente en los tejidos.
J. Células citolíticas naturales.
K. Linfocito B.

1. Madura a una célula secretora de inmunoglobulinas.
2. Precursor de un eritrocito.
3. Tipo celular presente durante la maduración de los granulocitos.
4. Célula precursora de las plaquetas de la sangre.
5. Célula residente en los tejidos con gránulos densamente basófilos.

6. Seleccione la opción más adecuada para cada una de las afirmaciones siguientes de la A-K. Cada opción puede emplearse una vez, más de una vez o no usarse.

A. Célula estromal.
B. Mastocito.
C. Eritrocito.
D. Linfocito.
E. Linfocito T.
F. Linfocito B.
G. Célula NK.
H. Macrófago.
I. Neutrófilo.
J. Eosinófilo.
K. Células plasmáticas.

1. Tienen un núcleo redondeado con prominente nucléolo, citoplasma basófilo (por la abundancia de RER) y un área pálida adyacente al núcleo.
2. Aumentan en la sangre periférica en respuesta a las infecciones bacterianas.
3. Caracterizadas por gránulos primarios, secundarios y terciarios en el citoplasma.
4. Caracterizada por un núcleo bilobulado.
5. Papel predominante como fagocitos y también presentan antígenos al sistema inmunitario.

CAPÍTULO 8 SISTEMA INMUNITARIO

1. ¿Cuál de las siguientes características es propia de los linfocitos B? *Seleccione todas las que sean aplicables.*
   A. Maduran a células plasmáticas y secretan inmunoglobulinas.
   B. Derivan de células originadas en la médula ósea.
   C. Son el principal tipo celular en la zona paracortical del ganglio linfático.
   D. Tienen receptores para los antígenos en la superficie.
   E. Pueden observarse como linfocitos pequeños en la sangre periférica.

2. ¿Cuál de las siguientes afirmaciones sobre los linfocitos T es correcta? *Seleccione todas las que sean aplicables.*
   A. Pueden observarse como linfocitos pequeños en la sangre periférica.
   B. Pueden expresar moléculas CD4 o CD8.
   C. Secretan anticuerpos y citocinas.
   D. Pueden dividirse en grupos en función de la expresión de distintos tipos de receptores para los linfocitos T.
   E. Son las principales responsables de la respuesta inmunitaria mediada por células.

3. ¿Cuál de las siguientes afirmaciones sobre el timo es correcta? *Seleccione todas las que sean aplicables.*
   1. Se divide en zona roja y blanca.
   2. Contiene células epiteliales que interactúan con los linfocitos T en desarrollo.
   3. Contiene estructuras llamadas corpúsculos de Hassall, que son vasos rodeados por células macrofágicas circundantes.
   4. Sufre involución tras la pubertad.
   5. Es sustituido por completo por tejido adiposo en la vida adulta.

4. ¿Cuál de las siguientes afirmaciones sobre los ganglios linfáticos es correcta? *Seleccione todas las que sean aplicables.*
   A. Los centros germinales se encuentran en la corteza superficial y están constituidos principalmente por linfocitos B.
   B. La mayor parte de los linfocitos acceden a través de las vénulas del endotelio alto de la región paracortical.
   C. No se encuentran células presentadoras de antígeno en los centros germinales, pero se concentran en la región paracortical.
   D. La linfa entra en el seno subcapsular a través de los linfáticos aferentes.
   E. Las células plasmáticas se concentran de forma principal en los senos medulares.

5. ¿Cuál de las siguientes afirmaciones sobre el sistema inmunitario es correcta? *Seleccione todas las que sean aplicables.*
   A. Los principales tipos celulares implicados en la respuesta inmunitaria son los linfocitos, los granulocitos, los macrófagos y las células dendríticas.
   B. Los principales órganos del sistema inmunitario son la médula ósea y el timo.
   C. Los órganos secundarios del sistema inmunitario son los ganglios linfáticos, el bazo y el tejido linfoide asociado a la mucosa (MALT).
   D. Los tres tipos principales de linfocitos se llaman linfocitos B, linfocitos T y monocitos.
   E. Las principales células presentadoras de antígeno son las células dendríticas y los macrófagos.

6. ¿Cuál de las siguientes afirmaciones sobre las células linfoides es correcta? *Seleccione todas las que sean aplicables.*
   A. Los linfocitos T vírgenes expresan CD8 o CD4 junto con CD3.
   B. Los linfocitos CD4+ interaccionan con el CPH clase I.
   C. Los linfocitos CD8+ interaccionan con el CPH clase II.
   D. Los linfocitos T gamma delta (linfocitos T gd) se encuentran fundamentalmente en el intestino.
   E. Los linfocitos T maduran en el timo.

7. ¿Cuál de las siguientes afirmaciones sobre los macrófagos es correcta? *Seleccione todas las que sean aplicables.*
   A. Los macrófagos residentes en el tejido forman una población de células capaces de fagocitar y procesar otros tipos de células muertas o lesionadas.
   B. Los macrófagos pueden estimularse por los linfocitos T para secretar citocinas.
   C. Los macrófagos no son capaces de presentar antígenos al sistema inmunitario.
   D. Las células de Küppfer son una variante de macrófago residente en los tejidos especializados.
   E. Las células nodriza del timo son un tipo especial de macrófago residente en los tejidos.

8. ¿Cuál de las siguientes afirmaciones sobre el músculo esquelético es correcta? *Seleccione todas las que sean aplicables.*
   A. Fagocitan material antigénico, lo procesan mediante sistemas proteolíticos y presentan los fragmentos resultantes a los linfocitos.
   B. Muestran expresión de moléculas del complejo principal de histocompatibilidad de clase II.
   C. Derivan de células linfoides precursoras.

D. Las células de Langerhans son una variante de célula dendrítica presentadora de antígeno.
E. Los ganglios linfáticos y el bazo no contienen una población residente de células dendríticas presentadoras de antígeno.

9. Seleccione la opción más adecuada para cada una de las afirmaciones siguientes sobre el sistema inmunitario de la A-H. Cada opción puede emplearse una vez, más de una vez o no usarse.

A. Médula ósea.
B. Seno nodal.
C. Corteza profunda del ganglio linfático.
D. Sinusoide esplénico.
E. Pulpa roja esplénica.
F. Pulpa blanca esplénica.
G. Corteza tímica.
H. Médula tímica.

1. Constituida principalmente por linfocitos maduros, que incluyen algunos centros germinales.
2. Lugar de origen de todos los linfocitos T y B.
3. Contiene principalmente linfocitos T maduros.
4. Lugar donde se adquiere la autotolerancia inmunitaria.
5. Lugar de las denominadas células nodriza.

CAPÍTULO 9 SANGRE Y SISTEMA CIRCULATORIO LINFÁTICO Y CORAZÓN

1. ¿Cuál de las siguientes afirmaciones sobre el corazón es correcta? *Seleccione todas las que sean aplicables.*
A. Las principales arterias coronarias se localizan en el epicardio.
B. Las células miocárdicas tienen núcleos centrales y son estriadas.
C. El endocardio contiene tejido elástico.
D. Las válvulas están constituidas por tejido colágeno denso y no tienen revestimiento endotelial.
E. El saco pericárdico está revestido por células mesoteliales.

2. ¿Cuál de las siguientes afirmaciones sobre el sistema arterial es correcta? *Seleccione todas las que sean aplicables.*
A. Las arterias elásticas grandes no contienen músculo liso en la media.
B. Las arterias musculares tienen una lámina elástica interna y externa.
C. Las arterias musculares no tienen íntima.
D. El tono del músculo liso se regula por factores secretados por el endotelio y por la inervación por el sistema nervioso autónomo.
E. Los *vasa vasorum* irrigan las paredes de las arterias grandes.

3. ¿Cuál de las siguientes afirmaciones sobre el sistema de conducción cardíaco es correcta? *Seleccione todas las que sean aplicables.*
A. La contracción cardíaca se inicia en el nódulo sinoauricular.
B. El músculo auricular internodal transporta señales de forma directa a las ramas derecha e izquierda del haz.
C. Las fibras de Purkinje no se pueden diferenciar de las células miocárdicas adyacentes.
D. El nódulo auriculoventricular origina directamente el haz de His.
E. El nódulo auriculoventricular es la única parte del sistema de conducción constituida por tejido neuronal.

4. ¿Cuál de las siguientes afirmaciones sobre el sistema circulatorio linfático es correcta? *Seleccione todas las que sean aplicables.*
A. Los capilares linfáticos recogen líquido del espacio extracelular.
B. Se emplea el término «quilo» para describir la linfa con lípidos que drena del intestino.
C. Los vasos linfáticos grandes tienen músculo liso en la pared.
D. Las válvulas facilitan el flujo de la linfa en los vasos linfáticos.
E. La linfa que circula hacia los ganglios linfáticos regresa hacia el sistema venoso a través de linfáticos principales, como el conducto torácico.

5. ¿Cuál de las siguientes afirmaciones sobre la estructura de los vasos sanguíneos es correcta? *Seleccione todas las que sean aplicables.*
A. La túnica íntima se reviste por células endoteliales.
B. La capa íntima contiene células miointimales con papeles contráctiles, fagocíticos y secretores.
C. La media está constituida principalmente por músculo liso, pero sin tejido elástico.
D. La lámina elástica que separa la túnica media y la adventicia se llama elástica interna.
E. La adventicia corresponde principalmente a fibroblastos y colágeno.

6. ¿Cuál de las siguientes afirmaciones sobre el endotelio es correcta? *Seleccione todas las que sean aplicables.*
A. El citoplasma de la mayor parte de las células endoteliales casi no resulta visible con técnicas histológicas convencionales.
B. Las células endoteliales se unen a la lámina basal subyacente.
C. Las células endoteliales tienen prominentes uniones estrechas que impiden la difusión entre las células.
D. Un rasgo de las células endoteliales son las vesículas lisosomales.
E. Las células endoteliales contienen cuerpos de Weibel-Palade

7. ¿Cuál de las siguientes afirmaciones sobre el endotelio es correcta? *Seleccione todas las que sean aplicables.*
A. Las células endoteliales pueden percibir los cambios de la presión arterial, la tensión de oxígeno y el flujo de sangre.
B. El endotelio activado se adelgaza y aplana más de lo normal.
C. El endotelio activado puede expresar moléculas de adhesión para los neutrófilos.
D. Bajo los efectos de la histamina, las células endoteliales pierden las uniones entre ellas y permiten la salida por difusión de líquido y proteínas hacia los tejidos locales.
E. Las células pueden secretar tromboxano (TXA_2) y endotelina 1 para ocasionar vasoconstricción.

8. Seleccione la opción más adecuada para cada una de las afirmaciones siguientes sobre los vasos sanguíneos y el corazón de la A-K. Cada opción puede emplearse una vez, más de una vez o no usarse.

A. Túnica íntima.
B. Túnica media.
C. Vasa vasorum.
D. Endotelio.
E. Arteriola.
F. Capilar.
G. Arteria muscular lisa.
H. Vena.
I. Miocardiocito auricular.
J. Fibra de Purkinje.
K. Nódulo sinoauricular.

1. Secretan factores que regulan el tono del músculo liso vascular.
2. Es la capa de la pared vascular adyacente a la luz.
3. Los principales responsables de la resistencia vascular periférica.
4. Tienen gránulos neuroendocrinos responsables de la secreción hormonal.
5. Pueden ser de tipo continuo o fenestrado.

CAPÍTULO 10 APARATO RESPIRATORIO

1. ¿Cuál de los siguientes afirmaciones sobre las cuerdas vocales verdaderas de la laringe es correcta? *Seleccione todas las que sean aplicables.*
   A. Se recubren por epitelio cilíndrico ciliado.
   B. Son ricas en linfáticos.
   C. Son ricas en capilares.
   D. Contienen fibras del ligamento vocal.
   E. Contienen fibras del músculo vocal.

2. Ordene los componentes del aparato respiratorio en el orden anatómico correcto de proximal a distal.
   A. Conducto alveolar.
   B. Bronquiolo terminal.
   C. Alvéolo.
   D. Bronquiolo respiratorio.
   E. Sacos alveolares.

3. ¿Cuál de las siguientes afirmaciones sobre los neumocitos de tipo 1 es correcta? *Seleccione todas las que sean aplicables.*
   A. Son más numerosos que los de tipo 2.
   B. Se unen entre ellas mediante uniones estrechas.
   C. Son ricas en mitocondrias.
   D. Tienen llamativas microvellosidades en superficie.
   E. Son muy resistentes a las toxinas inhaladas.

4. ¿Cuál de las siguientes afirmaciones sobre los neumocitos de tipo 2 es correcta? *Seleccione todas las que sean aplicables.*
   A. Tienen microvellosidades de superficie.
   B. Son células planas parecidas a escamas.
   C. Son células progenitoras que pueden dar origen a nuevos neumocitos de tipo 1 y 2.
   D. Pueden soltarse para actuar como macrófagos intraalveolares.
   E. Contienen cuerpos multilaminares en el citoplasma.

5. ¿Cuál de las siguientes afirmaciones sobre la histología de la nasofaringe es correcta? *Seleccione todas las que sean aplicables.*
   A. La mucosa nasal se reviste por un epitelio cilíndrico simple.
   B. Por debajo del epitelio nasal, la lámina propia contiene glándulas secretoras.
   C. La lámina propia de la mucosa nasal contiene linfocitos, células plasmáticas, macrófagos y eosinófilos.
   D. La nasofaringe se reviste de epitelio cilíndrico ciliado.
   E. Las trompas de Eustaquio o auditivas se revisten por epitelio estratificado escamoso, como la faringe.

6. ¿Cuál de las siguientes afirmaciones sobre la histología del epitelio olfatorio es correcta? *Seleccione todas las que sean aplicables.*
   A. La mucosa olfatoria se reviste por epitelio cilíndrico seudoestratificado.
   B. Las glándulas de Bowman asociadas al epitelio olfatorio son de tipo mucinoso.
   C. Las células basales del epitelio olfatorio son células madre.
   D. La vesícula olfatoria tiene cilios.
   E. La prolongación proximal de las células olfatorias se conecta con el primer nervio craneal.

7. ¿Cuál de las siguientes afirmaciones sobre la histología del árbol bronquial es correcta? *Seleccione todas las que sean aplicables.*
   A. El árbol bronquial se reviste por epitelio cilíndrico ciliado, que es seudoestratificado en los grandes bronquios.
   B. Existen células caliciformes en la mucosa respiratoria, que secretan mucina.
   C. El pulmón es un órgano que no contiene una población de células neuroendocrinas locales.
   D. En los bronquios intrapulmonares se encuentra músculo liso en la submucosa.
   E. El árbol bronquial es el origen de uno de los componentes del tejido linfoide asociado a la mucosa.

8. ¿Cuál de las siguientes afirmaciones sobre la porción periférica del pulmón es correcta? *Seleccione todas las que sean aplicables.*
   A. Los bronquiolos respiratorios se revisten por epitelio cúbico ciliado.
   B. Cada conducto alveolar termina en los sacos alveolares.
   C. Los poros de Kohn unen los bronquios pequeños directamente con los sacos alveolares.
   D. Las paredes alveolares no tienen elastina, lo que permite una ventilación alveolar eficaz al inspirar.
   E. Las paredes alveolares tienen un grosor uniforme en toda la estructura para permitir el intercambio gaseoso a lo largo de toda la superficie.

9. Seleccione la opción más adecuada para cada una de las afirmaciones siguientes de la A-H. Cada opción puede emplearse una vez, más de una vez o no usarse.

   A. Epitelio cilíndrico seudoestratificado ciliado.
   B. Epitelio cilíndrico ciliado.

C. Epitelio cúbico.
D. Epitelio escamoso.
E. Neumocitos.
F. Epitelio transicional.
G. Endotelio.
H. Mesotelio.

1. Epitelio que recubre la pleura.
2. Epitelio que recubre la tráquea.
3. Epitelio que reviste las cuerdas vocales falsas.
4. Epitelio que recubre las cuerdas vocales verdaderas.
5. Revestimiento de los alvéolos.

CAPÍTULO 11 TRACTO DIGESTIVO

1. ¿Cuál de las siguientes afirmaciones sobre la cavidad oral es correcta? *Seleccione todas las que sean aplicables.*
   A. La superficie de los dos tercios anteriores de la lengua está sobreelevada en una serie de elevaciones llamadas «papilas».
   B. Las yemas gustativas se encuentran alrededor de la base de las papilas caliciformes y en las fungiformes.
   C. El músculo de la lengua está constituido por un patrón entrelazado complejo de fibras musculares lisas no estriadas.
   D. Los ligamentos periodontales anclan los dientes en los alvéolos de la mandíbula o el maxilar superior.
   E. El suelo de la boca se reviste por epitelio escamoso estratificado sin estrato córneo.

2. ¿Cuál de las siguientes afirmaciones sobre las glándulas salivales es correcta? *Seleccione todas las que sean aplicables.*
   A. Secretan una solución acuosa que contienen amilasa y lisozima.
   B. Las glándulas submandibulares tienen una población mixta de células serosas y mucinosas.
   C. Las glándulas parótidas están constituidas por células secretoras de moco.
   D. Tienen conductos estriados revestidos por células que bombean iones.
   E. Se encuentran en la superficie interna de los labios y la submucosa del dorso lingual.

3. ¿Cuál de las siguientes afirmaciones sobre el estómago es correcta? *Seleccione todas las que sean aplicables.*
   A. El ácido se produce por las células principales (pépticas).
   B. Las células productoras de enzimas secretan pepsinógeno.
   C. La mucosa corporal se caracteriza por glándulas tubulares rectas largas, que contienen células productoras de ácido, enzimas y moco y células neuroendocrinas.
   D. La mucosa pilórica tiene relativamente pocas células secretoras de ácido en comparación con la región del cuerpo.
   E. Las células enteroendocrinas secretoras de gastrina se concentran en la región cardial.

4. ¿Cuál de las siguientes afirmaciones sobre el intestino delgado es correcta? *Seleccione todas las que sean aplicables.*
   A. Las vellosidades se reconocen macroscópicamente como grandes pliegues dispuestos de forma circular alrededor de la luz.
   B. Los enterocitos tienen una superficie con microvellosidades bien desarrolladas, que forman un borde en cepillo.
   C. Las células de Paneth son células grandes vacuoladas pálidas, presentes sobre todo en la región del cuello de las criptas intestinales.
   D. Las glándulas de Brunner son serosas y se localizan en el duodeno.
   E. Todas las células epiteliales mucosas derivan de las células progenitoras especializadas comunes localizadas en las criptas.

5. ¿Cuál de las siguientes afirmaciones sobre los dientes es correcta? *Seleccione todas las que sean aplicables.*
   A. El diente maduro tiene cinco componentes fundamentales.
   B. La cavidad pulpar del diente está constituida por colágeno y fibroblastos en el seno de una matriz acelular.
   C. La superficie externa de la cavidad pulpar se reviste por odontoblastos, que elaboran el esmalte.
   D. El esmalte está constituido de forma casi exclusiva por el mineral hidroxiapatita.
   E. Una capa de cemento cubre la raíz del diente.

6. ¿Cuál de las siguientes afirmaciones sobre el sistema alimentario es correcta? *Seleccione todas las que sean aplicables.*
   A. La mucosa esofágica está constituida por epitelio escamoso estratificado sin estrato córneo, lámina propia y muscular de la mucosa.
   B. La submucosa esofágica contiene glándulas secretoras de ácido.
   C. Las capas musculares del tercio distal del esófago están constituidas casi por completo por músculo liso.
   D. En el extremo superior, el conducto anal se reviste por epitelio cilíndrico.
   E. El intestino delgado y grueso se caracterizan por una capa de músculo liso longitudinal interna y otra circular externa.

7. ¿Cuál de las siguientes afirmaciones sobre el sistema alimentario es correcta? *Seleccione todas las que sean aplicables.*
   A. La adventicia es la capa externa del tracto digestivo y rodea a la capa muscular externa.
   B. La cavidad peritoneal se reviste por células mesoteliales.
   C. Las placas de Peyer están cubiertas por un epitelio cilíndrico alto secretor de mucina.
   D. El plexo nervioso mientérico intestinal se encuentra en la capa submucosa.
   E. Las células intersticiales de Cajal son células neuroendocrinas intestinales que secretan hormonas peptídicas.

8. Seleccione la opción más adecuada para cada una de las afirmaciones siguientes de la A-K. Cada opción puede emplearse una vez, más de una vez o no usarse.

   A. Célula de Paneth.
   B. Célula intersticial de Cajal.
   C. Célula T gamma delta.
   D. Célula M.
   E. Célula enteroendocrina.
   F. Célula progenitora intestinal.
   G. Célula exocrina pancreática.
   H. Célula de las glándulas de Brunner.
   I. Célula ganglionar submucosa.

J. Célula ganglionar del plexo mientérico.
K. Célula muscular lisa.

1. Recubre las placas de Peyer.
2. Produce urogastrona y una secreción alcalina.
3. Célula marcapasos para el peristaltismo.
4. Produce defensinas.
5. Produce serotonina y colecistocinina.

CAPÍTULO 12 HÍGADO

1. ¿Cuál de las siguientes afirmaciones sobre la sangre que entra en el hígado a través de la vena porta hepática es correcta? *Seleccione todas las que sean aplicables.*
   A. Está muy oxigenada.
   B. Contiene material absorbido del alimento del intestino delgado.
   C. Contiene productos de degradación de la hemoglobina del bazo.
   D. Entra en los sinusoides hepáticos.
   E. Contiene bilis formada por la degradación metabólica en los hepatocitos.

2. ¿Cuál de las siguientes afirmaciones sobre el lobulillo hepático es correcta? *Seleccione todas las que sean aplicables.*
   A. La rama terminal de la vena porta se encuentra en el centro del lobulillo.
   B. Los tractos portales se localizan en la periferia del lobulillo.
   C. La sangre pasa de la periferia del lobulillo hacia el centro.
   D. La bilis pasa desde los hepatocitos al centro del lobulillo.
   E. Los hepatocitos de la placa limitantes se encuentran en la periferia del lobulillo.

3. ¿Cuál de las siguientes afirmaciones sobre la bilis es correcta? *Seleccione todas las que sean aplicables.*
   A. Es un producto de la degradación de hemoglobina en el hígado.
   B. Se almacena y concentra en la vesícula biliar.
   C. Se acumula en el hígado y la sangre cuando se bloquea el conducto colédoco.
   D. Llega al duodeno en la papila duodenal (ampolla de Vater).
   E. Es ácido y aumenta los efectos del ácido gástrico en la digestión.

4. ¿Cuál de las siguientes afirmaciones sobre los hepatocitos es correcta? *Seleccione todas las que sean aplicables.*
   1. Son ricas en peroxisomas.
   2. Tienen una superficie canalicular implicada en la secreción de bilis.
   3. Están separados del endotelio sinusoidal por el espacio de Disse.
   4. Contienen glucógeno.
   5. Reposan en un andamiaje de fibras reticulares.

5. ¿Cuál de las siguientes afirmaciones sobre el hígado es correcta? *Seleccione todas las que sean aplicables.*
   A. Las porciones terminales de los sistemas portal y arterial hepático se localizan en una trama de tejido conjuntivo, llamada tracto portal, que también alberga los conductillos biliares.
   B. Los sinusoides hepáticos se revisten por endotelio fenestrado.
   C. Las células fagocíticas revisten en parte los sinusoides.
   D. Las células estrelladas hepáticas son una forma especializada de hepatocito.
   E. El hígado carece de sistema linfático.

6. ¿Cuál de las siguientes afirmaciones sobre los hepatocitos es correcta? *Seleccione todas las que sean aplicables.*
   A. Las superficies sinusoidales de los hepatocitos se caracterizan por microvellosidades.
   B. Los hepatocitos tienen fositas revestidas responsables de la internalización de material a partir de la sangre de los sinusoides.
   C. Las superficies canaliculares de los hepatocitos participan en la absorción de los precursores de la bilis de la sangre.
   D. Los hepatocitos próximos a los tractos portales contienen muchas esterasas, que participan en las reacciones de conjugación y detoxificación.
   E. Los hepatocitos pueden regenerarse tras una lesión.

7. ¿Cuál de las siguientes afirmaciones sobre la vesícula biliar es correcta? *Seleccione todas las que sean aplicables.*
   A. La submucosa se separa de los tejidos subyacentes por una muscular de la mucosa.
   B. El epitelio de revestimiento está especializado en la secreción de líquidos.
   C. El epitelio de revestimiento es cilíndrico alto.
   D. La pared de la vesícula tiene una capa muscular definida compuesta por músculo liso.
   E. Parte de la vesícula biliar tiene una superficie adventicial cubierta por células mesoteliales.

8. Seleccione la opción más adecuada para cada una de las afirmaciones siguientes de la A-K. Cada opción puede emplearse una vez, más de una vez o no usarse.

   A. Hepatocitos.
   B. Células de Küppfer.
   C. Hepatocitos centrolobulillares.
   D. Hepatocitos periportales.
   E. Tractos portales.
   F. Venas centrales.
   G. Espacio de Disse.
   H. Células estrelladas.
   I. Canalículos biliares.
   J. Vesícula biliar.
   K. Sinusoide hepático.

   1. Localización de las enzimas implicadas en las reacciones oxidativas.
   2. Lugar de producción de la bilis.
   3. Lugar de almacenamiento del glucógeno.
   4. Lugar de almacenamiento de la vitamina A.
   5. Localización del material fagocitado en los sinusoides.

CAPÍTULO 13 SISTEMA MUSCULOESQUELÉTICO

1. ¿Cuál de las siguientes afirmaciones sobre los osteoblastos es correcta? *Seleccione todas las que sean aplicables.*

A. Derivan de los monocitos sanguíneos.
B. Sintetizan y secretan colágeno osteoide.
C. Producen vesículas de matriz importantes para la mineralización de la matriz ósea.
D. Tiene abundante retículo endoplasmático rugoso.
E. Tiene un margen festoneado característico en la superficie más cercana al hueso.

2. ¿Cuál de las siguientes afirmaciones sobre los osteoclastos es correcta? *Seleccione todas las que sean aplicables.*
A. Derivan de células osteoprogenitoras.
B. Erosiona el hueso.
C. Se estimulan por la hormona paratiroidea.
D. Se estimulan por la calcitonina.
E. Son ricas en fosfatasa alcalina.

3. ¿Cuál de las siguientes afirmaciones sobre el músculo esquelético es correcta? *Seleccione todas las que sean aplicables.*
A. Se desarrollan a partir de los rabdomioblastos primitivos.
B. Contienen fibras de contracción rápida de tipo 1.
C. Contiene células satélites fagocíticas.
D. Contiene receptores de estiramiento llamados husos musculares.
E. Contiene raíces nerviosas motoras que terminan en las placas terminales motoras.

4. ¿Cuál de las siguientes características se producen durante el desarrollo óseo? *Seleccione todas las que sean aplicables.*
A. Los condroblastos se convierten en mesénquima primitivo y forman un modelo de pericondrio y cartílago temprano.
B. El término diáfisis alude a la región del cuerpo.
C. El término epífisis se refiere a las expansiones con forma de porreta en el extremo de los huesos largos.
D. La placa epifisaria puede dividirse en periostio, collarete óseo y zonas osteoprogenitoras.
E. El aumento de longitud posnatal se debe a la formación de hueso endocondral cerca el extremo de los huesos largos.

5. ¿Cuál de las siguientes afirmaciones sobre el sistema músculo-esquelético es correcta? *Seleccione todas las que sean aplicables.*
A. Las células que se diferencian a músculo expresan un factor de transcripción en los núcleos llamados myoD1.
B. La membrana celular de una fibra muscular esquelética se llama sarcolema.
C. Los músculos implicados en el mantenimiento de la postura tienen un alto porcentaje de fibras de tipo 1.
D. Las fibras musculares esqueléticas individuales se rodean de perimisio.
E. Un músculo definido anatómicamente compuesto por muchos fascículos se rodea en la parte externa por el epimisio.

6. ¿Cuál de las siguientes afirmaciones sobre el sistema músculo-esquelético es correcta? *Seleccione todas las que sean aplicables.*
A. El entrenamiento con peso aumenta el número de fibras musculares que se desarrollan, con el consiguiente incremento de la masa muscular.
B. Las fibras musculares esqueléticas individuales contienen múltiples núcleos
C. Si una fibra muscular esquelética tiene núcleos en el centro de la fibra, en la vida adulta sugiere regeneración.
D. La actividad de la acetilcolina en una placa motora terminal se interrumpe por la enzima acetilcolinesterasa, que se une a la membrana basal en los pliegues junturales.
E. Las fibras musculares intrafusales perciben el estiramiento muscular.

7. Seleccione la opción más adecuada para cada una de las afirmaciones siguientes de la A-K. Cada opción puede emplearse una vez, más de una vez o no usarse.

A. Fibroblastos.
B. Monocitos.
C. Célula osteoprotenitora.
D. Rabdomioblastos.
E. Célula satélite.
F. Hueso laminar.
G. Hueso trenzado.
H. Hueso trabecular.
I. Osteoide.
J. Osteoclasto.
K. Osteocito.

1. Regula el remodelado óseo mediante la secreción de varios factores que actúan sobre otros tipos celulares.
2. Células multinucleadas derivadas de los monocitos de la sangre.
3. Precursores de los osteoblastos.
4. Matriz especializada elaborada por los osteoblastos.
5. Estimulada por la hormona paratiroidea para resorber el hueso.

CAPÍTULO 14 SISTEMA ENDOCRINO

1. ¿Cuál de las siguientes afirmaciones sobre las células epiteliales del folículo tiroideo es correcta? *Seleccione todas las que sean aplicables.*
A. Sintetizan y secretan calcitonina.
B. Puede convertir el yoduro en yodo.
C. Pueden procesar la tiroglobulina con liberación de hormonas tiroideas activas.
D. Se controlan por la TSH hipotalámica.
E. Pueden proliferar y ocasionar un estado hipertiroideo.

2. ¿Cuál de las siguientes afirmaciones sobre las glándulas paratiroides es correcta? *Seleccione todas las que sean aplicables*
A. Siempre son cuatro.
B. Secretan la hormona paratiroidea en respuesta a las altas concentraciones séricas de calcio.
C. Contiene células principales, que son los secretores fundamentales de hormonas.
D. Contiene una cantidad variable de tejido adiposo.
E. Pueden desarrollar tumores benignos, que se asocian a destrucción ósea.

3. Una los componentes de la glándula suprarrenal con su principal producto de secreción.

A. Zona reticular.
B. Médula.
C. Zona fascicular.
D. Zona glomerular.

1. Cortisol.
2. Aldosterona.
3. Andrógenos.
4. Norepinefrina (noradrenalina).

4. ¿Cuál de las siguientes afirmaciones sobre la hipófisis es correcta? *Seleccione todas las que sean aplicables.*
   A. Se divide en dos partes, anterior (neurohipófisis) y posterior (adenohipófisis).
   B. Se irriga por vasos que se originan en el hipotálamo.
   C. Secreta ADH en la adenohipófisis.
   D. La mayor parte de las células secretoras de GH se localizan en las alas laterales de la adenohipófisis.
   E. Se localiza en la silla turca.

5. ¿Cuál de las siguientes afirmaciones sobre las células neuroendocrinas es correcta? *Seleccione todas las que sean aplicables.*
   A. Las células neuroendocrinas secretan sus productos mediante exocitosis.
   B. El polo secretor de las células endocrinas se orienta alejada de los capilares.
   C. La sinaptofisina se emplea como marcador de células neuroendocrinas en histología.
   D. El estudio ultraestructural de las células neuroendocrinas muestran un núcleo denso y vesículas claras rodeadas por membrana.
   E. Los islotes de Langerhans son un ejemplo de cúmulos de células neuroendocrinas en un órgano exocrino.

6. ¿Cuál de las siguientes afirmaciones sobre la hipófisis es correcta? *Seleccione todas las que sean aplicables.*
   A. Las células lactotropas producen hormona de crecimiento.
   B. El estudio ultraestructural de las células de la adenohipófisis muestra abundantes lisosomas responsables del metabolismo de los precursores de las hormonas.
   C. Las células identificadas como acidófilas en la adenohipófisis secretan prolactina y hormona de crecimiento.
   D. Las células identificadas como basófilas en la adenohipófisis secretan TSh, LH, FSH y ACTH.
   E. Las lactotropas aumentan de tamaño y número durante el embarazo.

7. Seleccione la opción más adecuada para cada una de las afirmaciones siguientes de la A-K. Cada opción puede emplearse una vez, más de una vez o no usarse.

   A. Células C.
   B. Células epiteliales tiroideas.
   C. Médula suprarrenal.
   D. Corteza suprarrenal.
   E. Zona glomerular.
   F. Zona fascicular.
   G. Células principales.
   H. Células oxífilas.
   I. Células b.
   J. Células enterocromafines.
   K. Células sustentaculares.

   1. Lugar de producción de hormonas esteroideas.
   2. Lugar de producción de hormona paratiroidea.
   3. Desarrollo relacionado con la edad de una glándula endocrina.
   4. Lugar de producción de calcitonina.
   5. Tiene un llamativo retículo endoplasmático liso y mitocondrias elongadas, con crestas tubulares.

CAPÍTULO 15 APARATO URINARIO

1. ¿Cuál de las siguientes estructuras es parte de la barrera de filtración glomerular? *Seleccione todas las que sean aplicables.*
   A. Células endoteliales.
   B. Citoplasma de los podocitos.
   C. Epitelio de la cápsula de Bowman.
   D. Membrana basal capilar.
   E. Barrera de carga polianiónica.

2. ¿Cuál de las siguientes características muestra el epitelio del túbulo contorneado proximal? *Seleccione todas las que sean aplicables.*
   A. Muestra extensas microvellosidades en la superficie luminal.
   B. Muestra extensas interdigitaciones basales.
   C. Reabsorbe agua del filtrado glomerular.
   D. Excreta glucosa hacia el filtrado glomerular.
   E. Se controla parcialmente por la concentración de hormona antidiurética (ADH) secretada por la neurohipófisis.

3. ¿Cuál de las siguientes características muestra el aparato yuxtaglomerular? *Seleccione todas las que sean aplicables.*
   A. Se localiza en el mesangio glomerular.
   B. Contiene células mioepiteliales altamente especializadas que también contienen gránulos neuroendocrinos.
   C. Secreta angiotensina.
   D. Secreta renina.
   E. Es importante para mantener la volemia y la presión arterial.

4. ¿Cuál de las siguientes características muestra el tracto urinario distal? *Seleccione todas las que sean aplicables.*
   A. La pelvis renal, el uréter y la vejiga urinaria se revisten por epitelio transicional.
   B. El uréter tiene dos capas musculares.
   C. La vejiga tiene dos capas musculares.
   D. La uretra masculina se reviste por epitelio cilíndrico seudoestratificado en toda su longitud.
   E. La uretra femenina se reviste principalmente por un epitelio estratificado escamoso.

5. ¿Cuál de las siguientes afirmaciones sobre el riñón es correcta? *Seleccione todas las que sean aplicables.*
   A. La corteza renal forma columnas localizadas entre las unidades medulares.
   B. La punta de la pirámide medular se conoce como papila.
   C. La nefrona está constituida por el glomérulo y los sistemas tubulares corticales y excluye el sistema tubular medular.
   D. El riñón produce la eritropoyetina y la renina.

6. ¿Cuál de las siguientes afirmaciones sobre el sistema vascular renal es correcta? *Seleccione todas las que sean aplicables.*
   A. Cada penacho glomerular recibe sangre de múltiples arteriolas aferentes.

B. Las arteriolas eferentes de la corteza superficial se dividen en un sistema capilar, que se localiza en los espacios intersticiales entre los túbulos corticales.
C. Las arteriolas eferentes que salen de los glomérulos situados en la parte profunda de la corteza forman los vasos rectos.
D. Los vasos rectos eliminan la urea de la sangre.
E. El sistema capilar del penacho glomerular no transfiere la mayor parte del oxígeno que contiene a los tejidos.

7. ¿Cuál de las siguientes afirmaciones sobre el glomérulo es correcta? *Seleccione todas las que sean aplicables.*
A. Las células epiteliales que revisten el componente parietal de la cápsula de Bowman son delgadas y planas.
B. Las células epiteliales que recubren el penacho glomerular capilar corresponden a epitelio transicional.
C. El espacio revestido por epitelio entre la red de capilares glomerulares revestidos y la cubierta parietal de la cápsula de Bowman contiene ultrafiltrado.
D. La membrana basal glomerular se produce por fusión de los podocitos y las membranas basales de las células endoteliales capilares.
E. El mesangio da soporte al sistema capilar glomerular.

8. Seleccione la opción más adecuada para cada una de las afirmaciones siguientes de la A-L. Cada opción puede emplearse una vez, más de una vez o no usarse.

A. Cápsula de Bowman.
B. Fibroblasto.
C. Podocito.
D. Arteriola aferente.
E. Túbulo contorneado proximal.
F. Túbulo contorneado distal.
G. Asa de Henle.
H. Célula lacis.
J. Célula mesangial.
K. Célula intersticial.
L. Mácula densa.

1. Absorbe agua bajo control de ADH.
2. Forma el estroma alrededor del cual se organiza el glomérulo.
3. El principal componente estructural de la barrera de filtración glomerular.
4. Asociado a hendiduras de filtración.
5. Produce eritropoyetina.

CAPÍTULO 16 APARATO REPRODUCTOR MASCULINO

1. ¿Cuál de las siguientes afirmaciones sobre el epitelio germinal del testículo es correcta? *Seleccione todas las que sean aplicables.*
A. Reviste los túbulos seminíferos y la *rete testis.*
B. Produce gametos masculinos haploides.
C. Depende de la testosterona para su integridad funcional.
D. Se apoya en las células de Sertoli.
E. Es un ejemplo de población de células madre que se autorrenueva.

2. ¿Cuál de las siguientes afirmaciones sobre el espermatozoide es correcta? *Seleccione todas las que sean aplicables.*
A. Contiene el núcleo haploide en la región de la cabeza.
B. Tiene un capuchón acrosómico que contiene varias enzimas que parecen contribuir a la penetración del óvulo.
C. Contiene un axonema basado en filamentos de actina.
D. Es rico en mitocondrias en el segmento medio.
E. Se forma por la maduración de las espermátides y ocurre adyacente a la superficie luminal de las células de Leydig.

3. ¿Cuál de las siguientes afirmaciones sobre la próstata es correcta? *Seleccione todas las que sean aplicables.*
A. Descarga sus productos de secreción en las vesículas seminales.
B. Tiene tres zonas de glándulas llamadas glándulas prostáticas mucosas, submucosas y principales.
C. Tiene componentes glandular y fibromuscular.
D. Tiene elementos glandulares revestidos por epitelio transicional.
E. Es sensible a la estimulación endocrina, sobre todo por la testosterona.

4. ¿Cuál de las siguientes afirmaciones sobre el pene es correcta? *Seleccione todas las que sean aplicables.*
A. Contiene dos cuerpos esponjosos dorsales y uno cavernoso ventral.
B. La sangre llega al tejido eréctil a través de las arterias helicinas.
C. La uretra atraviesa el cuerpo esponjoso.
D. La uretra está revestida por epitelio escamoso en la porción distal a nivel del glande.
E. Existen pequeñas glándulas mucosas que secretan hacia la uretra.

5. ¿Cuál de las siguientes afirmaciones sobre el aparato reproductor masculino es correcta? *Seleccione todas las que sean aplicables.*
A. La túnica albugínea está constituida por múltiples capas de células epiteliales.
B. El testículo se separa en lobulillos mediante tabiques fibrosos.
C. Las células de Leydig están localizadas dentro de los túbulos seminíferos.
D. Las espermátides haploides dan origen a los espermatozoides.
E. El conducto deferente tiene dos capas musculares.

6. ¿Cuál de las siguientes afirmaciones sobre el aparato reproductor masculino es correcta? *Seleccione todas las que sean aplicables.*
A. La espermiogénesis ocurre mientras las espermátides se encuentran inmersas en la superficie de las células de Sertoli.
B. El capuchón acrosómico está constituido por mitocondrias densamente agregadas.
C. El axonema, que es responsable de la motilidad de los espermatozoides, se basa en una extensión del citoesqueleto de actina de los espermatozoides.
D. Las uniones oclusivas entre las células de Sertoli forman la barrera hematotesticular.
E. Las células de Sertoli fagocitan cualquier citoplasma residual (cuerpos residuales) eliminados por las espermátidas maduras durante la espermiogénesis.

7. Seleccione la opción más adecuada para cada una de las afirmaciones siguientes de la A-K. Cada opción puede emplearse una vez, más de una vez o no usarse.

A. Vesícula seminal.
B. Testículo.
C. Rete testis.
D. Conducto deferente.
E. Próstata.
F. Túbulo seminífero.
G. Célula de Sertoli.
H. Célula de Leydig.
I. Conducto epididimario.
J. Conducto eyaculador.
K. Epitelio germinal.

1. Secreta inhibina.
2. Sintetiza testosterona.
3. Contiene cristaloides de Reinke.
4. Lugar de maduración de los espermatozoides (desarrollan movilidad y capacidad de fertilizar el óvulo).
5. Producción de una secreción de líquido alcalino.

CAPÍTULO 17 APARATO REPRODUCTOR FEMENINO

1. ¿Cuál de las siguientes afirmaciones sobre la zona de transformación del cérvix es correcta? *Seleccione todas las que sean aplicables.*
   A. Es el lugar en el que el endometrio cambia a endocérvix a nivel del orificio interno.
   B. Es consecuencia de la acción del ácido vaginal sobre el epitelio endocervical.
   C. Es un foco importante para el desarrollo del cáncer cervical.
   D. Es el origen de los quistes de Naboth.
   E. Se desarrolla poco después del nacimiento.

2. ¿Cuál de las siguientes afirmaciones sobre el endometrio sexualmente maduro es correcta? *Seleccione todas las que sean aplicables.*
   A. Lugar de implantación del ovario fertilizado.
   B. Se descama todos los meses en el momento de la ovulación.
   C. Se regenera todos los meses a partir de su porción basal.
   D. Se atrofia tras la menopausia.
   E. No responde a los estrógenos ni la progesterona tras la menopausia.

3. ¿Cuál de las siguientes afirmaciones sobre el cuerpo lúteo del ovario es correcta? *Seleccione todas las que sean aplicables.*
   A. Se desarrolla a partir de un folículo de De Graaf terciario roto.
   B. Secreta progesterona, pero no estrógenos.
   C. Involuciona al final de cada ciclo menstrual.
   D. Se convierte en un cuerpo fibroso tras la involución.
   E. Persiste como fuente de secreción de progesterona en los tres primeros meses de embarazo.

4. ¿Cuál de las siguientes afirmaciones sobre el ovario es correcta? *Seleccione todas las que sean aplicables.*
   A. La corteza contiene estroma fusiforme alrededor de las estructuras que producen los gametos.
   B. La mayor parte de los folículos primordiales se atrofian.
   C. Un folículo primario está constituido por un ovocito rodeado por células de la granulosa y de Sertoli.
   D. El folículo terciario se denomina también folículo de De Graaf.
   E. Las células de la teca que rodean al folículo secundario derivan de las células estromales.

5. ¿Cuál de las siguientes afirmaciones sobre el aparato reproductor femenino es correcta? *Seleccione todas las que sean aplicables.*
   A. La piel del monte de Venus se caracteriza por la existencia de pelos oblicuos.
   B. La piel de los labios mayores contiene muchas glándulas apocrinas.
   C. Los labios menores se cubren de epitelio escamoso con estrato córneo.
   D. El glande del clítoris no tiene folículos pilosos, glándulas sebáceas ni glándulas apocrinas o ecrinas.
   E. La vagina tiene una capa con haces de músculo liso.

6. ¿Cuál de las siguientes afirmaciones sobre el aparato reproductor femenino es correcta? *Seleccione todas las que sean aplicables.*
   A. El ectocérvix se reviste por epitelio estratificado escamoso sin estrato córneo.
   B. El conducto endocervical se reviste de una sola capa de células cilíndricas altas mucosecretoras.
   C. El cérvix tiene un estroma con fibras musculares lisas en el seno de colágeno.
   D. El músculo liso miometrial se dispone en una sola capa.
   E. La célula epitelial ciliada tubárica de la trompa uterina responde a los estrógenos.

7. Seleccione la opción más adecuada para cada una de las afirmaciones siguientes de la A-K. Cada opción puede emplearse una vez, más de una vez o no usarse.

A. Decidua.
B. Sincitiotrofoblasto.
C. Células de Hofbauer.
D. Cuerpo lúteo.
E. Blastocele.
F. Endometrio.
G. Cuerpo albicans.
H. Células de la granulosa.
I. Folículo de De Graaf.
J. Teca interna.
K. Folículo primario.

1. Realiza funciones fagocitarias.
2. Estroma endometrial transformado tras la implantación.
3. Secreta hCG.
4. Secreta estrógenos.
5. Un folículo terciario maduro.

CAPÍTULO 18 PIEL Y MAMA

1. ¿Cuál de las siguientes afirmaciones sobre la capa basal de la epidermis es correcta? *Seleccione todas las que sean aplicables.*

A. Responsable de la producción constante de los queratinocitos.
B. Constituido por queratinocitos cúbicos o cilíndricos.
C. Unido a la membrana basal por desmosomas.
D. Contiene melanocitos dispersos.
E. Contiene queratinosomas.

2. ¿Cuál de las siguientes afirmaciones sobre los melanocitos es correcta? *Seleccione todas las que sean aplicables.*
A. Son pigmentadas porque contienen melanina.
B. Tienen prolongaciones citoplasmáticas largas que se extienden entre los queratinocitos.
C. Su número aumenta mucho en las razas oscuras.
D. Contiene premelanosomas esféricos característicos.
E. De origen neural y también actúan como mecanorreceptores.

3. ¿Cuál de las siguientes afirmaciones sobre los apéndices cutáneos es correcta? *Seleccione todas las que sean aplicables.*
A. Las unidades de las glándulas sebáceas desembocan directamente en la superficie cutánea.
B. Las glándulas apocrinas secretan sudor.
C. Las glándulas ecrinas son especialmente frecuentes en palmas y plantas.
D. La vaina radicular interna del folículo piloso produce el tallo del pelo.
E. Los músculos erectores del vello controlan la posición de los tallos del pelo.

4. ¿Cuál de las siguientes afirmaciones sobre los lobulillos mamarios es correcta? *Seleccione todas las que sean aplicables.*
A. Están inmersos en un tejido de soporte fibroso laxo.
B. Contiene conductillos terminales, que son el principal componente secretor.
C. Las células del epitelio ductulillar terminal se vacuolizan en la segunda mitad del ciclo menstrual.
D. Contiene células mioepiteliales que se sitúan por debajo del epitelio del conductillo terminal.
E. Sufre atrofia estructural y funcional tras la menopausia.

5. ¿Cuál de las siguientes afirmaciones sobre la mama es correcta? *Seleccione todas las que sean aplicables.*
A. La areola contiene grandes unidades sebáceas que forman pequeñas elevaciones nodulares, llamadas tubérculos de Montgomery.
B. Los conductos mamarios se revisten por un epitelio con una capa externa de células mioepiteliales.
C. Si se produce el embarazo, la progesterona estimula la proliferación y la actividad secretora de los conductillos terminales del lobulillo mamario.
D. La mama masculina tiene un sistema de conductos sencillos en el pezón.
E. El estroma de la mama responde a hormonas.

6. Seleccione la opción más adecuada para cada una de las afirmaciones siguientes de la A-K. Cada opción puede emplearse una vez, más de una vez o no usarse.

A. Glándula apocrina.
B. Glándula ecrina.
C. Glándula sebácea.
D. Célula de Merkel.
E. Célula de Langerhans.
F. Melanocito.
G. Queratinocito.
H. Gránulo de queratohialina.
I. Tonofilamentos.
J. Crestas epidérmicas.
K. Unidad pilosebácea.

1. Produce sudor.
2. Contiene profilagrina.
3. Principalmente localizados en la piel axilar y de la región inguinal.
4. Responsable de la vigilancia inmunitaria.
5. Constituido por citoqueratina.

CAPÍTULO 19 SENTIDOS ESPECIALES

1. ¿Cuál de las siguientes afirmaciones sobre el oído es correcta? *Seleccione todas las que sean aplicables.*
A. El pabellón auricular corresponde a cartílago elástico.
B. Las glándulas ceruminosas son glándulas apocrinas modificadas.
C. La membrana timpánica se reviste en un lado por epitelio cúbico.
D. La cavidad del oído medio se reviste por epitelio seudoestratificado ciliado.
E. Los huesecillos auditivos se articulan mediante sindesmosis.

2. ¿Cuál de las siguientes afirmaciones sobre el oído interno es correcta? *Seleccione todas las que sean aplicables.*
A. Las células pilosas tienen cilios en la superficie para detectar el movimiento.
B. Las ampollas de los conductos semicirculares detectan la aceleración.
C. La mácula de la sácula detecta el sonido.
D. Las cavidades timpánica y vestibular contienen perilinfa.
E. La membrana basilar está en continuidad con el órgano de Corti.

3. ¿Cuál de las siguientes afirmaciones sobre el ojo es correcta? *Seleccione todas las que sean aplicables.*
A. La cámara posterior se localiza por detrás del cristalino.
B. El cristalino está suspendido por el cuerpo ciliar.
C. La parte interna de la córnea se reviste de endotelio.
D. El humor acuoso drena a través de la trama trabecular.
E. El humor acuoso se produce por el epitelio del cuerpo ciliar.

4. ¿Cuál de las siguientes afirmaciones sobre la retina es correcta? *Seleccione todas las que sean aplicables.*
A. Las células epiteliales pigmentarias retinianas son responsables de la fagocitosis de las membranas de los fotorreceptores.
B. Los conos se concentran en la periferia de la retina.
C. La capa de fotorreceptores se aísla del resto de la retina por un cinturón de uniones adherentes que forman la membrana limitante interna.

D. La mácula alberga la fóvea.
E. La papila óptica no tiene fotorreceptores.

5. ¿Cuál de las siguientes afirmaciones sobre el oído es correcta? *Seleccione todas las que sean aplicables.*
   A. La membrana timpánica tiene cinco capas.
   B. Los huesecillos auditivos se recubren de periostio.
   C. Los senos mastoideos se revisten de epitelio escamoso sin estrato córneo.
   D. Los músculos estapedio y tensor del tímpano corresponden a músculo estriado.
   E. La trompa de Eustaquio se reviste de epitelio ciliado.

6. ¿Cuál de las siguientes afirmaciones sobre el oído es correcta? *Seleccione todas las que sean aplicables.*
   A. El conducto coclear, el sáculo y el utrículo forman parte del laberinto óseo.
   B. La deflexión de las microvellosidades determinan la despolarización eléctrica de la membrana de las células pilosas.
   C. Las células pilosas se localizan en la mácula del utrículo.
   D. Las células pilosas del órgano de Corti tienen cada una un cinocilio además de estereocilios.
   E. Las células pilosas del oído interno son soportadas por las células satélite.

7. Seleccione la opción más adecuada para cada una de las afirmaciones siguientes de la A-K. Cada opción puede emplearse una vez, más de una vez o no usarse.

   A. Oído externo.
   B. Trompa de Eustaquio.
   C. Sáculo.
   D. Utrículo.
   E. Membrana tectoria.
   F. Ampolla del conducto circular.
   G. Conducto coclear.
   H. Laberinto óseo.
   I. Cavidad vestibular.
   J. Modiolo.
   K. Ligamento espiral.

   1. Localización del órgano de Corti.
   2. Revestido por periostio.
   3. Unido a las células pilosas.
   4. Contiene perilinfa.
   5. Rodea al nervio coclear.

8. Seleccione la opción más adecuada para cada una de las afirmaciones siguientes de la A-K. Cada opción puede emplearse una vez, más de una vez o no usarse.

   A. Esclerótica.
   B. Membrana de Bowman.
   C. Membrana de Descemet.
   D. Laminillas corneales.
   E. Úvea.
   F. Membrana de Bruch.
   G. Cuerpo ciliar.
   H. Epitelio pigmentario.
   I. Vítreo.
   J. Cámara anterior.
   K. Conducto de Schlemm.

   1. Se localiza entre la esclerótica y la retina.
   2. Comprende una pars plica y otra plana.
   3. Rodea a los queratocitos.
   4. Cubierto por células endoteliales.
   5. Drena el humor acuoso del ojo.

RESPUESTAS DE LAS PREGUNTAS DE REPASO

CAPÍTULO 1 HISTOLOGÍA

1. A, B.
2. A, C, E.
3. B, E.
4. A, B, D, E.
5. 1.B. histología, 2.A. tejido, 3.C. epitelio, 4.G. microscopia óptica de cortes incluidos en parafina, 5.H. fijación.

CAPÍTULO 2 LA CÉLULA

1. A, B, C.
2. A, C, D, E.
3. A, E.
4. A, B, D, E.
5. A, C, D, E.
6. A, B, D, E.
7. A, B, D, E.
8. C, D, E.
9. A, B, C.
10. C, D.
11. 1.G. clatrina, 2.A. endocitosis, 3.C. pinocitosis, 4.D. fagocitosis, 5.B. exocitosis.
12. 1.K. citosol, 2.G. lisosoma, 3.C. núcleo, 4.D. mitocondria, 5.B. nucléolo.
13. 1.E. proteína de membrana, 2.B. colesterol, 3.C. glucolípidos, 4.E. proteína de membrana, 5.A. fosfolípidos.
14. 1.A. actina, 2.B. microtúbulos, 3.C. centríolos, 4.A. actina, 5.D. filamento intermedio, 6.B. microtúbulo, 7,C. centriolo.

CAPÍTULO 3 CÉLULAS EPITELIALES

1. A, B, C, E.
2. A, B, D, E.
3. B, E.
4. B, D.
5. A, E.
6. 1.K. células bombeadoras de iones, 2.G. células epiteliales ciliadas, 3.A. epitelio escamoso simple, 4.J. células secretoras de esteroides, 5.H. células secretoras de proteínas.

CAPÍTULO 4 CÉLULAS DE SOPORTE Y MATRIZ EXTRACELULAR

1. A, C, D, E.
2. A, C.
3. B, C, D, E.
4. A, B, E.
5. 1.G. cartílago hialino, 2.C. osteoblastos, 3.F. membranas basales, 4.D. miofibroblastos, 5.I. cartílago elástico.

CAPÍTULO 5 CÉLULAS CONTRÁCTILES

1. A, C, D, E.
2. A, B, D, E.
3. A, B, C, D, E.
4. A, B, C, D, E.
5. 1.G. célula mioepitelial, 2.F. pericito, 3.F. pericito, 4.D. músculo cardíaco, 5.C. músculo liso.

CAPÍTULO 6 TEJIDO NERVIOSO

1. E.
2. B, E.
3. C, E.
4. D, E.
5. A, B. D.
6. B, D, E.
7. 1.E. célula ependimaria, 2.D. oligodendrocito, 3.G. células de la microglía, 4.I. plexo coroideo, 5.H. célula meningotelial.
8. 1.D. endoneuro, 2.H. neurona, 3.G. células satélite, 4.C. perineuro, 5.A. célula de Schwann.

CAPÍTULO 7 CÉLULAS SANGUÍNEAS

1. A, B, C, E.
2. C, D, E.
3. B, C, D.
4. A, B.
5. 1.K. linfocito B, 2.B. normoblasto, 3.D. metamielocitos, 4.A. megacariocito, 5.H. mastocito.
6. 1.K. célula plasmática, 2.I. neutrófilo, 3.I. neutrófilo, 4.J. eosinófilo, 5.H. macrófago.

CAPÍTULO 8 SISTEMA INMUNITARIO

1. A, B, D, E.
2. A, B, D, E.
3. B, D, E.
4. A, B, D, E.
5. A, B. C, E.
6. A, D, E.
7. A, B, D.
8. A, B, D.
9. 1.F. pulpa blanca esplénica, 2.A. médula ósea, 3.C. corteza profunda del ganglio linfático, 4.H. médula tímica, 5.G. corteza tímica.

CAPÍTULO 9 SANGRE Y SISTEMA LINFÁTICO Y CIRCULATORIO Y CORAZÓN

1. A, B, C, E.
2. B, D, E.
3. A, D.
4. A, B, C, D, E.
5. A, B, E.
6. A, B, C, E.
7. A, C, D, E.
8. 1.D. endotelio, 2.A. túnica íntima, 3.E. arteriola, 4.J. miocardiocitos auriculares, 5.F. capilar.

CAPÍTULO 10 APARATO RESPIRATORIO

1. D, E.
2. B, D, A, E, C.
3. B.
4. A, C, E.
5. B, C, D.
6. A, C, D, E.
7. A, B, D, E.
8. A, B.
9. 1.H. mesotelio, 2.A. epitelio cilíndrico seudoestratificado ciliado, 3.B. epitelio cilíndrico ciliado, 4.D. epitelio escamoso, 5.E. neumocitos.

CAPÍTULO 11 TRACTO DIGESTIVO

1. A, B, D, E.
2. A, B, D, E.
3. B, C, D.
4. B, E.
5. A, B, D, E.
6. A, C, D.
7. A, B.
8. 1.D. célula M, 2.H. célula de las glándulas de Brunner, 3.B. célula intersticial de Cajal, 4.A. célula de Paneth, 5.E. célula enteroendocrina.

CAPÍTULO 12 HÍGADO

1. B, C, D.
2. B, C, E.
3. A, B, C, D.
4. A, B, C, D, E.
5. A, B, C.
6. A, B, E.
7. C, D, E.
8. 1.D. hepatocitos periportales, 2.A. hepatocitos, 3.A. hepatocitos, 4.H. células estrelladas, 5.B. células de Kupffer.

CAPÍTULO 13 SISTEMA MUSCULOESQUELÉTICO

1. B, C, D.
2. B, C.
3. A, D, E.
4. A, B, C, E.
5. A, B, C, E.
6. B, C, D, E.
7. 1.K. osteocito, 2.J. osteoclasto, 3.C. célula osteoprogenitora, 4.I. osteoide, 5.J. osteoclasto.

CAPÍTULO 14 SISTEMA ENDOCRINO

1. B, C, E.
2. C, D, E.
3. (A) 3, (B) 4, (C) 1, (D) 2.
4. B, D, E.
5. A, C, D, E.
6. C, D, E.
7. 1.D. corteza suprarrenal, 2.G. células principales, 3.H. células oxífilas, 4.A. células C, 5.D. corteza suprarrenal.

CAPÍTULO 15 APARATO URINARIO

1. A, B, D, E.
2. A, B, C.
3. B, D, E.
4. A, B, E.
5. A, B, D.
6. B, C, E.
7. A,C, D, E.
8. 1.F. túbulo contorneado distal, 2.J. célula mesangial, 3.C. podocito, 4.C. podocito, 5.K. célula intersticial.

CAPÍTULO 16 APARATO REPRODUCTOR MASCULINO

1. B, C, D, E.
2. A, B, D.
3. B, C, E.
4. B, C, D, E.
5. B, D.
6. A, D, E.
7. 1.G. células de Sertoli, 2.H. célula de Leydig, 3.H. célula de Leydig, 4.I. conducto epididimario, 5.E. próstata.

CAPÍTULO 17 APARATO REPRODUCTOR FEMENINO

1. B, C, D.
2. A, C, D, E.
3. A, C, E.
4. A, B, D, E.
5. A, B, C, D, E.
6. A, B, C, E.
7. 1.C. células de Hofbauer, 2.A. decidua, 3.B. sincitiotrofoblasto, 4.J. teca interna, 5.I. folículo de De Graaf.

CAPÍTULO 18 PIEL Y MAMA

1. A, B, D.
2. B.
3. C, D, E.
4. A, B, C, D, E.
5. A, B, C, D, E.
6. 1.B. glándula ecrina, 2.H. gránulo de queratohialina, 3.A. glándula apocrina, 4.E. células de Langerhans, 5.I. tonofilamentos.

CAPÍTULO 19 SENTIDOS ESPECIALES

1. A, B, C.
2. B, D, E.
3. B, C, D, E.
4. A, C, D, E.
5. D, E.
6. B, C, D.
7. 1.G. conducto coclear, 2.H. laberinto óseo, 3.E. membrana tectoria, 4.I. cavidad vestibular, 5.J. modiolo.
8. 1.E. úvea, 2.G. cuerpo ciliar, 3.D. laminillas corneales, 4.C. membrana de Descemet, 5.K. conducto de Schlemm.

ÍNDICE ALFABÉTICO

Los números de página seguidos de la letra *f* indican figuras y los seguidos de la letra *c* indican cuadros.